V. Fehlst

Grundlagen 1

Behandlungsprinzipien 2

Proktologische Diagnostik 3

Hämorrhoiden 4

Primäre Analfissur 5

Der anorektale Abszess 6

Anorektale Fisteln 7

Anale Inkontinenz 8

Obstipation 9

Rektumprolaps 10

Anal- und Rektumtumoren 11

Dermatologische Erkrankungen des Anorektums 12

Anale Schmerzen 13

Urologische Maßnahmen bei koloproktologischen Eingriffen 14

J. Lange

B. Mölle

J. Girona

Chirurgische Proktologie

J. Lange
B. Mölle
J. Girona

Chirurgische Proktologie

Mit 386, größtenteils farbigen Abbildungen
in 640 Einzeldarstellungen
und 88 Tabellen

Springer

Lange, Jochen, Prof. Dr.
Klinik für Chirurgie, Kantonspital, Roschacherstraße 95, CH-9907 St. Gallen

Mölle, Bernward, Dr.
Klinik für Chirurgie, Katholisches Krankenhaus Hagen, Dreieckstraße 17, D-58097 Hagen

Girona, Josef, Prof. Dr.
Koloproktologische Klinik, Prosper Hospital, Mühlenstraße 27, D-45659 Recklinghausen

ISBN 3-540-20030-4
Springer Medizin Verlag Heidelberg

Bibliografische Information der Deutschen Bibliothek
Die Deutsche Bibliothek verzeichnet diese Publikation in der Deutschen Nationalbibliografie; detaillierte bibliografische Daten sind im Internet über (*http://dnb.ddb.de*) abrufbar.

Springer Medizin Verlag
Ein Unternehmen von Springer Science+Business Media
springer.de

Planung: Dr. Fritz Kraemer, Heidelberg
Projektmanagement: Willi Bischoff, Heidelberg
Copy Editing: Michaela Mallwitz, Tairnbach
Umschlaggestaltung: deblik, Berlin
Aquarellzeichnungen: Karl Weil, Möhrfelden
Satz und Reproduktion der Abbildungen: Fotosatz-Service Köhler GmbH, Würzburg
Druck- und Bindearbeiten: Stürtz GmbH, Würzburg

Gedruckt auf säurefreiem Papier 106/2111/BF – 5 4 3 2 1 0

Vorwort

Proktologische Erkrankungen sind ausgeprochen häufig und werden von den Patienten oft verdrängt oder aus Scham verschwiegen und von der Chirurgie, besonders der universitären, meist vernachlässigt. Dies mag damit zusammenhängen, dass die Genese dieser Krankheitsbilder völlig unterschiedlich sein kann und von neurologischen Störungen über embryonale Fehlentwicklungen bis zu traumatisch bedingten Defekten reichen kann. Wohl aus diesem Grund wurde in der Vergangenheit die Proktologie von unterschiedlichen Disziplinen mit uneinheitlichen Therapieansätzen und nicht standardisierten Methoden angegangen. Dementsprechend wurden die Therapieerfolge oft subjektiv und unterschiedlich beurteilt. Daher besteht unserer Meinung nach ein Bedarf an standardisierten und klinisch überprüfbaren Behandlungsverfahren auf der Basis von klinischen Studien und von fundierter Grundlagenforschung über anorektale Erkrankungen.

Das Ziel dieses Buches ist es, die Proktologie in ihrer Gesamtheit zu zeigen, beginnend mit der Embryologie und der Anatomie über die sehr differenzierten diagnostischen Verfahren, um anschließend auf die einzelnen Krankheitsbilder im Detail einzugehen. Für jedes Kapitel konnten namhafte Autoren mit langjähriger Erfahrung gewonnen werden, die in der Forschung und in der Entwicklung innovativer Methoden auf ihrem Gebiet besonders tätig sind. Der Anspruch dieses Lehrbuches ist es, die einzelnen Operationsschritte möglichst genau und verständlich wiederzugeben. Aus diesem Grund wurde das Buch mit einer Vielzahl detailgetreuer medizinischer Zeichnungen ausgestattet. Dem Leser soll es möglich sein, sich anhand der Abbildungen den Operationsverlauf vorzustellen und die einzelnen Schritte nachzuvollziehen.

Das Buch ist als Operationslehre für den proktologisch tätigen Chirurgen gedacht. Der Spezialist findet darin komplexe Operationsverfahren wie die dynamische Grazilisplastik, die Elektrostimulation oder Ähnliches. Auch der Allgemeinchirurg kann sich über Diagnose, Indikation und Therapie der häufigsten Krankheitsbilder informieren wie Hämorrhoiden, Perianalabszess oder die Fistel. Dieses Buch soll aber auch als Nachschlagewerk für den an der Proktologie Interessierten dienen, gleich welcher Fachrichtung. Daher haben wir großen Wert auf die Darstellung der Diagnostik und konservativen Behandlungsmöglichkeiten gelegt und deshalb auch die Vielzahl der dermatologischen Erkrankungen entsprechend berücksichtigt. Wir hoffen, es ist uns gelungen, den Leser über den aktuellen Stand der Proktologie so gut zu informieren, dass es ihm möglich ist, für seine Patienten Therapieentscheide nach dem neuesten Stand des Wissens zu treffen.

Unser Dank gilt allen Autoren, die durch ihre kompetente Mitarbeit maßgeblich zu der Erstellung des Buches beigetragen haben. Ganz besonders danken wir Herrn K. Weil für die exzellente Gestaltung der Zeichnungen, durch die der Charakter dieses Buches entscheidend geprägt wird. Große Verdienste hat sich auch Herr Dr. J. Walker erworben, der uns bei der Korrektur der Beiträge maßgeblich unterstützt hat. Darüber hinaus gilt unser Dank Herrn Dr. F. Kraemer und seinem Team des Springer-Verlags, allen voran Frau M. Mallwitz für die exzellente Zusammenarbeit und ihr Engagement bei der Drucklegung des Buches.

J. Lange
B. Mölle
J. Girona

Inhaltsverzeichnis

Allgemeiner Teil

1 **Grundlagen** . . . 3
1.1 Geschichte der Proktologie . . . 5
1.1.1 Instrumente . . . 5
1.1.2 Hämorrhoiden . . . 6
1.1.3 Rektumprolaps . . . 7
1.1.4 Anale Fisteln . . . 8
1.1.5 Das Kontinenzorgan (anorektale Kontinenz und Inkontinenz) . . . 8
1.1.6 Rektumkarzinom . . . 9
1.1.7 Polypöse Adenome . . . 11
1.1.8 Colitits ulcerosa, Colitis granulomatosa . . . 12
1.1.9 Kolondivertikulose . . . 13
1.1.10 Sinus pilonidalis . . . 13
1.2 Embryologie, vergleichende Anatomie und Genetik der Anorektalregion . . . 13
1.2.1 Embryologie . . . 13
1.2.2 Analkanal und Rektum . . . 15
1.2.3 Allgemeines zur vergleichenden Anatomie und Genetik des anorektalen Kontinenzorgans 19
1.2.4 Spezielle evolutionärgenetische Betrachtung des anorektalen Kontinenzorgans und seiner Funktion, der Kontinenz . . . 20
1.2.5 Entwicklung und Evolutionsbiologie der Lymphgefäße . . . 28
1.3 Anatomie des Kontinenzorgans . . . 30
1.3.1 Anus . . . 31
1.3.2 Der glatte M. sphincter ani internus . . . 32
1.3.3 M. sphincter ani externus . . . 36
1.3.4 M. puborectalis und die übrigen Levatormuskeln 38
1.3.5 Corpus cavernosum recti . . . 40
1.3.6 Rektum . . . 42
1.3.7 Faszien der Beckenregion . . . 43
1.3.8 Adventitia recti oder Grenzlamellen des Mastdarms beim Erwachsenen . . . 46
1.3.9 Blutgefäßsystem . . . 48
1.3.10 Nervenversorgung des anorektalen Kontinenzorgans . . . 51
1.3.11 Lymphgefäßsystem . . . 55
1.3.12 Spontanaktivität des Beckenbodens und der Analsphinkteren . . . 61
1.3.13 Vergleichende Anatomie der Haut . . . 61

1.4 Funktion der Beckenbodenmuskulatur und Physiologie der Defäkation . . . 62
1.4.1 Externer Analsphinkter . . . 62
1.4.2 »Anogenitaler Muskel« . . . 64
1.4.3 M. longitudinalis und seine Funktion . . . 64
1.4.4 Perianale Räume und ihre Bedeutung . . . 65
1.4.5 Funktion des Levator-Hiatus und des Levatortunnels . . . 66
1.4.6 M. puborectalis und die doppelte Sphinkterkontrollfunktion . . . 69
1.4.7 Defäkationsmechanismus . . . 69
Literatur . . . 71

2 **Behandlungsprinzipien** . . . 77
2.1 Darmvorbereitung . . . 78
2.1.1 Indikation . . . 78
2.1.2 Methoden . . . 79
2.1.3 Einfluss auf die Darmflora . . . 79
2.1.4 Patientenakzeptanz . . . 79
2.1.5 Fast-track-Konzept . . . 79
2.1.6 Empfehlung . . . 80
2.2 Antibiotikaprophylaxe und Antibiotikatherapie 80
2.2.1 Einleitung . . . 80
2.2.2 Keimspektrum . . . 80
2.2.3 Antibiotikaeinsatz . . . 80
2.2.4 Risikopatient . . . 82
2.2.5 Wahl des Antibiotikums . . . 83
2.2.6 Applikationsmodalität . . . 83
2.2.7 Komplikationen und Nebenwirkungen der Antibiotika . . . 85
2.2.8 Penizillinallergie: Alternativantibiotika in der proktologischen Chirurgie . . . 86
2.3 Anästhesie in der proktologischen Chirurgie . 86
2.3.1 Anästhesie und Proktologie . . . 86
2.3.2 Einstufung des Narkoserisikos . . . 86
2.3.3 Wahl des Anästhesieverfahrens . . . 86
2.3.4 Anästhesieverfahren . . . 87
2.4 Botulinumtoxin in der Proktologie . . . 93
Literatur . . . 93

3 **Proktologische Diagnostik** . . . 95
3.1 Anamnese . . . 97
3.2 Klinische Untersuchung . . . 100
3.3 Endoskopie . . . 102
3.3.1 Proktoskopie . . . 102
3.3.2 Rektoskopie . . . 104
3.3.3 Koloskopie . . . 105
3.4 Anorektale Endosonographie . . . 106
3.5 Funktionelle Untersuchungsmethoden . . . 109
3.5.1 Inkontinenz . . . 110
3.5.2 Obstipation . . . 111
3.6 Anorektalmanometrie . . . 113
3.6.1 Manometrische Kathetersysteme . . . 113
3.6.2 Manometrische Messung . . . 114
3.6.3 Manometrische Beurteilung der Analsphinkterfunktion . . . 114

3.6.4 Indikationen und Kontraindikationen 114
3.6.5 Technik 115
3.6.6 Wertigkeit der anorektalen Manometrie 116
3.7 Fäkoflowmetrie 118
3.7.1 Diagnostik 118
3.7.2 Indikation 118
3.7.3 Untersuchung 118
3.7.4 Befunde 119
3.8 Defäkomyographie 121
3.8.1 Diagnostik 121
3.8.2 Indikation 121
3.8.3 Untersuchung 122
3.8.4 Befunde 127
3.9 Neurologische Diagnostik bei Erkrankungen des Beckenbodens 127
3.9.1 Klinischer Befund 127
3.9.2 Neurophysiologische Untersuchungen bei Beckenbodenfunktionsstörungen 127
3.9.3 Elektromyographie 127
3.9.4 Pudenduslatenz 130
3.9.5 Alternative Methoden 132
3.10 Radiologische Diagnostik 134
3.10.1 Bestimmung der Kolontransitzeit 134
3.10.2 Kolondoppelkontrast 135
3.10.3 Fistulographie 140
3.10.4 Computertomographie 141
3.10.5 Kernspintomographie (statische Technik) . . . 142
3.10.6 Defäkographie 144
Literatur 152

Spezieller Teil

4 Hämorrhoiden 159
4.1 Ätiologie und Pathogenese 161
4.2 Symptomatik 161
4.3 Diagnostik 162
4.4 Klassifikation 163
4.5 Differenzialdiagnose 163
4.6 Therapieziele 164
4.7 Indikationsorientierte Therapiestrategien . . . 165
4.8 Konservative und interventionelle Therapie . . 165
4.8.1 Diät und medikamentöse Maßnahmen 165
4.8.2 Sklerosierungstherapie 166
4.8.3 Infrarottherapie 166
4.8.4 Gummibandligatur 167
4.8.5 Ultraschallgestützte Hämorrhoidalarterienligatur (HAL) 167
4.8.6 Kryotherapie 171
4.8.7 Beurteilung der konservativen und interventionellen Behandlungsmethoden 171
4.9 Operationsverfahren 171
4.9.1 Anale Dilatation, Sphinkterotomie 171
4.9.2 Milligan-Morgan-Operation 172
4.9.3 Ferguson-Technik 174
4.9.4 Parks-Technik 176
4.9.5 Laserablation 176
4.9.6 Bandotomie 176
4.9.7 Stapler-Hämorrhoidektomie 179
4.9.8 Dopplersonographisch gezielte Hämorrhoidenablation (DHA) 182
4.9.9 Postoperative Behandlung 183
4.9.10 Beurteilung der chirurgischen Therapie 183
4.10 Frühkomplikationen einer Hämorrhoidektomie 184
4.11 Spätkomplikationen der Hämorrhoidektomie 184
4.12 Behandlung der akuten Hämorrhoidalerkrankung 185
4.13 Behandlung der akuten perianalen Thrombose 185
Literatur 186

5 Primäre Analfissur 189
5.1 Ätiologie und Pathogenese 190
5.2 Symptomatik 191
5.3 Diagnostik 191
5.4 Differenzialdiagnose 192
5.5 Indikationsorientierte Therapiestrategien . . . 192
5.6 Konservative Therapie 193
5.6.1 Nitroglycerin- und Kalziumantagonistenanwendung 193
5.6.2 Therapie mit Botulinumtoxin 194
5.7 Operationsverfahren 197
5.7.1 Technik der Sphinkterotomie 197
5.7.2 Zusätzliche Eingriffe 198
5.7.3 Komplikationen der Therapie 200
5.8 Anhang: Fissurexzision 201
5.8.1 Diagnostik 201
5.8.2 Therapie 201
Literatur 201

6 Der anorektale Abszess 203
6.1 Ätiologie 204
6.1.1 Ektodermaler perianaler Abszess 204
6.1.2 Entodermaler anorektaler Abszess (Pelvirektalabszess) 204
6.1.3 Anorektaler Abszess bei der Enteritis granulomatosa (M. Crohn) 205
6.1.4 Abszedierende Malignome und Tuberkolose . 205
6.1.5 Anorektaler Abszess bei einer Ileumtasche . . 205
6.1.6 Bartolinitis, Urethralabszess 205
6.2 Symptomatik und Diagnostik 205
6.3 Therapieprinzipien und Therapieziele 205
6.4 Klassifikation und indikationsorientierte Therapie 208
6.4.1 Innerhalb aller Sphinkteren entstandene Abszesse (submuköse Abszesse und subkutane Abszesse) 208

6.4.2 Zwischen den Sphinkteren entstandene Abzsesse (intersphinktäre Abszesse) 208
6.4.3 Transsphinktär entstandene Abszesse 211
6.4.4 Außerhalb aller Sphinkteren entstandene Abszesse (extrasphinktäre Abszesse) 215
Literatur 216

7 **Anorektale Fisteln** 217
7.1 Ätiologie und Pathogenese 219
7.1.1 Kryptoglanduläre Infektion 219
7.1.2 Vom Rektum ausgehende Analfisteln 220
7.2 Klassifikation 221
7.2.1 Topographie der Analfisteln 221
7.2.2 Klassifikation der kryptoglandulären Fisteln . . 221
7.2.3 Sonstige Fistelformen 226
7.3 Symptomatik 229
7.4 Diagnostik 231
7.5 Differenzialdiagnose 232
7.6 Therapieprinzipien und Therapieziele 233
7.7 Indikationsorientierte Therapiestrategien . . . 233
7.7.1 Subkutane, submuköse Analfisteln 233
7.7.2 Intersphinktäre bzw. intermuskuläre Analfistel 234
7.7.3 Transsphinktäre Analfistel bzw. ischiorektale Fistel 236
7.7.4 Suprasphinktäre Analfisteln 237
7.7.5 Extrasphinktäre Analfisteln 239
7.7.6 Pelvirektale Analfisteln 239
7.7.8 Rektumfisteln 241
7.7.9 Rektourethrale Fisteln 241
7.7.10 Rektovaginale Fisteln 244
7.7.11 Analfistel bei entzündlichen Darmerkrankungen 247
7.7.12 Aktinomykose des Anorektums 252
7.8 Perioperatives Vorgehen 254
7.9 Operationsverfahren 255
7.9.1 Spaltung des Fistelgangs und Fistelfreilegung 255
7.9.2 Exzision der Analfistel 257
7.9.3 Fadenmethode 257
7.9.4 Transpositionsmethode 259
7.9.5 Fisteloperation nach Parks und modifizierte Parks-Methode 261
7.9.6 Flap-Techniken 264
7.10 Komplikationen der Analfisteltherapie 266
7.10.1 Allgemeine Komplikationen 266
7.10.2 Lokale Komplikationen 266
7.10.3 Komplikationen nach Anwendung der Fadenmethode 266
7.10.4 Komplikationen nach Anwendung der Spaltmethode 267
7.10.5 Postoperative Störungen nach Externus- und Puborektalisläsion 268
7.10.6 Komplikationen nach der Flap-Methode 269
7.10.7 Komplikationen nach Anwendung der Parks-Methode und ihrer Modifikationen . . . 270
7.10.8 Fistelrezidiv 270
7.10.9 Fistelpseudorezidiv 271
7.10.10 Funktionelle Störungen nach der Fistelchirurgie 271
Literatur 273

8 **Anale Inkontinenz** 277
8.1 Ätiologie und Pathogenese 279
8.2 Klassifikation 279
8.3 Symptome 280
8.4 Diagnostik 281
8.5 Differenzialdiagnose 282
8.6 Therapieprinzipien und Therapieziele 282
8.7 Indikationsorientierte Therapiestrategien . . . 283
8.8 Konservative Therapie 284
8.8.1 Elektrostimulation 284
8.9 Operationsverfahren 285
8.9.1 Sphinkteroplastik 285
8.9.2 Postanales Sphinkterrepair 287
8.9.3 Anteriore Levatorplastik mit Sphinkteroplastik des M. sphincter ani externus 287
8.9.4 Totaler »Pelvic Floor Repair« 287
8.9.5 Sphinkterrepair und Levatorplastik 287
8.9.6 Implantation eines Silastikbandes 290
8.9.7 Autologe Fettinjektion bei Stuhlinkontinenz . 291
8.9.8 Puborektoplastik 293
8.9.9 Sphinkteroplastik des Internus 295
8.9.10 Elektrostimulation der sakralen Spinalnerven 298
8.9.11 Dynamische Grazilisplastik 304
8.9.12 Künstlicher Schließmuskel 310
8.10 Komplikationen der Therapie 318
Literatur 319

9 **Obstipation** 325
9.1 Ätiologie und Pathogenese 326
9.1.1 Allgemeine Lebensweise und Ernährung 326
9.1.2 Verzögerter Kolontransit 326
9.1.3 Funktionelle Obstruktion des Anorektums . . . 327
9.1.4 Psychische Ursachen 330
9.2 Klassifikation 330
9.2.1 Klassifikation nach der Funktion 330
9.2.2 Chirurgische Klassifikation 332
9.3 Symtomatik 332
9.4 Diagnostik 332
9.5 Therapieprinzipien und Therapieziele 333
9.6 Indikationsorientierte Therapiestrategien . . . 334
9.7 Konservative Behandlung 335
9.7.1 Basisbehandlung 335
9.7.2 Medikamentöse Therapie 336
9.7.3 Biofeedback-Training 337
9.8 Operationsverfahren 337
9.8.1 Chirurgische Therapie der Slow-transit-Obstipation 337
9.8.2 Rektosigmoidaler Pacemaker 341
9.8.3 Levatorplastik 342

9.8.4 Sphinkteropexie . . . 344
9.9 Komplikationen der Obstipationstherapie . . . 346
9.9.1 Komplikationen der Slow-transit-Obstipation 347
9.9.2 Komplikationen der Therapie der Rektuminertia . . . 347
9.9.3 Komplikationen nach Implantation eines rektosigmoidalen Pacemakers . . . 348
9.9.4 Komplikationen nach der Levatorplastik . . . 348
9.9.5 Komplikationen nach der Sphinkteropexie . . 348
Literatur . . . 348

10 Rektumprolaps . . . 353
10.1 Ätiologie und Pathogenese . . . 354
10.2 Klassifikation . . . 355
10.3 Symptomatik . . . 355
10.4 Diagnostik . . . 356
10.5 Differenzialdiagnose . . . 357
10.6 Therapieprinzipien und Therapierziele . . . 357
10.7 Indikationsorientierte Therapiestrategien . . . 358
10.8 Perineale Operationsverfahren . . . 359
10.9 Abdominale Operationsverfahren . . . 360
10.9.1 Rektopexie . . . 361
10.9.2 Rektopexie und Resektion . . . 367
10.9.3 Laparoskopische Rektopexie . . . 367
10.10 Kombination der perinealen und abdominalen Verfahren . . . 371
10.11 Komplikationen der chirurgischen Therapie . . 371
Literatur . . . 372

11 Anal- und Rektumtumoren . . . 375
11.1 Ätiologie und Pathogenese . . . 376
11.2 Klassifikation . . . 376
11.2.1 Tumoren des Rektums . . . 379
11.2.2 Tumoren des Analkanals . . . 384
11.2.3 Perianale Tumoren (Analrandtumoren) . . . 385
11.3 Klinik und Diagnostik . . . 387
11.4 Therapieprinzipien und Therapieziele . . . 388
11.5 Indikationsorientierte Therapiestrategien . . . 388
11.6 Therapieverfahren . . . 389
11.6.1 Polypektomie . . . 389
11.6.2 Transanale Tumorabtragung . . . 391
11.6.3 Transanale endoskopische Mikrochirurgie (TEM) 392
11.6.4 Therapie des analen Plattenepithelkarzinoms 397
Literatur . . . 398

12 Dermatologische Erkrankungen des Anorektums . . . 401
12.1 Analekzem . . . 403
12.1.1 Ätiopathogenese . . . 403
12.1.2 Klinik . . . 403
12.1.3 Indikationsorientierte Therapiestrategien . . . 406
12.2 Anorektale Herpes-simplex-Virusinfektion . . . 406
12.2.1 Ätiopathogenese . . . 406
12.2.2 Klinik . . . 406
12.2.3 Diagnostik und Differenzialdiagnostik . . . 407
12.2.4 Indikationsorientierte Therapiestrategien . . . 407
12.3 Anorektale Varicella-zoster-Infektion . . . 408
12.3.1 Ätiopathogenese . . . 408
12.3.2 Klinik . . . 408
12.3.3 Diagnostik und Differenzialdiagnostik . . . 408
12.3.4 Indikationsorientierte Therapiestrategien . . . 408
12.4 Anorektale Feigwarzen . . . 409
12.4.1 Ätiopathogenese . . . 409
12.4.2 Klinik . . . 409
12.4.3 Diagnostik und Differenzialdiagnostik . . . 410
12.4.4 Indikationsorientierte Therapiestrategien . . . 410
12.5 Analer Morbus Bowen . . . 412
12.5.1 Ätiopathogenese . . . 412
12.5.2 Klinik . . . 412
12.5.3 Diagnostik und Differenzialdiagnostik . . . 412
12.5.4 Indikationsorientierte Therapiestrategien . . . 412
12.6 Anale bowenoide Papulose . . . 413
12.6.1 Ätiopathogenese . . . 413
12.6.2 Klinik . . . 413
12.6.3 Diagnostik und Differenzialdiagnostik . . . 413
12.6.4 Indikationsorientierte Therapiestrategien . . . 414
12.7 Analer Morbus Paget . . . 414
12.7.1 Klinik . . . 414
12.7.2 Diagnostik und Differenzialdiagnostik . . . 414
12.7.3 Indikationsorientierte Therapiestrategie . . . 414
12.8 Anorektaler Ergotismus . . . 415
12.8.1 Ätiopathogenese . . . 415
12.8.2 Klinik . . . 415
12.8.3 Diagnostik und Differenzialdiagnostik . . . 415
12.8.4 Indikationsorientierte Therapiestrategien . . . 415
12.9 Perianale und perineale Acne inversa . . . 415
12.9.1 Ätiopathogenese . . . 416
12.9.2 Klinik . . . 416
12.9.3 Diagnostik und Differenzialdiagnostik . . . 417
12.9.4 Indikationsorientierte Therapiestrategien . . . 417
12.10 Pilonidalsinus . . . 418
12.10.1 Ätiopathogenese . . . 418
12.10.2 Klinik . . . 419
12.10.3 Diagnostik und Differenzialdiagnostik . . . 419
12.10.4 Indikationsorientierte Therapiestrategien . . . 420
12.11 Perirektales Dermoid . . . 422
12.11.1 Ätiologie . . . 422
12.11.2 Klinik . . . 423
12.11.3 Operative Therapie . . . 423
Literatur . . . 424

13 Anale Schmerzen . . . 429
13.1 Anale Schmerzen aus neurologischer Sicht . . 430
13.1.1 Indikation zur neurologischen Diagnostik . . . 430
13.1.2 Inhalte einer neurologischen Untersuchung . 430
13.1.3 Pudenduskanalsyndrom . . . 431
13.2 Anale Schmerzen aus proktologischer Sicht . . 431
13.2.1 Ätiologie und Pathogenese . . . 431
13.2.2 Proctalgia fugax . . . 432
13.2.3 Kokzygodynie . . . 433

13.2.4 Beckenbodeninsuffizienz 434
13.2.5 Pudenduskanalsyndrom 438
13.3 Perineale Schmerzen aus urologischer Sicht . . 438
13.3.1 Organbezogene Schmerzcharakteristik 440
13.3.2 Krankheitsbilder 442
13.4 Pudendusneuropathie 444
13.4.1 Anatomische Grundlagen 444
13.4.2 Ätiologie und Pathogenese 445
13.4.3 Klinik 446
13.4.4 Diagnostik 446
13.4.5 Therapieprinzipien und Therapieziele 446
13.4.6 Therapieergebnis 448
Literatur 450

14 Urologische Maßnahmen bei koloproktologischen Eingriffen 453
14.1 Urologische Diagnostik 454
14.1.1 Miktionsanamnese 454
14.1.2 Urinsediment 454
14.1.3 PSA-Wert 454
14.2 Katheter und Schienen 454
14.2.1 Katheterismus beim Mann 454
14.2.2 Katheterismus bei der Frau 456
14.2.3 Suprapubischer Katheter 456
14.2.4 Doppel-J-(DJ-)Katheterschienung 458
14.2.5 Entfernung eines nicht zu entblockenden transurethralen Katheters 458
14.3 Spezielle urologische Probleme nach Eingriffen im kleinem Becken 459
14.3.1 Unspezifischer Harnwegsinfekt/Zystitis 459
14.3.2 Akute Prostatitis 460
14.3.3 Chronische Prostatitis 461
14.4 Intraoperative Verletzung urologischer Organe 462
14.4.1 Blasenverletzung 462
14.4.2 Vollständiger oder kompletter Ureterabriss . . 462
14.4.3 Unbemerkte iatrogene Ureterligatur 463
14.4.4 Urethrastriktur/Urethraverletzung 464
14.4.5 Fisteln 465
14.4.6 Erektile Dysfunktion 465
Literatur 466

Sachverzeichnis 469

Autorenverzeichnis

Bachmann, Alexander, Priv.-Doz. Dr.
Urologische Universitätsklinik,
Spitalstraße 21,
CH-4031 Basel

Baeten, CorG.M.I., Prof. Dr.
Academisch Ziekenhuis,
Department of Surgery,
Postbus 5800,
NL-6202 AZ Maastricht

Beck, Joachim, Dr.
Oberarzt Klinik für Chirurgie,
Kantonsspital St. Gallen,
Rorschacherstr 95,
CH-9007 St. Gallen

Bruch, H.-P., Prof. Dr.
Klinik für Chirurgie,
Universität Schleswig-Holstein,
Campus Lübeck, Ratzeburger Allee 160,
23538 Lübeck

Buchmann, Peter, Prof. Dr.
Chirurgische Klinik, Stadtspital Waid,
Tièchestraße 99,
CH-8037 Zürich

Buess, Gerd, Prof. Dr.
Chirurgische Universitätsklinik,
Minimal Invasive Chirurgie,
Hoppe-Seyler-Straße 3,
D-72076 Tübingen

Carstensen, Thorsten, Dr.
Klinik für Chirurgie, Kantonsspital Olten,
Baslerstraße 150,
CH-4600 Olten

D'Ambrogio, Aris, Dr.
Service de Chirurgie, CHUV,
CH-1011 Lausanne

Fantin, Amedeo, Dr.
Abteilung Gastroenterologie,
Inselspital,
CH-3010 Bern

Farke, S., Dr.
Klinik für Chirurgie,
Universität Schleswig-Holstein,
Campus Lübeck, Ratzeburger Allee 160,
23538 Lübeck

Gabi, Konrad, Dr.
Leitender Arzt, Anästhesiologie,
Kantonsspital St. Gallen,
CH-9007 St. Gallen

Girona, Josef, Prof. Dr.
Koloproktologische Klinik,
Prosper Hospital, Mühlenstraße 27,
D-45659 Recklinghausen

Givel, Jean-Claude, Prof. Dr.
Service de Chirurgie, CHUV,
CH-1011 Lausanne

Hermanek, Paul, Prof. Dr. Dr. h. c.
Chirurgische Klinik mit Poliklinik,
Universität Erlangen-Nürnberg,
Krankenhausstraße 12,
D-91054, Erlangen

Hirsig, Johannes, Dr.
FMH für Kinderchirurgie,
Zürcherstraße 63,
CH-8424 Embrach

Jost, Wolfgang, Prof. Dr.
Abteilung für Neurologie,
Deutsche Klinik für Diagnostik,
Aukammallee 333,
D-65191 Wiesbaden

Keighley, Michael R.B, Prof. FRCS,
Barling Professor of Surgery,
Queen Elizabeth Hospital,
GB-Edgbaston, Birmingham, B15 2TH

Lange, Jochen, Prof. Dr.
Klinik für Chirurgie, Kantonspital,
Roschacherstraße 95,
CH-9907 St. Gallen

Lehur, Paul-Antoine, Dr.
Hotel Dieu, Centre Hospitalier
Universitaire de Nantes,
F-44093 Nantes

Lörcher, Ulrich, Priv.-Doz. Dr.
Radiologie, Deutsche Klinik für
Diagnostik, Aukammallee 33,
D-65191 Wiesbaden

Lukas, Peter, Prof. Dr.
Institut für Radioonkologie,
Landeskrankenhaus, Anichstraße 35,
A-6020 Insbruck

Marti, Marc-Claude, Prof. Dr. (†)
Hôpiteaux Universitaires,
Policlinique des Services de Chirurgie,
Rue Micheli-du-Crest 24,
CH-1211 Genève 14

Matzel, Klaus E., Prof. Dr.
Chirurgische Klinik mit Poliklinik,
Universität Erlangen-Nürnberg,
Maximiliansplatz,
D-91054 Erlangen

Meyenberger, Christa, Priv.-Doz. Dr.
Fachbereich Gastroenterologie,
Kantonsspital,
CH-9007 St. Gallen

Mölle, Bernward, Dr.
Klinik für Chirurgie, Katholisches
Krankenhaus Hagen, Dreieckstraße 17,
D-58097 Hagen

Morren, Geert L.
Department of Surgery,
University Hospital of Maastricht,
P. Debyelaan 25,
NL-6202 AZ Maastricht

Müller-Lissner, Stefan, Prof. Dr.
Innere Medizin, Park-Klinik Weißensee,
Schönstraße 80, D-13086 Berlin

Narro, José, Dr.
Chirurgische Praxis,
Frankfurter Straße 19,
D-51065 Köln (Mülheim)

Picard, Gabriele, Dr.
Clinica S. Anna, Via S. Anna 1,
CH-6924 Sorengo

Raestrup, Heike, Dr.
Chirurgische Klinik, Universitätsklinikum
Tübingen, Waldhörnlestraße 22,
D-72072 Tübingen

Roblick, Uwe J. Dr. Dr.
Klinik für Chirurgie,
Universität Schleswig-Holstein,
Campus Lübeck, Ratzeburger Allee 160,
23538 Lübeck

Schiedeck, Thomas H.K., Priv.-Doz. Dr.
Klinik für Chirurgie,
Universität Schleswig-Holstein,
Campus Lübeck, Ratzeburger Allee 160,
23538 Lübeck

Shafik, Ahmed, Prof.
Department of Surgery and
Experimental Research,
Faculty of Medicine, Cairo University,
Cairo, Egypt

Stelzner, Friedrich, Prof. Dr. Dr. h.c. mult.
ChirurgischenUniversitätsklinik Bonn,
Sigmund-Freud-Straße 25,
D-53105 Bonn

Stoß, Franz, Univ.-Prof. Dr.
Chirurgische Klinik, A. Ö. Krankenhaus,
Lustenaustraße 4,
A-6853 Dornbirn

Sulser, Tuillo, Prof. Dr.
Urologische Universitätsklinik,
Spitalstraße 21,
CH-4031 Basel

Szinicz, Gerhard, Prof. Dr.
Landeskrankenhaus Bregenz,
Carl-Pedenz-Straße 2,
A-6900 Bregenz

Tiebert, Barbara, Dr.
Radiologische Klinik, Deutsche Klinik
für Diagnostik, Aukammallee 33,
D-65191 Wiesbaden

Wienert, Volker, Prof. Dr.
Dermatologische Klinik,
der Universität Aachen,
Pauwelsstraße 30,
D-52074 Aachen

Zumbé, Jürgen, Priv.-Doz. Dr.
Urologie, Klinikum Leverkusen,
Dhünnberg 60,
D-51375 Leverkusen

Allgemeiner Teil

1 Grundlagen

1.1 Geschichte der Proktologie – 5
F. Stelzner
1.1.1 Instrumente – 5
1.1.2 Hämorrhoiden – 6
1.1.3 Rektumprolaps – 7
1.1.4 Anale Fisteln – 8
1.1.5 Das Kontinenzorgan (anorektale Kontinenz und Inkontinenz) – 8
1.1.6 Rektumkarzinom – 9
1.1.7 Polypöse Adenome – 11
1.1.8 Colitits ulcerosa, Colitis granulomatosa – 12
1.1.9 Kolondivertikulose – 13
1.1.10 Sinus pilonidalis – 13

1.2 Embryologie, vergleichende Anatomie und Genetik der Anorektalregion – 13
F. Stelzner
1.2.1 Embryologie – 13
1.2.2 Analkanal und Rektum – 15
1.2.3 Allgemeines zur vergleichenden Anatomie und Genetik des anorektalen Kontinenzorgans – 19
1.2.4 Spezielle evolutionärgenetische Betrachtung des anorektalen Kontinenzorgans und seiner Funktion, der Kontinenz – 20
1.2.5 Entwicklung und Evolutionsbiologie der Lymphgefäße – 28

1.3 Anatomie des Kontinenzorgans – 30
F. Stelzner
1.3.1 Anus – 31
1.3.2 Der glatte M. sphincter ani internus – 32
1.3.3 M. sphincter ani externus – 36
1.3.4 M. puborectalis und die übrigen Levatormuskeln – 38
1.3.5 Corpus cavernosum recti – 40
1.3.6 Rektum – 42
1.3.7 Faszien der Beckenregion – 43
1.3.8 Adventitia recti oder Grenzlamellen des Mastdarms beim Erwachsenen – 46
1.3.9 Blutgefäßsystem – 48
1.3.10 Nervenversorgung des anorektalen Kontinenzorgans – 51
1.3.11 Lymphgefäßsystem – 55
1.3.12 Spontanaktivität des Beckenbodens und der Analsphinkteren – 61
1.3.13 Vergleichende Anatomie der Haut – 61

1.4 Funktion der Beckenbodenmuskulatur und Physiologie der Defäkation – 62

A. Shafik

1.4.1 Externer Analsphinkter – 62
1.4.2 »Anogenitaler Muskel« – 64
1.4.3 M. longitudinalis und seine Funktion – 64
1.4.4 Perianale Räume und ihre Bedeutung – 65
1.4.5 Funktion des Levator-Hiatus und des Levatortunnels – 66
1.4.6 M. puborectalis und die doppelte Sphinkterkontrollfunktion – 69
1.4.7 Defäkationsmechanismus – 69

Literatur – 71

1.1 Geschichte der Proktologie

F. Stelzner

Die Geschichte der Proktologie beginnt erst im 19. Jahrhundert, solange war sie eine Geschichte der Chirurgie. Da die Geschichte der Chirurgie von primitiver Handgreiflichkeit ausgeht, erscheint sie bereits in grauer Vorzeit. Unter glücklichen Voraussetzungen war sie damals schon sehr erfolgreich. *Chirurgiae effectus inter omnes partes medicinae evidentissimus.*

Der *Chester Beatty Medical Papyrus* aus dem 12. oder 13. Jahrhundert v. Chr. ist wahrscheinlich das erste Handbuch, das sich mit der Proktologie befasst (Papyrus Nr. 10.686; Britisches Museum London). Er besteht aus einer Rezeptsammlung, die z. B. den Pruritus ani, die Hämorrhoiden und den Rektumvorfall berücksichtigt [5].

Bis ins 19. Jahrhundert fällt auf, dass operativen Empfehlungen nie Kritik folgte mit der Frage, ob vielleicht der Nutzen des Eingriffs mit einem Schaden verbunden gewesen wäre, mit einem Schaden, den man vielleicht hätte vermeiden können. Oder die Frage, ob ein Schaden nach dem Eingriff dessen Nutzen überwogen hätte. Diese heute nicht mehr wegzudenkende Wertung von chirurgischen Eingriffen war früher sehr selten. Niemals ist vom Schmerz die Rede, der wurde wie selbstverständlich ertragen.

Da die Proktologie durch die von ihr behandelten Krankheiten definiert ist, die allermeist mit den der Chirurgie eigenen Methoden behandelt werden, ist das Ordnungsprinzip in diesem unserem Beitrag die Krankheit, und es werden spezielle Instrumente genannt.

In London ist 1835 das *St. Mark's Hospital* für die Armen, die »an Fisteln, Hämorrhoiden und anderen Krankheiten des Rektums« litten, von *F. Salmon* gegründet worden – eigentlich aus Verlegenheit.

Der in St. Bartholomews ausgebildete Chirurg bewarb sich erfolglos um einen Arbeitsplatz. Salmon war Mitglied des City of London Clubs, und über diese mächtige Institution konnte er ein Spezialhospital mit *W.T. Copland, dem Lord Mayor of London*, als Präsidenten etablieren. Der Lord Mayor of London ist auch heute noch der Präsident des St. Mark's Hospitals.

Salmon's Hospital hatte bei seiner Gründung 7 Betten. Dieses Krankenhaus, zu meiner Zeit in der City Road in London, hat für die Entwicklung der Proktologie bis in unsere Zeit eine weltumspannende Bedeutung gewonnen. Seit 1908 hieß es: »*St. Mark's Hospital for cancer, fistula and other diseases of the rectum*«. Jetzt ist es außerhalb von London untergebracht [25].

> **Kaum ein mit dem Fortschritt und der Geschichte der Proktologie auf der ganzen Erde verbundener Chirurg existiert, der nicht vom St. Mark's Hospital direkt oder indirekt profitiert hätte.**

J.D. Mathew [39] z. B. besuchte das St. Mark's 1877 und gründete 1899 die »*American Proctologic Society*«, und seither verbreitete sich in den USA und in vielen Ländern die Proktologie als Sonderfach, auch an einigen Universitäten. In England üben manche der berühmten »St. Mark's people« an anderen Hospitälern gleichzeitig die »Allgemeine Chirurgie« aus. Diese Organisationsform hat den großen Vorteil, dass das Krankengut an einer Stelle, trotz wechselnder Chirurgen, archiviert ist und der Forschung zugänglich bleibt.

In Deutschland haben sich erst nach dem II. Weltkrieg proktologische Schwerpunktkliniken gebildet, alle angloamerikanisch geprägt.

1.1.1 Instrumente

Besondere Instrumente waren nötig, um proktologische Erkrankungen zu erkennen und auch zu behandeln. Die *Geschichte der Endoskopie* beginnt ihre hochspezialisierte Entwicklung erst im 19. Jahrhundert in der Urologie und für den oberen Gastrointestinaltrakt. Von dieser Entwicklung profitierte auch die technisch viel einfachere Proktoskopie [13, 18, 37]

Spekula, um über die natürlichen permanent stark kontrahierten Verschlusssysteme des Körpers in Hohlorgane vorzudringen, gibt es schon seit dem Altertum. Aus antiker römischer Zeit z. B. sind uns mehrblättrige Spekula bekannt, die durch Zusammendrücken von zwei Handgriffen über einen sinnreichen Hebelmechanismus 2, sogar 3 oder 4 Halteblätter spreizen und so den ja immer geschlossenen After offen halten, um das Rektum zu besichtigen. Viele Modelle sind seither entwickelt worden. Sie ähneln sich trotz großer Vielfalt. Solche Spekula werden auch von den Gynäkologen genützt.

Abbildungen solcher Instrumente finden sich in allen Operationslehren. Schon der *englische Chirurg Arderne* (1307–1390) hatte eine Art Rektoskop – das *Kelly* als Röhre 35 cm lang machte [3].

Reuter sieht die Entwicklung der Endoskopie 3-phasig [37]:

- Die Kanalisierung zu einem Hohlorgan durch einen Katheter oder über Spekula. Diese Phase ist 2000 Jahre alt.
- Die Beleuchtung des erschlossenen Hohlorgans; sie machte die größten Schwierigkeiten.
- Der Bildtransport, er ist seit 300 Jahren über die Mikroskopie entwickelt, einige Beispiele seien genannt.

Ph. Bozzini [7] hat 1807 mit einem Hohlspiegel und einer Kerze als Lichtquelle über eine Röhre die Harnröhre und den Rachen besichtigt. 1826 verbesserten der Franzose Sigales, 1827 der Amerikaner J. Fisher, 1840 der Engländer Avery diese Methoden und besichtigten damit den Mastdarm [13].

Den ersten großen Fortschritt der Endoskopie brachte die Erfindung der Glühlampe durch Edison 1879 [12].

Die Proktorektoskopie steht immer im Schatten der Entwicklung der Endoskopie überhaupt. Diese musste für die Überwindung des kraniopharyngealen Zugangs und weiter des Magen-Darm-Kanals viel größere Hindernisse bewältigen als am anorektalen Kontinenzorgan [13].

Mit der Glühlampe war es möglich, die schon lange bekannte Röhre für die Besichtigung des Rektums vorn (distal) mit einer sehr kleinen und deshalb nicht störenden Lichtquelle zu armieren. Das so von *H. Strauß* [46] 1910 entwickelte *Rektoskop* ist bis heute in Gebrauch. Vielfältig modifiziert und später auch mit einer am Handgriff montierten Glühlampe verbunden, ist es immer noch ein gebräuchliches Instrument [41, 45].

Der letzte große Fortschritt in der Endoskopie war die Erfindung der Glasfaserkolorektoskope. Die Linsensysteme spielten für die Rektoskopie nie eine große Rolle. Glasfasertechniken beginnen mit dem Versuch *Tyndalls* 1849, den Lichttransport in einem fließenden Wasserstrahl zu beobachten und enden vorerst mit dem vollflexiblen Endoskop von *Hirschowitz, Peters u. Curtin* 1958 [21].

Die *Entwicklung transrektaler und laparoskopischer Operationssysteme* ist ganz modern, noch in vollem Gange. Alle 3 oben genannten Phasen der Endoskopieentwicklung haben heute ein staunenswertes Niveau erreicht [11, 21]. Das Schrifttum ist gewaltig [18, 37].

1.1.2 Hämorrhoiden

Ein ausführlicherer Hinweis findet sich im *Papyrus Ebers* 1500 v. Chr. und im alten Testament *Buch Samuel 1, Kapitel 5. Hippokrates* beschäftigt sich 400 v. Chr. mit den Hämorrhoiden und empfiehlt die *Behandlung mit einem Brenneisen* [28].

Der schon genannte englische Chirurg *Arderne* [2] befasst sich im 14. Jahrhundert auch mit den Hämorrhoiden. Er setzt sich mit dem Wort auseinander und klassifiziert das Erscheinungbild. Die Blutung ist für ihn ein Symptom, mit dem er sich in seiner Handschrift (Kodex 2006 [41], Bibliothek des Britischen Museums, London) auseinandersetzt, und immer ist von Venen die Rede. Arderne gibt lokal blutstillende Mittel. Von einem chirurgischen Eingriff lesen wir bei ihm noch nichts. Die Behandlung mit dem Brenneisen hat sich bis ins 19. Jahrhundert erhalten. Mit diesem Vorgehen wurde mit der Beseitigung der Blutungsquelle die Blutung beherrscht, die ja ein führendes Symptom der Krankheit ist und die ihr auch ihren (griechischen) Namen gegeben hat.

Anfang des 19. Jahrhunderts empfahl *Salmon* das Abschneiden der Hämorrhoidalsegmente bis auf den »Stiel« in der unsensiblen Mastdarmschleimhaut. Dort setzte er dann eine Ligatur. Dieses Verfahren wird als »schmerzfrei« gerühmt [40]. Bis in 20. Jahrhundert ist immer von (erweiterten) Venen die Rede und vom Nutzen der Blutung (Galen), denn damit würden »üble Säfte« entfernt. Damals sprach man auch von »goldenen Adern«.

In den Handschriften des 11. und 12. Jahrhunderts finden sich Bilder von der Hämorrhoidenoperation, bei denen auffällt, dass der Patient vornübergeneigt steht und offensichtlich unbeeindruckt diese doch von uns als äußerst schmerzhaft empfundene Prozedur über sich ergehen lässt.

Hippokrates empfahl zur Operation die Rückenlage des Kranken mit der Aufforderung, er möge schreien, dann drückten sich die Blutgefäßknäuel besonders stark vor. Die irrige Vorstellung von den erweiterten Venen findet sich noch 1919 bei *Miles*, der als Erster auf die 3 Arterien hinwies, die zu den Gefäßkonvoluten ziehen –, aber trotzdem spricht er immer noch von Venen [30].

Schon anatomisch unmögliche kausale Zusammenhänge mit dem Pfortaderhochdruck sind bis in die heutige Zeit zu lesen, oder Verbindungen zu den Krampfadem an den Beinen. Bei der Häufigkeit aller dieser Leiden ist das oftmalige Zusammentreffen noch kein Grund zu meinen, sie hingen kausal zusammen. Solange Hämorrhoiden beobachtet werden, sahen alle Ärzte die hellrote Blutung, bei den operativen Eingriffen fließt kein Tropfen venösen Blutes, und trotzdem kennt ihre Geschichte nur die dilatierten »Venen«. Bis heute werden Hämorrhoiden blau gezeichnet.

Auch die Entdeckung des *Corpus cavernosum recti* [42], eines arteriell gefüllten Blutschwammes, und die Definition der Hämorrhoiden als dessen Priapismus führten erst ganz allmählich zu einem Umdenken. Jetzt setzt sich die Überlegung durch, dass dieser Schwellkörper ein integraler Teil des Kontinenzorgans ist und, wenn er vergrößert sein sollte und stört, zwar reseziert, aber soweit als möglich geschont werden muss [45].

Die pathogenetische Vorstellung von den Venen hielt aber die immer weiter *verbesserte chirurgische Technik* nicht auf. Sie ist gekennzeichnet durch die *Schonung der Abschlussmuskulatur*. Heute trägt man die Hämorrhoiden mit einem Ringstapler ab, damit scheint der Operateur die früher unvermeidbaren postoperativen Schmerzen unterdrücken zu können.

Seit 1963 wird die *Gummiringabdrosselung* der Hämorrhoiden über ein Proktoskop empfohlen, sie soll, richtig angewendet, die Schmerzen vermeiden, die leider bis heute auch eine korrekte Resektionsoperation belasten. Die Gummiringabdrosselung hat sich aber in der Praxis durchaus nicht immer als schmerzlos und komplikationslos erwiesen und kann eine klassische Hämorrhoidektomie nicht aufwiegen [45].

Dagegen ist in der Geschichte der Hämorrhoidenbehandlung die *verödende Injektion* sehr erfolgreich, solange die Schwellkörpersegemente nicht von ihrer Unterlage abgerissen sind, vorfallen und so irreversible anatomische Veränderungen vorliegen [24].

1869 injizierte *Morgan* (Dublin) Eisenpersulfat in das vergrößerte Schwellkörpergewebe, um es zu einer fibrotischen Schrumpfung zu bringen – mit Erfolg. *Mitchell* in den USA übte diese Injektionmethode mit einer Mischung von 1 Teil Phenollösung und 2 Teilen Olivenöl. Er hielt diese Methode geheim und verkaufte sie kurz vor seinem Tod. *Andrew* in den USA hat dann diese Technik 1870 veröffentlicht [24].

Blanchard [6] hatte 1928 eine etwas veränderte Injektionstechnik publiziert. Er spritzte eine 5%ige Phenol-Mandelöl-Lösung oberhalb des Hämorrhoidalsgements unter die Schleimhaut. So strikturierte er – ohne es zu ahnen – die das Schwellkörpersegment versorgende Arterie. Der Erfolg ist, wie wir heute wissen, hervorragend und oft dauernd. Trotzdem verführt der wohlbekannte Spieltrieb die Chirurgen immer wieder, andere – z. B. Venenverödungsmittel – zu injizieren. Diese für ein Gefäßlumen vorgesehenen Substanzen sollten dann tropfenweise appliziert werden, weil sie bei den Hämorrhoiden nicht intraluminär eingespritzt werden können und in großer Menge, submukös verabreicht, zu Gewebenekrosen führen würden.

Diese sind zwar symptomlos, aber die außerordentlich seltenen Gasbrandinfektionen [45] im Zusammenhang mit einer Injektionsbehandlung müssen immer wieder in Erinnerung gebracht werden. Trotzdem hat die Geschichte diese Venenverödungsmittel, die ja nur das Unwissen der Enthusiasten über die wahre Natur der Hämorrhoiden dokumentieren, noch nicht ausgelöscht. Im Gegenteil, in unserer anordnungsseligen Zeit hört man von der Verteufelung des Phenols, und schon kann es Schwierigkeiten geben, von einem Apotheker die Lösung hergestellt zu bekommen – ganz zu Unrecht. Es ist eine Behinderung des Fortschritts, denn es sind seit 100 Jahren keine schlimmen Folgen nach der Injektion dieser schwachen Phenollösungen beobachtet worden [45].

1.1.3 Rektumprolaps

Ganz im Gegensatz zu den Hämorrhoiden findet sich in der Geschichte der Medizin selten ein Hinweis auf das *Vorfallen des Mastdarms* aus dem After. Vermutlich weil es symptomarm ist, trotz der oft bestürzenden Auffälligkeit [5]. Auf *Hippokrates* wird in diesem Zusammenhang verwiesen. Er rät, Patienten mit einem Mastdarmvorfall an den Füßen hochzuziehen und zu schütteln, bis sich der Mastdarm wieder zurückzieht. *Leonides* im 3. Jahrhundert n. Chr. hat den Mastdarmvorfall mit dem Glüheisen »gebrannt«, und 1788 riet *Hay*, aus dem vorgestülpten Mastdarm radiäre Schleimhautpartien auszuschneiden. 1800 empfiehlt *Dupuytren* diese Methode wieder. Jahrhundertelang hat man sich bis in unsere Zeit auch mit Bandagen beholfen, die den Darm zurückhalten [12].

Arderne bildet den Rektumvorfall in seiner Handschrift aus dem 14. Jahrhundert ab (Tafel II. D'Arcy Power [3]). Er behandelt ihn mit adstringierenden Pulvern konservativ und hält ihn ebenfalls mit einem Band zurück, nachdem er ihn reponiert hatte. Bis ins 19. Jahrhundert werden zwar Beschreibungen des Rektumvorfalls mitgeteilt, aber seine Therapie damals ist oft eine magische, völlig nutzlose [48].

> Es wird viel mehr über den Prolaps geredet als gegen ihn getan.

Vermutlich wurde nicht immer ein Mastdarmvorfall von den Hämorrhoiden klar unterschieden. Wenn er jedoch mit dem Glüheisen oder Segmentresektionen der Schleimhaut behandelt worden ist, dürften Erfolge nicht ausgeblieben sein. Im 19. Jahrhundert lernte man, den Mastdarmvorfall als eine Hernie zu verstehen. Bereits jetzt entwickelten sich, schon vor der Wende der Chirurgie durch die Entdeckung der Narkose und Antiseptik, eine große Anzahl von Eingriffen, die auf die Dauer aber alle erfolglos waren, weil man die Ursache des Vorfalls nicht erkannte. Außerdem erwies es sich als ganz unmöglich, bei ja offen zu haltendem Anus den mobilen Mastdarm im kleinen Becken dauerhaft zurückzuhalten.

Im Laufe der nächsten 100 Jahre werden ca. 100 Eingriffe vorgeschlagen. Das ist der beste Beweis, dass keine Methode den erstrebten Dauererfolg verbürgen konnte.

Die Geschichte aller Eingriffe lassen sich auf *4 Grundprinzipien* zurückführen.

- Der After wurde eingeengt.
- Der vorfallende Mastdarm wurde durch Verbrennen seiner Oberfläche oder Wandexzisionen und die dadurch entstandene Narbenbildung am Vorfallen gehindert, oder es wurde durch Narbenbildung bzw. durch Nähte im kleinen Becken der Mastdarm über einen perirektalen Zugang fixiert. Der Mastdarm wurde in eine Kunststoffrinne gesteckt.
- Der Mastdarm wurde auch abgeschnitten.
- Der Mastdarm wurde durch eine Laparotomie freigelegt und dann z. B. an der Beckenfaszie festgenäht oder evtl. reseziert; ja man hat einen Mastdarmvorfall auch durch die Amputation des Rektums behandelt [24, 45].

Unter diesen vielen, letztlich auf Dauer nutzlosen Eingriffen tauchen immer wieder Namen bis in die heutige Zeit auf, nur um zu betonen, dass dieser Erfinder ein ganz besonders wirkungloses Vorgehen empfohlen hatte. Dieses auch in anderem Zusammenhang immer wiederkehrende Verhalten scheint eine befriedigende Gelehrsamkeit zu vermitteln, in der sich die repetierenden Autoren allzugern sonnen.

Damit werden Namen von Ärzten der Vergessenheit entrissen, die bar jeder wissenschaftlichen Überlegungen oder gar Überprüfungen nachweislich gar nichts zur Lösung eines Problemes – hier des Mastdarmvorfalls – beigetragen haben.

Erst in allerletzter Zeit hat ein Eingriff, der der Prolapsursache zumindestens sehr nahe kommt, hoffentlich den erstrebten Dauererfolg [45]. Es ist die abdominale Kontinenzresektion mit Entfernung des Sigmas.

1.1.4 Anale Fisteln

Ein bis heute gültiges Prinzip, eine Fistel zu heilen, verliert sich in grauer Vorzeit, es war ihre Freilegung. Ist so, nach Abheilung des Wundgrabens, die Fistel zu äußerer Haut geworden, bleibt sie geheilt. Schon sehr bald taucht aber in diesem Zusammenhang die *Gefahr der Inkontinenz* nach dem Aufschneiden von Analfisteln auf, denn sie durchbohren häufig den Sphincter-ani-Komplex. In dem Buch von *Hippokrates (liber de fistulis)* wird die *Therapie der Fistel mit einem durchschnürenden Faden*, der sie langsam freilegen soll, geschildert. Niemand kann mit einem langsam durchschneidenden Faden die Inkontinenz vermeiden, nur sind die den ganzen Sphinkterkomplex umgreifenden Fisteln sehr selten. Dieses Verfahren hat sich bis heute, wenn auch unter ganz unterschiedlichen, ja irrigen Vorstellungen, gehalten. Vermutlich ist Hippokrates so der Blutungsgefahr wirkungsvoll begegnet. Das Freilegen mit einem Messer empfiehlt Hippokrates nur dann, wenn die Fadendurchschnürung versagen sollte. Der Abszess als Vorläufer einer Fistel (Tuberkulum Hippokratikum) und das Sondieren des Kanals mit einer Sonde, auf der das Messer geführt wird, ist durch die Jahrhunderte zu verfolgen [41].

Die von *Paul von Aegina* (600 n. Chr.) empfohlene »Steinschnittlage« zur Fisteloperation wird auch von dem schon erwähnten John of Arderne im 14. Jahrhundert für die Freilegung der Fistel mit dem Messer beschrieben [4].

Arderne beschreibt die Untersuchung der Fistel mit einer Sonde und gleichzeitig des Mastdarms mit dem Finger, um die innere Öffnung der Fistel im Analkanal, ihre Quelle, zu finden. Er bildet diese kombinierte Untersuchung auch ab [41]. Er weist darauf hin: Wenn eine Fistel den Mastdarm perforiert hat, ist sie inoperabel. Er bevorzugt den Schnitt zur Freilegung, er kennt aber auch die Handhabung des Fadens.

Arderne setzt sich mit der Blutstillung bei einer Fisteloperation auseinander und mit dem Verband, der nach dem Eingriff die Blutung beherrschen soll. Er sagt: Bleibt eine operierte Fistel, vollständig freigelegt, endlich trocken, so ist sie geheilt.

Arderne beschäftigt sich auch mit den inneren Fisteln am Mastdarm und solchen mit vielen äußeren Öffnungen. Ardernes Werk über die Analfisteln bleibt lange Zeit singulär [4].

Aus dem Jahre 1612 stammt der Hinweis von *P. Löwe*, dass man hohe Fisteln auch mit dem Faden nicht beseitigen solle, eine Inkontinenz wäre die Folge. Dies gilt heute noch. Auch Löwe nennt diese Fisteln inoperabel. Nach 1700 weist *H. le Dran* auf die Gefahr der Blutung nach der Freilegung einer Fistel mit dem Messer hin. Erstmalig erscheint in seinen Empfehlungen die *»pyramidenförmige« Exzision* der äußeren Haut bis zum Fistelgraben, damit die Wunde von innen nach außen heilen könne und nicht außen vorzeitig verklebt, was sicher einen Rückfall zur Folge hätte. Le Dran warnt ebenfalls, hohe Fisteln in den Darm hinauf zu spalten. Er kennt die Wichtigkeit des M. levator für die Kontinenz, den er Aufhebermuskel nennt. Dieser, so sagt er, dürfe nie verletzt werden. Le Dran beschreibt auch den Hufeisenabszess.

Die Geschichte der Operation einer Analfistel ist reich an Kuriosa [41]. Das vor »urdenklichen Zeiten« erfundende *sichelförmige Messer zur Fistelfreilegung, das »Syringotom«*, das an der Sichelspitze eine lange, gekrümmte Führungssonde trägt, wurde 1687 von *Felix* als Bistury royal wieder erfunden. Damit hatte Felix Ludwig XIV. von einer Analfistel befreit. Der König ließ sich erst operieren, nachdem die Methode an vielen Untertanen ausprobiert worden war. Ja, als der allerchristlichste König geheilt war, ließen sich die Hofschranzen aus Sympathie zu ihm am After einen Schnitt beibringen. Bis heute hat sich am Wiedererfinden und Ausprobieren längst bekannter Methoden grundsätzlich nichts geändert [41].

Die Unsicherheit, die Kontinenz zu schonen, begleitet jede Fisteloperation seit altersher. Deshalb versuchte man, seit das die Entwicklung der Chirurgie – Mitte des vorvorigen Jahrhunderts – gestattete, die Fistel auch plastisch zu verschließen, ohne den Sphinkterkomplex zu verletzen [45].

Diese Verfahren bleiben aber auch heute noch unsicher, wenn sie auch v. a. unter der Schutzwirkung der Antibiotika manchmal erfolgreich sind. Bei den Perinealfisteln der Frau [45] sind sie nach mehreren Rückfällen die einzige Möglichkeit, die dann meistens schon eingetretene Kontinenzschwächung wenigstens nicht zu verschlimmern.

1.1.5 Das Kontinenzorgan (anorektale Kontinenz und Inkontinenz)

Bis in unsere Zeit besteht die falsche Vorstellung, »der Sphinkter« allein garantiere den Rektumabschluss. Die seit 200 Jahren mitgeteilten anatomischen und physiologischen Forschungsergebnisse fanden in der Praxis bis heute keine verbreitete Beachtung. Eine differenzierte Anatomie im unteren Abschlussbereich beginnt vor 200 Jahren [33, 41, 45].

Santorini hat Ende des 18. Jahrhunderts die 3 Teile des Sphincter ani externus genau beschrieben. *Cruvellier* stellt 1852 die anatomisch nicht trennbare Einheit des Sphincter ani externus profundus und des M. levator fest.

Kohlrausch weist 1854 nach, dass die Längsmuskulatur des Rektums den Sphincter ani externus subcutaneus durchdringt und sich in der Haut verankert. *Berard* zeigt 1858, dass diese Längsfasern auch mit dem M. levator verbunden sind. *Robin* und *Ladiat* stellen 1874 fest, dass die Fasern, die zwischen den Sphinktern verlaufen, elastische Elemente enthalten. *Rüdinger* führt 1878 aus, dass der Unterrand des inneren Schließmuskels auch elastische Fasern trägt und dass die Muscularis mucosae des Rektums durch den Sphincter ani internus mit dem M. corrugator ani verbunden ist. Den Ausdruck Corrugator bringt *Ellis* 1878 zum ersten Mal in die Literatur. *Roux* schildert 1881, dass die elastischen Elemente des intermuskulären Septums um den Sphincter ani externus eine Art Schlinge bilden.

Laimer untersucht 1881 die Verbindung zwischen Rektum und Levator, die für die Kontinenz von größter Wichtigkeit ist. Er stellt fest, dass dessen Fasern mit dem inneren und äußeren Sphinkter fest zusammenhängen.

Holl untersucht 1896 die vergleichende Anatomie des Beckens in einer überaus gründlichen Studie und bildet das Septum intermusculare zum ersten Mal klar ab. *Porier* stellt 1901 diese für die Chirurgie wichtigen Zusammenhänge ebenfalls fest. *Zuckerkandl* stellt 1904 die distale Vermischung der Muscularis mucosae mit dem Sphincter ani internus und der Analhaut klar heraus.

Harris stellt 1928 embryologische Untersuchungen an und bringt eine wichtige Übersicht über die unterschiedlichen Entwicklungszeitperioden der einzelnen Sphinkterteile. Wichtig, v. a. für die Genese der Analfistel, ist seine Erkenntnis, dass die Muscularis mucosae viel später die Linea anorectalis überschreitet als die inzwischen an den Sphincter ani externus herangewachsenen proktodäalen Drüsen, die ja bekanntlich die Quelle der allermeisten Abszesse und Analfisteln sind. *Milligan* und *Morgan* machen 1934 ihre wichtige Aussage über die Rolle des sog. anorektalen Ringes als des Wächters über die Kontinenz. Milligan beschreibt 1942/43 die 12-fache Aufteilung der Rektumlängsmuskulatur, von der 4 Hauptteile von besonderer Bedeutung sind.

Eaton betont 1942, dass der tiefe (innerste) externe Sphinkter von den Schwanzbeugern abstammt, und führt zum Beweis an, dass die Nervenversorung vom 4. Sakralnerv stammt, während der übrige Sphincter ani externus durch den N. pudendalis versorgt wird. *Thompson* hat auf diese Zusammenhänge schon 1901 verwiesen.

Die geschichtliche Übersicht der anatomischen Grundlagen ist nicht vollständig, aber sie beweist ihre Differenziertheit und das Vorliegen eines, wie wir gesagt haben, Kontinenzorgans [41, 45]. 1962 haben *Parks, Porter* und *Melzak* [33] den Nachweis geführt, dass die ganze kaudale Abschlussmuskulatur eine Spontanaktivität besitzt, die nur periodisch, z. B. bei der Darmentleerung, unterbrochen wird. Sie verhält sich also ganz anders als die Extremitätenmuskulatur und die Muskeln des Stammes.

Erst in den allerletzten Jahren wird von einem *Kontinenzorgan* gesprochen, das vom Zentralnervensystem (Onuf-Kern) gesteuert wird [45]. Die durch das ZNS ihm vermittelte Spontanaktivität ist die Grundlage der Kontinenz. Das PET-CT ist in der Lage, diese natürliche Spontanaktivität durch Falschfarben sichtbar zu machen und durch dimensionslose Zahlen zu werten ([38], Kap. 1.2). Die Kontinenz ist beim Mann stärker entwickelt als bei der Frau und nimmt im Laufe des Lebens bei beiden Geschlechtern erheblich ab. Das hat entwicklungsgeschichtliche und evolutionsgenetische Gründe [45]. Die über die Jahrhunderte bis heute ganz selbstverständlich vorausgesetzte Konstanz der Abschlussleistung ist nicht zutreffend. Darüber muss der zu operierende Patient unterrichtet werden.

Diese wichtige Erkenntnis ist der Grund, warum unsere chirurgischen Bemühungen, bei unseren Eingriffen die Kontinenz wieder herzustellen oder auch nur zu erhalten, bis heute eine Grenze finden müssen [45]. Nur, wir verstehen das jetzt.

1.1.6 Rektumkarzinom

Eine erfolgreiche chirurgische Enfernung eines bösartigen Tumors des Mastdarms gibt es erst seit Beginn des 19. Jahrhunderts. Sie ist bis heute die einzige Möglichkeit geblieben, Tumorerkrankungen in diesem Bereich zu heilen. Wir haben 1982 mit ausführlichen Schriftumsangaben diese historische Entwicklung dargestellt [44]. Liest man allerdings die immer wieder zitierten Autoren vor dem 19. Jahrhundert genau nach, so tauchen Zweifel auf, ob es sich bei den Erkrankungen ihrer Patienten immer um echte Krebsgeschwülste gehandelt hat, die entfernt wurden, und nicht um die heute verschwundenen rätselhaften Mastdarmstrikturen, die gutartig waren [15, 16].

Bis um 1900 waren die dorsalen Zugangsverfahren im Allgemeingebrauch: perineal – *Lisfranc* 1826, *Dieffenbach* 1848, sakral – *Kocher* 1875, *Kraske* 1885, dieser mit Abmeißelung eines etwas größeren Kreuzbeinanteils. Das war sein einziger Beitrag. Gleichzeitig wurde die Kontinenzresektion auf dem gleichen Wege geübt: Lisfranc, Dieffenbach, Kraske, *Hochenegg* 1888 [15, 16, 43].

Alle diese Eingriffe hatten eine geringe Sterblichkeit, aber wenige Dauerheilungen. Nur ausnahmeweise blieben so Operierte doch über viele Jahre ohne Tumorrückfall. Bis zur Wende zum 20. Jahrhundert befasste sich niemand mit der Anatomie des Operationsgebietes, auch nicht mit der Pathophysiologie der Geschwulst. Niemand verfasste eine kritische Übersicht seiner Resultate. Von Nah- oder von Fernmetastasen ist damals nie die Rede gewesen. Diese vielen, heute immer wieder weitergetragenen Namen sind mit lokalen Maßnahmen verbunden, bei denen nicht einmal der Ansatz einer wissenschaftlichen Begründung zu erkennen ist, obwohl diese methodisch durchaus erfahrbar gewesen wäre.

Gerade bei der Chirurgie des Rektumkarzinoms erreicht der Spieltrieb der Chirurgen in der Geschichte eine einsame Höhe. *Drobni* hat sich einmal die Mühe gemacht, bis 1969 alle Modifikationen, die je erfunden wurden, in Skizzen festzuhalten. Er zählt 32 verschiedene Arten der Rektumamputation und 38 verschiedene Arten kontinenzerhaltender Eingriffe auf. Dieses Herumprobieren, diese tätige Unwissenheit, verschwand in dem Moment, wo eine wissenschaftliche Begründung des chirurgischen Eingriffs veröffentlicht worden ist [19].

Um 1900 fiel einigen Chirurgen auf, dass die meisten Tumorrückfälle immer hoch am Beckeneingangsbereich auftauchten. Das war eine entscheidende Erkenntnis. So kam es zur Empfehlung der abdominosakralen Rektumamputation: *König* (1882), *Gaudier* (1897), *Miles* (1907). *Quenu* (1879) ging umgekehrt, nämlich perineoabdominal vor [43]. Miles hat um die Wende zum 20. Jahrhundert als erster auf die Bedeutung der Nahmetastasen in den Lymphknoten hingewiesen und systematisch die Bedeutung der Mitnahme des Mesorektums empfohlen und überprüft (Gilbertsen) sowie durch Ergebnisse begründet [22, 31].

Heute wissen wir, dass Miles überradikal gewesen ist und dass seine Vorstellung von der Nahmetastasierung, ins Einzelne gehend, nicht zutrifft, aber an seiner historischen Leistung ist nicht zu rütteln. Sein Erfolg damals ist unser Erfolg heute.

In einem vergessenen Buch [31] von ihm habe ich seine folgenden Operationsserien wieder entdeckt. Geben wir ihm einmal das Wort:

Rektumkarzinom: Operationsserien von Miles

- Serie I (1899–1901): 9 Operationen
  Perineale Rektumamputation mit Steißbeinexzision
  - Operationssterblichkeit: 0%
  - Rückfalls des Tumors: 100%
  - Heilungen: 0%
- Serie II (1902–1904): 15 Operationen
  Zuerst Kolostomie, dann perineale Amputation mit Exzision der retrorektalen Lymphknoten
  - Operationssterblichkeit: 0%
  - Rückfallrate des Tumors: 93,2%
  - Heilungen: 6,7%
- Serie III (1904–1905): 13 Operationen
  Zuerst Kolostomie, Kreuzbeinteilexzision, extrafasziales Vorgehen und hohe Ligatur der A. rectalis cranialis
  - Operationssterblichkeit: 7,6%
  - Rezidive: 91,6%
  - Heilungen: 8,4%
- Serie IV (1905, 1906): 18 Eingriffe
  Zuerst Kolostomie, dann extrafasziales Vorgehen wie in Serie III, dazu Exzsion des Colon pelvinum, damit entfernte er das Mesorektum
  - Operationssterblichkeit: 0%
  - Rückfälle: 94,4%, trotz der Entfernung des Mesorektums
  - Heilungen 5,6%

Beim Vergleich seiner Serien von insgesamt 55 Fällen stellte auch er fest, dass die meisten Rezidive nicht lateral an der Beckenwand, sondern abdominal am Beckeneingang entstanden waren. Und jetzt entwickelte er 1907/1908 die einzeitige abdominoperineale Rektumamputation, und so stellte sich bis 1939 damit die erhebliche Verbesserung der Dauerheilungsquoten ein. Zuerst war die Sterblichkeit mit 32% auffallend hoch, sie fiel dann auf 17%. Die zur Operation herausgesuchten Fälle waren nur wenige, bis in die 1930er Jahre wurden nur 35% und selbst 1939 nur 65% aller Hilfesuchenden operiert.

Die Heilungsziffern stiegen aber nach Wegnahme des abdominalen Nahmetastasenareals bald über 50–69,3%, und die Operabilitätsquoten stiegen auf über 90%. So ist es geblieben. Miles war auch die unterschiedliche Aggressivität der verschiedenen Krebsrassen bekannt, auf die niemand Einfluss hat, die aber die Prognose unentrinnbar festlegen [30].

Die hohe Operationssterblichkeit verhinderte bis nach dem II. Weltkrieg die Routineanwendung dieser kombinierten Verfahren, und bei sehr gut ausgesuchten Frühfällen hatte man mit den dorsalen Verfahren sehr gute Heilungserfolge – sie hatten vermutlich wenig Nahmetastasen [15]. Wir dürfen Miles nicht vorhalten, er hätte immer schon nach sehr wenigen Fällen die Methode gewechselt. Alle von ihm ausprobierten Methoden waren mit ihren Resultaten bekannt. Er fand sie in der eigenen Hand nur immer wieder bestätigt [30].

Miles hat diese Erfolge aufgrund seiner systematischen Untersuchungen vorausgesagt. Sein Wort: »*Die Krebschirurgie ist eine Chirurgie der Lymphknoten*« ist heute noch zutreffend. Wir haben sie ergänzt: »*und der Hüllfaszien* [45]«.

Das damals von Miles veröffentlichte Metastasenschema ist heute nach unseren anatomischen Erkenntnissen nicht mehr gültig. Es kennzeichnet, soweit es gültig war, den sehr fortgeschrittenen Fall, wie die von Miles publizierten Operationspräparate erkennen lassen [31]. Heute gibt es kaum mehr einen so ausgeuferten Krebsfall. Die Kontinenzresektion wurde von Miles und vielen anderen Chirurgen seinerzeit als unradikal abgelehnt, sicher wegen dieser zu ihrer Zeit meist fortgeschrittenen Fälle und der unzutreffenden Vorstellungen von der Topographie der regionären Rektumlymphknoten.

Dixon in den USA beobachtete nun in den 1930er-Jahren, dass nach der Hartmann'schen Inkontinenzresektion in dem verbliebenen Rektumstumpf mit dem Mesorektum nur ganz ausnahmsweise ein rückfälliger Tumor entwickelt war.

In seinem Land – in den USA – hatte sich die Krebsfrühdiagnose eher als in Europa etabliert, und so wagte er 1930 zuerst bei überlebenden »Hartmann-Fällen« die abdominale Kontinenzresektion oder die anteriore Resektion in einer großen Serie, bei geeigneten Fällen. Sie ist technisch von *Cripps* 1897 und *Trendelenburg* im gleichen Jahr zum ersten Mal ausgeführt worden [43].

Dixon teilte dann 1948 ganz ausgezeichnete Heilungsergebnisse mit. Sie sind heute noch unübertroffen. Er wählte für diesen Eingriff die Fälle sehr sorgfältig aus [43, 45].

Noch lange schlossen sich die Operateure der Welt Dixon nicht an. Die hohe Operationssterblichkeit der abdominoperinealen bzw. abdominosakralen Operation versuchte man durch die Unterteilung, durch Zweizeitigkeit oder durch operative Gleichzeitigkeit mit 2 Operationsteams zu vermindern.

Ähnlich begründend wurde das perineoabdominale Vorgehen empfohlen (Gray und Turner 1920; Gabriel 1934) [15]. *Westhues* wies 1934 [47] die abdominale Hauptmetastasierungsrichtung nach. Er konnte sich aber trotzdem nicht zur Empfehlung der Kontinenzresektion entschließen. *Dukes* [31] veröffentlichte im gleichen Zeitabschnitt sein Bewertungsschema des Rektumkarzinoms, und auch er hat diese kraniale Hauptmetastasierung damals erkannt. Dieses sein Bewertungsschema wird heute noch, trotz vieler Modifikationen, angewendet.

Sehr große Statistiken, z. B. die des St. Mark's Hospitals, bewiesen den Erfolg all dieser, jetzt auch von vielen gleichsinnig theoretisch untermauerten Überlegungen von der abdominalen Hauptrichtung der Tumormetastasierung und der operativen Konsequenz.

Die durch die Krebsfrühererkennung immer häufiger gut operablen Fälle, zusammen mit den Fortschritten der Allgemeinchirurgie, der Anwendung der Antibiotika und der Vervollkommung der Anästhesie, ließen jetzt auch die Anzahl der erfolgreichen Kontinenzresektionen langsam ansteigen. Heute haben sie die Rektumamputation ganz in den Hintergrund gedrängt. So wurde die Umkrempelungsresektion von *Trendelenburg* (1897) von *Hughes* 1960 wieder erweckt, und die abdominotransanalen Kontinenzresektionen griff *Mason* nach einer Idee von Crips, Bevan, David, Larkin und Granet 1969 wieder auf.

Die letzte Empfehlung dieser abdominotransanalen Kontinenzresektion stammt von *Parks* (1972). Ja, in ausgewählten Fällen setzte sich auch die lokale Krebsexzision durch [43]. Von 1989 stammt die *transanoabdominelle Kontinenzresekion mit »automatischer« Exzision des ganzen Mesorektums* bzw. die Entfernung der Hüllfaszien (Grenzlamellen), die wir im Prinzip schon seit 1962 angegeben hatten [45].

Das technische Vorgehen ist im Moment aus der geschichtlichen Entwicklung heraus entschieden. Die hohe Ligatur der A. mesenterica inferior an der Aorta hat *Moynihan* 1908 empfohlen. Damit konnte man der längsten Hauptmetastasenstraße, die es beim Menschen gibt, habhaft werden. Trotzdem entschied die Praxis anders. *Grinnell* bewies, dass verkrebste Lymphknoten, im Wurzelbereich der A. mesenterica inferior, also über dem Abgang der A. colica sinistra, gelegen, den sog. C-Fällen zuzuordnen sind. Sie haben trotz Totalexzision der Metastasenstraße eine schlechte Prognose. Keiner seiner 19 so radikal Operierten überlebte, trotz dieser hohen Ligatur [43]. Es bleiben bei diesen C-Fällen paraaortale verkrebste Lymphknoten zurück. Sie sind chirurgisch, durch PET erwiesen, nicht gründlich entfernbar.

Die Exzision der Lymphknoten an der Beckenseitenwand im Iliakalbereich, immer wieder empfohlen, ist anatomisch sinnlos. Dort gibt es keine Lymphknoten des Mastdarms. Die Heilungsziffern haben sich nach Entfernung der Iliakallymphknoten nicht verbessert *(Stearn, Deddish Bacon)* [44, 45].

Was lehrt uns die Geschichte heute

Die Fortschritte der allgemeinen Chirurgie und der systematischen evolutionsgenetischen Anatomie des Rektumkarzinoms haben heute die Operationsquote einer geplanten Radikaloperation auf über 90% ansteigen lassen. Die heute allgemein anerkannten kombinierten Eingriffe erreichen die in über 50% krebsbefallene Hauptmetastasenstraße im Abdomen. Sie ist die längste, die wir kennen und entfernen können. Sie ist eine Einbahnstraße, und ihre Entfernung sichert die hohe Dauerheilungsquote von über 60%.

Die ganze Hauptmetastasenstraße endet am linken Venenwinkel, diese ist chirurgisch nicht entfernbar. Das extrafasziale Vorgehen ist jetzt 100 Jahre alt. Es hat sich statistisch als höchst erfolgreich erwiesen. Die Erkenntnis der Hauptmetastasenstraße ohne Gegenverkehr gestattet, ebenfalls statistisch bewiesen, heute sehr oft die Erhaltung des Kontinenzorgans. Falls es der Tumorsitz erlaubt, kann ein Teil des potenziellen Metastasengebiets im Mesorektum ohne Radikalitätsgefährdung zurückgelassen werden [50], das schont die Kontinenzfunktion. Die 100-jährige Geschichte der Chirurgie des Rektumkarzinoms ist ein Beispiel des Erfolges systematischer, v. a. morphologischer und funktioneller Forschung. Die Statistiken von Bowkey [49] und Killingback [50] sind bisherige Endpunkte dieser Entwicklung.

Die heute erkannte Besonderheit der ausschließlich kranialen Metastasierung der operablen Rektumkarzinomfälle gestattet oft die Erhaltung des Kontinenzorgans, was man früher für ausgeschlossen gehalten hatte.

Die *Weiterentwicklung der Klammernahtgeräte* und die Frühdiagnose des Rektumkarzinoms lassen heute die Kontinenzerhaltung durch den einzeitigen Eingriff für sehr viele Fälle vertretbar erscheinen. Die Rektumamputation mit der lebenslangen Kolostomie ist eine Ausnahme geworden.

Der neue Stand der operativen Entwicklung unter Berücksichtigung der adjuvanten Chemotherapie und Bestrahlung datiert seit 1998. Ihr Nutzen scheint bisher nur für die C-Fälle erwiesen [44, 45]. Sie betrifft allerdings nur die Lebenszeit, nicht die Heilung.

1.1.7 Polypöse Adenome

Sie spielen in der Proktologie eine große Rolle, und die Diskussion über ihre Bewertung als Krebsvorläufer ist nur scheinbar zum Abschluss gekommen. Schon John of Arderne im 14. Jahrhundert beschreibt klar bei einer digitalen Untersuchung, wie man einen gutartigen Tumor von einem bösartigen unterscheiden könne [4].

Bis ins 19. Jahrhundert fanden die Rektumkolonadenome keine besondere Beachtung. Es sei denn, dass vor dem After prolabierende sehr große Zottengeschwülste im

Stiel chirurgisch entfernt worden sind. Eine so auffällige Erkrankung wie die *familiäre Polyposis* wurde 1882 von *Cripps* beschrieben [17], der damals den Befall von Bruder und Schwester registrierte. Seither wurde der Zusammenhang Adenom und Krebs immer wieder vermutet. Dukes [20] hat sich 1926 damit befasst sowie Westhues 1928 und 1934 [47], aber was bei der seltenen familiären Polyposis (Häufigkeit; 1/100%) eindeutig scheint, gilt nicht für das viel häufigere sporadische Adenom des älteren Menschen.

Es fehlte sehr lange eine überzeugende Statistik, wie oft und in welcher Zeitspanne dieser Schritt im Adenom zum Krebs eigentlich vollzogen wird, und nur das ist für das Schicksal eines Adenomträgers und damit für die chirurgische Praxis wichtig.

Sehr viele Untersuchungen befassten sich mit der Systematik der Adenome bzw. mit ihren verschiedenen Wuchsformen. Entzündliche Polypen wurden im vorigen Jahrhundert von echten Tumoren getrennt [47]. Morphologische Ähnlichkeiten wurden irrig Entwicklungsschritten gleichgesetzt [47] – niemand hat sie gesehen [45]. Daran ändert bisher auch die molekulargenetische Perspektive nichts.

Sehr kleine polypöse Adenome wurden als harmlos erkannt, sie sind ja sehr häufig, und sehr große, sog. Zottentumoren (papilläre Adenome) wurden abgesondert, sie können in bis zu 30% tatsächlich einen Krebsherd tragen. Sie sind sehr selten. Im Laufe des zunehmenden Lebensalters entstehen polypöse Adenome im Dickdarm sehr oft (50%). Entfernt, wachsen sie häufig wieder nach, ohne Zweifel zeigen sie eine Krebsdisposition im Mastdarm oder Dickdarm an [45].

Die im Zeitalter der Endoskopie sich aufdrängende Entfernung von Kolonadenomen hat wie erwartet nicht zu einer Senkung der Kolonkrebsrate geführt, denn die Adenome sind Mitläufer, nicht Vorläufer sporadischer Kolonkarzinome, die auch in »unveränderter« Schleimhaut entstehen [45]. Nur 1% der multipel auftretenden adenomatösen Polypen sind familiär vererbt. 5% der Kolonkrebse werden vererbt, ohne begleitende Adenome. Diese neuesten und heute häufigen Veröffentlichungen lassen im unterschiedlichen genetischen Muster der Zelle eine hohe bis sehr hohe Wahrscheinlichkeit zur Kolonkarzinomentwicklung nachweisen. Aber selbst für gefährdete Fälle ist das Entstehen eines Karzinoms an 7 Erbänderungen gebunden und keinesfalls durch einen einzigen Schritt in kurzer Zeit gegeben [28, 32, 45].

Die Geschichte hat die sensationelle Rolle der meisten polypösen Adenome als Krebsmitläufer erkennen lassen und keinesfalls als gefährliche Vorläufer [45]. Die meisten Adenome proben den Aufstand, ohne ihn zu entfachen. Die wenigen, denen es gelingt, sind schon immer Krebse gewesen [45].

1.1.8 Colitits ulcerosa, Colitis granulomatosa

Krauspe weist 1972 darauf hin, dass bei intensiver historischer Nachschau die meisten Krankheiten schon lange bekannt sind. Waren aber die blutigen Diarrhöen bei Äreteus (300 n. Chr.) oder Soranus (170 n. Chr) wirklich schon ätiologisch mit der bis heute rästelhaften Colitis ulcersosa verbunden, oder war es eine Dickdarminfektion [29]Das gleiche gilt für die Beobachtungen von Morgagni, Cruveilier und 1688 von Sydenham. *Goligher*, der 1968 [23] auf obige Autoren verweist, ist sich aber sicher, dass *Wilx* und *Moxon* 1875 exakt pathologisch-anatomisch belegte Fälle von Colitis ulcerosa beschrieben haben. Die Krankheit wird von ihnen durch Mikrogramme belegt und in Sektionsprotokollen beschrieben, die gegen Ende des Sezessionskrieges (1862–1865) in den USA beobachtet worden sind [23].

Einzelfälle in Deutschland [29] werden von den Pathologen bis in die 1920er Jahre als eigenständige Krankheit sehr kritisch beurteilt. Ein endemieartiges Auftreten der Colitis aber erlebten die Chirurgen nach dem II. Weltkrieg, vor allem in den 1950er Jahren. Jetzt kamen plötzlich hochakute Fälle als sog. toxisches Megakolon zur Beobachtung. Der launenhafte Verlauf der in der Regel chronischen Krankheit und die unumgängliche Ileostomie nach Proktokolektomie im schwersten Fall ließen die Indikation zum Eingriff sehr kritisch abwägen. Die Operierten mit dem Ileostoma waren – und wie wir heute wissen – sind und bleiben endgültig geheilt. Nach unbefriedigenden Versuchen mit einer Appendikostomie und einer Proktokolektomie mit einer schwer zu versorgenden Ileostomie im Hautniveau war der erste große Fortschritt bei der Behandlung der Colitis ulceroca das *Ileostoma prominens von Brooke* 1952.

Mit den immer weiter verbesserten Kotauffangbeuteln, die heute als Aufklebebeutel aus Kunststoff komfortabel entwickelt sind, ist eine Versorgungsverbesserung eindeutig [10].

Der zweite große Fortschritt war die Erfindung der anal *anastomisierten Ileumtasche nach Parks* 1978 [34]. Diese technisch sehr anspruchsvolle Operation hat sich heute durchgesetzt. Sie erhält den Operierten nach einer Proktokolektomie mit einer Colitis ulcerosa die natürliche Kontinenz, selbst wenn diese Einpflanzung der Ileumtasche in das Kontinenzorgan den Abschluss nicht immer vollkommen vermitteln kann. 69% der Patienten mit einer Ileumtasche müssen nachts eine Vorlage tragen, 50% am Tag. 58% der Poachträger nehmen Antidiarrhoika.

Krauspe weist 1972 [29] auch auf die lange zurückliegende Geschichte der *Enteritis granulomatosa* hin, die schon von Morgani beobachtet wurde und immer wieder Beobachter gefunden hatte, bis *Ginsburg mit Oppenheimer* 1932 sie als besondere Erkrankung hervorhebt. Zufällig steht der Internist *Crohn* als Autor in dieser Arbeit an erster Stelle, und seither trägt die Erkrankung seinen Namen [38]. Er hat nur 2 Ileumfälle zu dieser Publikation beigetragen. Diese bis heute ursächlich unbekannte Erkrankung wird nach dem II. Weltkrieg auch im Dickdarm beobachtet. Sie ist mit Fisteln, auch perianal, vergesellschaftet. Heute ist ihre chirurgische Behandlung eher zurückhaltend, rekonstruktiv und konservativ geprägt. Die Krankheit ist bis heute unheilbar geblieben, vermutlich hängt sie mit dem wissenschaftlich sehr schwer zugänglichen Lymphgefäßsystem des Darms zusammen [29, 45].

1.1.9 Kolondivertikulose

Eine eindeutige Beschreibung dieser *Pseudodivertikel des Kolons* findet sich bei *Cruveilier* 1849. *Haberschon* beschreibt die Erkrankung 1857. *Graser* erkennt 1899 ihre anatomische Besonderheit, und in Deutschland wurde sie lange nach ihm benannt [24]. Danach befassen sich viele, v. a. englische Autoren mit der Divertikulose und ihren Komplikationen (Divertikulitis; *Mojnihan 1907, Keith 1910. Maxwell Telling und Grüner 1916, Drummond 1917, Mailer 1928, Lockhardt-Mummery 1930* und *Hodgsen 1931 [24])*.

Sie scheint nach dem II. Weltkrieg an Häufigkeit zugenommen zu haben und spielt als Divertikulitis eine große Rolle in der gegenwärtigen proktologischen Chirurgie. Ihre Grundlage ist eine ursächlich unbekannte unkoordinierte asymmetrische Verformung der glatten Kolonmuskulatur, bei der Lücken in ihr zu weit offen bleiben,durch die die Blutgefäße für die Schleimhaut ziehen [45]. Hier bildet die Mukosa eine Hernie. Die Schleimhautfalte ist jetzt außen am Kolon. Das Pseudodivertikel ist entstanden.

1.1.10 Sinus pilonidalis

Andersen [1] hat 1847 diese eigentümliche Fistel mit den Haaren beschrieben. *Hodges* prägte 1880 den Begriff: Sinus pilonidalis (»Haarnestgrübchen«) [26]. 100 Jahre lang waren die Ärzte vom angeborenen Charakter des Sinus überzeugt, und Brearley [8] zählt das umfangreiche Schrifttum dazu auf. Missbildungen im Steiß-/Kreuzbeinbereich ließen sich aber nur selten mit einem Sinus zusammen nachweisen. Im Schrifttum zur kongenitalen Genese ist für unsere Auffassung der erworbenen Fistel die ausführliche Beschreibung des Ligamentum caudale von Belang. Es zieht die Haut über dem späteren Morbiditätsterrain tief ein und hält sie fest. Beim Embryo ist dieses Ligament schon sehr deutlich ausgeprägt, und im Lauf der Entwicklung ist bemerkenswert, dass gerade dort, wo wir später in den Fisteln lose Haare finden, seit früher Entwicklung eine haarlose Stelle vorhanden ist, die sog. Steißbeinglatze [14].

Schon damals betonen die Beobachter das sicher zufällige Zusammentreffen mit einer Spina bifida. Rätselhaft und für die »kongenitale Theorie« nicht erklärbar waren die immer wieder nachgewiesenen losen Haare in den Grübchen und Abszessen, ein Befund, der der Krankheit ihren Namen gegeben hat. *Patey u. Scarf* [35] haben 1946–1955 gewichtige Gründe für eine erworbene, infektiöse, bakterielle Entstehung vorgetragen [45].

1.2 Embryologie, vergleichende Anatomie und Genetik der Anorektalregion

F. Stelzner

1.2.1 Embryologie

Die Metazoen (Vielzeller) haben zur Nahrungsaufnahme den Darm entwickelt. Wir unterscheiden den Kopfdarm und den Rumpfdarm. Das Entoderm schließt sich während der Entwicklung zu einem den ganzen Körper durchziehenden Rohr zusammen, von dem der größte Teil aller Verdauungsorgane abstammt. Nur am Anfang und am Ende des Verdauungskanals an der Mundbucht, dem Stomatodäum, und an der Afterbucht, dem Proktodäum, beteiligt sich das Ektoderm zusammen mit dem Mesoderm an der Entwicklung des kraniopharyngealen Abschlusssystems und des anorektalen Kontinenzorgans. Uns interessiert hier nur das Letzere. Das Erstere ist unglaublich kompliziert, das Letztere viel einfacher gebaut. Grundsätzlich aber gleichen sich die beiden, prinzipiell und funktionell in allen Einzelheiten. Der Vergleich beider ist dem Verständnis des Letzteren förderlich [27].

Bis zu einem 4,2 mm langen menschlichen Embryo (5. Woche) ist im Proktodäalbereich eine Kloake entwickelt, die sich beim Mann und der Frau unterschiedlich differenziert. Viele Tiergruppen, z. B. die Vögel, behalten diese Kloake lebenslang, die auch wenigen primitiven Säugetieren, z. B. den Beuteltieren, zu eigen bleibt (◘ Abb. 1-1) [22].

Das Rektum endet in diesen früheren Entwicklungsstadien durch die nach außen abgeschlossene Kloakenmembran blind. Zwischen dem hinteren und vorderen Kloakenanteil schiebt sich in der 5. Entwicklungswoche das Septum urogenitale. Später bei Embryonen, die über 16 mm lang sind, degeneriert die Kloakenmembran. Der Analkanal ist jetzt entstanden. Die untere Kante des Urogenitalseptums wird zum primären Damm. Das ektodermale Analfeld wird jetzt in die Tiefe verlagert, und die *Grenze Entoderm– Ektoderm liegt dann beim Neugeborenen und Erwachsenen im Bereich des rektalen Schwellkörpers, am inneren Ende des (anatomischen) Analkanals* (◘ Abb. 1-2) [18].

Aus indifferenten Ausgangsformen bilden sich bis zum 3. Entwicklungsmonat die beiden Geschlechter mit den unterschiedlichen Gonadenanlagen und letztlich die männlichen und weiblichen äußeren Geschlechtsorgane eng benachbart dem anorektalen Kontinenzorgan (◘ Abb. 1-1).

Die Differenzierung der männlichen Geschlechtsorgane geht – was die Masse betrifft – erheblich über den morphologischen Differenzierungsgrad des weiblichen Ge-

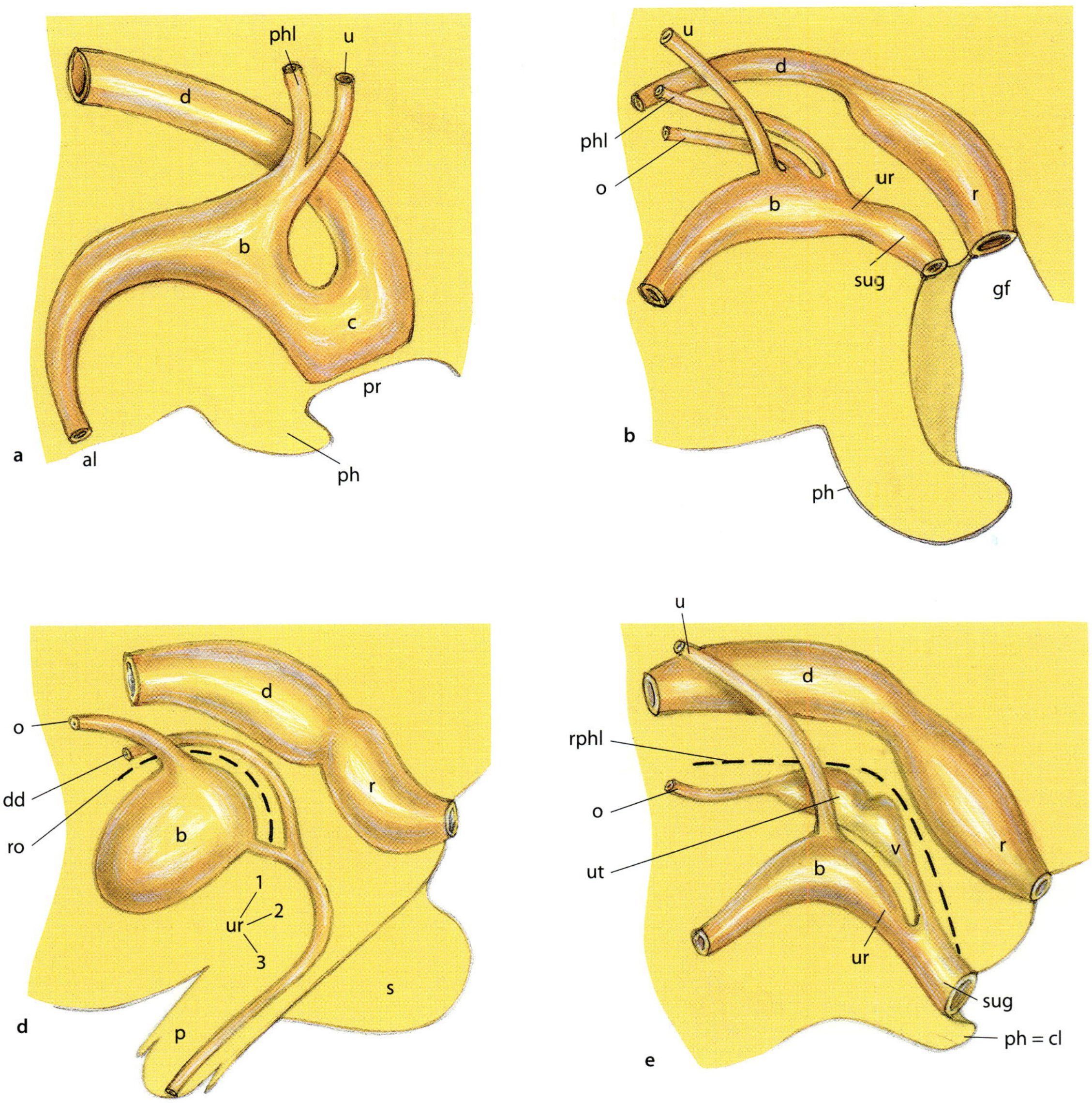

Abb. 1-1a–f. Entwicklung der Kloakenregion der Säuger (Ansicht von lateral). **a** Sexuell indifferentes Stadium. Darm und Allantois öffnen sich in die ungeteilte Kloake; Urnierengang und Ureter münden gemeinsam in den basalen Abschnitt der Allantois (Harnblasenanlage). **b** Späteres Indifferenzstadium; die Müller'schen Gänge sind ausgebildet, Ureter und Urnierengang münden getrennt; die Kloake ist in Rektum und Sinus urogenitalis unterteilt; die Entwicklung des Geschlechtshöckers (Phallus bzw. Klitoris) hat begonnen. **c** (S. 15) Frühstadium der spezifisch männlichen Entwicklung. **d** Endstadium der spezifisch männlichen Entwicklung. Im Gegensatz zur Entwicklung beim weiblichen Geschlecht werden die Müller'schen Gänge (Ovidukte) rückgebildet (*gestrichelte Linie* in **d**); der Urnierengang (primärer Harnleiter) wird zum Ductus deferens, und die lange männliche Urethra besteht aus 1. der primären Harnröhre (basaler Abschnitt der Allantois), 2. der Pars pelvina des Sinus urogenitalis und 3. der Pars phallica des Sinus urogenitalis. **e** Frühstadium und **f** (S. 15) Endstadium der spezifisch weiblichen Entwicklung; der Urnierengang wird bis auf spärliche Reste rückgebildet (*gestrichelte Linie* in **e**): aus dem basalen Abschnitt der Allantois gehen die Harnblase und die kurze primäre Harnröhre hervor, der distale Abschnitt der Müller'schen Gänge differenziert sich in Uterus und Vagina (an der Bildung der Vagina beteiligt sich nach einer anderen Anschauung auch der Sinus urogenitalis); der Geschlechtshöcker entwickelt sich zur Clitoris. Abkürzungen: *al* Allantois; *b* Harnblase; *c* Kloake; *cl* Klitoris; *d* Darm; *dd* Ductus deferens; *gf* Genitalfalte; *o* Ovidukt; *p* Penis; *ph* Phallus; *phl* primärer Harnleiter (Urnierengang); *pr* Proctodeum; *r* Rektum; *ro* rudimentärer Ovidukt; *rphl* rudimentärer primärer Harnleiter; *s* Scrotum; *sug* Sinus urogenitalis; *u* Ureter; *ur* Urethra; *urp* Urethra penilis; *ut* Uterus; *v* Vagina; *vs* Vestibulum vaginae. (Nach [22])

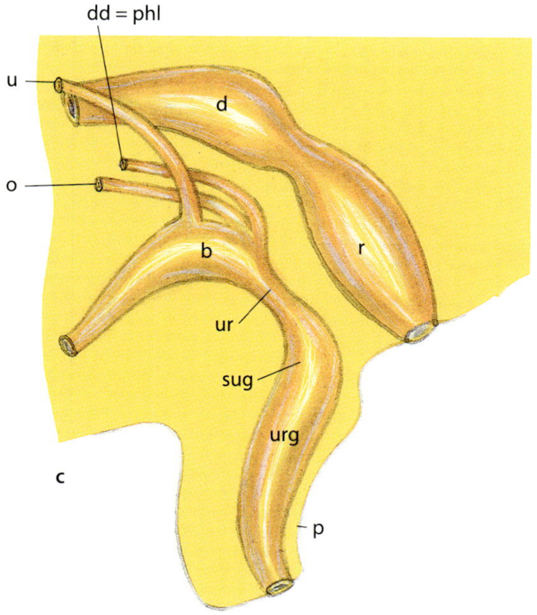

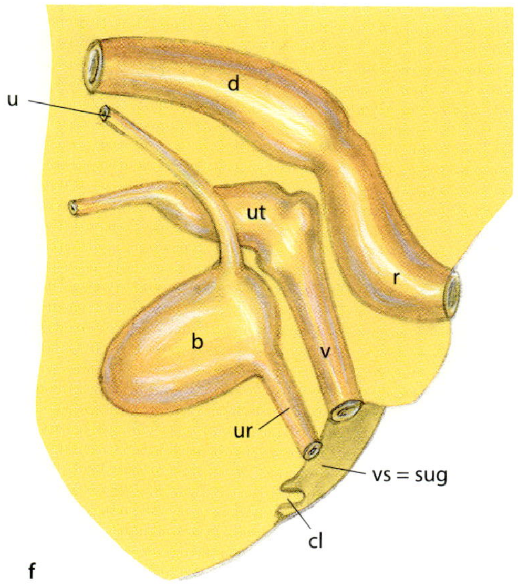

schlechtes hinaus. Das hat für die Leistung des Abschlusses des Mastdarms und sein Versagen wichtige Folgen.

Zwischen einem weiblichen Embryo von 48–76 mm Scheitellänge und einem männlichen Embryo von 52–85 mm Scheitellänge ist diese unterschiedliche und zeitlich immer gegeneinander versetzte Entwicklung zugunsten des männlichen Geschlechts mit dessen äußeren prominenten Geschlechtsorganen und damit seines stärkeren mächtigen Kontinenzorgans zu beobachten. Beim weiblichen Geschlecht ist ein Nachhinken aller Einzelteile des Kontinenzorgans zu sehen. Es bleibt dazu immer das primitivere kloakenähnliche, muskulär schwächere und deshalb für Störungen viel anfälligere Abschlusssystem.

Vergleichend anatomisch kann man dieses Verhalten durch die ganze Tierreihe hindurch verfolgen, und praktisch hat das für die ärztlichen Korrekturmöglichkeiten bei Störungen in diesem Bereich beim Menschen eine wichtige Konsequenz [29]. Die Erklärung ist folgende:

Die männlichen Geschlechtsorgane sind nach außen über die Stammbegrenzung hinaus entwickelt. Sie bestehen aus dem Penis, seinen mächtigen Muskeln und den mächtigen Schwellkörpern. Diese Muskulatur kommt wie die Muskulatur des Afterabschlusses von den Schwanzmuskeln her. Deshalb wird die Sphinktermuskulatur beim männlichen Geschlecht und auch seine Nervenversorgung der Nutznießer dieser mächtigen externen Genitalentwicklung sein.

Beim weiblichen Geschlecht bleiben die äußeren Geschlechtsorgane überwiegend im Beckeninneren. Die Genitalmuskulatur ist viel schwächer, und so ist auch das auf dem Wege liegende weibliche Kontinenzorgan sehr viel schwächer entwickelt (Kap. 1.3.3).

Die meisten anorektalen Missbildungen ergeben sich aus einem abnorm entwickelten anorektalen Septum bzw. der inkompletten Unterteilung des urogenitalen und anorektalen Abschnittes. Die Missbildungen betreffen nur dieses letzte, kloakogene Rektumviertel. Wie wir nachgewiesen haben, hat es Sinnesorganqualitäten (Kap. 1.3.12). Für die Pathogenese in dieser Region spielen manchmal schon Andeutungen oder nahezu unauffällige Varianten im Verlauf des Lebens eine Rolle (▪ Abb. 1-3) [18].

1.2.2 Analkanal und Rektum

Analkanal

Die oberen (inneren) ⅔ des Analkanals stammen vom Entoderm, vom Rektum ab. Das äußere Drittel des Analkanals stammt vom Ektoderm ab, das für die Auskleidung des Analkanals die außerordentlich sensible, dehnbare, trockene Analkanalhaut beisteuert (▪ Abb. 1-4) [18].

An der Grenze von Ektoderm und Entoderm münden zwischen den Columnae rectales (Längsfalten des Mastdarms) innerhalb der von der Analhaut gebildeten Analkrypten die Proktodäaldrüsen in das Rektumlumen. Sie sind die Quelle der meisten anorektalen Infekte; der akuten (der Abszesse) und der chronischen (der Fisteln; Kap. 1.3, ▪ Abb. 1-14) [29].

Bei vergleichenden anatomischen Untersuchungen zeigen sich diese Drüsen weit verbreitet im Tierreich beim Haarwild, sie haben als Duftorgane für dessen Lebensraum eine große Bedeutung. Für diese makrosomatischen Lebewesen sind solche Drüsen an der Schwanzwurzel zu finden, z. B. Violdrüsen des Fuchses, das Stirnorgan des Rehs als Vorderaugenorgan des Dammhirsches und des Rothirsches. Sie sind als Metatarsalorgan (Laufbürste) und Zwischenzehenorgan beim Wild angelegt. Beim mikrosomatischen Menschen kann man sie im Gehörgang (Ohrschmalzgeruch) finden.

Über 50 Arten dieser Markierungsdrüsen sind bei behaarten Säugetieren bekannt. Sie sind an vielen Stellen

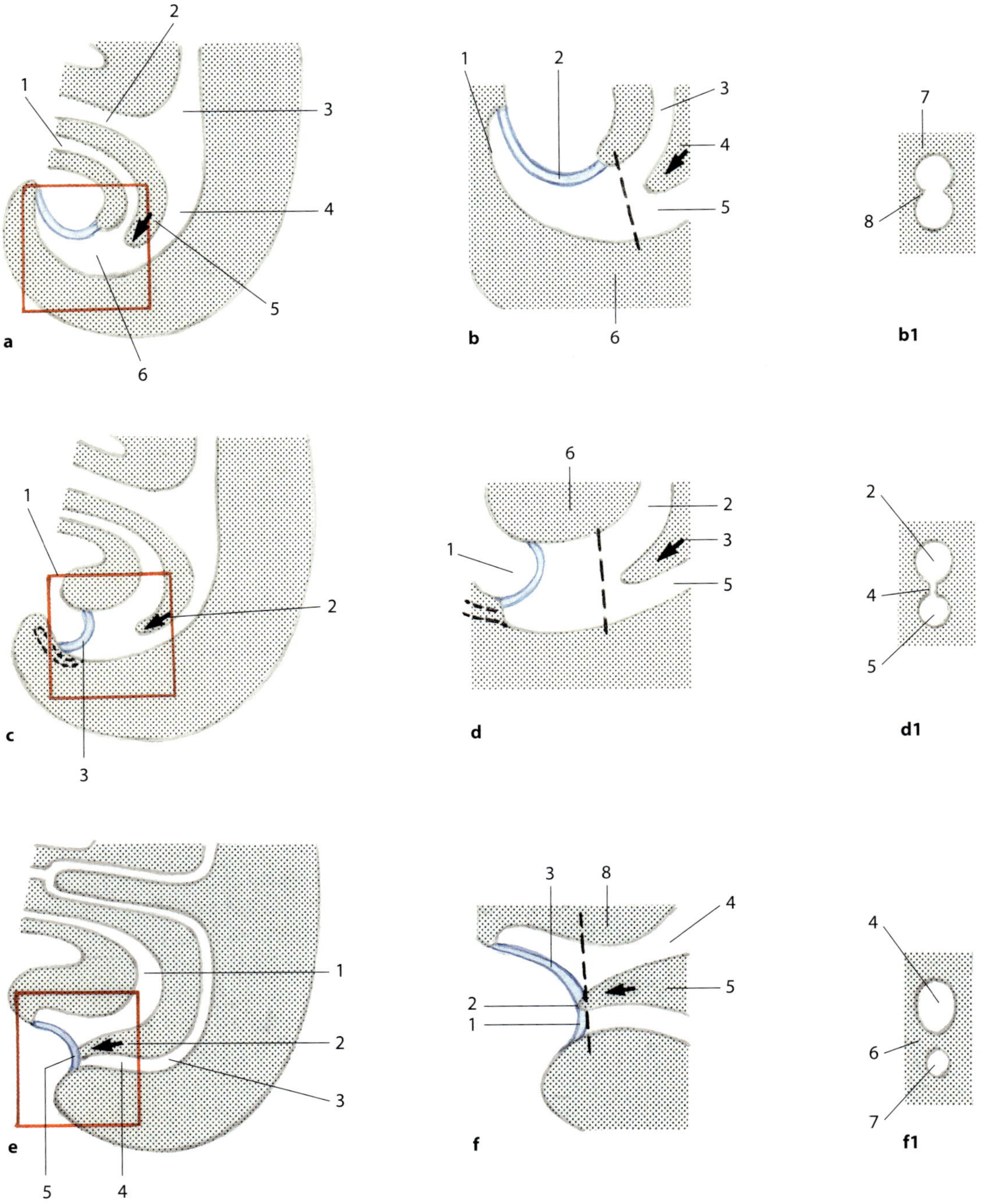

Abb. 1-2a–f. Die Skizzen zeigen die Stadien der Aufteilung der Kloake in Rektum und urogenitalen Sinus durch das Septum urorectale. **a, c** und **e** Seitenansicht von links in der 4., 6. und 7. Woche. **b, d** und **f** Vergrößerungen der Kloakalregion. **b1, d1** und **f1** zeigen den entsprechenden Querschnitt durch die Kloake auf der in **b, d** und **f** markierten Höhe. Man beachte den Schwanzdarm (abgebildet in **b**), der sich zurückbildet und verschwindet (abgebildet in **c**) und das Rektum, das sich aus dem dorsalen Anteil der Kloake formt. (Nach [18])

a *1* Allantois
2 Dottergang
3 Mitteldarm
4 Enddarm
5 Septum urorectale
6 Kloake

b *1* Schwanzdarm
2 Kloakenmembran
3 Allantois
4 Septum urorectale
5 Enddarm
6 Schnittebene in **b1**
7 Mesenchym
8 Einstülpen der Kloakenwand

c *1* Phallus
2 Septum urorectale
3 Kloakenmembran

d *1* Proctodeum
2 Sinus urogenitalis
3 Septum urorectale
4 Falte
5 Rektum
6 Schnittebene in **d1**

e *1* entstehende Harnblase
2 Septum urorectale
3 Rektum
4 Analkanal
5 Analmembran

f *1* Proktodeum
2 Perineum
3 Urogenitalmembran
4 Sinus urogenitalis
5 Septum urorectale
6 Perineum
7 Schnittebene in **f1**
8 Rektum

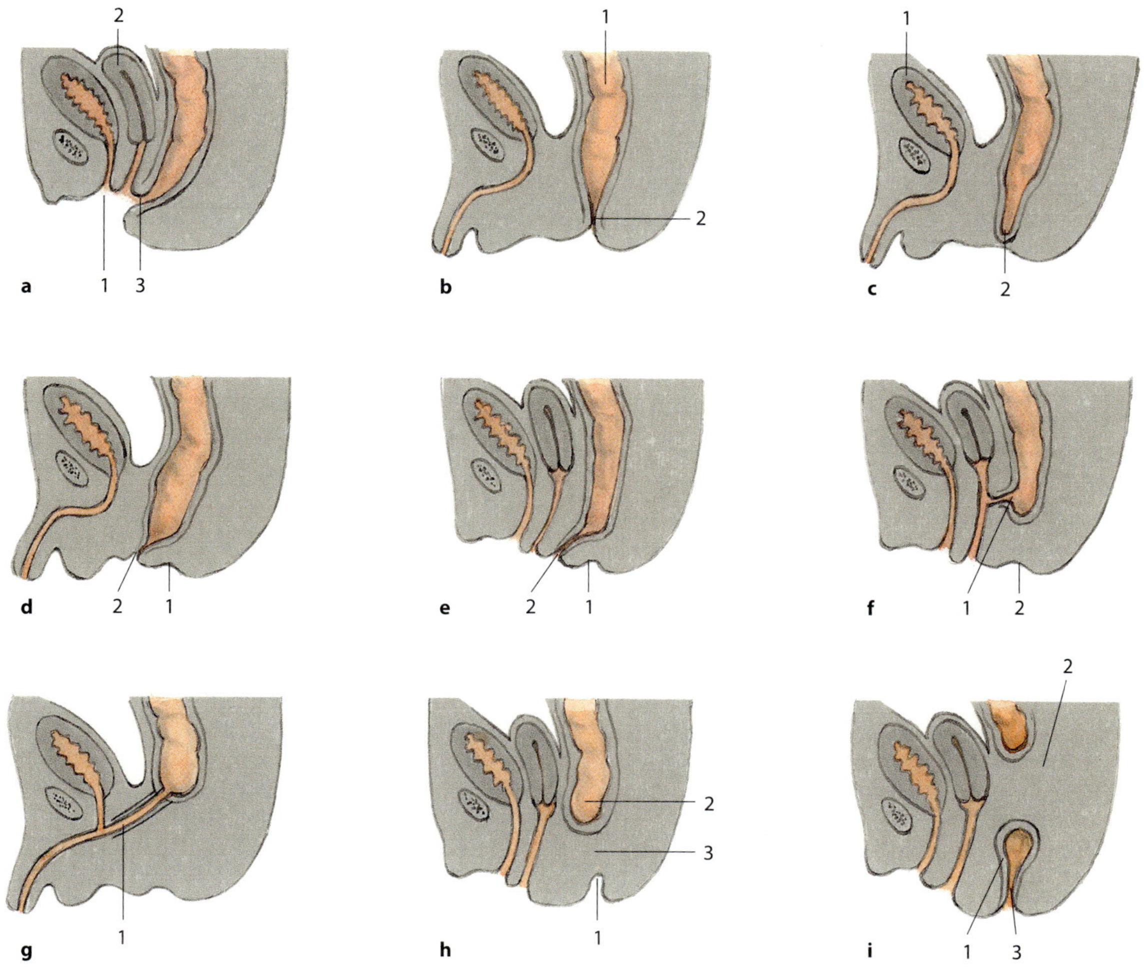

Abb. 1-3a–i. Die Skizzen veranschaulichen verschiedene Formen der anorektalen Missbildungen. **a** Persistierende Kloake. Man beachte die gemeinsame Öffnung von Intestinal-, Harn- und Reproduktionstrakt. Diese seltene Malformation findet sich v. a. beim weiblichen Geschlecht. **b** Analstenose, **c** membranöse Atresie (selten), **d** und **e** Analagenesie mit perinealer Fistel. **f** Anorektale Agenesie mit rektovaginaler Fistel. **g** Anorektale Agenesie mit rektourethraler Fistel. **h** und **i** Rektalagenesie. Analagenesie (**d** und **e**) und Anorektalagenesie (**f** und **g**) machen über 75% der anorektalen Missbildungen aus

a *1* persistierende Kloake
2 Uterus
3 rektokloakale Fistel
b *1* Rektum
2 Analstenose
c *1* Harnblase
2 Persistierende Analmembran
d *1* Analgrübchen
2 anoperineale Fistel
e *1* Analgrübchen
2 anoperineale Fistel
f *1* rektovaginale Fistel
2 Analgrübchen
g *1* rektourethrale Fistel
h *1* Analkanal
2 Rektum
3 Rektalatresie
i *1* unteres Rektum
2 Rektalatresie
3 Analkanal

der ganzen Haut zu finden, konzentrieren sich aber perianal am Genitale und perioral im Gesicht und am Kopf [25, 29].

Im 5. Fetalmonat bilden sich genau an der Grenze der Proktodäalmembran – wie schon gesagt – die *Proktodäaldrüsen*. Wir finden sie *bei 75% aller Menschen*. Ihr Verhältnis bei Mann und Frau ist 1,4:1. Meist liegen diese Drüsen unter der Analkanalhaut, selten durchziehen sie den Sphincter-ani-internus-Muskelring und erreichen dann die Region des M. corrugator ani. Sie dringen nie in den Sphincter-ani-externus-Komplex ein. Diese Drüsen sind schon nachweisbar [17, 29], bevor der Sphincter ani internus von der Rektumanlage her heruntergewachsen ist. In dieser Entwicklungsperiode sind der Sphincter-ani-externus-Komplex und der M. levator bereits voll angelegt. Proktodäaldrüsen sind also ektodermale Hautanhangsgebilde, Organe des somatischen Menschen, die den viszeralen Menschen primär (Kap. 1.3.1) niemals tangieren.

In den oberen ⅔ des Analkanals ist unter der Schleimhaut ein Schwellkörper angelegt, der sehr lange übersehen wurde. Hansen u. Heine [11] haben sich vergleichend anatomisch mit dem M. canalis ani, der diesen Schwellkörper hält, auseinandergesetzt. Diesen aus dem inneren Schließmuskel stammenden Haltemuskel haben die Autoren bei

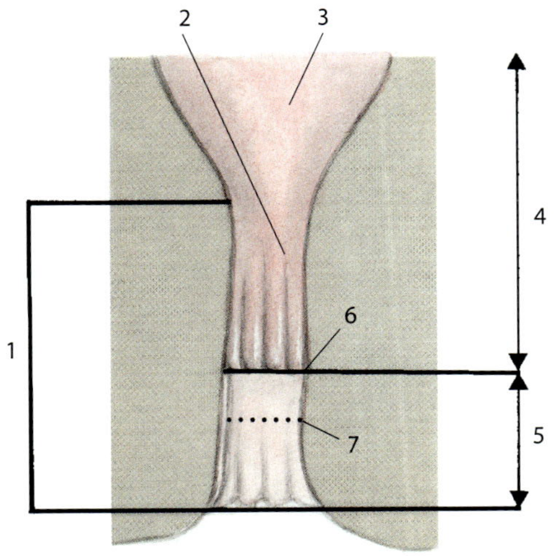

Abb. 1-4. Skizze von Rektum und Analkanal mit Darstellung der embryonalen Ursprünge. Die oberen beiden Drittel des Analkanals stammen vom Enddarm und sind endodermalen Ursprungs, dagegen entstammt das untere Drittel des Analkanals dem Proktodeum und ist ektodermalen Ursprungs. Aufgrund ihrer unterschiedlichen embryonalen Ursprünge werden die oberen und unteren Anteile des Analkanals von unterschiedlichen Arterien und Nerven versorgt und haben auch andere venöse und lymphatische Abflusswege [*1* Analkanal, *2* Analfalte (Columna analis), *3* Rektum, *4* Ursprung Enddarm, *5* Ursprung Proktodäum, *6* Linea dentata, *7* Linea alba]

vielen Tieren nachgewiesen, ebenso wie den Schwellkörper selbst. Als sehr mächtiges Corpus cavernosum recti ist es beim Menschen und bei dem Primaten auffällig ausgebildet. Dieses Gefäßareal vollendet erst den wasserdichten Abschluss des Analkanals zusammen mit den Sphinkteren und ist eben, wie diese vergleichend anatomischen Untersuchungen zeigen, von großer Wichtigkeit für die natürliche Kontinenz (Kap. 1.3, Abb. 1-14) [29].

Rektum

Der vom Entoderm abstammende Mastdarm agiert zwar nach Abschluss der Embryonalentwicklung als Teil des Darmrohres, als Abschnitt des Dickdarms; tatsächlich aber bleibt das untere Viertel eine Reminiszenz der Kloake [24]. Vor allem können wir die stabilen Querfalten, die wir auch bei den anderen Vertebraten sehr schön und überraschend ähnlich wie beim Menschen sehen, z. B. auch bei einem Krokodil erkennen (Abb. 1-5) [29].

In Abb. 1-5 [29] ist die Variabilität dieser Falten beim Menschen und ihre Verteilungshäufigkeit angegeben. Bemerkenswert ist, dass das sehr weitlumige Rektum kranial an das sehr enge Colon pelvinum anschließt. Diesen gleichen Kalibersprung sehen wir z. B. schon beim Krokodil. Diese bis heute überlebende Großechse, die bis in Einzel-

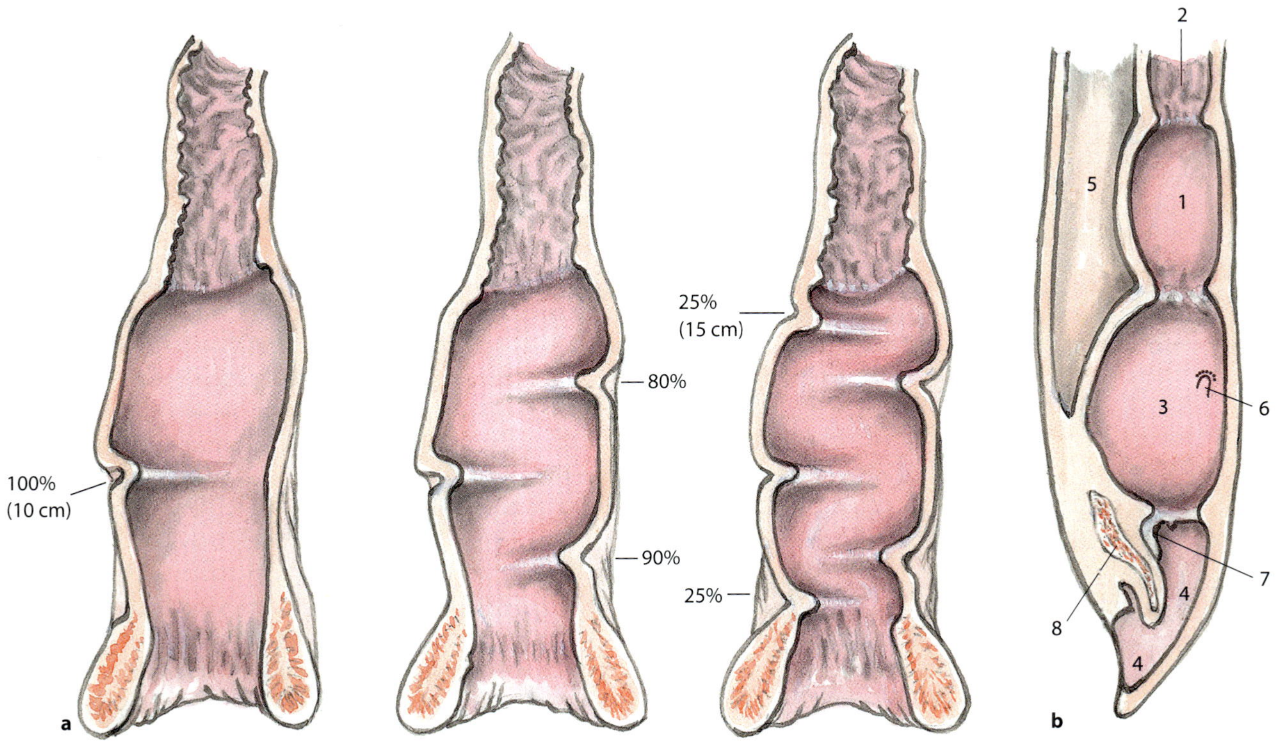

Abb. 1-5a, b. Die stabilen Querfalten des Mastdarms (**a**) und ihre Häufigkeitsvariabilität nach Hughes und Mitarbeitern (1983). **b** Die ganz ähnlich gebaute Kloake eines männlichen Krokodils. Hier unterteilen die stabilen Querfalten die einzelnen Segmente hintereinander, die beim Menschen, – durch das urogenitale Septum unterteilt – aber nebeneinander zu liegen kommen. Beachte das enge Darmstück, das sich in die Kloake eröffnet (die Krokodilkloake ist hier senkrecht gestellt, sie ist beim lebenden Tier natürlich waagerecht). Ganz ähnlich wie das an die Kloake des Krokodils anschließende Darmstück ist beim Menschen das enge Colon pelvinum gebaut. Nicht aufgespannt, sind sogar Längsfalten an der Grenze einer Ringfalte am Kolon auszumachen (*1* Coprodaeum, *2* Darm, *3* Urodaeum, *4* Proctadaeum, *5* Coelom, *6* Ureter, *7* Ductus deferens, *8* Penis). (Nach [29, 36])

heiten einem Saurier gleicht, hat sich, seit sie einmal entstanden ist, bis heute nicht verändert.

Der Dickdarm des Menschen hat sein größtes Volumen an seinem Beginn, am Zökum, dann wird er nach kaudal hin immer enger, und die engste Stelle ist das Colon pelvinum, dann beginnt das sehr weite Rektum, ehedem die Kloakenregion. Wie Hansen nachgewiesen hat, haben der Dickdarm und das Rektum auch eine unterschiedliche Muskelarchitektur [11, 29].

Dieser Unterschied: Rektum – Kloakenabkömmling, das Kolon ein spezieller Teil des Darmkanals, hat für die Pathogenese und für die Therapie des Mastdarmvorfalls eine entscheidende Bedeutung. Ein Rektumprolaps kann nie länger und größer als etwa eine Faust vorfallen, und mag er Jahrzehnte bestehen, eher reißt die Mastdarmvorderwand ein. Ein Kolostomieprolaps dagegen kann meterlang prolabieren. Dieses Verhalten ist die Folge davon, dass dem Mastdarm die Kloake zugrunde liegt, und nur diese fällt vor. Heute wissen wir, dass die einzige erfolgreiche Therapie des Mastdarmvorfalles die Kontinenzresektion unter Mitnahme eines Teiles der Kloake und des Colon pelvinum bzw. des Colon sigmoideum ist. Das kommt einer kausalen Therapie sehr nahe [29].

1.2.3 Allgemeines zur vergleichenden Anatomie und Genetik des anorektalen Kontinenzorgans

Das anorektale Kontinenzorgan ist ein Teil der Bauchhöhlenbegrenzung. Die Stammesgeschichte der Bauchhöhlenmuskulatur zeichnet sich in den Vertebratenreihen schon von den Fischen ab durch eine erstaunliche Gleichförmigkeit aus. Es sind eigentlich immer alle beim Menschen bekannten flachen Bauchmuskeln angelegt, wenn auch formvariabel. Funktionell ist bedeutsam, dass sich in der Bauchmuskulatur eine sog. Ruheaktivität nachweisen lässt. Das bedeutet: Wir können sie zwar willentlich für einige Augenblicke unterdrücken, aber wir müssen sie bald wieder gewähren lassen, wir müssen z. B. atmen. Extremitätenmuskeln sind dagegen in Ruhe stumm. Der Beckenboden und die Sphinkteren haben eine Spontanaktivität ihrer Muskulatur. Auf diese haben wir, mit dem PET-CT sichtbar gemacht, hingewiesen [37]. Die gleiche Spontanaktivität – unabhängig vom Willen – hat auch das kraniopharyngeale Abschlusssystem.

Nur der Zu- und Ausgang des Organismus sind also derartig gesichert, und unabdingbar mit diesem Verhalten ist die Verbindung jeder Abschlussmuskulatur an dieser Stelle mit Ansammlungen muskelsteuernder Ganglienzellkernen im ZNS. Dieses hier liegende pathogenetische Moment wurde bisher übersehen. Für die chirurgische Praxis hat sich die Systematik der evolutionären Unterteilung des Menschen in einen somatischen und viszeralen bewährt. Diese Unterteilung hat für die Operationsplanung aller Eingriffe, nicht nur im proktologischen Bereich, eine große Bedeutung [19, 20, 29].

Alle Vertebraten – auch der Mensch – bestehen aus 2 getrennten Organismen, dem viszeralen und dem somatischen Individuum. Diese Zweiteilung der Vertebraten haben wir besonders eindrücklich an dem im Larvenstadium durchsichtigen Fisch Brachydanio rerio gesehen. Er ist der Ausgangspunkt aller folgenden Überlegungen (◘ Abb. 1-6) [29].

Im viszeralen Individuum sind alle Organe singulär und in sich symmetrisch, aber sie liegen asymmetrisch. Der Magen, die Leber, die Milz, der Darm, das Rektum, alle verbunden durch singuläre Arterien und singuläre Lymphgefäße. Dieses viszerale Individuum ist eingehüllt vom somatischen Individuum. Bei ihm sind fast alle Funktionseinheiten bilateral-symmetrisch, also 2-fach angelegt. 2 Hirnhälften, 2 Augen, 2 Ohren, 2 Lungen, 2 Nieren, 2 obere, 2 untere Extremitäten und das doppelte Urogenitalsystem. Bei der Latimeria chalumnae, einem Urfisch, der seit 300 Mio. Jahren lebt, gibt es noch 2 Harnblasen. Aber der Urfisch hat nur ein Rektum.

Nicht zu vergessen ist die gewaltige bilateral-symmetrische Muskelmasse aller Individuen. Sie allein soll keine vegetative Nervenversorgung haben. Diesen Grundbauplan der bilateralen Symmetrie teilen die Vertebraten mit zahlreichen Evertebraten bis zu den Insekten. Ganz wenige Funktionseinheiten am Übergang scheinen im somatischen Individuum singulär und in sich symmetrisch und liegen symmetrisch. Mund, Pharynx und After. Hier mischt sich das bilaterale asymmetrische somatische Individuum mit den singulären in sich symmetrischen viszeralen.

Der Pharynx ist somatisch: Es gibt eine linke und eine rechte Tonsille. Es gibt eine rechte und eine linke Kiemenreihe und eine rechte und eine linke Lunge, aber nur eine Trachea und einen Kehlkopf und einen Ösophagusmund. Es gibt einen rechten und einen linken M. levator – somatisch –, einen rechten und linken Halbring des Sphincter ani externus – somatisch –, aber nur einen Sphincter ani internus und nur ein Corpus cavernosum recti und nur ein Rektum mit einem Mesorektum. Nur an seiner Vorderwand ist eine sehr variable, der somatischen Ordnung unterworfene Grenzzone. Wir kommen unten eingehend darauf zurück.

Ausnahmsweise wird ein bilateral symmetrisch angelegtes Organ nur einseitig benützt, z. B. das linke Ovar bei den Vögeln oder ausschließlich die rechte Lunge bei den Schlangen. Warum das so ist, ist unbekannt.

Während Gefäß- und vegetatives Nervensystem das somatische und viszerale Individuum zentral an seiner Wurzel verbinden, ist die Trennung peripher über weite Strecken und Flächen durch gefäß- und nervenlose Schichten, die deshalb auch krebsdicht sind, eine ganz vollkommene, v. a. auch im kleinen Becken. Die Pathogenese der Infekte und unsere ganz operative Technik – bei jeder Radikaloperation – bewegt sich an diesen Trennflächen und in diesen von ihnen angeschlossenen Räumen. Der Chir-

1

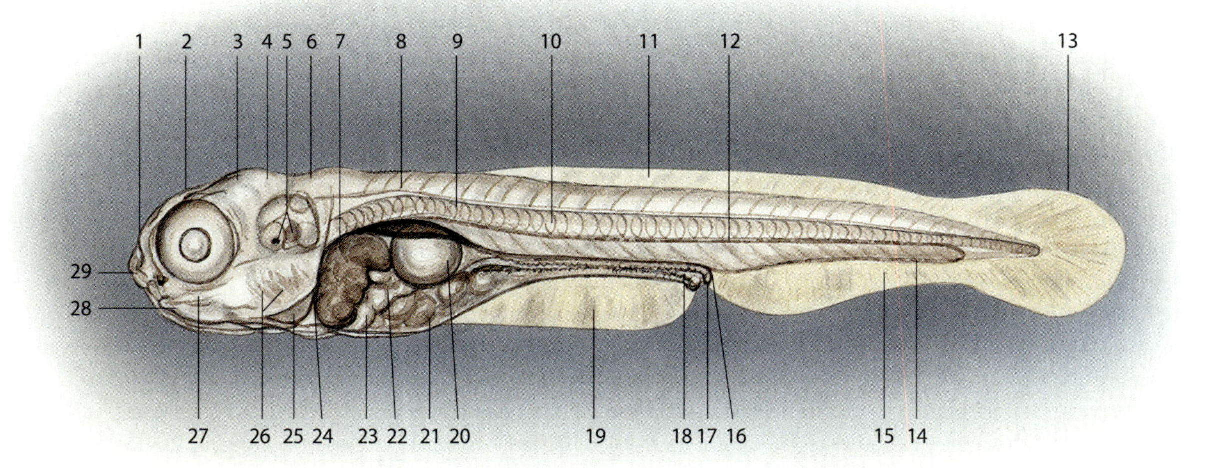

Abb. 1-6. Das durchsichtige Larvenstadium des Fisches Brachydanio rerio. Das schematische Bild zeigt die Anatomie des durchsichtigen Fisches mit den Organbezeichnungen [*1* Telenzephalon, *2* Epiphyse, *3* Augendach, *4* Zerebellum, *5* Otolithen, *6* Myelenzephalon, *7* Urnierenregion, *8* Zentralkanal, *9* Bodenplatte, *10* Chorda dorsalis, *11* Rückenflosse, *12* dorsale Aorta, *13* Schwanzflosse, *14* hintere Kardinalvene, *15* Bauchflosse, *16* Urnierengang, *17* Anus, *18* Darm, *19* Bauchflosse, *20* Schwimmblase, *21* Dotter, *22* Magen, *23* Leber, *24* Kiemendeckel, *25* Herz, *26* Kiemen, *27* Unterkiefer, *28* Zungenbein, *29* Mund]. Oben liegt das somatische Individuum mit den Doppelorganen, das das unter untere, viszerale Individuum mit den Einzelorganen umhüllt (▶ Text). (Nach [29])

urg, der im kleinen Becken an einem Mastdarm operiert, betätigt sich am viszeralen Menschen, ein Gynäkologe oder ein Urologe aber am somatischen Individuum (Kap. 1.2.4; Abb. 1.7).

Zwei winzige Areale – ganz in der Peripherie, am kraniopharyngealen und anorektalen Kontinenzorgan, dort wo sich glatte und gestreifte Muskulatur vermählen, gibt es keine stumpfe präparatorische Trennung mehr, hier muss man das Gewebe scharf durchtrennen.

1.2.4 Spezielle evolutionärgenetische Betrachtung des anorektalen Kontinenzorgans und seiner Funktion, der Kontinenz

Am Beckenboden, im untersten Abschnitt der Bauchhöhlenbegrenzung, liegt mit ihm ein sehr kompliziertes Muskelfasziensystem vor. Der M. levator ani entspringt zum Großteil von einem Arcus tendineus, also von einem Faszienskelett, das sich an der inneren Obturatorfaszie ausgebildet hat. Der M. levator hat überwiegend, also keinen direkten Knochenkontakt, bis auf den entwicklungsgeschichtlich ganz jungen M. puborectalis, aber der bewegt auch keinen Knochen wie die Muskeln an den Extremitäten. Besonders ingeniös sind im Bereich des Beckenbodens die Ausgänge der Bauchhöhle gestaltet. Ihre ungestörte Abschlussfunktion ist ohne die erwiesene Spontanaktivität nicht denkbar. Diese natürlichen Öffnungen sind durch doppelte Türen verschlossen [26, 29, 38].

Das Tonus-Turgor-Spiel geht direkt von der gestreiften Beckenbodensphinktermuskulatur auf die glatte Muskulatur der dort eingefügten Hohlorgane über. Beim Mann öffnet sich das gemeinsame Urogenitalsystem nach außen, und daneben liegt ebenso entwickelt das Rektum. Bei der Frau gibt es am Beckenboden 3 Ausgänge. Die Voraussetzung für die störungsfreie Entleerung aller dieser 3 Hohlsysteme ist ihre Füllung. Während der Füllung sind diese Hohlsysteme durch ein gemischt muskeliges Sphinktersystem nach außen wasserdicht abgeschlossen, manchmal mit Hilfe eines kräftigen Schwellkörpers, das ist die Außentür.

Ist die Füllungsgrenze des Hohlorgans erreicht oder überschritten, so gewinnt die Harnblasenwand, der Uterus, das Rektum einen verstärkten Tonus und wird zur nach innen verlagerten Bauchdecke, das ist dann die innere Tür. Jetzt öffnet sich die äußere Tür, und der Inhalt des Hohlorgans wird durch die Tonussteigerung der Hohlmuskeln ausgetrieben. Dann schließt sich die äußere Tür wieder, und das Spiel beginnt von neuem.

Besonders gut zu beobachten ist dieses Prinzip nach einer Geburt, wo der kontrahierte, entleerte Uterus viele Tage als innere Tür passiv die Bauchdecke bildet, bis die äußere Tür, der Beckenboden, sich wieder erholt hat und die Bauchdecke nach außen abschließt [26]. Die Spontanaktivität wird bei gutem Funktionieren dabei ununterbrochen aufrechterhalten, nur von Fall zu Fall, während der Entleerung, von der einen Ebene zur anderen umgeschlagen [26].

Das Geheimnis der Kontinenz liegt darin, dass diese Systeme ununterbrochen geschlossen sind und nur gelegentlich offen, aber diese Türen gehen auf, und sie gehen zu, und das ist bei einer Störung außerordentlich schwierig, von einem Chirurgen mechanisch wieder einzurichten.

Die Ursache der Spontaninkontinenz liegt sicher oft auch in der beim aufrecht gehenden Menschen vorgenommenen Umordnung der deshalb vulnerablen Nervenversorgung des Kontinenzsystems. Wir verweisen auf die vergleichenden anatomischen Untersuchungen des Beckenbodens und der Sphinkteren (► s. oben).

Die allermeisten Tiere schließen das Anorektum mit sehr ähnlich gebauten Sphinkteren ab. Bei den niederen Säugetieren, z. B. beim Känguruh, besitzt nur das weibliche Tier eine Kloake und verschließt das Rektum allein mit dem Sphincter ani internus [29]. Hier gibt es überhaupt keinen Beckenboden [4]. Das männliche Tier hat bei gleicher Sphinkteranlage, auch ohne Beckenboden, schon eine klare Unterteilung: Rektum – Urogenitalsystem, also keine Kloake mehr, aber immer noch einen Sphincter cloacae [4]. Diesen Geschlechtsunterschied, dieses Nachhinken des Weibchens, kennen wir schon bei der Latimeria chalumnae, die seit 300 Mio. Jahren auf unserer Erde lebt und seither an der Entwicklung nicht mehr teilnimmt [29].

Bei weiblichen Neugeborenen gehören die Atresien des Rektums und des Anus zu den allergrößten Seltenheiten. Zuallermeist sind anorektale Missbildungen beim Mädchen zu den Genitalorganen offen, sie sind kloakoid. Ihr anorektales Kontinenzorgan ist wie schon erwähnt urtümlicher, unfertiger, schwächer entwickelt und deshalb auch anfälliger für Störungen, z. B. für die spontane Inkontinenz [29]. Sie betrifft spontan entstanden fast nur die physiologisch kontinenzschwächere Frau. Diese so häufige, ursächlich so mysteriöse Spielart der Abschlussunfähigkeit können wir wieder am besten über die vergleichende Anatomie verstehen (◘ Abb. 1-3).

Auch der Verschlussapparat des menschlichen Rektums entsteht aus der schon genannten hypaxonischen Schwanzmuskulatur der Tetrapoden, der Vierfüßer. Ich verweise z. B. auf die beckenlosen Fische, bei denen von dieser hypaxonischen Muskulatur die zwei M. recti abdominis kontinuierlich vom Kopf über die ganze Vorderfront des Rumpfes rechts und links an der Kloake vorbeilaufen, um diese zu verschließen. Bei den Schlangen geht das System des hier horizontalen M. iliocaudalis direkt in den M. obliques externus abdominis über.

Bei den Tetrapoden trennt nun das Becken die vergürtende horizontale Bauchmuskulatur von den jetzt rundum im Becken ansetzenden Schwanzmuskeln. Das ist bei vielen Tieren noch sehr gut zu sehen. Das Rektum verschließt immer noch ein unabhängig von dieser Schwanzmuskelmasse arbeitender Ringmuskelsphinkterkomplex. Bei den Vierfüßern ist dieses ganze System der Schwanzmuskeln noch horizontal ausgerichtet und isoliert. Ebenso verlaufen auch die diese Muskeln versorgenden Nerven, eingebettet zwischen den drehrunden Muskelbäuchen [24].

Da ereignet sich beim Menschen in seiner Entwicklung etwas Besonderes. Ist das Schimpansenbecken noch steil gestellt, so kippt das Becken des Menschen nach hinten über und öffnet sich nach oben. Die 18 Schwanzmuskeln verkümmern bei ihm bis auf 2. Es bleibt nur der M. poubococcygeus und der M. iliococcygeus funktionsfähig, und diese früher drehrunden Schwanzmuskeln werden zu ganz zarten Muskelplatten. So ist der M. levator entstanden und damit als Abschluss in einen Beckenring nachweisbar. Er wird zu einem wichtigen Verschlussmuskel beim Menschen, und er verschmilzt mit dem ebenfalls knochenskelettlos aufgehängten Sphincter-ani-externus-Komplex [29].

Ob die Ringelmöglichkeit eines Schweineschwanzes sich in der Kontinenzfunktion der über die Umbildung von Schwanzbeugern entstandenen M. levatores niederschlägt, haben wir nicht untersucht; möglich ist es durchaus.

Alle diese Beckenbodenmuskeln verfügen über eine natürliche Spontanaktivität [19, 21, 38], wie die Bauchhöhlenmuskulatur rundum überall über eine ähnlich funktionierende Ruheaktivität gebietet. Diese Spontanaktivität wird ununterbrochen aufrecht erhalten, reflektorisch verstärkt, aber nur bei der Entleerung des Mastdarms und der Entleerung der anderen Hohlorgane unterbrochen. Diese Spontanaktivität im Bereich eines Schwanzsegments bei einem Versuchstier, einem Schwein, ist vom Dauertonus des Beckenbodens beim Menschen in keiner Weise zu unterscheiden. Schon der Schwanz der Tiere hat also diese Spontanaktivität, bevor sich noch ein Beckenboden aus ihm im Laufe der Stammesgeschichte entwickelt hat. Der die Levatorplatte versorgende N. levatorius verläuft beim Menschen ungeschützt auf dieser dünnen Muskelplatte direkt unter der inneren Beckenfaszie. Das gleiche gilt für die Topographie des Ganglion pelvinum. Es versorgt ja auch den so wichtigen Sphincter ani internus [29].

Noch ungewöhnlicher aber zieht jetzt der den äußeren Sphinkterkomplex versorgende N. pudendalis zu seinen Muskeln des Anus und des Urogenitalsystems. Von seinen Wurzeln her wird der viele Zentimeter lange Nerv in einem derben Kanal der Faszie des M. obturator internus, dem Alcock-Kanal, eingeschlossen geführt, von dem aus er quer durch die Fossa ischiorectalis den ganzen äußeren Sphinterkomplex erreicht (Kap. 1.3, ◘ Abb. 1-36).

Die schon erwähnten Flexoren des Schwanzes, aus denen der für die Kontinenz tätige Beckenboden hervorgeht, haben also keine segmentale, sondern eine sog. kollaterale Innervation, d. h. ein Nerv versorgt hier mehrere Myotome, als wenn die Muskelentwicklung dem Nerv davongelaufen wäre [24, 30]. Es gibt bei den langschwänzigen Tieren 6-mal mehr Schwanzwirbel als Schwanznerven. Auch ist die Dichte der Nervenversorgung der Muskelfasern im Bereich der distalen Körperhöhle sehr schütter [24, 30].

Bei Muskeln mit Präzisionsaufgaben, wie an den Augen oder am Kehlkopf, versorgt ein Neuron 20 Muskelfasern [28]. Im Bereich der unteren Extremität aber versorgt ein Neuron, z. B. beim M. gastrocnemius, 1000 Muskelfasern [28].

Im Laufe der Stammesgeschichte machen Wirbelsäule und Rückenmark einer sehr formenreiche Entwicklung durch. Bei der Schwanzumbildung wächst die Wirbelsäule am Rückenmark vorbei. So endet das Rückenmark des Menschen am 2. Lumbalwirbel. Beim menschlichen Embryo aber zieht das Rückenmark noch bis an das Ende der Wirbelsäule.

Bei primitiven Lebewesen, z. B. dem Krokodil, endet das Rückenmark erst am vorletzten Schwanzwirbel auch beim erwachsenen Tier und vermittelt also eine sog. segmentale Innervation. 33 Schwanzwirbel stehen bei ihm 32 Schwanznerven gegenüber [24]. Schuhmacher untersuchte Katzenembryonen und stellte im Laufe ihrer Entwicklung bei ihnen dieses Umschwenken der segmentalen zur kollateralen Innervation am Schwanz fest. An den Extremitäten ist die Vermischung von Myotomen der einen Muskelpartie die Regel. Das gleiche gilt für die sie versorgenden Nerven. Das gilt nicht bei der Ausbildung des Schwanzes bei höherentwickelten Lebewesen. Hier wird die segmentale von der schon oben genannten kollateralen Innervation abgelöst, d. h. ein Nerv versorgt mehrere Myotome. So ist einer Mehrzahl angeordneter Beugemuskeln eines langschwänzigen Tieres immer nur ein einziger Nerv zugeordnet.

Bemerkenswert ist, dass die oben geschilderte prinzipielle Unterteilung einer epaxonischen und einer hypaxonischen Muskulatur auch für den ganzen Schwanz gilt. Auch bei ihm ist die hypaxonische Muskulatur, das sind also die Beuger, sehr viel stärker entwickelt und differenzierter als die Extensoren, die der epaxonischen Muskulatur zuzuordnen sind, und so kommt es auch zu einer unterschiedlichen Nervenversorgung. Die Haut des Schwanzes wird rundum nur von ventral, also von hypaxonischen Nerven versorgt [24]. Bei dieser Gelegenheit sei daran erinnnert, dass der Schwanz bisweilen als Greiforgan entwickelt ist, also differenziert arbeitende Flexoren benötigt, die hypaxon gelagert sind. Die hier festgestellte kollaterale Innervation gilt aber nur für die Schwanzbeuger. Bei den Schwanzextensoren liegt die viel häufiger vorkommende segmentale Innervation auch beim erwachsenen Tier vor [24].

Wichtig zu wissen ist, dass auch der Nerv wie der Knochen unabhängig von der Anlage eines Muskels entsteht und dass es keine festgefügte Nerv-Muskel-Spezifität gibt [30]. Strauß weist in diesem Zusammenhang darauf hin, dass z. B. beim Amblystoma punctatum (Axolotl) eine doppelte Innervation dauernd bestehen bleibt und deshalb auch nachgewiesen werden kann. Hier bleibt also das erste embryonale Nervensystem vom Larvenstadium auch beim erwachsenen Tier erhalten. Dies geht bei den anderen Lebewesen zugrunde und wird durch ein zweites ersetzt.

Das Gegenteil – reduzierte Innervation – ist bei höheren Lebewesen zu beobachten. Die Variabilität der Rückenmarklänge ist von Tiergattung zu Tiergattung ganz unterschiedlich. So nehmen Beuteltiere eine Mittelstellung ein, beim Mondfisch (Mola) aber endet das Rückenmark schon im Hinterhauptloch. Ein anderes Extrem der Rückenmarkplastizität ist bei Stegosaurus, einem ausgestorbenen Saurier, zu vermuten. Seine Schädelhöhle hatte ein Volumen von 56 cm3, der Wirbelkanal im Sakralbereich aber eine solche von 1200 cm3. So vermutet man bei diesen großen Sauriern eine Art Sakralgehirn. Das relative Rückenmarkgewicht des Menschen verglichen mit seinem Gehirn ist das niedrigste von allen Lebewesen [10, 24, 28, 29].

Für beide Geschlechter gilt: der Beckenboden des Menschen stammt von der Schwanzmuskulatur der Tiere ab. Die Schwanzmuskulatur ist bei den Säugetieren hochkompliziert gebaut. Aus dem Inneren des knöchernen Beckenrings entspringen alle diese Schwanzmuskeln und streben mit einer Art Trichterbildung dem Schwanz zu. Diese evtl. sehr umfangreichen Bewegungselemente werden durch ein motorisches Rindenfeld im Gehirn gesteuert, ein Hirnrindenareal also, welches das der unteren Extremitäten weit übertrifft [1, 29].

Der Schwanz hat bei allen Lebewesen Organcharakter. Bopp [1] hat 32 verschiedene Funktionen des Schwanzes, von Tier zu Tier unterschiedlich ausgebildet, zusammengefasst. Dabei ist nicht nur seine mechanische Funktion auffällig, sondern es sind auch psychische Ausdrucksformen möglich, die der Schwanz ganz unterschiedlich zur Darstellung bringt, ja die Ringelung eines Schweineschwanzes wiederholt die Rechts- und Linkshändigkeit des Menschen. So gibt es Hausschweine, die ihren Schwanz nach rechts und andere, die ihn nur nach links ringeln. Diese außergewöhnliche Verformungsmöglichkeit ist bei den Schweinen – wie beim Menschen die Rechtshändigkeit und Linkshändigkeit – erblich festgelegt. Ob diese Drehbewegungen nach der Entwicklung des Beckenbodens aus der Schwanzmuskulatur in der so bedeutsamen Kontinenzfunktion des M. levator homologe Strukturen und damit homologe Funktionen übernommen hat, ist wahrscheinlich, aber noch nicht untersucht.

Die Schwanzmuskulatur ist wie schon gesagt durch kollaterale Innervation gekennzeichnet. Ähnlich komplex erwiesen sich bei der Nervenversorgung, bei der Versorgung des M. levator und den Sphinkteren des Anus auch die dem Genitale zugeordneten Nerven, nämlich die für den M. bulbospongiosus, der bei beiden Geschlechtern unterschiedlich auffällt [2, 3, 31].

Die peripheren Nervenenden dieser Innervationsbahnen richten ihre Mächtigkeit an der Muskelmasse aus, die sie zu versorgen haben. Der periphere Muskel ist in diesem Beckenbodenmuskelareal der M. bulbospongiosus. Er ist beim männlichen Tier, das einen Penis entwickelt hat, sehr viel mächtiger als beim weiblichen Organismus, wo er nur an die Klitoris Anschluss findet. Deshalb ist die Innervationsdichte des Beckenbodens und der Sphinkteren, die am Wege für den Nerv zum M. bulbospongiosus liegen, beim männlichen Organismus sehr viel stärker entwickelt als beim weiblichen.

Beim Versuchstier, der Ratte, ist es gelungen [2, 3, 29], nach dem Verhalten des periphersten Beckenmuskels, des M. bulbospongiosus (früher bulbocavernosus) eine geschlechtsbedingte unterschiedliche Mächtigkeit der Nervenversorgung, ja der Nervenknoten (Neuronen) im Rückenmark nachzuweisen. Cihák [2] stellten bei Rattenembryonen vor der Geschlechtsdifferenzierung eine gleichartige Entwicklungsmächtigkeit der den Beckenboden versorgenden Nervenstränge fest. Nach der Geschlechtsprägung entwickelte das männliche Tier aber einen sehr starken M. bulbospongiosus mit dem Penis. Die topographisch vor dieser Muskelgruppe entwickelten Levatoranteile (ein eigentlicher Levator ist bei der Ratte nicht vorhanden) mit den äußeren Afterschließmuskeln erfahren deshalb eine sehr starke Entwicklung. Beim weiblichen Tier dagegen wird im gleichen Zeitraum bis zum 21. Tag post partum mit dem hier viel schwächeren M. bulbospongiosus auch die gesamte andere Beckenbodenmuskulatur sehr viel schwächer entwickelt.

Cihák et al. [2] weisen beim weiblichen Tier sogar eine Atrophie des Beckenbodens und damit der Sphinktermuskulatur nach. Davidson et al. [3] bestätigen 1990 dieses Verhalten und vertiefen es, indem sie sich mit den Nervenknoten im Rückenmark dieser Tiere und mit den Leitungsbahnen zu der bei beiden Geschlechtern so unterschiedlich entwickelten Muskulatur im Bereich des Beckenbodens – eigentlich des Schwanzes – auseinandersetzen. Für das männliche Tier zählen sie 200 Neurone. Daraus errechnen sich für ein Neuron 20 Fasern, das ist etwa die gleiche Zahl, wie wir sie oben für die Muskeln mit Präzisionsaufgaben, z. B. an den Augen und am Kehlkopf, finden können. Für das weibliche Tier aber stehen nur 40 Neuronen zur Verfügung.

Erzwingt der Untersucher perinatal mit Testosteron eine männliche Prägung beim weiblichen Tier, so bleiben post partum Nervenknoten und Neuronen wie beim männlichen Tier erhalten, und die Beckenbodenmuskulatur und mit ihr die Sphinkteren werden erheblich kräftiger. Der Geschlechtsunterschied im Beckenbodenbereich und damit bei den Abschlusssystemen ist also danach bereits im Rückenmark angelegt.

Tobin u. Payne [34] bestätigen diese geschlechtsgebundenen biomorphologischen Befunde der Rückenmarkneuronen. Sie weisen nach, dass die Kerne für den M. bulbospongiosus 5-mal so mächtig und die dorsolateralen Neurone mehr als 20-mal so mächtig beim männlichen Geschlecht entwickelt sind. Sie bestätigen deren postnatale Testosteronabhängigkeit ebenfalls. Die Autoren sprechen zwar von einer Zunahme der Nervenzellen im Rückenmark unter Testosteronwirkung, sie meinen aber offenbar den verhinderten Abbau und nicht eine NeoneurogeneseHeute wissen wir, dass eine Neuroneogenese aus den ZNS-Stammzellen möglich ist. Irgendwann [3] müssen diese vielen Nervenzellen beim männlichen Tier einmal gewachsen sein – unter Testosteron? Eine eindeutige periodische Neubildung von Nervenzellen ist bei männlichen Kanarienvögeln in der Singphase bekannt [29]. Heute wissen wir, dass die Neubildung von Nervenzellen aus Stammzellen wahrscheinlich ist.

Damit ist der Beweis erbracht, dass die viel schwächere Abschlussmuskulatur im Beckenbereich der Frau viel häufiger, ja in mancher Hinsicht durch die nur der Frau eigentümlichen funktionellen Belastungen – Geburt und chronische Obstipation – Funktionsstörungen nach sich ziehen muss. Sie sind aus den schon dargelegten anatomischen Gründen eigentlich unvermeidlich [14, 15, 16, 20, 29]. Der Kontinenzvorrat der Frau ist viel geringer als der des Mannes. Das kloakogene unterste Rektumviertel hat eine besonders dichte Nervenfaserausstattung. Besonders auffällig die vielen afferenten Nervenkabel (Kap. 1.3 [45]).

Krebschirurgie ist eine Chirurgie der Lymphknoten und der Hüllfaszien, gerade am Rektum. Dazu sollen die folgenden Kapitel beitragen. Für die Pathogenese und für die chirurgische Therapie vieler Störungen im Bereich des Anorektums erleichtert die evolutionäre Beschreibung von 4 Strukturen das Verständnis:

- Hüllfaszien,
- Blutgefäße,
- Lymphgefäße,
- Nerven.

Entwicklung der Hüllfaszien, der Bauchhöhle und der Grenzlamellen des Mastdarms (Adventitia recti)

Schon des öfteren haben wir darauf hingewiesen, dass das kraniopharyngeale und anorektale Abschlusssystem prinzipiell gleich gebaut ist und sich auch gleich verhält. Das gilt auch für ihre Fasziensklelette. Sie sind kompliziert mit Eigennamen gekennzeichnet, die durchaus nicht bei allen Autoren einheitliche Vorstellungen verbinden. Dem Verständnis sehr förderlich ist die Überlegung, dass alle diese Hüllstrukturen während der Entwicklung des Organismus aus einer einheitlichen Mesenchymlage, die zwischen Ektoderm und Entoderm liegt, durch Aufspaltung über Fetteinlagerung entstanden sind und Organstrukturen einhüllen (◻ Tabelle 1-1). Der Faszienstammbaum vermittelt einen guten, verständlichen Eindruck von dieser komplizierten Entwicklung.

Die Beckenregion ist ein Teil der Bauchhöhle, und Beckenfaszien sowie Bauchfaszien hängen über die embryonale Entwicklung zusammen. Wir unterscheiden 3 Haupt- oder Kardinalfaszien [29, 32, 33].

1. die subkutane Faszie mit ihren Unterteilungen am Stamm und im Bereich des Beckens (Ischiorektalgrube),
2. die mittlere Faszie, die Stamm und Beckenmuskulatur einhüllt,
3. die innere Faszie für retroperitoneale und intestinale Organe (◻ Tabelle 1-1).

Alle diese 3 Kardinalfaszien erfahren während der embryonalen Entwicklung Fetteinlagerungen, die sie in hauchdünne Abspaltungen zerlegen, das sind die Grenzlamellen oder Organhüllfaszien. Bei der Fettsucht werden diese fasziösen Hüllen weiter auseinander gedrückt und immer dünner.

Tabelle 1-1. Faszienstammbaum des Abdomens (*gestrichelte Linien* Strukturen vor den endgültigen Geweben, *ÄS* äußere Schicht, *IMS* intermediäre Schicht, *IS* innere Schicht)

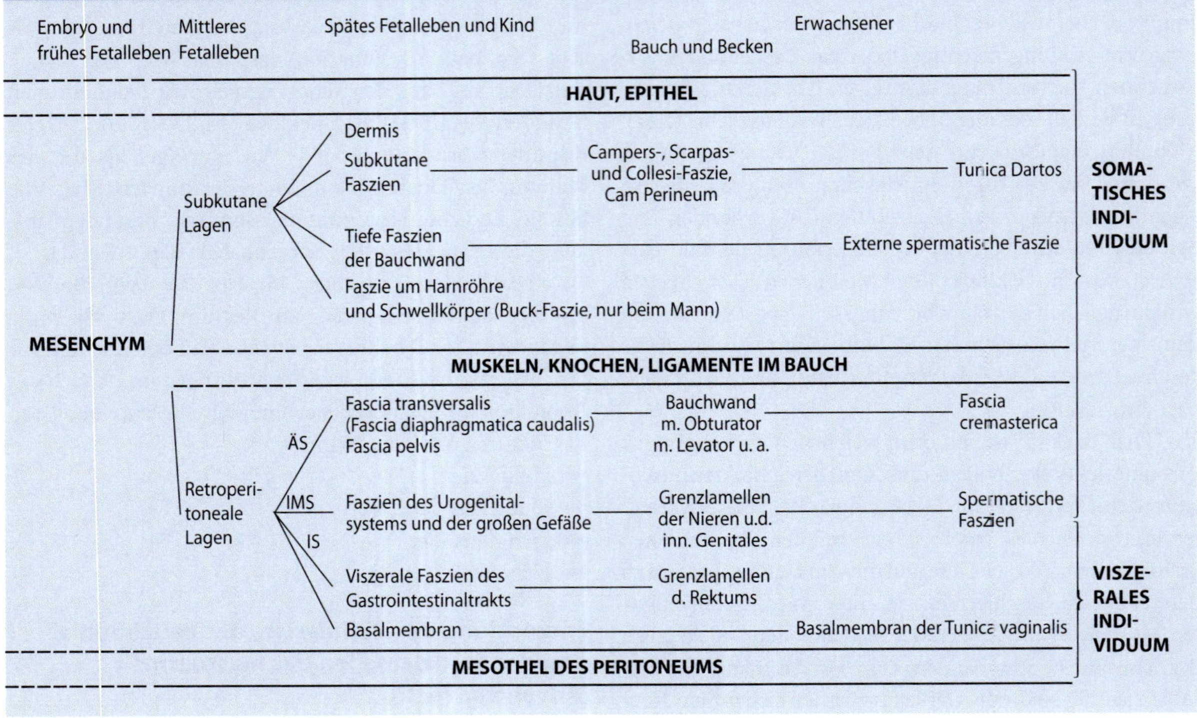

Ad 1

Die Einteilung der äußeren Hüllfaszien (=1. Faszie)des Abdomens und des Beckens in 3 Lagen durch Einlagerung von Fett wird nicht überall gut geheißen, denn es liegt diesen Abspaltungen immer nur eine einzige Faszienlage zugrunde. Aber zur Kennzeichnung der Praxis ist die Einteilung vielleicht doch förderlich.

Durch diese Abspaltung entsteht z. B. die Camper-Faszie (subkutan gelegen), die Scarpa-Faszie (superfizial gelegen), perineal heißt sie dann die Collesi-Faszie. Letztere erfährt am Genitale noch zusätzliche Abspaltungen, sie wird dann die Buck-Faszie genannt und umhüllt den Penis [29, 33]. Bei der Frau fehlt sie.

Hämatome und Infekte, die nach Verletzungen entstehen, halten sich an diese Faszienräume [29, 33].

Ad 2

Die mittlere Faszie (=2. Faszie) scheidet die Bauchmuskulatur und auch die Beckenmuskeln ein. Auch sie spaltet sich durch Einlagerungen von Fett auf und heißt, als kontinuierliche Lage unter dem Bauchfell gelegen, Fascia transversalis.

Bei Embryonen vor der 7. Entwicklungswoche fusioniert diese mittlere Faszie mit der Unterteilung der Kloake der 3. Kardinalfaszie, der Viszeralfaszie, und bildet im Becken das vordere Blatt der Denonvilliers-Faszie (Kap. 1.3). Die Fettanhäufung im kleinen Becken bildet den urogenitalen (somatischen) Fettkörper (Abb. 1-7) [8, 9].

Ad 3

Bei einem Querschnitt [32, 33] durch einen 6 mm langen Embryo hat sich das Mesenterium für den Gastrointestinaltrakt ausgebildet. Das geschieht durch die Abspaltung des Mesenchyms von dem die 2. Faszie (Retroperitonealorganhüllen) bildenden Bindegewebe. So entsteht die Fascia visceralis, die 3. Kardinalfaszie also, die durch Einlagerung von Fett in den Mesenterien sich ebenfalls in 2 Lagen aufspaltet.

Am extraperitonealen Rektum bildet sich so die Adventitia recti und durch diese Fetteinlagerungen in seinem dorsal gelegenen Mesenterium die dorsale Grenzlamelle. Auf der Rektumvorderwand entwickelt sich aus dieser viszeralen Faszie ohne Fetteinlagerung die ventrale Grenzlamelle und damit das dorsale Blatt der Denonvilliers-Faszie.

Die Entwicklung der Denonvilliers-Faszie ist sehr kompliziert. Sie schwebt zwischen somatischem und viszeralem Fettkörper. Sie besteht aus dem hinteren Blatt der urogenitalen Grenzlamelle und dem vorderen des Rektums und den 2 Blättern des Bauchfellperitoneums. Sie beinhaltet glatte Muskulatur. So bildet sich im kleinen Becken seitlich gegenüber dem urogenitalen Fettkörper versetzt – nämlich verzögert – der perirektale oder mesorektale Fettkörper aus. Er gehört zum viszeralen Menschen.

1996 haben wir mit Fritsch [9, 29] unsere seit 1962 laufenden Untersuchungen zur Entwicklung der Grenzlamellen des Mastdarms zusammengefasst.

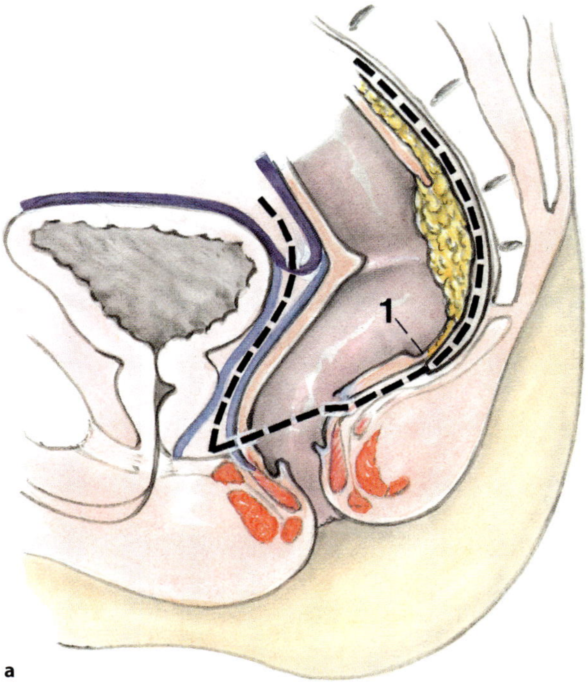

a

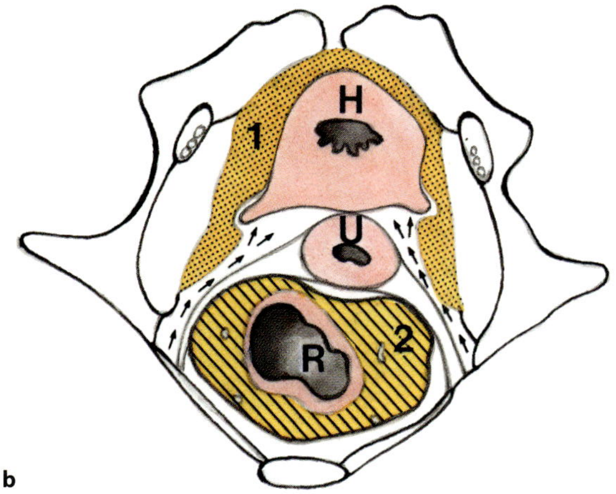

b

Abb. 1-7a, b. Ausschnitt eines Transversalschnitts (5 mm) durch das weibliche Becken (Vergrößerung 0,45 : 1). Die rektalen Lymphknoten (Pfeile) liegen alle innerhalb der Adventitia recti. **a** Adventitia recti; *1* Ende des Mesorektums an der Grenze zum kloakogenen unteren Rektumviertel. (Umschlag der dorsalen Grenzlamelle); **b** schematische Zeichnung der Bindegewebskompartimente im weiblichen Becken in Anlehnung an Fritsch [15]. Der urogenitale Fettgewebskörper ist vom perirektalen Fettgewebskörper in der Entwicklung getrennt und bleibt funktionell auch beim Erwachsenen unterschieden. Die Lymphknoten im perirektalen Fettgewebskörper sind weitgehend von der Grenzlamelle (Fascia recti) eingehüllt und von den Lymphknoten des urogenitalen Fettgewebskörpers abgesondert. Nur an der Rektumvorderwand gibt es über die paarigen Aa. rectales mediae spärliche Verbindungen. Die *Pfeile* zeigen die Gefäß-Nerven-Straße zu den Urogenitalorganen (*1* paraviszerales Kompartiment mit urogenitalem Fettkörper, somatisches Individuum, *2* Adventitia recti mit rektalem Fettkörper, *3* chirurgisch eröffnetes Spatium retrorectale, *H* Harnblase, *U* Uterus, *R* Rektum, viszerales Individuum. **a** *gestrichelt* Mobilisationsrichtung bei einer Krebsradikaloperation)

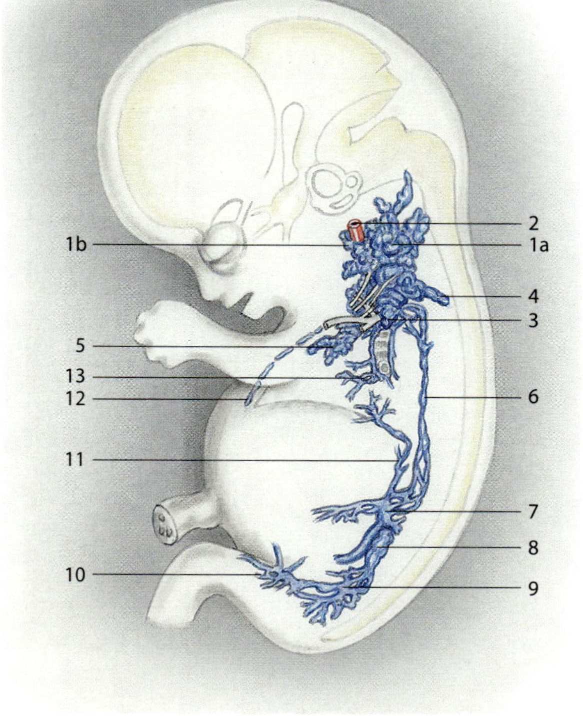

Abb. 1-8. Profilrekonstruktion eines menschlichen Embryos, 30 mm, etwa der 8. Woche, mit Eintragung der Lymphsäcke und des Ductus thoracicus (*1* Saccus jugularis, *1a* oberflächlicher, *1b* tiefer Teil; *2* V. jugularis interna; *3* supraskapulärer, *4* supraklavikulärer, *5* axillärer Fortsatz des Saccus jugularis; *6* Ductus thoracicus; *7* Saccus retroperitonealis; *8* Pars lumbalis, *9* Pars iliaca des Saccus posterior; *10* Plexus inguinalis; *11* Lymphgefäße des Unterlappens der Lunge und des Zwerchfells in Verbindung mit dem Saccus retroperitonealis; *12* Anlagen der parasternalen Knoten und Lymphwege; *13* Lungenlymphgefäße und Truncus bronchomediastinalis (mod. nach [23]). Schon in der 8. Woche zeigt sich am Saccus retroperitonealis (*7*) die singuläre Ausbildung des lymphatischen Systems des viszeralen Menschen. (Nach: v. Gaudecker, zit. in [12])

Während der frühen Fetalentwicklung ist die Rektumwand von einer sehr zellreichen Mesenchymschicht umgeben. In dieser verdichteten Mesenchymschicht liegen die rektalen Gefäße, die N. rectales, sie treten durch diese Schicht an die Rektumwand heran, und mit ihnen verlaufen auch die Lymphgefäße des Mastdarms (Abb. 1-6, 1-8).

In diesem frühen Stadium der Entwicklung ist also die Adventitia recti, die wir Grenzlamelle nennen, auffällig, man könnte sagen dick, und damit unübersehbar. Mit fortschreitender Fetalentwicklung wird das dichte Mesenchym der Adventitia recti durch faserreiches lockeres Bindegewebe ersetzt, das schließlich in konzentrischen Lamellen zu ¾ um die Rektumwand angeordnet ist. Das Fett bedingt auch hier die Faszienaufspaltung, die wir schon von den beiden anderen Kardinalfaszien des Bauchraums und der äußeren Beckenregion kennen (Abb. 1-9).

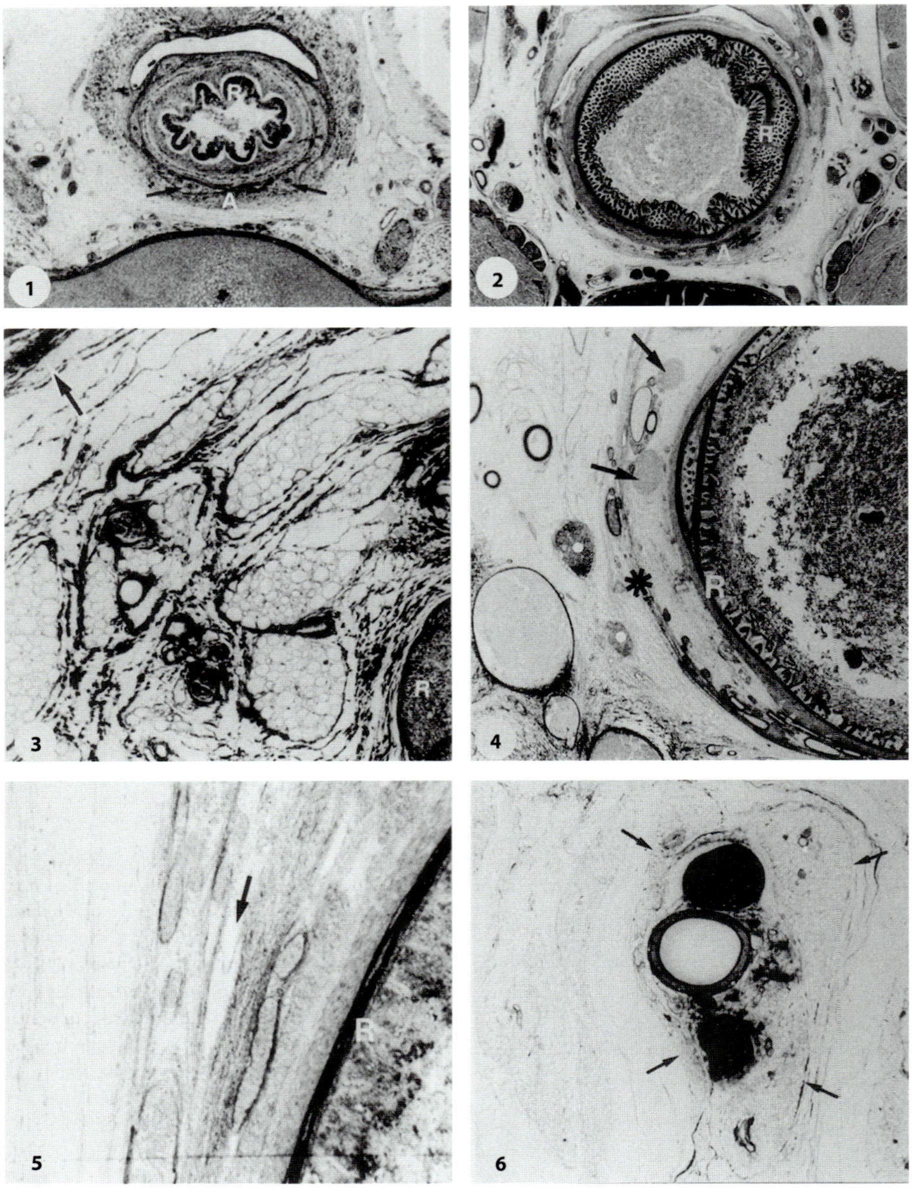

Abb. 1-9. *1)* Ausschnitt eines Transversalschnitts (300 µm) durch das Becken eines 10–11 Wochen alten männlichen Feten (Vergrößerung 21 : 1). Die Adventitia recti besteht aus verdichtetem Mesenchym. Noch fehlend das Fettgewebe und die Faszien, aber Gefäße (*Pfeile*), Nerven und Lymphknoten sind bereits angelegt (*A* Adventitia recti, *R* Rektum). *2)* Ausschnitt eines Transversalschnitts (500 µm) durch das Becken eines 24 Wochen alten weiblichen Feten (Vergrößerung 7 : 1). Die Adventitia recti besteht aus zirkulär verlaufenden kollagenen Fasern. Es bilden sich allmählich Faszienblätter aus. *3)* Ausschnitt eines Transversalschnitts (500 µm) durch das Becken eines männlichen Neugeborenen (Vergrößerung 45 : 1). Die Bindegewebslamellen der Adventitia recti werden durch Fettläppchen auseinander gedrängt. Der entstehende rektale Bindegewebsfettkörper wird jetzt nach außen durch die Fascia recti (*Pfeil*) begrenzt. Das ist die Grenzlamelle. Diese bildet die dorsale und laterale Hüllfaszie der Adventitia recti. *4)* Ausschnitt eines Transversalschnitts (300 µm) durch das Becken eines 26–27 Wochen alten männlichen Feten (Vergrößerung 15 : 1). Innerhalb der Adventitia recti liegen lateral Lymphknoten (*Pfeile*). Das außerhalb der dorsolateralen Grenzlamelle (*Stern*) gelegene Spatium pararectale ist deutlich zu sehen. Die Lymphknoten (*Punkte*), die die Iliakalgefäße und ihre Äste begleiten, liegen im Spatium pararectale. *5)* Ausschnitt eines Transversalschnitts (500 µm) durch das Becken eines 26–27 Wochen alten männlichen Feten (Vergrößerung 50 : 1). Das rektale Lymphgefäß innerhalb der Adventitia recti besitzt Klappen (*Pfeil*). *6)* Ausschnitt eines Transversalschnitts (500 µm) durch das Rektumorganpaket eines Erwachsenen. Vergrößerung 8 : 1. Die Gefäße und Nerven liegen zentral innerhalb der Fettgewebsläppchen (*Pfeile*)

Nun treten beim Neugeborenen in diesem sich weiter auflockernden Bindegewebe kleine längsovale Fettläppchen auf, die perivaskulär um die Verzweigungen der Arterien zu liegen kommen. Sie drängen die Bindegewebslamellen immer weiter auseinander, sodass diese immer dünner werden. Eine kräftige Bindegewebslamelle bleibt aber außen verdichtet stehen und hüllt diesen rektalen Fettkörper ein, und das ist die Fascia recti, Adventitia recti oder eindeutiger, die Grenzlamelle. Sie grenzt das den Fettkörper umgebende sehr lockere Gewebe im Spatium retrorektale vollständig ab, diese Grenzlamelle ist tumordicht.

Lateral und ventrolateral von diesem Fettkörper liegt ein großer Teil des Plexus hypogastricus inferior der Fascia recti direkt an. Dorsal grenzt diese jetzt entstandene Grenzlamelle an die Fascia diaphragmatis pelvis superior, die auch die Knochen der kaudalen Wirbelsäulenabschnitte, nämlich des Kreuzbeins, innen bedeckt. Dazwischen liegt das retrorektale oder präsakrale Spatium, das für die blutlose Mobilisation des Mastdarms bei einem operativen Eingriff eine große Bedeutung hat.

An der ventromedialen Rektumwand besteht die Adventitia recti nur aus dem Bindegewebe, die Fettläppchen fehlen hier. Sie fehlen auch im Bereich der Denonvilliers-Faszie. Ventrolateral rechts und links stößt die Adventitia recti an einen anderen großen Fettkörper, den urogenitalen. Er füllt den paravesikalen Raum zwischen den Urogenitalorganen und der lateralen und vorderen Beckenwand aus. Er gehört zum somatischen Menschen, während der rektale Schwellkörper dem viszeralen Individuum zuzurechnen ist [5, 6, 8, 9].

Die Entwicklung der Blutgefäße

Bei einem Embryo von 1,3 mm Länge mit 5–6 Ursegmenten beginnen sich aus Blutinseln die Blutgefäße und ihr Motor – das Herz – zu entwickeln [12, 18, 27]. Schon in diesen frühen Stadien sind die Ansätze von Darmarterien zu sehen. Bei einem Embryo von 15,5 mm Länge ist die singuläre A. mesenterica inferior zu bemerken, aus der die singuläre A. rectalis cranialis, das Hauptgefäß des Mastdarms, hervorgeht. Im Laufe der Entwicklung verschieben sich diese beiden Darmhauptarterien nach kaudal. Der Mastdarm hat genau wie der Darm ein einziges dorsales Mesenterium, heute nennt man es wieder Mesorektum. In diesem sehr frühen Stadium der Entwicklung sehen wir schon die allen Vertebraten eigene Zweiteilung des Individuums in ein singuläres viszerales und in ein bilateral symmetrisches somatisches (▶ s. oben; ◘ Abb. 1-7b).

Interessant ist, dass schon im Plazentarkreislauf in der Nabelschnur 2, also somatische, Umbilikalarterien angelegt sind.

Für die Praxis heißt das: Das Rektum ist auch als Kloakenabkömmling ein Abdominalorgan geblieben und durch die Grenzlamellen, die seinen viszeralen, singulären Fettkörper einhüllen, vom doppelt angelegten somatischen Fettkörper des Urogenitalsystems mit seiner bilateral symmetrischen Blutgefäßanlage übergangslos abgesondert.

Diese Sonderstellung des Mastdarms im kleinen Becken wird von der frühesten Entwicklung ab beibehalten. Alle mir bekannten Anatomiebücher irren, wenn dort zu lesen und zu sehen ist, der mittlere Abschnitt des Mastdarms sei von den A. rectales mediae und der kaudale von den A. rectales inferiores (oder anales) blutversorgt. Das sind bilateral symmetrische, somatische Arterien, die sehr variabel ausgebildet sind – manchmal fehlen sie – und die nur einen meist bescheidenen kleinen Teil der Mastdarmvorderwand mit Blut versorgen [21]. Das Hauptgefäß für das ganze Rektum ist die A. rectalis cranialis. Sie fehlt nie – bei unterschiedlichen Verzweigungsvariationen endet sie im rektalen Schwellkörper. Sie durchströmt also den ganzen Mastdarm.

In Kap 1.3 (»Anatomie des Kontinenzorgans«) haben wir uns mit den Varietäten dieser Rektumvorderwandblutversorgung genau auseinandergesetzt.

Die A. rectalis cranialis zieht vollständig innerhalb der Grenzlamellen im viszeralen Menschen und verzweigt sich im viszeralen Fettkörper des Rektums, der als Mesorektum dorsal des Mastdarms gelegen ist und in seiner Topographie dem ebenfalls einseitig angelegten Mesenterium des intraperitonealen Darmrohrs, auch des Dünndarms, entspricht. Das Mesorektum ist nur etwas breiter als ein Mesenterium des intraperitonealen Darms. Es hat aber keine seitlichen Gefäßversorgungen. Sie fehlen im Mesorektum ebenfalls. Im mesorektumlosen, unteren kloakogenen Rektumviertel (◘ Abb. 1-7b) laufen die Arterien intramural (Kap. 1.3)].

Seitliche Gefäßversorgungen hat nur die Mastdarmvorderwand von bilateral symmetrischen Arterien, die immer außerhalb der Grenzlamellen, also vom somatischen Menschen herkommen, sehr variieren, ja fehlen können (Kap. 1.3, ◘ Abb. 1-34).

Alle Venen des Rektums verlaufen parallel mit den Arterien. Der Löwenanteil zieht über die V. rectalis cranialis zur Pfortader. Diese isolierte Entwicklung des Mastdarms im viszeralen Individuum spielt für die Entwicklung und die Durchführung einer Radikaloperation wegen eines Mastdarmkrebses eine ganz entscheidende Rolle (Kap. 1.3, ◘ Abb. 1-30).

Nach Tandler [31] ist die A. mesenterica inferior erstmalig an einem 9 mm langen Embryo nachweisbar. Alle mesenterialen Arterien, die A. coeliaca, die A. omphalomesenterica und die A. mesenteria inferior verschieben sich mit dem Wachstum des Embryos immer weiter nach kaudal. Am 17 mm langen Embryo sind die Verhältnisse am fertigen Individuum erreicht.

Tandler gibt die Zahlen der segmentalen Rumpfwandarterien an, in deren Höhe die Darmarterien entspringen. Es sind im Laufe des Wachstums immer tiefere, für die A. mesenteria inferior von Segment 20 bis zum Schluss 23.

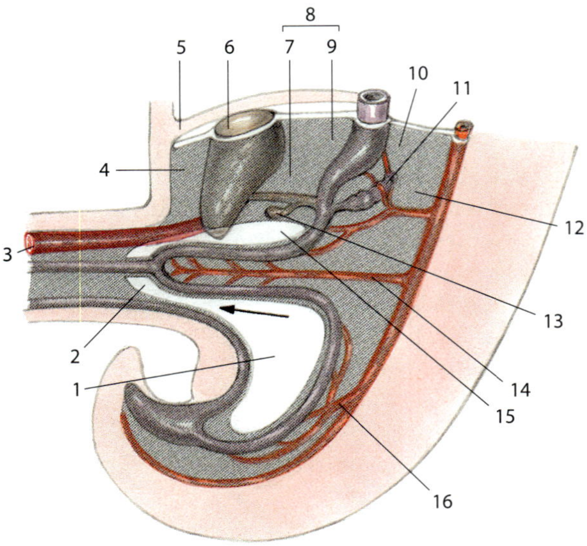

Abb. 1-10. Skizze eines medianen Schnittes durch die kaudale Hälfte eines Embryos am Ende der 5. Woche. Dargestellt sind die Leber mit ihren anhaftenden Ligamenten, von links gesehen. Der *Pfeil* zeigt die Kommunikation der Peritonealhöhle mit dem extraembryonalen Zölom. Wegen des raschen Wachstums der Leber und des Mitteldarmes ist die Abdominalhöhle zeitweise zu klein, um die wachsenden Eingeweide aufzunehmen. Daher befinden sie sich zeitweise im extraembryonalen Zölom in der Nabelschnur (*1* Peritonealhöhle, *2* extraembryonales Zölom, *3* Vena umbilicalis, *4* Lig. falciforme, *5* Diaphragma, *6* Area nuda der Leber, *7* Lig. hepatoduodenale, *8* Omentum minus, *9* Lig. hepatogastricum, *10* dorsales Mesenterium, *11* Pankreasschwanz, *12* Truncus coeliacus, *13* Gallenblase, *14* A. mesenterica superior, *15* freier Rand des ventralen Mesenteriums, *16* A. mesenterica inferior). (Nach [18])

Ähnlich den Kiemenbogenarterien sind die ventralen Äste der Aorta descendens paarig angelegt, wobei sie den gerade verlaufenden Magen-Darm-Kanal umgreifen. Sie werden aber bald unpaar. Letztlich bleiben nur die 3 unpaaren Mesenterialarterien übrig [18](Abb. 1-10).

1.2.5 Entwicklung und Evolutionsbiologie der Lymphgefäße

Ihre Entstehung ist mit den Blutgefäßen in der frühesten Embryonalzeit zu bemerken. Streng parallel mit den Blutgefäßen bildet sich beim Embryo (10 mm lang) zuerst ein System von Lymphsäcken aus, wie sie bei vielen niederen Tieren, z. B. bei den Fröschen, lebenslang erhalten bleiben [12, 13, 23, 27].

Die ersten Lymphsäcke sind schon bei 2–8 mm langen Embryonen zu beobachten. Ihre Anordnung entspricht ganz denen der Blutgefäße, auch die Singularität des retroperitonealen Lymphsackes bei einem Embryo, der des viszeralen Individuums, er schließt sich an die A. mesenterica inferior an (Abb. 1-8, 1-10).

Die Beurteilung der Lymphgefäße ist aber viel schwieriger als die der Blutgefäße, weil man sie nur schlecht sehen kann. Aber da sie ganz bestimmten topographischen Gesetzen folgen – nämlich mit den Blutgefäßen zu ziehen, von denen sie selten abweichen,– können wir, überprüft durch die Klinik, ganz eindeutige Schlüsse ihres morphologisch-topographischen Verhaltens gewinnen.

In allen (peripheren) Mesenterien – so auch im Mesorektum – laufen die Lymphgefäße mit den Blutgefäßen, und die Lymphknoten sind nur im Fettgewebe verpackt zu finden. Deshalb gibt es an der Vorderwand des Rektums keine Lymphknoten und auch keine Lymphgefäße, nur in der Wand sind Lymphgefäße angelegt, die aber auch in das Mesorektum, das dorsal gelegen ist, ziehen. Es besteht die gleiche Situation wie an einem intraperitonealen Darmabschnitt mit dem bekannten dorsalen peritoneal überzogenen Mesenterium. In mächtigen Blutgefäßen fließt mehr Blut als in dünneren, deshalb ist die Strömung in mächtigen Lymphgefäßen intensiver als in kleineren. Für die chirurgische Praxis ist das hoch bedeutsam. Die mächtigsten Lymphgefäße, die häufigsten, ziehen am Mastdarm dorsal mit der ähnlich mächtigen A. rectalis cranialis gepaart zum Bauch hin. Abb. 1-11 zeigt, wie innig Blut und Lymphgefäßsystem zusammenhängen.

Im Laufe der Entwicklung wurde das Lymphgefäßsystem auch modifiziert, aber prinzipiell ist es morphologisch und funktionell unverändert geblieben.

Streng genommen ist das Lymphgefäßsystem schon vor dem Blutgefäßsystem beim werdenden Organismus angelegt. Im Prinzip gleichen sich der Lymphapparat einer Amöbe und der des Menschen. Die kontraktile Vakuole eines Wimpertierchens, also eines Einzellers, ist durchaus mit einem Lymphbewegungssegment beim Menschen im weitesten Sinne zu vergleichen. Bewegungselemente für Flüssigkeiten werden in der Stammesgeschichte prinzipiell gleich, nur unterschiedlich auffällig angelegt. Das Lanzettfischchen z. B., das noch kein Herz für seinen Blutkreislauf entwickelt hat, besitzt einen ganz einfachen kontraktionsfähigen Blutgefäßabschnitt in einem arteriellen Hauptgefäß, der das Blut bewegt.

Die Latimeria, ein seit 300 Mio Jahren in seiner Entwicklung stehengebliebener und heute noch lebender Urfisch, hat schon ein Herz, aber das entspricht mit seinen Klappen einem schlauchförmigen Bewegungssegment, das wir in den noch ausgeprägten Lymphherzen bei vielen Tieren in allen Einzelheiten wiederfinden. Eines der vielen Beispiele, dass in Organismus über seine ganze Stammesgeschichte hinweg grundsätzliche Organstrukturen nur entwickelt, um sie von Gattung zu Gattung evtl. sehr unterschiedlich abzuwandeln. So verharren die Lymphbewegungselemente der Archonten (Herrentiere) auf der untersten Stufe der Entwicklung eines echten Herzens ([29], Abb. 1-41).

Auch für das Lymphgefäßsystem gilt also die Unterteilung in ein somatisches und viszerales Individuum. Beide Systeme vermischen sich, wie das PET zeigt, im oberen Lumbalbereich und im Mediastinum. Beiden sind die

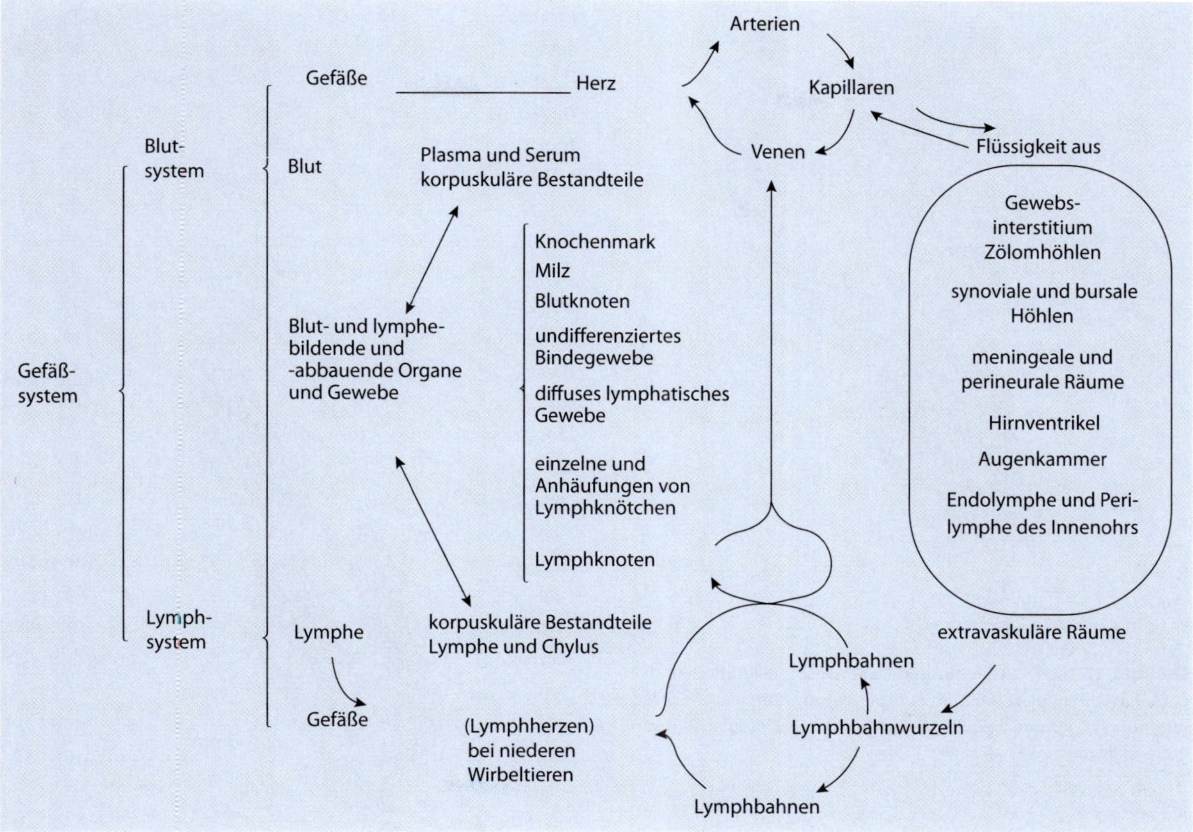

Abb. 1-11. Schema der Entwicklungsgeschichte für den innigen Zusammenhang des Blut- und Lymphgefäßsystems. (Nach [13])

Halslymphknoten am linken Venenwinkel, wo der Ductus thoracicus einmündet, gemeinsam. Im somatischen Menschen ist das Lymphgefäßsystem vorwiegend horizontal verlaufend und bilateral symmetrisch angelegt, im viszeralen singulär und vertikal angeordnet. Eine Verbindung beider Systeme gibt es nur anatomisch sehr dürftig an der Rektumvorderwand und im kraniopharyngealen Bereich [29, 37].

Lymphknoten erscheinen beim Menschen erst, wenn sein Embryo 30–50 mm lang geworden ist. Die Anzahl der Lymphknoten des Rektums (Mesorektum) ist sehr variabel. 10–60 können beim Erwachsenen nachgewiesen werden. Diese kurzen Hinweise auf Phylogenese und Ontogenese mögen genügen, um die Bedeutung des Lymphapparates zu unterstreichen [13].

Entwicklung des Nervensystems

Das zentrale und periphere Nervensystem erscheint embryonal sehr früh, schon in der 3. Woche. Es wird bilateral symmetrisch angelegt [18, 27, 28, 35]. Das vegetative Nervensystem ist zu einem späteren Zeitpunkt zu beobachten, in der 5. Woche (Moore), es teilt sich in ein sympathisches und parasympathisches, zuerst in Anlehnung an die Blutgefäße. Das Nervensystem ist bei allen Vertebraten nach einem gleichen Muster entstanden, aber bei den einzelnen Spezies von ungeheuer unterschiedlicher Vielfalt.

Im ganzen somatischen Individuum ist das zentrale und periphere Nervensystem bilateral und symmetrisch entwickelt, auch in dem hier uns interessierenden peripheren kaudalen Abschlusssystem (Kap. 1.3, Abb. 1-38).

Das vegetative Nervensystem ist an seinem Ursprung bilateral symmetrisch angelegt und durch seine Zuordnung zu den einzelnen Organen gekennzeichnet. Sind wie im viszeralen Menschen die Organe singulär, entwickelt sich das vegetative Nervensystem zwar singulär, aber mit den in ihrer Wurzel im zentralen Nervensystem oder im Hirnstamm oder im Rückenmark angelegten Ursprüngen doppelt mit rechts und links angelegten Zuflüssen. So ist z. B. am Ösophagus und am Magen mit seinen 2 Mesenterien noch ein rechter und ein linker Vagus zu sehen, am Darm aber mit einem Mesenterium nicht mehr. Die gleiche Vermischung am Organ ist am Rektum über das singuläre Mesorektum auch den am Anfang doppelten linken und rechten N. splanchnici pelvici eigen.

Genauso wird aus dem (sympathischen) rechten und linken N. splanchnicus nach der Umschaltung ins Ganglion coeliacum mesenterium superius und inferius die einfache Bahn zu dem einfach angelegten Darmkanal. Wie überhaupt für das vegetative Nervensystem kennzeichnend ist, dass hier im Nervenverlauf Ganglien, also Ansammlungen von Ganglienzellen, in der Peripherie in die Leitungsbahnen eingelassen sind.

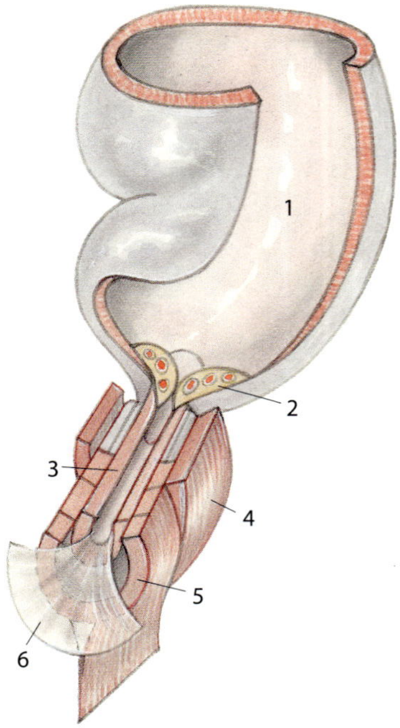

Abb. 1-12. Das Kontinenzorgan, schematisch, teileröffnet und Blick von vorn oben (*1* Rektum, *2* Corpus cavernosum recti, *3* Sphincter internus, *4* M. puborectalis, *5* Spincter externus, *6* Zirkumanal- und Proktodäalhaut; im Analkanal)

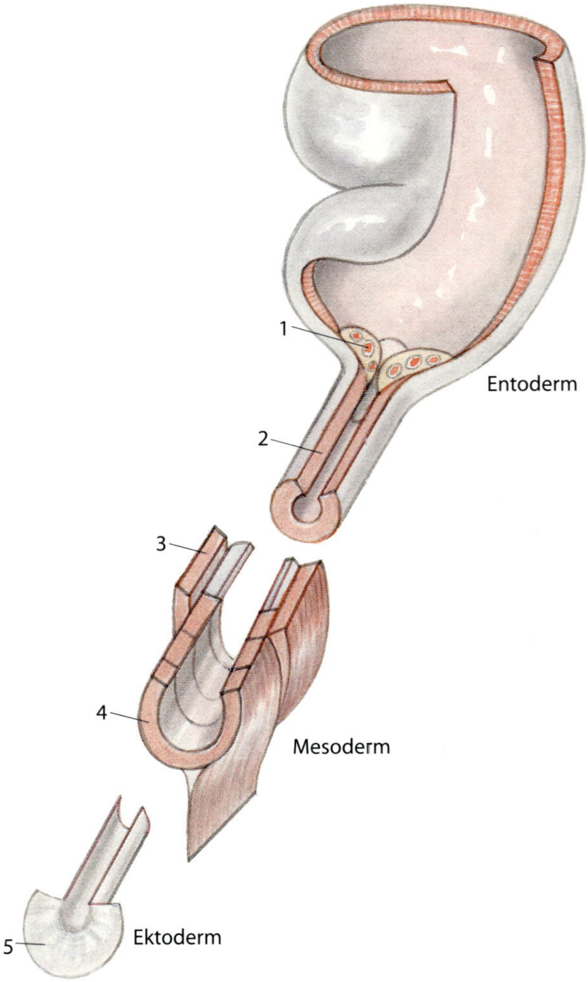

Abb. 1-13. Das Kontinenzorgan [Rektum: *1* Corpus cavernosum recti, *2* M. sphincter internus, *3* M. puborectalis, *4* M. sphincter externus (profundus, , superficialis und subcutaneus), *5* Proktodäalhaut]

Ob die Vorderwand des Rektums vegetativ doppelt innerviert ist, kann nach der Blutgefäßanordnung (▶ s. oben) vermutet werden. Uns sind aber darüber keine speziellen Untersuchungsergebnisse bekannt geworden.

Für die Praxis hat die Schonung der Urogenitalnerven eine große Bedeutung, wenn ein krebstragender Mastdarm gründlich herausgenommen werden muss. Dieses bilateral symmetrisch angelegte vegetative und somatische Nervensystem kommt bei chirurgischen Eingriffen, die sich an die Grenzlamellen halten, nicht in Gefahr. Nur dort, wo sich im Bereich des anorektalen Kontinenzorgans das somatische und viszerale Individuum vermischen, kann es zu Schaden kommen. Wie wir das vermeiden, ist in Kap. 1.3 (Abb. 1-31) geschildert.

1.3 Anatomie des Kontinenzorgans

F. Stelzner

Der Abschluss des Anorektalrohres ist eine Organleistung. Das Kontinenzorgan ist dafür verantwortlich. Das hier dargestellte Nebeneinander und Nacheinander ist normalerweise ein harmonisches, funktionelles Miteinander. Alle 3 Keimblätter sind an seinem Aufbau beteiligt (Abb. 1-12, 1-13).

Das Kontinenzorgan wird gebildet durch

- Anus oder After mit seiner spezialisierten dehnbaren sehr sensiblen Analkanalhaut
- Sphincter ani internus; er steht im Mittelpunkt der Abschlussleistung, übernimmt er doch ca. 80% der Kontinenzkraft und hat, wie wir heute wissen eine ganz besondere Ganglienzellausstattung, die von dem übrigen Magen-Darm-Kanal verschieden ist
- Sphincter-ani-externus-Komplex mit seinen Teilen: subcutaneus, superficialis und profundus sowie M. corrugator ani
- M. puborectalis und Levatormuskulatur
- Corpus cavrnosum recti
- Rektum
- Viszerales und somatisches Nervensystem, gesteuert von dem Onuf-Kern im Rückenmark [76]

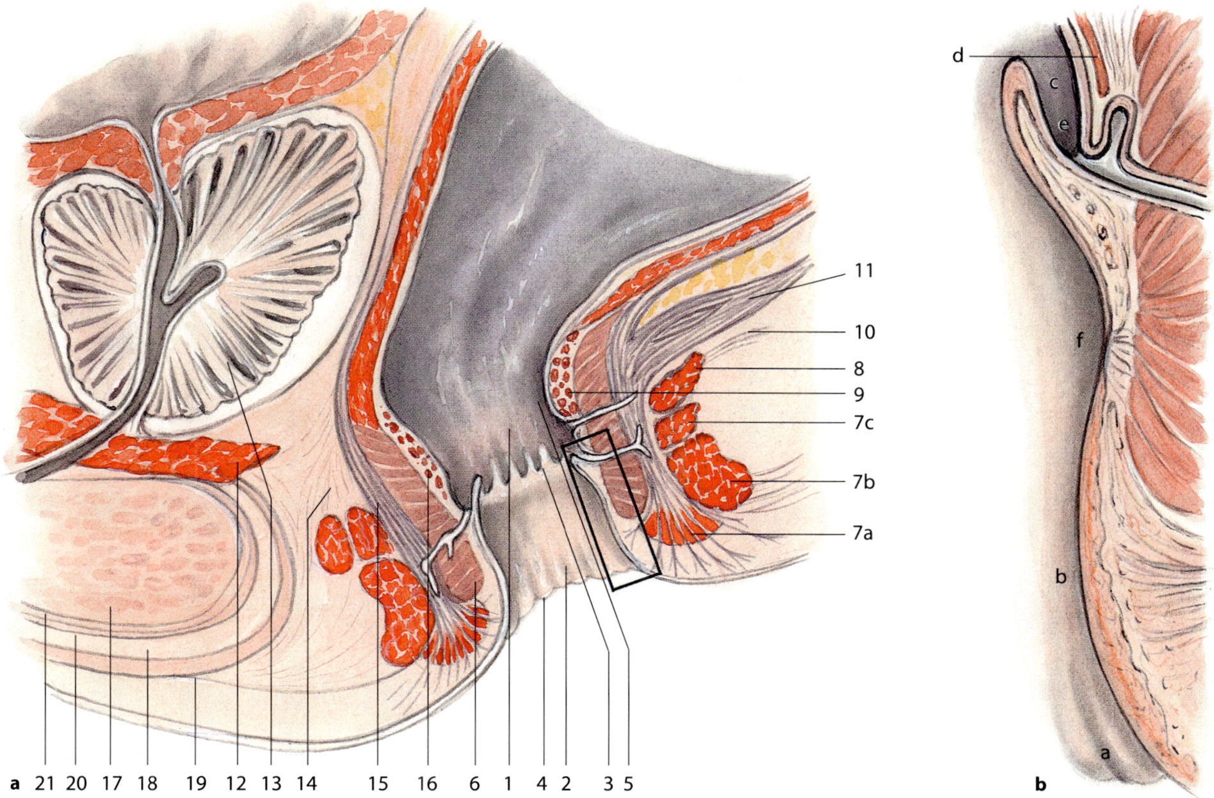

Abb. 1-14 a, b. Sagittalschnitt (**a**, schematisch **b** Detail) durch das Kontinenzorgan beim Mann [*1* Rektum, *2* Analkanal, *3* Analkrypten (Linea sinuosa), *4* Linea anocutanea, *5* Linea anorectalis, *6* M. sphincter ani internus, *7* M. sphincter ani externus, *7a* subcutaneus, *7b* superficialis, *7c* profundus, *8* M. puborectalis (M. levator), *9* Corpus cavernosum recti, *10* Lig. anococcygeum, *11* M. levator (M. puboiliococcygeus; M. puboanalis), *12* M. transversus perinei profundus, *13* Prostata, *14* M. praerectalis, *15* M. corrugator ani, *16* M. canalis ani, *17* Corpus cavernosum penis, *18* M. bulbourethralis, *19* Collesi-Faszie, *20* tiefes Blatt der Collesi-Faszie, *21* Buk-Faszie, a verhorntes Plattenepithel, *b* unverhorntes Plattenepithel, *c* Übergangsepithel, *d* Muscularis mucosae, *e* Mündung einer Proktodäaldrüse in einer Krypte, *f* Verwachsung der Analkanalhaut mit dem Sphincter internus]. Beachte die sphinkterdurchbohrenden Proktodäaldrüsen

1.3.1 Anus

Der Anus oder After ist von einer trockenen, sehr dehnbaren, außerordentlich empfindlichen plattenepitheltragenden Haut überzogen. Erst im oberen Viertel beginnt im Analkanal die empfindungslose Mastdarmschleimhaut (Abb. 1-14).

Diese trockene Analkanalhaut ist im unteren Drittel mit dem Sphincter ani internus unverschieblich verwachsen, ohne dass dies ihre Dehnbarkeit beeinträchtigen würde. In dem Abschnitt, wo im Inneren des Analkanals diese sog. Prokdodäalhaut endet und die Mastdarmschleimhaut beginnt, sind nach innen offene Hauttaschen aus dieser Analkanalhaut entwickelt, die man Analkrypten nennt. Diese Taschen sind in einer horizontalen Linie angeordnet, man nennt sie Zona dentata oder Zona pectinata.

Die Analkrypten sind unterschiedlich tief angelegt und tragen in ihrer Tiefe die Mündung unterschiedlich mächtig entwickelter Drüsen. Das sind die sog. Proktodäaldrüsen. Die Proktodäaldrüsen sind ekkrine Drüsen. Ihre Zellen verändern sich während der Absonderung nicht. Die Lymphozytenansammlungen um den Drüsenkörper könnten darauf hinweisen, dass sie am Immunitätsgeschehen beteiligt sind (Tonsillenstruktur).

Proktodäaldrüsen sind nur bei 75% der Menschen nachweisbar. Sie finden sich beim Mann häufiger als bei der Frau (1,4:1) [38, 66].

Die Zahl intermuskulärer Varianten ereicht beim Mann 1–9, meist sind es 4, bei der Frau 1–7, gewöhnlich 2 [38]. Wahrscheinlich sind die Drüsen atavistische Gebilde, die beim Menschen tatsächlich nicht mehr sezernieren. Häufig ist ihre subkutane Lage (unter der Analkanalhaut). Sie weisen in der Regel nach kaudal. Sehr selten weisen sie nach kranial. Selten durchdringen sie den Sphincter ani internus, oder wachsen vielleicht die Muskelfasern um sie herum. Sie sind embryologisch im 5. Emryonalmonat als Ektodermabkömmlinge vor der von kranial heruntergewachsenen entodermalen Sphincter-ani-internus-Anlage schon entwickelt. Sie enden immer im Bereich des M. corrugator ani und durchdringen das externe Sphinktermuskelsystem nie [66].

Nach Lilius [38] haben 32% kein Lumen. 56% der den Sphincter internus penetrierenden Drüsen haben Röhren ausgebildet. 5% lassen dort, wo die Röhre zwischen den

Muskelfasern verläuft, eine enge Strecke erkennen. Dies dürfte zu einem Infekt disponieren. In 79% haben die Proktodäaldrüsen einen geraden Gang; selten sind diese Röhren gewunden, und in 14% sind sie an ihrem Ende verzweigt.

Die Proktodäaldrüsen sind zwar gleichmäßig um den Analkanal verteilt, aber besonders große sphinkterdurchbohrende Exemplare finden sich in der dorsalen Analkommissur und rechts und links der Medianlinie. Perineal finden sich ebenfalls große Varianten, und zwar zwischen 12 und 1 Uhr – sie sind also links der Medianlinie am häufigsten, besonders bei der Frau [66].

Diese Proktodäaldrüsen sind die Quelle der meisten perianalen Infekte.

Der Analkanal ist je nach der Konstitution des Menschen 3–6 cm lang. Er reicht von der Linea anocutanea bis zur Linea anorectalis. Manche Autoren sprechen von einem chirurgischen Analkanal. Der anatomische Analkanal reicht dagegen nur bis zur Anheftungsstelle der Analkanalhaut, dort, wo die Proktodäalmembran pränatal resorbiert worden ist, also in der Kryptenlinie. Dort endet auch das ektodermale Proktoderm, und es beginnt die durch eine Muscularis mucosae gekennzeichnete Zone mit dem Übergangsepithel und endlich das Zylinderepithel der Mastdarmschleimhaut. Dies ist eine entodermale Region (▪ Abb. 1-14)

1.3.2 Der glatte M. sphincter ani internus

Dieser steht im Mittelpunkt der Kontinenz, er gehört zum »vegetativen Menschen« (Kap. 1.2 Embryologie). Er wurde in seiner Bedeutung lange verkannt. Er unterliegt einer ermüdungslosen Spontanaktivität [87]. 1966 [65] haben wir nachgewiesen, dass ihm die für den ganzen Magen-Darm-Kanal dichtgelagerten, typischen großen intramuralen Ganglienzellen – die Auerbach-Zellen – fehlen [41]. Wie wir seit 1990 durch die Untersuchungen von J. Mebis et al. [43] wissen, gilt das Fehlen nur für die großen Auerbach-Zellen, die im Rektum in einem engmaschigen Nervenfasernetzwerk liegen. Im Analkanal ändert sich das Bild (▪ Abb. 1-15, 1-16).

Bei der Mikrodissektion [43] findet man im Häutchenpräparat im Bereich der longitudinalen Muskellage ein weitmaschiges neuronales Netzwerk mit spärlichen, sehr kleinen Ganglienzellen. Diese haben die Autoren [43] durch histochemische Färbungen in ihren Häutchenpräparaten nachgewiesen. Auf unseren Sagittalschnitten 1966 [65] fällt hie und da eine solche Zelle im Sphincter ani internus auf, wie man das auf unseren Bildern sehen kann (▪ Abb. 1-15). Mebis et al. betonen ausdrücklich den auch von uns festgestellten klaren Unterschied der histologischen Ausstattung des Sphincter ani internus und der des Rektums.

Beim Megakolon fehlen alle, auch die im Sphincter ani internus von Mebis et al. nachgewiesenen Ganglienzellen, ebenso wie in einem mehr oder weniger großen Rektum-

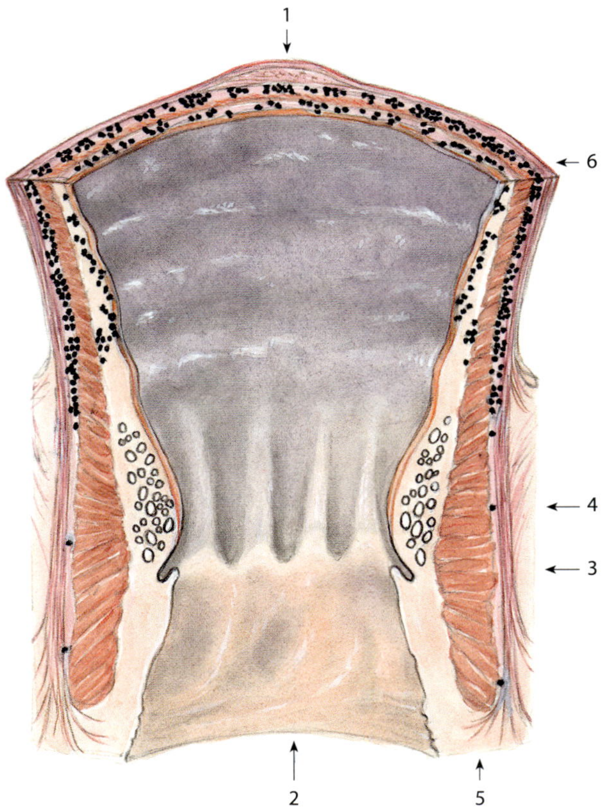

▪ Abb. 1-15. Schema des dichten Plexus myentericus (Auerbach-Plexus) mit den großen Ganglienzellen im Rektum *(1)* in allen sagittalen Schnittebenen. Im Analkanal *(2)*, im Sphincter internus *(3)* sind dagegen in einem weitmaschigen neuronalen Netzwerk kleine runde Ganglienzellen auf wenigen Sagittalschnitten sichtbar *(4)*. In Höhe der Linea pectinea das Corpus cavernosum recti *(3)*. Der Sphincter internus erscheint »Auerbach-Zell-frei«. (Nach [62])

abschnitt zwischen den Muskelfasern dieser Darmabschnitte. Die Anwesenheit dieser kleinen Ganglienzellen könnte mit der Öffnungsfähigkeit eines normalen Sphincter ani internus zusammenhängen, denn in ihnen kann man NO (Stickoxid) nachweisen.

Dieser so wichtige innere Schließmuskel ist wie immer bei hochkomplizierten regenerationsunfähigen Organsystemen sehr reichlich angelegt. Er kann einen Großteil seiner Masse einbüßen, aber ein Rest muss unversehrt erhalten bleiben; denn nur dann kann der ermüdungslose Dauerabschluss, der die Grundlage der Kontinenz ist, erhalten werden.

Der Sphincter ani internus ist in seltenen Fällen so lang, dass er den Externusring um Millimeter kegelförmig überragt. Die Linea anocutanea ist die Umschlagsfalte. Sein Unterrand ist in jedem Fall mit ungestörter Kontinenz als knorpelharter Wulst sehr gut unter der Haut zu tasten. In Narkose, wenn der Sphincter ani externus erschlafft, ist dieser Sphincter ani internus immer noch derb kontrahiert auszumachen, und bei schräger Beleuchtung kann man ihn manchmal als Ringwulst sehen. Das ist die Folge der natürlichen Spontanaktivität [87].

Abb. 1-16a, b. Engmaschiges neurales Netzwerk (**a**) mit großen irregulären Ganglienzellen (Auerbach-Zellen) in allen Schichten an der Muskulatur des Rektums (Hautpräparat). Weitmaschiges neurales Netzwerk (**b**) mit kleinen runden Ganglienzellen in einigen Zwischenmuskelschichten. Nur in einem flachen En-face-Hautpräparat nachweisbar. (Nach [42])

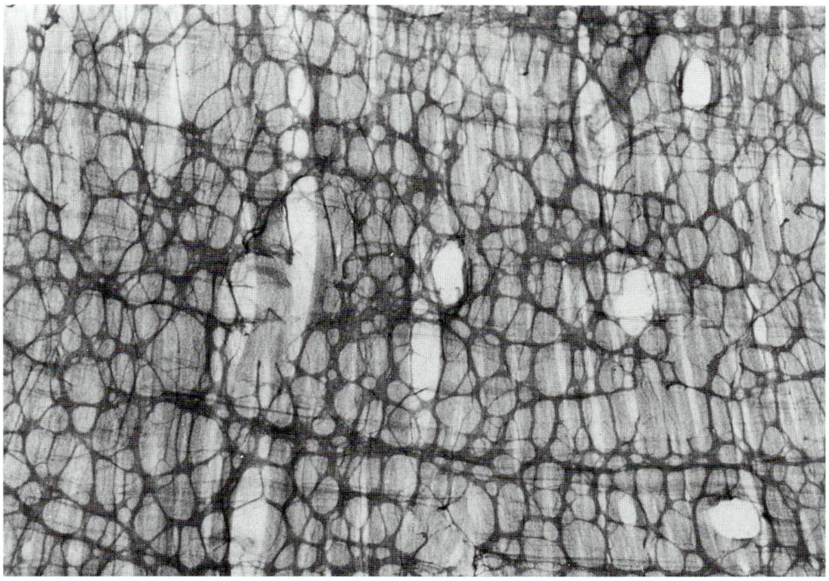

a

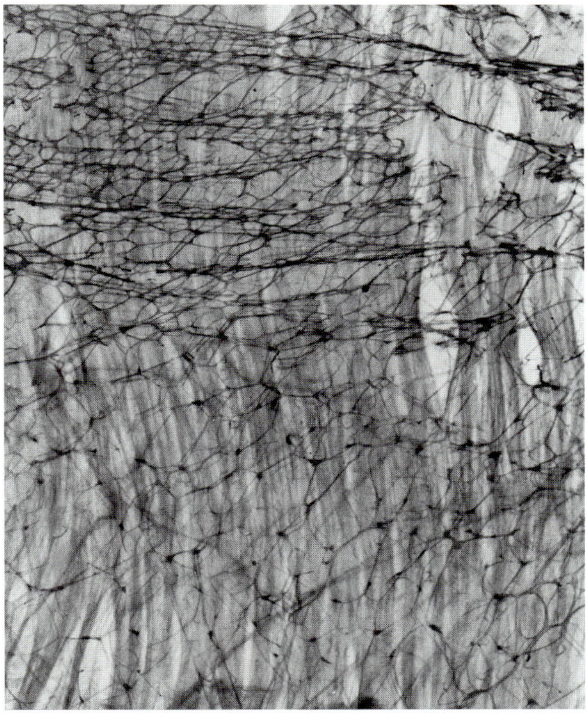

b

Die Längsmuskulatur des Rektums setzt sich zwischen dem Sphincter ani internus und externus als fortlaufendes, bis zur perianalen Haut hin auseinanderstrebendes Bündel fort. Von diesen die beiden Sphinkteren scheidenden Längsfasern zweigen im Bereich der Linea anorectalis Bündel ab, durchziehen den Sphincter ani internus und externus, und diese Längsfasern divergieren am Unterrand des Sphincter ani externus weiter und unterteilen diesen untersten Abschnitt des äußeren Schließmuskels, die Pars cutanea, in ca. 10 einzelne Teile, dann verankern sich diese Bündel mit der Kutis der perianalen Haut (Abb. 1-14).

Seitliche Faserstränge gehen horizontal zwischen dem Sphincter ani externus subcutaneus und superficialis ab, sie unterteilen als besondere Faszie die Ischiorektalgrube in ein ischiorektales und perianales Spatium. Dies hat für die Abszess- und Fistelvarianten eine prägende Bedeutung. Diese Faszie heißt Septum transversale (► s. unten).

Die aus der Längsmusulatur des Rektums kommenden Fasern heißen im Sphinkterorgan auch M. corrugator ani, weil sie die Analhaut runzeln. Sie haben aber wohl nur eine passive Funktion. Beim Fetus sind dort noch glatte Muskelfasern nachweisbar. Durch die Aktion der externen Sphinkteren ziehen diese Korrugatorfasern die Haut tamponierend in den äußeren Analkanal hinein. Die den Sphincter ani internus durchdringenden absplitternden Längsfasern kondensieren an der inneren Oberfläche des M. Sphincter ani internus. Diese ihm aufliegenden Längsmuskelfasern heißen auch M. submucosus ani. Er ist von der dort ausgebildeten Muscularis mucosae des Rektums und der mit Übergangsepithel bedeckten Analkanalhaut deutlich unterschieden.

Wir nennen deshalb diesen Abschnitt besser den M. canalis ani, denn der Analkanal hat keine Schleimhaut. Hansen (1976) hat sich besonders mit dieser Struktur auseinandergesetzt. Sie spielt bei der Entwicklung der Hämorrhoiden eine ganz besondere Rolle (Abb. 1-14) [27, 73, 76].

Die Kontinenz ist nur zu bewahren, wenn wir mit dem Sphincter externus und dem Beckenbodenkomplex auch einen innervierten Sphincter ani internus und den mit ihm funktionell eng verbundenen rektalen Schwellkörper in situ wenigstens teilweise unversehrt erhalten.

Beide analen Sphinktersysteme, also der Sphincter ani internus, der Sphincter ani externus und der Beckenbodenkomplex, bekommen über einen somatisch-vegetativen Nervenplexus ihre Impulse getrennt von je einem Ganglienzellsystem im Rückenmark, dem Onuf-Kern oder dem Kern X (Abb. 1-17).

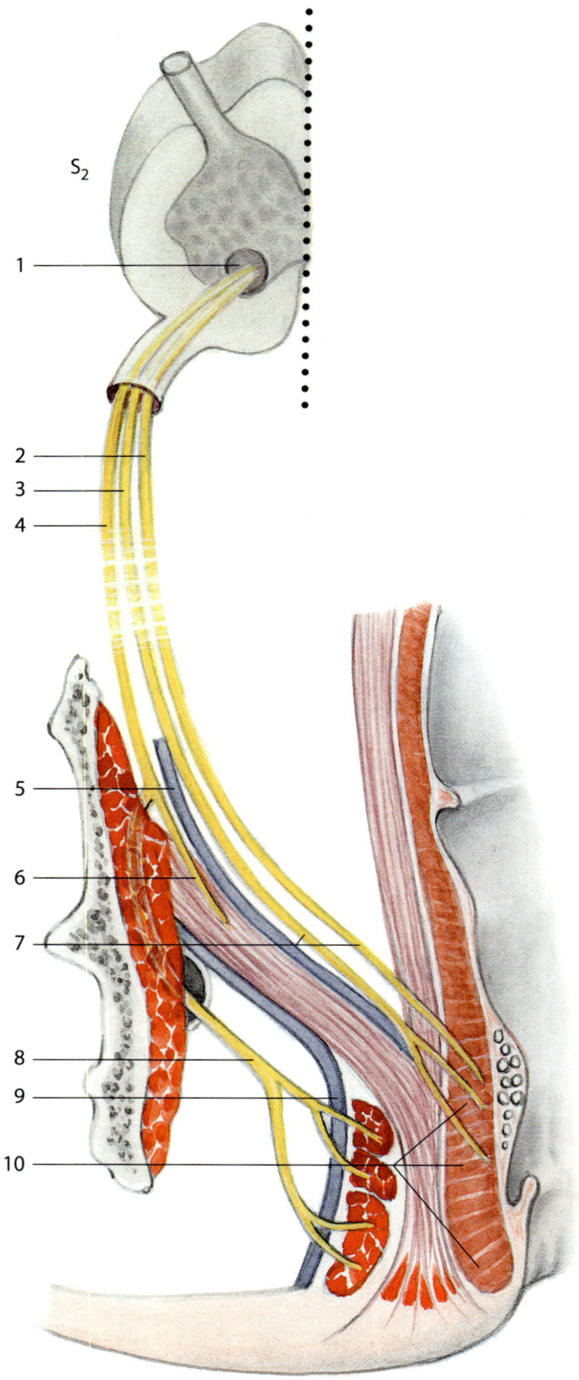

◄ **Abb. 1-17.** Die Nervenversorgung des Kontinenzorgans vom Onuf-Kern bzw. seinen motorischen (und sensorischen?) Ganglienzellen ziehen Nerven zum somatischen Spincter externus und zum Beckenboden. Diese Nerven liegen unter der Fascia diaphragmatis pelvis superior (Nn. levatori) oder außerhalb der Fascia diaphragmatis pelvis inferior (N. pudendalis). Der N. pudendalis ist im Alcock-Kanal eingescheidet. Zum viszeralen Sphinkter (internus) ziehen die Nn. rectales inferiores. Sie liegen auf der Fascia diaphragmatis pelvis superior. Sie kommen auch aus dem Onuf-Kern. Der parasympathische Plexus pelvicus liegt der inneren Beckenfaszie direkt an, der sympathische Plexus hypogastricus ist dem Plexus pelvicus »aufgebügelt« und vernetzt sich mit ihm. Bis zum seitlichen Umschlag der Grenzlamelle gegen die Fascia diaphragmatis pelvis superior wird das Nervensystem des Ganglion pelvinum auch von der dorsalen Grenzlamelle bedeckt, bis es in die Nerven-Gefäß-Leitplatte (den perirektalten Fettkörper) einmündet (*1* Onuf-Kern, *2* Plexus hypogastricus, *3* Plexus pelvicus, *4* Plexus pudendalis, *5* Fascia diaphragmatis pelvis superior, *6* N. levatorius, *7* Nn. rectales inferiores, *8* N. pudendalis, *9* Fascia diaphragmatis pelvis inferior, *10* Sphincter ani internus)

Es gibt in der Peripherie zwischen diesen beiden Schließmuskeln keine nervöse Verbindung. Wir wissen aus der Praxis, dass eine Teilexzision des Sphincter ani internus von oben her ihn total gelähmt hinterlässt [48, 56, 76, 84].

Der Onuf-Kern liegt neben den großen motorischen Ganglienzellen im Vorderhorn des Rückenmarks und ist durch kleinere Zellkörper gekennzeichnet. Schon makroskopisch kann man ihn erkennen (Abb. 1-18).

Dieser Onuf-Kern liegt beim Menschen zwischen den Rückenmarksegmenten S2 und S3 und hat die Form einer Säule. Bei den Tieren kann er sich etwas nach oben verschieben (McKenna u. Nadelhaft [40]). Seine Ganglienzellen führen ein Eigenleben. So kann das Poliomyelitisvirus an diesen Zellen nicht andocken [31]. Poliomyelitisgelähmte sind deshalb in der Regel kontinent. Das Gleiche gilt für Kranke mit einer amyotrophen Lateralsklerose [84]. Inkontinent sind aber Kranke mit einem Shy-Drager-Syndrom [32, 51]. Das Shy-Drager-Syndrom betrifft auch diese Kernsysteme.

Wir haben schon 1965 nach Untersuchungen an Querschnittsgelähmten auf die große Bedeutung des Sphincter ani internus für die Kontinenz hingewiesen [62]. Uns war damals aufgefallen, dass Paraplegiker einen so derb verschlossenen After haben, dass sie das Rektum periodisch z. B. mit Suppositorien entleeren müssen, wo man doch eine Lähmung aller Muskeln erwartet hatte. Paraplegiker haben auch Hämorrhoiden [73]. Inkontinente Patienten haben aber einen impotenten rektalen Schwellkörper und können als Gelähmte nie Hämorrhoiden entwickeln. Die besondere Ganglienzellausstattung des inneren Schließmuskels lässt vermuten, dass er in seinem Synzytium einen myogenen Schrittmacher hat [53].

Morphologisch unterscheiden sich solche Schrittmacherzellen nicht von anderen glatten Muskelzellen, aber elektrophysiologisch [54]. Diese Besonderheiten gestatten dem inneren Schließmuskel, ohne großen Energieaufwand seine Kontraktion ununterbrochen aufrecht zu erhalten. Diese Eigentümlichkeit begründet die Afterabschlusskraft überhaupt. Rund 80% der Kontinenzleistung bei leerem und sich anfüllendem Rektum werden von seiner glatten Muskulatur geleistet. Er kann nur erschlaffen, wenn NOS (Stickoxidsynthaseneurone) wirksam werden. Diese wurden in den von Mebis entdeckten Ganglienzellen nachgewiesen. Sind diese Ganglienzellen nicht angelegt, gibt es ein Megakolon [30, 43, 47].

Der Begriff Megakolon ist eine falsche Bezeichnung. Seine pathogenetische Ursache ist eigentlich das »Miktro-

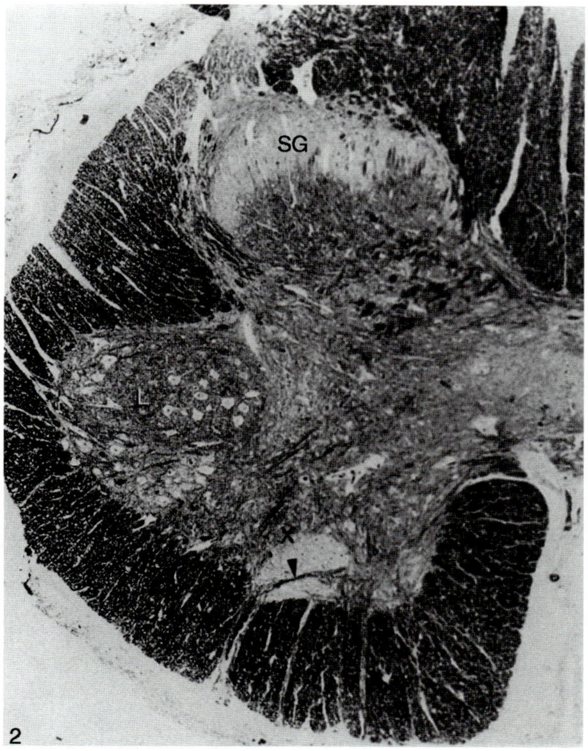

Abb. 1-18. Querschnitt durch ein Rückenmark des Menschen bei S2. Der Onuf-Kern *(x)* liegt als helle Zone im Vorderhorn. Ein Bündel myelinhaltiger Nervenfasern durchzieht ihn *(Pfeil)*. Die seitlich im Vorderhorn gelegenen großen motorischen Ganglienzellen *(L)* unterscheiden sich von den viel kleineren Ganglienzellen des Onuf-Kerns (*SG* substantia gelatinosa; Mahon 7 µ × 40). (Nach [56])

rektokolon«, dort setzt auch die Therapie an. Beim Chagas-Megakolon dagegen liegt die Ursache im Megakolon selbst (Ganglienzellverlust in der Darmwand durch einen Parasiten [76]).

Est wenn die Darmfüllung in der Masse zunimmt, lässt die Kontraktionskraft des inneren Sphinkters nach, bis der Darminhalt den sehr sensiblen Analkanal erreicht hat. Dann erst kontrahiert sich reflektorisch der Beckenboden mit den äußeren Sphinkteren und hält willkürlich gesteuert den Darminhalt zurück oder entleert ihn [25]. Schweiger (1979) [58] hat nachgewiesen, dass beim curarisierten Patienten auf den Sphincter ani internus immer noch 75% der Abschlusskraft kommen. Dieser innere Schließmuskel hat offenbar keine Verbindung zum Großhirn, im Gegensatz zum äußeren Schließmuskelkomplex des somatischen Menschen.

Die Nervenversorgung des inneren Schließmuskels läuft über sympathische und parasympathische Fasern über das Ganglion pelvinum. Dieses Fasergewirr liegt mit dem flachen Ganglion auf der Fascia diaphragmatis pelvis superior wie angebügelt (Abb. 1-17) [25].

Alle gut zu präparierenden somatischen Nerven (N. pudendus und Nn. levatori) liegen dagegegen direkt am muskulären Beckenboden oder unter ihm, aber letztlich immer zwischen den Fasciae pelvis diaphragmaticae. Sie sind ebenso ungeschützt auf diesen dünnen Muskellagen wie die eben genannten vegetativen Nerven. Diese beiden Nervensysteme liegen also knapp übereinander, nur durch eine Faszienlage getrennt (Abb. 1-17).

Goetze hat 1951 [21] auf die eigentümliche Innervation des Sphincter ani internus hingewiesen. Wir kamen damals in Erlangen zu der Überzeugung, dass wir diese Nerven anatomisch nicht vollständig darstellen können. Wie Yamamoto et al. 1987 [84] nachgewiesen haben, wird auch der Sphincter ani internus vom Onuf-Kern gesteuert. Nach Ottaviani (1938) [48] gibt es beim Versuchstier keine gemeinsamen Nervenverbindungen zwischen den beiden Schließmuskeln.

Die beim Präparieren nachweisbaren Verbindungen zwischen dem Externus- und Internusmervensystem im Verlauf sind am Erfolgsorgan selbst (offenbar) nicht nachweisbar. Gäbe es diese Nervenkabel zwischen den Muskelgeweben des inneren und äußeren Schließmuskels, wäre der innere Schließmuskel nicht so ohne Weiteres denervierbar, er wird aber denerviert, wie die Ergebnisse von Bacons Rektumexstirpationstechnik 1945 [4] letztendlich doch erwiesen haben. Intersphinktere Rektumresektionen führen zur teilweisen Inkontinenz [7, 22, 76, 77]. Auf dem Sphincter ani internus ist das Corpus cavernosum recti angebracht [27, 28]. Seine Abflüsse durch die glatte Sphinktermuskulatur versperren die Sphinkterdauerkontraktion. So kommt es zur Erektion des Schwellkörpers, der mit den zusammengezogenen Sphinkteren den Abschluss völlig abdichtend vollendet (Abb. 1-22) [76].

Ein wichtiger Regulator aller Sphinkteren ist das Rektum selbst. Vielleicht auch der muskuläre Beckenboden, der sich, wie wir an MR-Bildern zeigen können, in vivo dem ganzen unteren Viertel dem Rektum trichterförmig anschmiegt [70, 75]. Hier gibt es weder Fett noch Lymphknoten. Oft wird das falsch gezeichnet. Das »Mesorektum« reicht eben nicht bis zur Fusionsstelle Rektum-Beckenboden hinunter (Abb. 1-30, 1-44) [33].

Wie wichtig der innere Schließmuskel für die Kontinenz z. B. von Ileumtaschen [24, 39] nach einer Proktokolektomie ist, haben Untersuchungen von Holdsworth et al. [29] erwiesen. Sie haben das Elektromyogramm Gesunder mit dem Operierter verglichen, bei denen am unberührten, sehr kurzen Rektumsstumpf die Ileumtasche mit einem Ringstapler oder mit der Hand anastomosiert worden ist. In beiden Fällen war die Internusaktivität – also der Grundtonus – unverändert geblieben.

Von den Operierten mit einer »Mukosektomie« – das ist tatsächlich die Entfernung der Analkanalhaut, denn der Analkanal hat ja keine Schleimhaut (mit Ausnahme im oberen Viertel) – aber fehlte in 62% dieser basale Sphincter-ani-internus-Druck. Leider vergessen die Untersucher, dass alle diese Operierten auch keinen Schwellkörper mehr zur Verfügung hatten und dass der im oberen Drittel nur 2 mm dünne Sphincter ani internus [60] mit seiner dort einstrahlenden Nervenversorgung bei dieser Mukosektomie

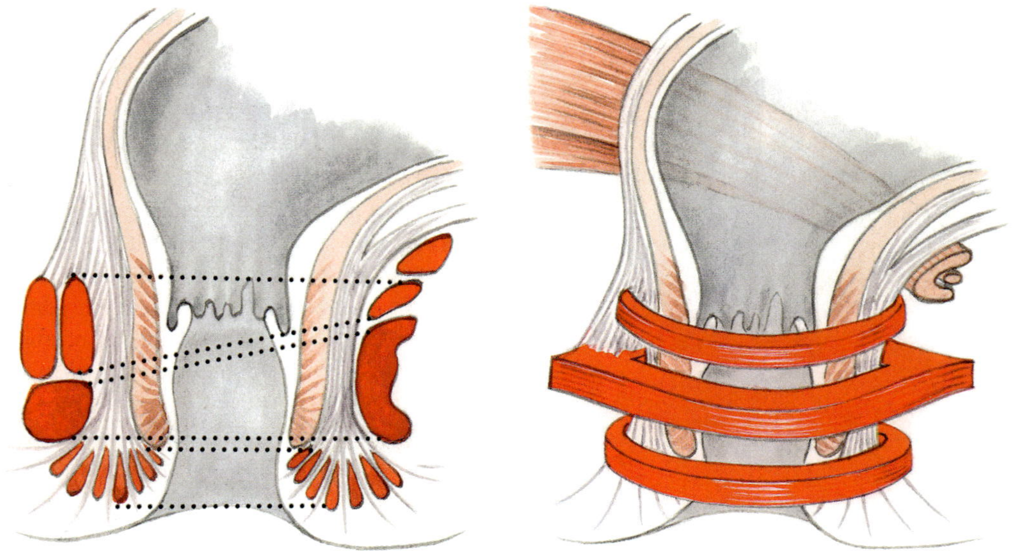

a

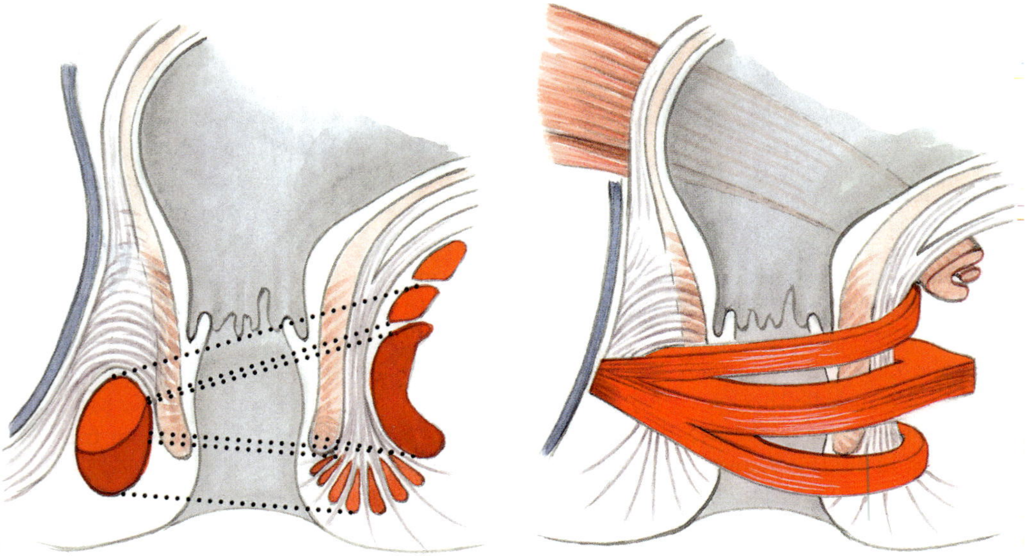

b

Abb. 1-19a, b. Schema des Sphincter ani externus bei der Frau (**a**). Perineal ist der Muskelring nur halb so hoch wie kokzygeal. Der Sphincter ani internus der Frau ist perineal mächtiger als kokzygeal und überlappt den Externus. **b** Schema des Sphincter ani externus beim Mann. Der Sphincter ani externus subcutaneus ist ringförmig und perineal und kokzygeal gleich hoch. Der Sphincter ani externus superficialis ist kokzygeal mächtiger als perineal. Der Sphincter ani externus profundus ist perineal viel mächtiger als kokzygeal. Insgesamt bildet der äußere Analsphinkter beim Mann perineal wie kokzygeal einen gleich hohen Muskerzylinder. (Nach [76])

zerstört werden kann. Aus der im dortigen Schrifttum angegebenen Technik ist das auch ohne Weiteres so zu erklären [24].

Die kürzlich von Neuhuber et al. [45] beim Tier entdeckten rektospinalen, also afferenten Neurone sind im distalen kloakogenen Rektum besonders dicht angelegt. Wir wissen, dass wenige cm unberührter Rektumwand bei sehr tiefen Anastomosen die Kontinenz sehr verbessern können.

Da der Sphincter ani internus für Untersuchungen und für den operierenden Arzt nur umständlich zugänglich ist, wird seine Bedeutung weit unterschätzt. Nicht nur, dass Hinweise in der praktischen Chirurgie fehlen. Wir können heute immer wieder lesen, dass seine Teilresektion von oben keine Kontinenzeinbuße zur Folge hätte. Das stimmt nicht, mag aber für die Praxis genügen. Es ist eine Illusion, ihn durch irgendwelche peripheren Manipulationen ersetzen zu wollen. Die Leistung der Sphinkteren ist im ZNS verankert [22, 74, 76, 77].

1.3.3 M. sphincter ani externus

Er besteht aus drei morphologisch unterscheidbaren Teilen (Abb. 1-19). Der äußerste Sphinkter ist eigentlich ein Hautmuskel, wie das Platysma. Er ist ca. 15 mm breit und manchmal an beiden Rändern wie ein flach elastischer runder Ring unter der Haut zu tasten. Er ist nie so derb wie der innen liegende Sphincter ani internus kontrahiert. Der tastende Finger fühlt zwischen beiden Ringen eine deutliche Vertiefung. Dieser Sphincter ani externus subcutaneus wird von Bindegewebsfasern durchsetzt, die letztlich aus der Rektumlängsmuskulatur kommen und mit dem M. pubococcygicus bzw. puboanalis zusammenhängen (◘ Abb. 1-14). Diese Septierung des Sphinkters lässt ihn mit der Levatorinnervation die Analkanalhaut falten und in den After tamponierend hineindrücken, das ist letztlich die Folge der normalen Spontanaktivität dieses ganzen Muskelsystems [87]. Perineal und kokzygeal verflachen diese externen Muskelfasern in der Haut.

Perinale Fasern können bis zum Skrotum verfolgt werden. Sie stellen einen verkümmerten M. retractor scroti dar. Bei der Frau entsprechen diese Faserzüge einem M. constrictor vulvae. Beim Hund ist dieser Muskel noch besonders stark entwickelt [10, 76].

Oberhalb dieses Sphincter ani externus subcutaneus liegt der starke Sphincter ani externus superficialis. Dieser Muskelzylinder ist im Gegensatz zum Sphincter ani externus subcutaneus seitlich flach gedrückt. Er geht dorsal in den kokzygealen Faszienkörper über und verankert sich vorn im Centrum tendineum perinei bei beiden Geschlechtern.

Auch seine Muskelfasern haben Beziehungen zur äußeren Haut und zur dorsalen Steißbeinfaszie, aber auch zu den Tubera ossis ischii, zu den Penisaponeurosen und zum Diaphragma urogenitale. Seine Variantenfreudigkeit ist aus der Entwicklungsgeschichte zu erklären, denn er entspricht dem M. sphincter cloacae, der die Ausgänge aller Hohlsysteme am Beckenausgang umkreist [10, 76].

Vom Sphincter ani externus superficialis kann oberhalb ein Sphincter ani externus profundus abgetrennt werden. Er ist durch einen Faserzug aus der Mastdarmlängsmuskulatur geschieden. Dieser tiefe Abschließerteil, das oberste Stockwerk des ganzen externen Sphinkterringes, ist wiederum rund. Aber auch hier kreuzen kokzygeale und perineale Fasern mit der Umgebung. Besonders innige Verbindungen bestehen mit dem M. puborectalis, einem Levatoranteil. Dieser ist, wie erwähnt, von der anderen puboanalen Muskulatur, dem am Rektum verwebten M. pubococcygeus, durch einen lockeren Spaltraum deutlich abhebbar [30, 59, 76].

Der Abstand Anus-Steißbeinspitze beträgt normalerweisie ca. 4 cm. Die Länge des kokzygealen und perinealen Faszienkörpers variiert aber. So rückt bei Missbildungen der After immer mehr perinaelwärts. Angedeutet gehört diese Dystopie aber noch zur Norm.

Zwischen der Raphe des M. levator zum Steißbein und der anokokzygealen Raphe ist in dem Faszienkörper eine große runde Lücke nachzuweisen. Sie verbindet die rechte und linke Ischiorektalgrube. Sie kann je nach der Mächtigkeit der Nates, z. B. bei sehr dicken Menschen, über 10 cm von der äußeren Haut hoch und weit entfernt liegen (◘ Abb. 1-20).

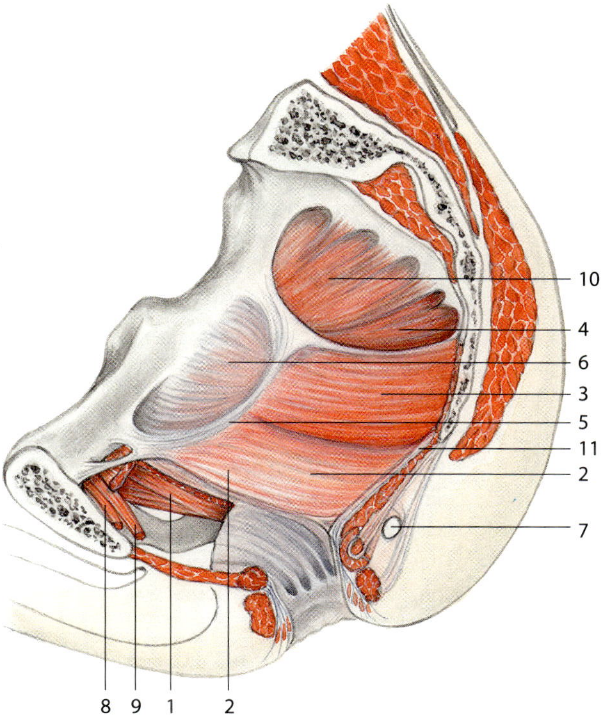

◘ **Abb. 1-20.** M. levator ani [halbschematisch; s. Text, *1* M. puborectalis, *2* M. pubococcygeus (vorderer Teil »M. puboanalis«), *3* M. iliococcygeus, *4* M. coccygeus, *5* Linea alba, aponeurotische Schlinge, Levatorursprung, *6* Faszie des M. levator auf der Fascia obturatoria liegend, *7* Lücke zwischen rechter und linker Ischiorektalgrube, *8* M. pubourethralis, *9* M. puboperineus, *10* M. piriformis, *11* M. rectococcygeus]. Der M. pubococcygeus geht mit seinem medialen Anteil direkt in die Längsmuskulatur des Rektums über und endet (indirekt) an der äußeren Haut. Sphincter ani externus profundus (◘ Abb. 1-14) nicht besonders gezeichnet. Er vermischt sich hier mit dem M. puborectalis (aus dem M. pubococcygeus ist dort, wo er vorn den M. puborectalis verdeckt, ein Stück herausgeschnitten; man sieht in den – hier leeren – Schwalbe-Raum)

Diese auch nach Courtny benannte Lücke ist regelmäßig zu finden und ein wichtiger Ausbreitungsweg schwerer Infekte zwischen den beiden Ischiorektalgruben [10] (◘ Abb. 1-20). Diese ganze externe Sphinkteranlage mit ihren so variablen Ausläufern verweist auf die gemeinsame Anlage mit der Perinealmuskulatur.

Von großer Bedeutung sind die Unterschiede in der deskriptiven Anatomie der äußeren Sphinkteren bei Mann und Frau [46]. Beide Geschlechter haben kokzygeal einen gleich hohen, 3-stöckigen Externusphinkterzylinder, perineal aber nicht. Beim Mann ist die Anordnung der 3 externen Sphinkteren perineal ebenso deutlich septiert wie kokzygeal, wenn auch etwas kürzer. Der Sphincter ani externus profundus zeigt perineal beim Mann eine Längsseptierung. Bei der Frau sind perineal alle 3 externen Sphinktersegmente kurz und schwer oder gar nicht zu trennen. Sie sind zu einem Strang verschmolzen. Nur mikroskopisch können die 3 Anteile noch auseinandergehalten werden (◘ Abb. 1-19).

Der Muskelzylinder des Externussystems beträgt perineal bei der Frau nur etwa ⅓ der dorsalen Anlage. Der

Sphincter ani internus ist bei der Frau perineal stärker ausgeprägt als beim Mann und überlappt diesen kürzeren externen Sphinkterstrang vaginalwärts erheblich. Von den tiefen externen Sphinkteren überkreuzen sich Fasern und ziehen zur Vagina. Hier ist wie sonst über sehr weite Strecken der Anteil des viszeralen und des somatischen Menschen nicht mehr auszumachen. Im Bereich der Sphinkteren ist bei der Frau perineal eine in Schichten existente Separierung aufgehoben (◘ Abb. 1-19).

Diese Feststellung des sehr viel zarteren Sphinkters bei der Frau hat für die Therapie perinealer Abszesse und Fisteln eine große Bedeutung.

Den Komplex des Sphincter ani externus, der dem Willen unterworfen ist, kennzeichnet auch die schon öfters erwähnte natürliche Spontanaktivität [87] aller Analsphinkteren, der Wille kann sie nur verstärken, aber nicht aufheben. Auf der unterschiedlichen Mächtigkeit der Sphinkteren bei Mann und Frau beruht die geringere (physiologische) Abschlusskraft beim weiblichen Geschlecht.

1.3.4 M. puborectalis und die übrigen Levatormuskeln

Der M. puborectalis (auch Sphincter recti genannt) ist ein Teil des M. levator, des Diaphragma pelvis rectale also. Seine Anatomie und Funktion ist nur zu verstehen, wenn man den Beckenboden als eine Einheit betrachtet (◘ Abb. 1-20). Diese Muskeln sind beim Mann auch stärker als bei der Frau.

Das Diaphragma pelvis proprium anorektale besteht, von kokzygeal nach perineal aufgezählt, aus folgenden Muskeln [59]:

- M. coccygeus (oder ischiococcygeus) [30],
- M. iliococcygeus,
- M. pubococcygeus,
- M. puborectalis.

Diese Muskeln sind bilateral angelegt, wie das typisch für die Aktionselemente beim »somatischen Menschen« ist (◘ Abb. 1-20). Vorn begrenzen sie den Hiatus urogenitalis, und dorsal finden sie sich in einer aponeurotischen Raphe, mit Ausnahme des M. puborectalis, der als kontinuierliche Muskelschlinge das Rektum gegen den Analkanal nach vorne zieht und nach hinten abknickt. Als Kontinenzfaktor wurde er früher überschätzt. Viele Tiere haben keinen Beckenboden. Sie sind nur über ihre Sphinkteren kontinent [76].

Alle diese Levatormuskeln sind bedeutenden morphologischen Unterschieden unterworfen. Holl (1897) [30] und Kollmann (1894) [34] sehen, wie alle kompetenten Autoren, diese starke Variabilität in der Abstammungsgeschichte begründet. Diesen Muskeln ist ein Faszienskelett wie der ganzen Bauchhöhle eigen. Alle diese Muskelgruppen sind rudimentäre Schwanzmuskeln. Unser Beckenboden ist phylogenetisch ein junges Substrat, das erst dem aufrecht gehenden Menschen eigen ist (◘ Abb. 1-21) [66].

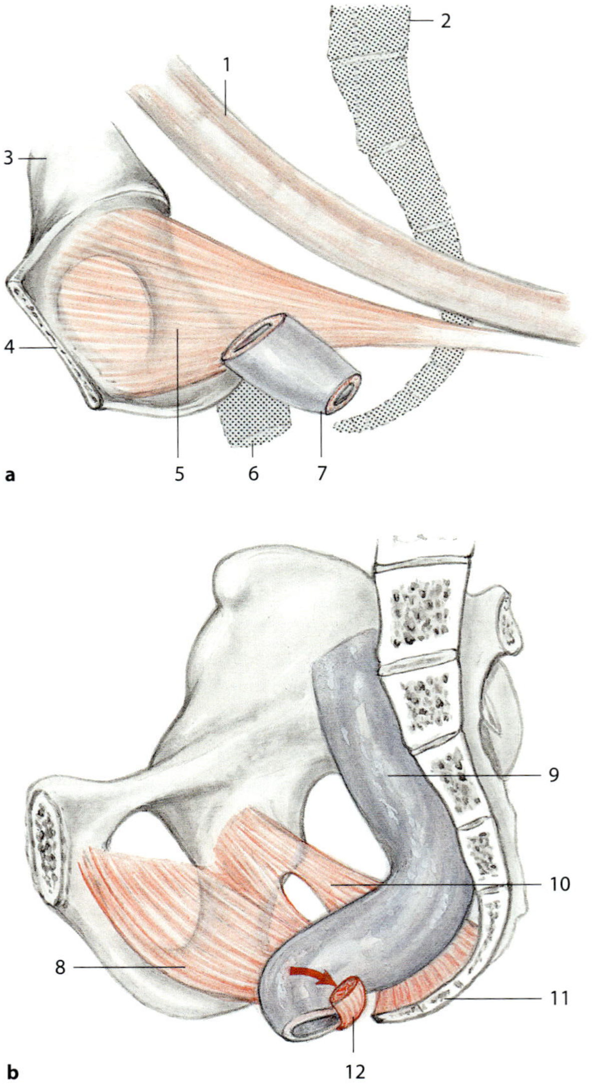

◘ **Abb. 1-21a, b.** Umstellung des Afters beim Menschen (Entwicklung seines M. levator aus der Schwanzmuskulatur). **a** Kater [*1* Wirbelsäule, *2* Wirbeläule des Menschen, *(gepunktet)*, *3* knöchernes Becken, *4* Symphyse, *5* M. iliopuboischiocaudalis (Schwanzmuskulatur), *6* After des Menschen *(gepunktet)*, *7* After]. **b** Mensch (Abb. 1-20) [*8* M. pubococcygeus, *9* Rektum, *10* M. iliococcygeus, *11* Os coccygis, *12* M. puborectalis; *(8, 10, 12* M. levator)]. (Nach [13])

Der M. puborectalis entspringt als Levatorteil am Os pubis der Symphyse am nächsten, er legt sich sozusagen von oben ins Becken gesehen als äußerste oder unterste Muskellage schlingenförmig um den obersten Abschnitt des Analkanals herum im Niveau der Linea anorectalis. Kokzygeal und seitlich fusioniert er mit dem Sphincter ani externus profundus. Er entspringt genauer gesagt an dem Arcus genannten Teil der Obturatorfaszie, die vorn eine Lamelle abgibt. Diese teilt den Muskel in eine untere und eine obere Lage. Die untere und die oberer Lage (beckenäußere und beckeninnere) werden beide vom Ansatz des M. pubococcygeus (von oben ins Becken gesehen) zugedeckt. Die untere Lage bildet um den Analkanal herumziehend eine kontinuierliche Muskelschlinge, die obere aber scheidet beim Herumziehen die untere so ein, dass die obere die äußere und die untere die innere Schicht bildet. Die eine hält die andere wie eine Schale den Kern. Die entscheidende obere äußere Lage fusioniert mit dem Steißbein deutlich, die untere, innere nicht. Der M. puborectalis geht dorsal und seitlich, also mit seiner größten Masse, keine Verbindung zum Rektum ein. Er ist stumpf ablösbar (◘ Abb. 1-20).

Der am Rektum dem M. puborectalis innen und oben anliegende und ihn, von oben gesehen, verdeckende Muskel ist der M. pubococcygeus. Er ist sehr variabel. Er entspringt in einer langen Linie von der Levatorfaszie, die die Faszie des M. obturator internus im oberen Zehntel bedeckt. Indirekt kommt er damit vom Beckenknochen, der Linea innominata, her. Sein Ursprung an der Levatorfaszie ist aponeurotisch kondensiert (◘ Abb. 1-20).

Vom Beckeninneren gesehen entdeckt man einen medialen und einen lateralen Abschnitt. Der mediale Teil zieht vom Os pubis kommend zur Seiten- und Hinterfläche des Rektums hin. Er verbindet sich dort mit der Rektumslängsmuskulatur. Ein Teil zieht weiter zum Kreuzbein und verbindet sich über eine Raphe hinter dem Mastdarm mit der Gegenseite des gleichen Muskels. Der laterale Teil kommt ganz von der seitlichen aponeurotischen Verdichtung her und verläuft kreuzbeinwärts, um teilweise direkt zum Periost vorzustoßen. Am Rektum verbindet sich der mediale Muskelteil mit einem elastischen Fasernetzwerk dort außen, wo der Sphincter ani externus innen beginnt und wo das Rektum durch den M. puborectalis nach hinten abgeknickt wird. Diese Mastdarmverbindung kann man nur mit dem Messer lösen.

Bei den tiefen Anastomosen nach einer knappen Kontinenzresektion spielt diese Region eine große Rolle. Den M. puborectalis und den medialen oder vorderen Teil des M. pubococcygeus nennt man auch puboviszeralen Teil des Levators oder den M. puboanalis.

Zum puboviszeralen Teil zählen noch andere Muskelzüge, die auch vom absteigenden Schambeinast herkommen. Es sind dies die Mm. pubourethrales, puboperinei und pubovaginales bei der Frau. Von der puboviszeralen Muskelgruppe geht nur der puboanale Abschnitt zum Rektum (◘ Abb. 1-20).

Die posterolaterale Levatormuskelgruppe, bestehend aus dem lateralen Teil des M. pubococcygeus und den anderen Levatorteilen, bildet das eigentliche Diaphragma pelvis [76].

Zu den anderen Teilen des M. levator gehören: Der M. iliococcygeus (◘ Abb. 1-20, 1-21). Er entspringt aponeurotisch von dem lateralen Drittel der Linea innominata des Beckens über der Obturatorfaszie und der Zona ossis ischii. Er zieht teils direkt zum Steißbein und setzt sich dort sehnig fort, wie er sich auch mit der Gegenseite in einer medialen sehnigen Raphe trifft. Er hat auch beim Menschen viel von einem Schwanzmuskel an sich. Von der Beckeninnenseite her gesehen wird der M. iliococcygeus medial immer teilweise, bisweilen fast ganz vom M. pubococcygeus zugedeckt. Dieser Muskel hat keine Verbindung zum Rektum bzw. zum Kontinenzorgan. Der M. iliococcygeus steckt sozusagen zwischen dem M. puborectalis und dem M. pubococcygeus.

Der M. coccygeus (◘ Abb. 1-20, 1-21; M. ischiococcygeus [30]) kommt von der Spina ischiadica, manchmal von der Inzisur des Foramen majus, und setzt an den 3 oberen Steißbeinwirbeln und den unteren 3 Kreuzbeinwirbeln an. Oft ist dieser Muskel an seinen Enden fibrös verwandelt, selten vollständig verbändert. Dieser Muskel wird oft vom M. iliococcygeus zugedeckt. Er wird dann mit ihm verwechselt [30].

Die Beschreibung des Beckenbodens um das Rektum im Bereich des Kontinenzorgans wäre unvollständig, wenn der Begrenzung zu den Urogenitalsystemen keine Beachtung geschenkt würde. So ziehen vor dem Rektum abschweifende Fasern vom M. puborectalis, die sich allerdings an der Rektumvorderwand ebenso wie mit dem oberflächlichen M. transversus perinei profundus verbinden. Der M. transversus perinei profundus ist ein selbstständiger Hauptmuskel des Beckenbodens, er ist das Diaphragma urogenitale selbst (◘ Abb. 1-20).

Funktionell-architektonisch immer noch unklar ist die elastisch-faserige Außenwandverbindung des Rektums mit dem puboanalen Teil des M. pubococcygeus. Die Fusion liegt dort, wo innen im Mastdarmlumen am Beginn des Analkanals der Sphincter ani internus die Ganglienzellen wechselt. Auch der Mensch hat, wie die Tiere, allerdings nicht so ausgeprägt, in dieser Ebene ein sog. Afterschweifband (M. retractor ani et recti) aus glatter Muskulatur ausgebildet. Dieses Band setzt an Rektum und Steißbein an. Von der Muskelplatte der Mm. pubococcygei an der Innenseite des Steißbeins entspringt je ein 0,5 cm breiter Muskel, der fusioniert und am Mastdarm ansetzt, das ist der M. rectococcygeus (◘ Abb. 1-20). An der Rektumwand setzt er mit fibroelastischen Fasern an. Holl [30] nennt diese Muskeln auch die Mm. retractores recti. Er heißt auch Treitz-Muskel. Bei Tieren ist dieses System sehr viel stärker als beim Menschen entwickelt.

In den Atlanten ist der M. levator recti und damit der Beckenboden beim Menschen oft als horizontale Platte gezeichnet, auf der das Rektum vertikal steht. Das trifft nicht zu. Wir wissen heute aus Großschnitten und aus Computertomogrammen, dass das unterste Viertel des Mastdarms eng an den Levatortrichter anschließt, sodass auch hier eine Topographie entwickelt ist, wie wir sie bei den Schwanzmuskeln der Tiere beobachten (◘ Abb. 1-21, 1-44 [33]).

Es laufen von den rektumnahen Levatorteilen Fasern an die externen Sphinkteren durch Vernetzung auch zum glatten Schließmuskel. Sie verlaufen zum perinealen kokzygealen Faszienkörper, an Beckenwand und äußerer Haut, dort meist in der perineokokzygealen Straße, der Raphe

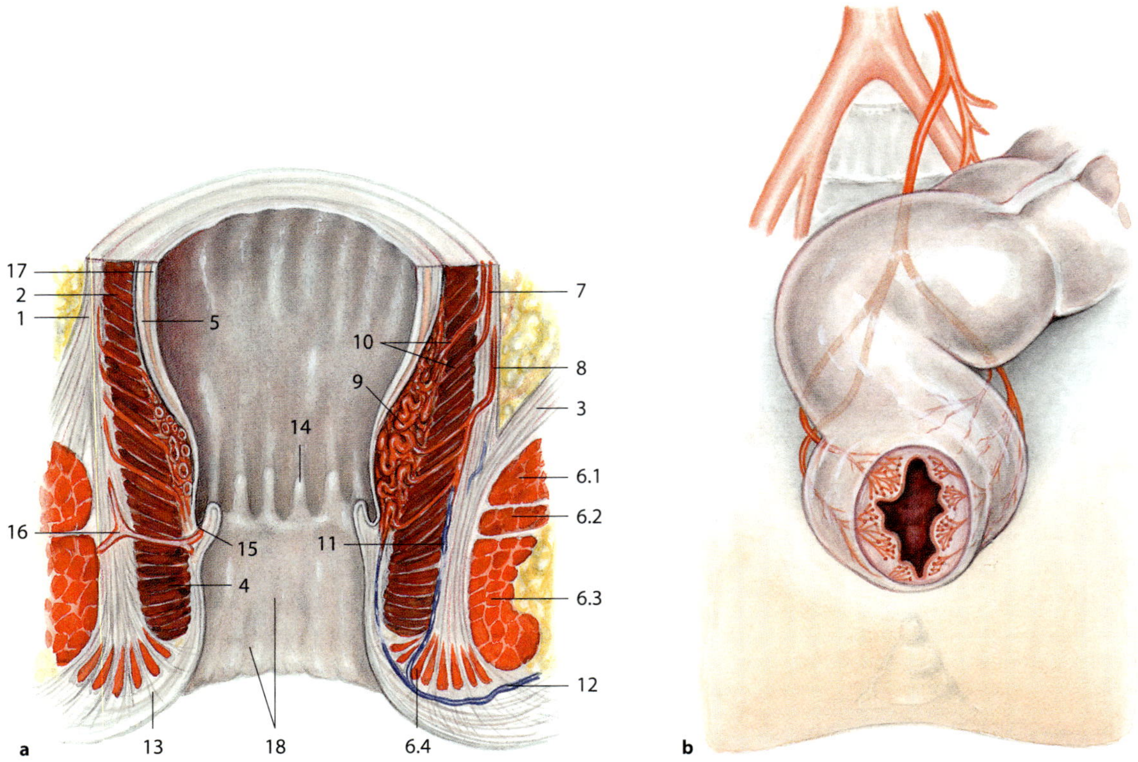

Abb. 1-22. Corpus cavernosum recti. Der Schwellkörper wird durch intermuskulär an ihn herantretende Äste der A. rectalis superior aufgepumpt. Die natürliche Spontanaktivität des M. sphincter ani internus hält die transsphinkterischen Blutabflüsse des Schwellkörpers geschlossen. Damit trägt der erigierte Mastdarmschwellkörper zum Abschluss bei. Sagittalschnitt durch das anorektale Kontinenzorgan eines Mannes. *1* Rektumlängsmuskulatur, *2* Rektumringmuskulatur, 3 M. levator ani, 4 M. Sphincter ani internus, 5 M. canalis ani, *6.1* M. puborectalis, *6.2* M. sphincter ani externus profundus, *6.3* M. sphincter ani externus superficialis, *6.4* M. sphincter ani externus subcutaneus, *7* zu- und abführende Gefäße des Schwellkörpers (intermuskulärer Verlauf), *8* intermuskulär verlaufende Vv. rectales mediae, *9* Schwammwerk des Corpus cavernosum recti, *10* Transsphinktäre Hauptabflussgefäße des Schwellkörpers, *11* intersphinktäre Gefäßnetze, *12* Abfluss zur V. rectalis inferior, vermutlich auch für das ausgeschöpfte, venöse Blut des nutritiven Kreislaufs des Schwellkörpers, *13* Fasern des M. corrugator ani, sich in der perianalen Haut verankernd, *14* Columnae rectales, *15* Analkrypte: unterhalb dieser Zone ist die Analkanalhaut mit der Unterlage verwachsen, *16* Proktodäaldrüse, *17* »auf Vorrat« gefaltete Mastdarmschleimhaut, *18* trockene Analkanalhaut und perianale Haut. (Nach [89])

perinealis [10]. Alle diese Muskeln unterliegen der natürlichen Spontanaktivität [87].

1.3.5 Corpus cavernosum recti

Im Bereich der Linea anorektalis hat der Organismus einen Schwellkörper angelegt, der den Abschluss des Afters vollenden hilft. Bis zu unseren Untersuchungen mit Staubesand [63] wurden diese dünnwandigen Gefäße immer als Venen beschrieben (Abb. 1-22a).

Unsere Beobachtung, dass die hier entstehenden Hämorrhoiden immer arteriell bluten und dass man in solchen Fällen 3 große Arterien bei der digitalen Untersuchung tasten kann, ließen uns eine Rekonstruktion in Angriff nehmen [63]. Beachtet der Untersucher die Bindegewebsarchitektur dieser dünnwandigen Gefäße des rektalen Schwellkörpers, so bemerkt er, dass sie starke Hüllen sind, die einen Aufbau eines Schwellkörpers wie ein Corpus cavernosum penis charakterisieren. Die großen Blutgefäßhohlräume werden direkt durch die Arterien oder durch arteriovenöse Anastomosen angefüllt (Abb. 1-23a).

Das Blut ist hier nicht Stoffwechselorgan, sondern Füllmaterial. Es gibt keine Kapillaren, die es venös verwandeln. Jeder Operateur erlebt im und am Analkanal immer nur arterielle Blutungen, wenn er die Hämorrhoiden entfernt. Venöse kann es nur am Afterrand geben. Wir verweisen auf das sog. perianale Hämatom, das über diese geplatzten Venen entsteht. Wir kommen unten noch einmal darauf zurück. Der rektale Schwellkörper wird von 3 Arterien versorgt. Bei einem in Steinschnittlage untersuchten Menschen finden wir sie bei 3, 7 und 11 Uhr (Abb. 1-22, 1-23b–c).

Der Abfluss des Schwellkörpers erfolgt über transsphinkterische Venen des Analkanals und über tiefe Venen über die V. portae (Abb. 1-22). Der Schwellkörper lässt sich bei manchen Arteriographien nachweisen, die Gasanalyse ergibt arterielles Blut. Das Corpus cavernosum recti endet an der Kryptenlinie. Es ist im fortgeschrittenen Alter oft vergrößert. Der rektale Schwellkörper gehört zum viszeralen Menschen, seine Form (Abb. 1-23b) ist mit

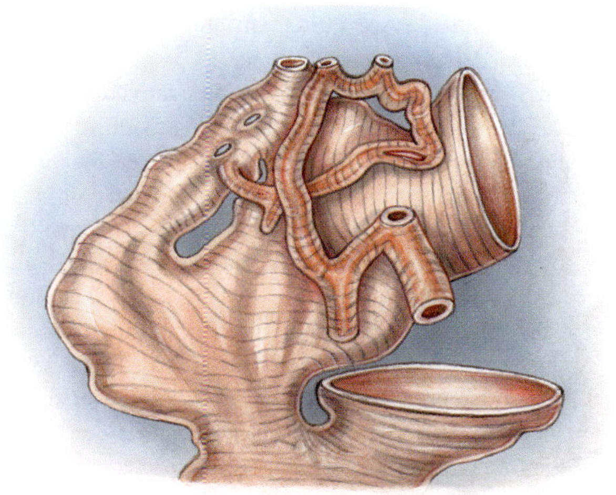

Abb. 1-23a. Ein nach Schnittserien rekonstruiertes Funktionssegment des Corpus cavernosum recti (**a**; nach [63]). Die dünnlumige, aber dickwandige, hier gewundene Arterie speist den »Schwellkörper« ohne Zwischenschaltung von Kapillaren

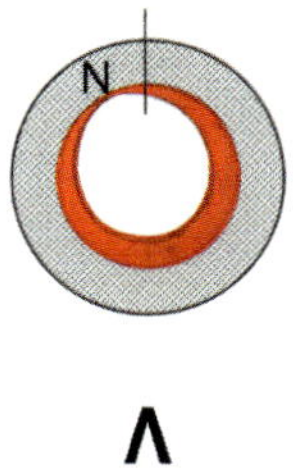

Abb. 1-23b. Die asymmetrische Form des Corpus cavernosum recti mit der gefäßarmen »Lücke« zwischen 11 und 12 Uhr (N)

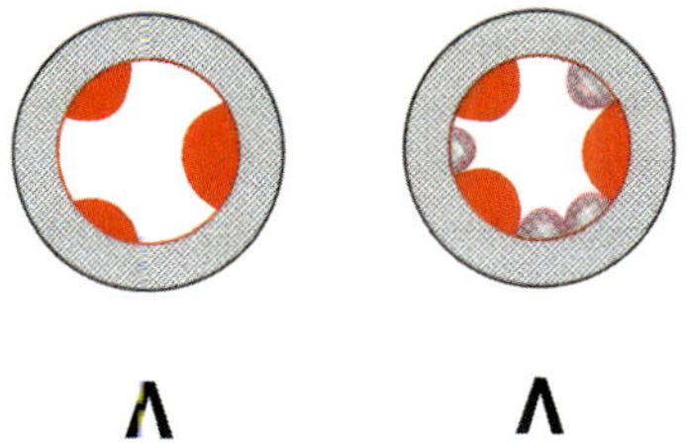

Abb. 1-23c. *Links* Lage der Hämorrhiodalhauptknoten bei einem auf dem Rücken mit angezogenen Beinen liegenden Kranken (Steinschnittlage). Die Marke Λ bedeutet das Steißbein. Die Schwellkörperhyperplasie ist auf 3 Uhr, 7 Uhr und 11 Uhr ausgebildet. *Rechts* Schema der Hämorrhoidalhauptknoten mit ihren Satelliten. Der Knoten auf 11 Uhr hat nie Satelliten. Die Knoten auf 3 Uhr und 7 Uhr haben bis zu 2 Nebenknoten. Die kokzygealen Satelliten können verschmelzen, sodass kokzygeal ein kontinuierlicher Wulst entsteht. Alle 7 Knoten gleichzeitig zu beobachten ist selten, denn das setzt meist eine lange Entwicklungszeit voraus, in der der Patient schon einige Male behandelt worden ist. Sehr selten kann der linke vordere Satellit (auf 2 Uhr) noch einen Nebenknoten vorn, fast in der Mittellinie (auf 12 Uhr) ausgebildet haben (Miles)

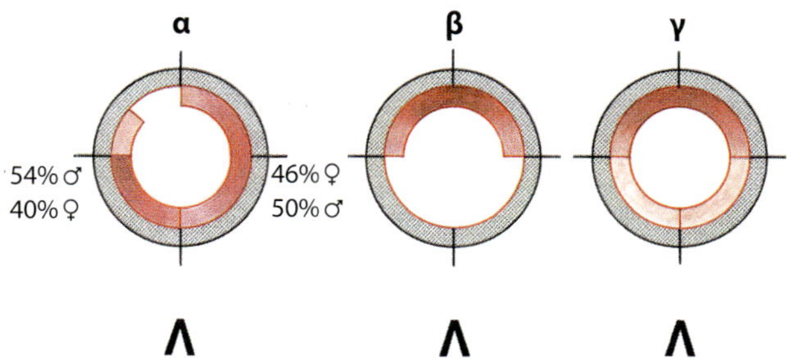

Abb. 1-23d. Verteilungsdichte der 3 Arterien, die den Mastdarm in seiner Pars analis versorgen: A. rectalis superior, die Aa. rectales mediae und die Aa. rectales inferiores (anales) unter Benutzung der Angaben von Widmer). Die Verteilungsdichte der Endäste der A. rectalis superior entspricht genau der Hämorrhoidenverteilung. Sie allein versorgt hauptsächlich die Schwellkörperregion (die Prozentzahlen [63] geben einen Hinweis auf die Dichte einzelner Arterienäste in bestimmten Zonen. Der zu 100 fehlende Rest verteilt sich in der nahen Umgebung). Die viszerale A. rectalis superior versorgt das große Rektum, die somatischen A. rectalis media und A. rectalis inferior nur die Mastdarmvorderwand. **α** Verteilungsdichte der A. rectalis superior, **β** Verteilungsdichte der Aa. rectales mediae, **γ** Verteilungsdichte der Aa. rectales inferiores (anales)

dem Verteilungsmuster der Hauptarterie des Rektums, der A. rectalis superior identisch (Abb. 1-23d) [62].

Es kann dann die Analkanalhaut vorwölben. Hansen [27, 28] hat darauf hingewiesen, dass der rektale Schwellkörper von glatter Muskulatur des M. canali ani durchsetzt wird, die bei stärkerer Hyperplasie der Gefäßkonvolute durchreißen kann, und dann fällt der Schwellkörper vor den After. Wir haben darauf schon 1987 hingewiesen. Die Arterienäste (und Venen) verlaufen zum Schwellkörper des Rektums im unteren Viertel, dem mesorektumlosen Kloakenanteil intramural. Deshalb sind sie gut zu tasten. Das Corpus cavernosum recti, der Mittelpunkt des Hämorrhoidalleidens, hat für die Kontinenz und auch für die Inkontinenz eine Bedeutung. Alle Kontinenten haben einen Priapismus des Corpus cavernosum recti entwickelt, und bei den Inkontinenten liegt ein impotentes Corpus cavernosum recti vor [73].

Lierse [37] hat mit Hilfe der Korrosionsanatomie und anhand von Injektionspräparaten sowie an diaphanischen Untersuchungsobjekten des Schwellkörpers nachgewiesen, dass im Zuge der natürlichen Alterung auch im Schwellkörperbereich die elastischen Fasern zerbrechen, wie wir das nach Lierses Untersuchungen auch an der Speiseröhre gesehen haben. Dieser Alterungsprozess beginnt im 3. Lebensjahrzehnt. Lierse hat entdeckt, dass über dem von uns entdeckten funktionellen System des arteriell gefüllten Schwellkörpers noch ein *zweites nutritives Gefäßsystem* zwischen der Muskulatur des Rektums angelegt ist. Dieses besteht aus Arterien, Kapillaren und Venen, und beide Systeme münden dann in die Venen des Plexus venosus externus, der unter der Linea anocutanea an der perianalen Haut am äußeren Afterring liegt. Dieser Plexus venosus externus hat mit dazu beigetragen, dass immer nur von

Venen für das ganze Schwellkörpersystem gesprochen wurde (◘ Abb. 1-22, 1-23).

Die Untersucher wurden verführt und getäuscht durch den eindimensionalen histologischen Schnitt, der die so wichtige Bindegewebsarchitektur des Schwellkörpers nicht berücksichtigt [63, 73, 76].

1.3.6 Rektum

Der Mastdarm selbst gehört auch zum Kontinenzorgan (◘ Abb. 1-24). Er zählt wie die Analkanalhaut zu den Rezeptoren des Kontinenzorgans. Dehnung der Rektumampulle heißt für die Sphinkteren so lange adaptive Kontraktion, evtl. willentlich verstärkt, bis der Defäkationsreflex ausgelöst wird und das System erschlafft, um sich sofort automatisch wieder zusammenzuziehen. Wir verweisen auf die diesem System eigene natürliche Spontanaktivität [87].

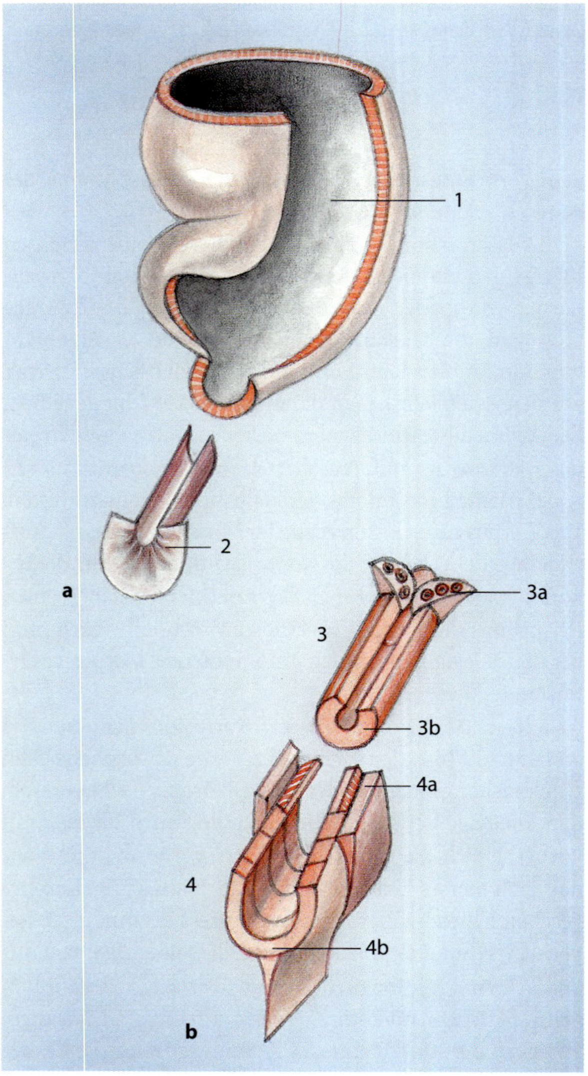

◘ **Abb. 1-24a, b.** Rezeptoren (**a**) und Effektoren (**b**) im Regelkreis des Kontinenzorgans [1 Rektum (Dehnungsrezeptor), 2 Proktodäalhaut (Empfinungsrezpetor); 3 unwillkürliche Effektoren (3a Corpus cavernosum recti, 3b M. sphincter ani internus), 4 willkürliche Effektoren (4a M. puborectalis, 4b M. sphincter ani externus)]

Aus der Praxis wissen wir, dass wenige Millimeter der erhaltenden Rektumampulle im Bereich der Linea anorectalis nach einer subtotalen Rektumresektion mit einer sehr tiefen Anastomose durch ein an diesen winzigen Rest herangezogenes Kolon zwar eine Kontinenzeinbuße die unvermeidliche Folge ist, aber diese wird in der Regel toleriert. Sie gleicht sich in Monaten bis zu einer fast zureichenden Kontinenz wieder aus. Selbst der totale Wegfall der Rektumampulle und, was immer wieder vergessen wird, des Corpus cavernosum recti kann nahezu ausgeglichen werden, wenn nur die Innervation des Sphincter ani internus und externus erhalten bleibt [68].

Für die Praxis ist neu: Der Mastdarm kann also ersetzt werden, wenn nur die Sphinkterinnervation unberührt geblieben ist; vermutlich spielt der Levator selbst, also die Schwanzmuskulatur mit ihrer natürlichen Spontanaktivität, eine Rolle in dem Regelkreis als ein Rezeptor, der dieses eigentümliche Verhalten, nämlich die Dauerkontraktion dieser Muskulatur, garantiert [87].

Köberle [33] hat in einer sehr gründlichen Untersuchung über die Chagas-Krankheit nachgewiesen, dass im Laufe des Lebens beim Gesunden die Ganglienzellen in der Kolonwand bis etwa zur Hälfte ihrer ursprünglichen Zahl abnehmen. Er ist der Meinung, dass erst die Reduktion der Zellen über 55% zur Dilatation bzw. einer Hypertrophie des Dickdarms führt. Dann erst also beginnt ein Obstipationssymptomenkomplex, der allerdings im Laufe des Alters auch ohne makroskopische Darmveränderungen schon in Erscheinung treten kann [76].

Kreuzbeinmissbildungen mehr oder weniger starken Ausmaßes gehen zwar immer mit mehr oder weniger starken Missbildungen des Kontinenzorgans und des Urogenitaltraktes einher, aber es gibt Ausnahmen.

Obwohl einige Wirbelkörper fehlen können, muss die Nerven- und Beckenbodenentwicklung bei solchen Fällen nicht an diesen Defekten teilnehmen. Besonders eindrucksvoll ist ein Fall von Smith in der Monographie von Stephens [78], wo nur ein Sakralwirbel angelegt war. Trotzdem waren auf der rechten Seite alle sakralen Nervenwurzeln entwickelt und damit auch der rechte N. pudendus. Links aber fehlten diese sakralen Nervenwurzeln, und trotzdem gab es einen linken N. pudendus, der vom rechten Nerv abzweigte und das Kontinenzorgan erreichte.

In solchen Fällen müssen demnach auch die Steuerungskerne im Rückenmark angelegt sein, und die Kontinenz ist zumindestens nicht vollständig fehlend. Wir schließen daraus, dass neurologische Defekte nicht zwangsläufig aus Wirbeldefekten, die man im Röntgenbild leicht sehen kann, vorausgesagt werden können. Einmal festgestellte Defekte aber verbleiben so; im Laufe der späteren Entwicklung gibt es keinen Ausgleich mehr [◘ Abb. 1-3 (Kap. 1.2), ◘ Abb. 1-38 (Kap. 1.3)].

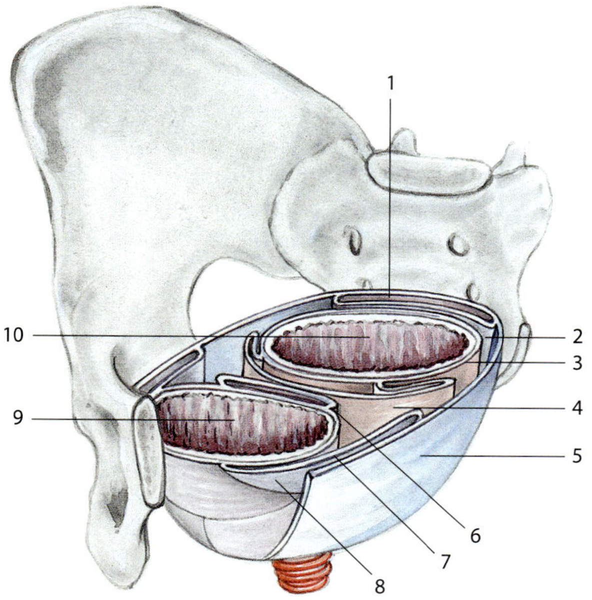

Abb. 1-25. *1* Richtung der Mobilisation hinter der hinteren Grenzlamelle, *2* hintere Grenzlamelle des Rektums, *3* Fascia pelvis visceralis, *4* vordere Grenzlamelle, *5* Fascia diaphragmatis pelvis superior, *6* hintere Grenzlamelle der Blase, *7* vordere Grenzlamelle der Blase, *8* Cavum Retzii, *9* Blase, *10* Rektum

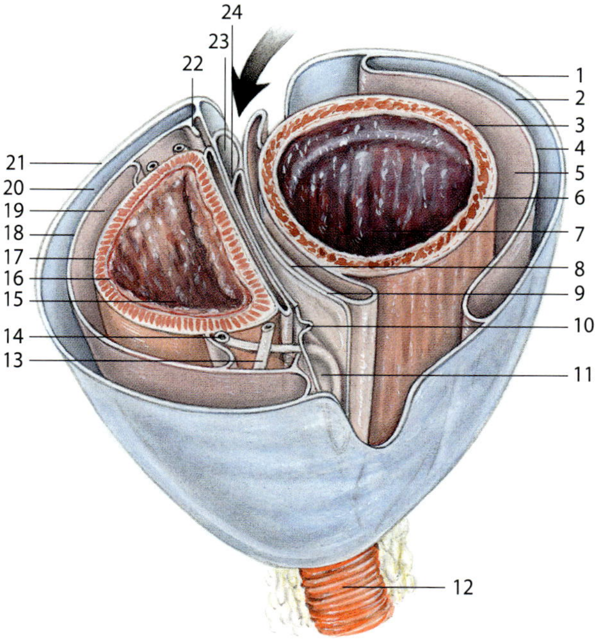

Abb. 1-26. Schema der Grenzlamellen (Stelzner u. Lierse 1984) der Beckenorgane beim Mann. Der *Pfeil* bezeichnet die Lücke in der Fascia diaphragmatis pelvis [*1* Fascia diaphragmatis pelvis superior, *2* Spatium retrorectale, *3* Fascia pelvis visceralis, Fascia recti, *4* hintere Grenzlamelle des Rektums, *5* hintere Gefäß-Nerven-Leitplatte, *6* Tunica muscularis recti, *7* Tunica mucosa recti, *8* vordere Grenzlamelle des Rektums (Denovilliers-Faszie), *9* Peritonäum, *10* Plica peritonaei, *11* Glandula vesiculosa, Vesicula seminalis, *12* M. sphincter ani externus mit Canalis analis, *13* Ureter, *14* Ductus deferens, *15* Tunica mucosa vesicae, *16* Tunica muscularis vesicae, *17* Vesikoumbilikale Leitplatte, *18* vordere Grenzlamelle der Blase, *19* Fascia pelvis visceralis, *20* Spatium praevesicale, *21* Fascia diaphragmatis pelvis superior, *22* Ureterscheide, *23* Escavatio rectovesicalis, *24* Plica peritonaei]

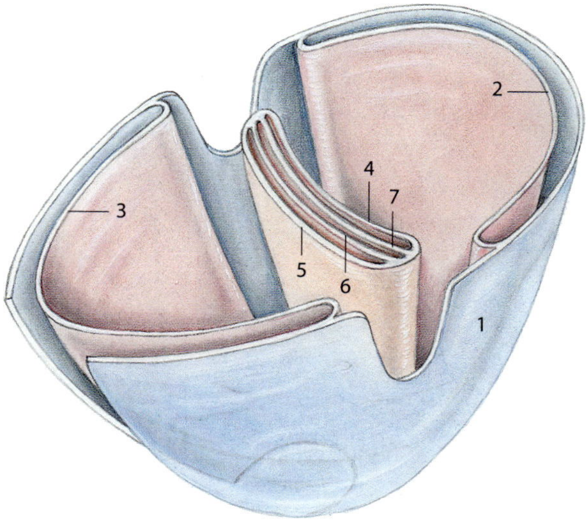

Abb. 1-27. Schema der Denonvilliers-Faszie beim Mann. Blick in den Faszientrichter, der das kleine Becken auskleidet. Die Denonvilliers-Faszie fusioniert in ihrer Entwicklung aus 4 Blättern: 1. Einem vorderen, dickeren Blatt, das auf den Urogenitalorganen liegt. 2. Einem hinteren, dünnen Blatt, das auf dem Rektum liegt. Dazwischen liegen 2 Mesenchymlagen, die durch die Einsenkung und Verschmelzung des Beckenbodenperitoneums entstehen und in sich und mit den beiden erstgenannten Lagen verschmelzen. Die Denonvilliers-Faszie kondensiert dichter zum Urogenitalsystem hin, das sie bedeckt. Bei der Frau sind nach Tobin ähnliche Strukturen angelegt [18] (*1* Fascia diaphragmatis pelvis superior, 2 hintere Grenzlamelle des Rektums, 3 Grenzlamelle für das Urogenitalsystem, *4* vordere Rektumgrenzlamellen, hinteres, dünneres Blatt der Denonvilliers-Faszie, *5* vorderes, dickeres Blatt der Denonvilliers-Faszie, die das Urogenitalsystem bedeckt, *6+7* die beiden fusionierenden Mesenchymblätter, die vom sich zum Beckenboden einsenkenden Beckenbodenbauchfell abstammen

1.3.7 Faszien der Beckenregion

Alle Beckenmuskeln, die Sphinkteren und die Muskeln an den Urogenitalorganen, sind von Faszien überzogen. Diese Bindegewebsblätter weisen Verdichtungszonen auf, die von funktioneller und pathogenetischer Bedeutung sind. Alle diese Faszien hängen mit dem Faszienskelett der Bauchdecke zusammen (Tabelle 1-1).

Die Beckenorgane überzieht diskontinuierlich die Fascia pelvis visceralis. Sie schlägt sich dort, wo diese Organe Kontakt mit dem Beckenboden haben, auf die Fascia diaphragmatis pelvis superior um. Zur Bauchhöhle verlieren sich Teile der Fascia pelvis visceralis. Die von ihr abgespaltenen Hüllfaszien zwischen den Organen sind die Grenzlamellen (Abb. 1-25 bis 1-27).

Die Fascia diaphragmatis pelvis superior ist vor dem Kreuzbein mit dessen Periost identisch. Sie überzieht den ganzen M. levator innen und dient ihm mit der Fascia diaphragmatis pelvis inferior als Ansatz. Die beiden Faszienblätter setzen sich an der Linea innominata des knöchernen Beckenrings fort (Abb. 1-28) [14, 15, 18, 27, 28].

Eine aponeurotische Verdichtung ist symphysennah ausgebildet. Sie gabelt sich dort an der Innenseite des Os

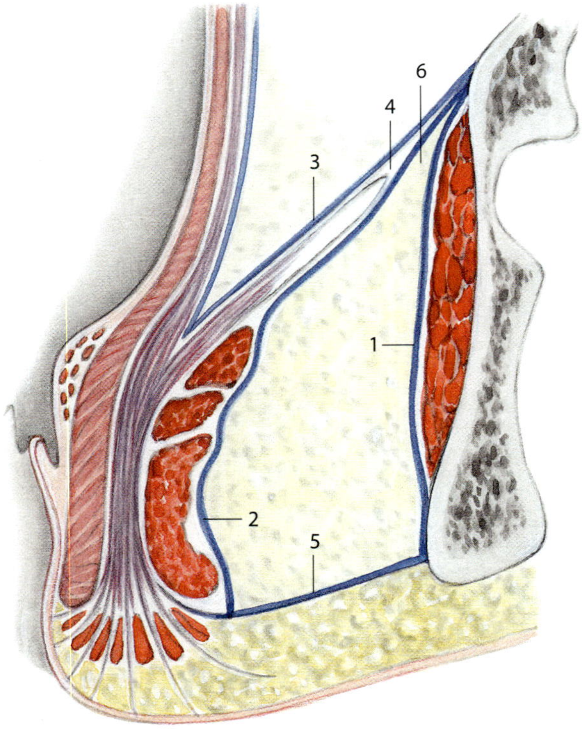

Abb. 1-28. Frontalschnitt durch die Ischiorektalgrube (*1* Faszie des M. obturator internus, *2* Fascia pelvis parietalis externa, *3* Fascia pelvis parietalis interna, *4* aponeurotische Verdichtung (»weiße Linie«), Levatoransatz (Arcus tendineus), *5* Septum transversale = Faszienzug, der aus dem »M. corrugator« kommt und der das dichte perianale Fett von dem lockeren ischiorektalen Fett scheidet, *6* Schwalbe-Raum)

pubis wie ein Y (Abb. 1-20). Von dem Y selbst entspringen keine Muskelfasern, nur Bänder, wie die Ligg. puboprostatica. Die aponeurotische Kodensation des Levatorursprungs zieht nach hinten. Dort endet diese sog. Liniea alba an der Spina ischiadica (Abb. 1-20) [16].

Die beiden Faszienblätter des M. levator liegen oberhalb der Ansatzverdichtung (Linea alba) auf der Faszie, die den M. obturator internus überzieht. Die Levatorfaszien (Aponeurosen) können bis zum Ansatzgebiet des M. pubococcygeus so dünn sein, dass man das Fett der Ischiorektalgrube durchschimmern sieht (Abb. 1-20, 1-28). Von der Fascia ischiorectalis, von unten her gesehen, heißt dieses fettgefüllte Spatium auch der Schwalbe-Raum (Abb. 1-28) [16].

Mit den inneren Faszien des Beckenbodens bilden die Organgrenzlamellen interessante Spalträume, die von den Anatomen lange übersehen wurden. Pernkopf (1943 [49]) hat sie ausführlich beschrieben. Diese Grenzlamellen bedecken die Organe selbst oder ihre lymphknotentragenden, sie einhüllenden Fettkörper (Abb. 1-25, 1-26) aber nicht rundum.

Im Abschnitt über die vergleichende Anatomie haben wir den Nachweis geführt, dass auch der Mensch aus 2 Individuen besteht; einem somatischen und einem viszeralen (Kap. 1.2). Dies kommt besonders in dieser Faszienanlage zum Ausdruck. Das Rektum ist bis auf winzige Areale im kleinen Becken vollständig gegen das Urogenitalsystem abgegrenzt, und ein Operateur behandelt demnach im kleinen Becken – wenn er am Rektum operiert – einen ganz anderen Menschen als ein Gynäkologe oder ein Urologe.

Die Grenzlamellen umscheiden das Spatium retrorectale und das Spatium praerectale. Das Spatium retrovesicale fusioniert mit dem Spatium praerectale zur Denonvilliers-Faszie. Diese ist aber entwicklungsgeschichtlich bedingt noch viel komplizierter entstanden (Kap. 1.2; Abb. 1-25, 1-26).

Endlich liegt vor der Harnblase das Spatium praevesicale, das Cavum Retzii (Abb. 1-26). Die vom Beckenring herkommende Fascia diaphragmatis pelvis superior fusioniert dort mit dem Rektum, wo auch der M. puboanalis ansetzt. Die Übergänge zu dem elastischen Netzwerk des Puboanalisansatzes und deren Weiterführung durch die Rektumlängsmuskulatur bis zur äußeren Haut sind immer noch nicht ganz geklärt. Durch Faszien und Grenzlamellen wird seitlich, wo sie fusionieren, die sog. Nerven-Gefäß-Leitplatte gebildet. Diese Nerven-Gefäß-Leitplatte hat vor dem Iliosakralgelenk am Darmbein ihre Wurzel. Sie teilt sich beim Mann in 2 und bei der Frau in 3 Arme, die bei ihr zur Blase, zum Uterus und zum Rektum führen. Die meisten Entzündungen entwickeln sich zwischen diesen Faszien und werden durch die Nerven-Gefäß-Leitplatte begrenzt, nur ausnahmsweise kommt es außerhalb dieser Spatien an den Grenzlamellen im Fettkörper selbst zu einem Infekt (Abb. 1-2a–d). In dieser Leitplatte findet sich auch glatte Muskulatur. Sie hat eine Haltefunktion.

Von unten, vom After her gesehen, stoßen wir auf das Spatium perianale. Es ist mit kleinen Fetttträubchen dicht bepackt und wird nach oben vom Septum transversale begrenzt. Dieses fasziöse Blatt kommt aus der Rektumlängsmuskulatur zwischen dem Sphincter ani externus subcutaneus und superficialis. Es zieht zur seitlichen Beckenwand und endet an den Tubera ischiadica (Abb. 1-28, 1-29). Dieser Perianalspalt, der den After seitlich symmetrisch begrenzt, geht am Afterrand in den Marginalspalt über. Er ist seitlich durch die Korrugatorfasern und medial durch die festgewachsene Haut des Analkanals in Höhe der Zona dentata abgeteilt (Abb. 1-14).

Oberhalb der Zona dentata beginnt ein Spaltraum, der Subanalkanal genannt werden könnte. Er liegt unter dem Teil der Analkanalhaut, der weitgehend von einem Übergangsepithel, zum kleinsten Teil von der Rektummukosa ausgefüttert ist. Er wird auch als Spatium ani submucosum bezeichnet. Allerdings verläuft im ganzen Bereich eine Muskelschicht, die Muscularis mucosae, bis zur festgewachsenen Haut der Zona dentata. Der Spalt wird normalerweise vom Corpus cavernosum rekti mit ausgefüllt und findet zum Sphincter ani internus hin seine Grenze mit dem. M. canalis ani (Abb. 1-14).

Das Septum transversale bildet den Boden der Ischiorektalgrube. Diese ist ein keilförmiger Raum, der mit besonders lockerem, wässrigem Fett, das große Lobuli ausge-

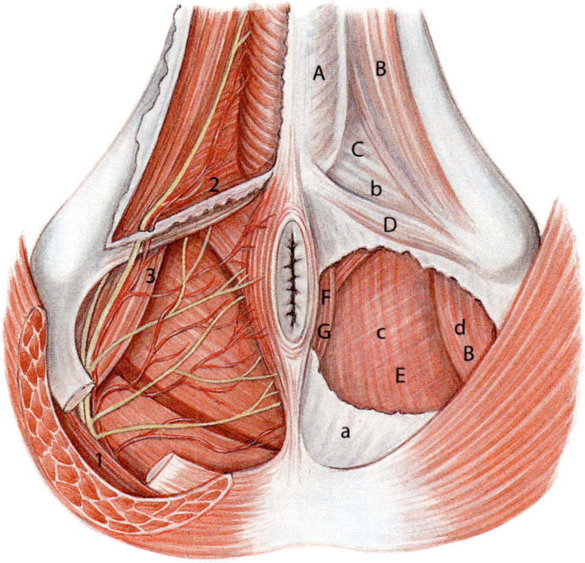

Abb. 1-29. Beckenaufsicht; links Gefäß-Nerven-Präparat. *Rot:* A. pudenda interna *(1)* und Aa. anales, die zum Sphinkter und durch die Fossa ischiorectalis ziehen; *2* A. perinealis; *3* Fortsetzung der A. pudenda interna in den unter dem M. transversus perinei profundus liegenden vordersten Teil der Fossa ischiorectalis. *Gelb:* N. pudendus aus dem Alcock-Kanal kommend. *Rechts:* Faszienpräparant: *a* perianale Faszie, die oberhalb des Sphincter externus subcutaneus liegt und diesen durch die ihn durchsetzenden Längsfasern, den sog. Corrugator, von der Fossa ischiorectalis abgrenzt. Sie ist identisch mit dem in Abb. 1-27 unter *5* bezeichneten Substrat der transversalen Faszie, die das perianale Fett von dem ischiorektalen abtrennt. Diese perianale Faszie geht in *b* in die perineale Faszie über, die auch Collesi-Faszie heißt: Sie ist rechts im Nerven-Gefäß-Präparat inzidiert und zurückgeschlagen; *c* ist die Fascia pelvis parietalis externa, die in Abb. 1-27 mit *2* bezeichnet ist; *d* ist die Fascia obturatoria, die den M. obturator internus bedeckt und durch die man die A. pudenda durchschimmern sieht. Die Collesi-Faszie *b* überzieht als oberflächliche perineale Faszie die Mm. bulbospongiosi und ischiocavernosi und den M. transversus perinei superficialis. Der M. transversus perinei profundus, der tiefer als die eben genannten Muskeln liegt, was die Abbildung zeigt, wird von einem tiefen Blatt der Collesi-Faszie überzogen, der Fascia perinealis profunda. Zwischen beiden Blättern ist Fett. Dieses nimmt also den dreieckigen Raum zwischen dem M. bulbospongiosus, M. ischiocavernosus und M. transversus perinei superficialis ein. Unter diesem tiefen Blatt der Collesi-Faszie überzieht den M. bulbospongiosus und ischiocavernosus und den M. transversus perinei profundus noch eine Faszie, die Buck-Faszie. *A* M. bulbospongiosus; *B* M. ischiocavernosus; *C* M. transversus perinei profundus; *D* M. transversus perinei superficilais; *E* M. levator; *F* M. sphincter ani externus superficialis; *G* M. sphincter ani externus pars subcutanea. Beachte die Lücke zwischen dem M. coccygeus und dem M. iliococcygeus in der Levatorplatte links

bildet hat, angefüllt ist. Die laterale Seitenwand bildet die Fascia musculi obturatoris interna mit einem Kondensationsband, das die Nn. pudendales und die gleichnamigen Blutgefäße umscheidet (Abb. 1-28, 1-29). Diese Faszienröhre heißt auch der Alcock-Kanal (Abb. 1-29) [26]. Der mediale Wandabschnitt wird vom Sphincter ani pars superficialis, pars profunda und dem M. levator gebildet. Die den Levator von außen (unten) bedeckende Faszie ist die Fascia diaphragmatis pelvis inferior. Sie überzieht auch die äußeren Sphinkteren. Den Dachfirst bzw. die Schmalseite des Keiles bildet die Verbindung zwischen dem Ursprung des M. levator, aufliegend der Faszie des M. obturator internus, und das ist der Arcus tendineus. Den dorsalen (kokzygealen) Dachabschluss bildet der M. iliococcygeus und der M. coccygeus (Abb. 1-28, 1-29).

Man beachte die eventuelle Lücke zwischen dem M. iliococcygeus und ischiococcygeus (Abb. 1-29). Sie ist ein möglicher Infektionsweg bei pelvirektalen Abszessen und Fisteln. Spaltförmig und letztlich spitz zulaufend ist die Ischiorektalgrube nur perineal. Kokzygeal ist sie breit und tief. Die rechte und linke Grube ist oberhalb des Lig. anococczygeum durch eine Faszienlücke miteinander verbunden (Abb. 1-20)

Die oberflächliche perianale Faszie, identisch mit dem Septum transversale, geht perineal in die Collesi-Faszie über. Sie scheidet die Mm. ischiocavernosi, die Mm. transversi perinei superficiales und den M. bulbospongiosus (M. bulbourethralis) mit 2 Blättern ein. Wir sprechen dann von einem oberflächlichen und einem tiefen Blatt der Collesi-Faszie. Die Collesi-Faszie geht dann als einfaches Blatt auf den Penis und auf das Skrotum über und heißt dort auch Dartos-Faszie. Die Collesi-Faszie zieht weiter über die Oberschenkel und geht dort in deren Fascia lata über, am Bauch wird die hier angrenzende Faszie auch Scarpa-Faszie genannt. Den Schwellkörper des Penis direkt und auch die beiden Corpora ischiocavernosa überzieht eine andere, besonders derbe Faszie, die also unter dem tiefen Blatt der Collesi-Faszie liegt, das ist die Buck-Faszie (Abb. 1-29). Sie fehlt bei der Frau (Tabelle 1-1).

Der M. transversus perinei profundus oder das Diaphragma urogenitale hat beckeninnen und beckenaußen eine gesonderte Faszieneinscheidung: das innere und äußere Blatt oder das obere und untere Blatt der Fascia musculi transversi perinei profunda. Das letztere ist in Abb. 1-29 zu sehen.

Leichter verständlich erscheint uns diese Anatomie, wenn wir festhalten:

> Alle Muskeln sind von Faszien rundum eingescheidet.

Eigenartigerweise werden diese so komplizierten Faszienlogen des Urogenitalsystems spontan von den Infektionen des Anorektums nicht eröffnet. Auch das spricht für die Sonderstellung des Rektums im viszeralen Individuum. Nur, falls durch traumatische Ereignisse oder durch chirurgische Eingriffe beide Systeme aufgebrochen werden, kann es zu einem kombinierten Befall der Faszienskelette des viszeralen und somatischen Menschen kommen.

Bei der Frau ist die Collesi-Faszie mit ihren 2 Blättern genauso angelegt wie beim Mann. Sie scheidet dort die Mm. bulbospongiosi und ischiocavernosi ein und den M. transversus perinei superficialis. Auch der M. transversus perinei profundus hat bei der Frau seine innere und äußere (obere und untere) Faszienbedeckung. Es fehlt aber ein der Buck-Faszie ähnlich angelegtes Äquivalent. Die Klitoris und der Bulbus vestibularis sind daraufhin offenbar noch nicht anatomisch untersucht. Bei den anorektalen Infektionen kommen wir auf die Bedeutung aller dieser Faszienlogen noch einmal ausführlich zu sprechen (Kap. 6: »Der anorektale Abszess«).

Die Wichtigkeit der Grenzlamellen des Mastdarms und ihre Sonderstellung im kleinen Becken, im viszeralen Menschen, beweisen sehr seltene Infekte. So breiten sich Gasphlegmonen zwischen dem »somatischen« und »viszeralen Individuum« aus und lassen im CT die sonst kaum sichtbaren Spatien als breite Räume aufscheinen. Einen solchen Fall haben wir abgebildet und beschrieben [76].

1.3.8 Adventitia recti oder Grenzlamellen des Mastdarms beim Erwachsenen

Beim Erwachsenen besteht die Adventitia recti überwiegend aus Fettgewebe, die Bindgewebselemente treten ganz in den Hintergrund. Mit den modernen bildgebenen Verfahren und an großen anatomischen Schnitten kann man nachweisen, dass beim Erwachsenen dieser perirektale Fettkörper und die ihn umhüllende Adventitia nicht überall gleichmäßig stark ausgebildet ist. Im unteren Abschnitt des Rektums wird sie dorsal und dorsolateral zunehmend schmaler und endet etwa oberhalb des unteren Viertels der Mastdarmwand (◘ Abb. 1-25, 1-26, 1-30, 1-32).

Wir nennen diese Struktur heute Mesorektum, es ist nichts anderes als ein Mesenterium, wie es am Darm sonst vorkommt (Kap. 1.3.9). Unterhalb dieses Bereiches, wo dieses Mesorektum endet, wird die Rektumwand nur von einer dünnen Lage faserreichen Bindegewebes umgeben. Das gilt auch ventral und lateral. Die Dicke der adventitiellen Fettschicht um das Rektum ist individuell ganz unterschiedlich, dorsal aber immer am stärksten. Wo kein Fettgewebe ist, also im unteren Viertel des Mastdarms, gibt es auch keine Lymphknoten an der Rektumwand (◘ Abb. 1-44) [70, 74, 76, 77].

Durch Untersuchungen des Beckenbindegewegsraumes bei Feten und Neugeborenen (Kap. 1.2) und beim Erwachsenen kann geklärt werden, dass im Beckenbereich 2 Fettkörper entwickelt werden, deren Abgrenzung beim Erwachsenen nicht mehr gesehen werden kann. Es handelt sich um den urogenitalen Fettkörper und um den rektalen Fettkörper (Kap. 1.2).

Auf dieses Eigenleben des rektalen Fettkörpers haben wir hingewiesen und dessen große klinische Bedeutung für die Krebschirurgie betont [70, 74, 76, 77], Fritsch u. Kühnel [17] haben an anderer Stelle diese unterschiedlichen Fettkörper beschrieben. Sie entwickeln sich auch in verschiedenen Zeitabschnitten. Der rektale Fettkörper hinkt hinter dem urogenitalen zeitlich nach.

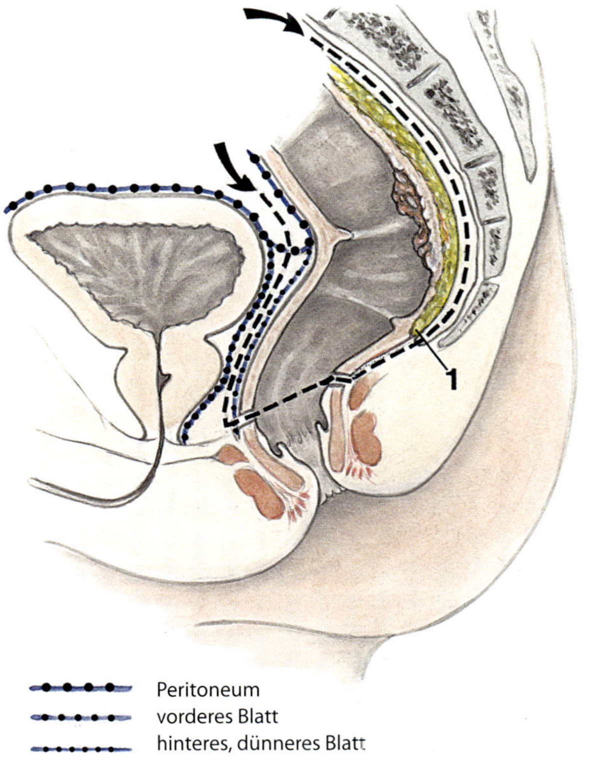

◘ **Abb. 1-30.** Mobilisationsweg bei der transonoabdominellen Kontinenzresektion. Der *untere (vordere) Pfeil* bezeichnet den Weg zwischen den Blättern der Denonvilliers-Faszie. Hier bleibt deren dickeres vorderes Blatt auf dem Urogenitalsystem unberührt liegen. Es kann aber fallweise auch weggenommen werden (*1* Ende des perirektalen Fettkörpers). Umschlag der dorsalen Grenzlamelle. Der *obere Pfeil* zeigt die Mobilisationsrichtung hinter der hinteren Grenzlamelle, die sich bei *1* zur Fascia diaphragmatica pelvis superior umschlägt

Die Verhältnisse in der frühen und mittleren Fetalentwicklung zeigen deutlich, dass die Vasa rectalia superiora und ihre Äste innerhalb der von der Fascia recti umgebenen Adventitia recti liegen. Letztere ist entsprechend dem Aufzweigungsmuster der A. rectalis superior [83] dorsal und lateral breiter und ventral schmaler, nach kaudal nimmt ihre Breite dorsolateral ab. Neben den Vasa rectalia superiora enthält die Adventitia recti vorn die Verzweigungen der Vasa rectalia mediae, die nach Angaben in der Literatur [2, 8, 44, 83] in unterschiedlichem Ausmaß nur an der Vorderwand an der Versorgung des Mastdarms beteiligt sind.

Das Stammgefäß einer A. rectalis media liegt, den vorliegenden Befunden entsprechend, ventrolateral vom Rektum und dorsal vom oberen Teil der Vagina bzw. dorsal der Vesiculae seminales oder der Prostata im parietalen Bindegewebskompartiment [18]. Dies stimmt mit den Beschreibungen von Boxall et al. [8] überein. In Abhängigkeit vom Verzweigungsmuster der A. rectalis media ist die Adventitia recti im kaudalen Abschnitt ventrolateral breit. Die Abhängigkeit ihrer Schichtdicke vom Verlauf der Vasa rectalia superiora et mediae unterstreicht die bereits an anderer Stelle angenommene These, dass diese Schicht als gefäßbegleitendes Bindegewebe entstanden sein könnte (▣ Abb. 1-33, 1-34).

In Begleitung der Vasa rectalia superiora liegen viszerale Lymphknoten in der Adventitia recti, die – dem Gefäßverlauf entsprechend – überwiegend dorsal und lateral anzutreffen snd. Diese Lymphknoten sind völlig abgesondert gegenüber den Lymphknoten im Iliakalbereich. Lymphknoten bzw. ihre Vorstufen können nach der Beschreibung von Bailey u. Weiss [5] und Sabin (Kap. 1.2) bereits in der frühen Fetalperiode identifiziert werden. Ihre Anordnung um die Rektumwand bei Feten stimmt bereits mit der beim Erwachsenen überein. Wir verweisen auf die Entstehung der Lymphgefäße beim Embryo. Die Bauchhöhle beim Erwachsenen wird nach Daseler u. Anson (1943) [11] von 3 aufeinander liegenden, bisweilen gegeneinander verschobenen Faszienlagen oder Kardinalfaszien untergliedert, darauf haben wir in Kap. 1.2 ausführlich hingewiesen.

Dort, wo diese fasziösen Gebilde übereinander liegen, sind sie so verbunden, dass es keine anatomisch sichtbaren Hohlräume zwischen ihnen gibt, sie sind vielmehr über feines retikuläres Bindegewebe vernetzt, sodass der Begriff Spatium fibrosum von Pernkopf [49] für die Schicht zwischen den Faszien zutreffend ist. Diese Spatien sind vom Chirurgen stumpf und blutlos bei einer Operation zu öffnen. Bei einer Radikaloperation z. B. bewegt sich die Hand des Chirurgen so zwischen dem somatischen und viszeralen Menschen. Erst dann bilden sich richtige freie Hohlräume (▣ Abb. 1-25, 1-26) [70, 76, 77].

Tobin et al. [81] betrachten diese Spatien deshalb nur als potenzielle oder denkbare Räume. Embryologisch haben wir auf ihre Enstehung (Kap. 1.2) aus einer einzigen zusammenhängenden Mesenchymlage hingewiesen.

Erst im Laufe der Entwicklung differenzieren sich diese 3 oben genannten Kardinalfaszien, die sich schließlich bis zu den die Organe teilweise einhüllenden Grenzlamellen weiter ausbilden. Im Becken verhindert v. a. beim vollentwickelten Organismus das dort mehr oder weniger mächtig eingelagerte Fettgewebe die Übersicht. Deshalb haben wir bei unseren Untersuchungen zuerst auf Feten zurückgegriffen, bei denen diese Strukturen noch ohne verdeckende Fettkörper getrennt beobachtet werden können.

Die Entwicklung der räumlich komplizierten rektalen Bindegewebsverhältnisse beim Feten zum Erwachsenen haben wir (▣ Tabelle 1-1) in einem Faszienstammbaum in Anlehnung an Tobin et al. [81] veranschaulicht. Obwohl wir diese beiden Fettkörper [17] mit ihren Lymphknoten intraoperativ morphologisch kaum auseinanderhalten können, bleiben sie funktionell getrennt, der eine Fettkörper gehört zum viszeralen Menschen, der andere zum somatischen. Der Operateur kann dank der Grenzlamellen beide Fettkörper bzw. den einen mit dem tumortragenden Mastdarm ganz exakt mobilisieren und entfernen, und das ist die Grundlage jeder Radikaloperation. Vor allem, wenn man einen Teil des Kontinenzorgans erhalten will (Kap. 1.2, ▣ Abb. 1-7a, b), hielten wir es für wichtig, schematisch die getrennte Anlage dieser beiden Fettkörper noch einmal zu zeichnen. Die Abbildung zeigt die dem perirektalen Fettkörper zugehörigen Lymphknoten (Pfeile). Beim Mann spielt die Denonvilliers-Faszie als Abschottung des Rektums gegen das Urogenitalsystem eine Schlüsselrolle (▣ Abb. 1-27) [80]. Wir erinnern uns: Der viszerale Fettkörper umgreift etwa die Hälfte des Mastdarms dorsal, das ist sein Mesorektum oder einfach das übliche Mesenterium.

Bei der Exstirpation eines Rektums sind die Paraproktien, die wir nach der Mobilsation im Spatium praerectale und retrorectale eigentlich zusammenschieben, niemals seitlich, sondern vorn rechts und links gelegen. Dort werden sie durchschnitten, und meist brauchen sehr wenige Gefäße ligiert zu werden (▣ Abb. 1-30, 1-32).

Die auf der Rektumvorderwand querliegende Grenzlamelle, die Denonvilliers-Faszie, hat keinen Anschluss an die seitliche Beckenwand, sie schwebt sozusagen im kleinen Becken zwischen dem viszeralen und somatischen Menschen. Wie oft wird das falsch gezeichnet. Den urogenitalen Fettkörper bedeckt die Denonvilliers-Faszie mit einem dickeren Blatt. Ihr hinteres dünneres dorsales Blatt liegt dagegen auf der vorderen Grenzlamelle des Rektums, das dort kaum Fettgewebe und keine Lymphknoten entwickelt hat. Die vordere Grenzlamelle ist ein mehrschichtiges, schon in ihrer Entwicklung kompliziertes Gebilde. Wir verweisen ausdrücklich auf die gründlichen Untersuchungen von Tobin [80], der an die Orginalarbeit von Denonvilliers anknüpft. Für uns hier ist es wichtig, dass diese querstehenden Faszienblätter die Organe trennen, aber nicht die beiden Fettkörper. Die ▣ Abb. 1-27 zeigt ein Schema der Denonvilliers-Faszie beim Mann. Man blickt in den Faszientrichter, der das kleine Becken auskleidet. Die Denonvilliers-Faszie fusioniert aus 4 Blättern (▣ Abb. 1-27): Erstens einem vorderen, dickeren Blatt, das auf den Genitalorganen liegt [5], zweitens einem hinteren, dünnen Blatt, das auf dem Rektum liegt [4]. Dazwischen liegen zwei Mesenchymlagen [6, 7], die durch die Einsenkung und Verschmelzung des Beckenbodenperitoneums entstehen und in sich und mit den beiden erstgenannten Lagen verschmelzen. Die Denonvilliers-Faszie kondensiert dichter zum Urogenitalsystem hin, das sie bedeckt (▣ Abb. 1-27).
Die Abbildungsnummern bedeuten:

- 1 Fascia diaphragmatis pelvis superior,
- 2 hintere Grenzlamelle des Rektums,
- 3 vordere Grenzlamelle für das Urogenitalsystem,
- 4 vordere Rektumgrenzlamelle = hinteres, dünneres Blatt der Denonvilliers-Faszie,
- 5 vorderes, dickeres Blatt der Denonvilliers-Faszie, die das Urogenitalsystem bedeckt,
- 6+7 die beiden fusionierenden Mesenchymblätter, die vom sich zum Beckenboden einsenkenden Beckenbodenbauchfell abstammen.

Um und an der Denonvilliers-Faszie sind starke Lagen glatter Muskulatur gelagert, deren Haltefunktion der Be-

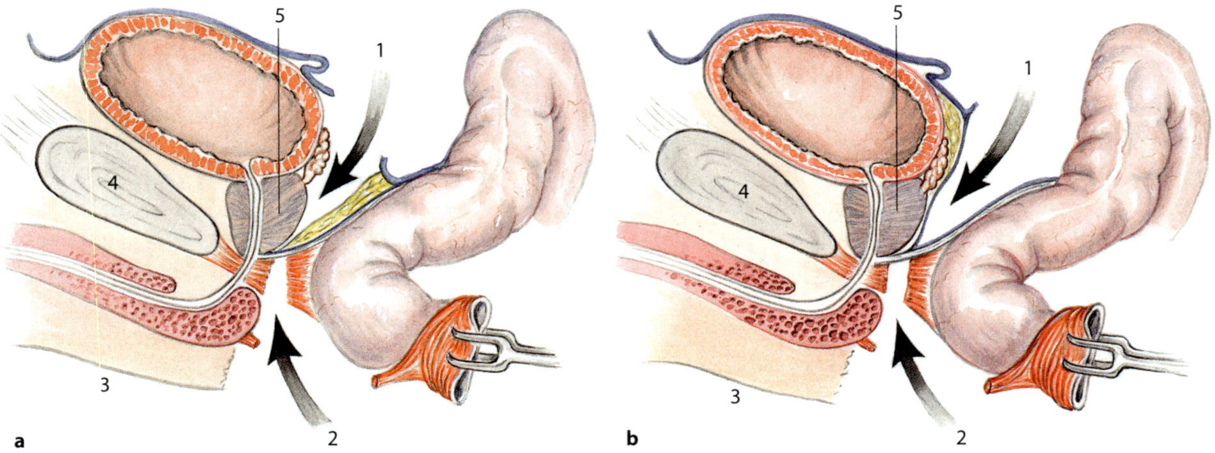

Abb. 1-31a, b. Längsschnitt durch das männliche Becken bei Rektumexstirpation (*1* abdominale Präparationsebene, *2* perineale Präparationsebene, *3* Perineum, 4 Symphyse, *5* Prostata). **a** Präparation beim fortgeschrittenen Rektumskarzinom der Vorderwand. Es muss die ganze Denonvilliers-Faszie mit der Grenzlamelle entfernt werden. Samenblasen und Prostatahinterwandkontur liegen frei. Die Potenz wird fast immer beeinträchtigt. **b** Liegt der Rektumtumor an der Hinterwand, erfolgt die Mobilisation im Spatium praerectale hinter der Denonvilliers-Faszie. Die Samenblasen sind in diesem Fall nicht sichtbar, die Potenz wird geschont

ckenhohlorgane über die natürliche Spontanaktivität im PET-CT nachweisbar ist [88].

Bei der Frau sind nach Tobin ähnliche Strukturen zwischen der Scheidenhinterwand und der Mastdarmvorderwand angelegt. Die Mobilisation des Mastdarms bei einer Radikaloperation, ganz gleich, ob wir die Kontinenz erhalten oder nicht, erfolgt immer im retro- und prärektalen Spatium, vor und hinter der entsprechenden Grenzlamelle also (Abb. 1-30 bis 1-32).

Die Grenzlamellen des Mastdarms hüllen diesen nicht rundum und vollständig ein; sie sind aber trotzdem für den Operateur Leitgebilde, an denen er in diesem Spatium retro- und praerectale seine Darmmobilisation vornehmen muss. Die Umschlagspartien der hinteren Grenzlamelle seitlich und unten zur Fascia diaphragmatis pelvis superior muss er immer durchschneiden, seitlich evtl. nur durchdrücken (Kap. 1.2, Abb. 1-7, Kap. 1.3, Abb. 1-30). Dann schiebt er den seitlichen Anteil des perirektalen Fettkörpers von der seitlichen, inneren Beckenfaszie ab, auf der das Ganglion pelvinum unversehrt erhalten bleibt. Die vordere Grenzlamelle, die Denonvilliers-Faszie aber, hat keine seitlichen Verbindung zur inneren Beckenfaszie, sie schwebt – wie schon gesagt – zwischen dem viszeralen und urogenitalen Fettkörper (Abb. 1-32).

In einer besonders gründlichen Untersuchung haben wir uns mit der Potenzschonung bei den Radikaloperationen auseinandergesetzt. Leider ist diese Technik bei fortgeschrittenen tiefen Vorderwandkrebsen des Mastdarms nicht zu verantworten. In diesem Fall kann man keine Schonung der Potenz erreichen. In einem solchen Fall müssen wir die ganze Denonvilliers-Faszie mit der Grenzlamelle wegnehmen und die Urethra membrancea nach Durchtrennung des M. praerectalis freilegen, dabei sieht man dann beide Samenblasen und das Halbrund der Urethra membrancea sowie die Prostatahinterflächenkontur [69].

Bei älteren Menschen kann diese Freilegung eine Impotentia coeundi zur Folge haben, da sich an dieser Stelle oberhalb des M. praerectalis alle Nervenfasern zu den männlichen Geschlechtsorganen bündeln, und diese sind bei älteren Individuen physiologisch reduziert (Abb. 1-31). Die Abb. 1-31b zeigt die Mastdarmmobilisation im Spatium praerectale hinter der Denonvilliers-Faszie, die Samenblasen bleiben in diesem Fall unsichtbar. Lässt man noch eine Schicht der Rektumvorderwand in situ und legt die Urethra membranacea nicht frei, wird die Potenz geschont. In Abb. 1-31a ist die Mastdarmmobilisation vor der Denonvilliers-Faszie vorgenommen worden, und da werden die Samenblasen sichtbar. In beiden Abbildungen ist der M. anobulbosus durchtrennt. Der M. praerectalis, eine in den Anatomiebüchern nur selten angeführte Struktur, ist noch erhalten.

1.3.9 Blutgefäßsystem

Der Mastdarm ist ein Abdominalorgan, der an seiner dorsalen Seite ein sehr breites Mesenterium entwickelt hat, das Mesorektum. Damit verhält er sich wie der ganze Magen-Darm-Kanal, der auch ein einziges hat, ein dorsales (Abb. 1-33, 1-34). Nur der Magen hat 2 Mesenterien, ein dorsales und ein ventrales. Eine einzige große Arterie, die immer angelegt ist, die A. rectalis superior, versorgt in diesem aus Fett gebildeten Mesorektum den ganzen Mastdarm und mit ihren 3 Endarterien den Schwellkörper am Analkanal (Abb. 1-22). Sehr selten entspringt diese Arterie nicht aus der Aorta, sondern geht aus dem Stromgebiet der dann sehr großen A. mesenterica superior hervor. In 5% der Fälle versorgt die A. rectalis superior allein den ganzen Mastdarm von oben bis unten, auch an der Vorderwand. Diese Arterie ist unpaar wie

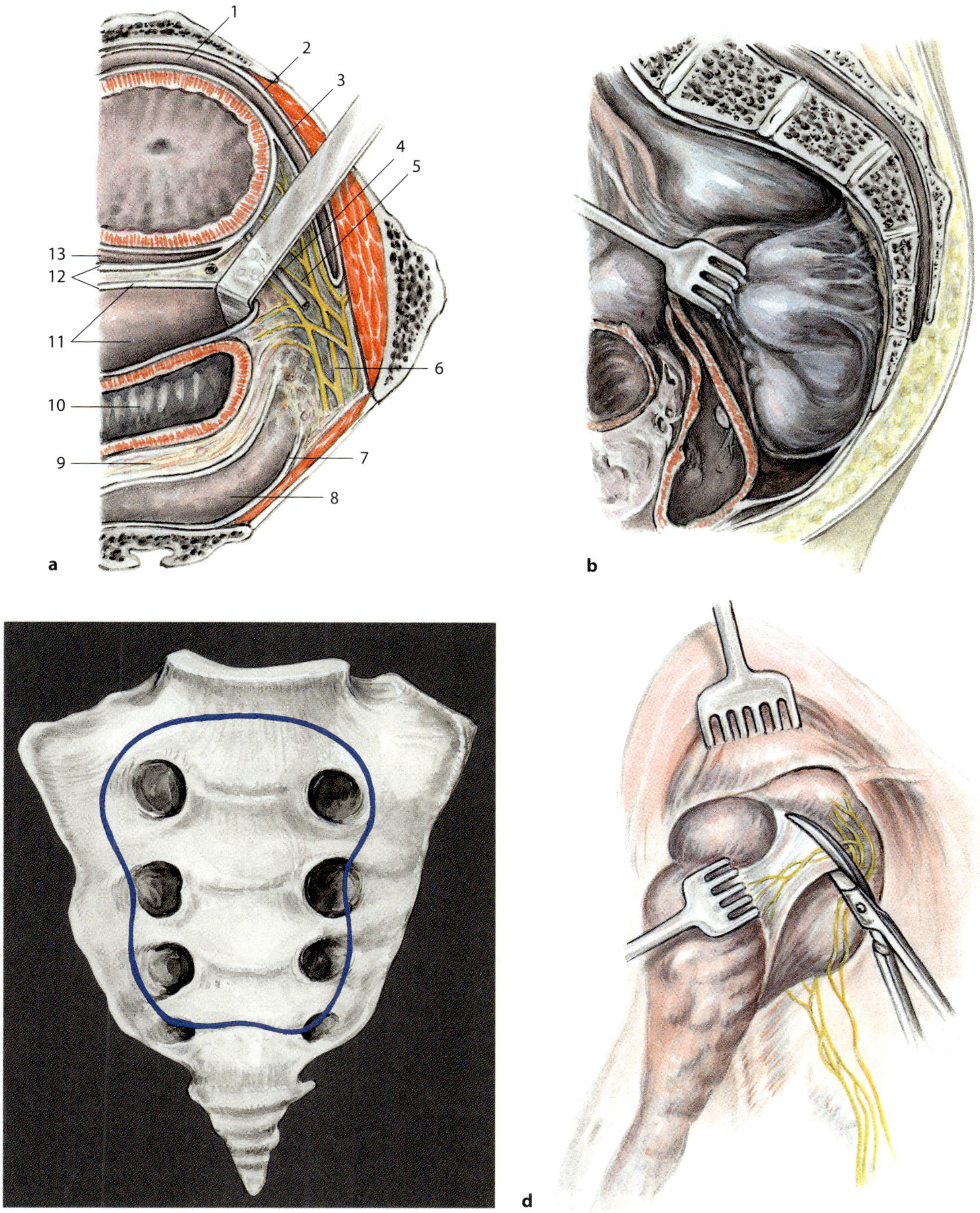

Abb. 1-32a–d. **a** Das Rektum ist im Spatium prae- und retrorectale mobilisiert. Der seitliche (hier *rechte*) Umschlag der dorsalen Grenzlamelle zur Fascia diaphragmatis pelvis superior ist durchschnitten und das rechte Paraproktium durch Zusammenschieben der Gewebe gebildet. Ein tiefer Spatelhaken hält den Urogenitalfettkörper weg. Vor dem Haken wird das rechte Paraproktium durchschnitten. Links wird spiegelbildlich vorgegangen [*1* Spatium retropubicum (Cavum Retzii), *2* Fascia diaphragmatis pelvis superior, *3* vordere Grenzlamelle der Harnblase, *4* Ureter, *5* Ganglion pelvicum mit Nerven zum Urogenitalsystem und zum Rektum, *6* Erweiterung des Spatium retrorectale *(8)* nach stumpfer Mobilisation des Mastdarms unter Durchtrennung des Umschlages der hinteren Rektumgrenzlamelle *(7)* zur Fascia diaphragmatis pelvis superior *(2)*, *8* Spatium retrorectale, *9* Mesorektum, *10* Mastdarm, *11* Spatium praerectale und hinteres Blatt der Denonvilliers-Faszie; die Samenblasen sind bedeckt (Abb. 1-31b) *12* Block der Denonvilliers-Faszie, *13* Spatium retrovesicale]. **b** Eröffnung des Spatium retrorectale an einem anatomischen Präparat, man sieht kaudal den Umschlag der Grenzlamelle zur Fascia diaphragmatis pelvis superior. **c** Anheftungslinie der hinteren Grenzlamelle am Kreuzbein, die Fascia diaphragmatis pelvis superior ist hier weggenommen. Der Umschlag der dorsalen Grenzlamelle zur inneren Beckenfaszie, die mit dem Kreuzbeinperiost identisch ist und die durchgeschnitten werden muss (Kap. 1.2, Abb. 1-7, Kap. 1.3, Abb. 1-30), ist verstärkt entwickelt (**b** und **c** sind von Prof. Staubesand, emeritierter Direktor des Instituts für Anatomie in Freiburg/Br., präpariert). **d** Durchtrennung des Paraproktiums mit einer Schere, das nach den Mobilisationsmanövern (**a**) gebildet wurde. Die Fasern des Ganglion pelvicum, die zum Urogenitalsystem führen, bleiben unberührt. Hier ist der N. hypogastricus dargestellt

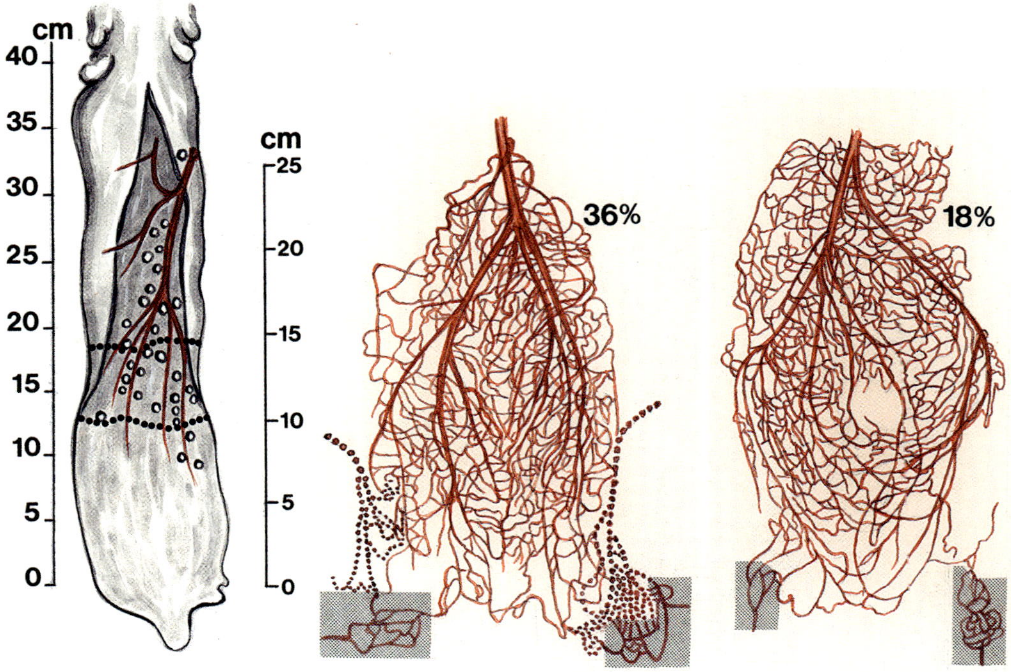

Abb. 1-33a, b. **a** Im Mesorektum zieht allein die A. rectalis superior an die oberen drei Rektumviertel. Im unteren mesorektumlosen Viertel läuft die A. rectalis superior intramural wie die Aa. mediae und Aa. inferiores. Das untere Rektumviertel hat keine Lymphknoten [90]. **b** Rektumangiographie. 2 Gefäßvarianten (Abb. 1-34, 1-35b), Präparat ventral aufgeklappt. Die singuläre viszerale A. rectalis superior *(rot)* ist das Hauptgefäß. Die paarigen somatischen Aa. rectalis mediae *(gepunktet)* und inferiores *(im schwarzen Feld)* versorgen nur die vordere Wand des Mastdarms (Abb. 1-34; 36% Häufigkeit). Bei der Variante (18%) fehlen beide Aa. rectalis mediae (Abb. 1-35b) [83]

der Mastdarm selbst, wie alle Organe des viszeralen Menschen.

Das Mesorektum endet am unteren Mastdarmviertel. Ab hier laufen alle Blut- und Lymphgefäße intramural. Im unteren Mastdarmviertel gibt es keine Lymphknoten.

Da die A. rectalis superior die Hauptarterie des Mastdarms ist, ziehen in Gegenrichtung an ihr auch alle großen Lymphbahnen. Im mesorektalen Fettkörper sind auch alle regionären Lymphknoten verborgen. Mit der Entfernung der Arterie, der längsten »Metastasenstraße«, die wir kennen, erfüllen wir das Erfordernis einer Krebsradikaloperation (Abb. 1-45).

Die in den Büchern weitergetragene Meinung und ihre Abbildung, der Mastdarm im mittleren und unteren Drittel würde von den Beckenarterien symmetrisch rechts und links sozusagen in 2 Stockwerken arteriell versorgt, ist nicht zutreffend (Abb. 1-33, 1-34). Die doppelt, also symmetrisch angelegten Aa. rectales mediae und inferiores versorgen nur einen sehr bescheidenen Teil der Mastdarmvorderwand mit ihren sehr variablen Ästen (Abb. 1-34, 1-35). Diese Arterien verlaufen weitgehend im mesolosen kloakogenen unteren Rektumviertel intramural. Von der vollständigen Anlage bis zum völligen Fehlen aller 4 Arterien gibt es insgesamt 7 Varianten [74].

Wiedmer [zit. in 74] hat dies präparatorisch und radiologisch überzeugend dargestellt. Ayout [2] hat das auch sehr sorgfältig präpariert. Er schließt nicht aus, und das ist sicher so, dass sowohl die Aa. rectalis superior als auch die Aa. rectales mediae und inferiores in der Mastdarmwand untereinander verbunden sind, falls diese letztgenannten Arterien überhaupt ausgebildet worden waren. Alle diese 3 Arterien können einander ersetzen, falls eine ausfällt (ligiert wird), wenn der Mastdarmstumpf z. B. nach einer Rektumresektion in situ bleibt. Das ist heute immer der Fall.

Der Löwenanteil dieser aus den Aa. iliacae internae entspringenden linken und rechten Beckenschlagadern zieht zum Urogenitalsystem, das ja auch doppelt angelegt ist und zum somatischen Menschen gehört. Bei der Mobilisation des Mastdarms findet der Operateur diese »somatischen« Arterienäste an der Vorderwand immer seitlich vorn rechts und links, und oft fehlen sie. Selten müssen sie bei einer Durchtrennung unterbunden werden, oft genügt die Diathermieverschweißung zur Blutstillung.

Diese Arterien zum somatischen Menschen für Harnblase und Genitale liegen wie die Nerven genauso außerhalb des Operationsfeldes für das Rektum, sodass sie bei dessen Entfernung – ein operabler Fall vorausgesetzt – niemals tangiert werden können (Abb. 1-32d). Bei Routineangiographien, z. B. Aortographien, zeigt sich nie auch nur eine Spur vom Rektum oder vom Schwellkörper des Mastdarms. Letzterer zeigt sich zufällig einmal, wenn sich die A. mesenterica inferior und die A. rectalis

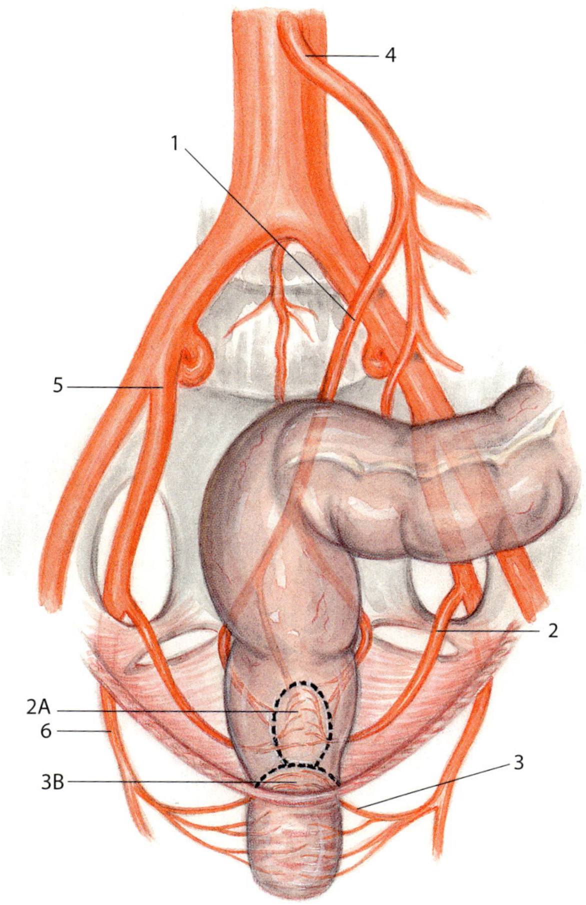

Abb. 1-34. Die A. rectalis superior versorgt den ganzen Mastdarm und seinen Schwellkörper, das Corpus cavernosum recti. Die sehr variablen Aa. rectales mediae und caudales durchbluten nur ein bescheidenes Feld der Mastdarmvorderwand. Alle diese Arterien verlaufen im unteren kloakogenen Rektumviertel intramural [*1* A. rectalis superior, *2* A. rectalis media (sinistra), *3* A. rectalis inferior (sinistra), *2A* Hauptversorgungsgebiet der A. rectalis media der Rektumvorderwand, auch -seitenwände, *3B* Hauptversorgungsgebiet der A. rectalis inferior Rektumvorderwand, auch -seitenwände, *4* A. mesenterica inferior, *5* A. iliaca interna (dextra), *6* A. pudendalis (dextra)]. Alle Arterien sind angelegt (Regelfall; 36% Häufigkeit) [83]

cranialis mit Kontrastmittel füllen und durchströmt werden. Trotzdem ist seine Existenz lange Zeit übersehen worden. Die gleiche Topographie wie für die Schlagadern gilt für die Venen des Rektums, die fast alle der Pfortader angehören.

Trotzdem kann die Hauptarterie, die A. rectalis cranialis, unterbunden und so das ganze Mesenterium mit dem Mastdarm entfernt werden, auch der kleinste Mastdarmstumpf in situ bleibt duchblutet. Hier gibt es keine schwächer durchbluteten Zonen wie nach der Mobilisation und Teilresektion der Speiseröhre [76]. Am Mastdarmstumpf übernehmen dann die Versorgung die Aa. rectales inferiores bzw. mediae, die intramural mit dem Netzwerk der A. rectalis caranialis verbunden sind [76].

Die Ernährung des Mastdarmstumpfes erfolgt in diesem Fall über eine rückläufige Durchblutung und, wie die Praxis zeigt, immer zureichend. Im Gegensatz zu den Lymphgefäßen ist bei den Arterien eine Stromumkehr möglich, sie haben kleine Klappen.

Wir verweisen auf die Abbildung, die einige aufgefundenen Varianten der Blutversorgung des Mastdarms darstellen (◘ Abb. 1-35). Im unteren Mastdarmviertel fehlt das Mesorektum (◘ Abb. 1-33).

1.3.10 Nervenversorgung des anorektalen Kontinenzorgans

Die modernen anatomischen, vergleichend anatomischen, experimentell pharmakologischen [45] und klinischen Untersuchungen haben erwiesen, dass wir die Nervenversorgung dieses Abschlusssystems bisher weit unterschätzt haben. Daraus resultiert das mangelnde Verständnis der Fehlleistungen und der Misserfolge der chirurgischen Therapie bei den Störungen im Abschlussbereich (◘ Abb. 1-17) [76]. Wir erinnern uns: Der Sphincter ani externus ist doppelt angelegt und gehört somit zum »somatischen Individuum«; er wird von einem linken und einem rechten N. pudendalis versorgt. Durch die Beckenkippung beim aufrecht gehenden Menschen wird diesen beiden Nerven ein sehr langer Verlauf in einem großen Bogen vom Rückenmark durch den Alcock-Kanal bis zum Erfolgsorgan aufgezwungen (◘ Abb. 1-36 bis 1-39).

Die Wurzeln des N. pudendus finden sich bei S2 und S3 sowie bei S4 für einen perinealen Ast. Der als Strang nach diesem Wurzelursprung dann gebündelte Nerv verläuft in einer Faszienscheide, bis er sich im Fett der Ischiorektalgruben wieder in viele Einzeläste aufspaltet, um die Sphinktermuskulatur zu erreichen. Selbst große Inzisionen im ischiorektalen Fett, wie sie früher z. B. zur Freilegung der gebogenen Gänge von Ischiorektalfisteln oder bei Eröffnung von Pelvirektalinfekten üblich waren und sind, können dieses Nervengeflecht nicht spürbar zerstören. Der Nerv verläuft nach dem Austritt aus dem Alcock-Kanal mit seinen vielen Ästen an der Außenseite des M. levator ganz knapp auf seiner Fascia diaphragmatis pelvis inferior, dort ist er für ein Messer nicht erreichbar (◘ Abb. 1-17, 1-36).

Im Gegensatz zu den verborgen außen am Levatortrichter ziehenden Nn. pudendi liegen die ebenfalls doppelt angelegten Nerven für den M. levator unter der Fascia pelvis parietalis interna direkt auf den ganz zarten flächenhaften Einzelpartien des trichterförmig gestalteten Beckenbodenmuskelsystems. Diese Nerven für den M. levator zeigen eine sehr starke Variabilität. Manchmal versorgen sie vom Levatortrichter aus sogar einen Teil des M. sphincter ani externus [19]. Auf die häufigsten Varianten verweist die ◘ Abb. 1-37. Eine Verletzung dieser Levatornerven ist weder bei einer üblichen rektalen noch gynäkologischen Radikaloperation möglich, wohl aber bei superradikalem Vorgehen.

Die vegetative Nervenversorgung der Urogenitalorgane aus dem Ganglion pelvinum ist aber bei einer gynäkologi-

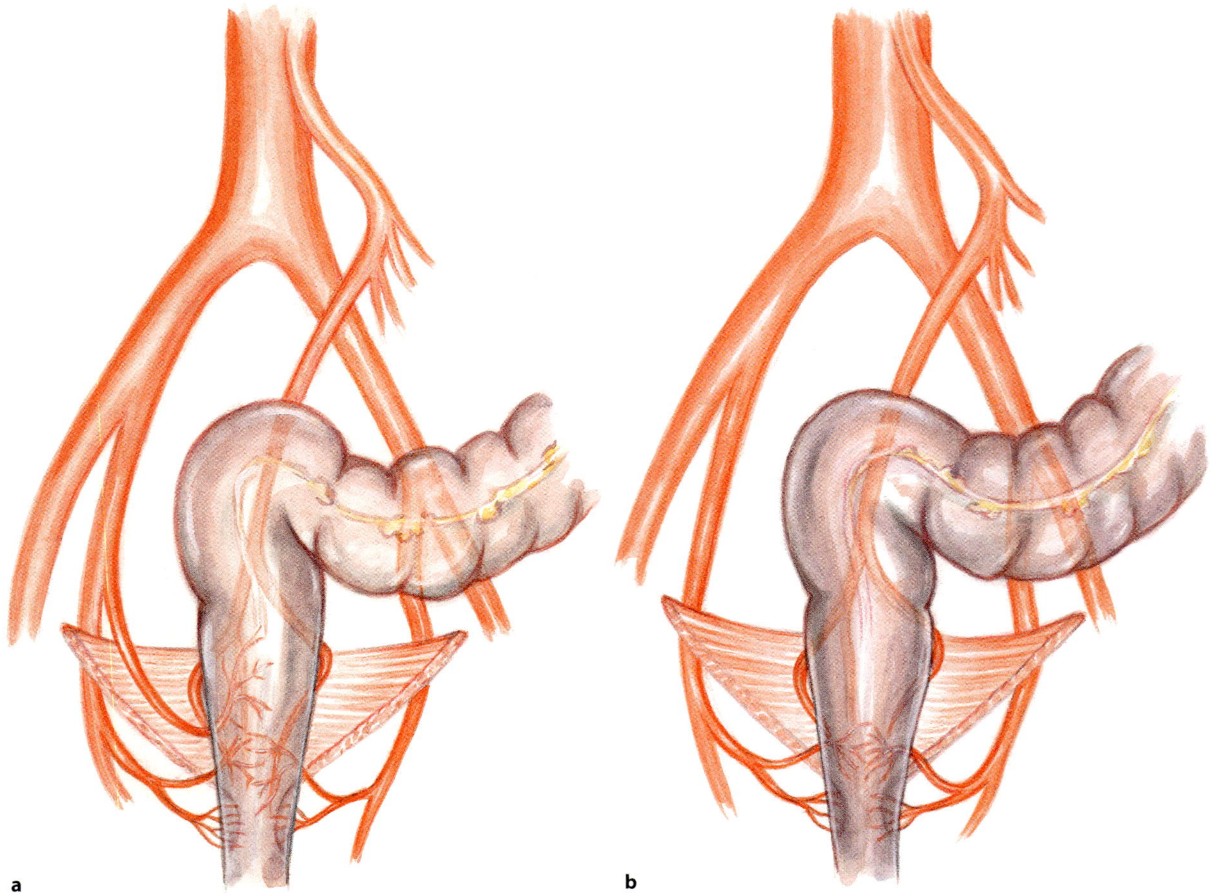

Abb. 1-35a, b. 2 Varianten der Mastdarmarterienversorgung von 7 Spielarten [83]. **a** Einen kleinen Teil der untersten vorderen Rektumwand versorgt eine A. rectalis inferior rechts und eine links. Rechts ist eine A. rectalis media angelegt, sie fehlt links (12,8%). Die Arterien verteilen sich intramural ohne Meso. **b** Die Vorderwand des Mastdarms wird von einer A. rectalis inferior rechts und von einer zweiten links versorgt. Beide Aa. rectales mediae fehlen (18%) [83]

schen Radikaloperation manchmal nicht vermeidbar, und die danach auftretende Dysurie ist bekannt [70, 76]. Eine Trennung der Nerven für die Harnblase und den Uterus ist operativ nicht möglich, sie gehören mit ihrem gemeinsamen Fettkörper zu einem ganz anderen, zum somatischen Menschen. Das mit einem anderen Fettkörper umhüllte Rektum aber gehört zum viszeralen Menschen, und das gestattet bei seiner Radikalentfernung mit den umhüllenden Grenzlamellen, im operativen Fall elektiv wirklich nur die vegetative Nervenversorgung des Rektums zu durchtrennen, ohne die Innervation der somatischen Urogenitalorgane zu zerstören. Diese Nerven, auf der Fascia diaphragmatis pelvis superior liegend, sind weit ab vom Messer, das sich am Rektum zu schaffen macht, situiert bis auf den – wir haben es schon erwähnt – winzigen Teil an der Urethra membranacea (Abb. 1-32a, 1-38 bis 1-40) [69].

Die Motoneuronen des N. pudendus, der Nn M. levatorus liegen im lateralen Teil des Rückenmarkvorderhorns. Dieser Bezirk heißt Onuf-Kern (Abb. 1-17, 1-18). Er ist in der Lamina IX (Vorderhorn) der Segmente S2 und S3 sogar makroskopisch zu erkennen. Schröder (1981) hat ihn beim Menschen untersucht und abgebildet (Abb. 1-17). Bei der Durchmusterung von 59 Rückenmarksegmenten findet er ihn zwischen L1 und S3, immer aber zwischen S2 und S3 und selten noch bei S1. Seine Ganglienzellen ordnen sich dreidimensional als lange Säulen an. Sie sind kleiner als die anderen danebenliegenden Motorneuronen. Beim Versuchstier (Ratte) ist dieses Kernsystem ebenfalls säulenförmig verteilt. Der Neuronencharakter ihrer Funktion wurde v. a. durch das «retrograd tracing» überprüft [84].

Rajopetra et al. [51] haben bei Affen die serotoninerge, noradrenerge und peptinerge Innervation im Onuf-Kern untersucht. Bei der Ratte konnten diese Untersucher dieses Kernsystem zwischen S2 und S3 aufspüren. Sie zitieren Koyimea [31], der daraufhingewiesen hat, dass die Ganglienzellen des Onuf-Kerns gegen das Poliovirus resistent sind. Daraus kann man seine Sonderstellung ebenfalls ableiten. McKenna u. Nadelhaft [40] haben sich mit der Organisation der Ganglienzellen im Onuf-Kern für den N. pudendus bei männlichen und weiblichen Ratten auseinandergesetzt; sie kommen zu dem Ergebnis, dass die Säulen für die weiblichen Sphinkteren viel kleiner oder viel zarter sind als die für die männlichen. Auch aus diesen Untersuchungen kann

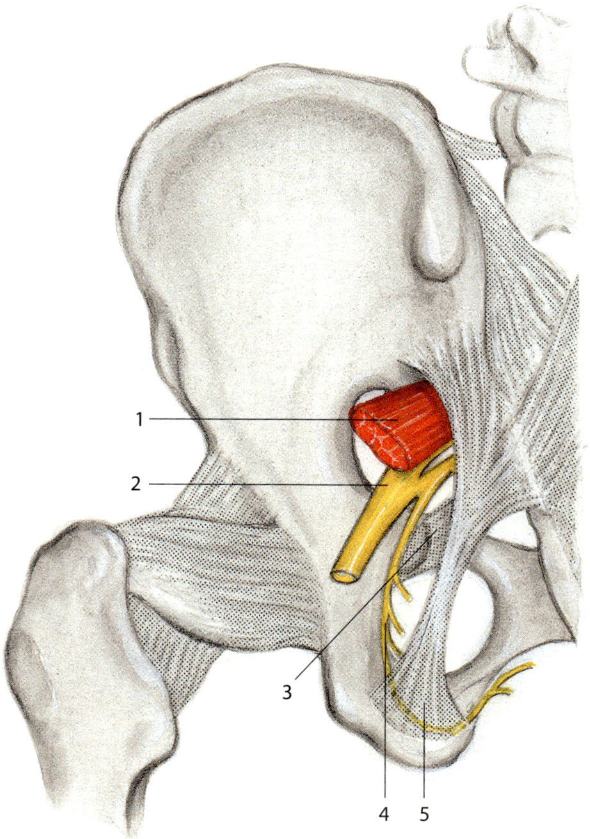

Abb. 1-36. Langer geborgener Verlauf des N. pudendus, der im Alcock-Kanal eingescheidet ist (*1* M. piriformis, *2* N. Ischidadicus, *3* Spina ischiadica und Lig. sacrospinale, *4* N. pudendus, *5* Lig. sacrotuberale)

man also die Ungleichheit des Sphinktersystems bei den Geschlechtern ableiten.

Sung et al. [79], die über die Polioresistenz des Onuf-Kerns schreiben, meinen, diese Ganglienzellgruppe habe wahrscheinlich eine gemischt somatische Population von Nervenzellen. Das stimmt sehr gut überein mit der makroskopischen Präparation der Nervenwurzeln. Uns fiel bei den vielen Kadaverdissektionen in Erlangen auf, dass es knapp nach dem Wurzelaustritt der Nerven immer sichtbare Verbindungen zwischen dem somatischen N. pudendus und den Levatornerven einerseits und den viszeralen Nerven andererseits, die zum Ganglion pelvinum gehören, gibt. Sung et al. (1979) sowie Komo et al. (1986 [32]) weisen darauf hin, dass beim Shy-Drager-Syndrom elektiv die Nervenzellen des Onuf-Kerns zugrunde gehen können. Solche Patienten haben deshalb eine viszerorektale Dysfunktion (Inkontinenz; Abb. 1-40).

Wie schon oben erwähnt, meidet das Poliovirus die Onuf-Kernzellen, sodass Patienten mit einer Kinderlähmung alle kontinent bleiben und keine Fazialislähmung haben, denn das kraniopharyngeale Kontinenzsystem hat exakt die gleiche Organisation wie das anorektale.

Alle diese klinisch-pathologischen Studien beweisen das Eigenleben dieser Nervenkerngebiete der Abschlusssysteme kranial und anorektal. Sung [79] und Komo [32] wiesen darauf hin, dass bei einer anderen degenerativen Nervenerkrankung, z. B. der amyotrophen Lateralsklerose, die Onuf-Kernzellen ebenfalls selektiv gesund bleiben.

Yamamoto et al. [84] ist es mit der retrograden Markierungsmethode gelungen, die Nervenzellareale im Onuf-Kern auch für den glattmuskeligen Sphincter ani internus festzulegen. Der Untersucher betont aber, dass wir die Ganglienzellen im Onuf-Kern für die willkürliche gestreifte Muskulatur und die unwillkürliche glatte nicht streng auseinanderhalten können. Yamamoto verweist aber auf die enge Kooperation bzw. Koordination beider Systeme, wie sie auch in der Klinik offensichtlich ist.

Alle hier aufgeführten Nerven führen auch sensible Fasern, die durch den Vorderseitenstrang das Blasen- und Rektumzentrum des Rückenmarks und endlich auch das Gehirn erreichen, und auf gleichem Wege werden motorische Impulse zu den im unteren Rektum gelegenen Sympathikuszentren für den N. hypogastricus geführt und über die Kerne für die quergestreifte Sphinktermuskulatur im unteren Rückenabschnitt via Onuf-Kern geleitet, der diese wieder über den N. pudendus und die Nn. M. levatoris weiterschickt.

Die vegetativen sensiblen afferenten Fasern kommen aus der Rektumampulle und der Pars analis recti und gehen zum Ganglion pelvicum zurück. Die sensiblen Fasern über dem N. pudendus kommen von der Regio perinealis und zwar von der Linea anocutanea und von der Zona alba bzw. pectinea im Analkanal an den Krypten. Diese führen exzessiv irritable Schmerzfasern im Gegensatz zu den vegetativ sensiblen Fasern im Rektum, die mehr auf Dehnung reagieren und vom oberen Viertel des Analkanals im Bereich der Mukosa des Mastdarms zentralwärts ziehen. Auf die ungewöhnliche Sensibilität des Analkanals, die Duthie u. Gairus [12] untersucht haben, haben wir in unserer Arbeit über die Hämorrhoiden hingewiesen [76].

Während wir die Innervation für die externen Sphinkteren und den Beckenboden gut kennen, ist die Innervation des Sphincter ani internus nicht so genau bekannt. Wir wissen sicher, dass die Unterbrechung der postganglionären Fasern, kurz bevor sie in den Sphincter ani internus eintreten, zu einer schweren Inkontinenz führt [76].

Der Sphincter ani internus gehört zwar zum viszeralen Individuum, seine Nervenversorgung erhält er aber vom bilateral symmetrisch angelegten Ganglion pelvinum. Dieses liegt auf der Fascia diaphragmatis pelvis superior und besteht aus zwei ahornblattartig gestaltenen Nervengeflechten [1], die eng aufeinanderliegen. Das erste, der Faszie direkt aufliegende Geflecht ist der parasympathische Plexus pelvicus. Er kommt aus dem Bereich des Plexus sacralis (Abb. 1-37 bis 1-40).

Auf ihm beckenwärts liegt der sympatische N. hypogastricus, der vom Abdomen her ins Becken zieht und der sich mit dem parasympathischen Plexus vermengt. Die

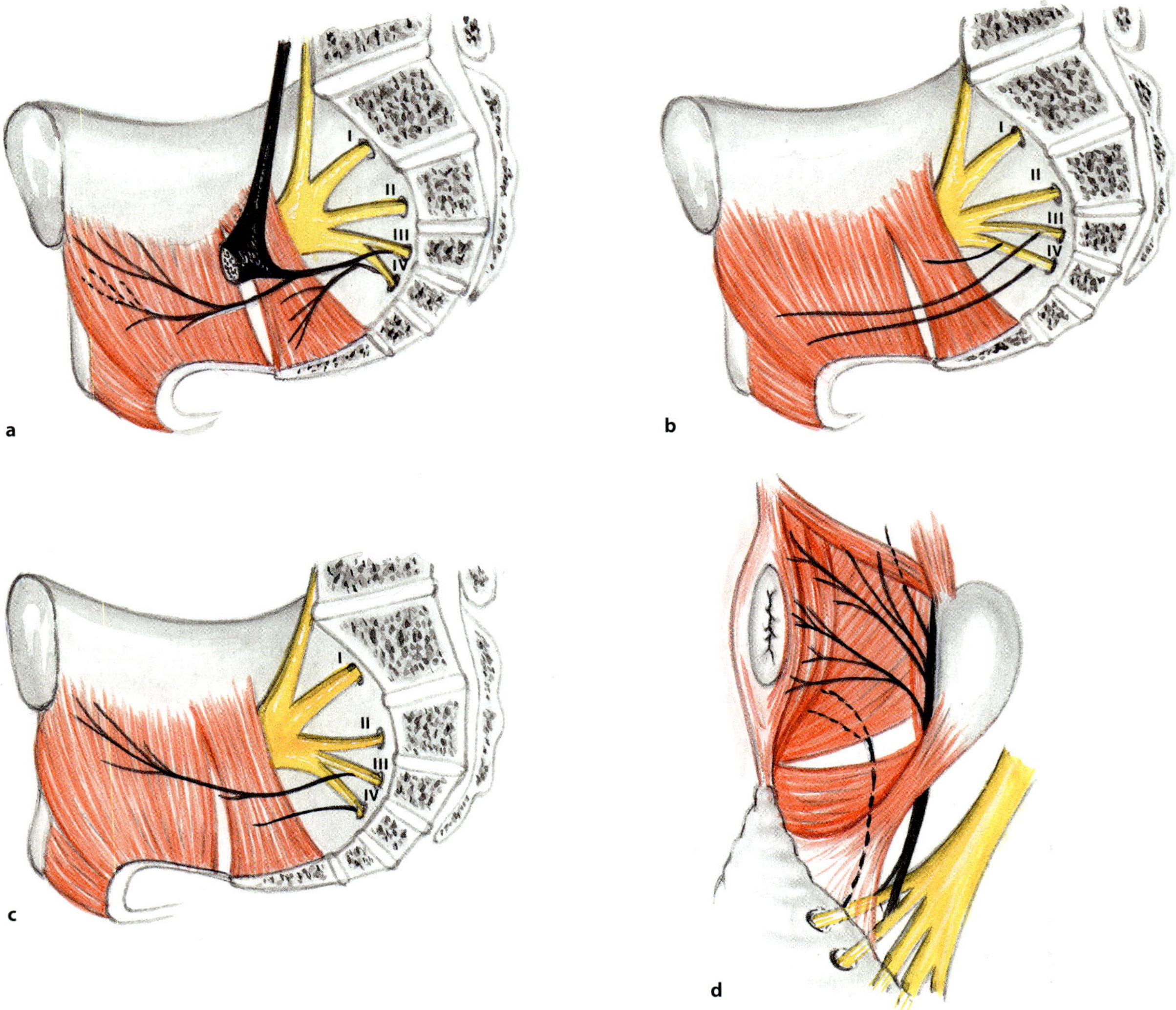

▫ Abb. 1-37a–d. 3 variable Levatornervenverzweigungen (**a, b, c**). Der durch den Alcock-Kanal ziehende N. pudendus versorgt, außerhalb des Levators ziehend, den Sphincter-externus-Komplex (**d**). Innerhalb des Levatortrichters kann auch ein Levatorast den äußeren Schließmuskel innervieren. Dieser Nerv ist bei der Präparation nur in der Lücke zwischen dem M. pubococcygeus und iliococcygeus von unten her sichtbar (**d**)

postganglionären Fasern aus dem Ganglion pelvinum ziehen dann zum Sphincter ani internus und zu den anderen Beckenorganen (▫ Abb. 1-39, 1-40). Da das Nervensystem vom Ektoderm abstammt, also vom somatischen Menschen, ist es doppelt – symmetrisch – angelegt, auch für alle Organe des viszeralen Menschen. Diese sind singulär – wir haben es schon betont – und asymmetrisch, sie werden aber alle von 2 Nervenpaaren bzw. 2 Nervenplexus versorgt. Für die Praxis ist das von großer Bedeutung. Die chirurgische Zerstörung eines vegetativen Nervenpfeilers, z. B. an einer Samenblase, muss keinen Ausfall im Bereich der Sexualfunktion zur Folge haben, wenn der andere unversehrt erhalten bleibt [69].

Für die Arterien, Venen und Lymphgefäße gilt dagegen die einfach angelegte Organversorgung wie für jedes viszerale Organ mit Ausnahme der Mastdarmvorderwand. Hält sich der Operateur an die Grenzlamellen, wird er bei einer Rektumexstirpation eines jungen Patienten keine Nervenschäden setzen (▫ Abb. 1-30 bis 1-32).

Zur Nervenversorgung: Zusammenfassung und praktische Folgerungen

Der doppelt, rechts und links angelegte somatische Teil des Abschlusssystems hat eine doppelte, rechte und linke Nervenversorung. Die Nn. pudendales können durch ihren besonders langen Verlauf geschädigt, operativ aber nicht zerstört werden. Das gilt bei Eingriffen am Rektum, auch für die Nn. levatorii. Alle diese Nerven verlaufen an der Beckenfaszie (Fascia diaphragmatis pelvis). Der viszerale Teil des Kontinenzorgans, Sphincter ani internus, Schwellkörper und Rektum, sind dagegen einfach angelegt, haben aber auch eine doppelte Nervenversorung über ein rechts und links gelegenes Ganglion pelvinum. Seine aus den Nn. hypogastrici und Nn. pelvici gemischten Nerven laufen

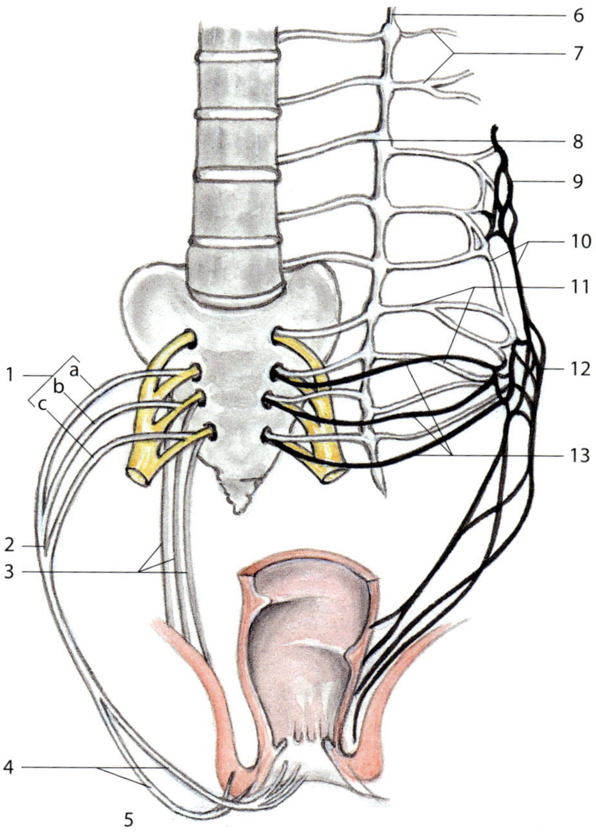

Abb. 1-38. Schema der somatischen und der autonomen oder viszeralen Innervation des Kontinenzorgans. Die autonome oder viszerale Innervation ist auch wie die somatische doppelt angelegt, aber sie innerviert nur ein einfach und in sich symmetrisch angelegtes Rektrum und seinen ebenso angelegten Sphincter ani internus (Abb. 1-17, 1-29, 1-40; nach Moore). Der somatische Beckenboden und der Sphincter-ani-externus-Komplex ist dagegen bilateral symmetrisch angelegt (*1* Sakralnerven: *a* S2, *b* S3, *c* S4, *2* N. pudendus, *3* Nn. levatorii, *4* Nn. rectales inferiores, *5* somatische Innervation (Beckenboden, Sphincter ani externus), *6* Stamm des N. sympathicus, *7* lumbale Nn. splanchnici, *8* grauer R. communicans, *9* oberer hypogastrischer Plexus, *10* Nn hypogastrici, *11* sakrale Nn. splanchnici, *12* unterer hypogastrischer Plexus, *13* Nn. splanchnici pelvici)

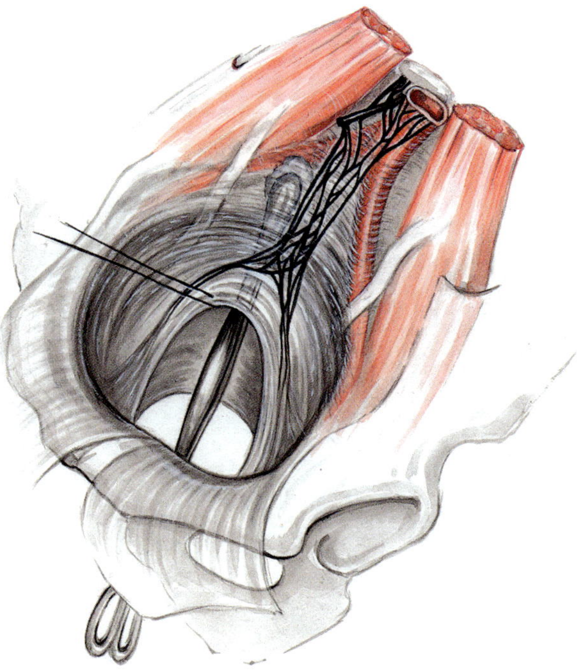

Abb. 1-39. Isolierte Präparation der Fascia diaphragmatis pelvis superior. Der Levatormuskeltrichter ist entfernt. Der bogenförmige, distale Faszienrand ist angeschlungen. Auf der Faszie ist der Plexus hypogastricus »aufgebügelt«. Der Stieltupfer ist hinter der Faszie, die als Kreuzbeinperiost von der Knochenvorderwand abgelöst worden ist, zu sehen. Sie wird bei einer radikalen Rektumkarzinomoperation geschont

alle wandschlüssig auf der Fascia diaphragmatis pelvis superior zum Sphincter ani internus und zum Rektum. Die Mobilisation des Mastdarms außerhalb seiner Grenzlamellen schont alle Nerven zu den Urogenitalorganen, die in einem eigenen Fettkörper geborgen sind. Nur über der Urethra membranacea bündeln sich diese Nerven und sind zwischen somtischen und vegetativen Individuen nicht mehr mechanisch separierbar.

1.3.11 Lymphgefäßsystem

Die neuen Untersuchungen über das Lymphgefäßsystem haben Erkenntnisse erbracht, die sich in der Praxis noch nicht niedergeschlagen haben. Sie sind aber gerade für die externen Heilmethoden sehr bedeutsam; denn nach wie vor gilt der Satz: »Die Krebschirurgie ist eine Chirurgie der Lymphknoten und der Faszien« [70].

Die vorsorgliche Entfernung der Lymphgefäßareale des Mastdarms im regionalen Abflussgebiet mit dem in den Grenzlamellen verpackten Primärtumor ist ein Grundgesetz jeder modernen Radikaloperation. Trotz modernster Untersuchungsmethoden sind wir aber nicht in der Lage, präoperativ einen Lymphknoten als verkrebst sicher zu erkennen.

Jedes Lymphgefäß beginnt blind im Gewerbe [14, 35, 36, 76, 77, 85]. Es eröffnet sich im Verlauf dem Gewebe mit sehr großen Spalten, deren Ränder wie Vorhänge mit Zugseilen auf- und zugemacht werden können (Abb. 1-41).

Sehr große Partikel wie z. B. Kohlenstaub werden deshalb leicht in diese großen Spalten eingeschleust. Das gilt auch für Krebszellverbände. Ein aktiver Einbruch von Krebszellen in die Lymphgefäße, wie leichtfertig immer wieder behauptet wird, ist eine falsche Vorstellung. Deshalb sind Nahmetastasen so häufig. Jeder Lymphgefäßbaum ist in sich geschlossen und öffnet sich an 2 Stellen mit 2 Hauptstämmen in die Venen im oberen Thoraxbereich. In der Peripherie z. B. über die Lymphknoten wird auf lymphovenöse Anastomosen verwiesen.

Im Gegensatz zum Blutgefäßsystem, das einen Kreislauf bildet, in dem der Druck im Kapillarabschnitt auf null abfällt, baut sich in den Lymphgefäßen schon in der Peripherie ein Druck zwischen 0,1 und 3,3 kPa auf [14, 36], sicher mitbedingt durch die Lymphgefäßmotorik, die durch glatte

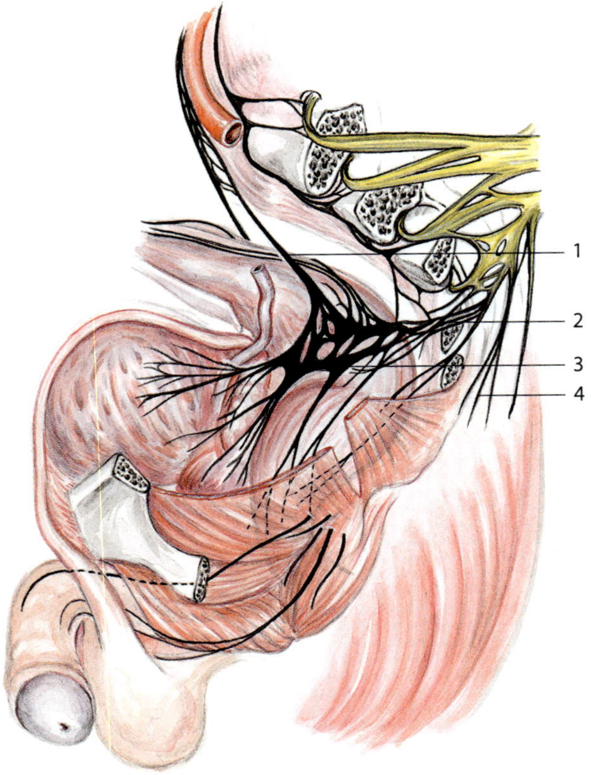

Abb. 1-40. Präparat der N. hypogastricus *(1)* mit dem Gaglion pelvinum *(3)*, den Nn. pelvici *(2)* und dem N. pudendalis *(4)*. Beachte die Anastomosen aller der genannten Nerven in ihren Wurzelbereichen

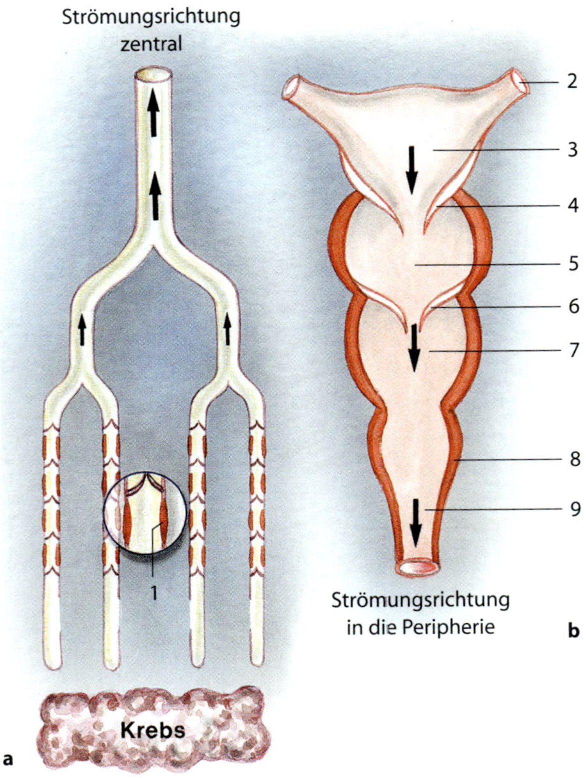

Abb. 1-41a, b. Die Blutbewegung und der Lymphweg verlaufen gegensinnig. **a** Schema des Lymphgefäßsystems (kein Kreislauf!); sehr viele periphere Motoren, Bewegungssegmente, schöpfen die Lymphe aus den blind im Gewebe beginnenden Lymphgefäßen ab. Klappen erzwingen ihre Bewegung auf einer Einbahnstraße nach zentral in die Venenwinkel. Nur die dem Krebs anliegenden Lymphgefäße können Krebszellverbände führen. **b** Schema des arteriellen Blutkreislaufes: Kammern des primitiven Wirbeltierherzens. Ein zentraler Motor für den ganzen peripheren Kreislauf. Er bildet wortwörtlich einen Kreislauf. Das Gefäßsystem ist über die Venen via Kapillarsystemnetzwerk nach beiden Seiten offen. Es herrscht das Gegenverkehrsprinzip (*1* manschettenförmiges motorisches Segment *vor* den Lymphgefäßklappen, *2* Ductus Cuvieri, *3* Sinus venosus, *4* Sinuatrialklappen, *5* Atrium, *6* Atrioventrukularklappen, *7* Ventrikel, *8* Conus arteriosis, *9* Aorta ventralis)

Muskelzellen inszeniert und durch Nerven gesteuert wird. So kommen die rhythmischen Bewegungen der Lymphgefäßsegmente beim Lymphtransport in der Gefäßwand zustande (Abb. 1-41).

Der Mensch hat keine besonders auffällig entwickelten Lymphgefäßherzen wie viele Tiere, z. B. die Frösche, aber er hat auch Bewegungselemente für die Rhythmik seines Lymphgefäßsystems, die mit einem Herzschlag durchaus vergleichbar sind (15–18 Schläge/min). Nur, dieses millionenfach angelegte lymphmotorische System des Menschen ist ganz unauffällig. Es sitzt in der Peripherie am Organ selbst. Das Herz für den Blutkreislauf dagegen ist singulär und zentral gelegen. Das kennen alle, darüber gibt es ganze Bibliotheken [77].

Die Lymphtransportelemente des Menschen hängen indirekt mit dem Herzschlag zusammen, steigert er sich, so wird auch der Lymphfluss schneller. Alle Lymphbahnen sind Einbahnstraßen. Klappen verhindern einen retrograden Transport der Lymphe. Auch für das Rektum haben wir diese Klappen in den Lymphgefäßen nachgewiesen (Kap. 1.2, Abb. 1-9, 6) [76, 77]. Die im Lymphgefäßsystem zwischengeschalteten Lymphknoten tauchen im Fettgewebe auf, das für das ganze außerhalb der Organe entwickelte Lymphgefäßsystem ein auf fasziöser Grundlage entwickeltes Stützgerüst ist. Im kleinen Becken gibt es Lympfknoten im urogenitalen und getrennt davon im perirektalen Fettkörper (Abb. 1-33a).

Die Trennung der Lymphknotengruppen durch die tumordichten Hüllfaszien ist ganz eindeutig, wie wir das schon beim Verhalten der Arterienversorgung dieser beiden Organsysteme beschrieben haben (Kap. 1.3.9). Ein regionales Lymphknotenareal ist aber nicht nur anatomisch, sondern auch immunologisch geprägt (Homing-Verhalten von Malignomnahmetastasen) [86].

Auch für das Lymphgefäßsystem gibt es keine »transfaszialen Querverbindungen«. Auf die für die chirurgische Praxis wichtige Entwicklung der beiden Beckenfettkörper wird in Kap. 1.2 verwiesen.

Lymphgefäßsystem des Rektums und der Anorektalregion

Auch in ihm offenbart sich die Sonderstellung des Mastdarms im kleinen Becken. Während eine Lymphographie vom Bein her die iliakalen und paraaortalen Lymphknoten darstellt, und damit die Abflussstationen des paarigen Urogenitalsystems, das dem somatischen Individuun zuzurechnen ist, bleibt das singuläre Rektum dabei vollständig ausgespart. Nur die Lymphknoten im somatischen Urogenitalfettkörper und im Iliakalbereich sind dann zu sehen (Abb. 1-42, 1-43).

Erst das PET-CT kann uns in vivo das viszerale Lmphknotenareal darstellen, wenn ein Malignom dort Fuß gefasst hat. Dieses viszerale Areal endet an der Wurzel der A. mesenterica inferior. Dann mischt es sich mit den somatischen Lymphwegen, um durch das Mediastinum ziehend auch die Halslymphknoten am linken Venenwinkel zu erreichen [86].

100 Jahre alt sind die Injektionsversuche an 20 Kinderleichen von Gerota [20]. Er injizierte submukös in der Linea anorectalis Quecksilber. Nur zweimal gelang es, so auch iliakale Lymphknoten darzustellen. In 90% finden sich nur die retrorektalen Lymphknoten im viszeralen perirektalen Fettgewebskörper, also im Mesenterium des Rektums. Gerota zitiert Quenue, der Gerotas Befund vorweggenommen hatte. Quenue konnte nur einmal bei 16 submukösen Quecksilberinjektionen iliakale Lymphknoten markieren. Das stimmt sehr gut mit der von uns festgestellten spärlichen Gefäßversorgung der Rektumvorderwand durch die paarigen variablen und somatischen Blutgefäße überein (Kap. 1.3.9).

Deshalb sind die Nahmetastasen auch beim Rektumkarzinom fast alle nur im perirektalen Lymphknoten des retro- bzw. perirektalen Fettkörpers nachweisbar. Bei 50% der Rektumkarzinome werden dort Lymphknotenmetastasen gesehen, ganz gleich, in welcher Höhe die Malignome saßen [76]. Die Anzahl der Lymphknoten für das Rektum im Mesorektum schwankt beim Erwachsenen von 10–60. Eine bestimmte Anzahl bei einem Rektumkarzinom zu untersuchen, wie es manche Pathologen fordern, ist unerfüllbar. In Abb. 1-33a ist ein Mastdarmkrebs mit 31 regionären Lymphknoten zu sehen [90].

Wir wissen beim Menschen wenig über die Schub- und Sogkraft dieser mit primitiven Herzen vergleichbaren Lymphmotoren in diesen verschieden mächtigen, in sich geschlossenen Lymphgefäßarealen. Wahrscheinlich ist die Bewegungsenergie im viszeralen retro-/perirektalen Fettkörper viel größer als in den dürftigen Abflusszonen gegenüber der Denonvilliers-Faszie, an dem kleinen Rektumvorderwandbezirk, der die bilateral somatischen Iliakallymphknoten speist.

Untersuchungen über seitliche, also iliakale Lymphknotenmetastasen in situ sind nicht bekannt, immer nur am herausgenommenen Präparat werden Befunde mitgeteilt [76]. Da ist die Topographie in situ aber vollkommen zerstört. In-situ-Auskünfte nach einem Kernspintomogramm weisen nach, dass an der linken oder rechten Seite des Rektums auftauchende Lymphknotenkrebsmetastasen zum viszeralen Fettkörper gehören, der eben durch das besonders breite Mesenterium des Mastdarms, das Mesorek-

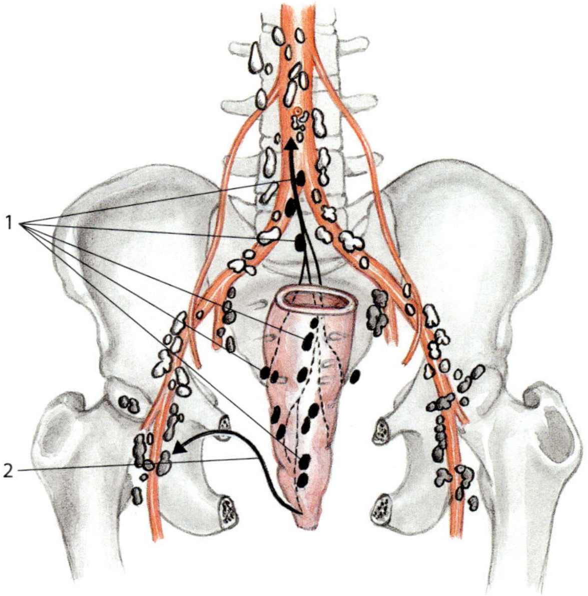

Abb. 1-42. Der einfache Hauptlymphweg des (viszeralen) Rektums und des Analkanals entlang der A. rectalis superior (cranialis). Alle Lymphknoten liegen im Mesorektum dorsal (*1* mesorektale Lymphknoten), sie sind entlang der Lymphstromhauptrichtung kaudokranial ausgerichtet. Vom Analkanal kann ein inguinaler Lymphweg *(2)* in großen Ausnahmefällen begangen werden. Das kloakogene, untere Rektumviertel hat keine Lymphknoten

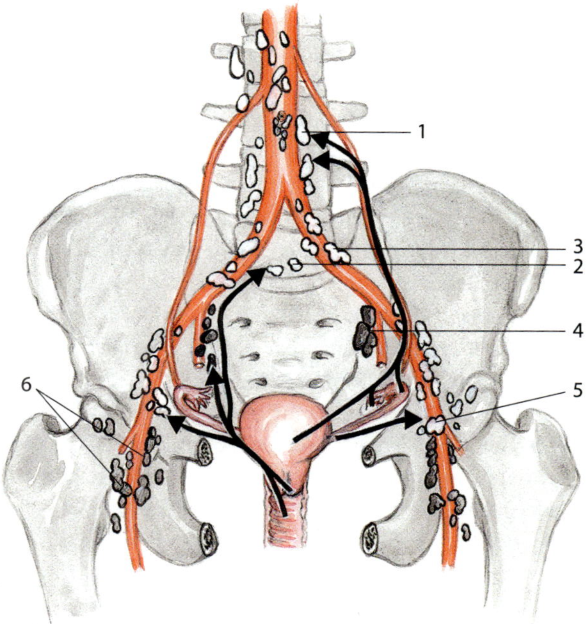

Abb. 1-43. Die doppelten Hauptlymphwege des (somatischen) Urogenitalsystems, sie sind horizontal eingerichtet, nach rechts und nach links. Hier sind diese quer verlaufenden Hauptlymphwege für das ganze Genitale der Frau gezeichnet (*1* paraaortale Lymphknoten, *2* sakrale Lymphknoten, *3* Lymphknoten der A. iliaca communis, *4* Lymphknoten der A. iliaca interna, *5* Lymphknoten der A. iliaca externa, *6* inguinale Lymphknoten)

tum, seitlich zu liegen kommt. Das bedeutet aber noch lange nicht, hier läge eine iliakale Metastasierung vor. Metastasen finden sich auch im Präparat seitlich nur in 0,6% der Fälle ([22, 23], ◻ Abb. 1-33a). Sie werden nach dem uns bekannten Schrifttum nie doppelseitig nachgewiesen, was doch bei der Doppelanlage somatischer Organe und deren Lymphabflüsse im kleinen Becken erwartet werden könnte [86].

Wir erinnern uns: Der viszerale Fettkörper umgreift ¾ des Mastdarms. Bei der Exstirpation eines Rektums sind Paraproktien, die wir nach der Mobilisation im Spatium praerectale und retrorectale zusammenschieben, nie seitlich gestielt, sondern vorn rechts und links gelegen. Dort werden sie durchschnitten, und meist – es wurde schon betont – brauchen nur wenige Gefäße ligiert zu werden (◻ Abb. 1-32).

Die auf der Rektumsvorderwand quer liegende Grenzlamelle, die Denonvilliers-Faszie, hat keinen Anschluss an die seitliche Beckenwand, wie das immer wieder einmal gezeichnet wird. Sie schwebt zwischen dem urogenitalen Fettkörper und bedeckt ihn mit einem dickeren ventralen und dünneren hinteren Blatt, und darauf erst liegt die vordere Grenzlamelle des Rektums, das dort an der Vorderwand – ich betone es noch einmal – gar kein Fettgewebe und keine Lymphknoten entwickelt hatte. Wie die Lymphangiographie von Gerota und auch wie die Praxis zeigt, gehen eben die meisen Lymphstraßen von der Vorderwand des Rektums zu den im Mesorektum dorsal gelegenen Lymphknoten im perirektalen Fettkörper, der auch seitlich dem Rektum anliegt. Die vordere Grenzlamelle ist ein mehrschichtiges, schon in ihrer Entwicklung kompliziertes Gebilde (◻ Abb. 1-25 bis 1-27, 1-30, 1-31, 1-34).

Durch das PET ist erwiesen, dass es bevorzugte, gemiedene und erzwungene Lymphwege gibt. Die Lymphhauptstraße des Rektums weist nach abdominal. Seitliche Wege werden gemieden. Die Hauptstraße findet erst ein Ende am linken Venenwinkel am Hals [86].

Wir verweisen ausdrücklich auf die gründliche Untersuchung von Tobin, der an die Originalarbeit von Denonvilliers [80] anknüpft. Für uns hier ist wichtig, dass diese querstehenden Faszienblätter das viszerale und das somatische Individuum trennen, bis auf die seitliche Fusion der beiden Fettkörper und bis auf den Sphinkterblock im Beckenbodenbereich. Wir zeigen in ◻ Abb- 1-9 in Kap. 1.2 den Querschnitt durch das Becken eines Embryos. Dort sieht man in der fortgeschrittenen Entwicklung die Lymphknoten leichter in situ, weil das Fett gerade entwickelt wird. Die Lymphknoten im retrorektalen Fettkörper sind durch die hier noch sehr dicke dorsale Grenzlamelle, die später auch dünn wird, von dem bilateral symmetrischen, iliakalen, also außerhalb der Grenzlamelle liegenden Lymphknoten deutlich abgesondert.

Der viszerale Fettkörper entwickelt sich seitlich immer erst nach dem somatischen Fettkörper [17]. Voll entwickelt ist diese so fundamentale Trennung beim Erwachsenen

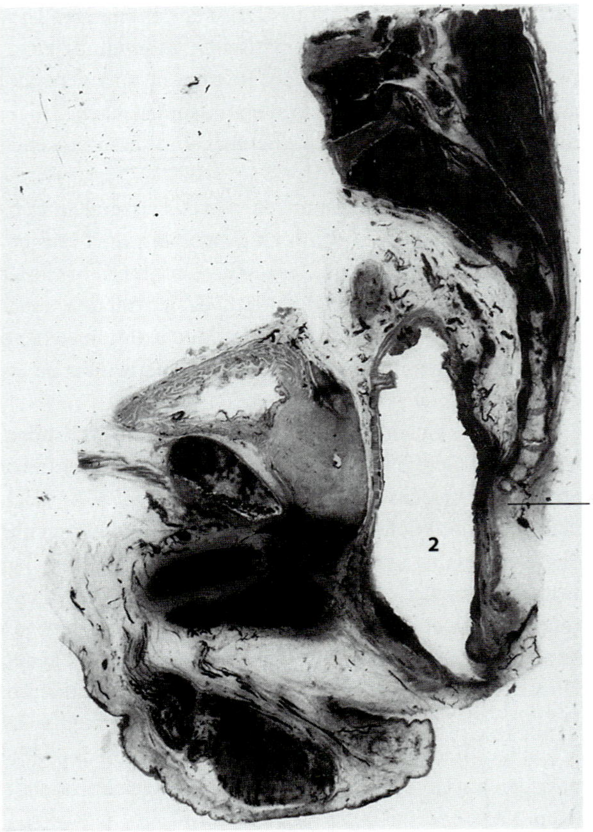

◻ **Abb. 1-44.** Sagittalschnitt durch das Becken eines 75-jährigen Mannes. Sehr deutlich der Beginn des retrorektalen Fettkörpers mit den Lymphknoten *(1)* oberhalb des Levatoransatzes am Rektum *(2)*. In der Durchtrennungsebene bei einer knappen Kontinenzresektion gibt es kein Fett und keine Lymphknoten, die zurückgelassen werden könnten. (Nach Dr. H. Fritsch, Anatomisches Institut Bonn, 1988)

nicht mehr zu sehen, aber diese Lymphknoten tragenden Fettgewebsblöcke bleiben funktionell doch lebenslang separiert trotz der beim Erwachsenen sehr ausgedünnten Grenzlamellen. Gegen das Vordringen eines Krebses schützen die Grenzlamellen sehr wirksam, denn sie sind gefäßlos, und ohne Blutgefäße kann kein Krebs wachsen.

Praktisch von großer Bedeutung ist, dass der viszerale Fettkörper des Rektums nur bis zum unteren Viertel des Darmrohres reicht. Deshalb hat auch noch niemand bei einer digitalen Untersuchung des Rektums dort tiefer einen Lymphknoten durchgetastet. Somit kann gerade in diesem lymphknotenlosen Bezirk, in dieser, wie wir sagen »Zone der Unschuld« bei dieser fettlosen dünnen Rektumwand eine sicher »radikale« Anastomose angelegt werden (◻ Abb. 1-44).

Danach ist die Entfernung der langen Metastasenstraße bis zur Einmündung bzw. dem Ursprung der A. rectalis superior aus der A. mesenterica inferior zureichend, um aller entfernbaren potenziellen Nahmetastasen in Lymphknoten oder in den Lymphgefäßen (Bindegewebsmetastasen) Herr zu werden (◻ Abb. 1-45) [86]. Einen retrograden Lymphtransport gibt es nicht.

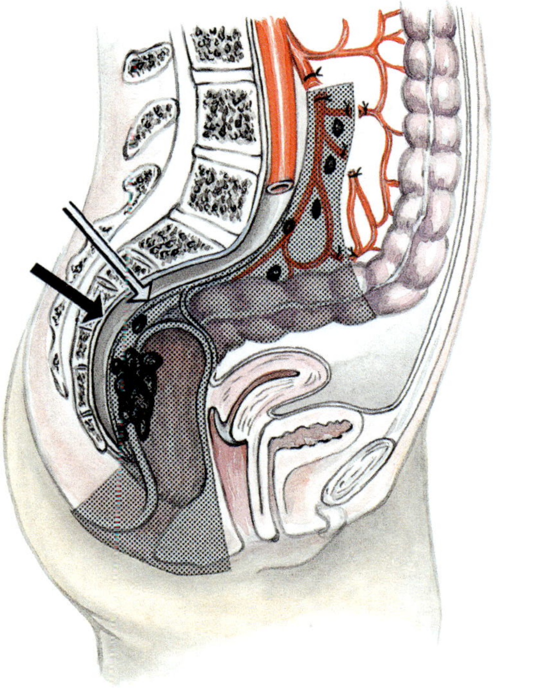

Abb. 1-45. Entfernung der Hauptmetastasenstraße nach Durchtrennung der A. rectalis superior (cranialis) unterhalb der A. colica sinistra. Mobilisation des Mastdarms mit seinem Mesorektum hinter der hinteren Grenzlamelle *(weißer Pfeil)* und vor der Fascia diaphragmatis pelvis superior *(schwarzer Pfeil)*, die dort mit dem Kreuzbeinperiost identisch ist. Das Mesorektum endet mit der hinteren Grenzlamelle im unteren Rektumviertel

Analregion

Die dem somatischen Menschen zugehörige Analregion ist repräsentiert durch Beckenboden und externe Sphinkteren. Sie ist symmetrisch angelegt. Hier gibt es rechts und links. Die Lymphwege dieses unteren Abschnittes des Magen-Darm-Kanals laufen nach inguinal und iliakal, und zwar ebenfalls doppelt rechts und links. Caplan [9] hat 11 verschiedene Lymphwege im Analbereich nachgewiesen, wie Gerota [20] durch Injektion an der Linea anorectalis, also genau am Grenzbereich zwischen dem somatischen und viszeralen Menschen. In der Praxis aber wird selbst bei einem Analkarzinom weit überwiegend nur die kraniale Hauptmetastasenstraße wie bei einem Rektumkarzinom von den Tumorzellen begangen, wenn auch der iliakale und v. a. der inguinale Metastasierungsweg in diesen Fällen nicht ausgeschlossen ist. Wie wir sagen, gibt es verschiedenwertige Lymphwege: »Autobahnen«, »Landstraßen« und »Saumpfade« [76, 77, 86].

Eine Radikaloperation kann und und muss nicht alle nachweisbaren Wege berücksichtigen. Frühe Versuche, die dafür keine Erklärung vorwiesen, haben die Nutzlosigkeit dieser überradikalen verstümmelnden Eingriffe z. B. bei einem Mastdarmkrebs eindeutig erwiesen [3, 61].

Bei einem Analkarzinom hat heute die Radio-/Chemotherapie so durchschlagende Erfolge, dass wir nur noch ausnahmsweise radikal das Rektum deshalb amputieren müssen. Die Entfernung der Inguinallymphknoten wird nur von Fall zu Fall empfohlen – wenn sie nachweisbar verkrebst sind (Abb. 1-42, 1-43).

Das ganze intakte Lymphsystem ist eine Einbahnstraße, kein Kreislauf. Es schöpft deshalb nur das z. B. an einen Tumor angeschlossene Gewebsareal ab und transportiert aktiv die Lymphe aus dem Rektum bauchwärts. Blutgefäße dagegen sind ein lückenloses Kreislaufröhrensystem, arteriell ohne Klappen, in denen das Blut passiv strömt. Deshalb überlebt auch der kürzeste Rektumstumpf, der von seinem Hauptgefäß abgeschnitten worden ist, durch den sofort einsetzenden Blutstromgegenverkehr [74, 75].

Schneiden wir aber das Rektum durch, selbst wenn wir bei einer knappen Kontinenzresektion von transanal das Darmrohr zu mobilisieren beginnen und den ganzen perirektalen Fettkörper mit den Lymphknoten herausnehmen, so durchtrennen und eröffnen wir mit diesen Maßnahmen Lymphgefäße. Damit haben wir die Kontinuität des Lymphgefäßbaumes an vielen Stellen in der Schnittlinie oder der Mobilisationsebene unterbrochen. Wir können das nicht vermeiden [74].

Wer erinnert sich nicht der gewaltigen Lymphmengen, die manchmal in der ersten postoperativen Woche aus der neben einer Rektumanastomose eingelegten Drainage fließen? Unerfahrene meinen schon, den Ureter durchschnitten zu haben. Aber dieser starke Lymphfluss aus dem peripheren Stumpf spielt wohl für die Krebszellimplantation keine Rolle. Es sei denn, wir hätten inadäquat reseziert. Aber auch aus dem tumortragenden Segment, das wir ja entfernt haben, könnte krebszellhaltige Lymphe abgetropft sein.

Der Klappenabstand in den Präkollektoren der Lymphgefäße beträgt 2–3 mm, der in den größeren Kollektoren 6–8 mm bei einem Durchmesser von 100–600 μm. Die Länge der Klappensegmente ist vom Lympfgefäßvolumen abhängig und beträgt das 3- bis 10-fache des Gefäßdurchmessers. Die Lymphgefäßklappen sind vorwiegend paarige Semilunarklappen; an bestimmten Stellen (Lungen, Mesenterien) gibt es vereinzelte Bikuspidalklappen [14]. Es ist deshalb nicht auszuschließen, dass auf diese Weise sehr selten Impfmetastasen in der Nahtlinie zustande kommen. Das hat die Praxis erwiesen.

Da der (viszerale) perirektale Fettkörper (Mesorektum) nur bis zum unteren Viertel des Mastdarms reicht, ist er durch die von uns empfohlene transabdominale Technik ganz einfach automatisch entfernbar. Der Operateur, der bei einer knappen Kontinenzresektion in der Zone der Unschuld dann eine Anastomose anlegt, kann das Mesorektum gar nicht zurücklassen. Es fehlt im distalen Viertel.

Bei höherliegenden Anastomosen, die von abdominal her angelegt werden können, darf das Mesorektum peripher zurückbleiben, dank der anatomisch eingerichteten Einbahnstraßen ist es in der Regel unverseucht. Das haben inzwischen die Ergebnisse von Hohenberger [77] und Bokey [7] ergeben. Was für die Lymphknotenmetastasen gilt, gilt auch für die sog. Bindegewebsmetastasen, die nichts anderes sind als in Lymphgefäßen steckengebliebene Krebsherde. Sie sind von Westhues 1934 [82] beschrieben (dort ◘ Abb. 1-9) und waren schon um die Jahrhundertwende bekannt.

Rückfälle nach einer Radikaloperation wachsen »uferlos«, weil alle hier definierten Faszienstrukturen zerstört sind. Die immer wieder zu lesende Behauptung, es gäbe eben doch eine distale Nahmetatasierung, wenn auch selten, beruht meist auf einer Täuschung. Sie wird immer nur am herausgenommenen Präparat konstatiert, obwohl jeder Operateur weiß, wie beweglich der perirektale Fettkörper (Mesorektum) auf der Mastdarmwand ist, wenn die Verankerung der dorsalen Grenzlamelle von der Fascia diaphragmatis pelvis superior (seitliche Beckenwand bzw. Levatortrichter) einmal operativ gelöst worden ist. Dann rutscht er nach distal und täuscht eine retrograde Absiedlung vor [76, 77].

Sonderstellung der Krebse im Colon pelvinum

Diese hier so oft betonten Einbahnstraßen des Lymphgefäßsystems im Bereich des Rektums, die also nur in eine Richtung, nämlich nach abdominal ziehen, dort, wo im Bereich des Dickdarms die Gefäßarkaden begonnen haben. Hier gibt es dann Lymphgefäße – zwischen den Stammgefäßen, den Aa. sigmoideae –, die den Lymphstrom nach rechts und nach links wenden können (◘ Abb. 1-46) [52]. (*Erklärung:* Die Lymphstrombahn wird durch die Anordnung der Lymphgefäße zwischen den Aa. sigmoideae (= Stammgefäße) nach links und rechts gewendet (ähnlich wie Efeu, das an einem Haus entlang eines Abwasserrohrs in Richtung Dachrine wächst.)

Meist gibt es keine Gefäßarkade (Marginalarterie) zwischen der letzten Sigmaarterie und der A. rectalis cranialis, die sich aber selbst vor dem Promotorium schon einmal verzweigen kann (◘ Abb. 1-46). Krebse im untersten Sigma und im Colon pelvinum, die aus Radikalitätsgründen nach der Exzision eine Anastomose im oberen Rektumdrittel haben müssen, können im letzten Arkadenabschnitt ihre Einbahnlymphgefäße, die ja immer mit den Arterien ziehen, zu den distal des Tumors gelegenen Lymphknoten schicken und somit distal des Tumors Lymphknotenmetastasen ausbilden.

Bei einer Speiseröhre gibt es auch nur Einbahnlymphgefäße, wie überall, aber sie sind etwa von der Höhe der Trachealbifurkation abhängig einmal nach oben und einmal nach kaudal angelegt. Das ist dann keine retrograde Metastasierung, denn, wie wir heute wissen, sind auch deren Klappen so ausgerichtet, dass sie nur eine gerichtete Metastasierung, nach kranial oder kaudal, möglich machen.

Wir müssen also beim Krebs im Bereich des Colon pelvinum deshalb unsere Resektionslinie sehr weit in die Rektumampulle hineinlegen, um die hier distal des Tumors liegenden, aber orthograd entstandenen Lymphknotenmetastasen wie geplant geschlossen mit dem Tumor herauszunehmen.

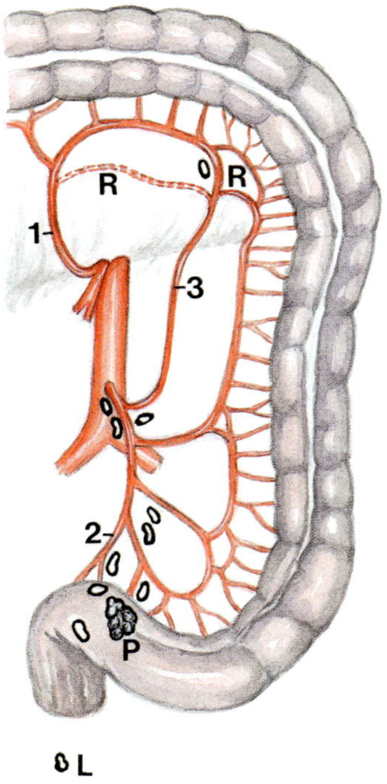

◘ **Abb. 1-46.** Darstellung eines Falles mit proximal und distal eines Kolonpelvinumtumors gelegenen verkrebsten Lymphknoten. Im Arkadenbereich gibt es eine orthograde Metastasierung, auch distal des Tumors. Im Bereich des Rektums gibt es nur eine orthograd, durch bauchwärts gerichtete Absiedlungsrichtung (nach Rosi et al.). In diesem Fall eines Kolonpelvinumkrebses ist auch eine sehr seltene Lymphknotenmetastase an der Arkade der Flexura lienalis dargestellt. Sie ist wohl durch das im mesokolon weit kommunizierende Lymphgefäßnetz zustande gekommen. (*R* Riolan-Anastomose, die selten einmal die A. colica media und die A. colica sinistra direkt verbinden kann, *P* Primärkarzinom, *L* Lymphknotenmetastasen, *1* A. colica media, *2* A. rectalis superior, *3* A. colica sinistra)

Bei der Doppelstaplertechnik ist heute eine tiefe Anastomose einfach und sicher [52, 76].

Die Topographie des Colon pelvinum ist von großer Vielfalt und seine Arterienverbindung zum Rektum ebenfalls. Basmajian (1954 [16]) weist z. B. in 9,7% auf eine sehr gut entwickelte Gefäßarkade zwischen beiden Arterien hin. Die als Regel gezeichnete Verbindung zwischen der letzten Arterienarkade, die noch zum Colon pelvinum gehört, und der A. rectalis cranialis ist nicht zutreffend.

Der Mastdarm ist ein Kloakenabkömmling, und seine Arterien und damit seine Lymphgefäße sind vom Colon pelvinum getrennt. Die Arterienarkade am Kolon läuft vom Zäkum bis zum Colon pelvinum ununterbrochen durch und damit auch die Lymphgefäße. Nur an einer einzigen Stelle am Kolon kann die arterielle Randarkade sehr dünn sein, an der Flexura lienalis. Dann ist dort meist eine 2. starke parallel laufende Arterienbahn oder sehr selten eine 3. angelegt, das ist die Riolan-Anastomose. Deshalb müssen wir bei einer Kolonresektion wegen einer Geschwulst distal und proximal vom Tumor weite Abstände einhalten, um potenziell vom Krebs befallene Lymphknoten, die nicht retrograd verkrebst sind, aber die durch die nach rechts und links verlaufende Lymphe infiziert sein können, zu erfassen.

Es gibt also auch am Kolon nur eine orthograde Metastasierung, aber auch distal von der Geschwulst. Nicht so am extroperitoneal fixierten Rektum, da ziehen alle Lymphgefäße nach abdominal und nur in eine Richtung.

Zum Lymphgefäßsystem: Zusammenfassung und praktische Folgerungen

Im Lymphgefäßsystem wird die Lymphe durch ungeheuer viele periphere Bewegungselemente von der Peripherie nach zentral bewegt. Klappen verhindern einen retrograden Transport. Die Praxis interessiert nur das viszerale Lymphgefäßsystem des Mastdarms. Dieser hat als Teil des Darmrohres ein dorsales Mesenterium, das Mesorektum, das etwas breiter ist als die anderen Mesenterien intraperitonealer Darmabschnitte. Im Mesorektum verläuft die Hauptmetastasenstraße mit den 10–60 regionären Lymphknoten [90] entlang der A. rectalis cranialis (◘ Abb. 1-45). Es ist die längste Metastasenstraße, die wir kennen – eine Einbahnstraße. Weder eine seitliche Lokalmetastasierung iliakalwärts noch eine retrograde ist überhaupt möglich. Nachweisversuche sind Täuschungen am herausgenommenen Präparat.

Da das untere Rektumviertel kein Mesenterium mehr besitzt, ist – günstige Tumorlage vorausgesetzt – auch eine sog. knappe Kontinenzresektion radikal. Die Heilungsergebnisse haben es bewiesen [76].

1.3.12 Spontanaktivität des Beckenbodens und der Analsphinkteren

Porter [42] hat die Spontanaktivität der kaudalen Abschlussmuskulatur beschrieben. In seiner Untersuchung befasst er sich vermutlich nur mit den externen Sphinkteren und mit dem M. levator. Ein Sphincter ani internus wird in seinen Untersuchungen noch nicht erwähnt. Im Zusammenhang spricht er ausdrücklich von willkürlicher Spinktermuskulatur. Das Wesen der Spontanaktivität ist – wir haben schon darauf verwiesen –, dass sie willkürlich nicht unterdrückt, sondern nur verstärkt werden kann. Porters Untersuchungen weisen erstmalig darauf hin, dass diese Spontanaktivität ein Reflexbogen über die motorische Vorderhornzelle des Rückenmarks unterhält. Porter spricht deshalb von einer motorischen Einheit. Sie ist auch im Schlaf aktiv. Beim Gesunden wird reflektorisch diese Spontanaktivität z. B. beim Husten verstärkt.

Jede Überlegung, die sich nur in der Peripherie an der Muskulatur abspielt, kann das Kontinenzproblem nicht verstehen. Wir haben schon in unseren früheren Untersuchungen [72] darauf hingewiesen, dass die Nervenversorgung des Beckenbodens und damit der periphere Nerv der Ausläufer einer motorischen und sensorischen Ganglienzelle im Rückenmark ist. Es handelt sich, wenn wir einen peripheren Nerv sehen, eigentlich um viele Zentimeter lange Zellen. Der Ischiasnerv repräsentiert demnach eine Zelle, die über 1 m lang ist.

Eine Ganglienzelle reagiert immer auf natürliche (Alter) und unnatürliche (Infekt, Trauma) Schäden, die sie über den peripheren Nerv treffen und so orthograd, aber auch retrograd die Funktion schädigen [72, 74, 76]. Unsere Tierversuche beweisen, dass diese Spontanaktivität schon beim Schwanzträger nachgewiesen werden kann, bevor sie überhaupt einen Beckenboden entwickelt haben. Sie ist eine Grundfunktion der Abschlusssysteme durch die Stammesreihe der Vertebraten überhaupt [76].

Mit dem PET-CT ist es uns gelungen, die natürliche Spontanaktivität an den Abschlusssystemen sichtbar zu machen [86]. Am anorektalen Kontinenzorgan stellen sich die Sphinkteren in den Falschfarben weiß und rot dar. Das bedeutet maximale Aktivität. Der Beckenboden erscheint gelb und grün. Seine Aktivität ist geringer. Diesem Farbwechsel zugeordnet sind nach hinten hin abnehmende Werte dimensionsloser Zahlen. Sie sind signifikant. Die ruhende Gluteal- und Abdominalmuskulatur stellt sich blau dar. Wir formulieren: Alle Muskeln müssen sich ausruhen, nur das Herz, die Lymphherzen und die Abschlusssysteme nicht, sie sind unermüdlich.

1.3.13 Vergleichende Anatomie der Haut

Auch in diesem Zusammenhang ist ein erhellendes Verständnis aller dieser Dermatopathien, die hier abgehandelt werden, ganz offensichtlich. Die Haut ist vergleichend anatomisch sehr großen Unterschieden unterworfen. Größere Gegensätze wie eine Feder und ein Schildkrötenpanzer bis zu Leuchtorganen sind wohl kaum vorstellbar. Im Bauplan der Haut ist ihre Faltenstruktur beschlossen. Die so sehr verschiedenartig entwickelten Drüsen, Anhangsgebilde der Haut, entstehen immer durch Faltenbildungen.

So nimmt es nicht Wunder, dass Falte und Drüse die Grundlage vieler Erkrankungen der Haut werden. Unsere Retentionsdermatopathien spielen sich in Regionen ab, wo auch in der Stammesreihe eine besondere Textur, eine besondere Hautdicke und Faltenbildungen mit Drüsen angelegt sind. Treten doch diese Erkrankungen nicht selten perianal an den Gesäßfalten, in der Inguinalgegend, in der Achselhöhle oder auch in den Falten der Halshaut auf. Bei den Tieren sind dort u. U. ausgeprägte Drüsen nachzuweisen, z. B. die Armbeuteldrüsen bei Fledermäusen.

Selbst der Hautinfekt hat Vorbilder im Tierreich. Die Giftsekretion aus Hautdrüsen mancher Frösche ist nicht nur ein Fressschutz, sondern das Gift vernichtet Mikroorganismen auf der feuchten Haut. Besser gesagt, sie hält die auf der feuchten Haut sich vermehrenden Mikroorganismen in Schach. Wird experimentell die Giftwirkung unterdrückt, stirbt das Tier an der Hautinfektion seiner sonst niedergehaltenen Keime [26, 64, 76].

Die Fistelbildung spielt sich bei allen diesen Hautinfektionen mit Ausnahme mancher Analfisteln beim Spontanverlauf im subkutanen Fett auf der äußeren der 3 Hüllfaszien des Organismus ab. Das ist die Scarpa-Faszie. Über dem Damm heißt sie *Collesi-Faszie* [64].

Unbehandelt schwelen solche Prozesse lebenslang weiter um sich greifend fort; ja sie können bis zu einer Karzinombildung führen (Kap. 12.9, 12.10). Aber sie entstehen später nicht mehr neu, weil die Hautdrüsensekretion, das ist ein Faktor, der zum Infekt führt, im Alter nachlässt.

Gleichzeitiges Vorkommen von einer Analfistel, einem Sinus pilonidalis, zusammen mit einer Pyodermia fistulans sinifica am Damm, in den Leistenbeugen, unter der Achsel, auch am Hals, sind möglich. Sie haben alle die gleiche pathogenetische Grundlage [64, 67, 76]. Mit einer Akne hat das nichts zu tun.

Eine nachfolgend abgehandelte Retentionsdermatopathie ist der akute oder chronische Infekt, der von den Proktodäaldrüsen ausgeht. Das sind die anorektalen Abzesse (und Fisteln), die so entstehen. Da bei diesen Infektionen das Kontinenzorgan tangiert wird und da sie in großer Vielfalt auftreten, ist ihre Therapie manchmals besonders schwierig. Das ist ein gewichtiger Grund, in eigenen Mitteilungen ausführlich darüber zu berichten [66, 76].

Für die allermeisten zu behandelnden Retentionsdermatopathien ist das Hautorgan selbst das Morbiditätsterrain und bleibt es, aber nicht wie bei den Analfisteln direkt dessen Drüsen, diese spielen nur mittelbar eine Rolle.

Die Hautdrüsen können überall am Körper Infekte entwickeln, manchmal auch perianal, z. B. entseht auch dort der Furunkel. Er ist ein durch Friktion entstandener Haarbalginfekt, der dadurch zum Ausbruch kommt, dass die von Hautkeimen induzierte Entzündung durch das jedes Körperhaar einhüllende aponeurotische Säckchen beim Aufwallen der Entzündungshyperämie diese erstickt. So kommt es zur schmerzhaften umschriebenen Nekrose am Haarbalg, die sich entweder spontan abstößt; oder ein Schnitt mit dem Messer durch den Furunkel, der dann das versperrende Säckchen durchtrennt, leitet die Heilung ein. Der Schnitt garantiert auch die sofortige Schmerzfreiheit, denn die reinigende Durchblutung ist jetzt unbehindert wiederhergestellt, und die erlösende Eiterung beendet die Störung.

Schweißdrüsenabszesse in den Achselhöhlen, von »Duftdrüsen« ausgehend, haben das gleiche pathogenetische Moment. Sie begegnen uns bei der Pyodermia fistulans differenzialdiagnostisch wieder oder kommen mit ihr als »Spezialinfekt« dieser Achselhöhlendrüsen hie und da einmal zusammen vor.

1.4 Funktion der Beckenbodenmuskulatur und Physiologie der Defäkation

A. Shafik

Das Verständnis der Funktion des Beckenbodens hat sich schrittweise entwickelt, und es hat beträchtlich zur Diagnose und Behandlung vieler Erkrankungen der Beckenorgane beigetragen. Im Folgenden soll eine Übersicht über funktionelle Aspekte der Beckenbodenmuskulatur unter spezieller Berücksichtigung der klinischen Zusammenhänge gegeben werden.

1.4.1 Externer Analsphinkter

Der äußere Analsphinkter besteht in seiner Funktion aus einem 3-fachen Schlingensystem [1] (Abb. 1-47). Jede Schlinge ist durch ein faszienartiges Septum von den anderen getrennt und besitzt eine eigene Aufhängung mit eigenem Muskelverlauf und Innervation.

Die obere Schlinge besteht aus dem tiefen Anteil des Sphincter ani externus und des Puborectalis, die eng miteinander verschmolzen sind. Ihre Muskelbündel schlingen sich um den oberen Anteil des Rektumhalses (Analkanal) und sind an der Symphysis pubica verankert. Diese Schlinge entlang des Rektumhalses bildet Ausläufer nach unten, um sich mit dem longitudinalen Muskel zu verbinden. Die Schlinge wird durch den N. haemorrhoidalis inferior versorgt [2, 3].

Die intermediäre Schlinge umschließt den mittleren Rektumhalsanteil und wird durch den perinealen Ast des 4. Sakralnerven innerviert.

Die Basisschlinge umfasst den unteren Rektumhals und wird durch den unteren Hämorrhoidalnerv versorgt. In seinem oberen Anteil besteht er ausschließlich aus Längsfasern, im unteren Teil aus Ringfasen im inneren und Längsfasern im äußeren Abschnitt.

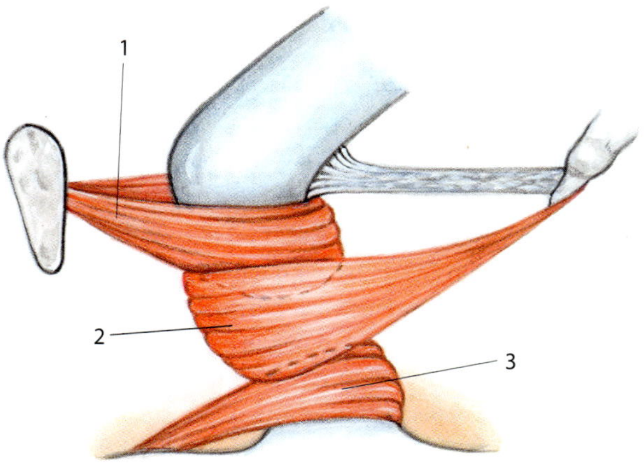

Abb. 1-47. Das Diagramm illustriert das 3-fache Schlingensystem [12] des externen Analsphinkters [*1* obere, *2* mittlere, *3* untere Schlinge (Basisschlinge)]

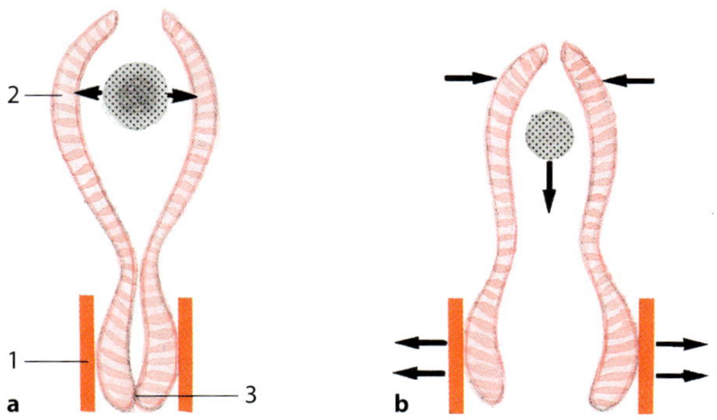

Abb. 1-48a, b. Externer und interner Analsphinkter in Ruhe (**a**) und während der Defäkation (**b**). **a** In Ruhestellung: Der Detrusor ist erschlafft und der interne Sphinkter unwillkürlich kontrahiert. **b** Während der Defäkation: Der Detrusor ist angespannt und der externe und interne Analsphinkter erschlafft [4]. (*1* Sphinkter ani externus, *2* Detrusor recti, *3* Sphinkter ani internus)

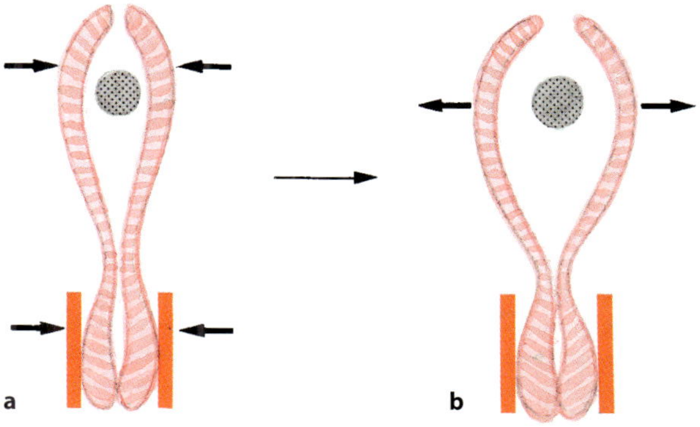

Abb. 1-49a, b. Mechanismus des willkürlichen Inhibitionsreflexes, der dem Stuhldrang entgegenwirkt [4]. **a** Detrusorkontraktion und fehlende Relaxation des internen Sphinkters aufgrund der willkürlichen Kontraktion des externen Sphinkters. **b** Reflektorische Detrusorrelaxation aufgrund fehlender Relaxation des internen Sphinkters – willkürlicher Inhibitionsreflex

Funktion des Sphincter ani externus

Die willkürliche Kontinenzleistung des Sphincter ani externus wird auf 2-fache Weise gewährleistet:

- Bei seiner Kontraktion verhindert er eine Relaxation des Internus. Diesen Vorgang habe ich den »willkürlichen Inhibitionsreflex« genannt.
- Die Kontraktion bewirkt außerdem eine direkte Kompression des Rektumhalses (Analkanal), hat also eine »mechanische Verschlussaktion«.

Willkürlicher Inhibitionsreflex

Wenn Stuhl in das Rektum gelangt, kontrahiert sich der Detrusor recti, und der Sphincter ani internus erschlafft reflektorisch, um den Rektumhals zu öffnen (Abb. 1-48). Der Rektumhals öffnet sich jedoch so lange nicht, bis der externe Analsphinkter willkürlich erschlafft. Wenn eine Defäkation nicht gewünscht wird, kontrahiert sich willkürlich der Externus und verhindert mechanisch eine Relaxation des internen Analsphinkters. Weil der innere Sphinkter nicht relaxieren kann, führt dies reflektorisch zu einer Hemmung der Detrusorkontraktion, der Detrusor recti entspannt und dehnt sich wieder (als Adaptationsreaktion der Rektumampulle bekannt; Abb. 1-49).

> Durch den »willkürlichen Inhibitionsreflex« des Externus wird die reflektorische Relaxation des internen Sphinkters verhindert [4]. Dies ist der verantwortliche Hauptmechanismus der willkürlichen Kontinenz.

Dabei ist die Funktionsfähigkeit des internen Sphinkters von großer Wichtigkeit nicht nur für die bekannte unwillkürliche Kontinenzfunktion, sondern auch für die willkürliche Kontinenzleistung von Bedeutung, die durch den »Inhibitionsreflex« vermittelt wird. Deshalb stellt die Rekonstruktion des internen Sphinkters einen wichtigen Schritt bei der Behandlung der Stuhlinkontinenz dar [5] (Kap. 8.9.13).

Willkürliche mechanische Aktion

Neben dem willkürlichen Inhibitionsreflex wird der Rektumhals durch die Kontraktion des externen Sphinkters fest verschlossen. Da es sich um einen quergestreiften Muskel handelt, kann er sich nicht dauernd kontrahieren, um eine Kontinenz zu gewährleisten. Diese mechanische Kompression ist nur vorübergehend möglich (40–60 s) und dient dazu, den Rektumhals bis zu dem Zeitpunkt zu verschließen, an dem der Detrusor aufgrund des Inhibitionsreflexes erschlafft.

Stressdefäkation

Wenn eine Schädigung des inneren Sphinkters vorliegt, ist der willkürliche Inhibitionsreflex aufgehoben. Die willkürliche Kontinenz wird nur noch durch die mechanische Kompression des externen Sphinkters gewährleistet [4]. Die Detrusorkontraktion setzt sich trotz des angespannten externen Analsphinkters so lange fort, bis dieser schließlich ermüdet und dann der Detrusor recti zur Stuhlentleerung führt (Abb. 1-50). Aus diesem Grund sollte im Falle eines defekten Internus schon beim ersten Stuhldrang eine Defäkation angestrebt werden. Diesen Zustand, den ich »Stressdefäkation« genannt habe [4], wird bei Patienten beobachtet, die eine interne Sphinkterotomie aufgrund einer Analfissur erhielten. Das könnte auch erklären, warum die Stuhl- und Gaskontrolle nach einer Sphinkterotomie beeinträchtigt ist.

Single-loop-Kontinenz

Aufgrund der separaten Anordnung und der individuellen, bilateralen Innervierung der 3 externen Sphinkterschlingen kann jede einzelne als Verschlussmuskel fungieren [4]. Die Kontinenzleistung des externen Sphinkters muss nicht unbedingt durch alle 3 Anteile erfolgen, sondern kann auch durch die Kontraktion einer einzelnen Schlinge erreicht

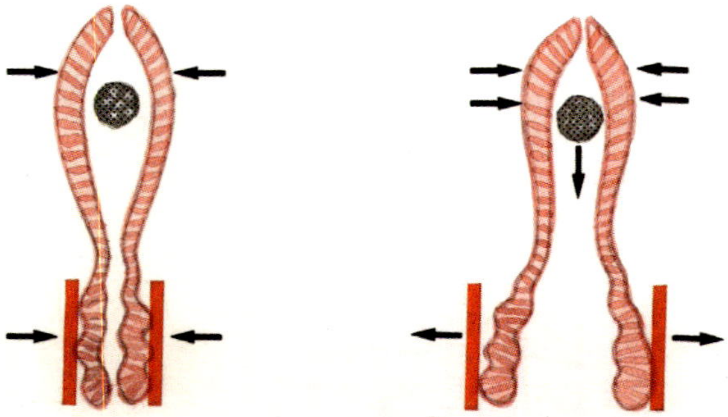

Abb. 1-50a, b. Mechanismus der Stressdefäkation. **a** Detrusoraktion mit Kontraktion des externen Sphinkters, wenn der innere Analsphinkter beschädigt ist. **b** Der Detrusor bleibt kontrahiert aufgrund der fehlenden Hemmung durch den beschädigten internen Sphinkter. Folglich ermüdet der externe Analsphinkter, und die Defäkation lässt sich nicht mehr aufhalten. (Nach [6])

werden. Dies stellt die Grundlage der »Single-loop-Kontinenz« dar [4]. Bei der Kontraktion einer einzelnen Schlinge wird die Kontinenzfunktion sowohl durch den willkürlichen Inhibitionsreflex als auch durch den mechanischen Verschluss gewährleistet. Die Kontraktion einer einzelnen Schlinge bewirkt zusätzlich ein Abknicken des Rektumhalses, welche die Kontinenzleistung signifikant verstärkt [1].

1.4.2 »Anogenitaler Muskel«

Eine neue Studie hat gezeigt, dass sich die basale (untere) Schlinge des Sphincter ani externus ohne Unterbrechung entlang des Perineums bis zum Bulbus penis fortsetzt und dann in den Musculus bulbocavernosus übergeht [6]. In Bezug auf ihre Lage zum Bulbus werden 3 Faseranteile unterschieden: 1 medianer und 2 laterale Anteile (Abb. 1-51).

Die medianen Faseranteile bilden den M. retractor penis, der an den Corpora cavernosa inseriert, die lateralen Anteile hingegen bilden den M. compressor bulbae und inserieren an der Perinealmembran. Wird die Glans penis stimuliert, kontrahieren sich der externe Sphincter ani und der M. bulbocavernosus synchron mit ähnlicher Latenzzeit und ähnlichem Aktionspotenzial [6]. Der M. bulbocavernosus ist Bestandteil des externen Analsphinkters, und beide Anteile werden korrekterweise als »anogenitaler Muskel« zusammengefasst. Der Muskel hat eine Doppelfunktion, zum einen bei der Stuhlkontrolle, zum anderen bei der Sexualfunktion. Es wird vermutet, dass Erkrankungen des externen Sphinkters zur sexuellen Dysfunktion führen können und umgekehrt.

1.4.3 M. longitudinalis und seine Funktion

Der M. longitudinalis besteht aus 3 Schichten: einer medialen, einer intermediären und einer lateralen [7] (Abb. 1-52 und 1-53). Die mediale Schicht ist eine Fortsetzung des longitudinalen Muskelüberzugs des Rektums. Die intermediäre Muskelschicht stellt die Aufhängungsschlinge des M. levator ani dar, wohingegen die laterale Muskelschicht die longitudinale Verlängerung der oberen Schlinge des externen Analsphinkters ist [1].

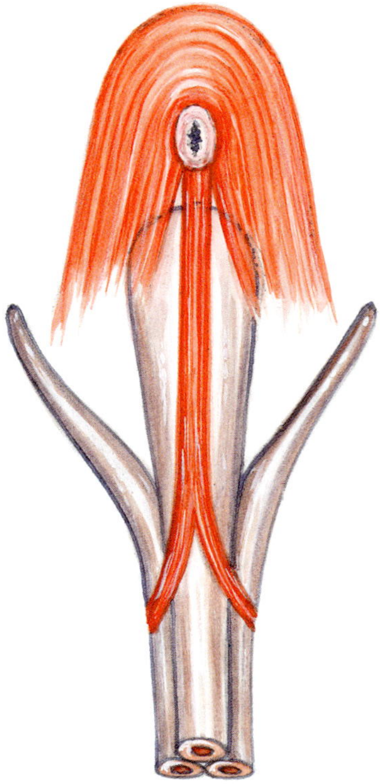

Abb. 1-51. Das Diagramm zeigt, wie die lateralen Fasern der basalen Schlinge des externen Analsphinkters den Bulbus penis überlagern und so den Compressor bulbae bilden, wohingegen sich die medianen Fasern nach vorn erstrecken, um den M. retractor penis zu bilden, der sich auf beide Seiten der Corpora cavernosa aufspaltet. (Nach [9])

Der muskuläre Anteil des longitudinalen Muskels endet auf der Höhe des unteren Randes des inneren Sphinkters und geht in einen sehnigen Anteil über, der Tendo centralis genannt wird [7]. Dieser teilt sich in eine Vielzahl fibröser Septen auf. Das mediale Septum ist am Rektumhals befestigt, das laterale verläuft in die Fossa ischiorectalis. Die intermediären Fasern durchdringen die Basisschlinge des Externus und spalten sich dann auf, um den Corrugator cutis zu bilden und schließlich in der perinealen Haut anzusetzen.

Der longitudinale Muskel hat in seiner Funktion wesentlichen Einfluss auf die Defäkation [7]. Bei der Kontraktion während des Stuhlgangs verkürzt und weitet er den Rektumhals. Außerdem trägt er zur Fixierung des Rektumhalses beim Stuhlpressen bei und verhindert so einer Ausstülpung der Rektumwand [7]. Eine Subluxation des longitudinalen Muskels spielt eine Rolle bei der Entstehung eines Mastdarmvorfalls [8].

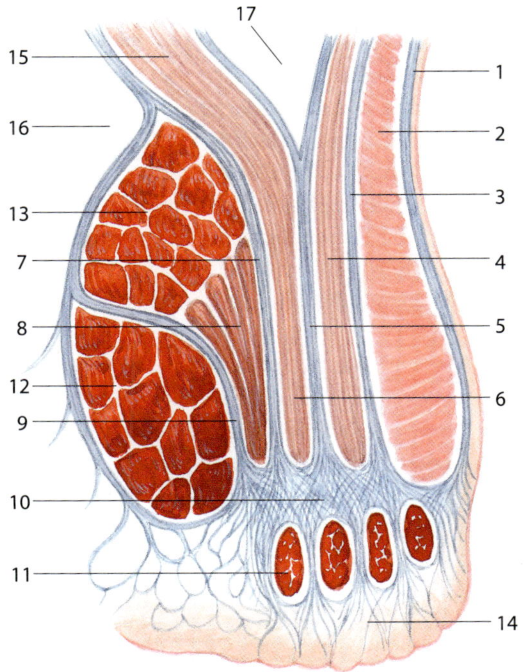

Abb. 1-52. Das Diagramm stellt die Rektumhalsmuskulatur mit den perirektalen Räumen dar (*1* submuköser Raum mit dem Septum ani internum, *2* innerer Analsphinkter, *3, 9* inneres und äußeres intersphinkterisches Septum, *4, 6, 8* mediale, intermediäre und laterale Schichten des longitudinalen Rektummuskels, *5* und *7* mediales und laterales longitudinales Septum, *10* Zentralsehne, *11, 12, 13* basale, intermediäre und obere Schlinge des Externus, *14* Corrugator ani, *15* Levatorplatte, *16* ischiorektaler Raum, *17* pelvirektaler Raum). (Nach [9])

1.4.4 Perianale Räume und ihre Bedeutung

Es konnten 6 perirektale Räume identifiziert werden [9]: Subkutan, zentral, intersphinktär, pelvirektal, ischiorektal und submukös (Abb. 1-52). Dabei geht der subkutane Raum kontinuierlich aus dem ischiorektalen Raum hervor. Der zentrale Raum liegt im Bereich des mittleren Rektumhalses und ist von der Tendo centralis bedeckt. Er ist der größte perirektale Raum. Er steht mit allen anderen Räumen entlang der zentralen Sehne in Verbindung.

Aus der Tendo centralis entspringen eine Vielzahl fibröser Septen. Das mediale verläuft zwischen dem internen Sphinkter und der basalen Schlinge und setzt am analen Rand an. Das laterale Septum verläuft zwischen der intermediären und der basalen Schlinge in die Fossa ischiorectalis. Die intermediären Septen durchdringen die basale Schlinge und gelangen in den subkutanen Raum. Der zentrale Raum kommuniziert also mit allen anderen Räumen: dem subkutanen, dem submukösen, dem ischiorektalen und dem intersphinktären, durch den er wiederum mit dem pelvirektalen Raum in Verbindung steht.

Es gibt 4 intersphinktäre Räume, die entlang den 3 Schichten des longitudinalen Muskels verlaufen [9] (Abb. 1-52). Der am weitesten medial liegende Raum kommuniziert mit dem submukösen Raum, wohingegen die beiden lateral gelegenen mit dem ischiorektalen Raum kommunizieren. Der intermediäre Raum ist direkt mit dem pelvirektalen Raum verbunden. Die intersphinktären Räume gehen unten in den zentralen Raum über, über den sie

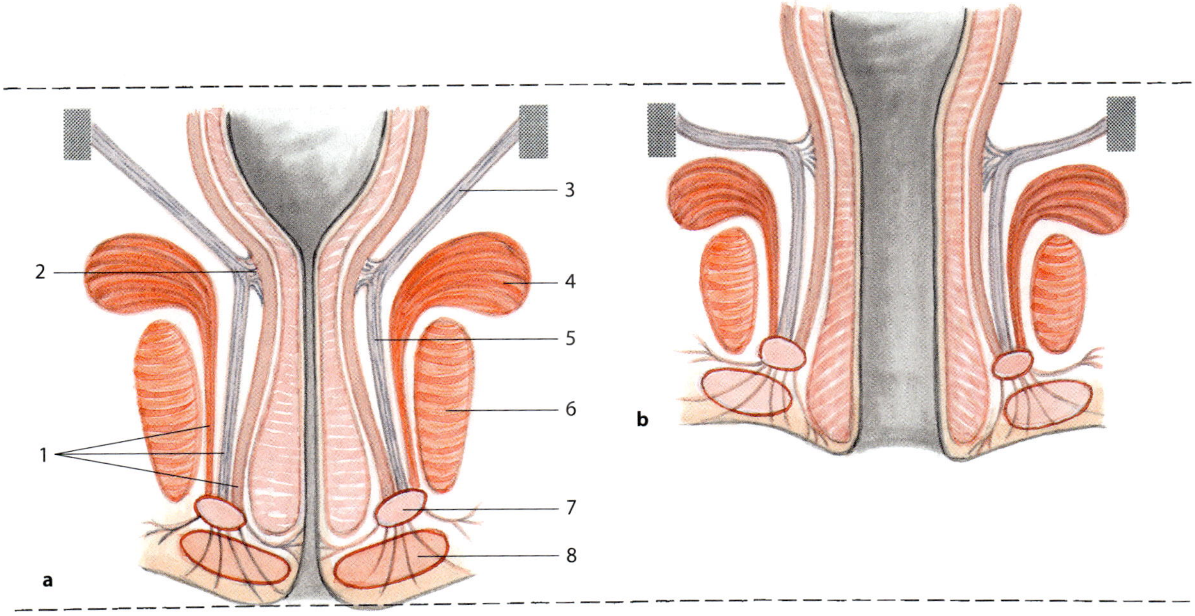

Abb. 1-53a, b. Defäkationsmechanismus Ruhezustand (**a**) und bei der Entleerung (**b**): Abflachen des kegelförmigen Levators und Anspannung der Aufhängungsschlinge führen zur Öffnung des Rektumhalses [*1* dreiteiliger longitudinaler Rektummuskel, *2* Hiatusligament, *3* Levatorplatte, *4* obere Schlinge (Externus profundus), *5* Suspensoriumschlinge, *6* intermediäre Schlinge (Externus superficialis), *7* Tendo centralis, *8* Basisschlinge (Externus subcutaneus)]. (Nach [9])

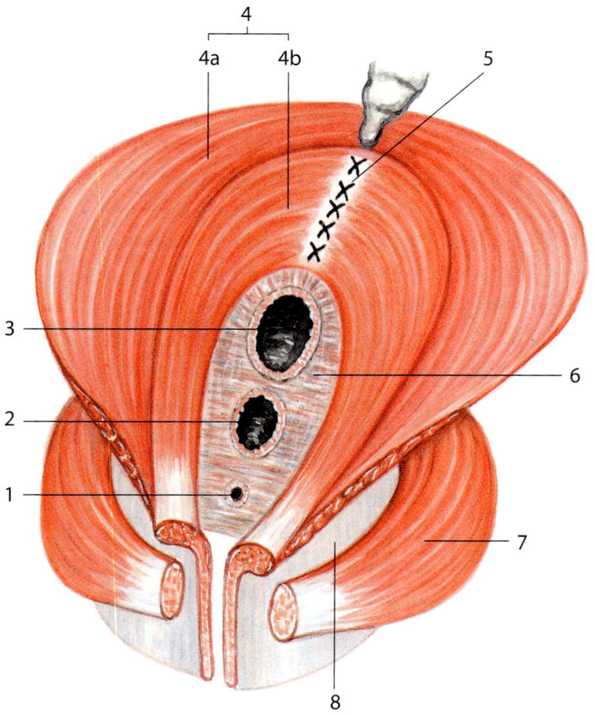

Abb. 1-54. Levatorenplatte und Levatortunnel (*1* Urethra, *2* Vagina, *3* Rektum, *4* Levatorplatte: *4a* lateraler muskulärer Anteil, *4b* Levatorschenkel, *5* Raphe rectococcygealis, *6* Hiatusligament, *7* M. puborectalis, *8* Suspensoriumschlinge). (Nach [12])

mit dem subkutanen Raum und der perinealen Haut sowie dem ischiorektalen Raum verbunden sind. Die beschriebenen Räume spielen eine wichtige Rolle bei der Ausbreitung einer analen Infektion.

Fisteleinteilung

Aufgrund der pathoanatomischen und klinischen Untersuchungen an 300 Patienten mit anorektalem Fistelleiden wurde eine neue Fistelklassifikation vorgeschlagen [10]. Dabei wird der jeweilige Fisteltyp durch die Ausbreitungswege in den verschiedenen Räumen definiert (Kap. 7.2).

1.4.5 Funktion des Levator-Hiatus und des Levatortunnels

Levator ani

Der M. levator ani besteht hauptsächlich aus dem M. pubococcygeus und dem M. iliococcygeus, der beim Menschen jedoch nur noch rudimentär angelegt ist. Der M. puborectalis ist kein Teil des Levators. Beide Muskeln unterscheiden sich in ihrer Morphologie, Innervation und Funktion [11, 12]. Der M. pubococcygeus hat eine Trichterform mit einem transversalen Anteil, der »Levatorplatte«, und einem vertikalen Anteil, der »Aufhängungsschlinge« oder »Suspensoriumschlinge« genannt wird [11, 12] (Abb. 1-54). Die Levatorplatte ist ein ovaler Kegel, der sich durch das Becken erstreckt. Dabei nimmt der Hiatus den vorderen Anteil ein, und die Raphe rectococcygealis erstreckt sich nach posterior dorsal.

Es konnten 2 Baumuster der rektokokzygealen Raphe unterschieden werden: einfach überkreuzt und dreifach überkreuzt (Abb. 1-55). Die dreifache Überkreuzung scheint der Levatorenplatte eine besondere Festigkeit zu verleihen, die der Entstehung eines Rektumprolapses entgegenwirken kann [11]. Das hiatale Ligament verbindet die mediale Begrenzung der Levatorplatte mit dem anorektalen Übergang [11, 12].

Die Levatorplatte besteht aus 2 Schenkeln, die den Hiatus umfassen, und aus 2 »lateralen Muskelmassen« [12] (Abb. 1-54). Es wurden 3 Baumuster der Muskelschenkel identifiziert: klassisch, überlappend, scherenförmig (Abb. 1-56); die beiden letztgenannten Muster scheinen eine Rolle bei der Entstehung des Rektumprolapses zu spielen [8].

Der M. levator ani ist der wichtigste Defäkationsmuskel. Bei seiner Kontraktion öffnet er den Rektumhals (Analkanal), sodass der Detrusor den Inhalt der Rektumampulle entleeren kann. Jede Beeinträchtigung der Levatorfunktion stört den Defäkationsvorgang und führt zum Levatordysfunktionssyndrom [13], welches u. a. durch ein abgesenktes Perineum (DPS), eine Intussuszeption oder durch das Solitärulkus oder einen Rektumprolaps gekennzeichnet ist [8, 11, 12].

Levatordysfunktionssyndrom

Beim Levatordysfunktionssyndrom handelt es sich um ein klinisch-pathologisches Krankheitsbild, das bei obstipierten Patienten häufig vorkommt [3]. Die Patienten leiden unter einem Stuhldrang verbunden mit einem Sperrgefühl beim Pressen. Frauen sind von diesem Obstipationssyndrom häufiger betroffen. Aufgrund der Störung gelingt es den Patienten erst nach 2–4 Stuhlgängen, das Rektum vollständig zu entleeren. Die Kontinenzleistung ist sonst ungestört.

Die Rolle der Levatordysfunktion als Störfaktor bei der Defäkation muss weiter untersucht werden. Ein offensichtlicher Grund für das chronische Pressen kann bei vielen Patienten nicht mehr nachvollzogen werden. Scheinbar gibt es eine individuelle Prädisposition für ein »idiopathisches« Pressen, welches durch die verschiedenen Baumuster der Levatorenschenkel und der Raphe rectococcygealis erklärt werden kann [2]. Beide Elemente spielen eine wichtige Rolle bei der Befestigung des Rektumhalses und verhindern die Entstehung eines Rektumvorfalls [8, 11, 12].

Ein Überkreuzen der Levatorschenkel (Abb. 1-56) sowie ein dreifach überlappendes Muster des Muskels können verhindern, dass sich der Hiatus vollständig aufweitet, wie es für den Stuhlgang notwendig wäre (Abb. 1-55). Um ein vollständiges Öffnen des Analkanals zu erreichen, ist konsequenterweise ein stärkeres Pressen notwendig. Weitere mögliche Gründe für chronisches Pressen sind Pressen aus

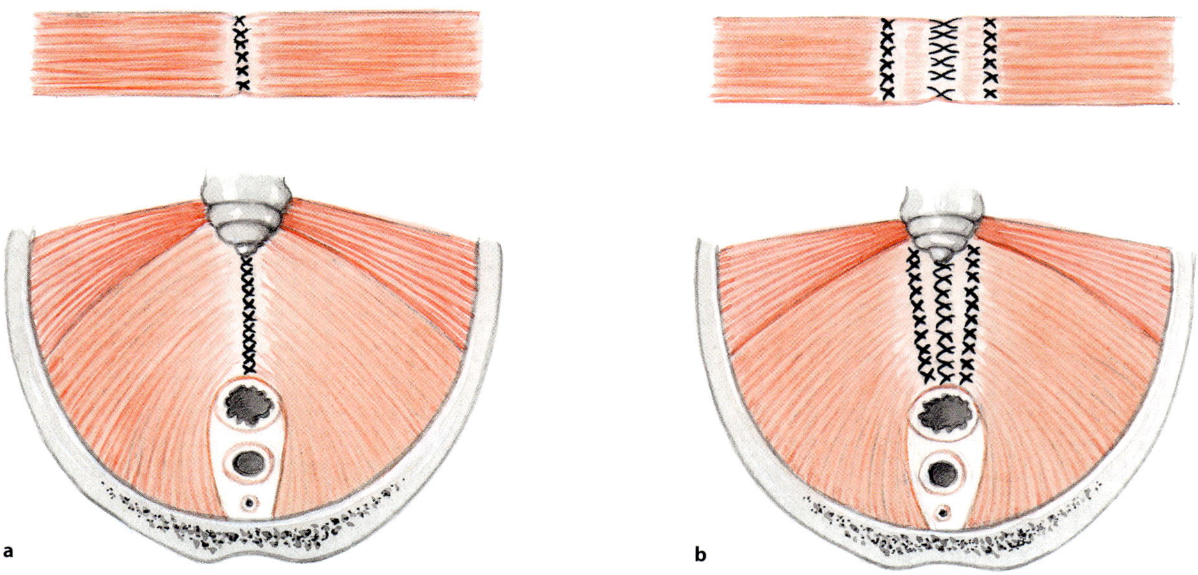

a b

Abb. 1-55a, b. Überkreuzungsmuster der rektokokzygealen Raphe. **a** Einfaches Muster, **b** dreifaches Muster. (Nach [11])

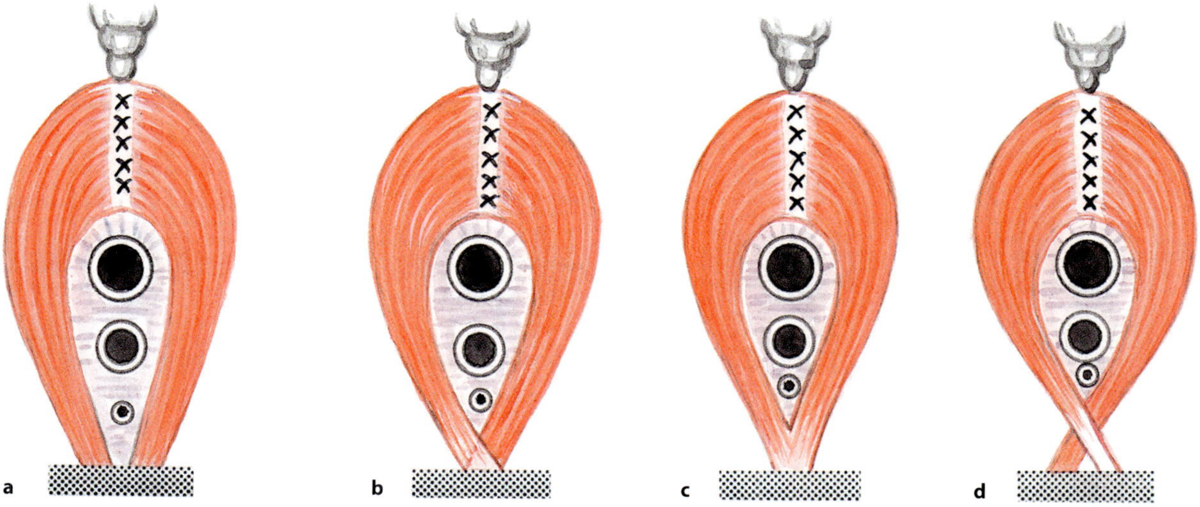

a b c d

Abb. 1-56a–d. Die unterschiedlichen Muster der Schenkel des M. levator ani. **a** Klassisches Muster, **b** und **c** Überlappung der Schenkel, **d** Überschneidung der Schenkel

beruflichen Gründen, Verlust des Muskeltonus aufgrund einer behindernden Erkrankung oder Senilität oder aber ein erhöhter intraabdomineller Druck durch stark verfettete Eingeweide bei adipösen oder kurzstämmig gebauten Individuen.

Bei der Defäkation wird unter normalen physiologischen Bedingungen die Hauptlast des erhöhten intraabdominellen Drucks beim Pressen durch die Levatorenplatte und insbesonders durch ihre rektokokzygeale Raphe, die den widerstandsfähigsten Teil darstellt, getragen [1, 2]. Durch den Druck der Beckeneingeweide wird der Levator-Hiatus, der fest mit der Levatorenplatte durch das hiatale Ligament verbunden ist, verschlossen. Durch seine Befestigung am oberen Rektumhals (Analkanal) bleibt zusätzlich der Beckenboden dicht verschlossen und verhindert damit einen intraabdominalen Druckverlust entlang des Rektumshalses [2] (Abb. 1-57a).

Ein Druckanstieg über diese Grenzen hinaus, wie beim chronischen Pressen, belastet vornehmlich die Raphe rectococcygealis sowie das hiatale Ligament und den Levator-Hiatus selbst [1, 2]. Die Raphe rectococcygealis und das hiatale Ligament, beide von sehniger Struktur, werden überdehnt und dadurch subluxiert. Folglich sinkt die Levatorplatte ab, was zusätzlich zu einer Subluxation der Aufhängungsschlinge führt (Abb. 1-57b).

Bei kontinuierlich erhöhtem intraabdominellem Druck nimmt die durchhängende Levatorplatte eine zunehmend vertikal gerichtete Position ein. Dadurch wird der Hiatus des Levator stark erweitert und abgesenkt, sodass ein Großteil des Rektumhalses oberhalb davon zu liegen kommt. Beim Pres-

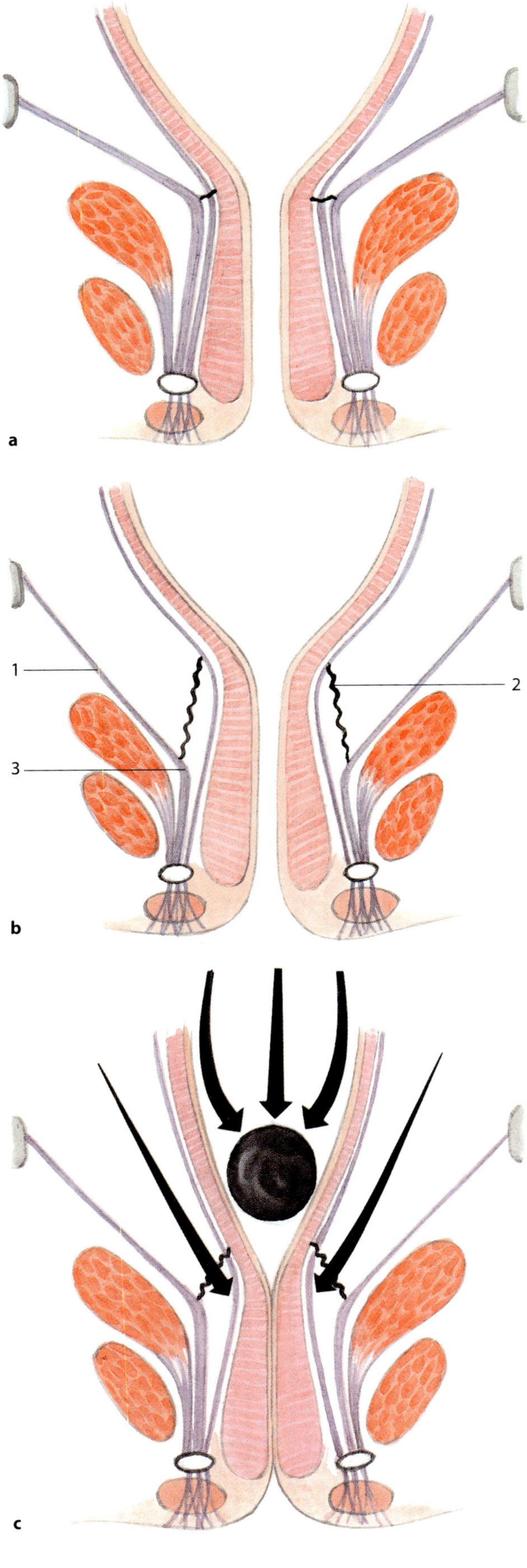

Abb. 1-57a–c. Defäkationsmechanismus beim Levatordysfunktionssyndrom. **a** Normale Bedingungen. **b** Pathologische Bedingungen beim Levatordysfunktionssyndrom in Ruhe: *1* Atrophie und Durchhängen der Levatorplatte, *2* Subluxation des hiatalen Ligaments und *3* der Aufhängungsschlinge. Der Hiatus des Levator ist erweitert und abgesenkt, damit wird der Rektumhals dem intraabdominellen Druck ausgesetzt. **c** Beim Pressen während des Stuhlgangs ist die Kontraktion der durchhängenden Levatorplatte und der subluxierten Aufhängungsschlinge zu schwach, um eine Rektumhalsöffnung für die zu entleerende Stuhlmasse zu bewirken. Der erhöhte intraabdominelle Druck überträgt sich durch den abnormal weiten Hiatus auf den Rektumhals und führt zum analen Verschluss mit einer resultierenden Obstruktion

sen während des Stuhlgangs ist die Kontraktion sowohl der durchhängenden Levatorenplatte als auch der subluxierten Aufhängungsschlinge zu schwach, um eine Öffnung des Rektumhalses für die absteigenden Stuhlmassen zu bewirken.

Das lässt sich während der digitalen rektalen Untersuchung nachweisen, wobei sich der Rektumhals beim Pressen nicht aufweitet. Der erhöhte intraabdominelle Druck während der Defäkation wird direkt durch den abnormal erweiterten Hiatus auf den Rektumhals übertragen und führt zu einer Obstruktion mit Erhöhung des Analdrucks [3] (Abb. 1-57c).

Weitere Folgen der distalen Obstruktion sind

- eine Atrophie der Levatorplatte, mit Abschwächung ihrer Kontraktion und
- der Verlust des hohen intraabdominellen Drucks durch den erweiterten Levator-Hiatus.

Die Stuhlmassen werden folglich im oberen Teil des Rektumhalses blockiert. Der Obstruktion folgt ein stärkeres Pressen, um den Stuhl auszutreiben. Da der Rektumhals sich nicht öffnet, kommt es zu einer Zunahme der Obstruktion [4, 5] und möglicherweise zur rektoanalen Intussuszeption bzw. zum Rektumprolaps.

Die Untersuchten klagten schon lange vor Beginn des Syndroms über starkes Pressen während der Defäkation, um den Stuhl vollständig auf einmal entleeren zu können. Mit dem Fortschreiten des Syndroms bewirkt das Pressen keine vollständige Stuhlentleerung mehr, sondern führt während des Stuhlaktes zu einer weiteren Obstruktion.

Der digitale Untersuchungsbefund ist charakteristisch. Die willkürliche Kontraktion, eine gemeinsame Funktion des externen Sphinkters und des M. puborectalis, ist normal. Bei der Palpation besteht eine Senkung sowie eine unscharfe Begrenzung des medialen Levatorrandes. Der Hiatus ist erweitert. Beim Pressen fühlt sich die Levatorkontraktion zu schwach an mit unzureichender Erweiterung des Analkanals. Anale Druckmessungen zeigen anstelle eines physiologischen Druckabfalls einen charakteristischen Druckanstieg beim Pressen [1–3]. Die elektromyographische Aktivität des Sphincter ani externus in Ruhe und beim Pressen ist normal, dagegen finden sich erniedrigte Aktionspotenziale des Leva-

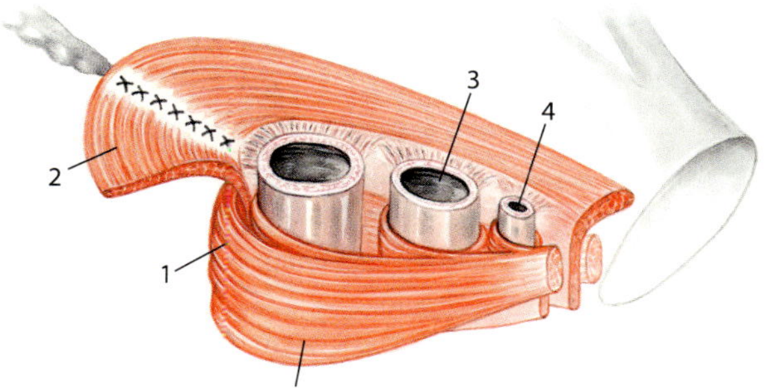

Abb. 1-58. Darstellung der Sphinkteren, die aus dem M. puborectalis entspringen, der als »gemeinsamer« Sphinkter für alle intrahiatalen Strukturen fungiert (*1* M. puborectalis, *2* M. levator ani, *3* Vagina bzw. Prostata, *4* Urethra, *5* M. externus profundus). (Nach [12])

tor ani beim Pressen. Offensichtlich ist der M. levator ani nicht in der Lage, den Rektumhals (Analkanal) während des Pressvorgangs bei der Defäkation zu öffnen.

Levatortunnel

Der Levatortunnel ist ein Muskelschlauch, der die intrahiatalen Organe – Rektumhals, Prostata beim Mann oder Vagina und Urethra bei der Frau – umgibt. Er verläuft vom Durchtritt durch den Hiatus bis zum Perineum (Abb. 1-54). Die hintere Tunnelwand (3–4 cm) ist länger als die vordere (2,5–3 cm). Die Wand ist zweischichtig, wobei die innere Lage aus der »Aufhängungsschlinge« gebildet wird und die äußere Schicht vom M. puborectalis stammt. Beide Lagen bestehen aus quergestreiften Muskelbündeln.

Der innere Anteil stellt sich als »Tunneldilatator« dar, der den Rektumhals bei der Defäkation öffnet, der äußere hingegen ist ein »Tunnelkonstriktor« [12]. Der innere Teil des Hiatustunnels, Tunnelseptum genannt, ist von einer grau-weißen Membran ausgekleidet und grenzt ihn von der Membrana propria der intrahiatalen Organe ab [12]. Das Septum bildet die Grenze zwischen willkürlichen und unwillkürlichen Muskelanteilen des Tunnels. Es stellt einen wichtigen Orientierungspunkt bei der Mobilisation der intrahiatalen Organe aus dem Levatortunnel dar, wie es z. B. beim Rektumkarzinom der Fall ist [14–16].

Das Hiatusligament und seine Funktion

Die Levatorenplatte ist mit den intrahiatalen Organen durch eine faszienartige Verdickung, die als Hiatusligament bezeichnet wird, verbunden [11, 12] (Abb. 1-53, 1-54). Es entspringt von der Innenkante der Levatorenplatte und fächert sich dann in mehrere Septen auf, die am oberen Rektumhals, dem Blasenhals und auch am oberen Vaginaanteil ansetzen. Nach vorn schließt das Ligament die Lücke zwischen den Ursprüngen der beiden Levatorschenkel, indem es das puboprostatische oder das pubovesikale Ligament bildet [11, 12].

Das hiatale Ligament spielt eine wesentliche Rolle, indem es die Bewegungen der Levatorenplatte und der intrahiatalen Organe bei der Entleerung der jeweiligen Inhalte (Defäkation und Miktion) harmonisiert. Eine Subluxation des Hiatusligaments stört nicht nur den Evakuationsakt, sondern kann auch zum Prolaps der intrahiatalen Organe führen [8, 11, 17].

1.4.6 M. puborectalis und die doppelte Sphinkterkontrollfunktion

Der Puborektalis gibt in seinem Verlauf vom Ursprung an der Symphysis pubica nach hinten Muskelbündel an jedes intrahiatale Organ ab und bildet somit »individuelle« willkürliche Sphinkter für diese Organe [12, 18] (Abb. 1-58). Aus ihm entspringt der äußere Sphincter urethrae, der tiefe Anteil des Sphincter ani externus bei beiden Geschlechtern sowie der vaginale Sphinkter bei der Frau und der prostatische beim Mann. Es zeigte sich, dass der M. puborectalis und der Sphincter ani externus profundus verschmolzen sind. Diesen gemeinsam gebildeten Muskel habe ich »top loop« genannt [1].

Jedes intrahiatale Organ ist demzufolge mit einem doppelten willkürlichen Verschlussapparat ausgestattet:
- einem »individuellen« Organsphinkter, der spezifisch für dieses Organ ist und vom M. puborectalis stammt, und
- einem »gemeinsamen« Tunnelsphinkter, der auf alle intrahiatalen Organe wirkt und vom M. puborectalis selbst gebildet wird.

Indem jedes einzelne Organ einen separaten Verschlussmuskel unter der Kontrolle eines gemeinsamen Sphinkters besitzt, ist nicht nur eine unabhängige Verschlussfunktion für das jeweilige Organ, sondern auch eine harmonische Funktion der Organe innerhalb des Levatortunnels gewährleistet [19, 20]. Außerdem garantiert der doppelte Verschlussmechanismus jedes Organs den Erhalt der Funktion für den Fall, dass einer der beiden Sphinkteren ausfällt bzw. beschädigt wird. Eine Verletzung eines der beiden Verschlussmuskeln führt nicht zur Inkontinez des betroffenen Organs. Solange nicht beide, der »individuelle« und der »gemeinsame« Muskel zerstört werden, kann die Kontinenz vom jeweils anderen aufrechterhalten werden [12, 18–20].

1.4.7 Defäkationsmechanismus

Defäkationsmuskeln

Die Muskeln, die auf die Funktion des Rektumhalses einen Einfluss haben, sind
- Sphincter ani internus,
- Sphincter ani externus,
- M. puborectalis,
- M. levator ani,
- M. longitudinalis.

Der äußere und der innere Analsphinkter sind zusammen mit dem M. puborectalis die Kontinenzmuskeln. Ihre Rolle während des Stuhlgangs besteht darin, durch ihre Kontraktion den Stuhlvorgang zu unterbrechen oder zu beenden [1, 20]. Auf der anderen Seite sind der M. levator ani (M. pubococcygeus und M. iliococcygeus) und der M. longitudinalis die Hauptmuskeln der Defäkation [7, 12, 20]. Zusammen öffnen sie den Rektumhals bei der Defäkation. Die beiden Muskeln stehen in enger Beziehung zueinander, weil die Aufhängungsschlinge, als ein Teil des Levators, den mittleren Teil des M. longitudinalis ausmacht [7, 12, 20].

Defäkationsvorgang aus anatomischer Sicht

Mit Kenntnis der Physioanatomie der Beckenbodenmuskulatur und anhand von manometrischen Untersuchungen, dem EMG und Studien mit Bariumeinläufen konnte der genaue Mechanismus der Defäkation erforscht werden [21, 22]. Sobald Stuhl in das Rektum gelangt, tritt über einen Reflex eine Detrusorkontraktion der Rektumampulle und eine Relaxation des inneren Analsphinkters auf.

Das Fortschreiten der Defäkation hängt nun von 2 Faktoren ab:

- Erschlaffung des externen Sphinkters und
- vom Pressvorgang.

Wenn dem Defäkationsreiz stattgegeben wird, wird der externe Analsphinkter willkürlich entspannt.

Das Pressen ist notwendig, um den Entleerungsvorgang fortzusetzen, der durch den intraabdominellen Druck unterstützt wird. Das hat einen 2-fachen Effekt zu Folge: Zum einen fördert der Druck auf den Detrusor recti die Entleerung, zum anderen wird über den Levatorreflex die Kontraktion des M. levator ani stimuliert [23]. Obwohl der intraabdominelle Druck den Detrusor komprimiert, bleibt der Rektumhals durch seine geschützte Lage unterhalb der Levatorenplatte davon ausgenommen. Wenn sich die Levatorplatte kontrahiert, geht sie aus ihrer Kegelform in eine flache Position über, hebt sich hoch und wird nach lateral auseinandergezogen [11, 12].

Dadurch wird ein Zug auf das hiatale Ligament ausgeübt, das wiederum den oberen Analkanal aufzieht und dadurch den anorektalen Winkel eröffnet. Zur gleichen Zeit kontrahiert sich die Aufhängungsschlinge und öffnet nicht nur den Anus durch Zug an der basalen Schlinge, sondern teilweise auch den Rektumhals (Analkanal; ◘ Abb. 1-53).

Andererseits kontrahiert sich der longitudinale Muskel mit dem Detrusor der Rektumampulle. Dies führt zu einer Verkürzung und einer Öffnung des Rektumhalses sowie zu einer vollständigen Streckung des anorektalen Winkels (AR) [7]. Somit wird der Rektumhals in eine Linie mit dem Detrusor gebracht, sodass der Stuhl effizient herausgepresst werden kann. Durch die gemeinsame Kontraktion des Detrusors, des longitudinalen Muskels und des Levator ani wird letztendlich der Rektumhals geöffnet, sodass das Rektum seinen Inhalt entleeren kann.

Defäkationsvorgang aus anatomischer Sicht

- Stuhlbolus in der Rektumampulle:
  - reflektorische Kontraktion des Detrusor recti
  - reflektorische Relaxation des inneren Sphinkters
- Defäkationswunsch in Abhängigkeit von
  - der willlkürlichen Erschlaffung der Sphinkteren
  - dem Pressvorgang
- Pressvorgang und intraabdomineller Druck bewirken:
  - mechanische Kompression auf den Detrusor recti
  - reflektorische Kontraktion des Levators
- Kontraktion des Levators:
  - Zug auf das Hiatusligament und Streckung des AR-Winkels,
  - Kontraktion der Suspensoriumschlinge
  - Zug auf die Basisschlinge mit Öffnung des Rektumhals

Physiologie der Defäkation

Wie in jüngsten Veröffentlichungen gezeigt wurde, wird das Zusammenspiel der anorektalen Muskulatur bei der Defäkation durch willkürliche Impulse eingeleitet und durch Reflexe harmonisiert [24–27].

Reflexmechanismen

- Rektoanaler Inhibitionsreflex:
  - Kontraktion des Detrusor der Rektumampulle
  - Relaxation des Internus
- Rekto-Puborektalis-Reflex: Kontraktion des Puborektalis mit Verschluss des Analkanals
- Rekto-Levator-Reflex: Kontraktion des Levator mit Öffnung des Analkanals
- Levator-Puborektalis-Reflex:
  - Relaxation des Levators
  - Relaxation der Suspensoriumschlinge mit passivem Afterverschluss

Wenn der Detrusor recti durch Stuhl gedehnt wird und die Dehnungsrezeptoren stimuliert werden, leitet der rektoanale Inhibitionsreflex [24] eine Kontraktion des Detrusor recti und gleichzeitig eine Entspannung des internen Analsphinkters ein. Die Detrusorkontraktion löst 2 Reflexe aus: Den Puborektalisreflex [25] und den Rekto-Levator-Reflex [26]. Diese beiden Reflexe wirken gleichzeitig, haben jedoch entgegengesetzte Funktionen. Bei der Detrusorkontraktion wird über den Rekto-Levator-Reflex eine Levatorkontraktion hervorgerufen, die den Rektumhals öffnet. Gleichzeitig bewirkt die Puborektaliskontraktion, ausgelöst über den Rekto-Puborektalis-Reflex, einen Verschluss des Rektumhalses, bis die Impulse das Bewusstsein erreichen und die Bedingungen für eine Defäkation erfüllt sind. Wenn es ungünstig erscheint, wird die Puborektaliskontraktion willkürlich fortgesetzt.

Eine willkürliche Kontraktion des M. puborectalis bewirkt reflektorisch zweierlei:

- reflektorische Levatorrelaxation über den Levator-Puborektalis-Reflex [27] und
- eine Detrusorrelaxation über den willkürlichen Inhibitionsreflex [4].

Sobald es jedoch die Umstände erlauben und der Stuhldrang verspürt wird, erschlafft der M. puborectalis willkürlich, und der Detrusor der Rektumampulle entleert seinen Inhalt.

Das zeigt, dass der Stuhlgang trotz der Reflexmechanismen, die gemeinsam am Defäkationsvorgang mitwirken, unter willkürlicher Kontrolle steht. Folglich bleibt der Rektumhals durch den Rekto-Puborektalis- und durch den Levator-Puborektalis-Reflex bis zur Entscheidung zur Defäkation geschlossen, obwohl der inhibitorische rektoanale Reflex und der Rekto-Levator-Reflex eine Öffnung des Rektumhalses einleiten.

Das Pressen zu Beginn der Defäkation ist ein normaler physiologischer Vorgang und somit Teil der Defäkationsfunktion.

Defäkationsvorgang aus physiologischer Sicht

(M = mechanische Aktion, R = reflektorische Aktion, W = willkürliche Aktion)

- Stuhlbolus in der Rektumampulle
  - Dehnung des Detrusor recti (M):
  - Stimulation der Dehnungsrezeptoren (M):
  - rektoanaler Inhibitionsreflex (R):

  Kontraktion des Detrusor recti (R) und Relaxation des Internus (R)
- Kontraktion des Detrusor recti:
  - Rekto-Puborektalis-Reflex (R): Puborektaliskontraktion und Verschluss des Rektumhalses
  - Rekto-Levator-Reflex (R): Levatorkontraktion (R) und Öffnung des Rektumhalses
- Darmentleerung unerwünscht:
  - Kontraktion des Puborektalis (W):
  - Relaxation des Levators (Levator-Puborektalis-Reflex) (R)
  - Hemmung des Inhibitionsreflexes:
  - Detrusorrelaxation (R) mit fehlender Internusrelaxation (M)
- Darmentleerung erwünscht:
  - Erschlaffung des Puborektalis (W)
  - Entleerung durch Pressen und Kontraktion des Detrusor recti (W)

Literatur

Literatur zu Kap. 1.1

1. Anderson, A.W. (1847) Hair extraced from ulcer. Boston Med Surg 36: 742
2. Andrews, E. (1879) The treatment of haemorrhoids by injection. Med Rec 15: 451
3. Arderne, J. (1307–1380) De Arte phisicali et de Chirurgia. D'Arcy Power (Hrsg) Bale, Sons & Danielson, London (1922)
4. Arderne, J. (1307–1380) Treatises of fistula in ano, haemorrhoids and clyster. D'Arcy Power (Hrsg) Kegan, Trench, Trübner, London (1910). Dis Col Re 26, 74, 134, 197 (1983)
5. Banov, L. (1965) The Chester Beatty medical papyrus: The earliest known treatise completely devoted to anorectal diseases. Surgery (St. Louis) 58: 1037
6. Blanchard, C.E. (1928) Text book of ambulant proctology. Joungstown, Ohio. Medical Success press, p 134
7. Bozzini, P. (l807) zitiert in [18]
8. Brearley, R. (1955) Pilonidal sinus – a new theory. Br J Surg 43: 62
9. Breen, R.E., Garnjobst, W. (1983) Surgical procedures for carcinoma of the rectum (a historical review). Dis Col Re 26: 680
10. Brooke, B. N. (1952) The managment lleostomy. Lancet II: 102
11. Brune, B., Schönleben, K. (1993) Laparoendoskopische Chirurgie. Marseille-Verlag, München
12. Brunn, v. W. (1926) Geschichtliche Einführung in der Chirurgie. In: Kirschner, Nordmann (Hrsg) Die Chirurgie, Bd I, 1, S 25, S 64
13. Brünings, W., Albrecht, W. (1915) Direkte Endoskopie der Luft- und Speisewege. Neu Dtsch Chir 16. Enke, Stuttgart
14. Carstensen E., Keichel, F. 1963) Ätiologie und Therapie des Pilonidalsinus. Chirurg 34: 303
15. Colcock, B.P. (1965) Surgical progress in treatment of rectal cancer. Surg Gyn Obst 12,/II. 997
16. Cormann, M.L., Lisfrank, J (1983) Observation on a cancerous condition of the rectum treated by excision. Dis Col Re 26: 694
17. Gripps, W.H. (1882) Two cases of disseminated polyps of the rectum. Trans Pathol Soc London 33: 165
18. Davis, C.H.J., Filipi C.J (1995) A history of endoscopic surgery. In: Arregui E.D. et al. (eds) Principles of laparoscopic surgery. Springer, Berlin Heidelberg New York
19. Drobni S., Incze, F. (1969) Surgery of rectal cancer. Akademiae Kiado, Budapest
20. Dukes, C.E. (1926) Simple tumors of large intestine and their relation to cancer. Br J Surg 13: 720
21. Feinauer, B. (1990) Bildübertragungssysteme. In: Buess G (Hrsg) Endoskopie. Dtsch Ärzteverlag, Köln
22. Gilbertsen, V.A. (1960) The role of the Miles abdominoperineal excision in the history of curative cancer surgery. Surgery 47: 520
23. Goligher, J.C, de Dombai, F.T., Watts M.C.K. (1968) Ulcerative colitis. Bailliere, Tindal, Cassel, London
24. Goligher, J. (1980) Surgery of the anus rectum and colon, 4th edn. Balliere, Tindall, London, pp 234
25. Granshaw, L. (1985) St. Marks – The first 150 years. Br J Surg 72, Suppl. VI
26. Hodges, R.M. (1880) Pilonidal sinus. Boston Med Surg J 103: 485, 843, 544
27. Holley, C.J. (1946) History of hemorrhoidal surgery. South Med J 39, 536
28. Kinsler, K., Vogelstein, B. (1996) Lessons from hereditory colorectal cancer. Cell 87: 159
29. Krauspe, K., Müller, Wieland, K., Stelzner, F. (1972) Colitis ulcerosa und granulomatosa. Urban & Schwarzenberg, München, Wien
30. Miles, W.E. (1919) Observations open internal piles. S G Obst 29: 497
31. Miles, W.E. (1944) Rectal surgery. Cassel, London

32. Neuhaus, H. (1998) Vorsorge zur Prävention oder Früherkennung des colonrektalen Karzinoms. Dtsch Ärztebl 95: C 412
33. Parks, A., Porter, H., Melzak, J (1962) Experimental study of the reflex mechanismus controlling the muscles of the pelvic floor. Dis Col Re 5: 407
34. Parks, A.G., Nichols, R.J (1978) Proctocolectomy for ulcerative colitis without ileostomy. Br Med J 2: 85
35. Patey, D.H., Scarff, R.W. (1955) The hair of the pilonidal sinus. Lancet I: 772
36. Power D'Arcy, Arderne, J. (1910) Treatises of fistula in ano, hemorrhoids and clysters. Oxford Univ Press, New York
37. Reuter, H.J (1986) Die Geschichte der Endoskopie (19. Jahrhundert). Endopraxis 2: 38
38. Rosen, L. (1992), Ginsburg, L. (1899–1988) Dis Col Re 35: 273
39. Rowe, R.J (1977) The challenge of our heritage (Mathews, USA). Dis Col Rect 20, 269
40. Smith, M. (1961) Haemorrhoidectomie past and present. Dis Col Rect 4: 442
41. Stelzner, F. (1959) Die Geschichte der Fistelkrankheit. Die anorektalen Fisteln, 1. Aufl. Springer, Berlin Heidelberg New York
42. Stelzner, F., Staubesand, J., Machleitt, H. (1962) Das Corpus cavernosum recti, die Grundlage der Haemorrhoiden. Langenb Arch 29: 302
43. Stelzner, F. (1982) Geschichte und Ergebnisse der Chirurgie des Rektumkarzinoms. In: Gall, Hermanek, Schweiger (Hrsg) Das Rektumkarzinom. Perimed, Erlangen
44. Stelzner, F. (1998) 50 Jahre persönliche Erfahrungen mit der Radikaloperation des Rektumkarzinoms. In: Büchler, Heald, Maurer, Ulrich (Hrsg) Rektumkarzinom: Das Konzept der totalen mesorektalen Excision. Karger, Basel, S IX, 248
45. Stelzner, F. (1998) Die Chirurgie an den visceralen Abschlusssystemen. Thieme, Stuttgart, S 205
46. Strauß, H. (1910) Die Proktosigmoidoskopie. Thieme, Leipzig
47. Westhues, H. (1934) Die pathologisch-antomischen Grundlagen der Chirurgie des Rektumkarzinoms. Thieme, Leipzig
48. Woodall, J. (1617) The surgeon's mate. Edward Griffin, London
49. Bokey, E.L, Chapuis, D.S., Dent, M.A. (1997) Factors affecting survival after excision of the rectum for cancer (a multivariate analysis). Dis Col Rect 40/1: 3
50. Killingback, M., Barron, P. (2001) Local recurrence after curative resection of cancer of the rectum without total mesorectal excision. Dis Col Rect 44: 473

Literatur zu Kap. 1.2

1. Bopp, P. (1954) Schwanzfunktion bei Wirbeltieren. Rev Suisse Zool 64: 83
2. Cihák, R.E., Gutmann, V., Hanzliková (1967) Morphologische Merkmale des M. levator ani der Ratte. Anat Anz 120: 492–506
3. Davidson, T., Tobin, A.M., Payne, A.P. (1990) Maintenance of spinal nucleus of bulbocavernosus muscles in female rats. J Reprod Fertil 90: 619 - 623
4. Eggeling, H. (1896) Zur Morphologie der Dammuskulatur. Morphol Jahrb 24: 405
5. Fritsch, H. (1988) Developmental changes in the retrorectal region of the human fetus. Anat Embryol 177: 513–522
6. Fritsch, H. (1990) Entwicklung der Fascia recti. Anat Anz 170: 273–280
7. Fritsch, H. (1989) Topography of the pelvic autonomic nerves in human fetuses between 21–29 weeks of gestation. Anat Embryol 180: 57–64
8. Fritsch, H., Kühnel, W. (1992) Development and distribution of adipose tissue in the pelvis. Early Hum Develop 28: 79–88
9. Fritsch, H., Stelzner, F. (1996) Entwicklung und klinische Anatomie der Adventitia recti. Langenbecks Archiv 381: 237
10. Haller von Hallerstein, V. (1934) Das cerebrospinale Nervensystem. Handbuch zur vergleichenden Anatomie 2, 1, 35. Urban & Schwarzenberg, München
11. Hansen, H.H., Heine, H. (1977) Vergleichende und funktionelle Morphologie des M. canalis ani bei tetrapoden Säugetieren und Primaten. Gegenb morphologisches Jahrb 123: 699
12. Hinrichsen, K.V. (Hrsg) (1990) Humanembryologie. Springer, Berlin Heidelberg New York
13. Kampmeier, O.F. (1969) Evolution and comparative morphology of the lymphatic system. Thomas Publ, Springfield 11. USA
14. Kiff, E.S., Swash, M. (1984a) Normal proximal and delayed distal conduction in the pudendal nerves of patients with idiopathic (neurogenic) faecal incontinence. J Neurol Neurosurg Psychiat 47: 820
15. Kiff, E.S., Swash, M. (1984b) Slowed conduction in the pudendal nerves in idiopathic (neurogenic) fecal incontinence. Br J Surg 71: 614
16. Kiff, E.S., Bames, P.R., Swash, M. (1984) Evidence of pudendal neuropathy in patients with perineal descent and chronic straining at stool. Gut 25: 1279
17. Lilius, H.J. (1968) Fistula in ano. Acta Chir Scand Suppl 383: 1
18. Moore, Keith, L. (1988) The developing human, 4th edn. Saunders, Philadelphia
19. Parks, A.G., Porter, H., Melzak, J. (1962) Experimental study of the reflex mechanisms controlling the muscles of the pelvic floor. Dis Colon Rect 5: 407
20. Porter, N.H. (1962) A physiological study of the pelvic floor in rectal prolapse. Ann R Coll Surg Engl 31: 379
21. Power, R.M. (1948) Embryological development of the levator ani muscle. Am J Obstet Gynecol 55: 367
22. Romer, A.S. (1971) Vergleichende Anatomie der Wirbeltiere. Parey, Hamburg, Berlin
23. Sabin, F. (1909) The lymphatic system in human embryo, with a consideration of the morphology of the system as a whole. Am J Anat 9: 43
24. Schuhmacher, S. (1906) Die segmentale Innervation des Säugetierschwanzes als Beispiel für eine kollaterale Innervation. Anat H 40: 47
25. Schumacher, V.S. (1943) Die Duftorgane (Hautorgan) des Haarwildes. Z Jagdkd 5: 41
26. Sellheim, H. (1918) Die Befestigung der Eingeweide im Bauche. Z Geburtsh Gynäkol 80: 1
27. Starck, D. (1975) Embryologie. 3. Aufl. Thieme, Stuttgart
28. Starck, D. (1978–1982) Vergleichende Anatomie der Wirbeltiere, Bd 111. Springer, Berlin Heidelberg New York, S 53
29. Stelzner, F. (1998) Die Chirurgie an den visceralen Abschlußsystemen. Thieme, Stuttgart
30. Strauß, W.L. (1946) The concept of nerve-muscle specifity. Biol Rev 21: 75
31. Tandler, J. (1903) Zur Entwicklung der menschlichen Darmarterien. Anat Hefte 23, Ergänzungsh: 132
32. Tobin, Ch.E., Benjamin, A.J., Wells, J.C. (1946) Continuity of fasciae lining the abdomen pelvis and spermatic cord. Surg Gyn Obst 83: 575
33. Tobin, C.E., Benjamin J.A. (1949) Anatomie and clinical re-evaluation of Camper's Scarpa's and Colles' fasciae. Surg Gyn Obstr 88: 545
34. Tobin, A., Payne, A.P. (1991) Perinatal androgen administration and maintenance of sexually dimorphic and nondimorphic lumbosacral motor neuron groups in female albino Swiss rats. J Anat 177: 47–53
35. Zenker, W. (1985) Das viscerale Nervensystem. In: Bennighoff (Hrsg) Lehrbuch der Anatomie, Bd 3: Nervensystem, Haut und Sinnesorgane, 13./14. Aufl. Urban & Schwarzenberg, München
36. Gebhardt, V. Kloake und Begattungsorgane. In: Bok, Kallius, Lubosch (Hrsg) Handbuch der vergleichenden Anatomie der Wirbeltiere; zit. in [28]
37. Stelzner, F., Ruhlmann, J. (2001) PET-Untersuchungen des rückfälligen Rektumkarzinoms. Lymphmetastasierung viszeraler Karzinome. Chrirurg 72, 537–546; 818–821

38. Stelzner, F., v. Mallek, D. (2003) Der Nachweis der natürlichen Spontanaktivität der Analmuskulatur durch das PET-CT. Chirurg 74, 9: 834–838

Literatur zu Kap. 1.3

1. Ashiey, F.L., Anson, B.J. (1946) The pelvic anatomic nerves in the male. Surg Gynecol Obstet 82: 598
2. Ayoub, S.F. (1978) Arterial supply of the human rectum. Acta Anat 100: 317–327
3. Bacon, H.E., Myers, T.B., Pouce de Leon F. (1958) Extensive lymphadenectomy and high ligation of inf. mes. art. for carcinoma of the left colon and rectum. Dis Col Rect 1: 457
4. Bacon, H.E. (1949) Anus, rectum, sigmoid colon, 3rd edn. Lippincott, Philadelphia
5. Bailey, R.P., Weiss, L. (1975) Ontogeny of human fetal lymph nodes. Am J Anat 142: 15–28
6. Basmajian, JV. (1954) The marginal anastomoses of the arteries to the large intestine. Surg Gynecol Obstet 99: 614
7. Bokey, E.I, Dent, O.F., Koorey, S.G.: Factors affecting survival after excision of the rectum for cancer. Dis Col Rect 40, 3
8. Boxall, T.A., Smart, P.JG., Griffiths, JD. (1963) The blood-supply of the distal segment of the rectum in anterior resection. Br J Surg 50: 399–404
9. Caplan, J (1976) The lymphatic vessels of the anal region. Folia angiol 24: 260
10. Courtney, H. (1950) Anatomy of the pelvic diaphragma and anorectal musculature. Am.J Surg 79: 155
11. Daseier, E.H., Anson, B.J (1946) J Urol (Balt) 49 (1943) 789 zit. bei [81]
12. Duthie, H.L., Gairus, F.W. (1960) Sensory nerve-endings and sensation in the anal region of man. Br J Surg 67: 585–595
13. Elze, C., Braus-Elze: Lehrbuch der Anatomie, Bd III, 3. Aufl. Springer, Berlin Heidelberg New York, S 449
14. Földi, M. Kubik, S. (1989) Lehrbuch der Lymphologie. Fischer, Stuttgart
15. Freckner, B. v. Euler, C. (1975) Influence of the pudendal nerve block on the function of the anal sphincters. Gut 16: 482
16. Freiding, J (1955) Lateral spread of Ca of the Rectum. Austr NZ J Surg 24: 283
17. Fritsch, H., Kühnel, W. (1992) Development and distribution of adipose tissue in human pelvis. Early Hum Dev 28: 79
18. Fritsch, H., Kühnel, W., Stelzner, F. (1996) Entwicklung und klinische Anatomie der Adentitia recti. Langenb Arch 381: 237
19. Gagnard, C., Dodlewski, G. Prat, D. (1986) The nerve branches to the external sphincter: The macroscopic supply and microscopic structure. Surg Radiol Anat 8: 115
20. Gerota, D. (1995) Die Lymphgefäße des Rektums und des Anus. Arch Anat Physiol Suppl: 240
21. Goetze, O. (1951) Chirurgische Beobachtungen zur vegetativen Innervation der Beckenorgane, speziell des Afterschließmuskels. Dtsch Z Nervenheilkd 166: 177
22. Goligher, J (1980) Surgery of the anus, rectum and colon, 4th edn. Bailliere Tindall, London
23. Grinnel, R.S. (1966) Lymphatic block with atypical and retrograde lymphathic metastasis and spread in carcinoma of the colon and rectum. Ann Surg 163: 275
24. Grotz, L.R., Pemberton, JH. (1993) The ileal pouch operation for ulcerative colitis. Surg Clin N Am 73: 909
25. Grozduowitz, Z., Baumgarten, H.G., Brüning, G. (1992) Histochemistry of Naph-Diaphrorase, a marker for neuronal nitric oxide synthase in the peripheral autonomic nervous system of the mouse. Neuroscience 48: 225
26. Habermehl, G. (1976) Gifttiere und ihre Waffen. Springer, Berlin Heidelberg New York
27. Hansen, H.H. (1976) Die Bedeutung des Musculus canalis ani für die Kontinenz und anorektale Erkrankungen. Langenbecks Arch Klin Chir 341: 23
28. Hansen, H.H., Stelzner, F. (1987) Proktologie, 2. Aufl. Springer, Berlin Heidelberg New York
29. Holdsworth, P.J, Sagar, P.M., Lewis, W.G. (1994) Internal anal sphincter activity after restorative proctocolectomy for ulcerative colitis. Dis Colon Rect 37: 32A
30. Holl, M. (1897) Die Muskeln und Fascien des Beckenausgangs. In: Bardeleben (Hrsg) Handbuch der Anatomie des Menschen, Bd 7, 2, 2. Fischer, Jena
31. Kojima, H., Furuta, M., Frutin, Y. (1989) Onuf's motoneuron is resistant poliovirus. J Neurol Sci 93: 85
32. Komo, H., Yamamoto, T., Iwasaki, Y. (1986) Shy-Drager-syndrom and amyotrophic lateral sclerosis. J Neurol Sci 73: 193
33. Köberle, F. (1968) Chagas's disease and Chagas's syndrom. Adv Parasitol 6: 63
34. Kollmann, J (1994) Der Levator ani und der Musculus coccygeus bei den geschwänzten Affen und bei den Anthropoiden. Verhandlungen der anatomischen Gesellschaft, 8. Versammlung. Strassburg, Fischer, Jena
35. Leak, L.V. (1971) Studies on permeability of lymphatic capillaris. J Cell Biol 50 ()300
36. Leak, L.V. (1984) Physiology of lymphatic system blood vessels and lymphatic in organ system. In: Abramson D.L., Dobin P.B. (eds) Organ Systems. Read, London
37. Lierse, W. (1989) Anatomie und Pathophysiologie des Haemorrhoidalleidens. Langenbecks Arch Klin Chir Suppl II: 796–772
38. Lilius, H.J (1968) Fistula in ano. Acta chir. scand. suppl. 1, (), 338
39. McIntyre, P.B., Pemberton, JH., Wolff, B.G. (1994) Comparing functional results one year and ten years after ileal pouch – anal anastomosis for chronic ulcerative colitis. Dis Colon Rect 37: 303
40. McKenna, K., Nadelhaft, J (1986) The organisation of the pudendalis nerve in male and female rat. J Comp Neurol 248: 532
41. Magnus, R. Stephens, F.O. (1966) Imperforate anal membrane. Austr Paediat J 2: 165
42. Moore, K.L. Clinically oriented anatomy, 3rd edn. Williams & Wilkens, Baltimore
43. Mebis, J (1990) Pennicks, F., Eggermont, E.: Neuropathology of Hirschsprung's disease en face study of microdissected intestine. Heratogastroenterol 37: 596
44. Michels, N.A., Siddharth, P. Kombluth, L., Parke, W.W. (1965) The variant blood supply of the descending colon, rectosigmoid and rectum based on 400 dissections. Dis Colon Rect 8: 251
45. Neuhuber, W.L., Appelt M., Polak, J M. (1993) Rectospinal neurons. Neuroscience 56: 367
46. Oh. Ch. A. Kark E. (1972) Anatomy of the external anal phincter. Br J Surg 59: 717
47. O'Kelly, T.J, Davies, JR., Brarding; A.F. (1994) Distribution of nitrioxid synthase containing neurons in the rectal myenteric plexus and anal canal. Dis Colon Rect 37: 350
48. Ottaviani, G. (1938) Parasimpatico simpatico in alcuni distrell del canale digerente 1937. Cit Anal Ber 38: 196
49. Pernkopf, E. (1941) Topographische Anatomie, Bd 2, 1. und 2. Hälfte. Urban & Schwarzenberg, Berlin
50. Porter, N.H. (1962) A physiological study of the pelvic floor in rectal prolaps. Ann R Coll Surg Engl 31: 379
51. Rajnopetra, N. Passagia, JG., Poulat, P. (1992) Serotoninergic, noradrenalinergic und peptinergic innervation of Onuf's nucleus. J Comp Neurol 318: 1
52. Rosi, P., Cahill, W., Carrey, J (1962) A ten year study of hemicolectomy in the treatment of carcinoma of the left half of the colon. Surg Gynecol Obstet 114: 15
53. Rudel, R. (1993) Glatte Muskelzellen. In: Schmidt R.F. (Hrsg) Neuro- und Sinnesphysiologie. Springer, Berlin Heidelberg New York
54. Rüegg, JC. (1990) Glatte Muskulatur. In: Schmidt R.F., Thews, G. (Hrsg) Physiologie des Menschen. Springer, Berlin Heidelberg New York, S 83)

55. Schaffer, J (1940) Die Hautdrüsen der Säugetiere. Urban & Schwarzenberg, München
56. Schröder, H. (1981) Onuf's nucleus X, a morphological study of human spinal nucleus. Anat Embryol 162: 443
57. Schuhmacher, S. (1906) Die segmentale Innervation des Säugetierschwanzes als Beispiel für eine kollaterale Innervation. Anat H 40: 47
58. Schweiger, M. (979) Method for determining individual contributions of voluntary and involuntary anal sphincter resting tone. Dis Colon Rect 22 (1) 415
59. Sherson, N.D., Philips F.B.M. (1973) Levator ani muscle. In: Hughes, E.S., Cuthbertson, A.M. (eds) Anorectal surgery. Chapman & Hall, London, p 24
60. Sorensen, M., Bachmann-Nielsen, M., Pedersen, J F. (1994) Electromyography of internal analsphincter performed under endosonographic guidance. Dis Colon Rect 37: 137
61. Stearns M.W., Deddish, M.R. (1959) Five years results of abdominopelvic lymphnode dissection for carcinoma of the rectum. Dis Col Rect 2: 169
62. Stelzner, F. (1965) Kontinenz, Superkontinenz und Inkontinenz im Anorektalbereich. Dtsch Med Wochenschr 90: 2275
63. Stelzner, F., Staubesand, J, Machleidt H. (1962) Das Corpus cavernosum recti, die Grundlage der Hämorrhoiden. Langenbecks Arch Klin Chir 29: 302
64. Stelzner, F. (1994) Kommentar zu Heidelberger, Pyodermia fistulans mit letalem Ausgang. Chirurg 65: 398
65. Stelzner, F., Fleischauer, K., Holstein, A.P. (1966) Der Sphinkter ani internus. Langenbecks Arch Klin Chir 314: 134
66. Stelzner, F. (1983) Die anorektalen Fisteln, 3. Aufl. Springer, Berlin Heidelberg New York
67. Stelzner, F. (1984) Die Ursache des Pilonidalsinus und der Pyodermia fistulans sinifica. Langenbecks Arch Chir 362: 105
68. Stelzner, M., Hutterer, F.G. Farnacon, D. (1988) Eine Methode zur Funktionsmessung des Kontinenzorgans. Chirurg 59: 155
69. Stelzner, F., Fleischhauer, K., Fritsch, H. (1989) Die chirurgische Anatomie der Genitalnerven des Mannes und ihre Schonung bei der Excision des Rektums. Chirurg 6: 228
70. Stelzner, F. (1989) Die Begründung, die Technik und die Ergebnisse der knappen Kontinenzresektion. Langenbecks Arch Klin Chir 374: 303
71. Stelzner, F. (1991a) Die anorektale Inkontinenz – Ursache und Behandlung. Chirurg 62: 17
72. Stelzner, F. (1991b) Das Faszienskelett der Bauchhöhle. Langenbecks Arch Klin Chir 376: 108
73. Stelzner, F. (1992) Die Hämorrhoidektomie, eine einfache Operation? Chirurg 63: 316
74. Stelzner, F. (1994a) Wandel in der Therapie des Rektumkarzinoms. Langenbecks Arch Chir Kongreßber.: 257
75. Stelzner, F. (1994b) Das lädierte anorektale Kontinenzorgan und seine Therapie. Arzt Krankenhaus Gesundheitswesen 5: 142
76. Stelzner, F. (1998) Die Chirurgie an den visceralen Abschlußsystemen. Thieme, Stuttgart
77. Stelzner, F. (1998) Über 50 Jahre persönliche Erfahrungen mit der Radikaloperation des Rektumkarzinoms. In: Büchler et al. (Hrsg) Das Konzept der totalen mesorektalen Exzision. Karger, Basel, S 248
78. Stephens, F.D., Smith, E.D. (1986) Classification, indentification and assessment of surgical treatment of anorectal anomalies. Pediat Surg Austr 1: 200
79. Sung, JH., Mastri, A.R., Segal, S. (1979) Pathology of Shy-Drager-Syndrome. J Neuropathol Exp Neurol 38: 353
80. Tobin, C.E., Benjamin, JA. (1945) Anatomical and surgical restudy of Denonvilliers' fascia. Surg Gynecol Ostet 80: 373
81. Tobin, C.E., Benjamin, JA., Weles, J (1946) Continuity of the fasciae lining the abdomen pelvis and spermatic cord. Surg Gynecol Obstet 83: 575
82. Westhues, H. (1934) Die pathologisch-anatomischen Grundlagen der Chirurgie des Rektumkarzinoms. Thieme, Leipzig
83. Widmer, 0. (1955) Die Rectalarterien des Menschen. Z Anat Entwicklungsgesch 118: 398–416
84. Yamamoto, G. Satoni, H., Ise, H. (1978) Sacral spinal innervation of the rectal and vesical smooth muscles and sphincter striated muscles. Neuoscience 7: 41– 47
85. Yoffey, M., Colin, JP. (1979) Lymphatics, lymph and the lymphmyeloid complex. Academic Press, London New York
86. Stelzner, F., Ruhlmann, J. (2001) PET-Untersuchungen des rückfälligen Rektumkarzinoms. Lymphmetastasierung viszeraler Karzinome. Chrirurg 72, 537–546; 818–821
87. Stelzner, F., v. Mallek, D. (2003) Der Nachweis der natürlichen Spontanaktivität der Analmuskulatur durch das PET-CT. Chirurg 74, 9: 834–838
88. Stelzner, F., v. Mallek, D. (2005) Der Nachweis der natürlichen Spontanaktivität mit dem PET-CT in der glatten Muskulatur der Faszien und des Mesenchyms im kleinen Becken. Chirurg (im Druck)
89. Stelzner, F. (2004) Neuere Erkenntnisse zur Ätiologie der Hämorrhoiden. Minimal Invasive Chir 13: 45–49
90. Gabriel (1973, 1963) The principles and practice of rectal surgery, 2nd and 5th edn. Lewis, London

Literatur zu Kap. 1.4

1. Shafik A (1975) A new concept of the anatomy of the anal sphincter mechanism and the physiology of defecation. I. The external anal sphincter: a triple loop system. Invest Urol 12: 412–419
2. Shafik A, El-Sherif M, Youssef A, El-Sibai 0 (1995) Surgical anatomy of the pudendal nerve and its clinical implications. Clin Anat 8: 110–115
3. Shafik A, Doss S (1999) Study of the surgical anatomy of the somatic terminal innervation to the anal and urethral sphincters: Role in anal and urethral surgery. J Urol 161: 85–89
4. Shafik A (1980) A new concept of the anatomy of the anal sphincter mechanism and the physiology of defecation. IX. The single loop continence. A new theory of the mechanism of anal continence. Dis Colon Rectum 23: 37–43
5. Shafik A (1981) A new concept of the anatomy of the anal sphincter mechanism and the physiology of defecation. XI. Anal incontinence: a technique for repair: Am J Proct Gastroenterol Col Rect Surg 32: 18–23
6. Shafik A (1999) The physioanatomic entirety of the external anal sphincter with the bulbocavernosus muscle: A new concept. Arch Androl 42: 45–54
7. Shafik A (1976) A new concept of the anatomy of the anal sphincter mechanism and the physiology of defecation. III. The longitudinal anal muscle; anatomy and role in anal sphincter mechanism. Invest Urol 13: 271–277
8. Shafik A (1981) A new concept of the anatomy of the anal sphincter mechanism and the physiology of defecation. XIII. Rectal prolapse: a new concept of pathogenesis. Am J Proct Gastrenterol Col Rect Surg 32: 6–10
9. Shafik A (1976) A new concept of the anatomy of the anal sphincter mechanism and the physiology of defecation. IV. Anatomy of the perianal spaces. Invest Urol 13: 424–428
10. Shafik A (1979) A new concept of the anatomy of the anal sphincter mechanism and the physiology of defecation. VII. Anal fistula. A simplified classification. Dis Colon Rectum 22: 408–414
11. Shafik A (1975) A new concept of the anatomy of the anal sphincter mechanism and the physiology of defecation. II. Anatomy of the levator ani muscle with special reference to puborectalis. Invest Urol 13:175–182
12. Shafik A (1979) A new concept of the anatomy of the anal sphincter mechanism and the physiology of defecation. VIII. Levator hiatus and tunnel: anatomy and function. Dis Colon Rectum 22: 539–549

13. Shafik A (1983) A new concept of the anatomy of the anal sphincter mechanism and the physiology of defecation. XVIII. The levator dysfunction syndrome. A new syndrome with report of 7 cases. Coloproctology 5: 158–165
14. Shafik A (1981) A new concept of the anatomy of the anal sphincter mechanism and the physiology of defecation. XII. Anorectal mobilization: a new surgical access to rectal lesions. Am J Surg 142: 629–635
15. Shafik A (1985) A new concept of the anatomy of the anal sphincter mechanism and the physiology of defecation. XXV. Anorectal mobilization in the treatment of rectal lesions. Further study. Coloproctology 7: 107–112
16. Shafik A (1986) A new concept of the anatomy of the anal sphincter mechanism and the physiology of defecation. XXIX. Reversion to normal defecation after combined excision operation and end colostomy for rectal cancer. Am J Surg 151: 278–284
17. Shafik A (1987) A new concept of the anatomy of the anal sphincter mechanism and the physiology of defecation. XXVIII. Complete rectal prolapse: a technique of repair: coloproctology 9: 345–352
18. Shafik A (1984) A new concept of the anatomy of the anal sphincter mechanism and the physiology of defecation. XX. The pelvic double-sphincter control complex. Theory of pelvic organ continence with clinical application. Urology 23: 611–618
19. Shafik A (1997) Study on the origin of the external anal, urethral, vaginal and prostatic sphincters. Int Urogynecol J 8: 126–129
20. Shafik A (1998) A new concept of the anatomy of the anal sphincter mechanism and the physiology of defecation. Mass contraction of the pelvic floor muscles. Int Urogynecol J 9: 28–32
21. Shafik A (1982) A new concept of the anatomy of the anal sphincter mechanism and the physiology of defecation. XVII. Mechanism of defecation. Coloproctology 4: 49–54
22. Shafik A (1991) Constipation. Some provocative thoughts. J Clin Gastroenterol 13: 259–267
23. Shafik A (1991) Straining-levator reflex. The description of a new reflex and its clinical significance. Coloproctology 13: 314–319
24. Denny-Brown D, Robertson EG (1935) An investigation of the nervous control of defecation. Brain 58: 256
25. Shafik A (1990) A new concept of the anatomy of the anal sphincter mechanism and the physiology of defecation. XLII. Recto-puborectalis reflex. Coloproctology 12: 170–172
26. Shafik A (1993) The recto-levator reflex. The description of a new reflex and its clinical application. Preliminary report. Clin Physiol Biochem 10: 13–17
27. Shafik A (1991) Levator-puborectalis reflex: Its role in elimination. Pract Gastroenterol 15: 28–35

2 Behandlungsprinzipien

2.1 Darmvorbereitung – 78
T. Carstensen, B. Mölle, J. Girona
2.1.1 Indikation – 78
2.1.2 Methoden – 79
2.1.3 Einfluss auf die Darmflora – 79
2.1.4 Patientenakzeptanz – 79
2.1.5 Fast-Track-Konzept – 79
2.1.6 Empfehlung – 80

2.2 Antibiotikaprophylaxe und Antibiotikatherapie – 80
G. Picard
2.2.1 Einleitung – 80
2.2.2 Keimspektrum – 80
2.2.3 Antibiotikaeinsatz – 80
2.2.4 Risikopatient – 82
2.2.5 Wahl des Antibiotikums – 83
2.2.6 Applikationsmodalität – 83
2.2.7 Komplikationen und Nebenwirkungen der Antibiotika – 85
2.2.8 Penizillinallergie: Alternativantibiotika in der proktologischen Chirurgie – 86

2.3 Anästhesie in der proktologischen Chirurgie – 86
K. Gabi
2.3.1 Anästhesie und Proktologie – 86
2.3.2 Einstufung des Narkoserisikos – 86
2.3.3 Wahl des Anästhesieverfahrens – 86
2.3.4 Anästhesieverfahren – 87

2.4 Botulinumtoxin in der Proktologie – 93
W.H. Jost

Literatur – 93

Für die adäquate Therapie anorektaler Erkrankungen sind unterschiedliche diagnostische Untersuchungen notwendig. Ist eine operative Therapie indiziert, muss eine spezifische Anästhesieform und evtl. eine Antibiotikaprophylaxe oder -therapie gewählt werden.

Gerade in der letzten Zeit wird eine präoperative Darmvorbereitung kontrovers diskutiert, und so sollte diese Indikation genau definiert werden.

Die Botulinumtherapie stellt eine sinnvolle Alternative für einige Operationen zur Behandlung anorektaler Erkrankungen dar.

2.1 Darmvorbereitung

T. Carstensen, B. Mölle, J. Girona

Die Vorbereitung des Darms dient der Entleerung und der Vorbeugung von Infektionen zugunsten eines ungestörten Heilverlaufes. Die *präoperative* vollständige Darmreinigung ist die in den meisten Kliniken noch etablierte Praxis in der elektiven kolorektalen Chirurgie. Zur Verfügung stehen verschiedene Substanzen, möglich ist auch eine ambulante Darmreinigung.

Grundsätzlich kommen sowohl eine anterograde als auch eine retrograde Darmreinigung in Frage, wobei die orale Applikationsform von den Patienten in der Regel besser toleriert wird. Eine Applikation über eine nasogastrale Sonde – orthograde Lavage – wird von einigen chirurgischen Kliniken in der elektiven kolorektalen Chirurgie durchgeführt. Von Seiten der Patienten kann eine orthograde Lavage komfortabel sein, weil es direkt postoperativ zu keiner oder zu einer deutlich reduzierten Defäkationsfrequenz kommt. Manche Patienten lehnen aber die Einführung einer nasogastralen Sonde grundsätzlich ab.

Insgesamt ist das Nebenwirkungsspektrum beider Applikationsformen gering, es können bis zu 15% Nebenwirkungen wie Nausea, Vomitus, Koliken oder Analdyskomfort imponieren. Bei hyperosmolarer orthograder Applikation sind Grunderkrankungen wie Herz- und Niereninsuffizienz aufgrund möglicher Elektrolytverschiebung zu berücksichtigen. Symptomatische Elektrolytentgleisung und Dehydratationen müssen sensibel registriert, ggf. sorgfältig überwacht und substituiert werden.

Seit 1972 gibt es immer wieder Berichte bei Kolonresektionen, dass das Risiko einer Anastomoseninsuffizienz als auch das einer Sepsis bei unvorbereitetem Darm nicht größer sei als bei vorbereitetem Darm. Solider Fäzes soll sogar weniger gefährlich sein als flüssiger, in weiteren randomisierten Trails zeigte sich kein Vorteil zugunsten der Darmreinigung. Das Risiko von Anastomoseninsuffizienz, infektiöser Komplikation als auch allgemein die Inzidenz postoperativer Komplikationen scheint bei unvorbereitetem Darm nicht höher zu sein.

Zur Beschleunigung der postoperativen Rekonvaleszenz erschienen Ende des vergangenen Jahrhunderts die ersten Publikationen über das Konzept »Fast-Track-Therapie«. Prospektive Studien haben gezeigt, dass perioperative multimodale Behandlunskonzepte die unerwünschten Nebenwirkungen einer Operation minimieren, die Rate allgemeiner Komplikationen absenken und die postoperative Erhohlungsphase der Patienten beschleunigen können. Bei konsequenter Anwendung kommt es selbst bei älteren Patienten mit relevanten Begleiterkrankungen zu einer substanziellen Reduktion des Krankenhausaufenthaltes auf wenige (2–5) Tage.

Für die *Diagnostik und Therapie* einiger Kolonerkrankungen ist es notwendig, das Kolon und das Rektum vorzubereiten bzw. zu reinigen. Von Seiten der Radiologen wird für einen Bariumeinlauf eine trockene und saubere Mukosa bevorzugt, um ein adäquates »coating« der Mukosa gewährleisten zu können. Im Gegensatz hierzu können die Gastroenterologen die meiste Flüssigkeit aspirieren und benötigen keine trockene Mukosa.

Falls eine chirurgische oder endoskopische Therapie geplant ist, müssen weitere Faktoren wie die bereits beschriebene Flüssigkeits- und Elektrolytverschiebung berücksichtig werden. Es gibt allerdings Situationen (relevante Stenose, Sepsis), in denen eine Darmreinigung äußerst vorsichtig durchgeführt oder gar vermieden werden sollte. In Notfallsituationen wie bei einer hämodynamisch relevanten unteren gastrointestinalen Blutung oder einer kompletten Obstruktion (Ileus) kann gar keine präoperative Darmreinigung mehr durchgeführt, sondern müssen intraoperative Techniken angewendet werden.

2.1.1 Indikation

Vor allem in der Diagnostik, aber auch bei endoskopisch-therapeutischen Eingriffen ist eine komplette Darmreinigung Voraussetzung, um überhaupt eine Aussage treffen bzw. die Therapie durchführen zu können.

Diagnostische Intervention

- Kolonkontrastaufnahme (mit Barium/Gastrografin)
- Defäkographie
- Kolonoskopie
- Pelvines/Endo-MRI (fakultativ)

Therapeutische Interventionen

- Kolonoskopische Intervention (Adenom-/Polypabtragungen)
- Kolorektale Resektion
- Sphinkterrepair
- Beckenbodeneingriffe
- Fistelexzision
- Proktologische Eingriffe
- Transanale Eingriffe

2.1.2 Methoden

Orale Applikation

Zur Anwendung kommen hauptsächlich hochkonzentrierte Natriumphosphatlösungen (Colophos), die aufgrund ihrer hohen Osmolalität einen ausgeprägten laxativen Effekt aufweisen, isotonische Lösungen (Cololyt) und auch standardisierte Extrakte (X-Prep) mit purgativem Effekt. Orthograde Applikationen dürfen nicht beim klinischen Bild eines Ileus, bei partieller oder totaler Kolonobstruktion, möglicher Perforation oder Kachexie angewandt werden. Anamnestisch sollten auch Aspiration oder Regurgitation registriert werden.

Retrograde Applikation

Die Wirksamkeit der Klistierung beruht auf einem osmostischen Effekt durch Anwendung einer hyposmolaren Lösung (Practo-Clyss) oder Abführmittel (Practomil) mit direkt hygroskopischer Wirkung auf die Mukosa sowie Füllung des Rektums mit Auslösung des Defäkationsreflexes. Vorbereitet werden kann eine diagnostische/therapeutische Intervention im Rektosigmoid. Absolute Kontraindikation bestehen bei akuter Niereninsuffizienz. Magnesium-, Kalzium- und Aluminiumionen sollten nicht gleichzeitig angewendet werden, da Phosphationen gebunden werden können. Wiederum kann eine Resorption der Phosphationen eine toxische Hypokalzämie provozieren.

Intraoperative On-table-Lavage

Um eine zwei- oder dreizeitige Operation vermeiden zu können, wurde das Konzept und die Technik der intraoperativen Lavage entwickelt. Die intraoperative On-table-Lavage kann in Notfallsituationen angewendet werden, insbesondere bei Kolon(Sigma-)perforation oder schweren Hämorrhagien. Wenn das proximale Kolon ausreichend gereinigt werden kann, ist eine primäre Anastomose möglich. Im Fall einer Hämorrhagie kann die Blutungsquelle endoskopisch leichter identifiziert werden.

Im Fall einer Kolon(Sigma-)perforation wird nach Resektion des Sigmoids das gesamte Kolon mobilisiert – bei Karzinomverdacht wird die A./V. mesenterica inferior zentral ligiert – ein DK 14 Charr über eine Appendikotomie (bei Status nach Appendektomie, Coekotomie) eingebracht und über den Katheter isotonische warme Ringer-Lösung appliziert. Der proximale zu anastomosierende Schenkel wird extraabdominal über die Bauchdecke ausgeleitet, der abfließende Fäzes in geschlossenem System (z. B. Kamerabeutel aus der endoskopischen Chirurgie) aufgefangen. Nachdem das Kolon gereinigt ist, wird der Katheter entfernt, appendektomiert oder das Zökum übernäht.

Das Rektum wird von distal mit einer antiseptischen Lösung (Betadine) ausgespült. Anschließend erfolgt die End-zu-End-Anastomosierung. Falls keine putride generalisierte Peritonitis vorliegt und der Patient keine weiteren relevanten Risikofaktoren (Immunsuppression, instabile Kreislaufsituation) aufweist, ist kein protektives Stoma notwendig.

2.1.3 Einfluss auf die Darmflora

Die meisten Methoden der mechanischen Kolonreinigung scheinen nur einen kleinen Einfluss auf die Darmflora zu haben. Eine komplette Darmreinigung kann eine bis zu 10.000-fache Reduktion der E.-coli- und B.-fragiles-Konzentration erzielen. Im Gegensatz hierzu führt beispielsweise Mannitol zu einer 100.000-fachen Erhöhung der E.-coli-Konzentration und erhöhtem Risiko einer E.-coli-Sepsis. Nichtsdestotrotz kann eine Darmreinigung zu einer bakteriellen Translokation von E. coli durch die Kolonwand führen, konsequenterweise sollte eine On-table-Lavage unter Antibiose durchgeführt werden. In vitro-Studien haben gezeigt, dass Laxativa einen Einfluss auf das Bakteriumwachstum haben können, beispielsweise führt eine orale Langzeiteinnahme von Senna zu einer niedrigen Butyratkonzentration und kann das Risiko einer Adenombildung erhöhten.

Die orthograde Darmreinigung beeinflusst die Bakterienpopulation der Mukosa, proximal finden sich höhere Anaerobier-/Aerobierkonzentrationen als im Rektum.

2.1.4 Patientenakzeptanz

Die orale Darmreinigung wird nicht von allen Patienten geschätzt, allerdings gibt es hinsichtlich der applizierten Mittel Unterschiede. Die provozierbaren Symptome reichen von Völlegefühl über Nausea, Vomitus und Koliken bis zu allgemeinem Unwohlsein und Müdigkeit. Am meisten belastend scheinen große Volumina einer schlecht schmeckenden Flüssigkeit zu sein, assoziiert mit einer deutlich erhöhten Defäkationsfrequenz und Toilettenvisitenzeit von 3–4 h.

2.1.5 Fast-Track-Konzept

Die Grundzüge des multimodalen Konzeptes sind neben pflegerischen und ärztlichen Maßnahmen

- eine thorakale Opioidlokalanästhetikaperiduralanalgesie (PDA)
  - zur Minimierung intraoperativer Stressafferenzen,
  - zur Optimierung der Schmerztherapie,
  - zur Vermeidung der postoperativen gastrointestinalen Atonie;
- eine forcierte Mobilisation der Patienten schon am Operationstag,
- rascher oraler Kostaufbau bereits wenige Stunden (2–3 h) nach der Extubation.

Ergänzt wird das Konzept durch
- laparoskospische oder modifizierte konventionelle Zugänge zur Abdominalhöhle,
- eine motivierende ärztliche Betreuung,
- eine systemische nichtopioidhaltige Analgesie zur Schmerztherapie.

Das »Fast-Track-Programm« erfordert eine intensive interdisziplinäre Zusammenarbeit zwischen den Anästhesie-, den operativen Intensivmedizin- und den chirurgischen Fachabteilungen sowie der Kooperation und Abstimmung des pflegerischen Personals, der Patienten und ihrer Angehörigen und letztlich der weiterbetreuenden Ärzte. Das Prinzip des »Fast-Track«-Konzeptes ist in folgender Übersicht schematisch dargestellt.

Empfehlungen einer eventuellen Darmvorbereitung in der Diagnostik und Therapie coloproktologischer Erkrankungen, () = fakultative Indikation

Komplette orale Darmvorbereitung	Retrograde Applikation	Fast-Track-Konzept
Koloskopie	Proktologische Eingriffe (z. B. Hämorrhoidektomie, Sphinkerrepair, Beckenbodenrepair, Fissurektomie, Fisteloperation etc.)	Kolonresektion
Kolonkontrastaufnahme	Defäkographie	(Rektumresektion)
Komplexe Analfisteloperation	Endo MRI	
(Kolonresektion)	Endosonographie	
Rektumresektion	(Proktoskopie)	
(Beckenbodenrepair)	Rektoskopie Sigmoidoskopie	

2.1.6 Empfehlung

◘ Tabelle 2-1.1.

2.2 Antibiotikaprophylaxe und Antibiotikatherapie

G. Picard

2.2.1 Einleitung

Dieser Abschnitt beinhaltet wenige mikrobiologische, pharmakologische und infektiologische Aspekte, die für einen tätigen Chirurgen von Bedeutung sind. Evidence-based-Daten betreffend Antibiotikaprophylaxe bei proktologischen Eingriffen liegen nicht vor. Empfehlungen können deshalb nur auf Empirie und Vernunft basieren, entsprechend dem Leitsatz »so wenig wie nötig, so gezielt wie möglich«.

2.2.2 Keimspektrum

Das Spektrum kolonisierender Keime des distalen Rektums, des Analkanals, der perianalen und perinealen Hautareale beinhaltet typischerweise eine Mischflora (◘ Tabelle 2-1.2), und zwar
- *gramnegative Keime enterischen Ursprungs,*
- *Anaerobier,*
- *hautspezifische Keime.*

Daraus folgt, dass
- jede Antibiotikaprophylaxe und -therapie grundsätzlich gegen diese 3 Keimklassen gerichtet sein muss,
- nur im Spezialfall andere Erreger eine pathogenetische Rolle in der Infektionsgenese spielen, so etwa beim massiv Immunsupprimierten oder bei Bisswunden, wo die mundspezifische Flora mitberücksichtigt werden soll.

2.2.3 Antibiotikaeinsatz

Antibiotikaprophylaxe (ABP)

Daten aus randomisierten und kontrollierten Studien, die sich mit der ABP in der proktologischen Chirurgie befassen, liegen nicht vor. Durch eine ABP ist eine adäquate Keimreduzierung im proktologischen Bereich nur bedingt möglich, da das Operationsgebiet oft fortlaufend aus dem Analkanal kontaminiert wird. So muss beispielsweise bei einem Weichteileingriff ohne direkten Zugang zum Analkanal immer mit einer potenziellen Kontamination aus dem Darmlumen gerechnet werden.

Lokale Wundheilungsstörungen im Analbereich werden meistens als »minor problems« betrachtet, womit die Frage offen bleibt, ob eine Antibiotikaprophylaxe überhaupt sinnvoll sei.

Bei der Antibiotikaprophylaxe gilt es,
- eine lokale Wundinfektion und/oder
- eine Septikämie bzw. metastatische Sepsisherde, v. a. im Bereich von Knochenimplantaten bzw. intravaskulären Fremdkörpern, zu verhindern.

Tabelle 2-1.1. Ablauf »Fast-Track«

Zeitschiene	Viszer. Chir. Abt.	Abteilung für Anästhesie	Pflege	Krankengymnastik
Präop	– Operationsaufklärung mit Erklärung des Frührehabilitationskonzeptes und Avisieren der Entlassung ab 4. postop Tag – Op-Planung an vorderer Position im Programm – EK's kreuzen	Aufklärung über die Besonderheiten der Fast-Track Anästhesie, z. B. thorakaler PDK	– Darmvorbereitung mit Cleanprep (ca. 2 l; cave: Volumen- und Elektrolytverschiebungen) – Mediflоweinweisung – KG-Anmeldung – Low-dose-Heparinisierung mit z. B. Monoembolex, ATS – Zettel »Fast-Track« an den Narkoseaufklärungsbogen	Vorbereitende KG-Übungen, besprechen der KG an folgenden Tagen
Intraoperativ	– bevorzugt minimalinvasive Op-Techniken oder quere Laparotomien	– kurzwirksame Narkotika – Volumen minimieren – Verzicht auf ZVK – Magensonde bei Extubation entfernen		
Op-Tag	– postoperative Infusionsmenge auf 500 ml begrenzt – Vermeidung von systemischen Opiaten	– postoperative Infusionsmenge auf 500 ml begrenzt – Verlegung über Aufwachraum auf die Normalstation – Schmerztherapie über PDK und periphere Analgesie mit 1 g Novalgin alle 6 Stunden (Schmerzdienst) bei nicht vorhandenen KI evtl. Dynastad 1× 40 mg i.v.	– ab 2. postoperativer Stunde Tee (max. 1500 ml) – 2 Portionen Yoghurt – max. 500 ml Infusion – Atemtraining stdl. – ab 5. postop Stunde Mobilisation in den Stuhl für bis zu 2 Std.	
1. postop Tag	– VW, Drainagen, Zystofix bzw. DK ex – Laborkontrolle (kl. Routine)	– Schmerztherapie wie am Vortag	– Krankenhausdiät »OP2« – Trinkmenge >1500 ml – Mobilisation aus dem Bett mindestens 8 Std.	2 x KG mit – 2-mal über Stationsflur laufen – Atemtraining
2. postop Tag	– VW – Laborkontrolle – Eventuell Laxantien	– PDK ex – periphere Schmerztherapie mit Novalgin und PCA (Einstellung mit Bolus beim Entfernen des PDK's), Diclo + Pantozol bei Bedarf bzw. Dynastad bei nicht vorhandenen KI	– Schonkost – Trinkmenge >1500 ml – vollständige Mobilisation	KG mit AT
3. postop Tag	VW		– Sozialdienst – Vollkost – Trinkmenge >1500 ml – Diätassistent	KG mit AT
4. postop Tag	ggf. Entlassungsgespräch		– Poststationärer Termin	
10. postop Tag	Wiedereinbestellung – Fäden ex – Besprechung des Histologiebefundes, Planung der weiteren Therapie – Qualitätssicherungsbogen			

2

Tabelle 2-1.2. Die häufigsten Keime, die beim Gesunden auf der Haut und in den Fäzes angetroffen werden und die eine Rolle in der Infektionsgenese bei proktologischen Eingriffen spielen können. Die in % angegebenen Zahlen entsprechen der Häufigkeit, mit der die Keime in verschiedenen Studien wiedergegeben werden (+ häufig, ± unregelmäßig, – selten). Mod. nach [12]

Erreger	Häufigkeit (%)
Haut	
S. epidermidis	85–100
S. aureus	5–25
Streptococcus pyogenes	0–4
Lactobacillus spp.	55
Propionebacterium acnes	45–100
Mycobacterium spp.	+
Clostridium perfringens, tetani spp.	–
Actinomyces bifidus et israelii	–
Enterobakteriazeen	±
Candida albicans et spp.	1–15
Fäzes	
S. epidermidis	+
S. aureus	30–50
Streptococcus mitis et hominis	+
Enterokokken	100
Streptococcus pyogenes	16
Streptococcus spp. (anaerob)	+
Lactobacillus spp.	20–60
Propionebacterium acnes	6
Clostridium perfingens	+
Clostridium tetani	25–35
Clostridium spp.	1–35
Eubacterium limosum	5–25
Bifidobacterium	30–70
E. coli	100
Enterobacter spp.	100
Klebsiella spp.	40–80
Proteus spp.	40–80
Pseudomonas aeruginosa	5–55
Alcaligenes faecalis	3–11
Haemophilus parainfluenzae	+
Bacteroides fragilis	100
Bacteroides melaninogenicus	100
Bacteroides oralis	100
Fusobacterium nucl. et necroph.	100
Candida albicans	1–3
Candida spp.	1–12
Torulopsis glabrata	+

In der proktologischen Chirurgie unterscheiden wir grundsätzlich folgende 2 Eingriffstypen:

- primär kontaminierte Wahleingriffe (Hämorroidektomie, Fistelchirurgie »à froid«, Eingriffe am Sphinktersystem, anderweitige Wahleingriffe im Analbereich),
- primär infizierte Eingriffe (Abszesse, Phlegmone, Fistelchirurgie »à chaud«)

Primär kontaminierte Wahleingriffe

Eingriffe im Analkanal (mit Ausnahme der Abszesschirurgie) sind primär als kontaminiert aufzufassen (Altemeier Klasse 2: »clean-contaminated«, Altemeier Klasse 3: »contaminated«). Das theoretische Wundinfektionsrisiko ohne Prophylaxe liegt bei 5–15% bei Eingriffen der Klasse 2, bei 15–30% der Klasse 3. Da die Operationswunden gelegentlich primär offen gelassen werden, relativieren sich diese Zahlen. Es stellt sich somit berechtigterweise die Frage, ob man mit einer ABP die Infektionsfrequenz überhaupt zu senken vermag.

Über die postchirurgische Infektionsproblematik steht wenig geschrieben. Anekdotische Berichte, z. B. betreffend Leberabszesse nach Hämorrhoidektomien, liegen vereinzelt vor, ohne dass jedoch auf die Problematik der Antibiotikaprophylaxe eingegangen wird.

> Eine ABP als Single-shot ist somit bei den meisten proktologischen Eingriffen, wenn überhaupt, *nur beim Risikopatienten* (▶ s. unten) indiziert.

Primär infizierte Eingriffe

Bei der Chirurgie von Abszessen und Phlegmonen (Altemeier Klasse 4), bei der die operative Herdsanierung zur definitiven Ausheilung führt, sollte eine ABP ebenfalls nur bei Risikopatienten verabreicht werden oder bei einem Symptomenkomplex, der eine drohende Sepsis vorausahnen lässt (schlechter Allgemeinzustand, Fieber >38,5–39°C, systemische Sepsiszeichen). Bei persistierender systemischer Symptomatik sollte eine Antibiotikatherapie bis zur klinischen und labormäßigen dauerhaften Regression der Sepsiszeichen folgen. Weichteilinfektionen mit Verdacht auf Gewebsnekrosen erhalten keine Prophylaxe, sondern eine aggressive Therapie (▶ s. unten).

Bei operationsbedingter Bakteriämiegefahr sollten ferner endokarditisgefährdete Patienten eine Prophylaxe gemäß den üblichen Richtlinien erhalten.

Proktologische Abszesschirurgie

- Sonst gesunder Patient: Keine Antibiotika
- Risikopatient: Single-shot
- Drohende Sepsis: Antibiotikatherapie

2.2.4 Risikopatient

Die Erfassung der Risikofaktoren, die einen Patienten zum eigentlichen *Risikopatienten* machen, ist ein komplexes

Unterfangen. Der Begriff Risikofaktor sollte nie isoliert aufgefasst werden. Nicht jeder Risikofaktor bedeutet a priori die Tatsache, dass dessen Träger infektionsgefährdet ist. Deshalb ist die hier aufgeführte Übersicht bei weitem nicht als vollständig zu betrachten, doch beinhaltet sie die wichtigsten, im chirurgischen Alltag angetroffenen Risikokonstellationen, auch wenn nicht alle als gesicherte Risikofaktoren in der Literatur angesehen werden.

Risikopatienten

- Immunsupprimierte (Chemotherapie, Kortisoneinnahme u. a.), Transplantierte, Status nach Radiotherapie, Vorliegen von Diabetes mellitus, Leberzirrhose, entzündlichen Darmerkrankungen, floriden oder chronischen Infektionen
- Magersucht (Gewichtsverlust von >10% und Funktionsstörung von minestens 2 Organsystemen)
- Proteinmangel (>40% Proteinverlust)
- Morbide Adipositas
- Status nach Implantation von vaskulären oder orthopädischen Prothesen
- Nikotinabusus
- Infektanamnese mit multiresistenten Keimen oder präoperative Hospitalisation >48 h bei nosokomialer Kontaminationsgefahr

Eine weitere Möglichkeit, Patienten mit erhöhtem Infektionsrisiko zu definieren, besteht in der Anwendung des NNIS-Score: Erreicht dieser Score mindestens 2 Punkte, so besteht ein erhöhtes Infektionsrisiko. Es handelt sich dabei vornehmlich um Patienten mit einem *ASA-Score* von 3, 4, 5 (1 Punkt), Patienten, die sich einem Eingriff der *Altemeier-Klasse* 3 oder 4 unterziehen (1 Punkt) oder solche, bei denen die Dauer des Eingriffes eine *normierte Maximalzeit* überzieht (1 Punkt). Zu bemerken ist aber, dass diese normierte maximale Operationsdauer z. B. für kolorektale Eingriffe definiert ist, nicht jedoch für Eingriffe im proktologischen Bereich.

Wichtig erscheint vielmehr das Prinzip der Risikodefinition nach dem NNIS-Score, wonach der Risikopatient nicht nach einer Risikoliste definiert wird, sondern als solcher jeweils im Kontext einer möglichst realitätsnahen Operationssituation mit mehreren Risikofaktoren erfasst wird.

Für die chirurgische Praxis gilt, mit einfachen Worten ausgedrückt, Folgendes:

Abgesehen vom Risikofaktor »Chirurg« (falsche Indikation, mangelnde Technik, traumatisierendes Operieren) neigt jeder Risikopatient zu postoperativen Infektionskomplikationen. Darunter sind nicht nur die sog. *Risikopatienten* zu zählen, sondern auch solche in *schlechtem Allgemeinzustand, die eine schwere Organfunktionsstörung* aufweisen (im scorefreien Chirurgenjargon: der sog. »schlechte Patient«), oder solche, bei denen lange »herumoperiert worden ist«, wobei diese verlängerte Operationszeit auf technische Schwierigkeiten bzw. Komplikationen deutet.

2.2.5 Wahl des Antibiotikums

Da es sich vorwiegend um Mischflora handelt, genügt, gemäß der geltenden Richtlinien betreffend der ABP in der kolorektalen Chirurgie, ein *Cephalosporin mit gleichzeitiger Aktivität gegen Anaerobier, ein Cephalosporin der 1. oder 2. Generation* kombiniert mit einem spezifischen Mittel gegen Anaerobier (*Nitromidazol*) oder ein Aminopenicillin in Kombination mit Clavulansäure (z. B. *Amoxicillin/Clavulansäure*). Mit einem gewissen Vorbehalt ist jedoch diese letzterwähnte Möglichkeit zu betrachten, die Amoxicillin/Clavulansäure oft als Therapeutikum sowohl im klinischen als auch im ambulanten Bereich anwendet, was dem Prinzip von Trennung der Mittel zur Prophylaxe von denen zur Therapie widerspricht.

Bei *Patienten mit stark erhöhtem Risiko* (Neutropeniker, Transplantierte, Immunsupprimierte) muss immer interdisziplinär die für den speziellen Einzelfall adäquateste Prophylaxe festgelegt werden. Insbesondere muss bestimmt werden, ob die Prophylaxe nicht sofort in Therapie umgewandelt werden soll, und zwar dann primär mit einem Mittel mit breiterem Spektrum: mit einem Aminopenicillin kombiniert mit Imidazol, mit Amoxicillin/Clavulansäure oder mit einem breispektrigen Reserveantibiotikum wie z. B. Imipenem, Meropenem, Piperacillin/Tazobactam, Cefepime + Nitromidazol u. a..

2.2.6 Applikationsmodalität

Das Mittel sollte bei Operationsbeginn in einer Konzentration im Gewebe sein, die während der Operationsdauer stets höher ist als die MHK derjenigen Keime, gegen die es eine Aktivität zeigt. Dies ist durch eine *präoperative i.v.-Verabreichung* möglich, am besten *bei* oder *kurz nach Anästhesieeinleitung*, möglichst nicht früher als eine halbe Halbwertszeit des zu verabreichenden Mittels. Bei längeren Eingriffen sollte nach einer Zeitdauer, die 2 Halsbwertszeiten des verabreichten Mittels überzieht, eine weitere sog. *Auffrischungsdosis* verabreicht werden. Nach Abschluss des Eingriffes ist keine weitere Antibiotikagabe notwendig.

Eine orale Verabreichung eines Prophylaktikums nach dem amerikanischen Schema (Neomycin/Erythromycinbase) wäre eine weitere Möglichkeit, die jedoch in Europa selten zur Anwendung kommt. Von neueren oralen Kombinationsmöglichkeiten (Chinolone in Kombination mit einem Imidazol oder mit Clindamycin) ist aus mikrobiologischen Gründen abzuraten, zumal gerade die breite Anwendung von Chinolonen das Auftreten multiresistenter Keime (MRSA u. a.) begünstigt.

Die Applikationsmodalität der Antibiotikaprophylaxe zeigt ◘ Tabelle 2-2.

Tabelle 2-2. Applikationsmodalität der Antibiotikaprophylaxe (t/2 Serumeliminationshalbwertszeit beim gesunden Erwachsenen in Stunden, *Werte in Klammern* t/2 unter Berücksichtigung aktiver Metaboliten, *IMDZ* Nitromidazole = Metronidazol oder Ornidazol)

Medikament		Dosierung	IMDZ	t/2
Beginn: 1/2 bis maximal 1 h vor Schnitt				
Mittel bei normalem Risiko:				
	Mefoxitin (Cefoxitin)	1(2) g i.v.		1,1 (3)
	Cefazolin (Kefzol)	1(2) g i.v.	+ IMDZ	1,9
	Cefamandol (Mandokef)	1(2) g i.v.	+ IMDZ	0,9
	Cefuroxim (Zinacef)	1,5 g i.v.	+ IMDZ	1,1
IMDZ	Metronidazol (Elyzol, Flagyl)	0,5 g i.v.		7 (10)
	Ornidazol (Tiberal)	0,5 g i.v.		14
	Amoxicillin/Clavulansäure (Augmentin)	2,2 g i.v.		1–1,5
Mittel bei stark erhöhtem Risiko (Auswahl, als Therapie fortführen):				
	Imipenem (Tienam)	0,5–1,0 g i.v.		1
	Meropenem (Meronem)	0,5–1,0 g i.v.		1
	Piperacillin/Tazobactam (Tazobac)	2,5–4,5 g i.v.	+ evtl. IMDZ 0,5 g i.v.	0,7
	Cefepime (Maxipime)	2 g i.v.	+ IMDZ 0,5 g i.v.	2

Antibiotika bei Infektionen

Es werden nur die sog. alltäglichen Infektionen berücksichtigt, die primär mit einem chirurigschen Vorgehen saniert werden können, bei denen gelegentlich trotzdem ein Antibiotikum verabreicht werden sollte. Seltenere Pathologien können auch vorkommen, werden jedoch hier nicht erwähnt. Es sind dies der Amöbenabszess, die Perianaltuberkulose, gonorrhoische und syphilitische Infektionen, das Lymphogranuloma venereum, die Chlamydienproktitis, ferner Infektionen im Rahmen eines M. Behçet, eines M. Crohn oder einer Kolitis im Proktorektalbereich.

Abszesse im Perianalbereich

Keine Antibiotika, wenn:
- guter Allgemeinzustand,
- kein Risikopatient,
- kein Prothesenträger.

Single-shot (gemäß APB-Richtlinien, Tabelle 2-2), bei Bedarf verlängert (solange potenzieller Sepsisherd besteht), wenn:
- schlechter Allgemeinzustand,
- drohende Sepsis,
- ambulanter Risikopatient,
- Prothesenträger.

Antibiotikatherapie, wenn:
- hospitalisierter Risikopatient,
- Vorliegen von systemischen Entzündungszeichen und/oder Sepsis:
  - normales Risiko:
    Amoxicillin/Clavulansäure (3-mal 2,2 g i.v.),
  - stark erhöhtes Risiko:
    Imipenem, Meropenem (3- bis 4-mal 0,5–1 g i.v.), Piperacillin, Tazobactam (3- bis 4-mal 2,5–4,5 g i.v.), Cifepime (2-mal 2 g i.v.), evtl. + IMDZ (2-mal 0,5 g i.v.).

Anmerkung: Die aufgeführten und weiterhin angegebenen Dosierungen entsprechen einer *Tagesdosis* für gesunde Erwachsene *mit normaler Nierenfunktion*.

Phlegmonöse Infektionen mit Gewebsnekrose oder Verdacht auf Gewebsnekrose

Hierzu muss unverzüglich, nebst der breiten kompromisslosen chirurgischen Nekrosektomie, mit einer breitspektrigen empirischen Antibiotikatherapie begonnen werden, die sowohl gegen grampositive als auch gegen gramnegative Keime und gegen Anaerobier gerichtet sein muss. Gram-Färbungen, Sekretbakteriologie aus der Tiefe und Gefrierschnitte von Gewebsproben sind nicht nur für den Keimnachweis wichtig, sondern auch für die Festlegung der chirurgischen Sektionsgrenzen.

Da immer die Möglichkeit besteht, dass eine Phlegmone im perianalen Bereich in eine nekrotisierend-destruierende Entzündung übergeht, da ferner mit der Mitbeteilung von mehreren Erregern gerechnet werden muss und besonders beim Schwerkranken mit dem Vorliegen von resistenten Keimen, sollte die primäre Therapie aus folgenden Kombinationen bestehen:
- Cephalosporin der 3. Generation (Ceftriaxone 2-mal 2 g i.v.) oder Penicillin G (12–24 Mio. IE i.v. in 4–6 Einzeldosen),
  + Nitromidazol (3- bis 4-mal 0,5 g i.v.) oder Clindamycin (4-mal 600 mg bis 3-mal 900 mg i.v.)
  + evtl. Aminoglykosid (nach Clearance in Monodosis besonders beim Schwerkranken und/oder Verdacht auf Cephalosporinresistenz)
  oder Monotherapie mit
- Imipenem (3- bis 4-mal 0,5 g i.v.)
- Piperacillin/Tazobactam (3- bis 4-mal 2,5–4,5 g i.v.).

Besondere Pathologien

Auch bei folgenden Pathologien gilt das Prinzip der baldmöglichen radikalen und kompromisslosen chirurgischen Nekrosektomie analog der R0-Resektion in der Tumorchirurgie. Eine Antibiotikatherapie ersetzt keinesfalls ein ungenügendes Débridement. Gram-Färbungen von gefriergeschnittenen Gewebeproben aus makroskopisch vitalem und gesund beurteiltem Gewebe aus Resektionsgrenzen können im Hinblick auf die Beurteilung der Radikalität von Nutzen sein.

Bisswunden

Entsprechend der Mundflora eines beißenden Tieres (hauptsächlich Hund) oder derjenigen des Menschen sollte eine Antibiotikaprophylaxe oder -therapie immer mit *Amoxicillin/Clavulansäure* (3- bis 4-mal 2,2 g i.v.) begonnen werden und bei Bedarf, je nach klinischem Verlauf, entsprechend bakteriologischer Resistenz mit anderen Mitteln kombiniert werden.

Bei Bissverletzungen ist eine bakteriologische Untersuchung unerlässlich, und zwar am besten zu Beginn des chirurgischen Débridements aus der Tiefe der Wundfläche (da deren Oberfläche oft durch die Umgebungsflora kontaminiert ist). Ein zweiter Abstrich aus dem tiefsten Wundrecessus nach erfolgtem Débridement gibt in Bezug auf dessen Radikalität wichtige Informationen.

Gasbrand (Clostridium perfringens)

Mehrere Kombinationsmöglichkeiten werden beschrieben:
- Clindamycin 4-mal 600 mg bis 3-mal 900 mg i.v. + Penicillin G 24 Mio. IE in 4–6 Einzeldosen i.v.,
- Ceftraxion 2-mal 2 g i.v. oder Erythromycin 4-mal 1 g i.v.

Fournier-Gangrän

Auch hier werden zahlreiche Kombinationen erwähnt:
- Ceftriaxon + Clindamycin (Dosis ▶ s. oben »Gasbrand«) + Aminoglykosid (Monodosis nach Nierenfunktion),
- Imipenem oder Meronem (3- bis 4-mal 0,5–1 g i.v.) oder Piperacillin-Tazobactam (3- bis 4-mal 2,5–4,5 g i.v.) als Monotherapie.
- Ampicillin (4- bis 6-mal 2 g i.v.) + Aminoglykosid (Monodosis nach Nierenfunktion) + Clindamycin (400–600 mg i.v.) oder Metronidazol 3-mal 0,5 g i.v.

2.2.7 Komplikationen und Nebenwirkungen der Antibiotika

Unnötige, zu lange verabreichte oder mit falschen Mitteln durchgeführte Antibiotikaprophylaxe oder -therapie führt zur Veränderung des mikrobiologischen Ökosystems, zu Keimverschiebungen und zu Resistenzen sowohl im Bereich der patienteneigenen Flora als auch im Bereich der Flora der Umgebung.

Was die Arzneimittelnebenwirkungen der hier erwähnten Antibiotika anbetrifft, ist es unmöglich, deren Spektrum in allen Einzelheiten aufzuführen. Diesbezüglich sei auf die spezifische Fachliteratur verwiesen. Dennoch werden in der Folge einige der wichtigsten Nebenwirkungen der in der proktologischen Chirurgie häufig angewendeten Antibiotika erwähnt.

Penicilline

- Hautreaktionen, v. a. bei Amoxicillin bis zu 15%,
- QT-Verlängerungen im EKG,
- anaphylaktische Reaktion vom Soforttyp in 1:100000 bis 1:1 Mio. der Fälle,
- andere zytotoxische und allergische Reaktionen (Typ 2–4) mit Anämie, Thrombozytopenie, Serumkrankheit, Vaskulitis, Nephritis u. a.,
- Parallelallergie mit Cephalosporinen in 5–8% der Fälle,
- gastrointestinale Störungen bis zur sog. postantibiotischen pseudomembranösen Enterokolitis (auch antibiotikaassoziierte Kolitis; AAK).

Cephalosporine

- Allergische Reaktionen, insbesondere Hautallergien,
- Blutungen, vornehmlich bei Cephalosporinen mit dem Methylthiotetrazolring bei gleichzeitiger Mangelernährung, Vitamin-K-Mangel und vorbestehenden Gerinnungsstörungen,
- Nephropathien, meist mit Tubulusschäden, bei vorbestehender eingeschränkter Nierenfunktion,
- gastrointestinale Störungen bis AAK, v. a. bei Cephalosporinen der höheren Generation (2. und 3.), die von der bakteriellen Kolitis bei Staphylokokken-, Streptokokken- und Clostridium-difficile-Mitbeteiligung bis zur Candidakolitis reichen.

Carbapeneme (Imipenem, Meropenem)

- Neurologische Störungen mit Verwirrtheitszuständen, selten auch Krampfanfälle, v. a. bei eingeschränkter Nierenfunktion im Alter,
- gastrointestinale Störungen,
- allergische Hautreaktionen.

Linkosamide (Clindamycin)

- Thrombopenie,
- Hautexantheme, Pruritus,
- gastrointestinale Störungen mit Diarrhö in 10–50%, pseudomembranöse Enterokolitis in 0,1–1% der Fälle.

Aminoglykoside

- Nierenschäden, besonders in Kombination mit Diuretika und Cephalosporinen der 1. Generation,
- ototoxische Störungen sowohl vestibulär als auch cochleär, oft irreversibel (die Einmalgabe der Gesamtdosis ist mit geringer Oto- und Nephrotoxizität verbunden),
- neuromuskuläre Blockade bei Myasthenia gravis oder bei gleichzeitiger Muskelrelaxation während einer Narkose.

Chinolone

- Allergische Hautreaktionen,
- phototoxische Hautreaktionen,
- neurologische Störungen v. a. im Alter, selten Krampfanfälle,
- interstitielle Nephritis,
- gastrointestinale Störungen, Cholestase,
- Achillessehnennekrose.

Imidazole

- Karzinogenese im Tierversuch,
- gastrointestinale Störungen, Stomatitis, Glossitis und Geschmacksstörungen,
- Candidiasis.

2.2.8 Penizillinallergie: Alternativantibiotika in der proktologischen Chirurgie

- Cephalosporine der 1. oder 2. Generation, wobei mit einer Kreuzallergie in 8–10% der Fälle zu rechnen ist,
- Aminoglykosid in Kombination mit Imidazol oder Clindamycin,
- Fluorochinolone,
- Erythromycinbase evtl. in Kombination mit Neomycin, Clindamycin oder Imidazol.

2.3 Anästhesie in der proktologischen Chirurgie

K. Gabi

Die Anästhesie hat sich in den letzten Jahrzehnten stürmisch entwickelt. Die Einführung neuer Anästhesieverfahren, die Entwicklung neuer Pharmaka und das verbesserte Monitoring haben dazu geführt, dass die anästhesiebedingte Mortalität auf etwa 0,1‰ zurückgegangen ist. Aus anästhesiologischer Sicht müssen deshalb heute kaum Patienten von einem operativen Verfahren ausgeschlossen werden. Die niedrige Mortalitätsrate hat das Augenmerk vermehrt auf die postoperative Morbidität (Nausea, Erbrechen, Schmerzen, Myokardischämien etc.) gelenkt.

In der Proktologie können, bei vernünftiger Gewichtung der Vor- und Nachteile, regionale wie auch allgemeine Anästhesieverfahren durchgeführt werden.

2.3.1 Anästhesie und Proktologie

Die Anästhesieführung scheint auf den ersten Blick in der Proktologie einfach zu sein. Lebensbedrohliche Operationsphasen, z. B. mit massivem Blutverlust, sind kaum zu erwarten. Ist aber die Frage im Raum, ob ein Eingriff in Regional- oder Allgemeinanästhesie durchgeführt werden kann, sind genauere Kenntnisse der Anatomie, insbesondere der Schmerzafferenzen, und des geplanten chirurgischen Procederes, unerlässlich.

Entscheidend für das Anästhesieverfahren in der Proktologie sind, abgesehen vom Allgemeinzustand des Patienten, der chirurgische Zugang (abdominal, laparoskopisch oder perianal), die Lagerung des Patienten (Rückenlage, Bauchlage oder Steinschnittlage) und die Notwendigkeit, eine intraoperative Muskelstimulation (z. B. Grazilisplastik) durchzuführen.

Eine Allgemeinanästhesie besteht generell aus 4 Elementen

- Bewusstseinsverlust, insbesondere die Amnesie
- Analgesie, d. h. die Schmerzfreiheit während der Operation
- Muskelrelaxation
- Reflexdämpfung des autonomen Nervensystems

Im Gegensatz zur Allgemeinanästhesie fehlt die Bewusstlosigkeit bei einer Regionalanästhesie, mit dem Vorteil, dass die Schutzreflexe der oberen Luftwege erhalten bleiben. Durch das gewählte Anästhesieverfahren und durch den geplanten chirurgischen Eingriff können die einzelnen Komponenten modifiziert werden. Bei einer oberflächlichen perianalen Operation ist keine ausgeprägte Muskelrelaxation notwendig, u. U. auch gar nicht erwünscht.

2.3.2 Einstufung des Narkoserisikos

Die kritische Beurteilung sämtlicher erhobener Befunde führt zur Einschätzung des Narkoserisikos durch den Anästhesiearzt. Es existieren mehrere *Klassifizierungen*, durchgesetzt hat sich das Schema der *American Society of Anesthesiologists (ASA)*. Die Einstufung erlaubt auch eine Abschätzung der perioperativen Mortalität (▣ Tabelle 2-3).

2.3.3 Wahl des Anästhesieverfahrens

Zu berücksichtigende Faktoren bei der Wahl des Anästhesieverfahrens

- Wille des Patienten (v. a. bei regionalen Anästhesieverfahren)
- Physischer und psychischer Zustand des Patienten
- Geplantes Operationsverfahren (abdominaler, laparoskopischer oder perianaler Zugang, zusätzliche diagnostische Verfahren, Nervenstimulation etc.)
- Geplante Lagerung des Patienten
- Geplante postoperative Analgesie

Tabelle 2-3. Die ASA-Klassifizierung

ASA-Klasse	Zustand des Patienten	Beispiele	Perioperative Mortalität bis 7. postoperativen Tag[a]
1	Gesunder Patient		0,06%
2	Leichte Systemerkrankung, keine Aktivitätseinschränkung	Leichte Herzerkrankungen, leichter Diabetes mellitus, gut eingestellte Hypertonie, Adipositas, Raucher > 1 Päckchen Zigaretten pro Tag, chronische Bronchitis etc.	0,5%
3	Schwere Systemerkrankung, Aktivität möglich, aber eingeschränkt	Koronare Herzkrankheit mit oder ohne Angina pectoris, Zustand nach Myokardinfarkt, Diabetes mellitus mit Organschädigung, terminale Niereninsuffizienz etc.	4,4%
4	Schwerste, lebensbedrohliche Systemerkrankungen	Manifeste Herzinsuffizienz, Status anginosus, respiratorische Globalinsuffizienz etc.	23,5%
5	Moribunder Patient	Rupturiertes Aortenaneurysma im Schock, schwerstes Schädel-Hirn-Trauma, massive Lungenembolie	50,8%

[a] Nach Marx et al. (1973).

Bei der Mehrzahl der Kindern, bei unkooperativen oder verwirrten Patienten oder bei Patienten mit sprachlichen Barrieren ist die Allgemeinanästhesie das Verfahren der Wahl.

Langdauernde Operationen, Eingriffe in Seitenlage, Bauchlage oder in extremer Steinschnittlagerung (Zwerchfellhochstand) müssen in der Mehrzahl der Fälle in Allgemeinanästhesie mit endotrachealer Intubation und kontrollierter Beatmung durchgeführt werden.

Kürzere Eingriffe können in Lokalanästhesie, rückenmarknaher Regionalanästhesie oder in Allgemeinanästhesie durchgeführt werden.

Notfallmäßige Operationen bei Patienten mit vollem Magen werden in Intubationsnarkose (mit »Blitzeinleitung«, Crush-Induktion) oder in Regionalanästhesie durchgeführt. Ileuspatienten sind für eine Aspiration bzw. Regurgitation besonders gefährdet (hoher intraabdomineller Druck, gefüllter Magen). Bei ihnen wird immer eine Allgemeinanästhesie mit »Blitzeinleitung« durchgeführt.

Ist der Patient antikoaguliert, dürfen keine rückenmarknahen Regionalanästhesien durchgeführt werden (Spinal- und Periduralanästhesie).

2.3.4 Anästhesieverfahren

In der Proktologie sind Allgemein- und Regionalanästhesien möglich. Abb. 2-1 zeigt die verschiedenen Möglichkeiten.

Leitungs- und Plexusanästhesien werden kaum in diesem chirurgischen Spezialgebiet angewandt.

Monitored Anesthesia Care (MAC)

Unter Monitored Anesthesia Care (MAC) versteht man eine Analgosedierung des Patienten für diagnostische und operative Eingriffe, die mit oder ohne Infiltrationsanästhesie durchgeführt wird.

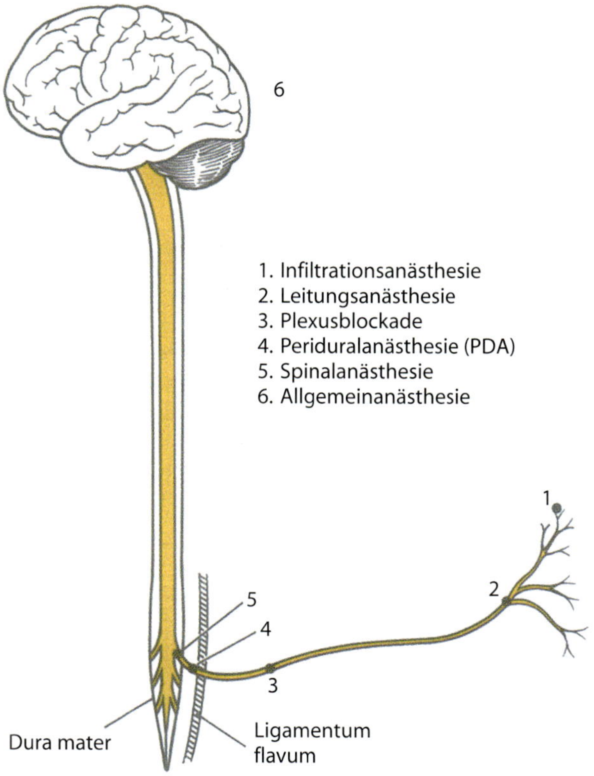

Abb. 2-1. Anästhesieverfahren

2

Die Ziele und Vorteile von MAC sind:
- Verbesserung des Patientenkomforts.
- Der Patient ist unmittelbar postoperativ kooperativ und wird direkt auf die Abteilung verlegt.
- Keine postoperative Überwachung in einem Aufwachraum notwendig.
- Eine rasche Entlassung ist postoperativ möglich.

Die typischen Indikationen für MAC sind:
- Operationen in Leitungs- oder Infiltrationsanästhesie,
- diagnostische Prozeduren (CT, MRI, Gastroskopie, ERCP, Kolonoskopie, etc.).

Grundschema einer Analgosedierung bzw. MAC
- Intravenöser Zugang, Monitoring mit nichtinvasiver Blutdruckmessung und Pulsoximetrie
- Unmittelbar vor dem Setzen der Lokalanästhesie: Kurzwirksames Opioid (z. B. Alfentanil 0,25–0,5 mg i.v.), Bolus von Propofol (0,5 mg/kgKG i.v.) anschließend Übergang zur
- Kontinuierlichen Propofolinfusion (2 mg/kgKG/h) via Perfusor; sie wird ca. 10 min vor Operationsende gestoppt; die Anpassung richtet sich nach der Sedation oder Unruhe des Patienten
- Perisitierende Schmerzen benötigen eine Supplementierung mit Lokalanästhesie und/oder Alfentanil i.v.

Die Atmung sollte während der MAC gut überwacht werden, eine primäre Sauerstoffgabe ist nicht indiziert. Der Patient sollte während des ganzen Eingriffs geführt und über die nächsten Operationsschritte orientiert werden. Er ist postoperativ für 24 h nicht verkehrsfähig, d. h. er darf kein Fahrzeug führen und nur in Begleitung nach Hause gehen.

Lokoregionale Anästhesieverfahren

Lokalanästhetika

Wirkung. Die Lokalanästhetika bewirken eine reversible Blockade der Erregungsleitung in Nervenendigungen, peripheren Nerven und in den Nervenwurzeln des Rückenmarks. Der Wirkungsort ist somit die Nervenmembran, es kommt dort zu einer direkten Blockade der Natriumkanäle.

Chemisch werden 2 Arten von Lokalanästhetika unterschieden: die Aminoester und die Aminoamide.

Aminoester
- Kokain
- Procain
- Chorprocain
- Tretracain

Aminoamide
- Prilocain
- Lidocain
- Mepivacain
- Bupivacain
- Etidocain

Die Aminoamide sind stärker wirksam und ihre Halbwertszeit ist auch länger als die der Aminoester.

Lokalanästhetika haben generell aliphatische Eigenschaften, d. h. sie sind lipid- und wasserlöslich. Die nichtionisierte, lipophile Base ist die aktive Form außerhalb (bestimmt die Penetration des Lokalanästhetkums), das ionisierte, wasserlösliche Kation die aktive Form innerhalb des Nervs. Die physikochemischen Eigenschaften (Lipidlöslichkeit, Ionisationsgrad und Proteinbindung) bestimmen die Wirkungsstärke, die Anschlagszeit und die Wirkungsdauer der Lokalanästhetika.

Toxizität. Toxische Reaktionen treten in etwa 0,1–1,5% aller Regionalanästhesien auf. Sie werden durch zu hohe Lokalanästhetikaplasmaspiegel verursacht, bedingt durch falsche Blockadetechnik, durch versehentliche intravasale Injektion, durch rasche Resorption am Blockadeort (abnehmende Resorption: interkostal > peridural > Plexus brachialis > periphere Nervenblockaden > s.c.) oder durch Überdosierung. *Die Toxizität ist abhängig vom Lokalanästhetikum* (abnehmende Toxizität: Bupivacain > Lidocain > Mepivacain). Symptome können sofort oder erst nach 20–30 min auftreten. Die Latenzzeit und das Ausmaß der Symptome ist abhängig von der Anstiegsgeschwindigkeit und der Höhe der Plasmakonzentration. Man unterscheidet zwischen den zentralnervösen und den kardiovaskulären Symptomen. Diese Symptome werden durch eine Azidose und/oder Hypoxie noch verstärkt.

ZNS-Symptome (zuerst Erregungszustand, dann Depression)
- Metallischer Geschmack im Mund, Taubheit der Zunge, verwaschene Sprache
- Übelkeit und Erbrechen
- Unruhe, Desorientierung, Schwindel, Tinitus, Doppelbilder
- Muskelzittern (Gesicht, distale Muskelgruppen)
- Atmung tief, unregelmäßig, fließender Übergang zur Atemlähmung
- Generalisierte Krämpfe, Bewusstlosigkeit, Koma

Kardiovaskuläre Symptome

- Zuerst evtl. Hypertonie/Tachykardie (Vasokonstriktorenzusatz!), dann Hypotonie (negative Inotropie, Vasodilatation)
- Sinusbradykardie, Asystolie, Herz-Kreislauf-Stillstand
- EKG-Veränderungen (PQ-Verlängerung, QRS-Verbreiterung)
- Ventrikuläre Rhythmusstörungen, Kammertachykardie, Kammerflimmern (Bupivacain)

Therapie

Die Therapie richtet sich nach dem Ausmaß der Intoxikation.

Zeigt der Patient *zerebrale Erregungszeichen*, muss die Lokalanästhetikainjektion sofort abgebrochen werden. Der Patient wird aufgefordert, tief zu atmen (Hyperventilation erhöht die Krampfschwelle der Lokalanästhetika). Über eine Maske soll Sauerstoff zugeführt werden, u. U. ist eine Sedation mit Midazolam (1–5 mg i.v.) angebracht.

Steht ein *generalisierter Krampfanfall* im Vordergrund, muss der Patient suffizient mit der Maske und 100% Sauerstoff beatmet (evtl. auch intubiert) werden. Midazolam (5–15 mg i.v), Diazepam (5–10 mg i.v.) oder Thiopental (50–100 mg i.v., Vorsicht: wirkt atem- und kardiodepressiv!) dienen der Unterbrechung der Krämpfe.

Bei einer *kardiovaskulären Depression* ist Adrenalin (5–15 µg i.v., danach mit Perfusor 5–15 µg/min) das Mittel der Wahl. Bei einer *Asystolie* müssen die notwendigen Reanimationsmaßnahmen eingeleitet werden. Dem Patienten soll genügend Flüssigkeit und Sauerstoff zugeführt werden. In ◘ Tabelle 2-4 sind die Maximaldosierungen einiger Lokalanästhetika aufgeführt.

Adrenalin verlängert bei allen Lokalanästhetika die Resorptionszeit, dementsprechend auch die Wirkungszeit, und vermindert somit die Blutspiegel bei gleicher Dosis. Für untergewichtige Patienten und Kinder benützt man zur Berechnung der Maximaldosis eher die Angabe in mg/kgKG (Angabe in Klammer), für normal oder übergewichtige Erwachsene eher die fix angegebene Menge (Zahl vor der Klammer).

Rückenmarknahe Regionalanästhesien

Gerinnung und die rückenmarknahen Regionalanästhesien

Eine normale Gerinnung ist Voraussetzung für jedes rückenmarknahe Anästhesieverfahren.

Die Anamnese ist wichtiger als die Laborparameter. Bei unauffälliger Gerinnungsanamnese (keine Blutungsneigung, keine blauen Flecken, kein Zahnfleischbluten, kein Nasenbluten, ◘ Tabelle 2-5) ist eine Gerinnungsuntersuchung nicht notwendig. Die üblichen Grenzwerte sind: Quick über 50% (INR <1,7), PTT unter 40 s, die Thrombozytenzahl über 75 G/l und eine normale Thrombozytenfunktion.

Die alleinige Einnahme eines niedrigdosierten *Thrombozytenaggreationshemmers (Acetylsalicylsäure)* oder *nicht-*

◘ **Tabelle 2-4.** Maximale Lokalanästhetikaeinzeldosen (gerade: in mg ohne Adrenalin [mg/kgKG], *kursiv: in mg mit Adrenalin [mg/kgKG]* und übliche Konzentrationen)

Anwendung/Medikament	Oberflächenanästhesie	Infiltrations- und Leitungsanästhesie	Spinalanästhesie	Periduralanästhesie
Lidocain (Xylocain)	200 (3) 1–4%	350 (5) *500 (7)* 0,5–1%		350 (5) *500 (7)* 2%
Mepivacain (Scandicain)		500 (7) *600 (9)* 0,5–1%	15 (0,2) 0,5%	500 (7) *600 (9)* 1,5–2%
Bupivacain (Carbostesin)		150 (2) 200 (3) 0,25–0,5%	20 (0,3) 0,5%	150 (2) 200 (3) 0,25–0,5%
Ropivacain (Naropin)		150 (2) *200 (3)* 0,2–1%		150 (2) *200 (3)* 0,75–1%
2-Chloroprocain (Nesacain)		550 (8) *1000 (14)* 1–2% (für i.v.-Block)		

2

Tabelle 2-5. Gerinnungsanamnese

Normal	Pathologisch
Gelegentliches Nasenbluten <15 min	Häufiges Nasenbluten >30 min
Blaue Flecken nach Trauma	Spontanes Auftreten großer Hämatome/intraartikuläre Hämatome
Gastrointestinale Blutung unter Medikation/Ulkus	Gastrointestinale Blutung ohne Medikation/Ulkus
Einmalige Nachblutung nach Operation	Mehrfache Nachblutungen auch nach kleineren Eingriffen
Negative Familienanamnese	Positive Familienanamnese
Menorrhagien <6 Tage	Menorrhagien >7 Tage ohne gynäkologisch fassbare Ursache

Tabelle 2-6. Zeitintervall Thromboseprphylaxe/Antikoagulation und Punktion bzw. Katheterentfernung

Thormboseprophylaxe/Antikoagulation	Punktion oder Katheterentfernung unter folgenden Voraussetzungen
Unfraktioniertes Heparin (Liquemin 5000 IE) s.c. <1 Woche	Frühestens 4 h nach Heparingabe (bzw. 1 h vor Heparingabe)
Unfraktioniertes Heparin (Liquemin 5000 IE) s.c. >1 Woche	Frühestens 4 h nach Heparingabe und Tc im Normbereich (bzw. 1 h vor Heparingabe)
Niedermolekulares Heparin (z. B. Fragmin)	Frühestens 8 h nach Heparingabe (bzw. 4 h vor Heparingabe)
Therapeutische Heparinisierung (z. B. nach Gefäßoperationen)	Frühestens 2(–4) h nach Stopp des Heparins und PTT im Normbereich (bzw. 1 h vor Wiederbeginn)
Antikoagulation (z. B. Marcumar)	Quick-Wertbestimmung obligat: (>50%)

steroidaler Antirheumatika ist keine Kontraindikation für eine rückenmarknahe Regionalanästhesie. In Gegenwart einer Heparintherapie ist jedoch äußerste Zurückhaltung geboten (Risiko-Nutzen-Abwägung).

Zu beachten sind auch die Zeitintervalle zwischen der *Thromboseprophylaxe* bzw. der *Antikoagulation* und der Punktion oder dem Entfernen eines epiduralen Katheters (Tabelle 2-6). Bei ambulanten Patienten oder bei »same day surgery« müssen die oben genannten Faktoren ebenfalls berücksichtigt werden. Ist eine Thromboseprophylaxe erwünscht, sollte konventionelles unfraktioniertes Heparin 1 h nach der rückenmarknahen Punktion appliziert werden. Bei einer Allgemeinanästhesie spielen diese Gesichtspunkte keine Rolle.

Spinalanästhesie. Die Spinalanästhesie erlebt in letzter Zeit eine richtige Renaissance, dank feineren Nadeln und einem verbesserten Design der Nadelspitzen. Dies hatte zur Folge, dass auch jüngere Patienten von dieser Methode profitieren. Die Vorteile der Spinalanästhesie sind:
- einfache Technik mit einem klaren Punktionsziel (Liquor muss zurückfließen),
- kurze Anschlagszeit,
- gute motorische Blockade,
- gute Blockade der sakralen Anteile des Rückenmarks,
- Parästhesien werden selten ausgelöst.

Die Nachteile der Spinalanästhesie sind:
- schneller Blutdruckabfall, evtl. auftretende Bradykardien und Asystolien (6 auf 10.000 Spinalanästhesien, es gilt: »Never turn your back from a spinal!«),
- ungehinderte Ausbreitung des Lokalanästhetikums nach kranial,
- Auftreten postspinaler Kopfschmerzen (v. a. bei jüngeren Patienten).

Die Kontraindikation der Spinalanästhesie sind:
- Ablehnung durch den Patienten,
- lokaler Infekt, Sepsis,
- Hypovolämie,
- nicht dokumentierte und/oder progrediente neurologische Störungen,
- Gerinnungsstörung.

Technik. Die Punktion erfolgt unter den üblichen Vorsichtsmaßnahmen (Blutdruckkontrolle, EKG, Pulsoxymetrie, intravenöser Zugang, Intubationsbereitschaft, Hilfsperson) normalerweise in Seitenlage, gelegentlich auch im Sitzen bei anatomisch schwierigen Verhältnissen (Gefahr des orthostatischen Kollapses!).

Die Punktion des Liquorraumes (Abb. 2-2) erfolgt auf Höhe L3/L4 oder L4/L5, eine Punktion höher als L2/L3

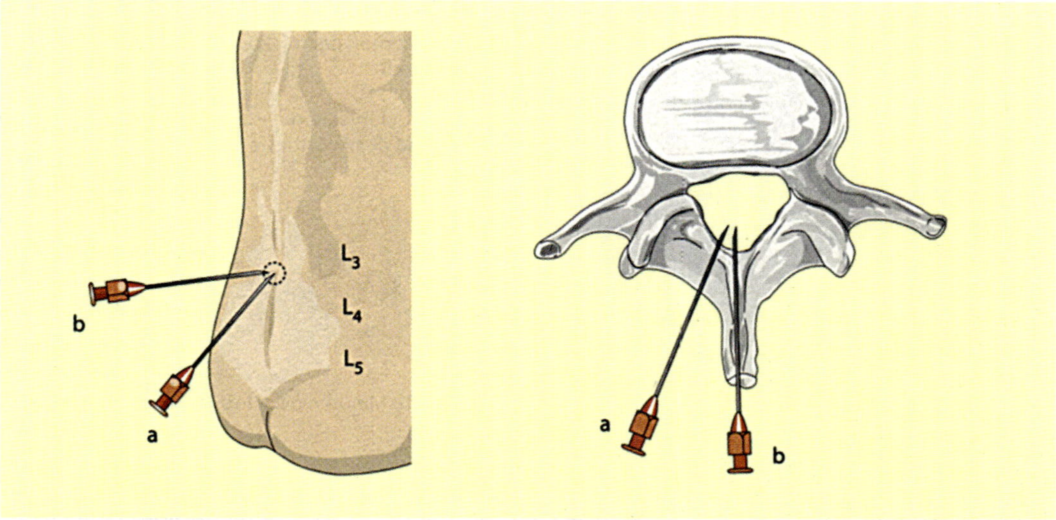

Abb. 2-2. Spinalanästhesie. Medianer (**a**) und paramedianer (**b**) Zugang zum Spinalkanal. Aus R. Larsen, Anästhesie und Intensivmedizin für die Fachpflege, 6. Aufl. Springer 2004

ist wegen der Gefahr einer Rückenmarkverletzung kontraindiziert. Die heute verwendeten Lumbalnadeln sind sehr dünn (in der Regel 25 gg) und mit einer speziell konstruierten Spitze versehen, um die Rate der postspinalen Kopfschmerzen zu senken. Diese Fortschritte erlauben es, auch bei jüngeren Patienten eine Spinalanästhesie durchzuführen.

Die *Erfolgskontrolle* ist einfach: der freie Abfluss und das problemlose Aspirieren von Liquor durch die Lumbalnadel. Der Patient wird nach Entfernen der Nadel sofort in Rückenlage gebracht (Ausnahme: einseitige Spinalanästhesie oder Sattelblock).

Anschließend müssen die vitalen Funktionen (Blutdruck, Puls, Sauerstoffsättigung, Bewusstseinszustand) des Patienten engmaschig kontrolliert werden. Die Gefahr einer Asystolie ist v. a. bei jungen und sedierten Patienten latent vorhanden. Eine intraoperative medikamentöse Sedation mit Midazolam oder Propofol zur Anxiolyse kann trotzdem sinnvoll sein, dabei sollten die Patienten jederzeit weckbar sein.

Das Lokalanästhetikum ist nach 15–30 min fixiert, d. h. es sind keine Verschiebungen oder Änderungen der Ausdehnung der Blockade zu erwarten. So ist es möglich, Operationen auch in Bauchlage durchzuführen.

Hyperbare Lokalanästhetikalösungen (spezifisches Gewicht: Lokalanästhetikum > Liquor) sind sehr geschätzt, da die Ausdehnung durch Lageänderungen des Patienten gut steuerbar und die Variabilität der sensorischen Ausdehnung in Bezug auf die isobaren Lokalanästhetikalösungen deutlich kleiner ist.

Die Dauer der Blockade ist von der verabreichten Dosis (je mehr, desto länger), dem verwendeten Lokalanästhetikum und den beigemischten Zusätzen (z. B. Clonidin) abhängig. *Bupivacain* 0,5% hyperbar hat ohne Zusätze eine Wirkungsdauer von 75–150 min, wird 75–150 µg *Clonidin* zugesetzt, so wird sie um 50–100% verlängert. Clonidin kann einzelne Nebenwirkungen der Spinalanästhesie wie Harnverhaltung oder anhaltende Hypotonie noch verstärken.

Werden *Spinalkatheter* verwendet, so kommen üblicherweise isobare Lokalanästhetika (spezifisches Gewicht: Lokalanästhetikum = Liquor) zum Einsatz. Die Dauer der Blockade kann durch Nachspritzen beliebig verlängert werden.

Die Gabe von *intrathekalem Morphin* (0,07–0,1 mg) hat sich in der Routine für schmerzhafte Eingriffe gut bewährt. Die häufigsten Nebenwirkungen sind: Harnretention (verbunden mit der Einlage eines Blasenkatheters) und Pruritus. Für ambulante Patienten und wenig schmerzhafte Eingriffe sollte kein Morphin intrathekal appliziert werden.

Spezielle Techniken und Dosierungen (Beispiel: Bupivacain 0,5% hyperbar)

- Spinalanästhesie:
  1,5–2–4 ml (entspricht 7,5–10–20 mg)
- Sattelblock:
  0,8–1–1,2 ml (entspricht 4–5–6 mg), Injektion im Sitzen, 20 min sitzen bleiben
- Einseitige Spinalanästhesie:
  1,0–1,4–1,6 ml (entspricht 5–7–8 mg), Seitenlage beibehalten für 20 min

In Abb. 2-3 sind die verschiedenen Ausdehnungen der sensomotorischen Blockade dieser speziellen Techniken dargestellt.

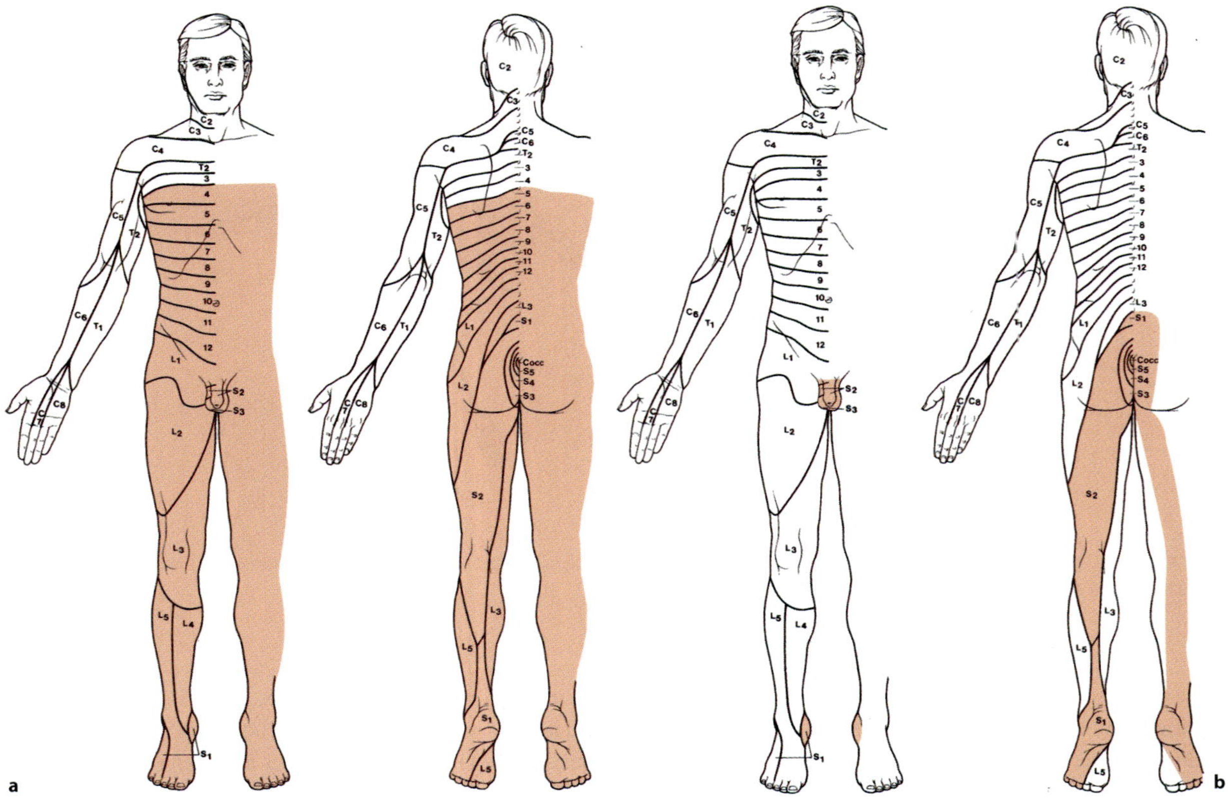

a

b

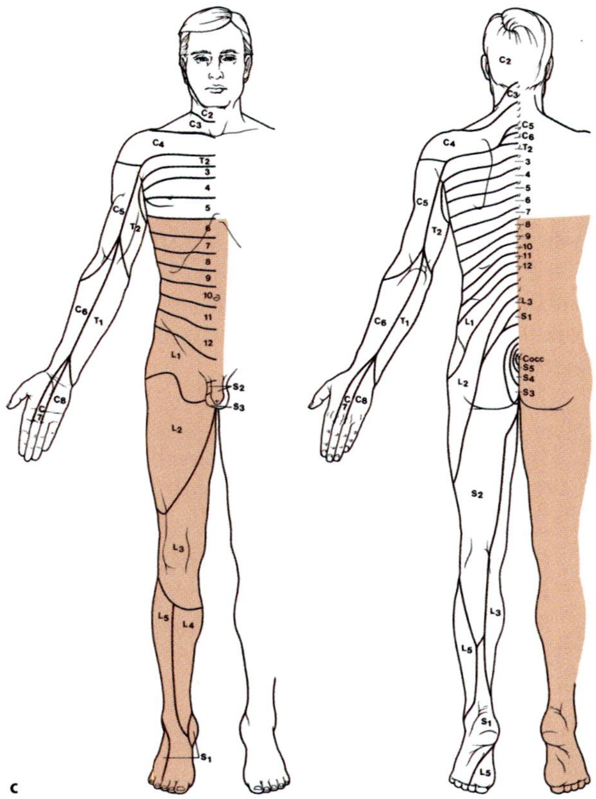

c

Abb. 2-3a–c. Sensomotorische Ausdehnung der Spinalanästhesie (**a**), des Sattelblocks (**b**) und der einseitigen Spinalanästhesie (**c**)

Indikationen

- Perianale Eingriffe bei
  - Hämorrhoiden
  - Analfissuren, -abszessen
  - Sinus Pilonidalis
  - Sakraldermoid
- Diagnostische Eingriffe wie
  - Punktionen anal und rektal
  - Proktoskopie

Nebenwirkungen und Komplikationen

- Blutdruckabfall: meist mit Übelkeit und Erbrechen
- Bradykardien, Progredienz bis zur Asystolie
- Postoperatives Harnverhalten
- Postspinale Kopfschmerzen (Therapie: Bettruhe, Analgetika; falls nach 24 h keine Mobilisation möglich ist, epidurale Blutplombe erwägen)

2.4 Botulinumtoxin in der Proktologie

W.H. Jost

Botulinumtoxin hat sich bei vielen Indikationen bereits seit über 15 Jahren bewährt. Zur Therapie der Analfissur liegen mittlerweile mehrere Studien vor, die eine Abheilung bei etwa 80% aller Patienten beschreiben. Das Toxin darf als alternative Therapie bei Versagen konservativer Maßnahmen vor einer operativen Therapie gesehen werden. Eine Indikation zur operativen Therapie ist nur bei komplizierten Analfissuren gegeben.

Weiterhin kann u. E. durch eine präoperative Injektion von Botulinumtoxin in die Sphinkteren das Ergebnis proktologischer Operationen deutlich verbessert werden. Durch eine schnellere Wundheilung und geringere Komplikationsrate werden nicht zuletzt die Kosten deutlich reduziert. Das Verfahren empfiehlt sich insbesondere vor Fisteloperationen, Hämorrhoidektomien und Sphinkterrekonstruktionen.

Therapie der Analfissur mit Botulinumtoxin

Näheres ist in Kap. 5 (»Analfissur«) erläutert.

Weitere Einsatzmöglichkeiten des Botulinumtoxins

Nach proktologischen Operationen findet sich bei vielen Patienten infolge des Schmerzes ein erhöhter Sphinktertonus. Exemplarisch seien hier Läppchenplastiken bei Fisteln, konventionelle Hämorrhoidektomien und Sphinkterrekonstruktionen genannt. Dieser reflektorisch erhöhte Sphinktertonus führt häufig zu Wundheilungsstörungen und somit verlängertem Krankenhausaufenthalt und höheren Kosten. Gelegentlich werden auch erneute operative Eingriffe notwendig. Eine Lösung des Problems könnte eine passagere Parese der für den erhöhten Tonus verantwortlichen Muskulatur sein. Dieses Ziel lässt sich durch die Injektion von Botulinumtoxin erreichen.

Vor Operationen empfiehlt sich eine zirkuläre Injektion an 4 Stellen in den M. sphincter ani externus. Durch Diffusion wird auch der Internus gelähmt. Bei tiefen Injektionen resultiert eine leichtgradige Parese des M. puborectalis. Die Dosis ist abhängig von dem gewünschten Paresegrad. Wird eine leicht- bis mäßiggradige Wirkung erwünscht, genügen 4-mal 2,5 E Botox®/Xeomin® oder alternativ 4-mal 10 E Dysport®. Durch Injektion von 4-mal 5 E Botox®/Xeomin® oder alternativ 4-mal 20 E Dysport® wird eine deutliche Parese erreicht. Höhere Dosierungen sind nicht sinnvoll, da eine mehrwöchige Inkontinenz die Folge wäre. Sinnvollerweise erfolgt die Injektion präoperativ, da ein ausreichender Wirkungseintritt erst nach wenigen Tagen eintritt.

Als *Kontraindikation* sind *Abszesse* im Bereich des *Injektionsgebiets* anzusehen. Bei *Blutgerinnungsstörungen* und Einnahme von *gerinnungshemmenden Medikamenten* besteht eine relative Kontraindikation. Die Patienten müssen über eine mögliche, zeitlich limitierte Inkontinenz aufgeklärt werden.

In den letzten Jahren haben wir mehrere Patienten präoperativ behandelt. Nach unseren bisherigen Erfahrungen geben die Patienten geringere Schmerzen postoperativ an, Wundheilungsstörungen sind seltener, und auch die Rezidivrate wird deutlich reduziert. Relevante unerwünschte Wirkungen traten bisher nicht auf. Eine Inkontinenz ist nach unseren Erfahrungen selten, nur für einige Tage bis 2 Wochen und auch nur für Winde und maximal flüssigen Stuhl. Zur genaueren Erfassung des Wirkungserfolgs und möglicher unerwünschter Wirkungen ist eine systematische, kontrollierte Studie in Vorbereitung.

Literatur

Literatur zu Kap. 2.1

1. Ahmad M, Abbas S, Asghar MI (2003) Is mechanical bowel preparation really necessary in colorectal surgery ? J Coll Physicians Surg Pak 13 (11): 637–639
2. Aitkenhead AR (1988) Anaesthesia and the gastrointestinal system. Eur J Anasthesil 5: 73–112
3. Arnspiger RC, Helling TS (1998) An evaluation of results of colon anastomosis in prepared and unprepared bowel. J Clin Gastroenterol 10 (6): 638–641
4. Basse L, Madsen JL, Kehlet H (2001) Normal gastrointestinal transit after colonic resection using epidural analgesia, enforced oral nutrition and laxative. Br J Surg 88: 1498–1500
5. Burke P, Mealy K, Gillen P, Joyce W, Traynor O, Hyland J (1994) Requirement for bowel preparation in colorectal surgery. Br J Surg 81 (6): 907–910
6. Grandtchorov TP, Rosenberg J (2001) Vertical compared transverse incisions in abdominal surgery. Eur J Surg 167: 260–267

7. Kale TI, Kuzu MA, Tekeli A, Tanik A, Aksoy M, Cete M (1998) Aggressive bowel preparation does not enhance bacterial translocation,provided the mucosal barrier is not disrupted: a prosepective, randomized study. Dis Colon Rect 41 (5) 636–41
8. Kehlert H, Wilmore DW (2002) Multimodal strategies to improve surgical outcome. Am J Surg 183: 630–641
9. Kehlet H, Wilmore DW (2002) Fast track surgery. ACS Surg Princ Pract 4: 1–6
10. Miettinen RP, Laitinen ST, Makela JT, Paakonen ME (2000) Bowel preparation with oral polyethylene glycol electrolyte vs. no preparation in elective colorectal surgery: a prospective, randomized study. Dis Colon Rect 43 (5): 669–75
11. Nyam DC, Pemberton JH (1999) Long-term results of lateral internal sphincterotomy for chronic anal fissure with particular reference to incidence of fecal incontinence. Dis Colon Rect 42: 1306–1310
12. Pescatori M, Ayabaca SM; Cafaro D (2002) Tailored sphincterotomy or fissurectomy and anoplasty? Dis Colon Rect 45 (11): 1563–1564
13. Philipp RS (1995) Efficacy of preoperative bowel preparation at home. Am Surg 61: 368–70
14. Platell C, Hall J (1998) What is the role of mechanical bowel preparation in patients undergoing colorectal surgery? Dis Colon Rect 41 (7): 875–882
15. Santos JC Jr, Batista J, Sirimarco MT et al. (1994) Prospective randomized trial of mechanical bowel preparation in patients undergoing elective colorectal surgery. Br J Surg 81: 1673–6
16. Schein M, Assalia A, Eldar S, Wittmann DH (1995) Is mechanical bowel preparation necessary before primary colonic anastomosis? Dis Colon Rect 38: 749–752
17. Schwenk W, Raue W, Haase O, Junhans T, Müller JM (2004) »Fast-track-Kolonchirurgie« Erste Erfahrungen mit einem »clinical pathway« zur Beschleunigung der postoperativen Reconvaleszenz. Chirurg 5: 508–514
18. Seifert JK, Walgenbach S, Junginger T (1995) Orthograde Darmspülung oder Fordtran-Lösung zur Darmvorbereitung in der elektiven Kolorektalchirurgie. Langenbecks Arch Chir 380: 327–32
19. Seiffert JK, Junginger T (1997) Standards und Kontroverses in der präoperativen Darmvorbereitung. Zentralbibl Chir 122 (1): 29–33
20. Shafik A (1980) A new concept of the anatomy of the anal sphincter mechanism and the physiology of defecation. X. Anorectal sinus and band: anatomic nature and surgical significance. Dis Colon Rect 23: 170
21. van Geldere D, Fa-Si-Oen P, Noach LA, Rietra PJ, Peterse JL et al. (2002) Complications after colorectal surgery without mechanical bowel preparation. J AM Coll Surg 194 (1): 40–47
22. Wiley M, Day P, Rieger N, Stephens J,Moore J (2004) Open vs. Closed Lateral Internal Sphincterotomy for Idiopathic Fissure-in-ano: A prospective, randomized, controlled trial. Dis Colon Rect 47: 847–852
23. Wille-Jorgensen P, Guenaga KF, Castro AA, Matos D (2003) Clinical value of preoperative mechanical bowel cleansing in elective colorectal surgery: A systematic review. Dis Colon Rect 46 (8): 1019–1020
24. Ye X, Yang F (1997) One day bowel cleaning for colorectal surgery. Chung Hua Hu Li Tsa Chih 32: 254–256
25. Young TF, Celis Zapata J, Berrospi Espinoza F et al. (2002) Mechanical preparation in elective colorectal surgery, a usual practise or a necessity? Rev Gastroenterol Peru 22 (2): 152–158

Literatur zu Kap. 2.2

1. Abramowicz M (ed) (1999) Prévention de l›endocardite bactérienne. Med Lett Drugs Ther (édn fr) 21,95–96
2. Abramowicz M (ed) (1999) Prophylaxie anti-infectieuse en chirurgie. Med Lett Drugs Ther (édn fr) 21,91–95
3. Ambrose NS, Johnson M, Burdon DW, Keighley MRB (1985) The influence of single dose intravenous antibiotics on faecal flora and emergence of Clostridium difficile. J Antimicrob Chemother 15, 319–326
4. ASHP Commission on Therapeutics (1992) ASHP therapeutic guidelines on antimicrobial prophylaxis in surgery. Clin Pharm 11, 483–513
5. Chabtree TD, Pelletier SJ, Gleason TG, Pruett TL, Sawyer RG (1999) Clinical Characteristics and Antibiotic Utilisation in Surgical Patients with Clostridium difficile-Associated Diarrhea, Am Surgeon, 65, 507–512
6. Fry D.E. (1995) Surgical infections. Little, Brown Boston
7. Fukatsu K, Saito H, Matsuda T, Ikeda S, Furukawa S, Muto T (1997) Influences of Type and Duration of Antimicrobial Prophylaxis on an Outbreak of Methicillin-Resistant Staphylococcus aureus and on the Incidence of Wound Infection. Arch Surg 132, 1320–1325
8. Garibaldi RA, Cushing D, Lerer T (1991) Risk Faktors for Postoperative Infection. Am J Med 91 (Suppl 3B), 158S-163S
9. Gilbert DN, Moellering RC, Sande MA (1999) The Sanfort Guide to Antimicrobial Therapy. 29th edn
10. Goldstein EJC (1992) Bite Wounds and Infection. Clin Infect Dis 14, 633–638
11. Goodman, Gilman (1998) Pharmakologische Grundlagen der Arzneimitteltherapie, Übersetzung der 9. Aufl. McGraw-Hill, London
12. Hoeprich PD, Jordan MC, Ronald AR (1994) Infectious Deseases – A Treatise of Infectious Processes. Lippincott, Philadelphia
13. Kunin CM (1993) Resistance to antimicrobial drug – a worldwide calamity. Ann intern Med 118, 557–561
14. Mandell GL, Bennett JE, Dolin R (1995) Principles and Practice of Infectious Disease, Chap 72/73, 4th edn. Churchill-Livingstone, New York
15. McCue JD (1990) Preventing Antibiotic-Associated Bleeding in Surgical Patients. Int Med Spec 11, 111–120
16. McHenry CR, Piotrowski, JJ, Petrinic D, Malangoni MA (1995) Determinants of Mortality for Necrotizing Soft-Tissue Infections. Ann Surg 221, 558–565
17. Müller-Oerlinghausen B, Lasek R, Düppenbecker H, Munter KH (1999) Handbuch der unerwünschten Arzneimittelwirkungen. Urban & Fischer Jena
18. Nichols RL (1996) Surgical infections: prevention and treatment – 1965 to 1995. Am J Surg 172, 68–74
19. Nichols RL. Surgical wound infection. Am J Med 91 (Suppl 3B), 54S–64S
20. Parikh SR, Molinelli B, Dailey TH (1994) Liver abscess after hemorrhoidectomy: report of two cases. Dis Colon Rect 37, 185–189
21. Reese R.E., Betts R (1996) A Practical Approach to Infectious Disease, 4th edn. Little, Brown and Company, Boston
22. Segreti J, Levin S (1989) The role of prophylactic antibiotics in the prevention of prosthetic device infections. Infect Dis Clin North Am 3, 357–370
23. Song F, Glenny AM (1998) Antimicrobial prophylaxis in colorectal surgery: a systhematic review of randomized controlled trials. Br J Surg 85, 1232–1241
24. The Society für Hospital Epidemiology of America, the Association für Practitioners in Infection Control, the Centers for Disease Control, the Surgical Infection Society (1992) Consensus paper on the surveillance of surgical wound infections. Infect Control Hosp Epidemiol 13, 599–606
25. Tomasz A (1994) Multiple antibiotic-resistant pathogenic bacteria. N Engl J Med 330, 1247–1251
26. Yee J, Dixon CM, McLean APH, Meakins JL (1991) Clostridium difficile disease in a department of surgery. Arch Surg 126, 241–246

Literatur zu Kap. 2.3

Larsen R (1999) Anästhesie, 6. Auf. Urban & Schwarzenberg, München Wien Baltimore

Miller RD (2000) Anesthesia, 5th edn. Churchill-Livingstone, New York

Jankovic D (2000) Regionalblockaden in Klinik und Praxis, 2. Aufl. Blackwell

3 Proktologische Diagnostik

3.1 **Anamnese** – 97
C. Fantin, C. Meyenberger

3.2 **Klinische Untersuchung** – 100
C. Fantin, C. Meyenberger

3.3 **Endoskopie** – 102
C. Fantin, C. Meyenberger
3.3.1 Proktoskopie – 102
3.3.2 Rektoskopie – 104
3.3.3 Koloskopie – 105

3.4 **Anorektale Endosonographie** – 106
C. Fantin, C. Meyenberger

3.5 **Funktionelle Untersuchungsmethoden** – 109
B. Mölle
3.5.1 Inkontinenz – 110
3.5.2 Obstipation – 111

3.6 **Anorektalmanometrie** – 113
H.-P. Bruch, U.J. Roblick, T.H.K. Schiedeck, S. Farke
3.6.1 Manometrische Kathetersysteme – 113
3.6.2 Manometrische Messung – 114
3.6.3 Manometrische Beurteilung der Analsphinkterfunktion – 114
3.6.4 Indikationen und Kontraindikationen – 114
3.6.5 Technik – 115
3.6.6 Wertigkeit der anorektalen Manometrie – 116
J. Girona, B. Mölle

3.7 **Fäkoflowmetrie** – 118
A. Shafik
3.7.1 Diagnostik – 118
3.7.2 Indikation – 118
3.7.3 Untersuchung – 118
3.7.4 Befunde – 119

3.8 **Defäkomyographie** – 121
J. Girona, B. Mölle
3.8.1 Diagnostik – 121
3.8.2 Indikation – 121
3.8.3 Untersuchung – 122
3.8.4 Befunde – 127

3.9 **Neurologische Diagnostik bei Erkrankungen des Beckenbodens** – 127
W.H. Jost
3.9.1 Klinischer Befund – 127
3.9.2 Neurophysiologische Untersuchungen bei Beckenbodenfunktionsstörungen – 127
3.9.3 Elektromyographie – 127
3.9.4 Pudenduslatenz – 130
3.9.5 Alternative Methoden – 132

3.10 **Radiologische Diagnostik** – 134
B. Tiebert, U. Lörcher
3.10.1 Bestimmung der Kolontransitzeit – 134
3.10.2 Kolondoppelkontrast – 135
3.10.3 Fistulographie – 140
3.10.4 Computertomographie – 141
3.10.5 Kernspintomographie (statische Technik) – 142
3.10.6 Defäkographie – 144

Literatur – 152

Die proktologische Diagnostik gliedert sich in 3 Bereiche: Basisuntersuchungen, bildgebende Diagnostik sowie funktionelle Untersuchungsmethoden. Zur Basisdiagnostik, die jeder Chirurg beherrschen sollte, gehört neben der Anamnese und der Inspektion die digitale Untersuchung des Anorektums sowie die Proktoskopie und die Rektoskopie. Damit können 70% der proktologischen Krankheitsbilder wie Hämorrhoiden, Fissuren, Perianalabszesse und vieles mehr diagnostiziert werden.

Für die bildgebende Diagnostik wie Defäkographie, CT, Endo-MRI oder auch Endosonographie bedarf es des Spezialisten, nicht nur zur Durchführung des Verfahrens, sondern auch zur Interpretation der Bilder. Nichtsdestoweniger sind diese Methoden heutzutage für eine differenzierte proktologische Differenzialdiagnostik unabdingbar. Es genügt hierbei nicht die bloße Durchführung der Methoden, sie müssen vielmehr in Kenntnis der Differenzialdiagnose der möglicherweise zugrunde liegenden Krankheitsbilder angewendet werden.

Die funktionellen Untersuchungsmethoden wie Analmanometrie, Fäkoflowmetrie oder neurologische Diagnostik sind am schwierigsten, sowohl in der Indikationsstellung als auch in der Interpretation. Sie sollten proktologischen Zentren vorbehalten bleiben, da sowohl die direkte Auswertung der Untersuchungsergebnisse, aber auch die sich daraus ergebenden therapeutischen Konsequenzen profunde Kenntnisse der zugrunde liegenden Kranksheitsbilder voraussetzen.

3.1 Anamnese

C. Fantin, C. Meyenberger

Die Anamnese ist in der Proktologie von zentraler Bedeutung. Durch gezielte Befragung des Patienten lässt sich in einem hohen Prozentsatz bereits vor der eigentlichen klinischen Untersuchung eine Verdachtsdiagnose stellen.

Die korrekte Anamneseerhebung wird oft durch den Umstand erschwert, dass falsche Scham die Patienten veranlasst, wesentliche Beschwerden zu bagatellisieren oder gar zu verschweigen. Dies muss immer beachtet werden, können doch aufgrund einer unvollständigen Erhebung der Vorgeschichte wichtige Symptome übersehen werden. Deshalb tragen Taktgefühl von Seiten des Arztes gepaart mit der Fähigkeit, auf den Patienten und seine Beschwerden einzugehen, dazu bei, irrationale Ängste und Hemmungen beim Patienten zu beseitigen und so das unbedingt wichtige Vertrauensverhältnis zwischen Arzt und Patient aufzubauen.

Bei der Anamneseerhebung sollte auf Vollständigkeit geachtet werden. Die in der Übersicht genannten Symptomen sollten systematisch erfragt werden.

Proktologische Anamnese

- Blutabgang
- Schleimabgang
- Schmerzen
- Pruritus ani
- Inkontinenzprobleme (einschließlich Urininkontinenz)
- (Plötzliche) Änderung der Stuhlgewohnheiten

Die Befragung über die *Stuhlgewohnheiten* (normaler Stuhlgang, Obstipation, Diarrhö), über Inkontinenzsymptome einschließlich Urininkontinenz sowie frühere chirurgische Eingriffe und Geburten runden die Anamnese ab.

Blutabgang

Menge, Farbe, Beschaffenheit und Häufigkeit der analen Blutabgänge müssen exakt erfragt werden, auch die Frage, ob Blutspuren lediglich am Toilettenpapier oder mit dem Stuhl vermischt beobachtet werden. Aus diesen Angaben lassen sich häufig Rückschlüsse auf die zugrundeliegende Krankheit ziehen.

Hellrote, streifenförmige Blutspuren am Papier verbunden mit Schmerzen während und nach der Defäkation können Hinweis auf eine *Analfissur* sein. *Schmerzlose Frischblutabgänge* ab ano während und nach der Defäkation werden häufig bei *inneren Hämorrhoiden* gesehen. Anale Frischblutabgänge können jedoch auch – insbesondere, wenn sie Auswirkungen auf das Herz-Kreislauf-System haben (Tachykardie, Blutdruckabfall usw.) – Hinweis auf eine signifikante obere *Gastrointestinalblutung* mit beschleunigter aboraler Blutpassage sein. Eine Meläna (Absetzen schwarzgefärbten Stuhls) ist praktisch immer Symptom einer höhergelegenen Blutungsquelle.

Hellrotes Blut vermischt mit Stuhl ist verdächtig auf einen kolorektalen Tumor. Ausgeprägte Blutungen und Krämpfe vor und während der Defäkation (Tenesmen) verbunden mit Diarrhö können als Hinweise auf eine chronisch-entzündliche Darmerkrankung gewertet werden. Die Differenzialdiagnosen zeigt die Übersicht.

Häufigste Differenzialdiagnosen des analen Blutabgangs

- Analkanal
  - Hämorrhoiden
  - Tumor
  - Fissur
  - Analprolaps
  - Trauma

▼

- Kolorektum
  - Kolorektale Neoplasien
  - Große Kolorektalpolypen
  - Chronisch-entzündliche Darmerkrankungen (Colitis ulcerosa, M. Crohn)
  - Ischämische Kolitis
  - Infektiöse Kolitis
  - Strahlenkolitis
  - Angiodysplasien
  - Divertikulose
  - Proktitis
  - Rektumprolaps
- Oberer Gastrointestinaltrakt
  - Magen-, Duodenalulkus
  - Meckel-Divertikel
  - Neoplasie
  - Erosionen
  - Ischämie (Mesenterialgefäßthrombose, -embolie)
- Varia
  - Periarteriitis nodosa
  - Schönlein-Henoch-Purpura
  - Medikamente (Salicylate, NSAR, Antikoagulanzien)
  - Endometriose des Darms
  - Aneurysmaperforation
- Anal
  - Analfissur
  - Mukosaprolaps
  - Analprolaps
  - Abszess
  - Analfistel
  - Condylomata accuminata
  - Neoplasie
  - Kryptitis
  - Papillitis
- Perianal
  - Dermatose
  - Neoplasie
  - Abszess
  - Analfistel

Generell zu beachten ist auf jeden Fall, dass der Blutungstyp lediglich Hinweise auf eine Pathologie gibt. Anale Blutabgänge sind unspezifische Symptome! Es muss deshalb ausdrücklich betont werden:

> Jeder Blutabgang ab ano bedarf einer weitergehenden (endoskopischen) Abklärung.

Schleimabgang

Auch dabei handelt es sich um ein unspezifisches Symptom. Die Differenzialdiagnosen zeigt die Übersicht.

Häufigste Differenzialdiagnosen des analen Schleimabgangs

- Kolorektal
  - Großes Rektumadenom
  - Neoplasie
  - Proktitis
  - Rektumprolaps
  - Colon irritabile

▼

Ungenügende Analhygiene wird von den Patienten häufig mit analem Schleimabgang verwechselt. *»Echte« farblose anale Schleimabgänge* treten gelegentlich in Zusammenhang mit großen Adenomen im Kolorektum auf. *Bräunlich-schleimige Abgänge* finden sich bei einem Prolaps oder bei einer Proktitis. *Schleimig-purulente Abgänge* verbunden mit Schmerzen können auf einen Abszess hinweisen.

Schmerzen

Lokalisation und Qualität der Schmerzen werden vom Patienten oft nur unpräzise beschrieben. Soweit als möglich sollte durch eine gezielte Befragung die ätiologische Differenzialdiagnose eingegrenzt werden.

Häufigste Differenzialdiagnosen anorektaler Schmerzen

- Kolorektal
  - Neoplasie
  - Invagination
  - Proctalgia fugax
  - Proktitis
- Anal
  - Analabszess
  - Kryptitis
  - Papillitis
  - Hämorrhoidalthrombose
  - Fissur
  - Neoplasie
  - Infektionen (Herpes simplex)
- Varia
  - Darminvagination
  - Extraintestinale Genese (gynäkologisch, urologisch, neuropathisch usw.)

Brennend-schneidende Schmerzen während der Defäkation, die nach der Entleerung langsam verschwinden, sind als deutlicher Hinweis (jedoch nicht als Beweis) für eine akute *Analfissur* zu werten. Lässt sich das Maximum des Schmerzes perianal eingrenzen und nehmen die Schmerzen im weiteren Verlauf an Intensität zu, steht differenzialdiagnostisch ein *Abszessgeschehen* in Frage. Ein plötzlicher, heftiger am distalen Ende des Analkanals auftretender Schmerz weist auf eine *akut thrombosierte, äußere Hämorrhoide* hin.

Pruritus

Die häufigsten Ursachen für Pruritus ani sind sowohl eine ungenügende als auch eine übetriebene Analhygiene.

Häufigste Differenzialdiagnosen des Analpuritus

- Dermatosen
- Analfissuren
- Infektionen
- Parasitosen
- Diarrhö
- Ungenügende Analhygiene
- Übertriebene Analhygiene
- Neoplasien
- Fixe Arzneimittelexantheme
- Idiopathisch
- Psychogen

Durch zurückgelassene Stuhlreste kommt es – im natürlicherweise häufig etwas feuchten Milieu der Analregion – zu Hautirritationen, die Juckreiz verursachen. Der Patient ist deshalb nach seinen analhygienischen Gewohnheiten zu befragen und ggf. zu instruieren. Zustände, die mit einer erhöhten Feuchtigkeit in der Analregion einhergehen, wie vermehrtes Schwitzen, höhergradige Hämorrhoiden, Fisteln usw., können auch bei an sich korrekter Analhygiene zu Pruritus führen. Verschiedenste Dermatosen können per se einen Pruritus ani induzieren. Differenzialdiagnostisch müssen noch intestinale Parasiten (Oxyuren) berücksichtigt werden.

Inkontinenz

Häufigste Ursachen der Stuhlinkontinenz

- Sphinktertraumen (Geburt, Episiotomie usw.), Voroperationen
- Neurologische Erkrankungen
  - Lokalisiert:
    z. B. Pudendusneuropathie, aktinische Neuropathie
  - Generalisiert:
    z. B. zerebrovaskulärer Insult, multiple Sklerose, Diabetes, »descending perineum«, Tetraplegie oder Tetra-/Paraplegie, Tabes dorsalis, toxisch
- Rektumprolaps
- Paradoxe Diarrhö – »fecal impaction«
- Chronisch-entzündliche Darmerkrankungen
- Colon irritabile
- Neoplasien
- Kollagenosen

Die verschiedensten Ursachen können zu anorektaler Inkontinenz führen. Auch hier erlaubt die genaue Befragung des Patienten Rückschlüsse auf mögliche Ätiologien. Zudem ist zu erfragen, ob eine eigentliche Inkontinenz oder lediglich eine Diarrhö bzw. Schleimabgang vorliegen. Die Patienten sind oftmals nicht in der Lage, dies zu differenzieren.

Wichtig sind die Häufigkeit und die Umstände, unter denen es zu Inkontinenzsymptomen kommt: beim Aufstehen, Pressen, Husten usw.

Die Anamnese über *chirurgische Eingriffe, sonstige Traumen im Analbereich und Geburten* (Anzahl und Art, intrapartale Komplikationen/Verletzungen im Analbereich, Episiotomie usw.) mit konsekutiven Sphinkterdefekten ist entscheidend.

Neurologische Ursachen [Systemerkrankungen oder Rückenmarkläsionen, Läsionen peripherer Nerven (N. pudendus)] können ebenso zu Inkontinenzsymptomen führen.

Änderung der Stuhlgewohnheiten, Diarrhö – Obstipation

Zu fragen ist nach den Stuhlgewohnheiten (Häufigkeit pro Tag, Konsistenz, »Kaliber«, Pressmanöver, Gefühl der unvollständigen Entleerung, imperativer Stuhldrang, »falscher Freund«). Weder für die Diarrhö noch für die Obstipation existieren einheitliche Definitionen. Während bei der *Diarrhö »zu oft – zuviel und zu flüssiger« Stuhl* abgesetzt wird, wird bei der *Obstipation »zu selten – zu wenig und zu fester (harter)« Stuhl* verbunden mit vermehrtem Pressen entleert. Mit dem Patienten ist eingehend zu besprechen, was er darunter versteht und ob eine eigentliche Diarrhö bzw. Obstipation vorliegt.

Insbesondere das *plötzliche Auftreten* eines der beiden Symptome evtl. verbunden mit anderen Allgemeinsymptomen (Blutbeimengungen im Stuhl, Allgemeinzustandsverschlechterung, vermehrte Müdigkeit, ungewollte Gewichtsabnahme, Fieber usw.) sollte unbedingt zu einer weiterführenden Diagnostik veranlassen. Die Differenzialdiagnose von Diarrhö und Obstipation sind außerordentlich breit und nicht Gegenstand dieses Beitrags.

3.2 Klinische Untersuchung

C. Fantin, C. Meyenberger

Nach Erhebung der Anamnese erfolgt die klinische Untersuchung des proktologischen Patienten. Von außerordentlicher Wichtigkeit dabei ist, dass man dem Patienten jeden Untersuchungsschritt *vor* dessen Durchführung erklärt. Wie üblich ist auch die proktologische Untersuchung unterteilt in die Schritte Inspektion, Palpation und instrumentelle Untersuchung.

Untersuchungspositionen

Je nach Erfahrung und Vorlieben des Untersuchers kommen verschiedene Positionen in Frage. Die Positionierung sollte für den Patienten soweit als möglich bequem sein und dem Arzt einen einfachen Zugang für diagnostische und ggf. therapeutische Eingriffe an der Analregion des Patienten ermöglichen.

- *Knie-Ellbogen-Position* (◘ Abb. 3-1a):
  Der Patient kniet und stützt den Oberkörper auf seine Ellbogen ab. Man gewinnt hierbei einen ausgezeichneten Überblick über die anale und perianale Region. Eine spezielle Untersuchungsliege ist nicht erforderlich. Ältere oder besonders kardiopulmonal kompromittierte Patienten tolerieren diese Position jedoch in der Regel schlecht.
- *Linksseitenposition* (◘ Abb. 3-1b):
  Der Patient liegt auf seiner linken Flanke und zieht die Beine rechtwinklig an. Um einen vollständigen Überblick zu gewinnen, muss man hierbei die Nates auseinander spreizen. Auch diese Position ermöglicht eine vollständige Inspektion der Analregion. Die Linksseitenlage ist für alle Patienten geeignet und braucht keine besondere Untersuchungsliege.
- *Steinschnittposition* (◘ Abb. 3-1c):
  Der Patient liegt mit dem Rücken auf einem speziellen Untersuchungstisch, die Beine sind in den Knien angewinkelt und werden durch eine besondere Halterungsvorrichtung beidseitig abgestützt. Diese Position ist meist für alle Patienten geeignet, bedarf jedoch eines speziellen Untersuchungsstuhls.

Dokumentation der Befunde

Zur genauen Lokalisation eines proktologischen Befunds hat sich die sog. »*Zifferblatteinteilung*« bestens bewährt (◘ Abb. 3-2a). Dabei wird die Perianalregion einem Zifferblatt zugeordnet in dem Sinn, dass »12 Uhr« jeweils Richtung Skrotum bzw. Labien zu liegen kommt, »6 Uhr« Richtung Sakrum. Wichtig ist, dass diese Einteilung auch bei einem Lagewechsel des Patienten bestehen bleibt (◘ Abb. 3-2b), d. h. dass ein Befund, der in der Steinschnittlagerung bei 12 Uhr liegt, in der Knie-Ellbogen-Lagerung nicht plötzlich bei »6 Uhr« zu liegen kommt, sondern seine 12-Uhr-Position beibehält. Diese Übereinkunft schafft

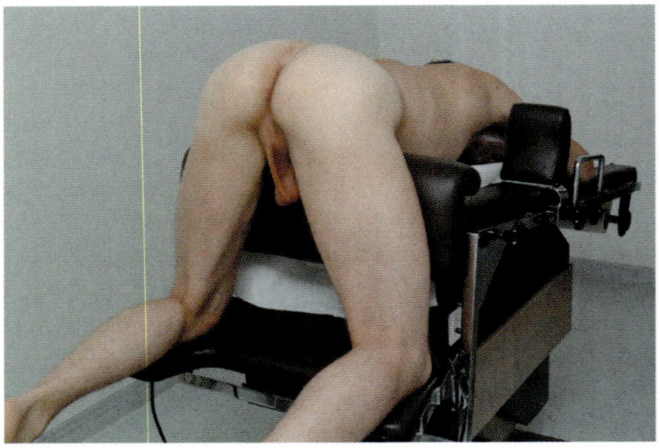
a

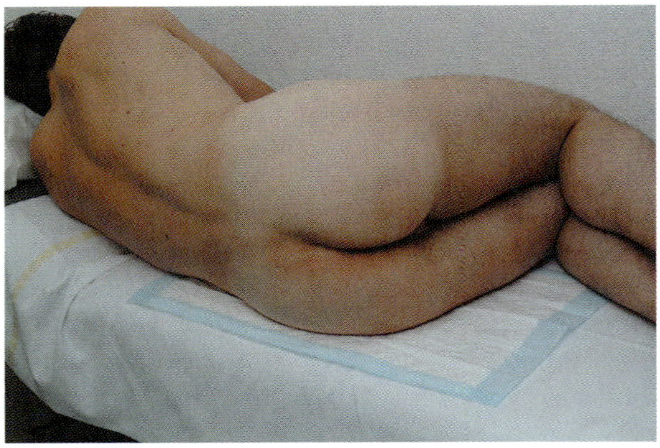
b

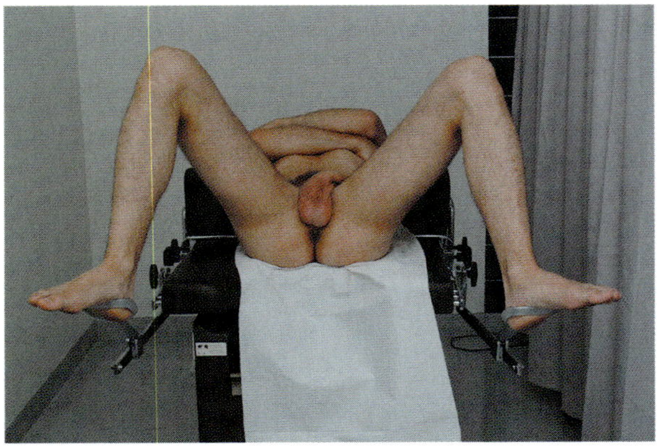
c

◘ **Abb. 3-1a–c.** Proktologische Untersuchungspositionen. **a** Knie-Ellbogen-Position, **b** Linksseitenposition, **c** Steinschnittposition

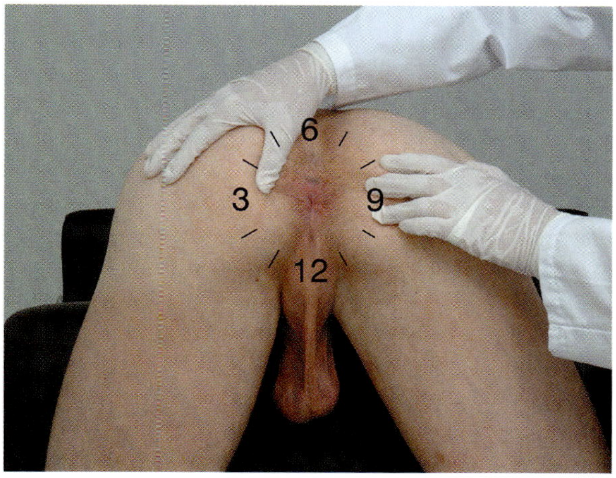

a

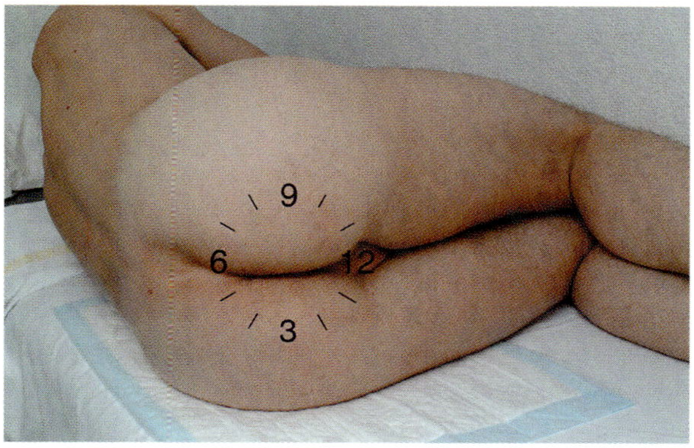

b

Abb. 3-2a, b. Zifferblattkonzept. Zur Dokumentation proktologischer Befunde wird die Zifferblatteinteilung verwendet. Dabei ist »12 Uhr« Richtung Skrotum bzw. Labien und »6 Uhr« Richtung Sakrum gerichtet. Die Zifferblatteinteilung bleibt – unabhängig von der Untersuchungsposition – unverändert bestehen. **a** Knie-Ellbogen-Position, **b** Linksseitenposition

klare diagnostisch-therapeutische Verhältnisse, die zusätzliche Angabe 12 Uhr »in Steinschnittlage« wird so überflüssig.

Pathologische Befunde können durch diese Einteilung exakt reproduzierbar dokumentiert werden.

Inspektion

Es ist für gute Lichtverhältnisse zu sorgen. Der Untersucher trägt Einweghandschuhe. Der Anus wird durch Spreizen der Nates entfaltet. Er ist bei Männern meist oval, bei Frauen eher rund. Die Analhaut ist von rötlicher Farbe (Abb. 3-3).

Man achte auf Stuhlreste, Hautläsionen, Fistelmündungen, Schwellungen, Marisken, Narben, Anomalien, Asymmetrien oder Tumoren usw. Nach genauer Inspektion soll man den Patienten pressen lassen. Wichtig ist, dass man dem Patienten dabei erklärt, dass er »wie zum Stuhlgang« pressen soll. Die Patienten missverstehen nämlich die Aufforderung häufig und kneifen stattdessen die Nates zusammen. Beim Pressmanöver treten innere Hämorrhoiden häufig vor (innere Hämorrhoiden 2. Grades). Ein Rektum- bzw. Analprolaps wird dabei praktisch immer manifest.

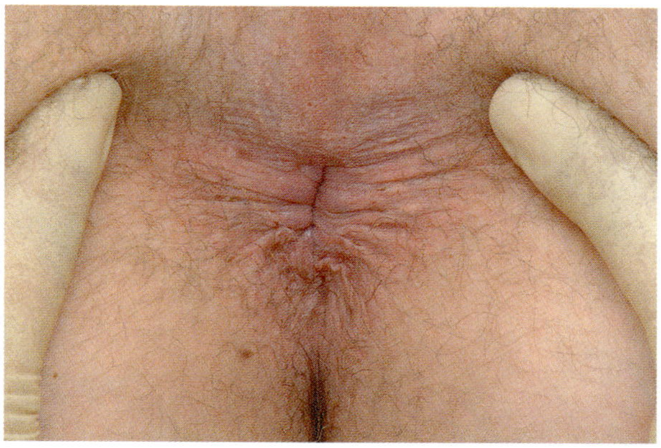

Abb. 3-3. Normaler Anus

Palpation

Jeder instrumentellen proktologischen Untersuchung muss eine *Anorektalpalpation* vorausgehen. Der Patient ist über Sinn und Zweck der Untersuchung nochmals zu informieren. Auch ist ihm mitzuteilen, dass die Untersuchung unangenehm ist, Stuhldrang auslöst, aber nicht schmerzhaft sein wird.

Zunächst wird die Perianalregion (Damm, Nates) nach Vorwölbungen oder Verhärtungen abgetastet. Anschlie-

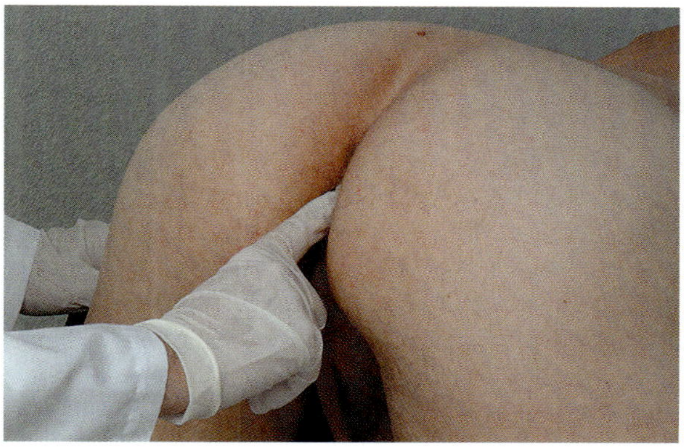

a

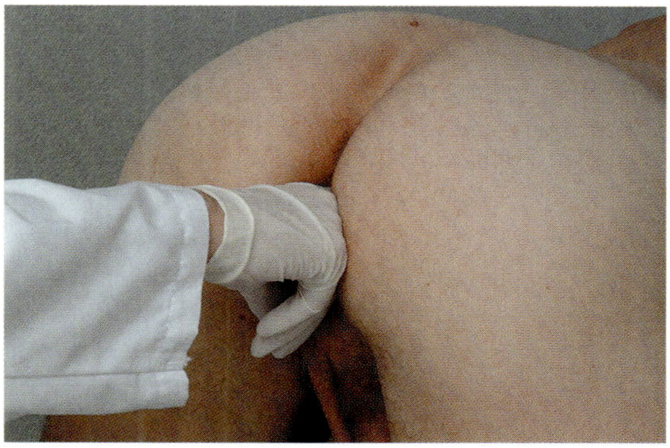

b

Abb. 3-4a, b. Rektaluntersuchung. **a** Der Finger des Arztes positioniert sich auf den Anus, der Patient wird aufgefordert zu pressen. **b** Während des Pressmanövers gleitet der Finger des Arztes mühelos in den Anus

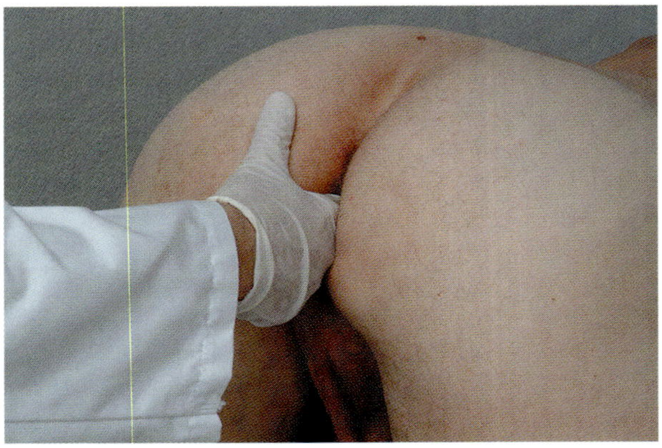
a

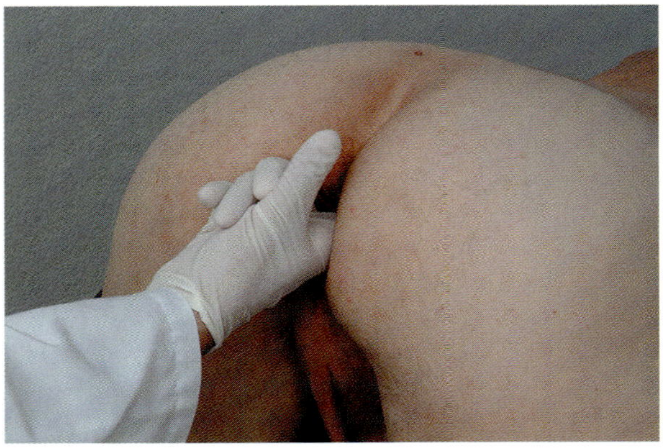
b

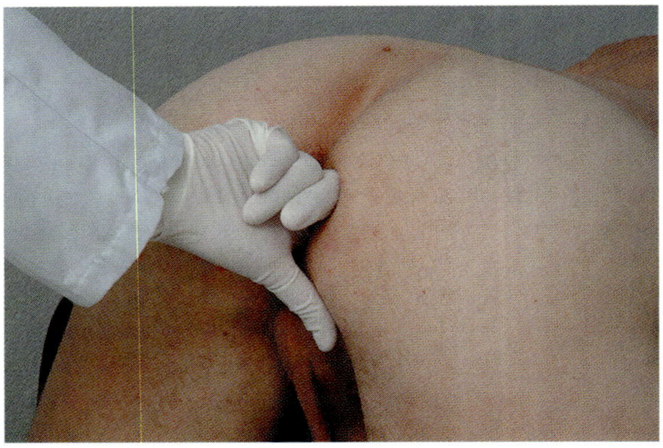
c

Abb. 3-5a–c. Rektaluntersuchung. Abtastung von Analkanal und Rektummukosa durch eine 360°-Bewegung des Fingers

ßend werden die perianale Sensibilität sowie der *Anokutanreflex* geprüft. Der Untersucher streicht genügend Gleitmittel auf den untersuchenden Finger und den Anus des Patienten. Der Finger des Arztes wird anschließend auf die Analöffnung gelegt und der Patient aufgefordert zu pressen (Abb. 3-4a).

Dem Patienten ist dabei zu sagen, dass danach der Finger eingeführt wird. Die Schließmuskulatur erschlafft während des Pressmanövers, sodass der untersuchende Finger in der Regel mühelos in den Analkanal und das Rektum eingeführt werden kann (Abb. 3-4b). Nach Einführung des Fingers kommt es oftmals zu einer reflektorischen Kontraktion des Analsphinkters.

Es erfolgt zunächst eine Beurteilung des Sphinkterruhetonus. Anschließend wird durch eine 360°-Rotation der gesamte Analkanal abgetastet (Abb. 3-5). Durch die gleichzeitige äußere Palpation mit dem Daumen (*bidigitale Palpation*) kann der gesamte Sphinkterapparat zwischen beiden Fingern ertastet werden.

In einem nächsten Schritt wird das Rektumlumen nach Skybala oder möglichen Fremdkörpern abgesucht. Die Rektummukosa wird nach palpablen Läsionen abgesucht und ihre Verschieblichkeit zu den daruntergelegenen Rektumschichten beurteilt. Maligne Prozesse fühlen sich palpatorisch in der Regel hart und gegen die Unterlage nicht verschieblich an. Ventral kann eine *Rektozele* getastet werden, beim Pressmanöver können gelegentlich eine *Intussuszeption* bzw. eine *Enterozele* festgestellt werden.

Anschließend wird der Finger nach dorsal gedreht und auf die Kokzygeusspitze gelegt. Der Patient wird dann aufgefordert, den Schließmuskel zusammenzukneifen, was zu einer Bewegung des Fingers Richtung Nabel führen sollte, dies als Hinweis auf eine intakte *Funktion des M. puborectalis*.

Bei der Frau soll ventral die Zervix (nicht mit einem Tumor zu verwechseln!), beim Mann die Prostata beurteilt werden. Die Untersuchung der Prostata ist für den Patienten unangenehm und löst Harndrang aus. Nachdem das gesamte Rektum digital untersucht worden ist, zieht der Untersucher den Finger zurück und untersucht ihn auf Rückstände (Schleim-, Blustpuren). Die Rektaluntersuchung ist dann abgeschlossen.

3.3 Endoskopie

C. Fantin, C. Meyenberger

3.3.1 Proktoskopie

Indikation

Jeder Patient mit proktologischen Beschwerden benötigt eine Anoproktoskopie. Die Anoproktoskopie sollte auch vor jeder flexiblen endoskopischen Untersuchung durchgeführt werden, da der Analkanal proktoskopisch besser beurteilbar ist. Mit der Anoproktoskopie können einerseits

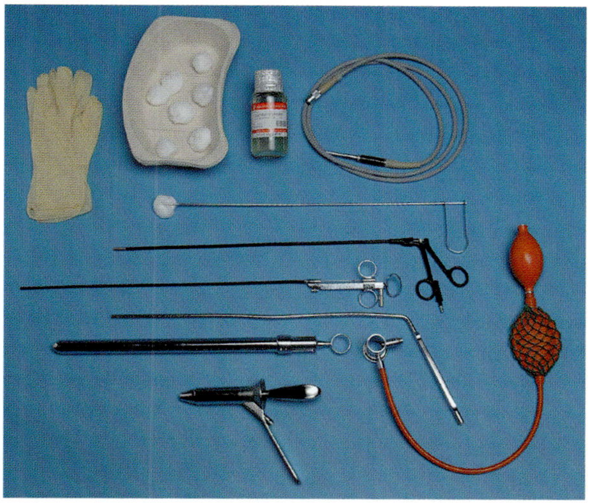

■ **Abb. 3-6.** Instrumente und Zubehör zur Anoproktoskopie und Rektoskopie

der Analkanal und je nach Länge des Instruments die distalsten Anteile des Rektums eingesehen werden.

Instrumentarium

Auf dem Markt befinden sich sowohl Metall- als auch Kunststoffausführungen mit Kaltlichtquelle und in verschiedenen Durchmessern diverser Hersteller (■ Abb. 3-6).

Untersuchung

Auf Anoproktoskop und Obturator wird genügend Gleitmittel gegeben. Die Instrumentenspitze wird auf die Analöffnung gelegt (■ Abb. 3-7a), der Patient aufgefordert zu pressen und das Instrument unter leicht rotierender Bewegung zunächst Richtung Nabel eingeführt und dann am anorektalen Übergang leicht nach dorsal gerichtet (■ Abb. 3-7b, c). Der Obturator wird anschließend entfernt und die Kaltlichtquelle angeschlossen.

Normalbefund: Die *Analkanalmukosa* ist glatt-glänzend und hell-rosig (■ Abb. 3-8). Die *Linea dentata* (Übergang der Analhaut in die Rektummukosa) ist etwa 2–3 cm vom äußeren Analkanalrand entfernt. Auf Höhe der Linea dentata liegen die Mündungen der *Morgagni-Krypten*, die Ausgangspunkt von Fisteln und Abszessen sein können.

Die Rektummukosa ist ebenfalls glatt-glänzend und zeigt eine Gefäßzeichnung. Unter langsamem Zurückziehen des Proktoskops wird insbesondere der Analkanal und das Gebiet des Plexus haemorrhoidalis superior durch rotierende Bewegung des Instruments inspiziert. Beim Pressen können Hämorrhoiden im Instrumentenlumen nachgewiesen werden.

Komplikationen

Relevante Komplikationen sind bei einer Anoproktoskopie nicht zu erwarten.

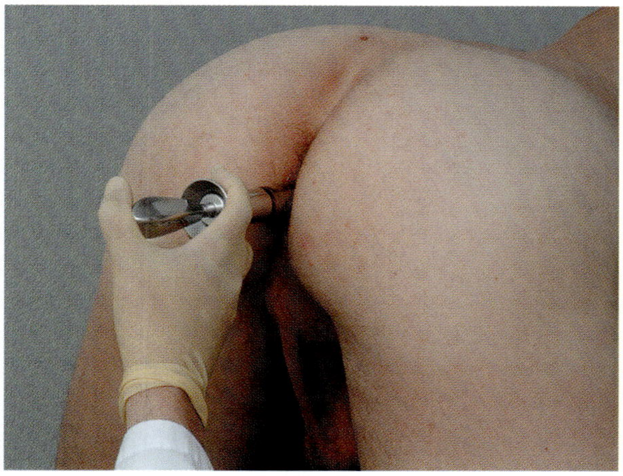

a

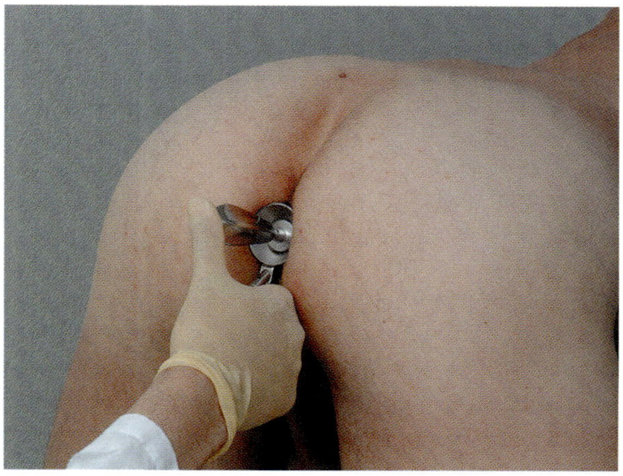

b

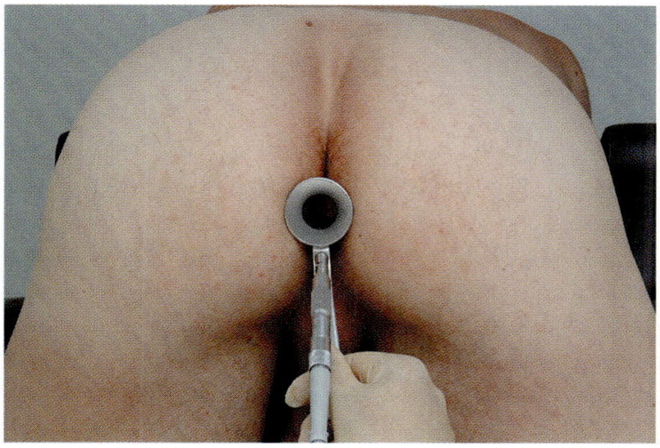

c

■ **Abb. 3-7a–c.** Proktoskopie. **a** Platzierung des Proktoskops auf den Anus. Das Instrument wird angelegt, der Patient wird aufgefordert zu pressen. **b, c** Das Instrument wird eingeführt

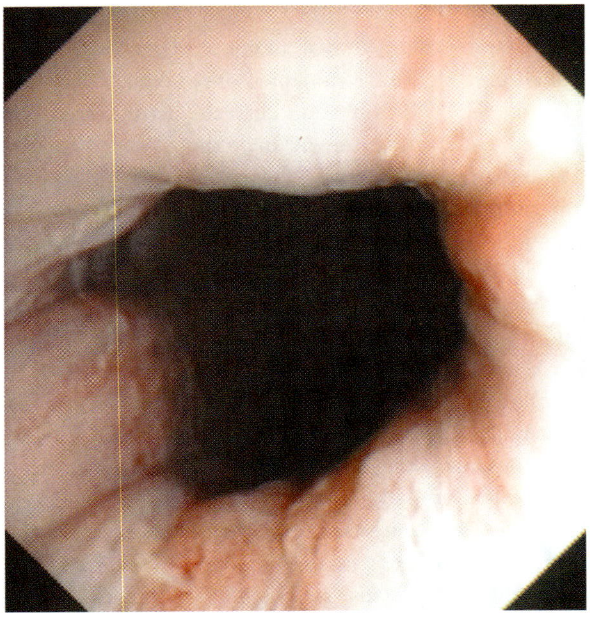

■ **Abb. 3-8.** Analkanalmukosa: normale, glatt-glänzende Mukosa

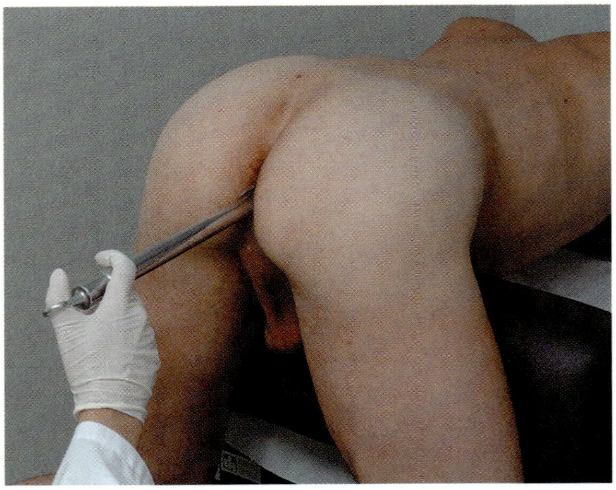

a

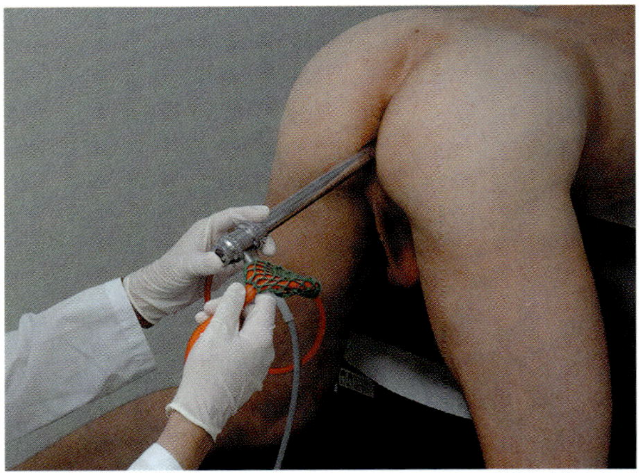

b

■ **Abb. 3-9a, b.** Rektoskopie. **a** Einführung des Instruments mit eingesetztem Mandrin, **b** entfernter Mandrin, aufgesetztes Okularfenster, Lichtleiterkabel und Insufflationsvorrichtung

3.3.2 Rektoskopie

Indikation

Die starre Rektoskopie wird bei proktologischen Beschwerden durchgeführt, die durch die Anoproktoskopie nicht erklärt werden können. Die starre Rektoskopie wird zunehmend durch die flexible Rektosigmoidoskopie ersetzt, da diese Untersuchungmethode – bei gleicher diagnostischer Ausbeute – für den Patienten angenehmer ist. Insbesondere die Überwindung des rektosigmoidalen Übergangs mit dem starren Gerät kann für den Patienten außerordentlich schmerzhaft sein.

Instrumentarium

Das Bauprinzip der handelsüblichen starren Rektoskope ist bei allen Modellen praktisch gleich, es befinden sich Instrumente aus Metall oder Kunststoff im Handel. Die Instrumente unterscheiden sich v. a. in Länge (20–30 cm) und Durchmesser (18–21 mm). *Operationsrektoskope* haben einen Durchmesser bis zu 30 mm.

Zur Beleuchtung werden Kaltlichtquellen verwendet. Ein starres Rektoskop besteht aus dem eigentlichen Tubus, dem Obturator (Mandrin) sowie einem Okularfenster mit Ansätzen für die Insufflations- und Beleuchtungsvorrichtungen. Zusatzinstrumente, die durch das Instrumentenlumen eingeführt werden, erlauben diagnostische und therapeutische Eingriffe: Biopsiezangen, Fasszangen für Fremdkörper, Tupferträger usw. (■ Abb. 3-6).

Untersuchung

Die Untersuchung wird meist nach Gabe eines Klysmas durchgeführt. Der Patient nimmt zur Rektoskopie vorzugsweise die Knie-Ellbogen-Position ein, da in dieser Stellung das Sigma nach kranial gleitet, sich das Darmlumen somit spontan entfaltet und keine oder nur sehr wenig Luftinsufflation notwendig ist.

Der Obturator ist im Rektoskop platziert. Nach Gleitmittelapplikation auf Anus und Instrument wird die Instrumentenspitze auf die Analöffnung gelegt und der Patient zum Pressen aufgefordert. Der Analsphinkter erschlafft, und das Instrument wird vorsichtig, wie bei der Anoproktoskopie beschrieben, vorerst Richtung Nabel eingeführt (■ Abb. 3-9a). Die Einführung des Instruments darf keine Schmerzen bereiten. Nach etwa 3–5 cm wird der Obturator entfernt und das Okularfenster mit montierter Insufflations- und Beleuchtungsvorrichtung aufgeschraubt (■ Abb. 3-9b).

Das Weiterführen des Instruments darf nun nur unter Sicht durchgeführt werden. In der Regel kann das Rektoskop bis ca. 15–20 cm vorgeführt werden, da auf dieser Höhe das Rektosigmoid häufig einen Knick bildet, der mit einem starren Instrument nicht überwunden werden kann, da dies für den Patienten sehr schmerzhaft sein kann. Ein Höherführen des Instruments darf nicht erzwungen werden! Mit

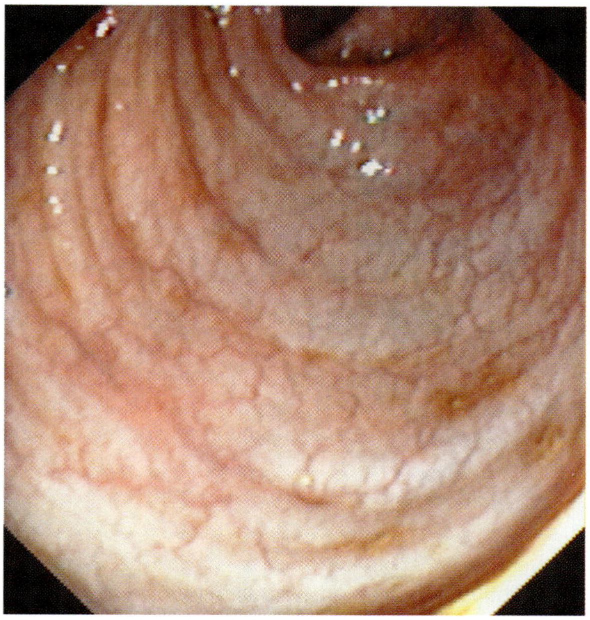

■ **Abb. 3-10.** Normale Rektummukosa: zart-glänzende Mukosa mit Gefäßzeichnung

der Luftinsufflation sollte sparsam umgegangen werden, da zuviel Luft dem Patienten Schmerzen verursachen kann.

Durch kreisende Bewegung des Rektoskops wird nun die gesamte Rektummukosa inspiziert und das Instrument dabei schrittweise zurückgezogen und dann entfernt.

Normalbefund: Die normale Rektummukosa imponiert zart-glänzend und hellrot bis rosafarben und weist ein deutliches Gefäßnetz auf (■ Abb. 3-10). Gelegentlich beobachtet man »kornartige« punktförmige Erhabenheiten in der Mukosa, diese entsprechen Lymphfollikeln und haben keine pathologische Bedeutung. Bei der Beurteilung ist auch zu beachten, dass das vorbereitende Klysma die Mukosa reizen kann und es z. B. zu leichten diffusen Mukosarötungen kommen kann.

Komplikationen

Die gefürchtetste Komplikation ist die Perforation des Darms. Bei nicht sachgemäßer Handhabung des Instruments oder beim forcierten Versuch, den rektosigmoidalen Übergang zu überwinden, kann das Gerät die Darmwand perforieren. Meist ist die Mukosa bei einem Perforationsereignis bereits vorgeschädigt (Kolitis, Divertikel, Neoplasie), sodass bei diesen Zuständen besonders vorsichtig vorgegangen werden sollte.

Zeichen der Perforation

- Das Instrument kann plötzlich widerstandslos vorgeschoben werden
- Appendices epiploicae oder Omentum im Endoskoplumen werden sichtbar
- Patient verspürt einen akuten abdominalen Schmerz, verbunden mit einer raschen Verschlechterung des Allgemeinzustands.

> Die Perforation sollte sofort einer chirurgischen Therapie zugeführt werden.

3.3.3 Koloskopie

Indikation

Prinzipiell sollte jede Analblutung mittels einer Koloskopie abgeklärt werden. Im Rahmen des Vorsorgekonzepts für Dickdarmtumoren wird bei Personen mit durchschnittlichem Risiko (negative Familienanamnese, keine Polyposissyndrome usw.) eine Koloskopie alle 10 Jahre ab dem 50. Lebensjahr empfohlen.

Indikationen bei analem Blutabgang für eine Koloskopie

- Status als »Risikopatient« (positive Familienanamnese für Dickdarmtumoren, Polyposissyndrome usw.)
- Alter des Patienten >40 Jahre oder älter
- Korrekt durchgeführte Lokalbehandlung (Salbenbehandlung, Gummibandligatur usw.) führt nicht zu einer vollständigen Sistierung der Beschwerden
- Nach erfolgreicher Lokaltherapie treten die Beschwerden im Verlauf erneut auf

Instrumentarium

Es stehen verschiedene Instrumente mit unterschiedlichen Längen und Durchmessern zur Verfügung (■ Abb. 3-11). Die Instrumentenspitze ist durch spezielle Drehregler nach allen Seiten hin steuerbar. Die Bildübertragung erfolgt bei modernen Geräten nicht mehr über Glasfasern, sondern digital über spezielle Mikrochips (Videokoloskop). Die Instrumente besitzen Vorrichtungen für die Luftinsufflation, Saug- und Spülmöglichkeiten sowie einen Instrumentier-

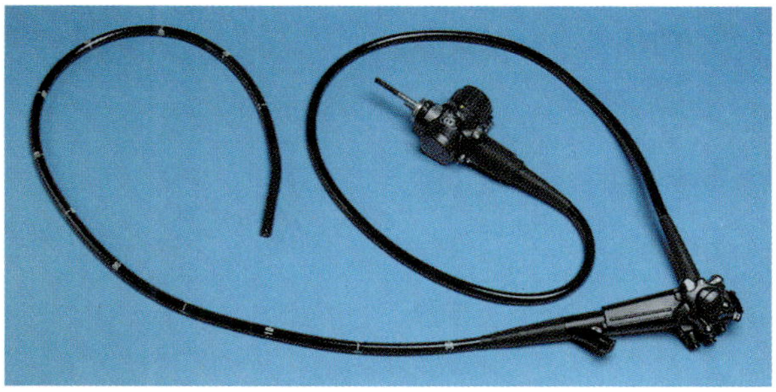

■ **Abb. 3-11.** Koloskop

kanal, über welchen z. B. Biopsiezangen oder Polypektomieschlingen ins Darmlumen vorgeführt werden können.

Untersuchung und Komplikationen

Die totale Koloskopie ist technisch anspruchsvoll und gehört in die Hände des Spezialisten. Für eine detaillierte Beschreibung des Untersuchungsvorgangs und der mit einer Koloskopie assoziierten potenziellen Komplikationen wird auf die einschlägige Fachliteratur verwiesen [12].

3.4 Anorektale Endosonographie

C. Fantin, C. Meyenberger

Die anorektale Endosonographie nimmt einen wichtigen Stellenwert in der Diagnostik von Erkrankungen des Anorektums ein. Die Indikationen sind vielfältig. Benigne Erkrankungen des Anorektums wie z. B. Analabszesse, Analfisteln usw. können mit dieser Untersuchungsmethode sicher diagnostiziert werden [1–4]. Außerordentlich wichtig ist die Endosonographie des Analkanals bei der Abklärung einer Stuhlinkontinenz, da Defekte des Analsphinkters sicher nachgewiesen werden können [5].

Eine weitere, wichtige Indikation ist das lokoregionäre Staging maligner Tumoren des Anorektums [6–10]. Eine exakte präoperative Stadieneinteilung ist im Hinblick auf das zu wählende Therapiekonzept von größter Wichtigkeit. In der Nachsorge behandelter anorektaler Tumoren kann die Endosonographie routinemäßig als Verlaufskontrolle oder bei Verdacht auf ein lokales Tumorrezidiv eingesetzt werden.

Endosonographiegeräte mit Punktionsvorrichtungen ermöglichen endosonographisch gesteuerte Feinnadelpunktionen verdächtiger Befunde [11].

Der genaue Stellenwert der neuen Mini-Endosonographiesonden, die über den Biopsiekanal des Endoskops an die interessierende Region geführt werden, ist derzeit noch nicht abschließend beurteilbar.

Indikationen und Kontraindikationen

Indikationen für die anorektale Endosonographie

- Staging maligner Rektum- und Analtumoren (inkl. endosonographisch gesteuerter Punktion verdächtiger lokoregionärer Lymphknoten)
- Analabszesse
- Analfisteln
- Sphinkterläsionen (Abklärungen der Stuhlinkontinenz)
- Endometriose mit Infiltration des Rektums

Die wichtigsten Indikationen zur Durchführung einer anorektalen Endosonographie sind das lokoregionäre Staging von rektalen und analen Karzinomen. Weitere Indikationen sind die Abklärung einer Stuhlinkontinenz sowie der Verdacht auf Analabszesse oder Analfisteln. Relative Indikationen sind die Tumornachsorge, das »downstaging« (Ansprechen auf die Therapie), anale Schmerzen unklarer Ätiologie und die Endometriose. Des Weiteren können endosonographisch Infiltrationen extrarektaler Tumoren in das Anorektum (Prostata, Ovar, Uterus usw.) nachgewiesen werden, große Adenome können vor einer endoskopischen Therapie beurteilt werden, ebenso submuköse Raumforderungen. Abgesehen von der fehlenden Patienteneinwilligung und starken lokalen Schmerzen (z. B. bei Fissuren oder Analabszessen) bestehen keine eigentlichen Kontraindikationen.

Tabelle 3-1. Geräte für die anorektale Endosonographie

Gerätetyp	GF-UM 20 (Olympus)	XCF-UM 3 (Olympus)	FG-32U (Pentax)	1846 (Brüel & Kfaer)	Sonoline Versa-Pro (Siemens)
Frequenz	7,5 und 12 MHz	7,5 und 12 MHz	5 und 7,5 MHz	7,0 MHz	5 und 7,5 Mhz
Optik	Seitblick	–	Vorausblick	–	–
Sichtfeld	80°	–	100°	–	–
Schallkopf	Mechanisch radiär	Mechanisch radiär	Elektronisch konvex	Mechanisch radiär	Mechanisch radiär
Bildausschnitt	360°	360°	100°	360°	355°
Biopsiekanal	Ja	Nein	Ja	Nein	Nein
Endosonografische gesteuerte Feinnadelpunktion	Nein	Nein	Ja	Nein	Nein

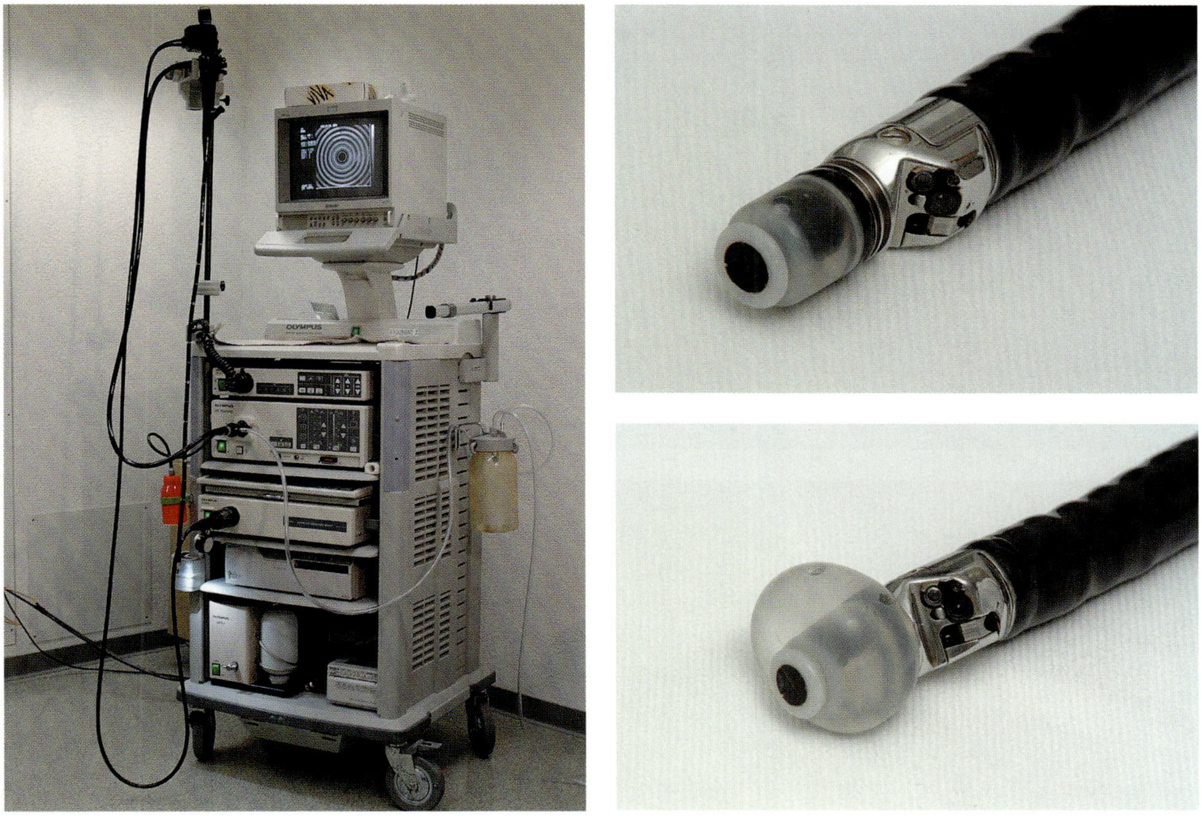

Abb. 3-12a–c. Endosonographieeinheit (**a**) Olympus GF-UM 20. Spitze des Olympus-Endosonographiegeräts (flexibel) GF-UM 20 mit entleertem (**b**) und mit mit gefülltem (**c**) Ballon

Technische Grundlagen

Zur Untersuchung des Anorektums eignen sich – je nach zugrundeliegender Pathologie – starre und flexible Ultraschallsonden (Tabelle 3-1, Abb. 3-12 und 3-13). Analkanal und Rektum können mit flexiblen Geräten, die über eine fiberoptische oder videoendoskopische Technik verfügen, untersucht werden.

Flexible Geräte haben gegenüber den starren Sonden u. a. den Vorteil, dass unter endoskopischer Sicht unmittelbar vor der Endosonographie z. B. ein Rektumtumor beurteilt werden kann und der Schallkopf an die geeignetste Stelle im Bereich des Tumors angekoppelt werden kann. Zudem kann z. B. eine Tumorstenose unter endoskopischer Kontrolle passiert werden, sodass ein komplettes lokoregionäres Staging möglich wird. Die Diagnostik des analen Sphinkterapparates ist bei flexiblen Geräten dadurch erschwert, dass die Sphinkteraktivität häufig zu einer Deplatzierung des Transducers führt und der Ballon die Sphinkterstrukturen komprimieren kann.

Starre Endosonographiesonden sind für die Untersuchung des Analkanals und dessen Umgebung besonders geeignet, da es hierbei zu einer einwandfreien Darstellung von Analkanal und Umgebungsstrukturen kommt. Zur akustischen Ankopplung kommen je nach Gerätetyp verschiedene Ballonsysteme zur Anwendung.

Vorbereitung des Patienten

Das Rektum muss vor der Untersuchung durch ein Klysma entleert werden, da Stuhlreste die Beurteilbarkeit des endosonographischen Bildes stark beeinträchtigen können. Anus und Gerät werden mit genügend Gleitmittel bestrichen.

Die Untersuchung erfolgt in Linksseitenlage des Patienten, der dabei die Knie angezogen hat. Am besten positioniert sich der Untersucher an der Rückseite des Patienten und führt das Gerät (Abb. 3-14).

Untersuchungstechnik zur Beurteilung des Analkanals mit starrem Gerät

Die Endosonographiesonde wird blind bis ins Rektum eingeführt und anschließend unter endosonographischer Kontrolle langsam zurückgezogen, bis sich der Analsphinkterapparat darzustellen beginnt. Die topographisch-anatomische Orientierung erfolgt anhand des Verlaufs von M. levator ani bzw. der Puborektalisschlinge. Das endosonographische Bild wird am Bildschirm dabei so eingestellt, dass der sakralwärts gelegene Anteil der Puborektalisschlinge bei 6 Uhr (Zifferblatteinteilung, Abb. 3-2) positioniert ist.

Die Sphinkteren und deren Umgebung werden beurteilt. Es ist hierbei besonders zu beachten, dass der Ballon nicht mit Wasser überfüllt wird, da er innerhalb des Anal-

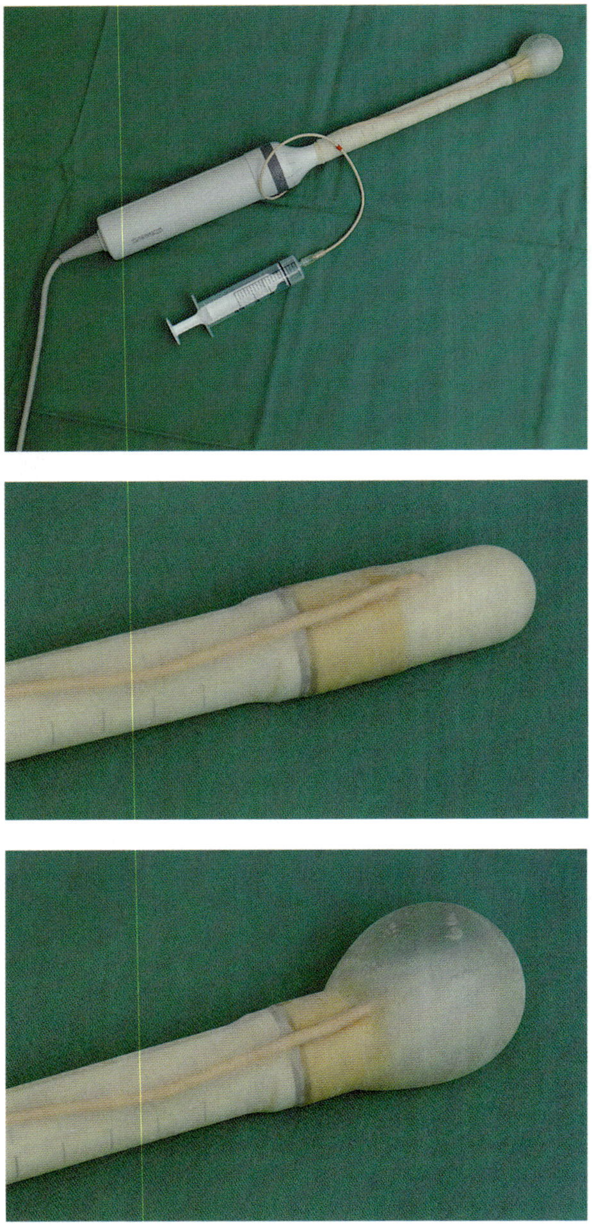

Abb. 3-13a–c. Endosonographiegerät (starr) Sonoline Versa Pro (**a**). Die Injektionsspritze enthält gasfreies Wasser, das zur Füllung des Ballons an der Gerätespitze dient. Sonoline Versa Pro mit entleertem (**b**) und mit mit gefülltem (**c**) Ballon

kanals infolge einer Hernierung abrutschen kann. Zudem komprimiert ein überfüllter Ballon die Sphinktermuskulatur und kann Defekte vortäuschen.

Untersuchungstechnik zur Beurteilung des Rektums mit flexiblem Gerät

Auch hier wird das Gerät zunächst blind eingeführt und dann unter endoskopischer Kontrolle möglichst weit über den interessierenden Prozess ins Rektum vorgeschoben. Zur topographisch-anatomischen Orientierung dienen beim Mann Prostata und Samenblasen, bei der Frau Uterus

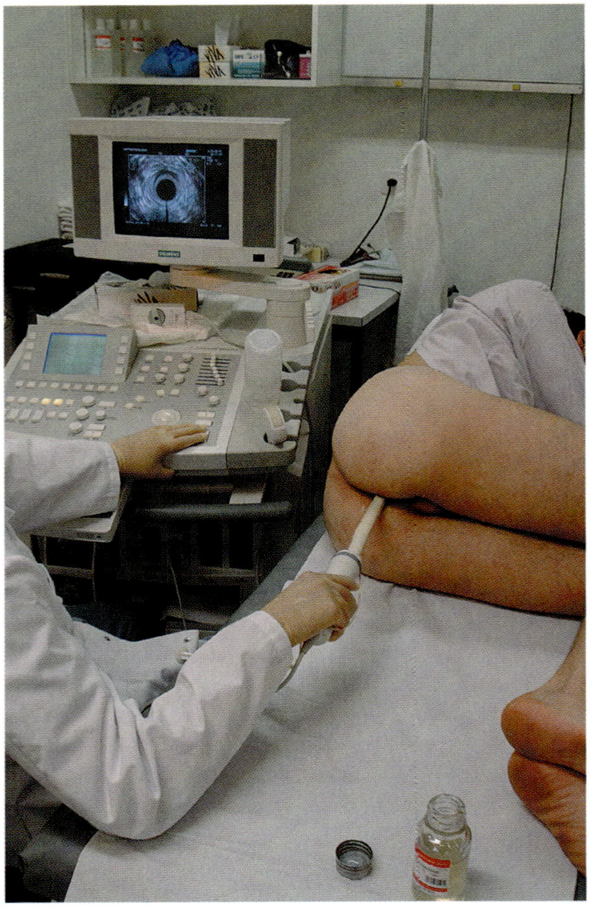

Abb. 3-14. Positionierung von Patient und Arzt für die anale Endosonographie

und Vagina. Diese Strukturen sollen zur Erleichterung der Dokumentation am Bildschirm in die 12-Uhr-Position (Zifferblatteinteilung, Abb. 3-2) gebracht werden.

Bei ca. 20–25 cm ab ano manifestieren sich die Iliakalgefäße, in dieser Region soll besonders genau nach pathologischen Lymphknoten gesucht werden. Das Gerät wird unter kontinuierlicher Kontrolle der Rektumwandschichtungen und der umgebenden Strukturen dann langsam unter teilweise kreisenden Bewegungen bis an den interessierenden Prozess herangeführt. Ausdehnung, Begrenzung und Eindringtiefe werden dabei dokumentiert.

Endosonographischer Normalbefund des Rektums

Man unterscheidet 5 endosonographische Schichten, die das histologische Korrelat repräsentieren (Tabelle 3-2, Abb. 3-15).

Endosonographischer Normalbefund des Analkanals

Endosonographisch zeigt der Analkanal – im Gegensatz zum übrigen Gastrointestinaltrakt – 6 Schichtungen (Tabelle 3-3, Abb. 3-16).

Tabelle 3-2. Korrelation der endosonographischen Schichten – Histologie des Rektums

Schicht	Echomuster	Histologisches Korrelat
1. innerste Schicht	Hyperechogen	Interface Ballon–Mukosa
2.	Hypoechogen	Mukosa
3.	Hyperechogen	Submukosa
4.	Hypoechogen	Muscularis propria
5.	Hyperechogen	Adventitia, Serosa

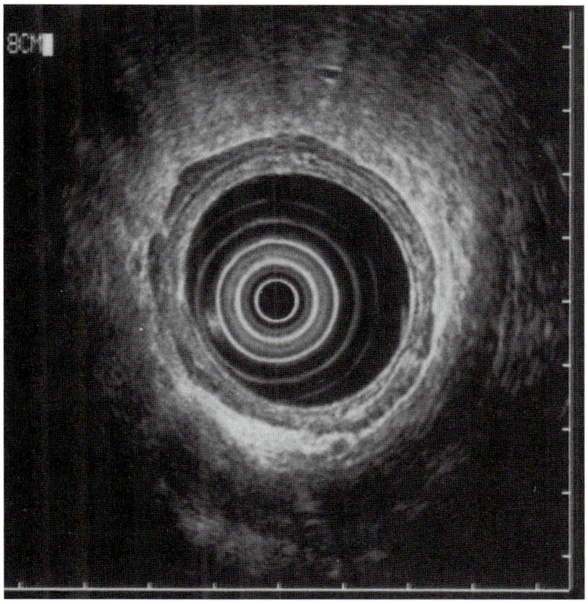

Abb. 3-15. Endosonographische Schichtungen des normalen Rektums (auch: Tabelle 3-2)

Tabelle 3-3. Korrelation der endosonographischen Schichten – Histologie des Analkanals

Schicht	Echomuster	Histologisches Korrelat
1. innerste Schicht[a]	Hyperechogen	Interface Ballon–Mukosa
2.[a]	Hypoechogen	Mukosa
3.	Hyperechogen	Submukosa
4.	Hypoechogen	M. sphincter ani internus
5.	Hyperechogen	Intersphinktere Spalte zwischen M. sphincter ani internus und externus
6.	Hyperechogen	M. sphincter ani externus

[a] Anmerkung: Die 1. und 2. Schicht sind meistens nicht differenzierbar.

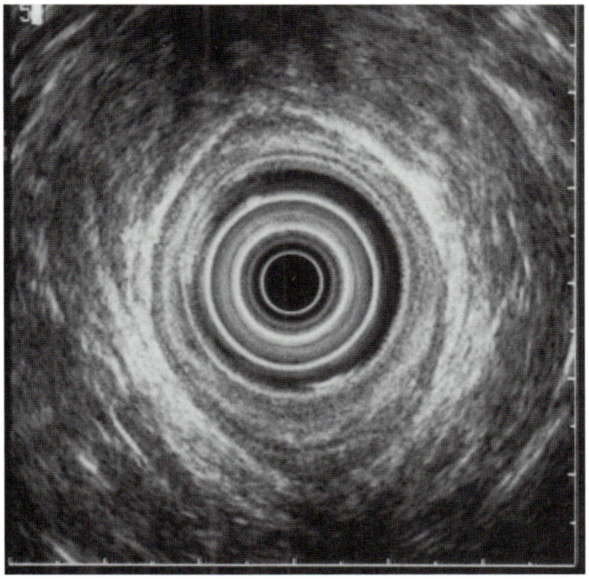

Abb. 3-16. Endosonographische Schichtungen des normalen Analkanals (auch: Tabelle 3-3)

3.5 Funktionelle Untersuchungsmethoden

B. Mölle

Die Funktion des Anorektums ist zum einen die Gewährung der analen Kontinenzleistung und der Defäkation. Obwohl es sich bei diesen zwei Komponenten um mehr oder weniger gegensätzliche Funktionen handelt, funktionieren sie nur, wenn sowohl die anatomische als auch die physiologische Entität gegeben ist. Das Anorektum hat eine Speicher- und Entleerungsfunktion.

Bei der Behandlung der chronisch Obstipation überwiegen die Entleerungsstörungen (Kap. 9.2). Für eine klassifikationsorientierte Therapie ist die Durchführung von physiologischen Tests notwendig. Vor jeder Untersuchung ist die Erhebung einer ausführlichen Anamnese notwendig, dies darf nicht unter Zeitdruck entstehen. Diese Anamneseerhebung dient auch dazu, das Vertrauen des Patienten zu gewinnen, welches sehr wichtig ist für die Durchführung der physiologischen Tests.

Nicht sämtliche Untersuchungsmethoden sind für alle Erkrankungen notwendig. Mit der Häufigkeit der Tests nimmt sehr schnell auch die Patientencompliance ab. Der Patient muss vor jeder Untersuchung exakt informiert werden. Zusätzlich sollte er wissen, was mit den entsprechenden Untersuchungen abgeklärt werden soll.

3.5.1 Inkontinenz

Die anale Inkontinenz bedeutet für den Betroffenen eine inakzeptable Einschränkung seiner Lebensqualität. Diese Erkrankung kann zu einer sozialen Isolierung und psychischen Alteration führen. Die Ätiologie ist häufig multifunktionell. Die anale Inkontinenz korrespondiert oft mit einer Harninkontinenz [4]. In geriatrischen Zentren wird eine Inkontinenzrate von bis zu 20% beschrieben.

Vor jeder Behandlung einer analen Inkontinenz muss eine spezielle Diagnostik erfolgen, um u. a. festzulegen, ob eine konservative oder eine chirurgische Therapie erfolgversprechend ist. Zusätzlich sollte der Schweregrad der Inkontinenz bestimmt werden.

Nach unserer Empfehlung sollte vor jeder klinischen Untersuchung das Anorektum mittels Klysmaapplikation gesäubert werden (Kap. 2.1). Bei niereninsuffizienten Patienten wird diese Reinigung mit einem Wassereinlauf durchgeführt, um eine unnötige Elektrolytentgleisung zu vermeiden.

Zur Graduierung der analen Inkontinenz stehen verschiedenste Scores zur Verfügung, leider konnte man sich bis jetzt weder bei den großen internationalen noch nationalen Tagungen auf einen gemeinsamen Score einigen. Wir bevorzugen den Inkontinenzscore nach Olivera (Kap. 8.3) [6, 7].

Nach Anamnesenerhebung führen wir zuerst die Manometrie mit Prüfung des anorektalen Inhibitionstests durch (▶ s. Kap. 3.6). Dies wird zuerst durchgeführt, um möglichst standardisierte Ausgangspositionen zu haben. Schon eine digitale Untersuchung des Anorektums bedeutet eine gewisse Analdilatation, diese kann die Manometrieergebnisse beeinflussen. Anschließend erfolgt die Prüfung der Sensibilität der Perianalhaut z. B. mit einem kleinem Wattetupfer. Dabei wird die rechte und linke Gesäßregion miteinander geprüft und diese mit der Hautsensibilität des rechten und linken Oberschenkels verglichen.

Anokutaneusreflex

Beim Berühren der perianalen Haut kommt es zur Kontraktion des M. sphincter ani externus. Diese Kontraktion kann man manometrisch oder elektromyographisch messen. Ist der anokutane Reflex auslösbar, ist die Integrität des N. pudendus und des sakralen Plexus intakt. Bei einer neurogenen Inkontinenz kann dieser Reflex fehlen.

Digitale Untersuchung

Trotz aller Test zur Prüfung der anorektalen Funktion hat die digitale Untersuchung einen besonderen Stellenwert. Nach Palpation der Perianalregion auf eventuelle Veränderungen erfolgt die digitale Untersuchung. Man gewinnt sofort einen Eindruck über den Ruhedruck; nach Kontraktion und Hustenprovokation bemerkt man einen Kontraktionsanstieg der willkürlichen Sphinkteren, bei ausgeprägter Inkontinenz kommt es zu einem Fehlen bzw. Abschwächung dieses Kontraktionsanstiegs. Zusätzlich fordert man den Patienten auf, den Beckenboden zu relaxieren. Bei dieser Provokation sollte der M. levator ani das Rektum öffnen (Kap. 9.2). Diese Öffnung kann bei der digitalen Palpation bemerkt werden.

Bei der Palpation des Anorektums muss auf folgende Punkte besonders geachtet werden:

- Konsistenz der Rektumwand: Induriert, schmerzhaft bei der Palpation
- Tumoren: Verschieblich, fixiert
- Länge des Analkanals
- liegt eine laterale Ausstülpung des M. levator ani vor im Sinne einer lateralen Levatorlücke
- Palpation der ventralen Rektumwand: Liegt eine vordere Rektozele vor? Größe
- Palpation der dorsalen Rektumwand: Liegt eine dorsale Rektozele vor
- Prüfung der Adaptation des M. levator ani an das Os coccygis im Sinne einer Sphinkterdysplasie (Kap. 9.9.4).

Der digitalen Untersuchung schließt sich die endoskopische Diagnostik und Endosonographie an (Proktoskopie, Rektoskopie, evtl. Sigmoidoskopie; Kap. 3.2, 3.3).

Halteversuche

Zur weiteren Evaluierung führen wir nun Halteversuche mit fester (fäzesähnlicher) und flüssiger Konsistenz durch. Der Patient liegt in Linksseitenlage, mit Hilfe einer Blasenspritze wird Kartoffelbrei oder Haferschleim in das Rektum appliziert. Es wird soviel Inhalt appliziert, bis der Patient das Gefühl des ersten Defäkationsreizes verspürt. Nach dieser Applikation wird der Patient aufgefordert aufzustehen, zu gehen und sich zu setzen. Die Zeit, wie lange der applizierte Inhalt eingehalten werden kann, wird dokumentiert. Die Normwerte sind etwas variabel, auch muss bei dieser Beurteilung eine Entleerungsstörung ausgeschlossen werden. Die Normwerte zeigt ◘ Tabelle 3-4.

Die Halteversuche mit Wasser dienen der Evaluierung einer mittleren und leichtgradigen analen Inkontinenz. Es wird wieder soviel Wasser appliziert, bis der Patient einen ersten Defäkationreiz verspürt. Anschließend wird der Patient aufgefordert, die applizierte Wassermenge so lange wie möglich einzuhalten. Das Zeitintervall bis zum ersten »Wasserverlust« wird protokolliert. Kann das Wasser länger als 2 min zurückgehalten werden, soll der Patient nun das Wasser ausscheiden. Während dieser Ausscheidung wird

◘ Tabelle 3-4. Normwerte beim Halteversuch

	Liegen	Gehen
Wasser	1–1,5 min	0,5–1 min
Kartoffelbrei/Haferschleim	2–3 min	1,5–2 min

der Patient aufgefordert, noch einmal fest den Schließmuskel zu kontrahieren. Gelingt es, das Wasser wieder für eine gewisse Zeit einzuhalten, ist dies ein Hinweis, dass trotz der analen Inkontinenz noch eine gewisse Restfunktion der Schließmuskeleinheit vorliegt.

Rektumcompliance

Für die physiologische anale Kontinenz ist eine Reservoirfunktion des Rektums notwendig. Füllt sich das Rektum mit Stuhl, kommt es zu einer passiven Dehnung und zu einem intraluminalen Druckanstieg in Abhängigkeit von der Volumenfüllung [1]. Mit zunehmendem Volumenanstieg kommt es zum:

- Gefühl der ersten Entleerung,
- ersten Defäkationsdiskriminierung,
- konstantem Defäkationsreiz,
- Gefühl des maximal tolerierbaren Volumens.

Im Normalfall korrespondieren große Volumenänderungen im Rektum mit geringem intraluminalem Druckanstieg. Liegt jedoch eine geringe Rektumcompliance vor, genügen schon kleine Volumenanstiege, um einen großen intraluminalen Druckanstieg auszulösen.

Definition

Die Rektumcompliance beschreibt als Kurve die direkte Proportionalität des minimalen bis zum maximalen intraluminalen Druckanstiegs zu der entsprechenden Volumenfüllung [1]. Zu beachten ist, dass die Linearität dieser Beziehung im Rektum sich anders verhält als bei vollelastischen Körpern wie z. B. in der Lunge. Die Compliance ist im Rektum nur während der ersten 4–5 Einzelinjektionen nachweisbar. Steigert man die Volumeninsuffilation, kommt es zum Rücktransport in höhere Darmabschnitte oder zur Defäkation [1]. Falls also ein hoher Volumenanstieg im Rektum mit einem geringgradigen intraluminalen Druckanstieg korrespondiert, liegt eine *hohe Compliance* vor.

Ist z. B. die Rektumwand aufgrund entzündlicher Erkrankungen (M. Crohn, Colitis ulcerosa) oder post radiatio induriert, genügen schon kleine Volumenmengen im Rektum, um einen erhöhten intraluminalen Druckanstieg auszulösen. Daraus resultiert, dass schon diese kleinen Stuhlmengen einen frühen Defäkationsreiz auslösen, da die Rektumwand nicht in der Lage ist, den Fäzes adäquat zu akkumulieren. In diesen Fällen liegt eine *niedrige Compliance* vor.

So definiert sich die Rektumcompliance als Ausdruck der plastischen Adaptation der Rektumwand auf erhöhte Volumina.

Technik

Ein Latexballon ist konektiert an einen Urin- oder intravenösen Katheter. Zusätzlich wird eine Spritze, zum Füllen des Ballons, über einen Dreiwegehahn an das Kathetersystem angeschlossen. Das Kathetersystem ist zusätzlich mit einem Drucktransducer verbunden. Bevor man die Messung vornimmt, muss die Compliance des Messsystems bestimmt werden. Dazu legt man den Ballon in 37°C warmes Wasser und füllt diesen sukzessive mit 10–20 ml Voluminen auf. Der entsprechende Druckanstieg wird festgehalten und später von den ermittelten Druckwerten beim Patienten subtrahiert.

Der Patient liegt in Linksseitenlage, nun wird der Ballon in das distale Rektum platziert. Der Ballon wird sukzessive mit 10–20 ml Flüssigkeit gefüllt und der entsprechende Druckanstieg protokolliert. Die Ballonfüllung wird bis zum maximal tolerablen Defäkationreiz vorgenommen. Bei dem Messvorgang sollte der zuerst wahrgenommene und der maximal tolerable Defäkationsreiz festgehalten werden.

Aufgrund der unterschiedlichen Messeinheiten und Gerätetypen muss jedes kolorekatale Untersuchungslabor seine eigenen Normalwerte für die Bestimmung der Rektumcompliance ermitteln.

3.5.2 Obstipation

Eine allgemein akzeptierte Definition existiert für den Begriff Obstipation nicht. Häufig zeigt sich eine multifaktorielle Ätiologie. Als potenzielle Pathophysilogie kann u. a. das Kolon oder Kolonsegmente betroffen sein, daraus würde eine Tarnsportstörung resultieren. Eine nicht ausreichende oder zu große Reservoirkapazität betrifft das Rektum. Die Entleerungsstörungen, welche die häufigste Form der Obstipation darstellen, gehören zu der Funktionseinheit des Anorektums (Kap. 9.1, 9.2).

In Großbritannien nehmen ca. 30% der Gesamtbevölkerung regelmäßig Laxanzien ein. Die Obstipation ist die häufigste Erkrankung des Magen-Darm-Trakts in den USA.

Gerade die Heterogenität der Ätiologie verlangt eine stadiengerechte Diagnostik, bevor eine klassifikationsorientierte Therapie der Obstipation durchgeführt wird.

Kolontransitezeitbestimmung

Die Diagnostik einer Transportstörung im Kolon wird u. a. durch eine Kolontransitezeitbestimmung durchgeführt. In unserer Klinik hat sich der Kolonpassagezeittest (Fa. P. & A. Mauch, CH-4142 Münchenstein) sehr bewährt. Dabei werden an 7 aufeinanderfolgenden Tagen zur selben Uhrzeit die entsprechenden Marker eingenommen, wobei die Reihenfolge genau definiert ist. Am 7 (8) Tag wird eine Röntgenabdomenleeraufnahme angefertigt. Anhand dieser Röntgenaufnahme und der Auswertungstabelle (◘ Tabelle 3-5) kann die entsprechende Kolonpassagezeit bestimmt werden.

Genauere Informationen über segmentale Kolontransportstörungen können mit Hilfe der Kolonszintigraphie erreicht werden [3, 5, 10]. Mit dieser Untersuchungsmethode können besonders Kolonabschnitte mit einer segmen-

Tabelle 3-5. Tabelle zur Bestimmung der Kolonpassagezeit mit dem Kolonpassagezeittest der Fa. P. & A. Mauch, CH-4142 Münchenstein

Bestimmung der Kolonpassagezeit						
Durchführung						
Tag 1–6		Einnahme der Kapseln: 1 Kapsel morgens um 9.00 Uhr mit dem Frühstück				
		Kapsel Nr.		Kapselinhalt		
		1		10 Stäbchen		
		2		10 Kugeln		
		3		10 große Ringe		
		4		10 Würfel		
		5		10 kleine Stäbchen		
		6		10 Stäbchen		
Tag 7		Röntgenaufnahme (Abdomenleeraufnahme) um 9.00 Uhr				
Auswertung						
Anzahl Marker im Kolon	≤10	11–20	21–30	31–40	41–50	51–60
Entspricht Passagezeit [h]	≤24	26–48	50–72	74–96	98–120	122–144
Normalwerte Frauen			≤70			
Normalwerte Männer			≤60			

talen Transportstörung diagnostiziert werden. Dies ist sehr hilfreich vor einer eventuellen Kolonsegmentresektion.

Ballondehnungstest

Liegt eine Entleerungsstörung vor, beklagt der Patient Schwierigkeiten bei der Stuhlentleerung. Trotz vorhandenem Defäkationsreiz kann er den Stuhl nicht adäquat entleeren (Kap. 9.2). Mit Hilfe der Rektumcompliancemessung gelingt eine weitere Abklärung der Rektumwandmotilität. Die Rektumsensation spielt eine wichtige Rolle sowohl bei der Kontinenzleistung des Anorektums als auch bei der Defäkation. Dehnungsrezeptoren und Druckrezeptoren finden sich vermehrt in der Muskulatur des Beckenbodens, weniger in der Rektumwand [9, 11]. Dies erklärt, dass nach einer low-anterior-Resektion oder einer Proktokolektomie eine Füllung des *Neorektums* wieder positiv bewertet werden kann.

Technik

Ein Latexballon wird an einem kurzen Blasenkatheter konnektiert und in das Rektum eingelegt. Anschließend wird über eine Blasenspritze kontinuierlich mit Luft oder Wasser der Ballon gefüllt. Dabei wird die Volumenmenge protokolliert, wenn der Patient:

- zum ersten Mal eine Rektumfüllung bemerkt,
- das erste Mal einen Defäkationreiz verspürt,
- das maximal tolerable Volumen angibt.

Die Normalwerte betragen für die erste Rektumsensation 15–20 ml, für den ersten Defäkationsreiz 130–170 ml und für das maximal tolerable Volumen 180–220 ml. Bei diesen Normwerten handelt es sich um Richtwerte, die in jedem kolorektalen Untersuchungslabor exakt bestimmt werden sollten.

Ballonevakuierungstest

Einen möglicher Test zur Überprüfung der Rektumentleerung stellt neben der Defäkographie (Kap. 3.8) der Ballonevakuierungstest dar. Ein Ballon wird mit 50 ml Wasser gefüllt, anschließend wird der Patient aufgefordert, diesen zu entleeren. Falls dies nicht gelingt, wird der Ballon weiter gefüllt und der Patient angehalten, diesen zu evakuieren. Es wird die Zeit und das Volumen dokumentiert, bis der Ballon vollständig ausgeschieden ist. Dieser Untersuchungsvorgang sollte in einer sitzenden Position durchgeführt werden. Die Normwerte zeigt Tabelle 3-6.

Tabelle 3-6. Normwerte für den Ballonevakuierungstest

Ballonvolumen	Evakuierungszeit
50	15–30 s
75	15–45 s

Neuere Untersuchungsergebnisse haben gezeigt, dass sowohl gesunde Probanden als auch inkontinente Patienten diesen Ballon nicht adäquat evakuieren konnten. Auch wird von Patienten berichtet, die an einer Entleerungsstörung leiden und den Ballon in einer normalen Zeit evakuieren konnten [8]. Daher sollte das Ergebnis des Ballonevakuierungstests nur im Zusammenhang mit den anderen funktionellen Untersuchungen gesehen werden. Jedoch ist dieser Test wegen seiner einfachen Durchführbarkeit als Screeningtest geeignet, da er ohne große Vorbereitung und Equipment durchgeführt werden kann.

3.6 Anorektalmanometrie

H.-P. Bruch, U.J. Roblick, T.H.K. Schiedeck, S. Farke

Mit der Anorektalmanometrie kann der Druck im Anorektum beurteilt werden. Damit können u. a. Informationen über die Rektumcompliance und die Sensibilität gewonnen und außerdem die anorektalen Reflexe untersucht werden. Um relevante, reproduzierbare Untersuchungsergebnisse zu erhalten, ist die Mitarbeit des Patienten nötig. Heutzutage ist die Manometrie diagnostischer Standard zur Beurteilung der Analsphinkterfunktion bei Patienten mit Inkontinenz, Obstipation und präoperativ bei einer geplanten anterioren Resektion.

Unterschiede in Methode, Zuverlässigkeit der Systeme, Geschlecht und Alter der untersuchten Patienten können zu Schwierigkeiten bei der Genauigkeit und Reproduzierbarkeit der manometrischen Daten führen. Die großen Unterschiede in der Ausrüstung zeigen, dass eine optimale Methode zur Manometrie noch nicht gefunden wurde.

3.6.1 Manometrische Kathetersysteme

Solid-state-Katheter mit Microtransducern

Der Katheter besteht aus einem flexiblen Polyvinylchlorid- (PVC-) oder Silikongummischlauch, bei dem die Drucksensoren (Microtransducer) direkt auf dem Katheter liegen, ähnlich denen, wie sie für urodynamische Untersuchungen verwendet werden. Das ermöglicht genaue Druckmessungen, indem man den Sensor ohne weiteres kompliziertes Gerät direkt im Rektum platzieren kann.

Die Transducer bestehen aus druckempfindlichen Membranen mit Dehnungsmessstreifen, die an der Innenseite montiert sind. Der Druck wird in elektrische Signale umgewandelt, verstärkt und digital mit einem PC-System aufgezeichnet. Diese Systeme sind anwenderfreundlich und bieten eine hohe Verlässlichkeit ohne die Einschränkungen, die ein perfundiertes System mit sich bringt. Das Solid-state-System ist das genaueste Kathetersystem für manometrische Untersuchungen. Obwohl diese Systeme mehrere Vorteile bieten, haben die hohen Kosten und die Empfindlichkeit der Katheter einen weiterverbreiteten Gebrauch verhindert. Die Katheter werden mit Detergenzien oder Gas sterilisiert.

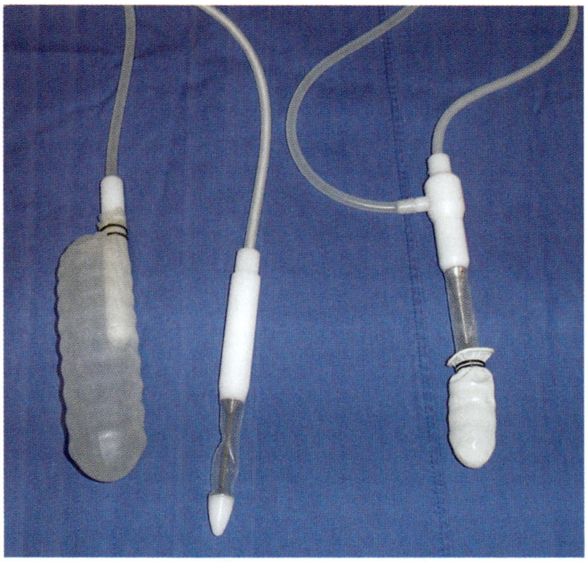

Abb. 3-17. Wasserperfusionsballonkatheter mit 8 Lumina

Open-tip-/Open-side-Wasserperfusionskatheter

Die Open-tip-/Open-side-Wasserperfusionskatheter bestehen aus einem flexiblen Bündel dünner Kapillarschläuche mit Seitenlöchern, die ursprünglich für die Ösophagusmanometrie entwickelt wurden. Diese Katheter sind mit einer Perfusionspumpe, die nach dem pneumohydraulischen Prinzip arbeitet, verbunden und werden mit Wasser perfundiert (Abb. 3-17). Die Wasserperfusionsrate ist 0,2–0,7 ml/min pro Kanal.

Es gibt auch kombinierte Open-tip-/Ballonsysteme, bei denen ein 4–6 cm langer Latexballon am distalen Schaft des Katheters befestigt ist. Der Ballon kann über einen zentralen Kanal aufgeblasen werden. Der Durchmesser des Katheters schwankt zwischen 3 und 7 mm. Die Seitenlöcher sind konzentrisch oder radiär angeordnet (0,5–1,5 cm voneinander entfernt).

Der Verschluss eines Perfusionsloches durch Druck (z. B. durch Pressen) bewirkt einen Widerstandsanstieg, dessen Kraft durch Verdrängungstransducer quantifiziert und digital aufgezeichnet wird. Dadurch können Druckprofile oder Vektographen geschaffen werden [1, 2]. Das System kann zwischen den Aktivitäten des inneren und äußeren Sphinkters unterscheiden [3]. Dieses System wird bei der manometrischen Untersuchung am häufigsten benutzt. Es ist verlässlich, effektiv und billig. Das kombinierte System (mit einem Ballon) erlaubt eine verlässliche Aufzeichnung des anorektalen Inhibitionstests.

Ballonkatheter

Diese Systeme sind mit einem einzelnen oder multiplen (kleinen) Ballonen ausgestattet. Sie werden hauptsächlich zur Messung des Verdrängungswiderstandes (Compliance) und der Rektumsensibilität eingesetzt. Der Ballon kann mit Wasser oder Luft gefüllt werden. Das Füllungsvolumen des Einzelballons beträgt ca. 250 ml. Die Größe des Ballons bestimmt den aufgezeichneten Druck. In der Durchzugstechnik können verschiedene Anteile des Analkanals ausgemessen werden. Die Miniatursysteme wurden ursprünglich in der Forschung und in Folge in der pädiatrischen Proktologie benutzt. Im Vergleich zu den Single-Ballonkathetern wird dabei die Mukosa weniger stark irritiert. Grundsätzlich sind alle Ballonsysteme billig und leicht zu handhaben.

3.6.2 Manometrische Messung

Die Drucksignale werden durch den Transducer aufgenommen, als verstärkte Signale zu einem Digitalwandler gesendet und schließlich in einem PC-basierten System aufgezeichnet. Man kann die erhaltenen Signale »on line« auf einem Bildschirm wiedergeben. Es gibt verschiedene Systeme und unterschiedliche Windows-basierte Analyseprogramme, um die Daten zu verarbeiten. Tragbare Systeme, die durch Trockenzellbatterien betrieben werden, sind für ambulante Untersuchungen ideal. Diese Systeme sind kleiner, einfacher zu gebrauchen und daher auch angenehmer für den Patienten. Diese Systeme bieten auch Möglichkeiten, Daten zu speichern, zu verarbeiten, sie graphisch wiederzugeben und können alternativ zu den großen stationären Systemen gebraucht werden (◘ Abb. 3-18).

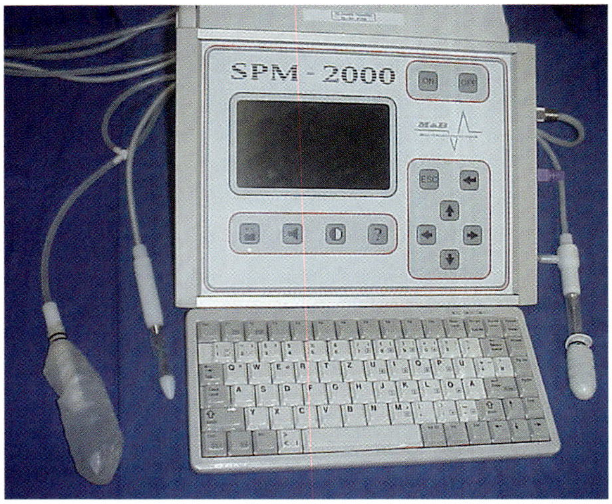

◘ **Abb. 3-18.** Druckübermittler und pneumohydraulisches Perfusionsystem

3.6.3 Manometrische Beurteilung der Analsphinkterfunktion

Ruhedruck

Der Ruhedruck ist definiert als Sphinktertonus in Ruhe. Der Druck sollte auf verschiedenen Höhen gemessen werden (z. B. 1, 2 und 3 cm vom Analrand) und als Durchschnitt der höchsten beobachteten Werte festgelegt werden. Der Ruhedruck ist Indikator für die Funktion des inneren Analsphinkters (IAS). Der IAS-Muskel besteht aus glatten Muskelfasern und hat eine Dicke zwischen 0,1 und 0,5 cm. Seine tonische Aktivität verschließt den Anus und ist für den analen Ruhedruck zuständig. Im Allgemeinen ist der Ruhedruck bei Männern höher als bei Frauen. Insbesondere bei Frauen kann der maximale Ruhedruck im höheren Alter abfallen [6].

Kneifdruck

Dieser ist definiert aus dem Unterschied zwischen dem Ruhedruck und dem maximalen Druck im Analkanal während des Zusammenkneifens. Diese Messung repräsentiert die Funktion des externen Analsphinkters (EAS).

Rektoanaler inhibitorischer Reflex (interne Relaxation)

Der am besten beurteilbare anorektale Reflex ist der rektoanale inhibitorische Reflex. Dieser Reflex ist eine Antwort des internen Analsphinkters auf eine Rektumdehnung. Bei Dehnung eines intrarektal platzierten Ballons erschlafft der Analkanal. Die Schwelle für diesen Reflex liegt bei 5–15 ml Ballonfüllung. Die physiologische Rolle dieses Reflexmechanismus bewirkt, dass Rektuminhalt mit der sensiblen Übergangszone in Kontakt kommt, wobei die Kontraktion des externen Sphinkters eine Leckage verhindert.

3.6.4 Indikationen und Kontraindikationen

Kontraindikationen

Unkooperative, verwirrte oder komatöse Patienten können nicht untersucht werden, da die Patienten bei der Analmanometrie normalerweise ihre Muskeln willkürlich anspannen und erschlaffen lassen müssen. Selbstverständlich ist die Analmanometrie bei Blutungen des unteren Gastrointestinaltrakts unbekannter Ursache kontraindiziert. Die Analmanometrie darf außerdem bei Vorliegen einer Gummi- oder Latexallergien nicht durchgeführt werden.

Indikationen

Stuhlinkontinenz

Die manometrische Beurteilung bei Stuhlinkontinenz beinhaltet die Messung des Ruhe- und des Kneifdruckes, die Ausmessung der Analsphinkterlänge, der Compliance und der Sensibilität des Rektums und die Überprüfung der rektoanalen Reflexe. Kann der anorektale inhibitorische Reflex ausgelöst werden, kann ein M. Hirschsprung ausgeschlossen werden. Patienten mit Stuhlinkontinenz weisen gewöhnlich niedrige Ruhe- und Kneifdrücke auf.

Bei Inkontinenz aufgrund einer Verletzung des externen Sphinkters können normale Ruhedrücke, jedoch verminderte willkürliche Kneifdrücke vorliegen. Wenn der Kneif- und der Ruhedruck niedrig sind, neigen die Patienten zur vollständigen Inkontinenz [15]. Jedoch überlappen sich die manometrischen Daten von inkontinenten Patienten und gesunden Probanden, was zu Missinterpretationen führen kann [16]. Daher können Normalbefunde eine Inkontinenz nicht vollständig ausschließen.

Obstipation

Die Literaturdaten sind hier widersprüchlich. Patienten, die an einer Obstipation leiden, haben keine deutlichen Hinweise auf eine Schwäche des internen oder externen Sphinkters. Es werden Tendenzen in Richtung eines erhöhten, aber auch normalen oder verminderten analen Ruhedrucks beschrieben [18, 19]. Ein Anstieg der Rektumcompliance und eine verminderte Sensibilität wurden von einigen Autoren beschrieben. Die verminderte Rektumsensibilität könnte sekundär nach einer chronischen Dehnung des Rektums bei chronischer Stuhlimpaktion auftreten [20]. In einigen Studien wurden Abweichungen der Amplitude und der Schwelle der rektoanalen inhibitorischen Antwort gefunden [20, 22].

Anismus

Die verlässlichsten Tests sind die digitale Untersuchung, das EMG, dynamische MRT und die Defäkographie. Der Ballonexpulsionstest ist eine sehr geeignete und häufig gebrauchte Untersuchungsmethode (Kap. 9.2).

Rektumprolaps

Patienten mit einem Rektumprolaps weisen häufig eine globale Sphinkterschwäche auf. Der Ruhedruck ist signifikant vermindert. In den meisten Fällen ist der Kneifdruck ähnlich reduziert. Viele Patienten mit Prolaps haben einen verkürzten Analkanal. Aufgrund dieser anatomischen Veränderungen sind die Untersuchungen der Sensibilität und der Compliance häufig nicht möglich.

M. Hirschsprung

Bei Verdacht auf das Vorliegen eines M. Hirschsprung besonders in der Pädiatrie bei der Differenzialdiagnose von obstipierten Kindern und Jugendlichen ist eine manometrische Untersuchung indiziert. In Ausnahmefällen zeigt sich auch ein segmentaler Befall des M. Hirschsprung bei jungen Erwachsenen. Auch in diesen Fällen ist die Manometrie des Anorektums sehr hilfreich.

Beweisend für das Vorliegen eines M. Hirschsprung ist neben der pathologischen Rektumsensibilität das Fehlen des rektoanalen Inhibitionstests (► s. unten). Trotz dieser typischen Konstellation muss eine »Full-thickness«-Biopsie aus dem Rektum entnommen werden.

3.6.5 Technik

Patientenvorbereitung

Die Details der Untersuchung werden mit dem Patienten besprochen, seine Einwilligung wird eingeholt. Dem Patienten sollte bewusst sein, dass während der Untersuchung ein Ballon in seinem Rektum aufgeblasen wird. In vielen Zentren wird vor der Untersuchung das Rektum routinemäßig mit Kochsalzlösung oder Einläufen gesäubert. Einige Fachleute führen eine Darmvorbereitung nur durch, wenn ein harter Stuhlgang zu erwarten ist. Sedativa sollten nicht angewendet werden (höchstens bei extrem ängstlichen Patienten). Nach der Untersuchung sind die Patienten in keiner Art und Weise eingeschränkt.

Untersuchungstechnik

Der Patient wird in Seitenlage (Knie und Hüfte gebeugt) oder Rückenlage gebracht. Danach wird eine normale digitale Untersuchung mit Überprüfung des Analreflexes durchgeführt. Der Manometriekatheter wird durch den Anus ca. 10 cm in das Rektumlumen vorgeschoben. Bei der *Durchzugstechnik* wird die Sonde langsam zurückgezogen. Die Druckhöhen werden kontinuierlich gemessen. Die Hochdruckzonen, die dem inneren und äußeren Analsphinkter entsprechen, werden lokalisiert. Beim entspannten Patienten werden nun die Ruhedrücke (basaler Analdruck) festgestellt. Dann wird der Patient aufgefordert, den Sphinkter maximal anzuspannen, dieser Druck wird aufgezeichnet.

Danach wird der Manometriekatheter wie zuvor eingeführt, und der Rektumballon wird langsam aufgeblasen. Der Patient gibt das erste bewusste Gefühl einer Rektumfüllung an, und das Volumen des Rektumballons zu diesem Zeitpunkt wird dokumentiert. Zusätzlich kann die Reflexantwort des inneren Analsphinkters auf die Rektumdehnung, auch als rektoanaler Inhibitionstest bekannt, gemessen werden.

Ballonmanometrietechnik: Falls ein Multiballonapparat benutzt wird, wird er nach der digitalen Untersuchung eingeführt. Das Messgerät wird ungefähr 8 cm vorgeschoben oder soweit, bis der distale (externe) Ballon unmittelbar innerhalb der Analmündung liegt und nicht mehr gesehen werden kann. Anschließend werden die Ballons aufgeblasen und die Drücke festgehalten. Der Patient gibt das erste Gefühl einer Rektumfüllung an. Damit erhält man einen »Schwellenwert« der Rektumsensibilität.

Manometriecharakteristika bei Frauen und Männern

Für den Ruhe- und den Kneifdruck wurde eine große Bandbreite von Normalwerten definiert. Dies liegt an der Vielzahl der Manometriegeräte. Deswegen müssen Normalwerte für Frauen und Männer für jedes Labor neu definiert werden. Abgesehen vom Geschlecht scheint das Alter insbesondere bei Frauen die Manometriedaten zu beeinflussen.

Mc Hugh und seine Mitarbeiter untersuchten die Ruhe- und Kneifdrücke bei 143 Patienten mit Stuhlinkontinenz und verglichen diese Daten mit 157 gesunden Probanden. Ihre Studien ergaben, dass das Alter die maximalen Druckamplituden bei Frauen mehr als bei Männern beeinflusst. Rion et al. fanden heraus, dass der Analsphinkter bei Männern länger als bei Frauen ist [28]. Die Ruhedrücke der untersuchten Frauen unterschieden sich nicht signifikant von denen der Männer. Die maximalen Kontraktionsdrücke und die Dauer der Kontraktion sind bei Männern höher [29].

Die Rektumsensibilität und die Compliance zeigen ähnliche Resultate in beiden Geschlechtsgruppen [3, 30]. Es scheint, dass der durchschnittliche maximale Ruhedruck bei der Multipara signifikant vermindert ist gegenüber dem einer Nullipara. Die Ruhedrücke von Männern unterscheiden sich nicht von nulliparen Frauen [33]. Den endosonographischen Untersuchungen zufolge haben multipara Frauen in bis zu 60% der Fälle Sphinkterdefekte [31].

Manometrische Untersuchung von Kindern

Die Untersuchung wird beim Kind in einer Linksseitenlage mit gebeugten Hüften und Knien durchgeführt. Eine Sedierung ist nicht notwendig. Eine Darmvorbereitung mit einem Einlauf ist ausreichend. Der anale Ruhedruck ist gewöhnlich 1–2 cm oberhalb der Analmündung am höchsten. Der maximale Kneifdruck ist der höchste gemessene Wert über dem analen Ruhedruck.

Wir führen eine Durchzugstechnik durch, bei der die Sonde kontinuierlich zurückgezogen wird (1 cm pro Sekunde). Die Analkanallänge wird dort ausgemessen, wo der Ruhedruck mindestens 5 mm Hg höher als im Rektum ist und andere motorische Aktivitätsmuster gefunden werden. Die Länge des Analkanals bei gesunden Kindern hängt vom Alter ab und reicht von 2–5 cm. Bei älteren Kindern kann die Rektumsensibilität und die Compliance mit dem Ballonkathetersystem überprüft werden. Durch das Aufblasen mit kleinen Wasser- oder Luftvolumina kann die Schwelle des rektoanalen inhibitorischen Reflexes und der Reflex selbst überprüft werden.

Bei Kindern sowie Erwachsenen kann eine Obstipation diagnostiziert werden, indem versucht wird, einen luft- oder wassergefüllten Ballon auf der Toilette auszuscheiden. Wird ein Ballonkathetersystem benutzt, können die Druckunterschiede während der Defäkation aufgezeichnet werden und die längsten und die stärksten Druckveränderungen analysiert werden.

3.6.6 Wertigkeit der anorektalen Manometrie

J. Girona, B. Mölle

Die anale Manometrie ist eine objektivierbare und reproduzierbare Messmethode zur Diagnostik von differenzierten Funktionen des Anorektums mit einer Fülle von Messparametern von unterschiedlichem Stellenwert. Die Methode hat sich zunehmend von einer ursprünglich klinisch-wissenschaftlichen Maßnahme zu einer *standarisierten Untersuchungstechnik* weiterentwickelt. Sie stellt heute eine der gebräuchlichsten Methoden zur Beurteilung der Analsphinkterfunktion dar.

Obwohl ihre Ergebnisse unerlässlich sind, gehören sie grundsätzlich zu einem Teilbereich im großen Spektrum der proktologischen Diagnostik. Die Auswertung der Manometrieergebnisse führt allein nicht zur Diagnose. Die Manometrie ist eine additive Untersuchung; zusammen mit weiteren proktologischen Untersuchungsmethoden ist eine sichere Diagnosestellung möglich.

Während die Manometrie beim Erwachsenen hauptsächlich zur Ausschlussdiagnostik angewandt wird, bekommt diese Methode im Kindesalter einen höheren Stellenwert wegen der fehlenden objektivierbaren Alternativmethoden.

Messysteme

- Perfusionskatheter:
  - »open end« (einfach, mehrfach, radiär, longitudinal)
- Ballonkatheter:
  - großvolumig
  - Mikroballon
- Mikrotiptransducer:
  - einfach
  - mehrfach radiär
  - mehrfach longitudinal
- Spezialsonden:
  - Sleeve-Katheter
  - Bellman-Sonde
  - Druckmesskammer

Die *Angabe von Normwerten* ist wegen der unterschiedlichen Messsysteme, der Messtechnik und der Vielfalt der Parameter (◘ Tabelle 3-7) mit physiologischen Streubreiten, z. B. nach Alter und Geschlecht, nicht vergleichbar und sollte deshalb auf die selbst angewandte Methode und deren Ergebnisse beschränkt sein.

Tabelle 3-7. Wichtige Parameter der analen Manometrie bzw. Durchzugsmanometrie und ihre Wertigkeit (++, +)

Parameter der analen Manometrie	Wertigkeit
Sphinkterdruckprofil	+
Analkanallänge	+
Analer Ruhedruck	++
Maximaler Ruhedruck	+
Analer Willkürdruck (Kneifdruck)	++
Radiäre Druckmessungen	+
Flächenintegrale	+
Volumetrische dreidimensionale Darstellung	+
Analer Stressdruck	++
Anokutaner Reflex	++
Rektoanaler Inhibitionsreflex	++
Rektoanaler Kontraktionsreflex	++
Rektumcompliance	++
Anorektale Sensibilität	+
Elektrosensitivität	+
Temperaturempfindlichkeit	+
Anorektale Motilität	+

Methodische Einflussgröße auf die Parameter

- Messsystem
- Katheterlänge
- Perfusionsgeschwindigkeit
- Rückzugsgeschwindigkeit
- Ballonform
- Ballongröße
- Ballonmaterial

Physiologische Einflussgröße

- Alter
- Geschlecht
- Untersuchunsposition
- Vorerkrankungen

Bei der *analen Inkontinenz* besteht eine direkte Korrelation zwischen Klinik, Kontinenzleistung und den manometrischen Messwerten. Mit dieser Methode lassen sich auch klinisch inapparente Kontinenzstörungen erkennen, die im Rahmen einer Operationsplanung ihre Berücksichtigung finden sollten.

Die *präoperative Manometrie* hat heute an Bedeutung gewonnen, da bei vielen anorektalen Erkrankungen begleitend eine Störung der Sphinkterfunktion vorliegt, die klinisch noch nicht offensichtlich ist, aber einen direkten Einfluss auf die operative Strategie haben kann. Deshalb ist heute die präoperative Durchführung der Manometrie bei proktologischen Erkrankungen wie Hämorrhoiden, Analfissuren, anorektalen Fisteln, Anal- und Rektumprolaps sowie beim Anal- oder Rektumkarzinom unumstritten.

Darüber hinaus dient die anorektale Manometrie der *postoperativen Verlaufskontrolle* der Sphinkterleistung.

Sowohl aus *forensischen Gründen* als auch hinsichtlich der klinischen Beurteilung steht mit der Manometrie die Möglichkeit einer quantitativen Wertung eines Therapieerfolges mit objektiven Parametern zur Verfügung. Außerdem dient die anorektale Manometrie der Indikationsstellung und Therapiekontrolle beim *Biofeedbacktraining* des analen Sphinktersystems. Bei *wissenschaftlichen Fragestellungen* ist dies zur Evaluierung verschiedener Therapieprinzipien gänzlich unverzichtbar.

Eine Weiterentwicklung zielt auf eine fortschreitende Standarisierung und Validierung dieser Untersuchungstechnik zur Abklärung pathophysiologischer Hintergründe sowie auf die routinemäßige Anwendung bei der Planung und Kontrolle anorektaler Erkrankungen.

Wertigkeit der Analmanometrie

- Eine optimale, überall anwendbare Methode steht derzeit noch nicht zur Verfügung
- Jede Methode hat spezifische Vorteile, aber auch Fehlerquellen und Nachteile
- Jede Methode braucht Standards, um mit anderen Methoden vergleichbar zu sein
- Ballonsonden sind einfach und preisgünstig, können jedoch nicht alle Parameter messen
- Microtiptransducer messen sehr genau, aber sind störanfällig und teuer
- Die Bellman-Sonde hat eine große Fehlerbreite und erfasst weniger Parameter

3.7 Fäkoflowmetrie

A. Shafik

Bei der konventionellen Untersuchung von Patienten mit proktologischen Erkrankungen korrelieren die Befunde häufig nur wenig mit den subjektiven Beschwerden. Die üblichen Untersuchungen wie Druckmessungen, Elektromyographie, Ballonexpulsionstest oder Defäkometrie erfassen nicht alle Vorgänge der Defäkation. Um den Defäkationsvorgang möglichst genau zu analysieren, haben wir in Anlehnung an das urologische Untersuchungsverfahren die Defäkoflowmetrie, die die natürliche Rektumevakuation simuliert, entwickelt [1–6].

3.7.1 Diagnostik

Die Fäkoflowmetrie als einfache und nichtinvasive Methode kommt ohne Strahlenbelastung aus und liefert mehr Informationen als konventionelle Untersuchungen. Sie simuliert den Defäkationsvorgang und wird unter fast normalen Bedingungen durchgeführt. Die Entleerungsflussrate ist das Produkt von der Aktion des M. detrusor recti gegen den Outlet-Widerstand im Enddarm. Das entleerte Volumen wird pro Zeiteinheit gemessen [1–6]. Die Untersuchung ergibt sowohl quantitative als auch qualitative Daten über den Defäkationsvorgang. Alle objektiven Parameter werden in einem einzigen Test erfasst.

Die Form der *normalen Flusskurve* wird durch den aktiven Detrusor der Rektumapulle bestimmt und durch den passiven Widerstand des Rektumhalses (Analkanal) moduliert.

Kurvenkonfiguration

Der ansteigende Flussschenkel ist das Resultat der rektalen Detrusorkontraktion. Seine glatte Form entsteht aufgrund der ununterbrochenen, kontinuierlichen Kontraktion der Rektumampulle. Die glatte Form des absteigenden Schenkels stellt vermutlich die Funktion des Rektumhalses dar. Eine Unterbrechung im Verlauf des absteigenden Schenkels kann durch Veränderungen im Rektumhals oder durch intraabdominellen Druck beim Pressen verursacht sein.

Die Konfiguration der Kurve ist bei der Untersuchung genauso wichtig wie die zu messende durchschnittliche Flussrate. Sie ist ein verlässliches Qualitätszeichen des Stuhlstroms und kann eine Vielzahl von Informationen beinhalten.

Kurvenkonfiguration und ihre Bedeutung

- Ansteigender Flowschenkel = Kontraktion des M. detrusor recti
- Absteigender Schenkel = Funktion des Analkanals

3.7.2 Indikation

Die Untersuchung ist bestens dafür geeignet,eine Differenzialdiagnose bei Entleerungsstörungen herbeizuführen. Insbesondere dient die Untersuchung zur genauen Unterscheidung zwischen Entleerungsstörungen als Folge einer Rektuminertia oder der distalen Obstruktion. Die zahlreichen Befunde, die bei der Untersuchung gewonnen werden, geben oft Aufschluss über weitere Störungen während der Entleerung.

3.7.3 Untersuchung

Das Gerät besteht wie bei der Uroflowmetrie aus einem Gewichtsüberträger, einem Verstärker und einem Oszillographen. Vor der Untersuchung muss der Patient zunächst seinen Darm entweder durch Defäkation oder durch einen Einlauf entleeren. In Linksseitenlage erhält der Patient einen wässrigen oder einen Breieinlauf. Der wässrige Einlauf besteht aus 1 l 37 °C warmem Wasser, das über einen 14-Charr-Katheter in das Rektum eingeführt wird.

Das breihaltige Klistier ist aus Wasser und Mehl zusammengesetzt. 200 ml Leitungswasser werden hierfür unter ständigem Rühren portionsweise mit 200 g Weizenmehl vermischt, sodass eine homogene, dickflüssige Paste von 260 cm^3 entsteht. 250 cm^3 dieser Paste werden in eine Silikonspritze (Blasenspritze) gefüllt (Silikon 600 Fr, Bayer, BAV GmbH, Leverkusen, Deutschland). Ein 32-Charr-Nelaton-Katheter wird durch den After ca. 8–10 cm in das Rektum vorgeschoben. 200 cm^3 dieser Paste werden mit der Spritze langsam in das Rektum injiziert.

Nach Gabe des Wasser- bzw. des Breiklistiers wird der Patient gebeten, umherzugehen, bis er einen Defäkationsdrang verspürt. Der Patient setzt sich dann so auf den Fäkoflowmeterstuhl, dass die Hüften in einem Winkel von 90° gebeugt sind. Anschließend soll er so natürlich wie möglich den Darm entleeren. Gleichzeitig wird das Gerät per Knopfdruck in Gang gesetzt.

Wasser- und Breifäkoflowmetrie

Der Unterschied zwischen Wasser- und Breifäkoflowmetrie ist, was die Kurvenkonfiguration und die Flowparameter betrifft, nicht signifikant. Der Hauptunterschied besteht im unterschiedlichen Volumen des instillierten Materials: 1 l Wasser im Gegensatz zu 200 cm^3 Brei. Aus diesem Grund sind die Flusskurve und die erfassten Parameter bei der Breifäkoflowmetrie im Vergleich zur Wassermethode kleiner.

Da keine unterschiedlichen Ergebnisse der rektalen Funktion bezüglich der Defäkationsflusskurven auftraten, können beide Materialien bei der Fäkoflowmetrie benutzt werden. Jedoch scheint die Breifäkoflowmetrie bei inkontinenten Patienten eher indiziert zu sein, da die Paste länger im Rektum behalten werden kann als Wasser. Im Gegensatz dazu ist die

Wasserfäkoflowmetrie bei obstipierten Patienten eher geeignet, da das Wasser leichter evakuiert werden kann.

Stuhlfäkoflowmetrie

Man kann darüber streiten, ob die Fäkoflowmetrie mit einer wirklichen Stuhlevakuation nicht einer Fäkoflowmetrie mit Wasser oder Brei vorgezogen werden soll. Jedoch zeigten unsere Versuche, dass die Fäkoflowmetrie bei natürlicher Defäkation im Gegensatz zur Fäkoflowmetrie mit Wasser oder Brei nicht standardisierbar ist [1–6]. Mit natürlichen Fäzes sind die Ergebnisse von vielen unkontrollierbaren Faktoren, wie Menge und Stuhlbeschaffenheit, sowie Zeitdauer der Defäkation abhängig, welche bei vielen Patienten – besonders bei chronisch obstipierten Patienten – nicht genau definiert werden konnten. All diese Faktoren variieren von Patient zu Patient und sogar bei dem gleichen Individuum von einer Defäkation zur anderen. Aus diesem Grund halten wir die Fäkoflowmetrie mit natürlichen Fäzes für eine ungeeignete Methode.

3.7.4 Befunde

Die Ergebnisse unterscheiden sich bei normalen, obstipierten und inkontinenten Patienten aufgrund entsprechender Kurvenprofile.

Normale Patientenbefunde

Die erhaltenen Kurven werden »Defäkationsflusskurven« (Abb. 3-19) genannt. Die Kurven werden sowohl quantitativ als auch qualitativ erfasst.

Quantitative Erfassung

Hierbei werden das Defäkationsvolumen, die Flusszeit, die durchschnittliche Flussgeschwindigkeit und die verstrichene Zeit bis zum maximalen Fluss registriert (Tabelle 3-8). Die Fluss-(Defäkations-)zeit in Sekunden (t) und das Defäkationsvolumen in ml (V) werden aus der Defäkationsflusskurve errechnet. Die durchschnittliche Flussrate wird als durchschnittliches Volumen pro Zeiteinheit definiert. Es wird folgendermaßen errechnet:

Durchschnittsflussgeschwindigkeit = Defäkationsvolumen (V): Flusszeit (t) [ml/s].

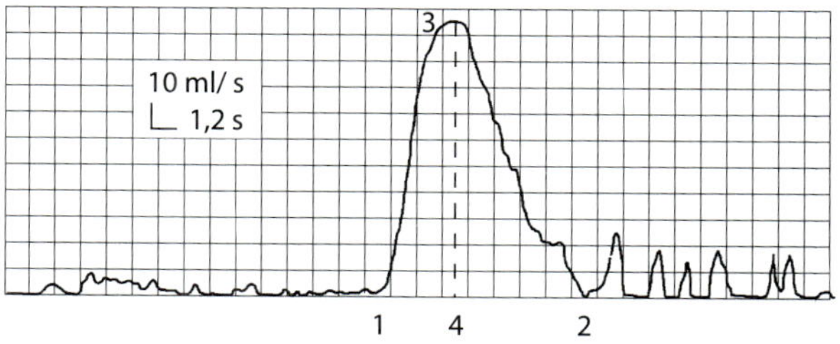

Abb. 3-19. Flusskurve eines gesunden Probanden. (*1–2* Defäkationszeit [s], *1–4* Zeit bis zum maximalen Fluss [s], *3–4* maximale Flussrate [ml/s])

Wichtige Parameter

- Defäkationsvolumen [ml]
- Entleerungsflussrate [ml/s]:
  - Durchschnittliche Flussrate
  - Maximale Flussrate
- Flusszeit (Defäkationszeit) [s]:
  - Maximale Flusszeit
  - Mittlere Flusszeit
  - Zeit bis zum maximalen Fluss [s]
  - Intraabdominaler Pressdruck

Tabelle 3-8. Fäkodynamische Parameter von 36 gesunden Probanden und 88 chronisch obstipierten Patienten (33 inerte Form, 55 obstruktive Form) mit Breieinlauf

Parameter	Gesunde Probanden		Obstipation			
			Inert		Obstruktuv	
	Spannweite	Mittelwert ± Standardabweichung	Spannweite	Mittelwert ± Standardabweichung	Spannweite	Mittelwert ± Standardabweichung
Volumen [ml]	76–145	114,3±26,4	48–116	80,2±28,2	36–78	58,6±14,8
Flusszeit [s]	10–29	20,2±5,2	8–28	18,7±6,6	12–38	28,6±7,3
Mittlere Flussrate [ml/s]	5–8	6,2±1,2	2–7	3,8±1,6	2–4	2,6±0,4
Maximale Flussrate [ml/s]	12–24	15,6±4,2	4–10	7,4±2,2	3–7	4,5±0,9
Zeit bis zum maximalen Fluss [s]	1,0–2,5	1,5±0,4	3,2–8	5,8±1,2	6–18	10,8±3,3

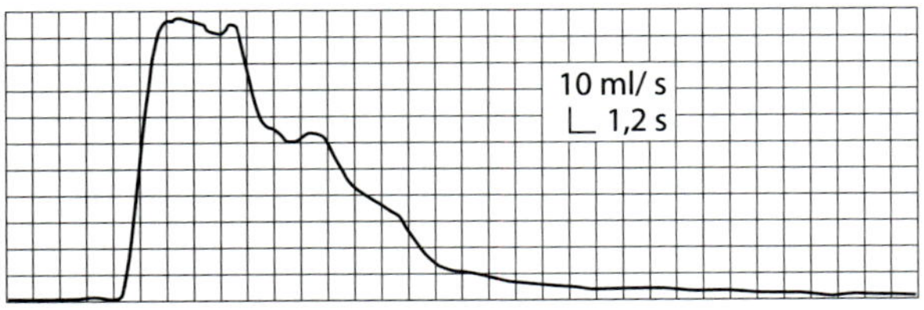

Abb. 3-20. Flussrate eines gesunden Probanden mit Fluktuationen im absteigenden Schenkel

Die Kurve zeigt außerdem die maximale Flussrate [ml/s], welche durch das größte Volumen pro Zeiteinheit ausgedrückt wird. Die Zeit bis zum maximalen Fluss [s] wird aus der Kurve als die Zeit berechnet, die vom Beginn der Defäkation bis zum Zeitpunkt des maximalen Flusses vergeht.

Qualitative Erfassung, Kurvenkonfiguration

Zusätzlich zu den quantitativen Werten, die mit der Fäkoflowmetrie erfasst werden, ist die »obeliskförmige« Konfiguration der normalen Kurve charakteristisch (Abb. 3-19). Der ansteigende Schenkel ist steil und normalerweise glatt; der maximale Fluss wird innerhalb von 1–3 s erreicht und in der Mehrheit der Fälle für einen kurzen Moment bzw. 3–4 s gehalten. Der absteigende Schenkel hat im Gegensatz dazu einen flacheren Verlauf. Er ist glatt oder zeigt einige Vorwölbungen (Fluktuationen; Abb. 3-20).

Obstipierte Patienten

Die Flussparameter und die Flusskurve unterscheiden sich bei obstipierten Patienten von denen bei gesunden Probanden wesentlich [1, 3–6]. Im Fall einer Obstipation ist die Zeit bis zum maximalen Fluss signifikant verlängert, wohingegen die durchschnittliche und maximale Flussrate signifikant niedriger sind (Tabelle 3-8).

Der ansteigende Schenkel der Flusskurve steigt flacher an und zeigt Fluktuationen. Die Kurve kann ein Plateau aufweisen. Bei der chronischen idiopathischen Obstipation lassen sich zwei fäkoflowmetrische Muster deutlich unterscheiden: eine nichtobstruktive und eine obstruktive Flowkurve.

- Nichtobstruktive Kurventyp (Inertiatyp):
  Die Flusskurve ist sehr charakteristisch (Abb. 3-21). Der ansteigende Schenkel steigt weniger steil als normal an und weist Schwankungen der Flussintensität auf. Die Zeit bis zum maximalen Fluss ist signifikant verlängert. Wenn der maximale Fluss erreicht wird, fällt die Kurve ohne Plateaubildung ab. Die durchschnittliche und die maximale Flussrate ist signifikant geringer als normal.
- Obstruktiver Kurventyp (Outlet-Obstruktionstyp):
  Es gibt deutliche Unterschiede zwischen den obstruktiven und nichtobstruktiven Kuvenverläufen. Entleertes Volumen pro Zeiteinheit und durchschnittliche sowie maximale Flussraten sind signifikant niedriger bei der Outlet-Obstruktion als beim Inertiatyp, wohingegen die Flusszeit und die Zeit bis zum Erreichen des maximalen Flusses signifikant verlängert sind.
  Die Flusskurve ist ebenfalls sehr charakteristisch (Abb. 3-22). Der ansteigende Schenkel steigt weniger steil an als beim inerten Typ. Die Kurve hat in allen Fällen ein langes, konstantes Plateau. Der absteigende Ast der Kurve fällt weniger steil ab als beim inerten Typ.

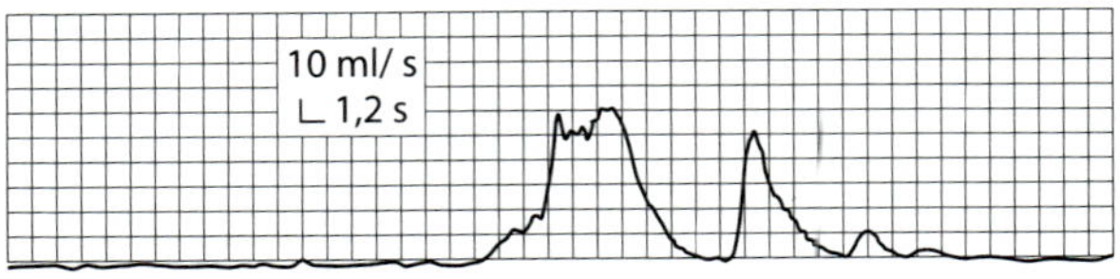

Abb. 3-21. Flusskurve bei der inerten Obstipation

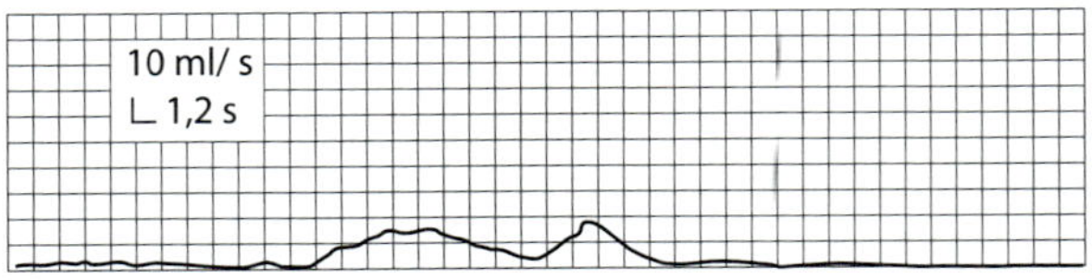

Abb. 3-22. Flusskurve bei der obstruktiven Obstipation

Inkontinente Patienten

Bei einer kompletten Inkontinenz zeigt das Defäkoflowgramm eine «Minikurve», weil der Patient den Großteil des Klistiers vor Beginn der Untersuchung bereits verloren hat (Abb. 3-23). Bei partieller Inkontinenz sind die Flussrate und die Kurve charakteristisch. Das evakuierte Volumen und sowohl der durchschnittliche als auch der maximale Fluss sind höher, wohingegen die Flusszeit und die Zeit bis zum Erreichen des Maximalflusses kürzer als bei gesunden

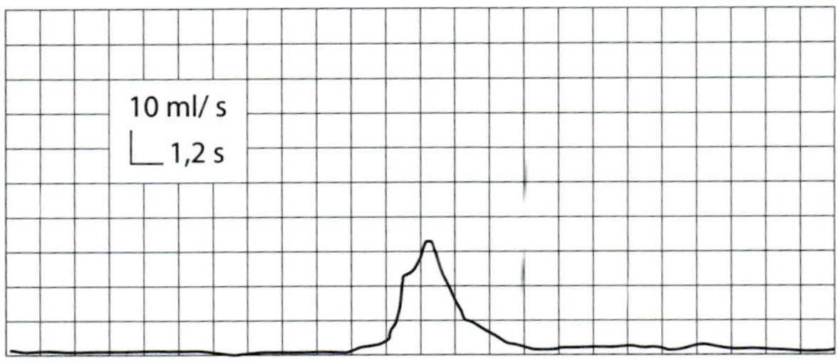

Abb. 3-23. Flusskurve bei der totalen Stuhlinkontinenz

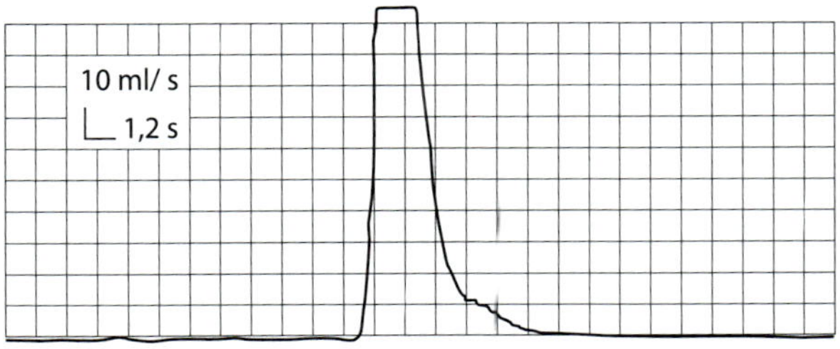

Abb. 3-24. Flusskurve bei der inkompletten Stuhlinkontinenz

Probanden sind. Der ansteigende Schenkel der Flusskurve zeigt einen steilen und glatten Verlauf ohne Plateau (◘ Abb. 3-24). Der absteigende Schenkel fällt weniger steil ab und weist Fluktuationen auf.

3.8 Defäkomyographie

J. Girona, B. Mölle

Die Defäkomyographie ist eine dynamische Untersuchungsmethode zur Prüfung des Reflexverhaltens im Anorektum und damit geeignet zur Feststellung von funktionellen Störungen während der Defäkation. Im Rahmen der Outlet-Obstruktion stellt die Untersuchung eine weitere diagnostische Abgrenzung unterschiedlicher anorektaler Krankheitsbilder dar. Die Methode erlaubt wichtige Aufschlüsse über das Reflexverhalten bzw. subtile Funktionsstörungen des Anorektums in Ruhe, unter ampullärer Belastung und während der Defäkation.

3.8.1 Diagnostik

Funktionsstörungen während des Defäkationsvorgangs lassen sich durch verschiedene Untersuchungsmethoden und im Besonderen durch eine EMG-Ableitung feststellen. Einige Krankheitsbilder, wie z. B. der Anismus, sind seit Jahren bekannt [1, 3, 8, 11–13, 17, 18]. Die häufig auftretende Outlet-Obstruktion ist durch ein Fehlen der notwendigen Öffnungsfunktion des Afters während der Defäkation gekennzeichnet [4, 5, 9, 16].

Aus anatomischen Studien neueren Datums geht eindeutig hervor, dass dem M. levator ani und seinen Komponenten eine wesentliche Rolle bei der Defäkation zugeschrieben wird (Kap. 1.4) [2, 7, 16]. Eine Muskelaktivität im Bereich des M. pubococcygeus während der Defäkation wurde schon vor Jahren bei Gesunden beobachtet [6] und später durch elektromyographische Untersuchungen bestätigt. Gesunde Probanden zeigen beim Pressen elektromyographisch einen Aktivitätsanstieg des M. pubococcygeus und gleichzeitig Ruhepotenziale im Bereich des M. puborectalis/externus (◘ Abb. 3-25) [10, 14].

Das Reflexverhalten lässt sich am besten durch eine simultane Prüfung der verschiedenen Muskelgruppen objektivieren. Eine gleichzeitige elektrische Ableitung des M. puborectalis externus und des M. pubococcygeus ist demnach gut geeignet, um Störungen der Öffnungsfunktion des Afters zu erfassen. Da aber manche Reflexfunktionen nur mit einer gefüllten Rektumampulle während der Defäkation auftreten, muss der Defäkationsvorgang technisch simuliert werden. Hierfür wird ein Ballon in der Rektumampulle platziert und mit Luft gefüllt. Während der verschiedenen Aktionen des Anorektums erfolgt die elektrische Ableitung der Potenziale beider Muskelgruppen. Dadurch erlaubt diese Untersuchung eine bessere Abbildung der koordinierten Reflexaktionen während der Defäkation.

Wesentliche Störungen des Reflexverhaltens sind bekanntlich im Sinne einer *Dysfunktion* bzw. Funktionsschwäche, einer *Dyssynergie* oder einer *paradoxen Reaktion* der korrespondierenden Muskelgruppen zu definieren [15].

3.8.2 Indikation

Aufgrund unserer Erfahrungen wird die von uns vorgestellte Defäkomyographie bei denjenigen Patienten mit Entleerungsstörungen empfohlen, bei denen konventionelle Untersuchungen keine weitere Differenzierung ergeben haben. Die wesentliche Indikation stellt die Outlet-Obstruktion dar und insbesondere dann, wenn sich erkennbare Störungen durch andere Methoden nicht feststellen lassen. Mit Hilfe der elektromyographischen Untersuchung gelingt es in vielen Fällen, eine weitere Differenzierung der reflektorisch wirkenden neuromuskulären Störungen zwischen

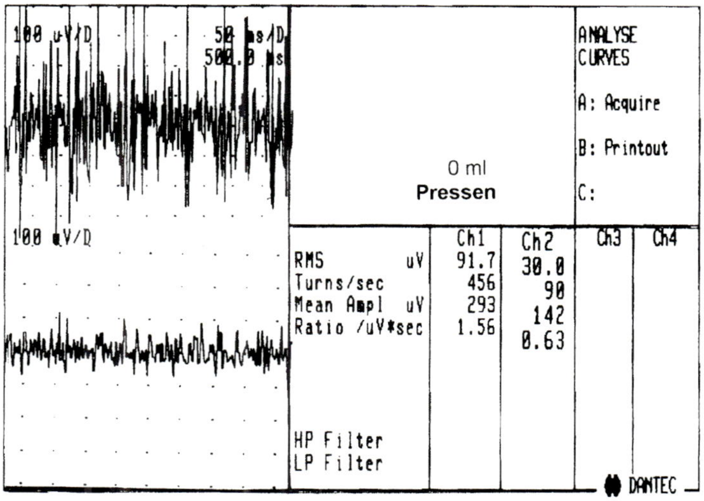

◘ **Abb. 3-25.** Simultane EMG-Ableitung des M. pubococcygeus (*obere Kurve*, Kanal 1) und des M. sphincter ani externus/puborectalis (*untere Kurve*, Kanal 2) eines gesunden Probanden beim Pressvorgang ohne rektale Stimulation (0 ml) mit den jeweiligen physiologischen Aktivitätsmerkmalen

Rektumampulle, M. levator ani und Analsphinkteren wie z. B. im Fall einer Strainodynie zu erreichen.

Die Untersuchung sollte im Prinzip weniger der Frage nach einer neurogenen Schädigung als vielmehr dem Nachweis reflektorischer Muskelaktivitäten dienen. Wegen ihrer Bewertung empfiehlt es sich, die Untersuchung nur von Versierten durchführen zu lassen. Sie kann z. B. auch als ergänzende Prüfung im Rahmen einer neurologischen Abklärung vorgenommen werden [7].

3.8.3 Untersuchung

Der Patient muss über das Procedere der Untersuchung besonders aufgeklärt werden, da ein Insufflationsballon in der Rektumampulle und zwei EMG-Nadeln neben dem After zu platzieren sind.

Untersuchungstechnik

- Die Untersuchung erfolgt bei uns in der Regel auf dem Untersuchungsstuhl in Steinschnittlage.
- Ein stuhlgefülltes Rektum wird zuvor mit Klysmen oder Spülungen ausgeräumt.
- Unter digitaler Kontrolle erfolgt die Einführung einer 65 mm langen konzentrischen EMG-Nadel 2,5–3,0 cm lateral des Anus bis in den M. pubococcygeus. Die Positionierung der Elektrode wird durch Palpation der Nadelspitze unter der Rektumwand durchgeführt mit anschließender audiovisueller EMG-Kontrolle. Eine korrekte Platzierung der Nadelelektrode ist nach kurzer Einübungszeit gut möglich.
- Eine weitere 42 mm lange konzentrische Nadel wird auf der gegenüber liegenden Seite in ca. 1 cm Abstand vom Anus in den Sphincter ani externus eingebracht (◘ Abb. 3-26 und 3-27).
- Über ein 2-Kanal-EMG-Gerät wird zunächst eine orientierende Aufzeichnung der muskulären Aktionspotenziale in Ruhe, nach Kontraktion und beim Pressen vorgenommen. Abweichende pathologische Befunde bedürfen einer fachneurologischen Abklärung.
- Nun wird mit ansteigender Luftfüllung eines im Rektum platzierten Ballonkatheters in Abständen von 50 ml eine simulierte Defäkation erzeugt.
- Es erfolgt eine simultane Aufzeichnung der Aktionspotenziale des Externus sowie des Levators (M. pubococcygeus) in Ruhe, beim Kneifen und hauptsächlich beim Pressen. Dabei wird das Schwellvolumen, bei dem der erste Dehnungsreiz auftritt, sowie das maximal tolerable Volumen mitregistriert.

Unsere Untersuchungen bei *gesunden Probanden* ohne Defäkationsstörungen zeigen nach rektaler Füllung eine Reflexaktivierung des M. pubococcygeus beim Pressen gegenüber der Grundaktivität im Ruhezustand. Im Bereich des Externus tritt nach anfänglicher Zunahme der Aktionspotenziale durch rektale Füllung (Kontinenzreaktion genannt) eine muskuläre Relaxation mit deutlicher Abnahme der Mukelaktivität auf (◘ Abb. 3-28).

Diese von uns erzielten Ergebnisse decken sich mit den Erfahrungen anderer Autoren [14]. Obwohl systematische Untersuchungen noch fehlen, bestätigen diese Befunde die Annahme, dass Untersuchungen ohne rektale Füllung wenig geeignet sind zur Beurteilung muskulärer und insbesondere neurogener Schäden des Anorektums. Bei Untersuchungen mit unterschiedlicher rektaler Füllung insbesondere beim Pressen sind bessere Aufschlüsse über Fehlfunktionen einzelner Muskelgruppen zu erwarten.

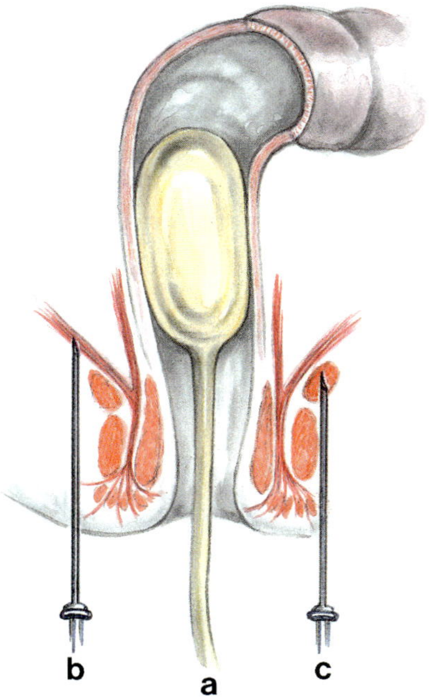

◘ **Abb. 3-26.** Technik der Defäkomyographie. Die rechte Nadelelektrode *(b)* wird bis zum M. levator ani vorgeschoben. Die 2. Nadel *(c)* wird im M. externus/puborectalis platziert. Positionierung des Ballonkatheters *(a)* in der Rektumampulle

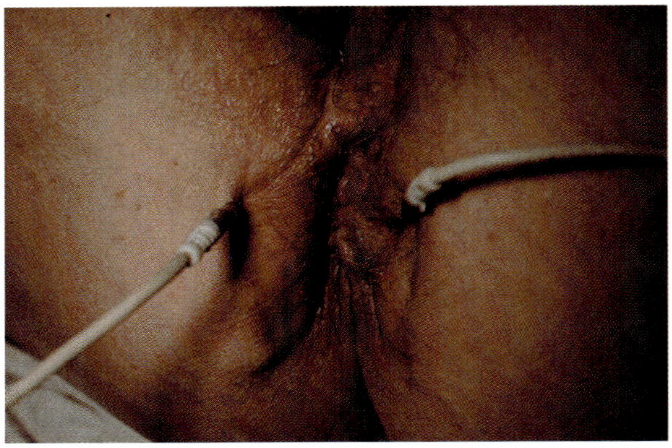

◘ **Abb. 3-27.** Platzierung der EMG-Nadelelektroden beim liegenden Patienten. Positionierung der Elektroden im Bereich des M. pubococcygeus auf der rechten Seite und im Bereich des Sphincter ani externus/M. puborectalis auf der linken Seite

■ **Abb. 3-28a–c. a** Simultanes EMG des M. pubococcygeus (*obere Kurve,* Kanal 1) und des M. externus/puborectalis (*untere Kurve,* Kanal 2) eines Gesunden in Ruhe und ohne rektale Füllung. **b** EMG-Kurven des gleichen Probanden bei maximaler Kontraktion ohne rektale Füllung. Es zeigt sich weitestgehend eine Ruheaktivität des M. pubococcygeus (*obere Kurve* und Potenzialparameter im Kanal 1) sowie eine Maximalaktivität des M. sphincter ani externus/puborectalis beim Kneifen (*untere Kurve* und Potenzialparameter im Kanal 2). **c** EMG-Kurven des gleichen Probanden beim Pressen nach rektaler Füllung mit 200 ml Flüssigkeit. Die *obere Kurve* zeigt eine gestiegene Aktivität des M. pubococcygeus (Kanal 1) mit einer gleichzeitigen reflektorischen Relaxation des M. sphincter ani externus/puborectalis in der unteren Kurve (Kanal 2)

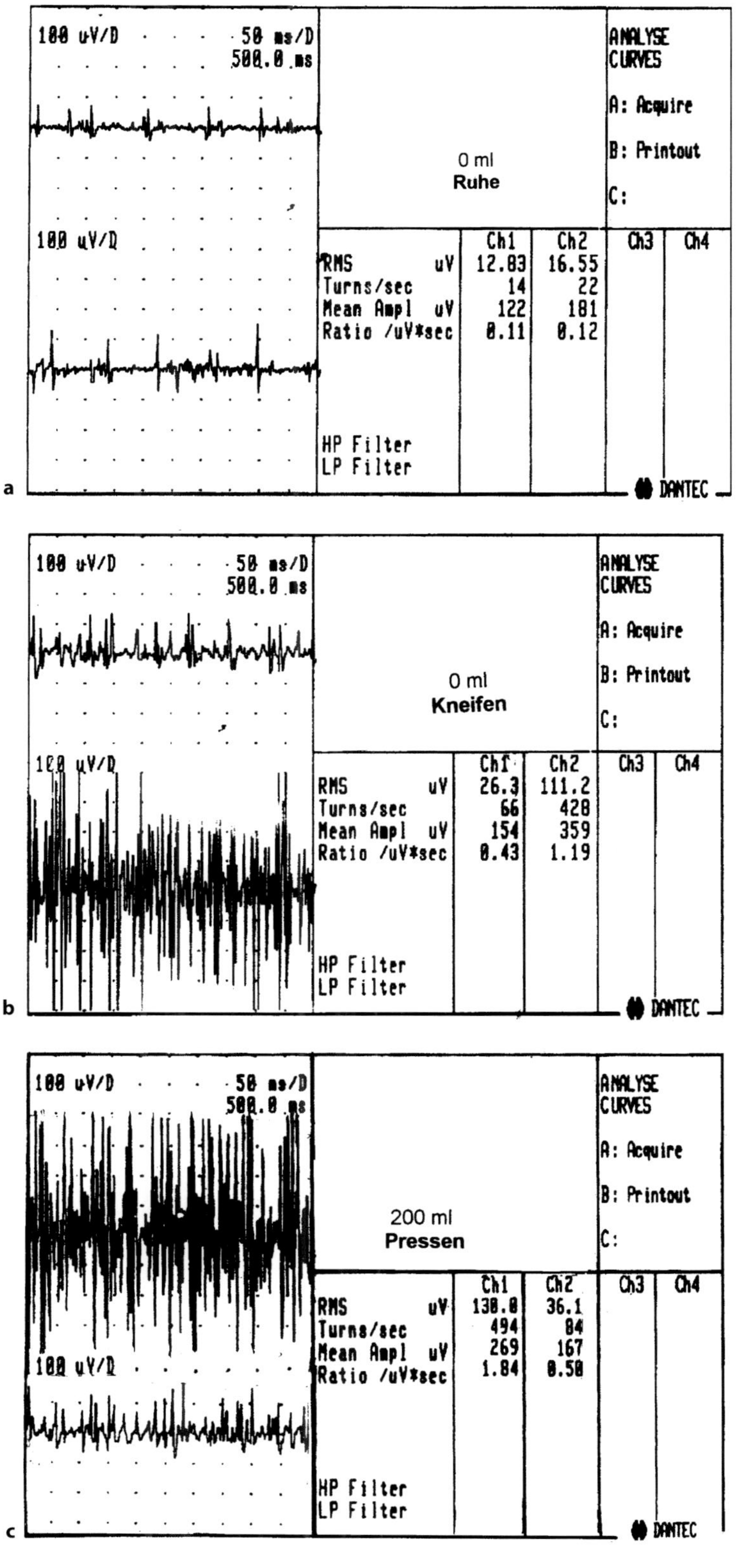

Abb. 3-29a–c. **a** Spontanaktivität in Ruhe im Bereich des M. pubococcygeus (*obere EMG-Kurve,* Kanal 1) sowie des M. puborectalis/externus (untere EMG-Kurve, Kanal 2). **b** Aktivitätsanstieg im Bereich des M. pubococcygeus beim Pressen ohne rektale Füllung (*obere Kurve,* Kanal 1) bei bestehender Grundaktivität des M. sphincter ani externus/puborectalis (*untere Kurve,* Kanal 2). **c** Die Reflexaktivität im Bereich des M. pubococcygeus nach Füllung der Rektumampulle mit 300 ml Füssigkeit ist deutlich vermindert *(obere EMG-Kurve),* während in der *unteren Kurve* eine Grundaktivität des M. sphincter ani externus/puborectalis zu finden ist

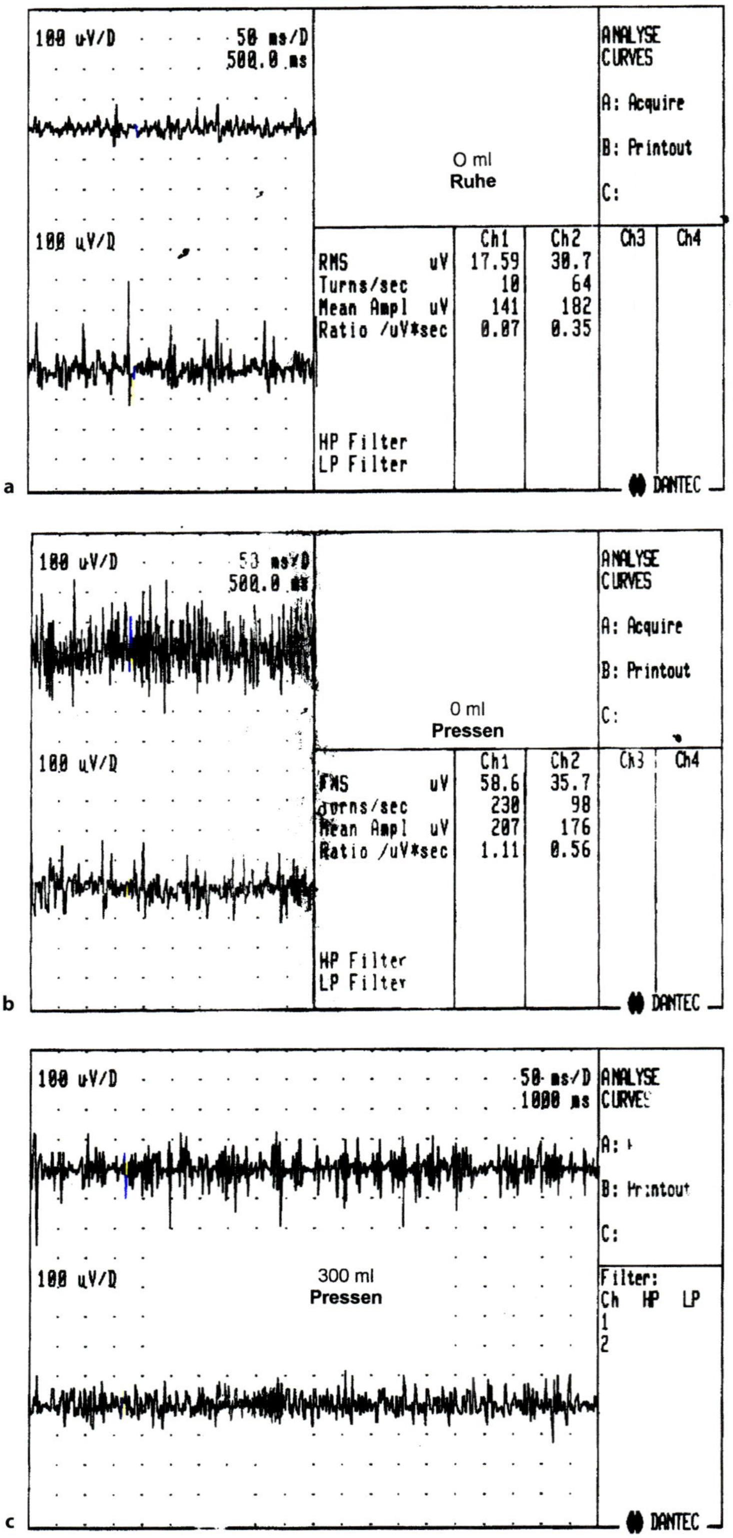

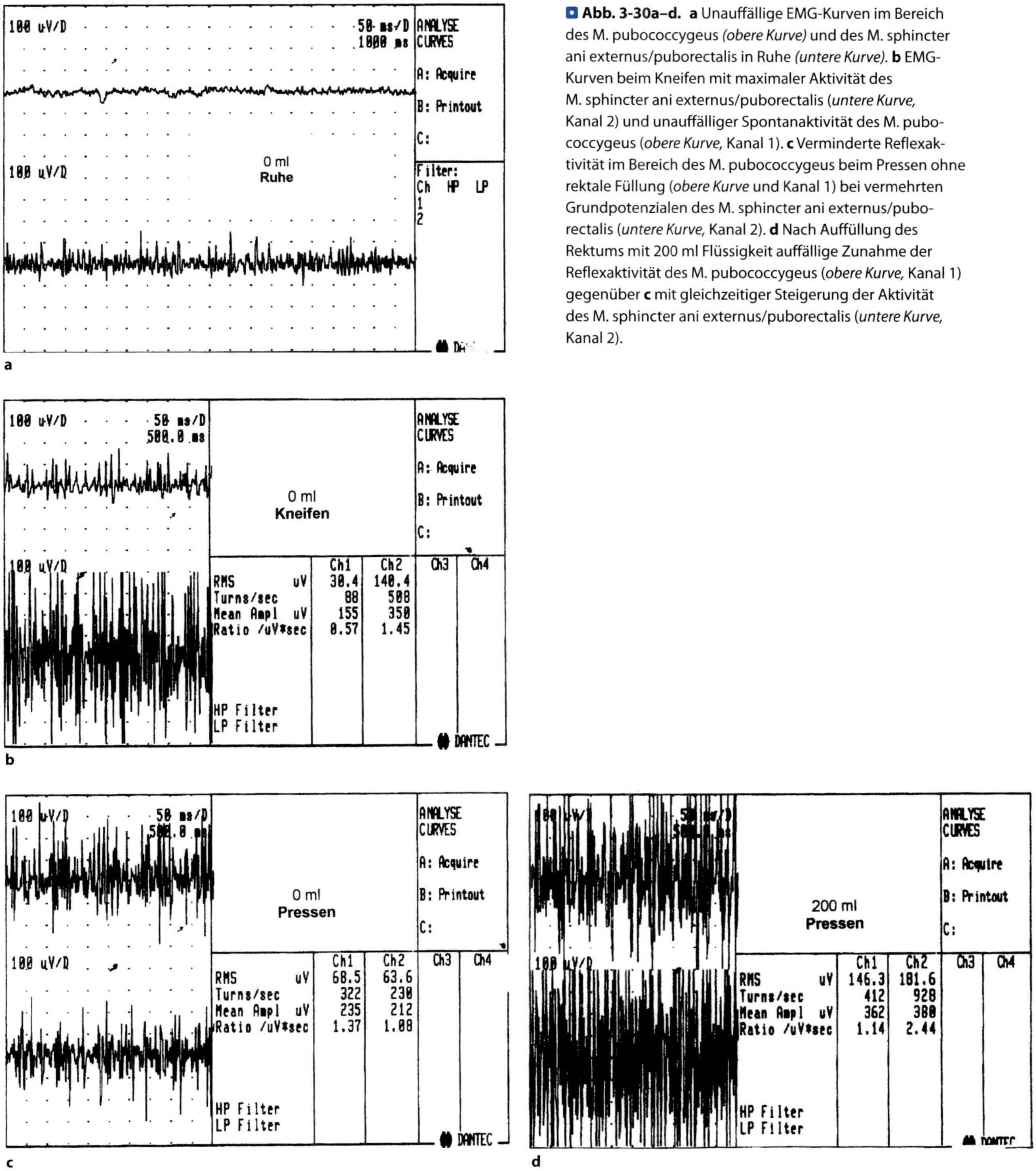

Abb. 3-30a–d. **a** Unauffällige EMG-Kurven im Bereich des M. pubococcygeus *(obere Kurve)* und des M. sphincter ani externus/puborectalis in Ruhe *(untere Kurve)*. **b** EMG-Kurven beim Kneifen mit maximaler Aktivität des M. sphincter ani externus/puborectalis (*untere Kurve*, Kanal 2) und unauffälliger Spontanaktivität des M. pubococcygeus (*obere Kurve*, Kanal 1). **c** Verminderte Reflexaktivität im Bereich des M. pubococcygeus beim Pressen ohne rektale Füllung (*obere Kurve* und Kanal 1) bei vermehrten Grundpotenzialen des M. sphincter ani externus/puborectalis (*untere Kurve*, Kanal 2). **d** Nach Auffüllung des Rektums mit 200 ml Flüssigkeit auffällige Zunahme der Reflexaktivität des M. pubococcygeus (*obere Kurve*, Kanal 1) gegenüber **c** mit gleichzeitiger Steigerung der Aktivität des M. sphincter ani externus/puborectalis (*untere Kurve*, Kanal 2).

3

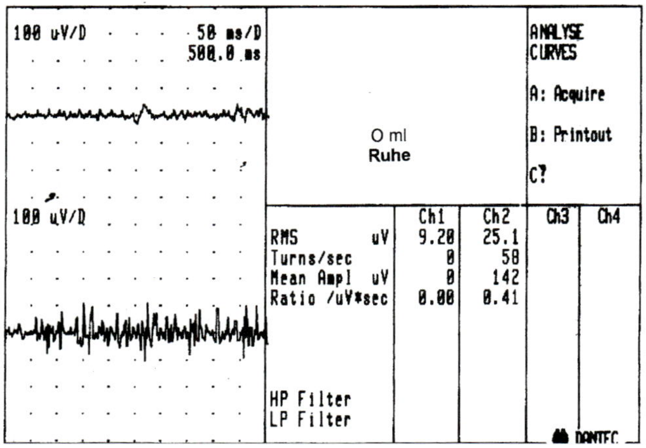

a

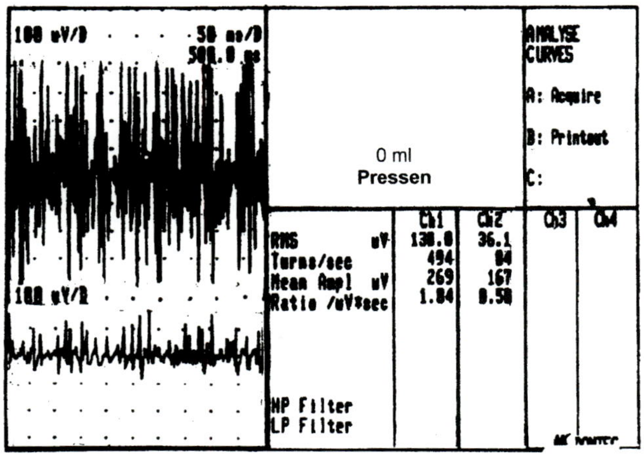

b

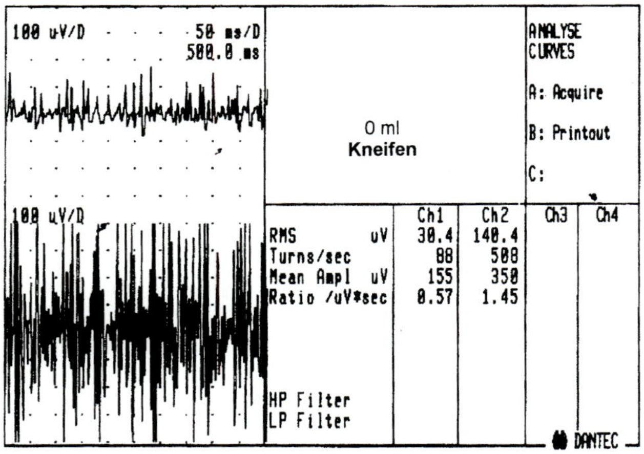

c

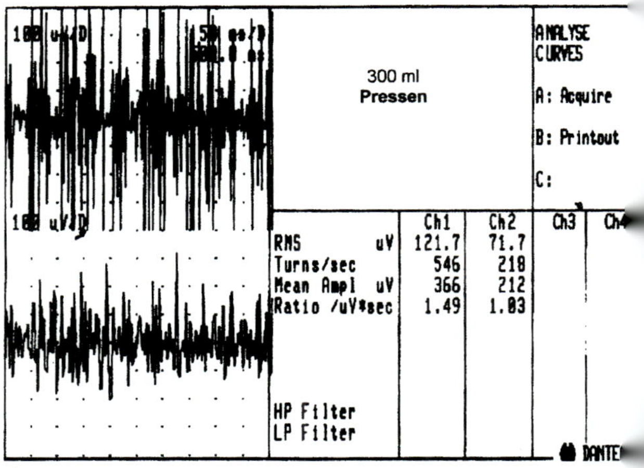

d

Abb. 3-31a–d. **a** Unauffällige simultane EMG-Kurven des M. pubococcygeus (*obere Kurve,* Kanal 1) sowie des M. sphincter ani externus/puborectalis in Ruhe ohne rektale Stimulation (*untere Kurve,* Kanal 2). **b** Normwertige Aktivitätssteigerung beim Kneifen im Bereich des M. sphincter ani externus/puborectalis (*untere Kurve,* Kanal 2) mit gleichzeitiger Grundaktivität des M. pubococcygeus (*obere Kurve,* Kanal 2). **c** Maximale Aktivität des M. pubococcygeus beim Pressen in der *oberen Kurve* (Kanal 1) und gleichzeitige Spontanaktivität im Bereich des M. sphincter ani externus/puborectalis (*untere Kurve,* Kanal 2). **d** Nach Stimulation des Rektums mit 300 ml Flüssigkeit kommt es beim Pressen zu einer Zunahme der Aktionspotenziale im Bereich des M. sphincter ani externus/puborectalis (*untere Kurve,* Kanal 2) mit einer leichten Aktivitätsabnahme des M. pubococcygeus (*obere Kurve,* Kanal 1)

Die Methode sollte deshalb zur Überprüfung funktioneller Störungen im Rahmen der Outlet-Obstruktion u. a. bei Anismus, Internus-/Externus-Dyssynergien, Levatordysfunktions- und Levatordyssynergiesyndromen dienen [15].

3.8.4 Befunde

In diesem Abschnitt werden 3 verschiedene Beispiele über pathologische Befunde bei Defäkationsstörungen dargestellt.

- Fall 1
  Es handelt sich um eine Patientin mit einer schwergradigen idiopathischen Obstipation. Wegen therapieresistenter Beschwerden wurde eine Kolektomie mit Ileorektostomie auswärts vorgenommen. Kurz darauf klagte sie weiterhin über Entleerungsstörungen. Das Defäkomyogramm zeigte in Ruhe und beim Pressen eine gute Levatoraktivität (◘ Abb. 3-29a, b).
  Nach Füllung des Rektums mit 100 ml Flüssigkeit trat eine Abnahme der Reflexaktivierung auf, und bei 300 ml Füllung fanden sich stark verminderte Aktionspotenziale im Bereich des M. pubococcygeus im Sinne einer *Dysfunktion* oder *Funktionsschwäche des M. Levator ani* (◘ Abb. 3-29c).
- Fall 2
  Es handelt es sich um eine obstipierte Patientin mit einer verminderten Levatorfunktion bei normaler elektromyographischer Ruhe- und Externusaktion (◘ Abb. 3-30a–c). Durch Auffüllung des Rektums trat beim Pressen ein Aktivitätsanstieg des Levators auf, jedoch auch paradoxerweise eine Aktivitätszunahme im Bereich des M. sphincter ani externus/M. puborectalis im Sinne einer *paradoxen Externuskontraktion* (◘ Abb. 3-30d).
- Fall 3
  Patientin mit normalem elektromyographischem Befund in Ruhe, beim Kneifen und beim Pressen (◘ Abb. 3-31a–c). Nach rektaler Füllung zeigte sich beim Pressen ein jetzt erst erkennbarer Aktivitätsanstieg im Bereich des M. sphincter ani externus (◘ Abb. 3-31d).

3.9 Neurologische Diagnostik bei Erkrankungen des Beckenbodens

W.H. Jost

Die neurologische Abklärung hat bisher nur wenig Eingang in die präoperative koloproktologische Diagnostik gefunden. Dies ist einerseits durch die geringe Präsenz proktoneurologischer Ambulanzen, andererseits durch das nur begrenzte Wissen um die neurophysiologischen Möglichkeiten bedingt. Koloproktologische und neurologische Denk- und Arbeitsweisen sind sehr verschieden, und eine sinnvolle Zusammenarbeit entsteht häufig nur durch persönliche Kontakte und Engagement. Wurden vor etlichen Jahren bei koloproktologischen Fortbildungen neurophysiologische Methoden und deren Bedeutung regelmäßig erwähnt, ist dies heute nicht mehr der Fall. Dies liegt jedoch weniger an der fehlenden Aussagekraft, sondern vielmehr an der begrenzten Verfügbarkeit.

Die Genese einer Beckenbodenfunktionsstörung kann auf allen Ebenen des Nervensystems liegen. Läsionen können das somatosensorische, somatomotorische oder vegetative Nervenssystem betreffen. Weiterhin kann die Ursache zerebral, spinal oder peripher lokalisiert sein.

3.9.1 Klinischer Befund

Die körperliche Untersuchung umfasst den kompletten neurologischen Befund, d. h. Hirnnerven, Reflexbefund, Sensibilität, Motorik und Koordination. Zeigen sich hierbei keine Auffälligkeiten, sind die meisten neurologischen Ursachen bereits ausgeschlossen. Pathologische Befunde sind wegweisend für die weiterführende Diagnostik. Bei zerebralen und spinalen Erkrankungen kommt den bildgebenden Verfahren, ggf. in Kombination mit neurophysiologischen Untersuchungen, eine überragende Bedeutung zu. Der Nachweis von Läsionen peripherer Nerven ist die Domäne der Neurophysiologie.

3.9.2 Neurophysiologische Untersuchungen bei Beckenbodenfunktionsstörungen

Keine neurophysiologische Untersuchung kann alle Fragen beantworten, derzeit von klinischer Relevanz sind:

- Pudenduslatenz,
- Pudendus-SSEP,
- Elektromyographie.

Alle anderen Untersuchungen sind speziellen Fragestellungen und spezialisierten Abteilungen vorbehalten.

3.9.3 Elektromyographie

Bedauerlicherweise wird unter EMG sowohl die Ableitung mit Oberflächenelektroden als auch mit konzentrischen Nadelelektroden subsummiert. Die beiden Untersuchungen unterscheiden sich wesentlich und können keinesfalls gegeneinander ausgetauscht werden.

EMG mit Oberflächenelektroden

Das EMG mit Oberflächenelektroden ist ein grobes Verfahren. Das Haupteinsatzgebiet ist die Erfassung von Muskelaktivität beim Biofeedback-Training. Daneben kann die fehlende Muskelrelaxation beim Pressen in der Diagnostik einer Outlet-Obstipation nachgewiesen werden [1, 19, 21], wobei hiermit der klinische Befund nur bestätigt wird und noch keine Diagnosestellung gelingt.

Die Untersuchung mit Oberflächenelektroden ist sehr beliebt, da sie eines nur geringen apparativen Aufwands und nur geringer elektrophysiologischer Kenntnisse bedarf. Der diagnostische Wert ist entsprechend gering.

EMG mit konzentrischer Nadelelektrode

Zur Diagnostik einer neurogenen Schädigung ist die EMG-Ableitung mit konzentrischer Nadelelektrode unabdingbar [2, 6, 9]. Nur hiermit wird eine neurogene Schädigung qualitativ und quantitativ nachgewiesen. Daneben kann auch die eher seltene myogene Schädigung nachgewiesen bzw. ausgeschlossen werden. Diese Untersuchung ist neurophysiologisch geschultem Personal vorbehalten, d. h. neurophysiologisch ausgebildeten Neurologen [9].

Untersuchung: Technik, Ablauf und Bewertung des EMG

Die Untersuchung erfolgt in Linksseitenlage, mit in Hüfte und Knien gebeugten Beinen, oder in Steinschnittlage. Auch der Neurologe sollte vor der Untersuchung die Analregion inspizieren und den Analkanal austasten. Der Patient wird bei der digitalen Untersuchung zum Kneifen und zum Pressen aufgefordert. Die Sensibilität des Analbereichs wird klinisch mit einem Holzstäbchen geprüft und der Analreflex ausgelöst. Erst danach erfolgt nach Desinfektion der Haut mit einem nichtalkoholischen Desinfektionsmittel und evtl. Entfernung starker Behaarung die EMG-Ableitung aus dem M. sphincter ani externus.

Der Finger des Untersuchers wird in den Analkanal eingeführt, der Einstich erfolgt parallel zum Finger, etwas distal der Linea anocutanea (◘ Abb. 3-32). Üblicherweise erfolgt der Einstich bei 3 und 9 Uhr mit 20–60 mm langen konzentrischen Nadelelektroden. Selbstverständlich kann jede andere Stelle der Zirkumferenz untersucht werden.

Anhand der abgeleiteten Aktionspotenziale kann die korrekte Lage der Nadel überprüft werden. Danach erfolgt die Darstellung nadelnaher Potenziale (◘ Abb. 3-33). Diese werden erfasst und die Nadel langsam zurückgezogen, um weitere Potenziale zu erhalten. Es müssen mehrere Potenziale (idealerweise 20) gut abgrenzbar dargestellt und ausgewertet werden. In den meisten Fällen ist das erneute Vorschieben der Nadel in einem anderen Winkel erforderlich, um genügend auswertbare Potenziale zu erhalten. Die meisten Patienten weisen eine leichte Willküraktivierung auf, bei der die Einzelpotenzialanalyse gut gelingt. Ist die Grundaktivität zu hoch, gelingt die Einzelpotenzialanalyse nicht, und die Frage nach dem Ausmaß der neurogenen Schädigung kann nicht sicher beantwortet werden.

Neben den Einzelpotenzialen wird an jeder untersuchten Stelle auch nach Spontanaktivität gesucht (◘ Abb. 3-33). Diese kann differenziert werden nach Fibrillationen und positiven scharfen Wellen (► s. weiterführende Literatur, z. B. [9]). Eine Sonderform stellen die sog. hochfrequenten bizarren Entladungen dar, die sich im Sphinkter häufiger finden als in anderen quergestreiften Muskeln [9].

Danach folgt die Bewertung der Maximalaktivität durch Kneifen und der Fähigkeit zu relaxieren durch die Aufforderung zu pressen. Durch die digitale Dehnung nach ventral und dorsal sowie durch Husten wird die Reflexaktivität ausgelöst.

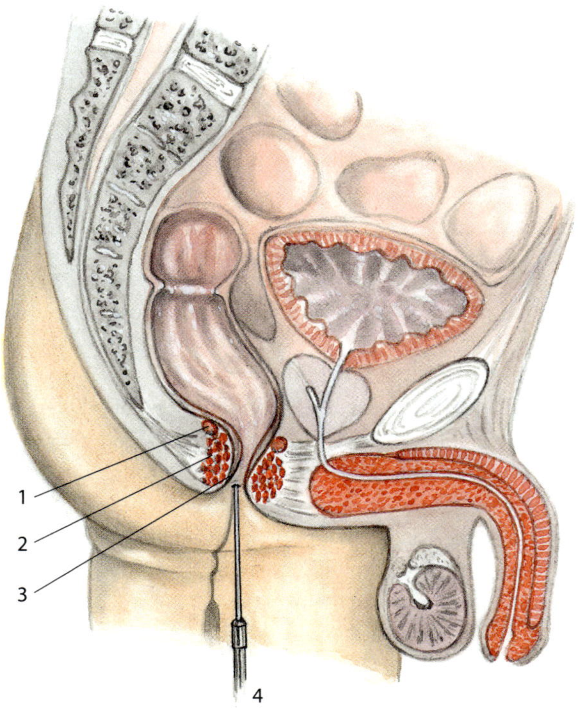

◘ **Abb. 3-32.** EMG-Ableitung mit konzentrischer Nadelelektrode, Einstich bei 3 Uhr in Steinschnittlage (*1* M. puborectalis, *2* M. ani sphincter externus, *3* M. ani sphincter internus, *4* Nadelelektrode)

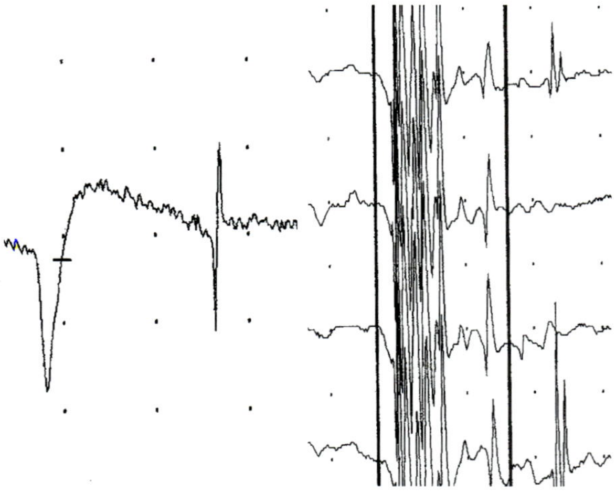

◘ **Abb. 3-33.** Auf der linken Seite Spontanaktivität, zuerst eine positive scharfe Welle, direkt dahinter eine Fibrillation (Empfindlichkeit 50 µV, Zeitbasis 10 ms). Auf der *rechten Seite* wiederholte Darstellung eines polyphasischen Potenzials (Empfindlichkeit 200 µV, Zeitbasis 10 ms); Potenzialdauer 19,4 ms, Amplitude 1,06 mV, 20 Turns

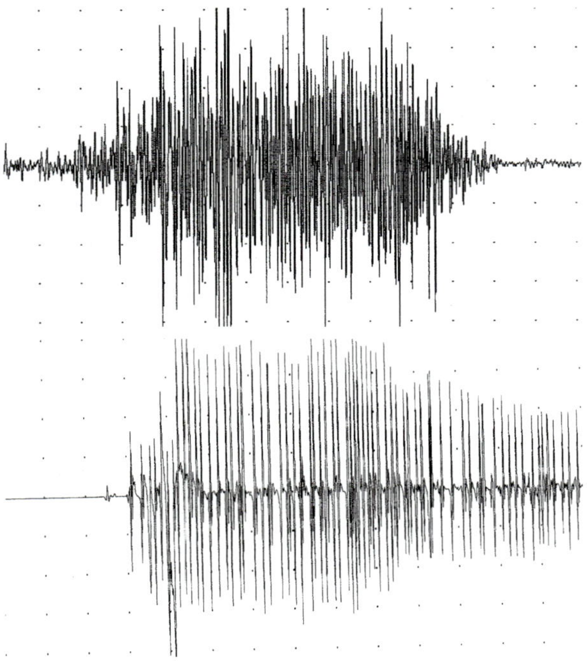

Abb. 3-34. Interferenzmuster bei Reflexaktivierung *(obere Kurve)*; rarefiziertes Muster bei Reflexaktivierung *(untere Kurve)*

Der Normalbefund weist Potenziale mit einer Dauer von 3–8 ms, selten länger als 10 ms, auf. Die Amplituden betragen 0,3–2 mV. Polyphasische Potenziale (Abb. 3-33) sollten unter 15% aller Potenziale liegen (Tabelle 3-9). Beim Kneifen zeigt sich beim Normalbefund und bei leichter neurogener Schädigung ein Interferenzmuster (bei einer Ableitung von 100 ms/div und 200 mV/div kann die Nulllinie nicht mehr erkannt werden). Liegt im Rahmen einer schweren neurogenen Schädigung ein Ausfall motorischer Einheiten vor, so ist das Muster rarefiziert (Abb. 3-34). Findet sich ein rarefiziertes Muster, muss sichergestellt sein, dass die Nadel auch gut im Muskel liegt – ggf. muss durch Wechsel der Nadellage nochmals an einer anderen Stelle untersucht werden (erneuter Einstich).

Vorsicht ist geboten bei schlechter Mitarbeit. Wenn der Patient nicht ausreichend kneift, wird auch kein Interferenzmuster erreicht. Diese Patienten weisen zumeist ein dichtes Muster bei der Reflexaktivierung auf (▶ s. unten).

Durch die Aufforderung an den Patienten zu pressen kann beurteilt werden, ob eine ausreichende Relaxation erreicht wird. Auch hierfür muss sichergestellt sein, dass die Nadellage optimal ist. Vielen Patienten gelingt es in der Untersuchungssituation nicht, ausreichend zu entspannen. Dieser Umstand beweist noch lange keine funktionelle Outlet-Obstipation. Durch ausreichende Entspannung und Erklärung gelingt häufig bereits während der Untersuchung eine ausreichende Relaxation [14]. Findet sich bei wiederholten Versuchen eine mangelnde Relaxation oder sogar ein Aktivitätsanstieg, muss gezielt nach einer funktionellen Outlet-Obstipation weitergesucht werden [14].

In ihrer klinischen Aussagekraft häufig unterschätzt wird die Reflexaktivierung. Nach digitaler Dehnung und beim Husten kommt es zu einer deutlichen, kurzdauernden Reflexaktivierung. Zeigt sich bei der Reflexaktivierung ein Interferenzmuster, kann ein relevanter Ausfall motorischer Einheiten ausgeschlossen werden (z. B. bei mangelnder Mitarbeit). Eine erhöhte Reflexaktivierung ist Ausdruck einer Spastik und somit Hinweis auf eine Schädigung des oberen Motoneurons (bei zerebralen oder spinalen Läsionen).

Bewährt hat sich ein Auswerteschema und eine Befundmitteilung, die von dem üblichen neurolophysiologischen Bericht abweichen. Hierbei müssen die Interessen der Proktologen und Neurologen Berücksichtigung finden (Tabelle 3-10 und 3-11).

EMG-Mapping

Der Nachweis eines Defekts des M. sphincter ani externus kann mit dem EMG durchgeführt werden. Hierbei ist weniger die Frage nach einer neurogenen Schädigung als vielmehr der Nachweis von Muskelaktivität an einer bestimmten Stelle gefragt. Da jedoch nur die Muskelaktivität nachgewiesen wird, kann keine Aussage bezüglich der Muskelstärke und nur eine begrenzte Bewertung der Funktion erfolgen. Der Einsatz der analen Sonographie hat daher das EMG vielerorts verdrängt. Das EMG, welches im Narbenbereich wesentlich schmerzhafter ist, kann auf spezielle Fragestellungen beschränkt bleiben [17].

Elektromyographie mit Einzelfaserelektrode

Bei der Einzelfaserelektromyographie (»single fibre EMG«; SFEMG) wird die elektrische Aktivität einzelner Muskelfasern extrazellulär abgeleitet [18, 25]. Mit dieser Methode kann die Faserdichte bestimmt werden. Eine erhöhte Faser-

Tabelle 3-9. EMG-Befunde des M. sphincter ani externus bei neurogener Schädigung

Schädigungsort	Spontanaktivität	Einheitspotenziale	Willküraktivität	Reflexaktivität
Zentral	–	Normal	Normal oder rarefiziert	Gesteigert
Akut peripher	+	In der Regel normal	Normal oder rarefiziert	Normal oder rarefiziert
Chronisch peripher	±	Neurogener Umbau	Rarefiziert	Normal oder rarefiziert

3

Tabelle 3-10. Standardisiertes Auswerteschema zur Befunderhebung bei einem EMG des M. sphincter ani externus

	Einstich bei 3 Uhr	Einstich bei 9 Uhr
Spontanaktivität		
Einzelpotenziale		
Kneifen		
Pressen		
Husten		
Ventrale Dehnung		
Dorsale Dehnung		

dichte weist auf Reinnervationsvorgänge hin (Aussprossen von Nervenfasern aus erhalten gebliebenen motorischen Einheiten).

Diese Untersuchung ist wesentlich aufwändiger als das EMG mit der konzentrischen Nadelelektrode. Sie bedarf eines besonders ausgestatteten EMG-Verstärkers und spezieller Einzelfaserelektroden. Außerdem ist der zeitliche Aufwand wesentlich höher und ein mit dem SFEMG vertrauter Untersucher notwendig. Mit dieser Methode lassen sich quantifizierbare Aussagen über eine neurogene Schädigung und eine evtl. eingetretene Reinnervation treffen.

EMG am M. puborectalis

Neben dem M. sphincter ani externus kann selbstverständlich auch der M. puborectalis elektromyographisch untersucht werden. Hierfür sind längere Nadeln erforderlich. Der Einstich erfolgt üblicherweise bei 5 und 7 Uhr. Die Auswertung entspricht weitgehend der Beurteilung des EMG des M. sphincter ani externus.

EMG des M. sphincter ani internus

Eine auswertbare EMG-Ableitung vom M. sphincter ani internus wäre wünschenswert und würde die koloproktologische Diagnostik wesentlich verbessern. Bedauerlicherweise ist jedoch die Elektromyographie des M. sphincter ani internus (glatte Muskulatur) sehr aufwändig [4, 26] und ihr Stellenwert sehr umstritten. Standardisierte Normwerte liegen bisher nicht vor. Nach wie vor sind diese Untersuchungen noch experimentell und für klinische Fragestellungen nicht einsetzbar.

Indikation für ein Beckenboden-EMG

Die führende Indikation zur Durchführung eines Beckenboden-EMG ist die Abklärung einer analen Inkontinenz. Hier darf das EMG als Screeningmethode angesehen werden. Durch das Nadel-EMG kann eine neurogene Schädigung quantitativ und qualitativ nachgewiesen werden. Eine weitere wichtige Indikation ergibt sich präoperativ vor Sphinkterrekonstruktionen, aber auch bei vielen anderen Indikationen. Hierbei kann mit dem EMG die Funktionsfähigkeit des willkürlichen Sphinkters überprüft und ebenfalls eine neurogene Schädigung nachgewiesen oder ausgeschlossen werden.

Eine zunehmende Bedeutung gewinnt das EMG in der Abklärung einer Obstipation. Insbesondere bei Verdacht auf eine funktionelle Outlet-Obstipation (Anismus, Spastik, Fehlkoordination) darf das EMG als diagnostisch außerordentlich hilfreich, in Einzelfällen sogar als diagnostisch führend angesehen werden. Durch das EMG kann sicher unterschieden werden, ob der Sphinkter unwillkürliche Kontraktionen oder eine mangelnde Relaxation beim Pressen aufweist.

3.9.4 Pudenduslatenz

Routinemäßig einsetzbar ist derzeit die Ableitung der Pudenduslatenz nach elektrischer Stimulation (»pudendal nerv terminal motor latency«; PNTML). Hierfür wird seitens der Industrie eine Einmalelektrode angeboten. Bei

Tabelle 3-11. Vereinfachtes Schema zur Auswertung des EMG bei einer chronisch neurogenen Schädigung

	Einzelpotenziale	Maximalmuster
Normalbefund	Normwertige Einzelpotenziale	Interferenzmuster
Leichte neurogene Schädigung	Leichter Umbau motorischer Einheiten	Interferenzmuster
Mäßige neurogene Schädigung	Mäßiger Umbau motorischer Einheiten	Eventuell Ausfall motorischer Einheiten
Deutliche neurogene Schädigung	Deutlicher Umbau motorischer Einheiten	Gelichtetes Muster, Ausfall motorischer Einheiten
Schwere neurogene Schädigung	Ausgeprägter Umbau motorischer Einheiten	Einzeloszillationen

dieser Untersuchung wird nur die periphere Strecke des N. pudendus erfasst, wodurch der klinische Wert erheblich limitiert ist. Eine verlängerte Latenz ist Ausdruck einer Neuropathie des untersuchten Segments, wobei die peripher neurogene Schädigung bereits im EMG nachweisbar ist. Leichte neurogene Schädigungen sowie proximale Läsionen können eine normale Pudenduslatenz aufweisen.

Technik, Ablauf und Bewertung

Die Bestimmung der Pudenduslatenz mit Oberflächenelektroden ist in jeder neurophysiologischen Abteilung möglich. Sie ist schnell und einfach zu erlernen und bedarf, im Gegensatz zum EMG mit konzentrischer Nadelelektrode, nur begrenzter neurophysiologischer Kenntnisse.

Der Patient sollte entspannt in Linksseitenlage oder Steinschnittlage liegen. Das Erdkabel wird in der Regel um den Oberschenkel des Patienten oder besser den Arm des Untersuchers angebracht. Die Einmalelektrode wird auf den behandschuhten Zeigefinger aufgeklebt, der Finger des Untersuchers wird in den Analkanal eingeführt und dann mit der Fingerspitze so weit wie möglich am Ursprung der N. pudendus gereizt, d. h. dorsolateral beidseits. Das EMG-Gerät wird eingestellt wie bei einer üblichen Elektroneurographie; die Verstärkung sinnvollerweise auf 200–500 μV/div, die Kippgeschwindigkeit auf 1 ms/div.

Nach dem elektrischen Reiz über dem N. pudendus kommt es nach einer Latenz zur Kontraktion des M. sphincter ani externus, die mittels der Ableitelektrode an der Fingerbasis erfasst wird. Bewährt hat sich eine Reizfrequenz von 1/s, bis bei steigender Reizstärke eine optimale Reizantwort (Amplitude und Latenz) abgeleitet werden kann. Danach wird die Reizstärke um etwa 30% erhöht und die Latenz bestimmt (supramaximale Reizstärke). Man sollte mindestens 3-mal pro Seite die Latenz ableiten, damit ein relativ sicheres Ergebnis erhalten wird. Bei Anfängern in der Methodik dauert es häufig mehrere Reize lang, bis der optimale Reizort gefunden wird.

Die Latenz ist die Zeit ab dem Reiz bis zum negativen Abgang des Potenzials von der Grundlinie. Da bei der handelsüblichen bipolaren Elektrode die differente und indifferente Elektrode nicht gewechselt werden können, ergibt sich bei Ableitung auf der rechten Seite das zu fordernde negative Potenzial (Ausschlag nach oben), bei Reiz des linken N. pudendus jedoch ein positives Potenzial (Ausschlag nach unten).

Die Latenzen auf der linken Seite leiten das Potenzial somit nicht, wie normalerweise gefordert, mit der differenten Elektrode über der Endplattenregion ab (◘ Abb. 3-35). Dieser methodische Fehler kann nur dadurch gelöst werden, dass man für die beiden Seiten unterschiedliche Elektrodenkabel oder Adapter benutzt [11], bei denen indifferente und differente Elektroden entsprechend gepolt sind (handelsüblich nicht erhältlich, das Elektrodenkabel oder der Adapter müssen selbst angefertigt werden).

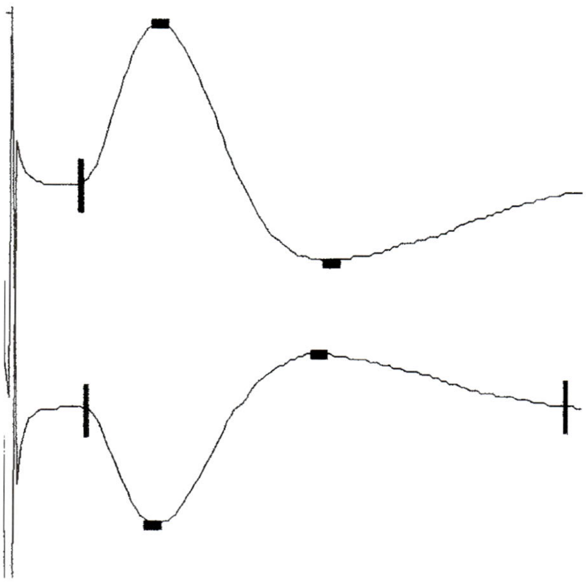

◘ **Abb. 3-35.** Normwertige PNTML: *obere Kurve* Ableitung rechts: Latenz 2,0 ms, Amplitude 3,2 mV; *untere Kurve* Ableitung links: Latenz 2,1 ms, Amplitude 2,3 mV

Zum jetzigen Zeitpunkt wird fast nur die Latenz bewertet. Die Literaturangaben schwanken enorm, wobei die meisten einen Normalwert zwischen 2,0 und 2,5 ms angeben. Die Untersuchungen von Kiff u. Swash [16] bestimmen den Normalwert bei 2,1±0,2 ms. Nach unseren Erfahrungen ist der Normalbereich größer und mit 2,1±0,4 ms zu definieren. Normalwerte von >3 ms oder <1,5 ms sind unwahrscheinlich. Die Nervenleitgeschwindigkeit kann nicht aus der Latenzzeit errechnet werden.

Eine Bewertung der Amplitude hat sich zum Nachweis axonaler Schädigungen nicht bewährt. Sie kann jedoch im Rahmen von Therapiebeurteilungen sinnvoll sein, z. B. Amplitudenzunahme unter einer konservativen Therapie [12] oder Abnahme nach Injektion von Botulinumtoxin [10]. Die Amplitude wird vom maximal negativen bis zum maximal positiven Peak gemessen.

Indikation für eine PNTML-Messung

Die PNTML ist sicherlich kein Screeningverfahren. Hierzu trägt auch der hohe Preis für das Einwegmaterial bei. Eine Indikation besteht bei einem pathologischen EMG und dem Verdacht auf eine Pudendusschädigung im peripheren Verlauf. Nur in Zusammenschau mit anderen Verfahren kann die PNTML bewertet werden. Der Einsatz zur Diagnostik eines Pudenduskanalsyndroms ist sehr kritisch zu sehen [9]. Ob der Finger oberhalb des Alcock-Kanals liegt, ist eher fraglich. Hier bieten sich alternative Verfahren wie die Magnetstimulation des N. pudendus oder direkte Nervstimulation der Sakralwurzel (► s. unten) an. Außerdem ist ein pathologisches EMG mit Nachweis von Spontanaktivität und einem Umbau motorischer Einheiten erforderlich.

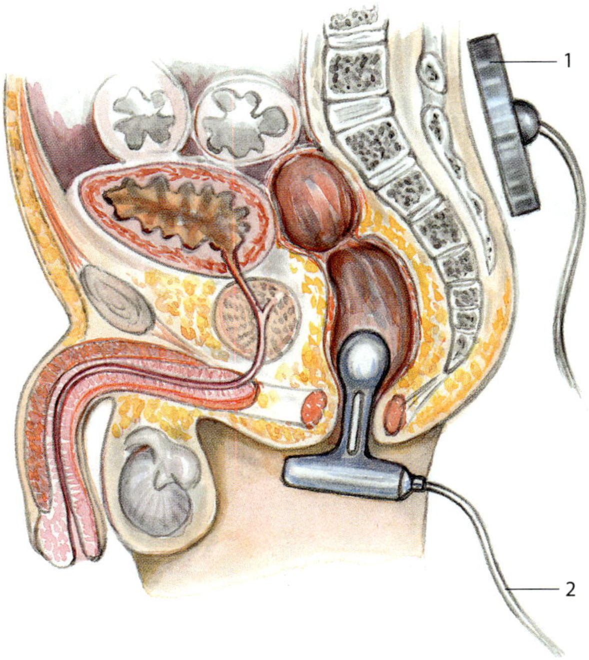

Abb. 3-36. Magnetisch stimulierte Pudenduslatenz: durch eine im Analkanal positionierte Elektrode *(2)* Stimulation durch Entladung einer Magnetspule *(1)*, welche über den Sakralnerven gehalten wird

Probleme der Methode

Nach einer gewissen Anleitung und Einarbeitung lässt sich bei fast allen Patienten eine reproduzierbare Latenz bestimmen. Die Amplituden weisen fast stets eine ausreichende Höhe (>200 µV) auf. Die PNTML sollte immer beidseits gemessen werden [23]. Problematisch ist die Ableitung bei atrophen Muskeln, da hier das Potenzial häufig schlecht abzugrenzen ist. Wichtig ist zu wissen, dass insbesondere im Bereich des Beckenbodens ein atropher Muskel keineswegs Ausdruck einer Neuropathie sein muss.

Gemessen wird die Zeit nach elektrischer Stimulation des Nervs bis zur Kontraktion des Muskels. Schädigungen der Endäste fließen bei der Latenzzeit nur wenig ein, sodass im EMG eine deutliche neurogene Schädigung nachweisbar ist, ohne dass die Pudenduslatenz verlängert ist. Bei starker Muskelanspannung wird die Ableitung eines verwertbaren Potenzials unmöglich.

3.9.5 Alternative Methoden

Neben der elektrisch stimulierten Pudenduslatenz bietet sich alternativ noch die magnetisch stimulierte Latenz an (»magnetic evoked pudendal latency«; MEPuL; Abb. 3-36). Hierbei erfolgt eine Stimulation durch Entladung einer Magnetspule über den Sakralwurzeln [8, 9]. Die gemessene Gesamtstrecke des N. pudendus ist deutlich länger als bei der elektrischen Stimulation.

Als weiteres Verfahren kann in seltenen Fällen auch die direkte Sakralwurzelstimulation durchgeführt werden (SNS-PNE). Durch Vorschieben einer Nadel in das Foramen der Wurzel S3 kann die Nervenwurzel direkt stimuliert und somit die Latenzzeit des gesamten Nervenverlaufs erfasst werden [13]. Da dieses Verfahren invasiv ist und einer Narkose bedarf, empfiehlt es sich nur für spezielle Fragestellungen.

Pudendus-SSEP

Sowohl das EMG der quergestreiften Sphinkteren als auch die Bestimmung der Pudenduslatenz erfassen nur die Efferenz der somatomotorischen Strecke. Eine häufig unterschätzte Bedeutung kommt jedoch auch der Afferenz zu. Hierfür empfiehlt sich eine Untersuchung der sensiblen Leitungsbahnen mittels der somatosensibel evozierten Potenziale (SSEP).

Technik, Ablauf und Bewertung

Die elektrische Stimulation erfolgt penil (Ringelektrode) oder klitoral (Oberflächen- oder Clip-Elektrode), alternativ

Abb. 3-37. Normwertiges Pudendus-SSEP

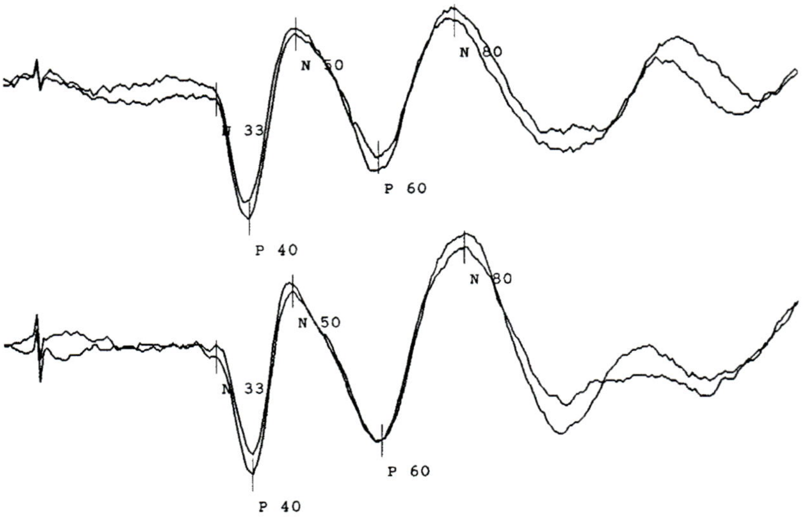

ist auch eine perianale Stimulation möglich. Mit letztgenannter Methode kann auch seitengetrennt untersucht werden [24, 27]. Die Ableitung erfolgt kortikal (◘ Abb. 3-37) und/oder über der LWS.

Die Untersuchung wird von fast allen Patienten gut toleriert. Wegen mangelnder Entspannung kann in einigen Fällen kein verwertbares Potenzial erhalten werden. Dies wird verstärkt dadurch, dass gegenüber anderen Ableitungen die richtige Lage der Reizelektroden (durch die Muskelantwort) häufig nicht sicher festgelegt werden kann. Aus diesen Gründen ist ein ausgefallenes Potenzial somit per se noch nicht als pathologisch zu werten.

In der Auswertung ist einerseits die verlängerte Latenz, andererseits aber auch die Seitendifferenz verwertbar. Bei allen Beurteilungen darf jedoch nicht vergessen werden, dass bei kortikaler Ableitung die gesamte efferente Strecke einfließt, weshalb häufig auch eine lumbale Ableitung erforderlich ist.

Die Latenzen nach peniler Stimulation sind deutlich länger als bei perianaler Stimulation [15].

Indikation für ein SSEP

Das Pudendus-SSEP als alleinige Untersuchung hilft meist wenig weiter und ist am ehesten auf neurologische Fragestellungen beschränkt. In der Proktoneurologie ist eine Indikation bei Verdacht auf Störungen der peripheren oder spinalen Afferenz zu sehen. Zumeist wird die Untersuchung nur in Kombination mit anderen neurophysiologischen Maßnahmen oder bei auffälligen Befunden durchgeführt.

Magnetisch evozierte Potenziale

Werden bei den SSEP die Afferenzen untersucht, dienen die magnetisch evozierten Potenziale (MEP) zur Diagnostik efferenter Leitungsstörungen [9, 27]. Bei Verdacht auf eine spinale Schädigung kann durch die Entladung einer Magnetspule über dem motorischen Kortex oder lumbal die Anwort vom M. sphincter ani externus abgeleitet werden (▶ s. auch oben: MEPuL). Die Ableitung gelingt auch seitengetrennt.

Diese Untersuchung hat den Nachteil, dass die Ableitung nicht immer gelingt, die Untersuchung zeitaufwändig und ein Magnetstimulationsgerät erforderlich ist. Als sinnvoll darf diese Untersuchung nur in Einzelfällen, z. B. bei spinalen Prozessen, angesehen werden.

Reflexlatenzen

Die Bestimmung von Reflexlatenzen nach elektrischer Stimulation im Versorgungsgebiet des N. pudendus, die man zusammenfassend Sakralreflexe nennen kann, hat in den letzten Jahren an Wichtigkeit verloren [9]. In der Diagnostik koloanaler Störungen dürfen diese Verfahren als unbedeutend angesehen werden.

Klinische Bedeutung erlangten in der Vergangenheit Analreflex [7, 20, 22] und Bulbokavernosusreflex [3, 20], wobei diese heute nur noch bei gewissen Fragestellungen abgeleitet werden. Bei der Bestimmung des Anal- oder Bulbokavernosusreflexes wird anal oder penil gereizt und die motorische Antwort abgeleitet. Hierdurch wird die Afferenz, Efferenz und spinale Umschaltung, d. h. der gesamte Reflexbogen, erfasst.

Die Nervenfasern laufen über die Segmente S2–S4 und werden polysynaptisch umgeschaltet. Daraus ergeben sich viele Möglichkeiten, weshalb eine Latenz verzögert sein kann. Als pathologisch sind verlängerte Latenzen anzusehen, die auf eine Schädigung der nervalen Versorgung hinweisen, wobei die Normalwerte erheblich streuen. In der Regel liefern nur Seitenunterschiede eine diagnostische Aussage. In Abteilungen, die das gesamte diagnostische Spektrum abdecken, kann die Bestimmung der Reflexlatenzen u. U. hilfreich sein.

Untersuchung vegetativer Fasern

Die somatischen Nerven sind nur für einen Teil der koloanalen Funktion verantwortlich. Bedeutsamer ist die vegetative Innervation. Eine Untersuchung vegetativer, insbesondere parasympathischer Nerven wäre dementsprechend wünschenswert. Am Darm besteht weiterhin die Besonderheit, dass intramurale Ganglien für die Motilität und den Tonus wesentlich sind. Eine Untersuchung der Funktionsfähigkeit dieser Plexus wäre ein Durchbruch.

Bedauerlicherweise stehen uns derzeit keine Methoden zur Verfügung, mit denen wir valide Aussagen bezüglich geschädigter vegetativer Nerven machen können. Etabliert hat sich bisher lediglich die sympathische Hautantwort in der Diagnostik einer erektilen Dysfunktion [5]. Bei koloanalen Funktionsstörungen ist diese Untersuchung noch experimentell.

Zusammenfassend kann das EMG mit konzentrischer Nadelelektrode als Screeningmethode angesehen werden (◘ Abb. 3-38). Mit ihm gelingt der Nachweis und die Beurteilung einer neurogenen sowie myogenen Schädigung. Es kann zwischen zentralen und peripheren sowie floriden und chronischen Läsionen differenziert werden. Im Bedarfsfall kann durch ein EMG-Mapping ein Defekt nachgewiesen oder ausgeschlossen werden.

Die PNTML stellt eine elegante Methode zur Untersuchung des terminalen Verlaufs des N. pudendus dar. Die Befunde allein sind wenig aussagekräftig und können nur in Zusammenschau mit anderen Untersuchungen gesehen werden. Eine sinnvolle Erweiterung des neurophysiologi-

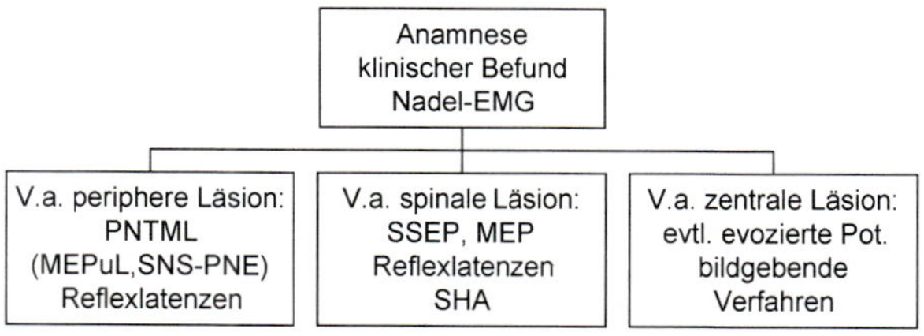

◘ **Abb. 3-38.** Neurologischer Untersuchungsablauf bei analer Inkontinenz schen Repertoires bei koloanalen Funktionsstörungen sind die Pudendus-SSEP. Der Einsatz ist jedoch auf spezielle Fragestellungen die sensible Leitung betreffend beschränkt.

Alle anderen neurophysiologischen Untersuchungen sind derzeit auf spezielle Fragestellungen beschränkt. Jeder Patient und jede Fragestellung bedürfen unterschiedlicher Vorgehensweise (Abb. 3-38).

3.10 Radiologische Diagnostik

B. Tiebert, U. Lörcher

Verwendete Abkürzungen

KDKE	= Kolondoppelkontrastuntersuchung
KM	= Kontrastmittel
IKL	= Ischiokokzygeallinie
PKL	= Pubokokzygeallinie
TSE	= Turbo-Spin-Echo (MR-Sequenz)
STIR	= »short Tau inversion recovery« (MR-Sequenz)
FISP	= »fast imaging with spoiled precessing« (MR-Sequenz, Gradientenecho)

Zur Erfassung und Einteilung von proktologischen Erkrankungen sind radiologische bzw. Schnittbildverfahren seit Jahrzehnten fest etabliert. In den letzten Jahren hat jedoch ein deutlicher Wandel in der bildgebenden Diagnostik stattgefunden: Insbesondere der Fortschritt in der Kernspintomographie mit verbesserter Spulentechnik (Phased-array-Spulen) und neuen, z. B. fettunterdrückenden Sequenzen mit dadurch immer besserer Bildauflösung und deutlich kürzeren Untersuchungszeiten ist daran beteiligt.

Die Kolondoppelkontrastuntersuchung hat ihren Stellenwert in der Abklärung von morphologischen und funktionellen Kolonveränderungen behalten. Die Kolontransitzeit ist weiterhin eine Hilfe bei der Obstipationsdiagnostik. Die konventionelle Röntgenfistulographie ist fast vollständig durch die MR-Fistulographie ersetzt worden. Neue Untersuchungstechniken wie die virtuelle CT- oder MR-Kolonographie spielen derzeit eine geringe Rolle.

Sowohl die konventionelle als auch die MR-Defäkographie sind aufwändige und für den Patienten unangenehme Untersuchungen, die nur bei entsprechender Ausrüstung bzw. Erfahrung sinnvoll durchzuführen sind. Die seit mehreren Jahrzehnten bekannte Röntgendefäkographie ist nach wie vor die Basisuntersuchung bei Defäkationsstörungen, da sie Veränderungen des hinteren Beckenbodenkompartimentes und Sigmoidozelen, meist auch Enterozelen hervorragend darstellt. Allerdings hat sie den Nachteil der hohen Strahlenbelastung der Keimdrüsen [86].

Die MR-Defäkographie erfasst alle Kompartimente des Beckenbodens, bildet außerdem Zusatzbefunde im gesamten Beckenbereich mit ab, ist ohne Strahlenbelastung und deshalb auch für Kontrolluntersuchungen geeignet. Sie wird in Zukunft die Röntgendefäkographie zumindest teilweise ersetzen.

3.10.1 Bestimmung der Kolontransitzeit

Indikationen

- Differenzierung von Entleerungsstörung (englisch: »outlet-obstipation«)
- Differenzierung von Transportstörung (englisch: »slow-transit-obstipation«)

Technik

- Über 6 Tage wird jeden Morgen eine Kapsel mit 10 Markern eingenommen, am 7. Tag erfolgt eine Abdomenübersichtsaufnahme im Liegen (in Rückenlage).
- Die Marker bestehen aus nicht resorbierbaren, bariumsulfathaltigen, mit einer Hülle aus Soft-Polyethylen versehenen zylindrischen Würfeln.
- Begleitende Aufzeichnung von Ernährung, Medikation, Stuhlgang und -konsistenz und ggf. Darminfektionen während der Markereinnahme ist sinnvoll. Eine Einnahme von Abführmitteln sowie das Einsetzen von Klistieren während der Einnahmezeit sollte ausgeschossen werden.
- Vor der Röntgenaufnahme sollte der Patient nach der exakten Kapseleinnahme befragt werden, um Fehler bei der Einnahme zu erfassen.

Befunde

Auf der *Abdomenübersichtsaufnahme* werden die noch vorhandenen Marker ausgezählt und den jeweiligen Darmabschnitten zugeordnet. Die Transitzeit wird in Stunden angegeben. Sie wird bestimmt durch das Produkt der Anzahl der verbliebenen Marker mit dem Faktor 2,4:

Transitzeit [h] = 2,4 × Anzahl der Marker.

Die mittleren Transitzeiten von Männern liegen bei 30–39 h, von Frauen bei 32–42 h [1]. Das Alter beeinflusst die Transitzeit nicht [2]. Eine Verlängerung der Passagezeit auf über 70 [3] bzw. 72 h [4] gilt als pathologisch. Daraus ergibt sich, dass weniger als 30 im Abdomen verbliebene Marker generell als normal zu werten sind (Abb. 3-39).

Mit Hilfe der Anzahl der auf der Übersichtsaufnahme noch nachweisbaren verbliebenen Marker kann nun eine Passagestörung dem Gesamtkolon (= gleichmäßige Verteilung der noch vorhandenen Marker über alle Kolonabschnitte) oder einzelnen Darmsegmenten (= Anhäufung von Markern im rechten Kolon, linken Kolon oder Rektosigmoid) zugeordnet werden [5, 6]. Bei der sog. Kolon-

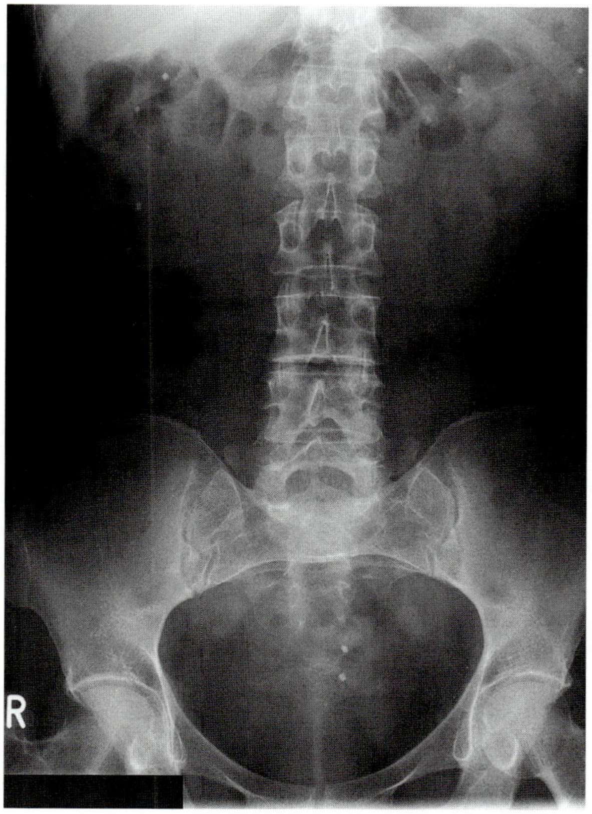

Abb. 3-39. Kolontransitzeit, Normalbefund. Von 60 oral verabreichten Markern sind auf der a.-p.-Übersichtsaufnahme im Liegen am 7. Tag noch 9 vorhanden: 4 im rechten Kolon, 3 im linken Kolon und 2 im Rektosigmoid. Die Transitzeit in Stunden beträgt 9×2,4 h=21,6 h

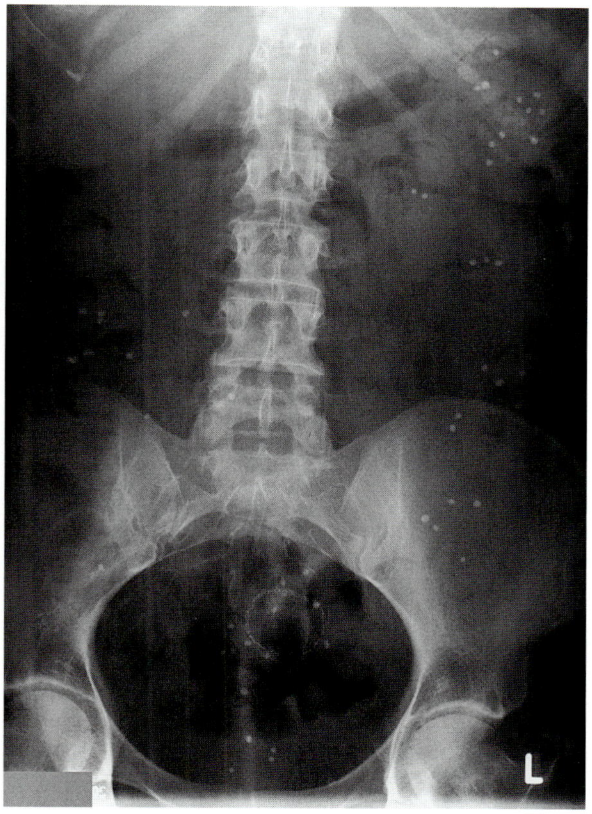

Abb. 3-40. Kolontransitzeit bei Transportstörung. Zustand nach hoher anteriorer Rektumresektion mit Deszendorektostomie: schattengebende Klammernaht. Von 60 oral aufgenommenen Markern sind am 7. Tag auf der a.-p.-Übersichtsaufnahme im Liegen noch 57 nachweisbar: 14 im rechten Kolon, 29 im linken Kolon und 14 im kleinen Becken. Die Transitzeit ist mit (57×2,4=) 136,8 h deutlich erhöht

transportstörung verteilen sich die Marker eher im gesamten Kolon (Abb. 3-40), die Entleerungsstörung zeigt meist eine Anhäufung von Markern im Rektosigmoid.

> Die Transitzeitbestimmung ist jedoch wegen der vielen unterschiedlichen Einflüsse auf den Stuhlgang und besonders auf die Stuhlfrequenz sehr vorsichtig zu bewerten. Eine normale Transitzeit schließt eine schwere Obstipation bei Entleerungsstörung keineswegs immer aus. Deshalb ist ein Stuhlprotokoll sinnvoll.

3.10.2 Kolondoppelkontrast

Indikationen

- Kontraindikation oder Unmöglichkeit der Koloskopie
- Länge/Lage des Kolons (Colon elongatum/Sigma elongatum/Transversoptose/tiefstehendes oder mobiles Zäkum)
- Motilitätsstörungen/Änderung der Haustrierung (z. B. M. Hirschsprung, Dysganglionose)
- Divertikelkrankheit v. a. des Sigmas (Divertikulitis)
- Begleiterkrankungen des Kolons/Rektums mit Blutung und Schmerzen (z. B. Polypen, Karzinome, rektales Ulkus)
- Postoperative Veränderungen (z. B. Anastomoseninsuffizienz, Anastomosenenge)
- Veränderungen/Verlagerungen von außen (Briden, Endometriose, intraabdominelle Tumoren, Appendicitis epiploica)
- Entzündliche Kolonerkrankungen (Kolitis)

3

Kontraindikationen

- (Mindestens) bis 1 Woche nach Polypabtragung/tiefer Rektum- oder Kolonbiopsie [7, 8]
- Nach Darmoperationen (postop.)
- Verdacht auf Ileus oder Perforation
- Verdacht auf floride massive Kolitis (Perforationsgefahr), toxisches Megakolon

Technik [9, 10]

- Darmreinigung mit Abführen und Reinigungseinlauf
- Gabe von 1 mg Atropinsulfat oral
- Rektale Untersuchung
- Legen des Darmrohres in Linksseitenlage
- Bariumfüllung des Kolons, am ehesten in Bauchlage/leichter Kopftieflage
- Füllmaschinen mit gleichmäßigem Transport des KM haben sich bewährt (normal 110 ml/min, bei Inkontinenz 90 ml/min)
- Füllung bis über die rechte Flexur
- Entleerung auf der Toilette (ggf. Defäkographie an dieser Stelle)
- Gabe von 40 mg Buscopan i.v. (**Cave:** Kontraindikationen!)
- Luftinsufflation bis zur Aufdehnung des Zäkums bzw. Luftübertritt in den Dünndarm
- Röntgenzielaufnahmen unter Durchleuchtung
- Standardisierte Röntgenübersichtsaufnahmen

Befunde

Die Kolondoppelkontrastuntersuchung (KDKE) erfolgt im Rahmen einer proktologischen Untersuchung aus 2 Gründen: Die Frage nach *Kolonfunktionsstörungen* und nach *morphologischen Veränderungen/Begleiterkrankungen* soll geklärt werden.

Entscheidend für eine aussagekräftige Untersuchung ist dabei eine optimale Reinigung des Darms mit Abführmaßnahmen am Vortag sowie einem Reinigungseinlauf am Tag der Untersuchung [11]. Über die medikamentöse Vorbereitung der Doppelkontrastuntersuchung gibt es unterschiedliche Ansichten. Die Gabe von Atropinsulfat soll zur Abtrocknung der Schleimhaut und damit zu einer besseren Haftung des Kontrastmittels an der Darmschleimhaut führen [12], wird jedoch eher selten empfohlen. Zur *sicheren Beurteilung der Schleimhautabschnitte* ist es üblich, die *Untersuchung in Darmhypotonie nach i.v.-Gabe von 40 mg Buscopan* (Butylscopolaminiumbromid) durchzuführen.

Die *Länge des Kolons* spielt bei der Obstipationsabklärung eine wichtige Rolle, weil ein verlängertes Kolon als Ursache, aber auch Folge einer Obstipation angesehen wird. Da die normale Länge des Kolons nicht definiert ist, erfolgt

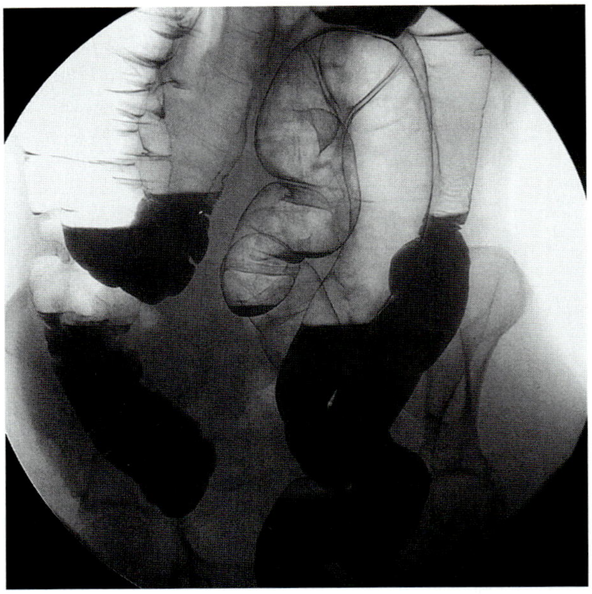

Abb. 3-41. Sigma elongatum. Übersichtsaufnahme im Stehen bei der Kolondoppelkontrastuntersuchung (KDKE): Mehrfach gewundenes, nach kranial weit über die Beckenschaufel hinausreichendes Sigma, welches das Colon descendens leicht pelottiert

keine genaue Messung, sondern lediglich eine Beschreibung von Kolonabschnitten. Als *Sigma elongatum* wird ein über das Sakrum nach kranial reichendes bzw. mehrfach geschlängeltes Sigma angesehen (Abb. 3-41). Von Transversoptose spricht man, wenn das Colon transversum sehr weit nach kaudal reicht und das kleine Becken erreicht. Sind auch noch eine oder beide Kolonflexuren gedoppelt, ist von einem Colon elongatum die Rede.

Das Zäkum endet normalerweise im rechten Mittelbauch etwa in Höhe der Beckenschaufel. Bei verlängertem Kolon kann das Zäkum tief im kleinen Becken enden. Gelegentlich ist die Stellung des Zäkums von der Lage des Körpers abhängig: Es kann tief im kleinen Becken enden oder aber nach medial oder kranial umgeschlagen sein. Dieses sog. *Coecum mobile* kann erhebliche Beschwerden machen.

Auch die *Haustrierung* des Kolons ist nicht genau definiert, zumal sie von der Aufweitung des Kolons und damit auch von der Gabe von Atropin und Buscopan abhängig ist. Eine vermehrte Haustrierung insbesondere von Sigma und Colon descendens (*»Sägezahnkolon«*; Abb. 3-42) ist ebenso möglich wie eine verminderte Haustrierung (*»Fahrradschlauch«*). Intestinale Innervationsstörungen wie die intestinale neuronale Dysplasie und die Hypoganglionose (Histol.!) gelten als mögliche Ursache der Kolontransportstörung [13, 14]. Ob und welche morphologischen Veränderungen im Kolon hierbei zu erkennen sind, ist derzeit noch offen.

Das *aganglionäre Segment des Kolons, der M. Hirschsprung*, wird schon im Säuglingsalter symptomatisch. Nur selten findet sich beim Erwachsenen ein Megakolon proximal einer segmentalen Enge aufgrund einer Aganglionose (Abb. 3-43).

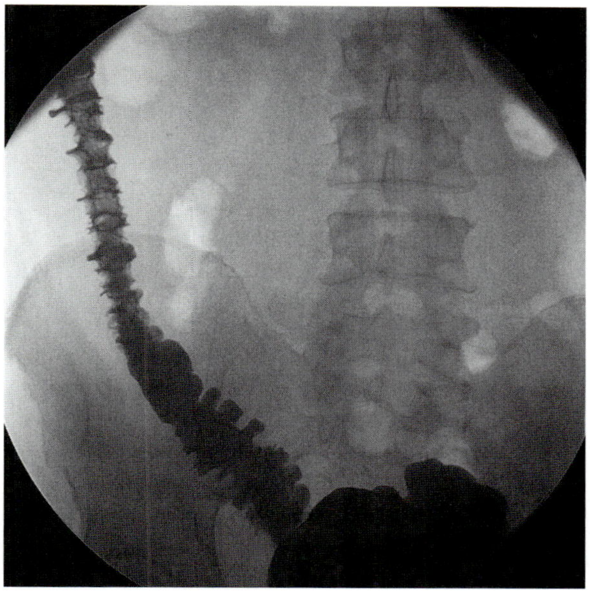

Abb. 3-42. Vermehrte Kolonhaustrierung (»Sägezahnkolon«). Zielaufnahme des Colon descendens in Bauchlage während der Bariumfüllung bei der Kolondoppelkontrastuntersuchung . Das Colon descendens zeigt eine deutliche Vermehrung der Haustrierung, teils eine spastische Engstellung

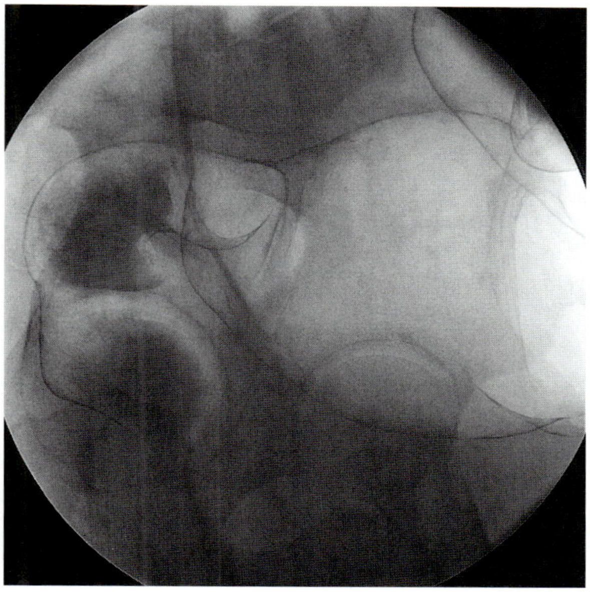

Abb. 3-43. Aganglionose (M. Hirschsprung) des Erwachsenen. 52-jähriger Patient, schwere chronische Obstipation seit der frühen Kindheit. Seitliche Zielaufnahme des rektosigmoidalen Übergangs bei der Kolondoppelkontrastuntersuchung. Massivste Aufweitung des Sigmas bis zu einem engen Segment am rektosigmoidalen Übergang. Histochemisch ist die Azetylcholinesteraseaktivität stark erhöht als Beweis für eine Aganglionose

Divertikel des Kolons sind sehr häufig und kommen bei mehr als 50% der über 70-jährigen Patienten vor. Eine *Divertikulose* mit multiplen Divertikeln sowie einer Engstellung des betroffenen Darmsegmentes durch einen erhöhten Muskeltonus und häufig spastischen Veränderungen führt jedoch nur in 20% zu einer bakteriellen Entzündung im Sinne einer *Divertikulitis* [15]. Die Divertikelkrankheit betrifft in erster Linie das Sigma, andere Kolonabschnitte sind seltener mit- oder allein betroffen. Die Größe der Divertikel ist variabel und reicht von 2–3 mm bis zu 2 cm.

Während symptomlose Divertikel sich gut in der KDKE abbilden lassen (Abb. 3-44a), führt eine Divertikulitis zu einer Schwellung der Divertikelhälse, sodass die Divertikel sich nicht mehr mit Kontrastmittel füllen (Abb. 3-44b). Die Diagnostik der Divertikulitis mit wasserlöslichem KM ist weitgehend durch die Computertomographie abgelöst worden (► s. Kap. 3.10.4) und wird nur eingesetzt, wenn die CT aus logistischen Gründen nicht möglich ist.

Begleiterkrankungen können die operative Therapie proktologischer Erkrankungen verändern. So sollten vor einer abdominellen Operation Karzinome oder Polypen des Kolons ausgeschlossen werden. *Darmwandunregelmäßigkeiten*, z. B. Doppelkonturen bzw. Füllungsdefekte (ring- oder halbmondförmig bzw. polypoid) und Stenosen kommen meist bei Karzinomen vor (Abb. 3-45).

Polypen können breitbasig aufsitzend oder gestielt sein (Abb. 3-46) und von villösen Adenomen differenziert werden. Eindeutige Malignitätskriterien für Polypen existieren nicht: Je größer ein Polyp ist (insbesondere: Durchmesser >1 cm), je unregelmäßiger die Insertionsbasis erscheint, je breiter die Tumorbasis im Verhältnis zur Tumorhöhe ist, desto größer ist die Malignomwahrscheinlichkeit. Auch eine Ulzeration an der Polypspitze spricht für eine Entartung [10, 16].

Das Ausmaß *entzündlicher Darmerkrankungen* wie bei *M. Crohn* (Abb. 3-47) und *Colitis ulcerosa* (Abb. 3-48) ist ebenfalls entscheidend für das weitere therapeutische Procedere. Eine schwere entzündliche Veränderung des Rektums kann die Füllung des Kolons unmöglich machen. Ungewöhnliche Befunde wie eine *Endometriose* erklären in einigen Fällen die Symptome der Patienten.

Postoperative Veränderungen wie *Anastomoseninsuffizienz* (Abb. 3-49) bzw. *Anastomosenenge* können direkt nach der Operation mit einem wasserlöslichen Kontrastmittel (jodhaltig) diagnostiziert werden [17]. Eine Bariumuntersuchung verbietet sich in dieser Situation, da ein Übertritt von Barium in das Peritoneum zur Bariumperitonitis (Letalität >50%!) führt.

Nach anteriorer Rektumresektion ist es wichtig, auf den Abstand zwischen Rektumhinterwand und Sakrum zu achten, der bei Gesunden nicht mehr als 2 cm betragen darf. Postoperative Flüssigkeit, aber auch Flüssigkeit bei Anastomoseninsuffizienz sowie entzündliches Gewebe und Narben führen zu einer deutlichen Verbreiterung dieses Abstands [18].

Die Darstellung des postoperativen Zustands als KDKE ist erst ab der 3. Woche nach der Operation möglich.

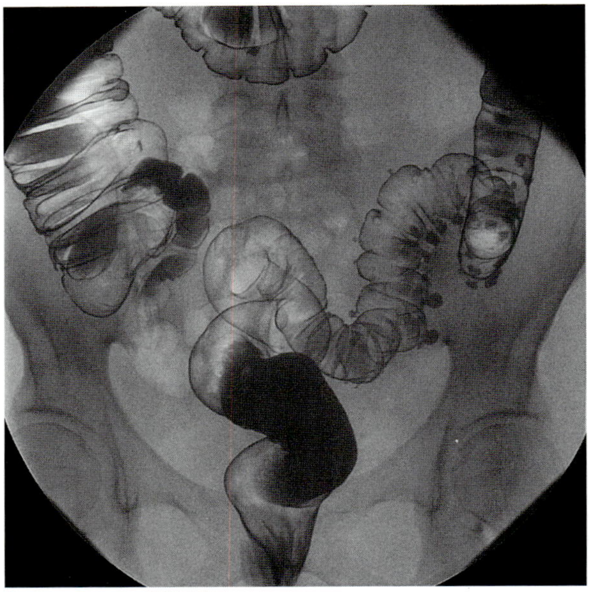

a

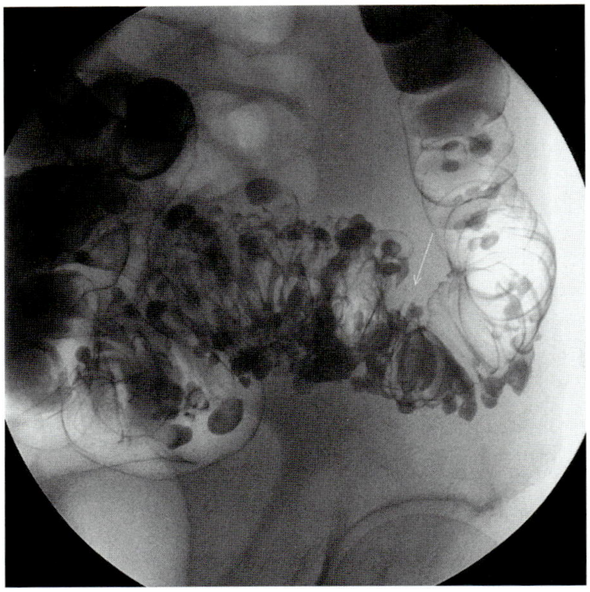

b

Abb. 3-44a, b. Divertikelkrankheit. **a** Zielaufnahme in Rückenlage bei der Kolondoppelkontrastuntersuchung (KDKE). Multiple Divertikel in Sigma und distalem Colon descendens im Sinne einer Divertikulose. **b** Zielaufnahme in Linksschräglage bei der KDKE. Multiple, meist mit KM gefüllte Divertikel. Nachweis einer entzündlichen Engstellung von Divertikelhälsen mit dadurch bedingter inkompletter Füllung derselben *(Pfeil)*. Zusätzlich erheblich verdickte und enggestellte Falten im Sigma: Zeichen der chronischen Divertikulitis

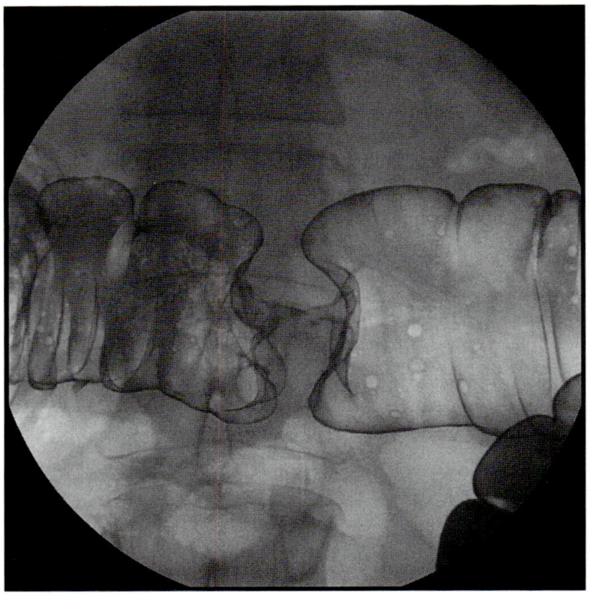

Abb. 3-45. Kolonkarzinom. Zielaufnahme des Colon transversum bei der Kolondoppelkontrastuntersuchung. Zirkuläre hochgradige Einengung des Lumens, unscharfe Begrenzung und Doppelkonturen sprechen für ein Kolonkarzinom

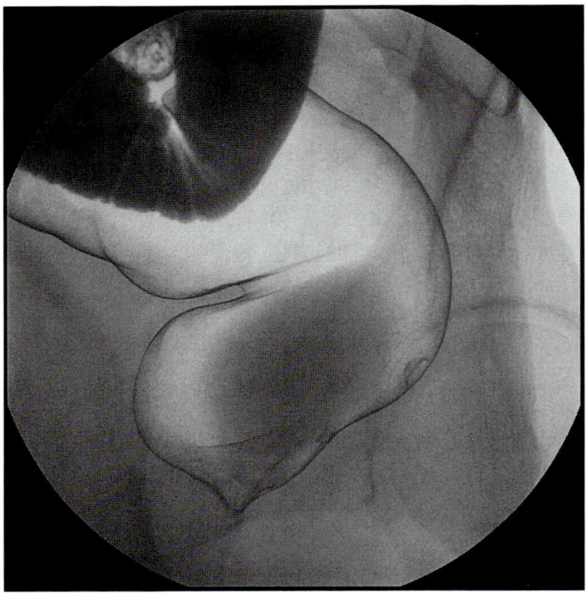

Abb. 3-46. Kolonpolypen. Zielaufnahme des Rektums bei der Kolondoppelkontrastuntersuchung in Linksschräglage. Kleiner, breitbasig aufsitzender Polyp an der Rektumhinterwand: glatt konturiert, in das Lumen hineinragend

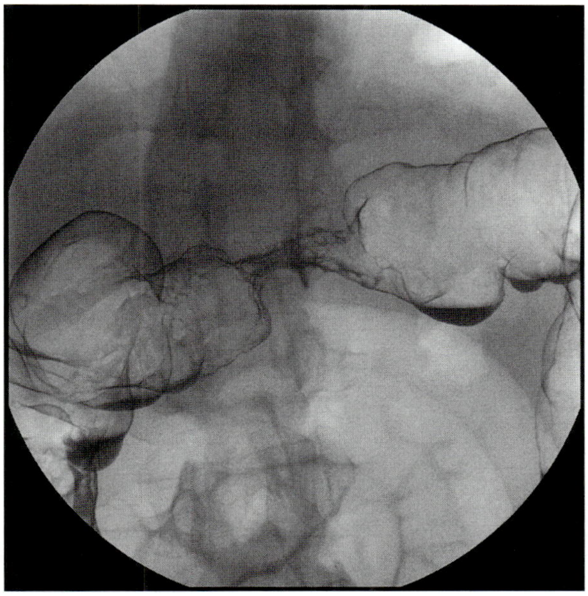

Abb. 3-47. M. Crohn. Zielaufnahme des Colon transversum bei der Kolondoppelkontrastuntersuchung. Deformiertes Kolon mit segmentärer Stenose, assoziiert mit divertikelartigen Ausstülpungen

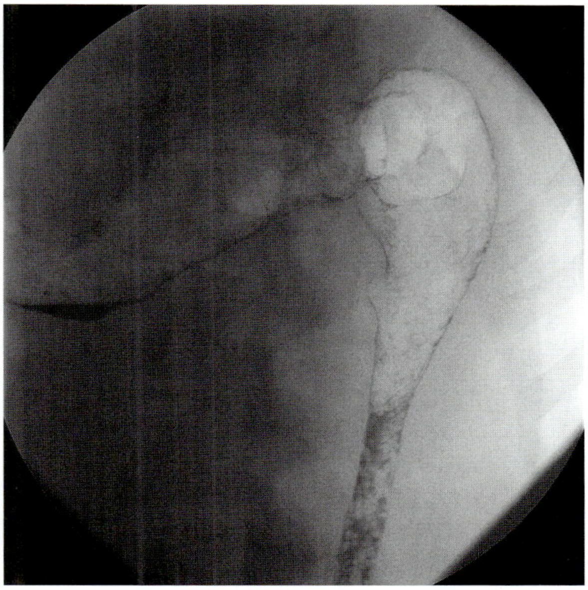

Abb. 3-48. Colitis ulcerosa. Zielaufnahme des linken Kolons bei der Kolondoppelkontrastuntersuchung. Massive entzündliche Veränderungen mit aufgehobener Haustrierung, Pseudopolypen, Stenosierung

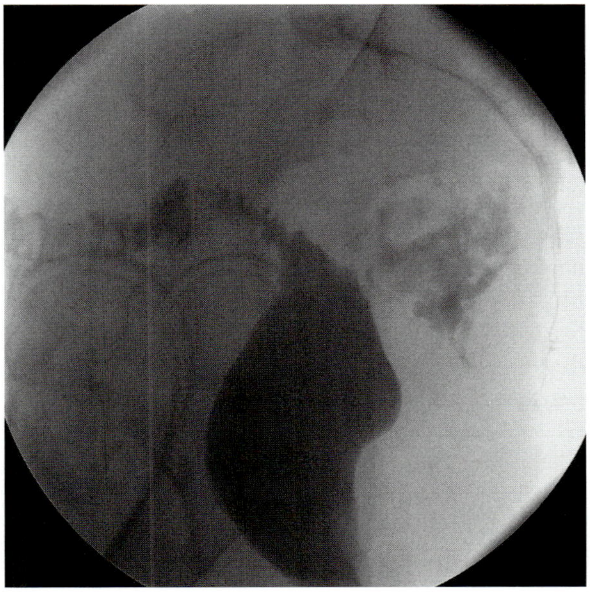

Abb. 3-49. Anastomoseninsuffizienz. Seitliche Aufnahme des kleinen Beckens beim Kontrasteinlauf mit wasserlöslichem KM, 9. postoperativer Tag nach Kolektomie. Pathologischer Übertritt von KM in den präsakralen Raum in Höhe der ileorektalen Anastomose

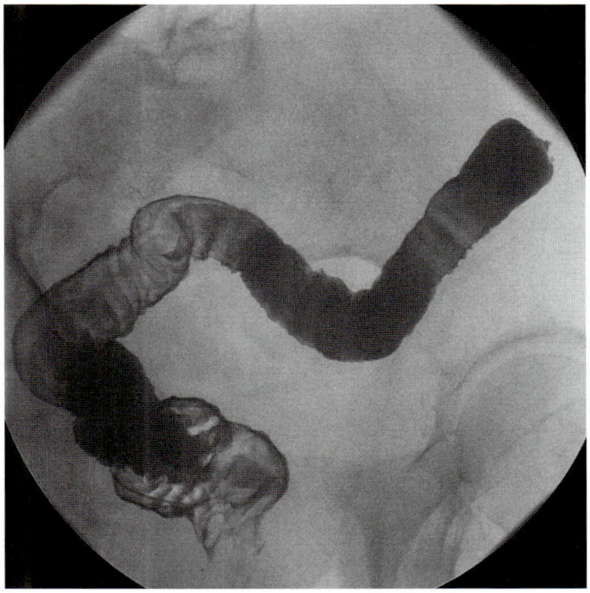

Abb. 3-50. Hartmann-Stumpf. Zielaufnahme des kleinen Beckens bei Doppelkontrastuntersuchung. Zustand nach Anlage eines Sigmaanus bei periproktitischem Abszess. Vor Rückverlagerungsoperation. Etwa 24 cm langer Hartmann-Stumpf mit normalen Schleimhautverhältnissen. Kein Nachweis einer Leckage

Bei der Überprüfung der Anastomosenverhältnisse ist auf Engen und pathologische Aussackungen zu achten. Nach Kolonteilresektionen oder ileoanalem Pouch kann die morphologische Darstellung wichtig sein. Gelegentlich ist vor Wiederanschlussoperation eine Abbildung des Hartmann-Stumpfes erforderlich (◘ Abb. 3-50).

3.10.3 Fistulographie

Indikation

- Darstellung und Einordnung von perianalen/pararektalen Fisteln, insbesondere in Bezug auf den Sphinkterapparat
- Enterokutane Fisteln (z. B. bei M. Crohn): insbesondere offene Verbindung der Fisteln zum Darmtrakt

Technik

- Konventionelle Fistulographie [19–21]
  - ggf. Markierung des Rektums mit Luftinsufflation
  - Aufsetzen einer Olive (breites konisches Ansatzstück) auf die Fistelöffnung oder Sondierung der Fistelöffnung mittels eines (stumpfen, weichen!) Katheters, z. B. eines Säuglingsblasenkatheters (jedenfalls keine Sondierung der Fistel mit Sonden: Perforationsgefahr!)
  - Die Kontrastmittelgabe (ca. 10–20 ml wasserlösliches jodhaltiges KM) sollte ohne Druck erfolgen, um nicht neue Fisteln zu bilden (passive Füllung)
  - Röntgenaufnahmen in mindestens 2 Ebenen (Aufsicht und senkrecht dazu), durchleuchtungsgesteuert
  - (ggf. röntgendichte Marker für After und Fistelöffnungen)
- MR-Fistulographie
  - Body-array-Spule (endoanale Spule möglich!)
  - Aufnahmen in 3 Raumrichtungen
  - T2-gewichtete Sequenzen mit hochauflösender Matrix
  - Sequenzen mit Fettunterdrückung wie STIR
  - Schichtdicke: 3–5 mm
  - Übliche Kontraindikationen wie Herzschrittmacher, Metallclips beachten.

Befunde

Ob Fisteln – also anormale Verbindungen zwischen Organen, präformierten Räumen bzw. der Haut – blind enden oder eine komplette Verbindung zwischen Darmtrakt und äußerer Haut darstellen, kann für die Therapie entscheidend sein.

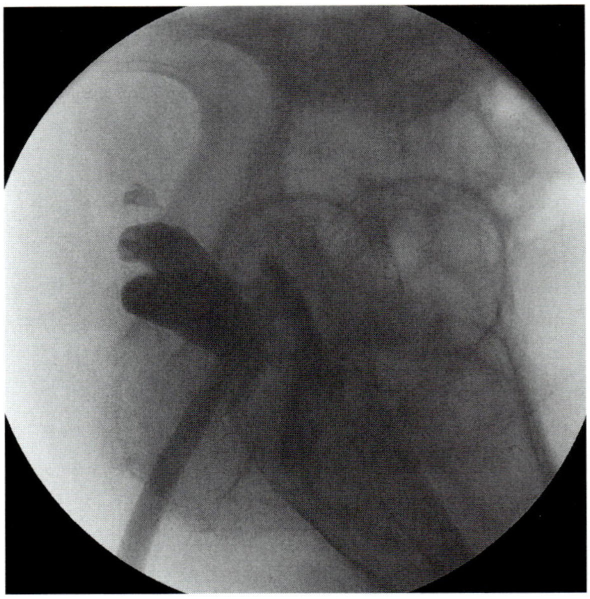

◘ **Abb. 3-51.** Rektovaginale Fistel. Zielaufnahme bei Kontrasteinlauf mit wasserlöslichem KM. 4 Monate nach Hemikolektomie links und Rektopexie. Während der KM-Applikation über das Darmrohr rasche Füllung der Scheide

Vor der Schnittbildära war die *Fistulographie mittels KM-Füllung* die einzige Möglichkeit, Fisteln und Sinus darzustellen [22]. Das Ausmaß von Fistelgängen, die Höhenlokalisation sowie die offene Verbindung von Fisteln zum Darmtrakt ist mit Hilfe dieser Methode gut zu erkennen.

Die *Nachteile dieser Untersuchungstechnik* (Keimverschleppung, Öffnen von bereits verschlossenen Fisteln durch die KM-Injektion, Bohren von neuen Fistelgängen beim Katheterlegen und fehlende Darstellung der umgebenden Weichteilstrukturen) haben jedoch dazu geführt, dass nur noch in Einzelfällen auf die Fistulographie zurückgegriffen wird, nämlich bei ausgedehnten Fistelgängen (*»Fuchsbaufisteln«*) und wenn eine offene Verbindung zwischen äußerer Fistelöffnung und Darmtrakt anders nicht nachgewiesen werden kann.

Der Kontrasteinlauf mit wasserlöslichem jodhaltigem KM ist eine einfache komplikationslose Methode, um bei *perirektalen Fisteln* (genuin oder postoperativ) den Fistelgang vom Darmsystem aus zu erfassen (◘ Abb. 3-51). Dies gelingt nur selten und bei großen Fistelöffnungen.

Die Kernspintomographie hat die Computertomographie als Schnittbildverfahren zur Diagnostik von Fisteln inzwischen abgelöst. Die *MR-Tomographie* kann durch die ausgezeichnete Darstellung von Wasser (Ödem, Entzündung, Fistelinhalt) Fisteln nicht nur gut erfassen, sondern auch genau lokalisieren [23]. Dies gelingt insbesondere durch die *Anwendung der fettunterdrückenden Sequenz STIR* [24]. Durch i.v. Kontrastmittelgabe ist in der Regel keine Zusatzinformation zu erwarten [25]. *Kernspintomographisch kann meist zwischen flüssigkeitsgefüllten und bereits fibrös verschlossenen Fistelgängen differenziert werden.* Begleitende entzündliche Veränderungen (Ödeme) bzw. umschriebene Flüssigkeitsansammlungen und Abszesse im umgebenden Weichteilgewebe, die der klinischen Untersuchung entgehen können, werden mitdargestellt [26].

Die Einbeziehung der analen Sphinktermuskulatur und des M. levator ani in Fistelgänge ist gut zu erkennen. Sequenzen werden grundsätzlich in mehreren Raumrichtungen durchgeführt, *die transversale Schnittführung gilt dabei als Basisuntersuchung mit T2-gewichteten* (Abb. 3-52) *und STIR-Sequenzen.*

Die *koronare Schnittführung* wird zur Einteilung von *perianalen/pararektalen Fisteln* (intersphinktär, transsphinktär, suprasphinktär, extrasphinktär) seit langem genutzt [27]. *Rektovaginale Fisteln* sind besser in *transversaler und sagittaler Schnittführung* zu identifizieren (Abb. 3-53). Nicht zuletzt ist die MRT ein wichtiges Hilfsmittel zum Ausschluss von Fisteln [28].

Enteroenterale Fisteln sind ebenso wie intraabdominelle Abszesse durch die MRT zu erfassen (Kernspintomographie, statische Technik in Kap. 3.10.5).

Untersuchungen mit der endoanalen Spule zeigen zwar perianale Fisteln besonders gut, erfordern jedoch eine ausreichende Erfahrung mit dieser Methode [27] und sind wegen der entzündlichen analen Veränderungen oft schmerzhaft. Das Einführen der Spule kann wegen der begleitenden Stenose bzw. wegen des Spasmus unmöglich sein.

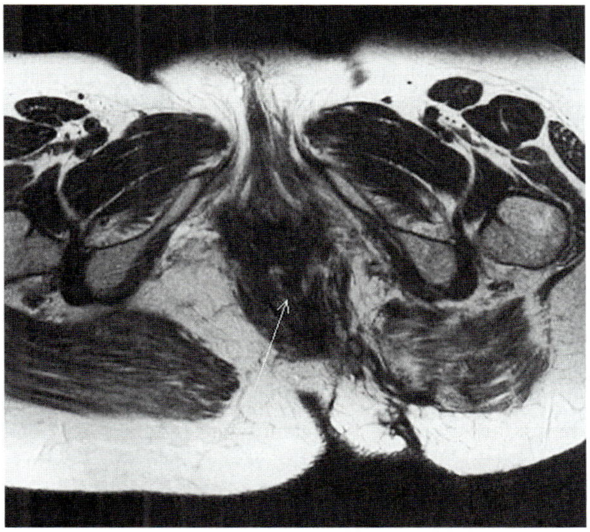

Abb. 3-52. Transsphinktäre Fistel. Transversale MRT-(T2-TSE-)Aufnahme mit hochauflösender Matrix. Bei 5 h *(Pfeil)* flaue Signalanhebung: Verdacht auf mit Flüssigkeit gefüllte Fistel, im M. sphincter ani gelegen. Links perianal ein weiteres Fistelsystem, im Fettgewebe gelegen, teils mit ausgedehnter narbiger Verziehung: T2-gewichtet kann nicht sicher zwischen Fett und Flüssigkeit (Ödem) differenziert werden (beides signalreich, d. h. hell)

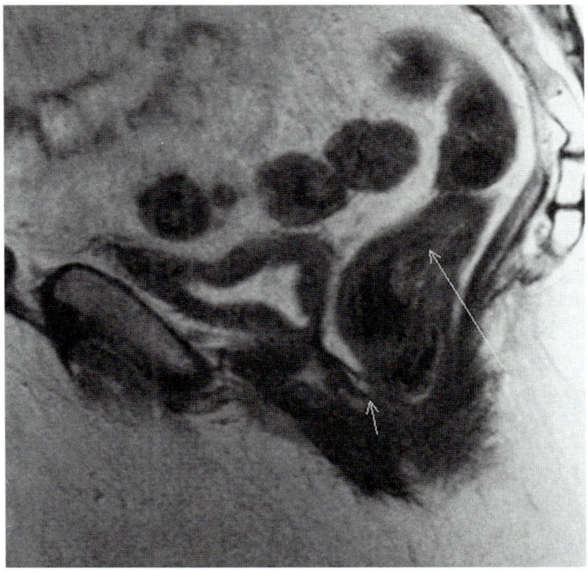

Abb. 3-53. Rektovaginale Fistel. Sagittale Schnittführung T2-gewichtet, MRT(TSE)-Sequenz mit hochauflösender Matrix. Zustand nach Wertheim-Operation und Radiatio. Vom Rektum *(langer Pfeil)* führt eine signalreiche (flüssigkeitsgefüllte) Fistel *(kurzer Pfeil)* in die deutlich verkürzte, weit offene und flüssigkeitsgefüllte Scheide

3.10.4 Computertomographie

Indikation

- Divertikulitis und Komplikationen
- Gedeckte Perforation/Abszess
- Karzinome (Staging, Verlaufskontrolle, Lymphknoten)
- Postoperative Komplikationen, Anastomoseninsuffizienz
- Unklare abdominelle Beschwerden
- An Strahlenbelastung denken!

Technik

- Orale Darmkontrastierung mit bariumhaltigem KM (1,0%ige Bariumsulfatlösung): kontinuierliches Trinken von 1000 ml über 1 h, ggf. Kontrasteinlauf
- Routinemäßig Untersuchung von der Symphyse bis zum Diaphragma
- Schichtdicke nach Fragestellung, üblich: 5 mm
- Mehrzeilen-CT: Sekundäre Konstruktionen
- Intravenöse KM-Gabe hilfreich bei Abszessen, Lebermetastasen, Tumorausdehnung

Befunde

Die Computertomographie zeigt nicht nur *intramurale Veränderungen* sehr sensitiv, sie ist auch in der Lage, die *extramurale Ausdehnung eines Prozesses* bis hin zur *Peritonitis* zu erfassen. Deshalb hat bei der *Divertikulitis*, der häufigsten Komplikation der Divertikelkrankheit, die Computertomographie den Kontrasteinlauf mit wasserlöslichem

Kontrastmittel abgelöst [15, 29, 30]. Fast immer tritt eine Divertikulitis im Sigma auf. Bei akuten Beschwerden im linken Unterbauch lässt sich mittels CT nicht nur die Frage nach Divertikeln (Conditio sine qua non für die Diagnose einer Divertikulitis) und Peridivertikulitis mit Umgebungsinfiltration klären (Sensitivität bis zu 98%). Auch die Komplikationen der Divertikulitis wie *Perforation und/oder perikolischer Abszess* sind mittels CT rasch und sicher zu erkennen [31, 32]. Bei ungewöhnlicher Lage des Sigmas (Sigma elongatum, z. B. auch in den rechten Unterbauch reichend) oder bei einer Divertikulitis in anderen Darmabschnitten ist die CT ebenfalls hilfreich in der Akutdiagnostik.

Divertikel imponieren im CT als kleine, luft- oder auch kontrastmittelgefüllte Ausbuchtungen in der Wand des Kolons. *Wandverdickungen* (normale Dicke: bis maximal 3 mm) finden sich bei chronischer muskulärer Hypertrophie, aber auch bei akuten Divertikulitiden. *Streifige Verdichtungen* des sonst hypodens erscheinenden perikolischen Fettgewebes sind ein Hinweis auf eine (entzündliche) Umgebungsinfiltration. Differenzialdiagnostisch muss bei einer ausschließlichen Fettgewebsinfiltration eine Appendicitis epiploica in Betracht gezogen werden.

Freie Luft angrenzend an das Kolon spricht für eine *gedeckte Perforation*. Bei einer größeren Weichteilmasse in der Kolonumgebung sind i.v. Kontrastmittelaufnahme der Peripherie oder *Lufteinschlüsse im Zentrum Zeichen eines Abszesses*. *Fisteln* lassen sich zwar häufig auch im CT erkennen, sind jedoch wesentlich besser (und ohne Strahlenbelastung!) im MRT zu diagnostizieren. *Gedeckte Perforationen* anderer Ursache, wie nach endoskopischer Polypabtragung, sind ebenso sehr sensitiv mittels CT zu erkennen wie freie Luft (◘ Abb. 3-54).

Bei unklaren abdominellen Beschwerden, insbesondere beim akuten Abdomen unklarer Genese, ist die Durchführung einer CT sinnvoll [33]. Dabei finden sich gelegentlich als Zufallsbefunde eine Peritonitis oder entzündliche Darmerkrankungen wie M. Crohn oder Colitis ulcerosa mit Wandverdickungen bzw. Komplikationen wie Abszessen und Fisteln. Die CT ist zur Beurteilung von entzündlichen Kolonerkrankungen hervorragend geeignet [34]. Bei jüngeren Patienten und bei den Erkrankungen, die häufigere Kontrollen erfordern, sollte die MRT als Untersuchungsmethode vorgezogen werden.

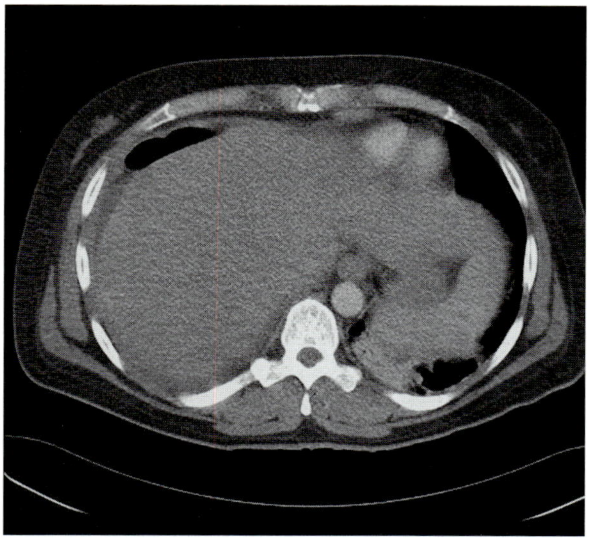

◘ Abb. 3-54. Freie Luft. CT in Höhe des Oberbauches. Ventral der Leber Nachweis einer kleinen Luftsichel

Nicht immer einfach ist die *Differenzialdiagnose Kolontumor oder Divertikulitis* im CT zu stellen. In beiden Fällen liegt eine Darmwandverdickung vor; jedoch sind intraluminale Tumoranteile und größere Lymphknoten beim Karzinom häufiger. Ein Fehlen von Lymphknoten sowie ein langstreckiger Darmwandbefall (>10 cm) sprechen für eine Divertikulitis [35].

Das präoperative Staging eines analen oder kolorektalen Tumors sowie die Diagnose eines Rezidivtumors waren lange Zeit die Domäne der Computertomographie. Inzwischen wird heute allgemein die MRT gegenüber der CT bevorzugt [36, 37] (Kap. 3.10.5).

In der Diagnostik von Fernmetastasen [38] und ebenso beim Erfassen von Knochenarrosionen hat die CT unverändert ihren Stellenwert behalten.

Die *virtuelle CT-Kolonographie* hat insbesondere seit Einführung der Mehrschichtcomputertomographie deutliche Fortschritte gemacht [39–41], ist aber nach wie vor wenigen Zentren vorbehalten. Ob sie die Screeningmethode der Zukunft für Kolontumoren sein wird, ist derzeit noch offen. Zu lösende Probleme sind die Erkennbarkeit von kleinen Tumoren (<5 mm) und häufige falsch-positive Befunde durch Darmverschmutzung.

3.10.5 Kernspintomographie (statische Technik)

Indikation

- Anorektale Atresie.
- Muskulär bedingte Veränderungen.
- Staging von analen/ kolorektalen Tumoren/ Rezidivtumoren.
- Lymphknotenmetastasen/ andere Metastasen.
- Fisteldarstellung (► s.o.).
- Chronisch-entzündliche Darmerkrankungen.
- Strahlenschäden.

Technik

- Rückenlage
- Body-array-Spule (selten: Endorektalspule)
- Zur Darstellung von anatomischen Strukturen sind Sequenzen in 3 Raumrichtungen sinnvoll
- T2-Wichtung mit hoher Auflösung
- Fettsättigung (STIR-Sequenz oder Fat-sat-Sequenz) zur Darstellung von Ödemen und freien Flüssigkeiten
- Gegebenenfalls i.v. KM-Gabe bei T2-Wichtung zur Darstellung der Tumorausdehnung
- Je nach Fragestellung muss die Technik optimiert werden!
- Kontraindikationen: Herzschrittmacher, andere Metallimplantate, Schwangerschaft

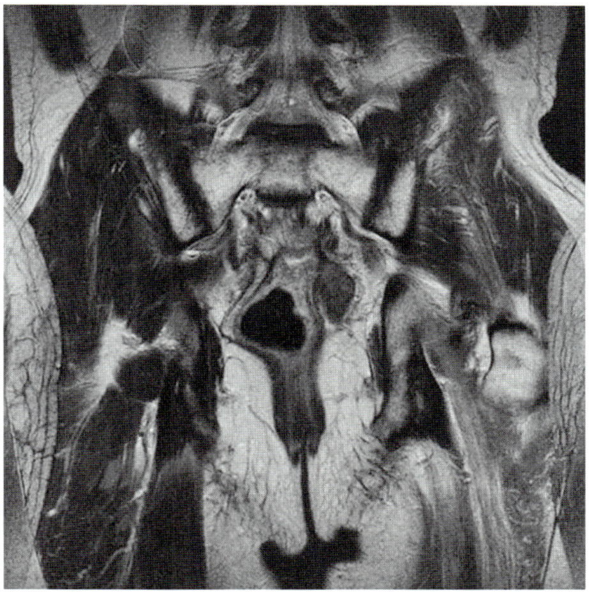

Abb. 3-55. Tumorrezidiv bei Kolonkarzinom. Koronare t_1-gewichtete MRT-Aufnahme. Links lateral des Rektums Nachweis einer signalarmen (dunklen) ca. 3 cm im Durchmesser messenden Formation

Befunde

Erkrankungen des Beckenbodens werden eingeteilt in die des vorderen (Blase/Harnröhre), des mittleren (Uterus/Vagina bzw. Prostata) und hinteren (Rektum/Anus) Kompartimentes.

Der große Vorteil der Kernspintomographie besteht in einer exzellenten Abbildung aller Organsysteme des kleinen Beckens in 3 Raumrichtungen sowie der Darstellung anatomischer Strukturen mit hoher Auflösung [42].

Die *Erfassung von Defekten der Beckenbodenmuskulatur* ist eine Aufgabe der MRT. Wichtige Beispiele sind der M. levator ani, der M. sphincter ani externus und der M. sphincter urethrae, da Defekte die Defäkation bzw. die Blasenentleerung beeinflussen. *Angeborene Defekte*, die insbesondere den M. sphincter ani betreffen, sind deutlich seltener gegenüber *erworbenen Defekten* nach Geburten, aber auch bei Muskelerkrankungen (Polio!).

Zur präoperativen Einteilung der angeborenen anorektalen Anomalien nach der internationalen Klassifikation in hohe, mittlere und tiefe Atresien ist die MRT gut geeignet [43]. Die Untersuchung kann häufig auch Begleitmissbildungen aufdecken [44, 45]. Verlaufskontrollen sind bei fehlender ionisierender Strahlung problemlos möglich.

Die Darstellung von *Tumoren im Anorektalbereich* erfolgt üblicherweise ebenfalls mit der Body-array-Spule. Eine Endorektalspule verbessert zwar die Auflösung der Darmwandabschnitte mit Darstellung von Mukosa, Submukosa und Muscularis propria, sodass eine genauere Erfassung von Tumorstadien möglich wird [46]. Sie lässt aber die Untersuchung der weiteren Umgebung (Abfall des Spulensignals) nicht zu.

Tumoren stellen sich T2-gewichtet als signalreiche (helle), T1-gewichtet als signalarme (dunkle) (Abb. 3-55) *Raumforderungen* dar. Nach i.v. Kontrastmittelgabe kommt es T1-gewichtet zu einer deutlichen Signalanhebung im gut durchbluteten Tumor: Das paramagnetische Kontrastmittel (Gadolinium-DTPA) führt zu einer T1-Zeitverkürzung und damit Signalsteigerung. Da diese Signalsteigerung im signalintensiven Fett untergehen kann, sollten nach KM-Gabe fettgesättigte Sequenzen gewählt werden.

Computertomographie und Kernspintomographie können beide zum Erfassen von Tumorgewebe bzw. zum *präoperativen Staging eines kolorektalen Karzinoms* eingesetzt werden [47]. In der CT kann zwar nicht zwischen T1- und T2-Stadium des Tumors unterschieden werden [48], dies ist allerdings für die Therapieentscheidung nicht wichtig [49]. In einem Vergleich mit Endosonographie, MRT und Endo-MRT (mit endoanaler Spule) schneidet die CT hinsichtlich Sensitivität und Spezifität in der Beurteilung des T-Stadiums eines Rektumkarzinoms schlechter ab [38]. Je nach Technik des MRT (z. B. geringe Schichtdicke, hohe Auflösung, Endorektalspule) oder des CT (z. B. Mehrzeilen-CT, Kontrastmittelphase) gibt es aber unterschiedliche Ergebnisse in der Literatur [50, 51]. Das Problem der genauen Stadieneinteilung liegt darin, dass das Tumorstadium durch eine entzündliche Reaktion des peritumoralen Gewebes, die von Tumorinfiltration nicht zu unterscheiden ist, überschätzt werden kann [36, 52, 53]. Auch eine Unterschätzung ist möglich wegen Mikroinfiltration des Karzinoms. Die endorektale Spule verbessert dabei im Vergleich mit der Body-array-Spule die Genauigkeit der Befunde nicht [52, 53].

Der Nachweis von *Lymphknotenmetastasen* ist mit CT und MRT möglich. Zur Beurteilung regionärer Lymphknotenmetastasen ist das häufigste Kriterium eine Vergrößerung über 1 cm Durchmesser; seltener wird eine vermehrte Anzahl nicht vergrößerter Lymphknoten gewertet. *Mikrometastasen* entgehen somit dem radiologischen Nachweis [49]. Nicht nur im CT, auch in Endosonographie und MRT bleibt die Auffindung von Lymphknotenmetastasen ein Problem [38, 49]. Im kleinen Becken lassen sich parailiakale Lymphknoten beim MRT in koronarer Schnittführung am besten von den Beckengefäßen differenzieren.

Möglicherweise gelingt in Zukunft die Detektion *befallener Lymphknoten* mit Hilfe spezieller MR-Kontrastmittel besser: Eingesetzt werden *ultrafeine superparamagnetische Eisenoxide* (»ultrasmall superparamagnetic iron oxide«; USPIO), die nur in gesundes Lymphknotengewebe aufgenommen werden [54], sodass befallene Lymphknoten sich davon unterscheiden. Die Bedeutung eines in Entwicklung begriffenen Kontrastmittels für eine interstitielle MR-Lymphographie bleibt abzuwarten [55].

Zusammenfassend ist die MRT-Untersuchung mit hochauflösenden Body-array-Spulen derzeit die beste Einzelmethode zum Staging von kolorektalen Karzinomen [36], aber auch hier lassen Sensitivität und Spezifität noch zu wünschen übrig.

Anale Karzinome können mit MRT (Body-array-Spule oder endorektale Spule) untersucht werden. Die Methode der Wahl ist aber die *Endosonographie* [36].

Postoperativ muss Narbengewebe und operationsbedingte Flüssigkeit von Resttumorgewebe bzw. einem Rezidivtumor abgegrenzt werden. Deshalb sollte etwa 8–12 Wochen nach Operation, wenn die perioperative Entzündung abgeklungen ist, eine Ausgangsuntersuchung durchgeführt werden, damit spätere Vergleiche möglich werden.

Narbengewebe stellt sich kernspintomographisch T1-gewichtet und T2-gewichtet signalarm dar, nach i.v. Gadoliniumgabe gibt es keine Signaländerung. *Tumorgewebe sowie Entzündungen* sind dagegen T2-gewichtet signalreich und T1-gewichtet signalarm. Nach i.v. Gadoliniumgabe zeigt T1-gewichtet das Tumorgewebe einen deutlichen und frühen Signalanstieg, bei Entzündungen ist der Signalanstieg meist später und geringer [56]. *Bestrahlungsfolgen* sind von Tumorgewebe teilweise nur schwer zu unterscheiden, auch hier ist die MRT die wichtigste Untersuchungsmethode [57].

Der zunehmende Einsatz der MRT *bei chronisch entzündlichen Darmerkrankungen* ergibt sich aus der strahlungsfreien und nichtinvasiven Art der Untersuchung. Endoskopie bzw. konventionelle Röntgenuntersuchung decken Schleimhautveränderungen bei M. Crohn und Colitis ulcerosa auf. Bei der Verlaufskontrolle des M. Crohn hat die MRT inzwischen einen hohen Stellenwert erreicht: Die Ausdehnung des Dünn- bzw. Dickdarmbefalls sowie Komplikationen (Fisteln, Abszesse) lassen sich in 3 Raumrichtungen darstellen [58, 59].

Perianale und perirektale Entzündungen bakterieller und viraler Genese werden zwar klinisch und laborchemisch diagnostiziert; die MRT spielt jedoch eine Rolle bei der Abklärung von Komplikationen [60]. *Befunde im kleinen Becken*

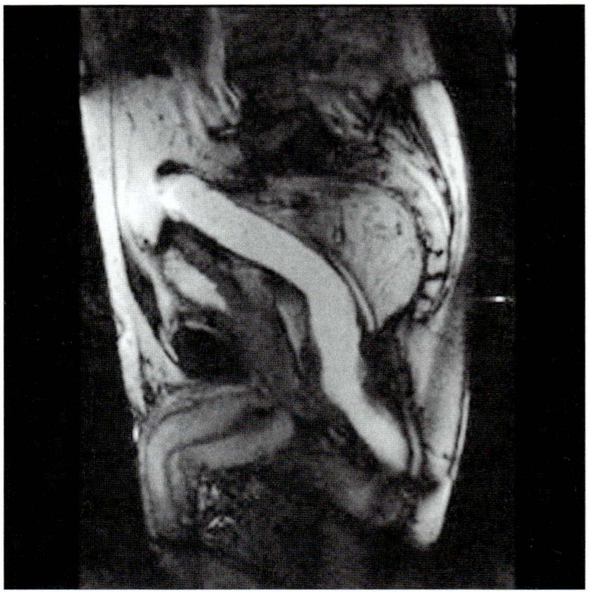

Abb. 3-56. Lipomatosis pelvis. Sagittale T2-gewichtete MRT-Aufnahme im kleinen Becken. Dünnkalibriges Rektum/Sigma, massive Erweiterung der Distanz zwischen Sakrum und Rektumhinterwand. Ursache ist eine Lipomatose des kleinen Beckens, die komprimierend auf den Darm wirkt

wie z. B. Zysten, Gefäßprozesse, Anomalien, gutartige Tumoren, Endometriose, Lipomatosis pelvis (Abb. 3-56), Knochenprozesse bzw. -tumoren und Wirbelsäulenveränderungen werden bei der MRT miterfasst.

Möglicherweise hat die *virtuelle MR-Kolonoskopie* eine Zukunft als Screeningverfahren zum Ausschluss von Darmtumoren. Während größere Polypen (>10 mm) nahezu lückenlos diagnostiziert werden, ist eine sichere Differenzierung zwischen kleinen Tumoren (5 mm) und Kotballen zum jetzigen Zeitpunkt noch nicht möglich [61].

3.10.6 Defäkographie

Klassische Röntgendefäkographie

Indikation

- Diagnostik anorektaler Funktionsstörungen, besonders vor geplanter operativer Maßnahme bei
  - Obstipation/Entleerungsstörung
  - Beckenbodenschwäche (► s. unten)
  - (auch: folgende Textbox),
  - analer Insuffizienz,
  - Begleiterkrankungen der Beckenbodenorgane
- An Strahlenschutz denken!

Definitionen von Messwerten und Befunden bei der Defäkographie

- Anorektalwinkel
  Winkel zwischen Rektumhinterwand und Analkanal
- Rektozele
  Ausstülpung der Rektumwand
  - nach ventral = ventrale Rektozele (häufig)
  - nach lateral = laterale Rektozele (selten)
  - nach dorsal = dorsale Rektozele (selten)
- Rektumschleimhautprolaps
  Einstülpung von Rektumschleimhaut
  - Grad I = vor dem Analkanal endend
  - Grad II = den Analkanal erreichend
  - Grad III = tief in den Analkanal eintauchend bzw. nach außen tretend
- Intussuszeption
  Innerer Rektumschleimhautprolaps (Grad I und II)
- Analprolaps
  Ausstülpung der Analschleimhaut
- Anismus
  Spastisches Beckenbodensyndrom = Unfähigkeit, den M. puborectalis beim Pressen zu entspannen
- Enterozele
  Ausstülpung des Peritoneums zwischen Rektumvorderwand und Scheidenhinterwand
  - ohne Darminhalt
  - mit Dünndarminhalt = Enterozele im engeren Sinne
  - mit Sigmainhalt = Sigmoidozele
- Cul-de-sac-Phänomen
  Sigmoidozele ohne Rektumbeeinträchtigung
- Cul-de-sac-Syndrom
  Sigmoidozele mit Rektumkompression
- Descensus perinei
  Pathologisches Tiefertreten des anorektalen Übergangs, gemessen am oberen Analring

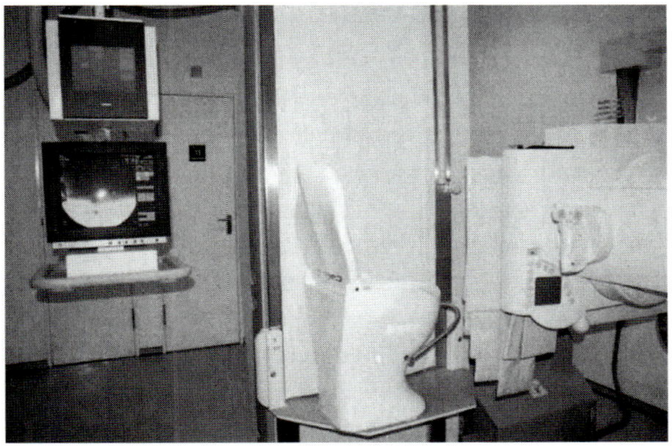

Abb. 3-57. Untersuchungseinheit zur Defäkographie. Der Durchleuchtungstisch ist hochgestellt. Auf die Bodenplatte wird eine Campingtoilette so platziert, dass der Patient im seitlichen Strahlengang sitzt

Technik [62–65]

- Füllung des Rektums/Sigmas mit ca. 300 ml bariumhaltigem Kontrastmittel
- Markierung der Scheide mittels eines in Kontrastmittel getauchten Tampons
- Positionierung des Patienten im seitlichen Strahlengang auf einer im Durchleuchtungsgerät aufgestellten Campingtoilette (mit röntgendichter Markierung; Abb. 3-57)
- Röntgenaufnahmen des Rektums seitlich in Entspannung, bei maximalem Zukneifen und bei leichtem Pressen der Beckenbodenmuskulatur
- Röntgenserienaufnahmen des Entleerungsvorgangs (Aufnahmefrequenz mindestens 2/s), ggf. Videodokumentation

Befunde

Wenn bei *Entleerungsstörungen* nach Anamneseerhebung und klinisch-proktologischer Basisuntersuchung Fragen – insbesondere zur Operationsplanung – offen bleiben, wird seit vielen Jahren die Röntgendefäkographie [66, 67] durchgeführt. Zunächst wird in Entspannung der anorektale Übergang im seitlichen Strahlengang dokumentiert (Abb. 3-58). Als Referenzlinie für die Lage der Organe gilt die Ischiokokzygeallinie (IKL), die den Unterrand des Tuber ossis ischii mit dem untersten Kokzygealgelenk verbindet (Abb. 3-59). Dabei werden die Werte kranial der IKL mit Pluswerten, kaudal mit Minuswerten versehen. Mit Hilfe von definierten Abständen auf dem Rand der aufge-

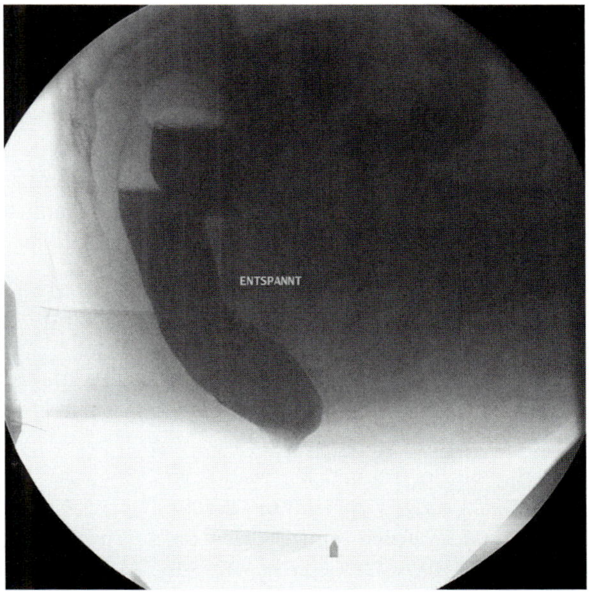

Abb. 3-58. Seitliche Aufnahme im Entspannungszustand vor Defäkation. Die Patientin sitzt auf der Campingtoilette. Rektum und Sigma sind mit bariumhaltigem KM gefüllt. Die Patientin wurde aufgefordert, die Beckenbodenmuskulatur zu entspannen. Mäßiger Descensus perinei, der Analkanal ist geschlossen

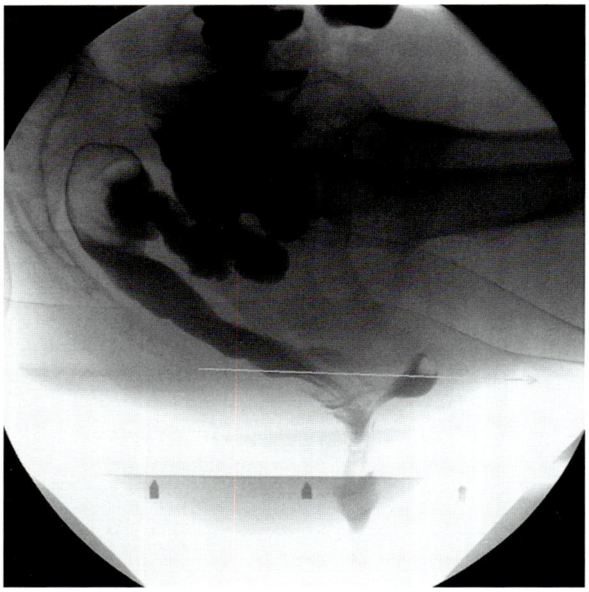

Abb. 3-59. Seitliche Aufnahme beim Defäkogramm nach erfolgter Entleerung. Nachweis einer kleinen, inkomplett entleerten ventralen Rektozele. Normale Stellung des anorektalen Übergangs. Als Referenzlinie zur Lage der Beckenbodenorgane gilt die Ischiokokzygeallinie *(IKL):* Verbunden werden Unterrand des Tuber ossis ischii und das unterste Kokzygealgelenk. Röntgendichte Markierungspunkte sind am Toilettenrand in definierten Abständen (hier: 5 cm) angebracht, sodass Längenmessungen möglich sind

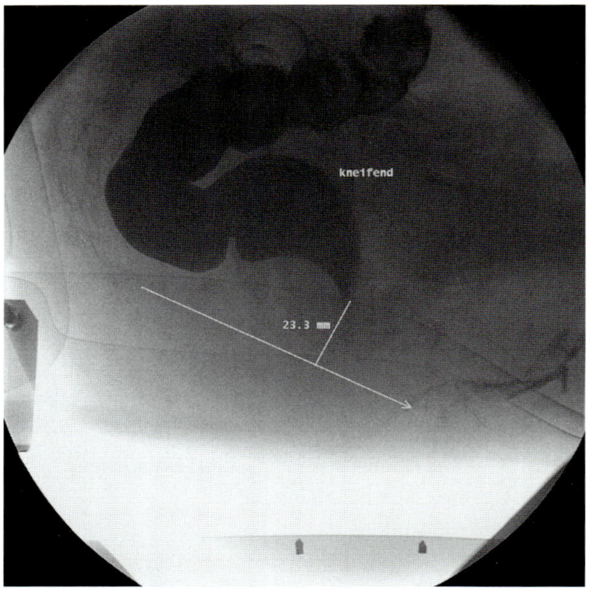

Abb. 3-60. Seitliche Aufnahme bei maximalem Kneifen vor Defäkation. Die Patientin sitzt auf der Campingtoilette. Deutliches Anheben der Rektumhinterwand durch die Puborektalschlinge. Der anorektale Übergang liegt 2,3 cm oberhalb der Ischiokokzygeallinie *(IKL):* Normalbefund

stellten Toilette können bei der nachträglichen Auswertung Messungen vorgenommen und mit Normalwerten (Tabelle 3-12) verglichen werden [68–70]. Der Analkanal ist normalerweise immer geschlossen.

Beim Kneifen kommt es beim gesunden Patienten zu einem deutlichen Anheben der dorsalen Rektumwand als Hinweis auf einen funktionstüchtigen M. levator ani (Abb. 3-60), gleichzeitig hebt sich der anorektale Übergang um ca. 2 cm, und der anorektale Winkel (▶ s. Übersicht oben) wird kleiner.

Die Aufzeichnung der Defäkographie erfolgt als Serienradiogramm. Die Entleerung sollte nach durchschnittlich 3 s beginnen (Schwankungsbreite 1–16 s) und nach 10 s (3–30 s) beendet sein [71]. Andere Autoren geben eine Entleerungsdauer von 19 s (8–54 s) an [72].

Tabelle 3-12. Normalwerte bei der Röntgendefäkographie

Parameter	Normalwert
Rektozele	<2 cm
Descensus perinei	
in Entspannung	IKL bis ±0 cm
beim Pressen	IKL bis –2 cm
Sigmoidozele/Enterozele	IKL bis +2 cm
Anorektalwinkel	
in Entspannung	70°–140° (Mittel 92°–114°)
beim Kneifen	75°–90°
beim Entleeren	110°–180° (Mittel 113°–135°)

Verzögerter Entleerungsbeginn, verlängerte Defäkationsdauer und die Unfähigkeit, den M. puborectalis beim Pressen zu entspannen (= bleibende Impression des dorsalen Rektums) kommen beim sog. *spastischen Beckenbodensyndrom (oder auch Anismus)* vor [71, 73] (Abb. 3-61). Gelegentlich werden *paradoxe puborektale Muskelkontraktionen* beobachtet. Bei einer großen *Rektozele* kann eine Verzögerung der Defäkation auftreten. Eine verzögerte Entleerung findet sich jedoch häufig, da der Patient in der ungewohnten Situation Hemmungen verspürt, sich zu entleeren!

Der sog. Anorektalwinkel wird zwar oft gemessen (Abb. 3-62), ist jedoch schlecht definiert. Die Reproduzierbarkeit der Ergebnisse ist sehr schlecht und variiert beim selben Untersucher sowie von Untersucher zu Untersucher [74]. Die klinische Relevanz dieser Messungen ist fraglich, weil Werte von Patienten und Probanden ohne statistisch signifikante Unterschiede sind [71, 75]. Der Anorektalwinkel wird, wenn gemessen, verglichen in Ruhe, beim Zusammenkneifen und beim Entleeren (Tabelle 3-12).

Eine *Ausstülpung der ventralen Rektumwand (= ventrale Rektozele)* oberhalb des Analkanals tritt sehr häufig auf und wird erst ab 2 cm als pathologisch angesehen (Abb. 3-63 und 3-64). Eine *inkomplette Entleerung der ventralen Rektozele* (Abb. 3-59) führt zum Symptom des Stuhlschmierens. Sehr viel seltener sind *hintere* (Abb. 3-65) *und seitliche Rektozelen*; letztere können nur sicher im a.-p.-Strahlengang nachgewiesen werden.

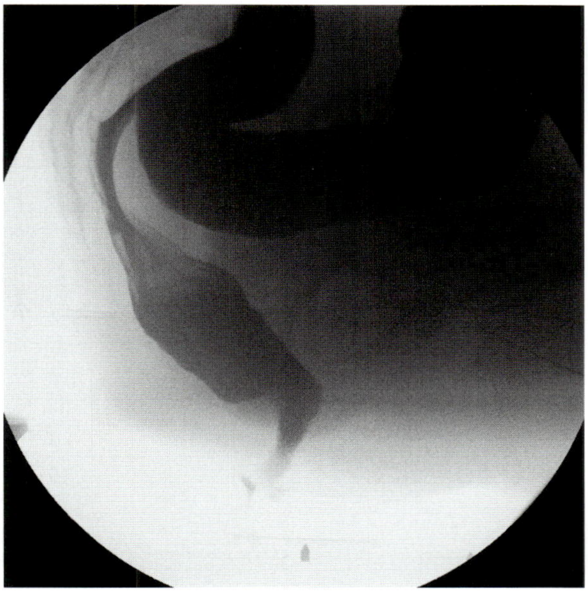

Abb. 3-61. Spastisches Beckenbodensyndrom. Seitliche Aufnahme während der Defäkographie. Auch beim Versuch zu pressen bleibt die dorsale Impression des Rektums durch den M. puborectalis bestehen. Die Entleerung ist verzögert

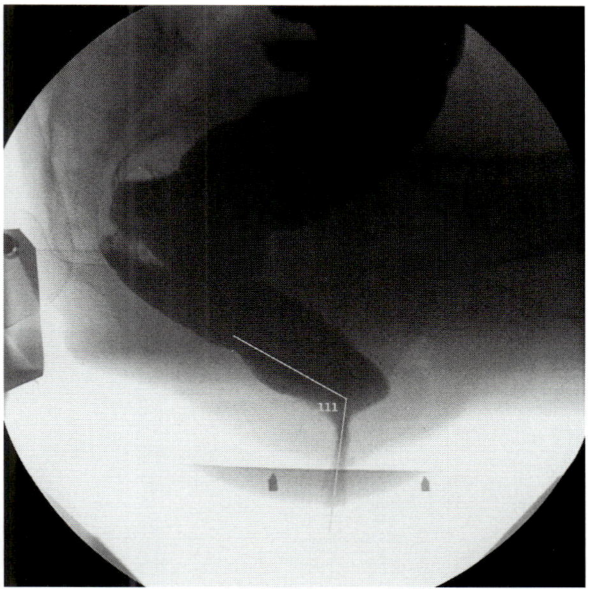

Abb. 3-62. Anorektalwinkel. Seitliche Aufnahme beim Entleeren. Der Anorektalwinkel beträgt 111°: Normalbefund

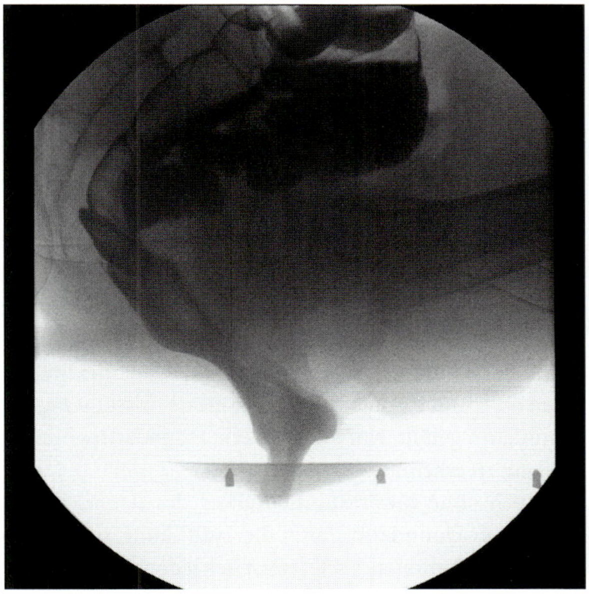

Abb. 3-63. Normale Defäkographie. Seitliche Aufnahme beim Defäkogramm gegen Ende der Entleerung. Physiologisches Tiefertreten des anorektalen Übergangs. Ausbildung einer kleinen (Länge <2 cm) ventralen Rektozele, die als physiologisch anzusehen ist. Rektumschleimhaut ohne Prolaps. Normale Stellung von Sigma und Dünndarm

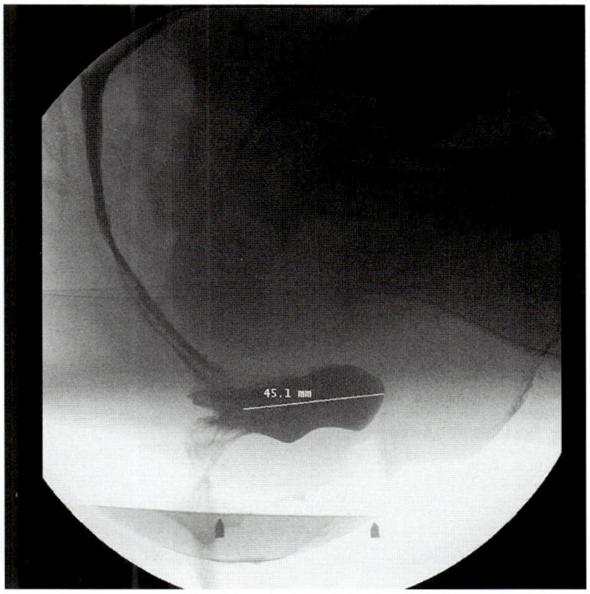

Abb. 3-64. Ventrale Rektozele. Seitliche Aufnahme am Ende der Defäkation. Ausbildung einer großen (Länge =4,5 cm) ventralen Rektozele, die sich nicht entleert

Der *innere Schleimhautprolaps bzw. die Intussuszeption* wird eingeteilt in:

- Grad I: Einstülpung der Schleimhaut nur im Rektum.
- Grad II: Der Analkanal wird erreicht (Abb. 3-66).
- Grad III: Äußerer Schleimhautprolaps. Hiervon abzugrenzen ist der Analprolaps.

Eine Beckenbodenschwäche tritt häufig generalisiert auf. Bereits in Ruhe können die Beckenbodenorgane zu tief stehen (Tabelle 3-12). Beim Pressen ist ein Tiefertreten des Beckenbodens um maximal 2 cm physiologisch. Im Defäkogramm gut nachzuweisen ist der Descensus perinei, d. h. das pathologische Tiefertreten des anorektalen Über-

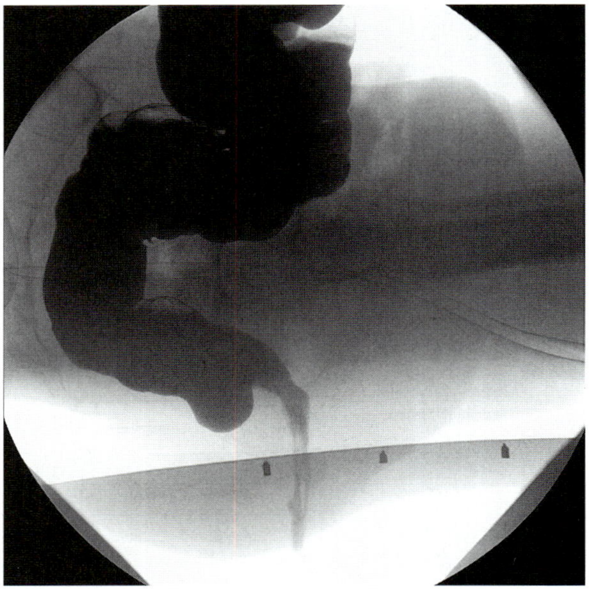

■ **Abb. 3-65.** Dorsale Rektozele. Seitliche Aufnahme während der Defäkation. Nachweis einer dorsalen Rektozele, die unabhängig von der Größe immer als pathologisch anzusehen ist

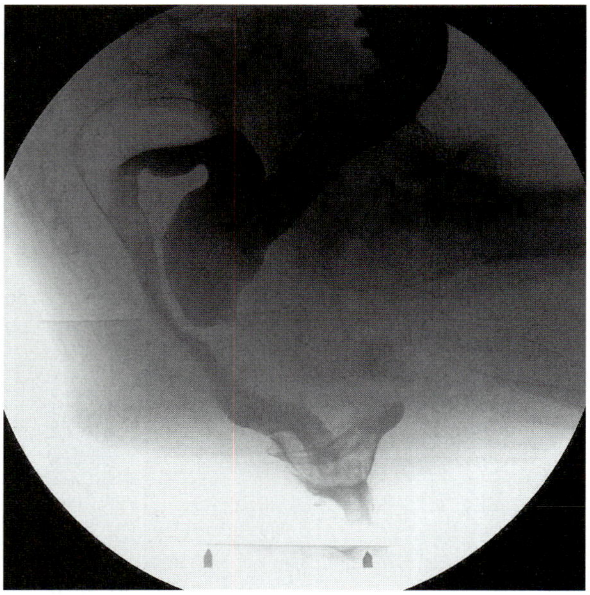

■ **Abb. 3-66.** Rektumschleimhautprolaps II. Grades. Seitliche Aufnahme am Ende der Defäkation. Einstülpen der Rektumschleimhaut in den Analkanal. Der anorektale Übergang liegt zu tief: Descensus perinei. Geringe Sigmoidozele

gangs sowohl in Entspannung als auch beim Pressen (Entleeren; ■ Abb. 3-66). Der (markierte) Vaginaltampon zeigt zwar die Lage der Scheide an, beeinträchtigt aber auch die Beweglichkeit der Scheide, sodass eine Vaginozele oder Uterozele = Descensus vaginalis bzw. uteri nur bedingt diagnostiziert werden können. Eine Zystozele lässt sich nur mit zusätzlichem Aufwand, mit KM-Füllung der Blase, nachweisen.

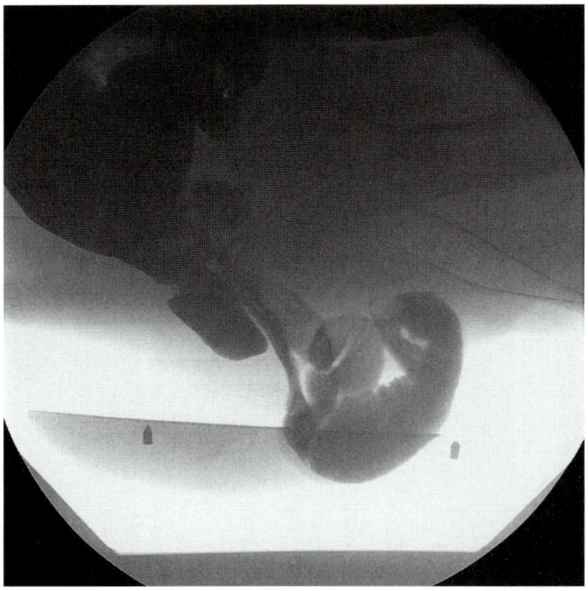

■ **Abb. 3-67.** Enterozele. Seitliche Aufnahmen am Ende der Defäkation. Vorfall einer mit KM gefüllten Ileumschlinge tief zwischen Rektum und Scheide

Die Lage des mit Bariumkontrastmittel gefüllten Sigmas ist während der Defäkographie gut zu beurteilen. Ein geringes Tiefertreten des Sigmas ist physiologisch; das Sigma sollte jedoch auch nach der Entleerung 2 cm oder mehr oberhalb der IKL und vor dem Rektum liegen. Bei deutlichem Tiefertreten des Sigmas wird von einer Sigmoidozele (Cul-de-sac-Phänomen) gesprochen. Die Impression des Rektums durch das Sigma und die dadurch bedingte Entleerungsstörung wird als Cul-de-sac-Syndrom bezeichnet.

Der Dünndarm sollte 2 cm oder mehr oberhalb der IKL gelegen sein. Von einer Enterozele spricht man, wenn der Peritonealraum mit Mesenterium und/oder Darm – zwischen Rektum und Scheide – nach kaudal fällt. Bei Enterozelen im engeren Sinne ist die peritoneale Ausstülpung mit Dünndarm gefüllt. Nur kontrastierte Dünndarmschlingen sind gut zu erkennen. (■ Abb. 3-67).

Auch ohne Kontrastmittelfüllung des Ileums gelingt es oft, den Dünndarm durch die Luftfüllung zu identifizieren. Das Peritoneum selbst lässt sich jedoch nur mit einer invasiven intraperitonealen Kontrastmittelgabe darstellen, die bisher in der Literatur nur selten beschrieben ist [76]. Enterozelen bilden sich häufig nach Hysterektomie [77].

Bei analer Inkontinenz kann eine spontane komplette Entleerung des Rektums die Durchführung einer Defäkographie unmöglich machen; meist gelingt die Untersuchung in 60° Schräglagerung und mit der Restfüllung des Rektums, so dass wesentliche Befunde wie Rektozele, Prolaps und Sigmoidozele noch darzustellen sind.

Postoperative Röntgenkontrollen nach Entfernung von Rektozelen, Sigmoidozelen oder Schleimhautprolaps werden nur bei weiterbestehenden Beschwerden durchgeführt.

Kernspindefäkographie

Indikation

- Siehe Röntgendefäkographie
- Unklare Befunde der Röntgendefäkographie
- Entleerungsstörung, Inkontinenz
- Begleiterkrankungen des vorderen und mittleren Kompartimentes
- Morphologie des Beckenbodens/morphologische Veränderungen
- Junge Frauen: wegen Strahlenschutz als primäre dynamische Untersuchung

Kontraindikationen

- Herzschrittmacher, Metallimplantate, Schwangerschaft
- Klaustrophobie (wenn möglich: offenes MR-Gerät!)

Technik

- Leeren der Blase ca. 30 min vor Untersuchungsbeginn (dadurch: geringe Füllung der Blase bei der Untersuchung)
- Ausführliches Besprechen des Untersuchungsablaufs
- Füllung von Scheide (ca. 30 ml) und Rektum (ca. 250 ml) mit Sonographiegel
- Rückenlage (nur im speziellen offenen MRT sitzende Position möglich!)
- Statische Sequenzen:
  Schnittführung transversal und sagittal
- T2-gewichtete Turbo-Spin-Echo (TSE)-Sequenzen mit hochauflösender Matrix
- Schichtdicke 4 mm
- Dynamische Serien mit Kommandos an die Patienten:
  true-FISP-Sequenzen (T2-gewichtet)
- Schnittführung:
  - Sagittal: eine Schicht in der Mittellinie
  - Transversal: eine Schicht am Unterrand der Symphyse
- Schichtdicke 5 mm
- Messzeit/Schicht 1,082 sek.
- Anzahl der Bilder pro Serie 30 bzw. 15
- Erstellung von Kinoserien
- Die Entleerung des Darms ist unbedingt (!) erforderlich

Befunde

Die *Beckenbodeninsuffizienz* wird seit 1991 mittels MRT untersucht [79, 80]. Mit der Arbeit von Lienemann et al. [78] etablierte sich die Kernspin- oder MR-Defäkographie als Standarduntersuchung, die nicht nur hinsichtlich Sensitivität und Spezifität mit der Röntgendefäkographie vergleichbare Ergebnisse, sondern auch noch Zusatzinformationen liefert.

Die MR-Defäkographie ist eine relativ zeitaufwändige Untersuchung, die immer mit einem ausführlichen Patientengespräch beginnt. Dem Patienten sollte der Ablauf der Untersuchung genau erklärt werden; denn ohne die Mitarbeit des Patienten bei den dynamischen Serien ist die MR-Defäkographie nicht möglich. Die über Kopfhörer an den im MR-Gerät liegenden Patienten gegebenen Kommandos (Entspannen, Kneifen, Pressen, Entleeren; ◘ Tabelle 3-13) sollten vorher erklärt und geübt werden. Der Patient muss über die Notwendigkeit, den Darminhalt auf den Untersuchungstisch zu entleeren, informiert werden.

Statische Sequenzen durch das kleine Becken in mindestens 2 Raumrichtungen sind zur Erfassung der anatomischen Strukturen sowie pathologischen Veränderungen in der Umgebung obligat (Kernspintomographie, statische Technik in Kap. 3.10.5).

◘ Tabelle 3-13. Kommandos für MR-Defäkographie (kneifen und pressen, 30 s)

Reihenfolge	Kommando	Reihenfolge	Kommando
1	Entspannen	16	Entspannen
2	Entspannen	17	Etwas pressen
3	Entspannen	18	Mehr pressen
4	Entspannen	19	Noch mehr pressen
5	Etwas kneifen	20	Noch mehr pressen
6	Mehr kneifen	21	Maximal pressen
7	Noch mehr kneifen	22	Entleeren
8	Maximal kneifen	23	Entleeren
9	Maximal kneifen	24	Entleeren
10	Maximal kneifen	25	Entleeren
11	Maximal kneifen	26	Entleeren
12	Maximal kneifen	27	Entspannen
13	Entspannen	28	Entleeren
14	Entspannen	29	Entleeren
15	Entspannen	30	Danke

3

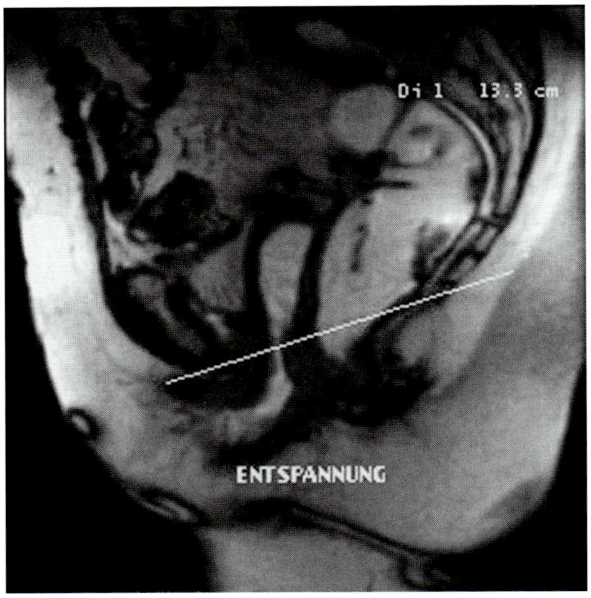

Abb. 3-68. T2-gewichtete sagittale Aufnahme (true-FISP-Sequenz) bei Entspannung. Eingezeichnet ist die Pubokokzygeallinie *(PKL)*, die den Unterrand der Symphyse mit dem untersten Steißbeingelenk verbindet. Normalbefund der 3 Kompartimente

Dynamische Serien entstehen durch Erstellung von Kinoserien aus Einzelbildern (Aufnahmezeit ca. 1 s). Dabei werden 30 bzw. 15 Einzelbilder hintereinander aufgenommen, während der Patient pro Sekunde ein Kommando über den Kopfhörer erhält (Tabelle 3-13). Das Ziel ist die Aufzeichnung des Defäkationsvorgangs und die Dokumentation der veränderten Lage der Beckenbodenorgane nach der Entleerung (in 2 Raumrichtungen). Sollte die Defäkation nicht auf der Untersuchungsliege möglich sein, ist die Aufzeichnung einer weiteren dynamischen Serie nach Entleerung auf der Toilette sinnvoll.

Die *sog. Pubokokzygeallinie (PKL)*, d. h. die Verbindungslinie zwischen dem Unterrand der Symphyse und dem untersten Steißbeingelenk, wird als Referenzlinie genommen (Abb. 3-68) [78, 79]. Dabei werden Punkte oberhalb der Linie mit Pluswerten, unterhalb der Linie mit Minuswerten versehen. Normwerte wurden durch Untersuchung von gesunden Probanden/innen gewonnen (Tabelle 3-14) [79–82]. Untersuchungen an offenen MR-Geräten haben gezeigt, dass bis auf differierende Messwerte keine signifikanten Unterschiede im Defäkationsablauf zwischen sitzender/liegender Position bestehen [83, 84].

Der Beckenboden stellt eine funktionelle Einheit dar: Veränderungen bei Beckenbodeninsuffizienz betreffen häufig zwei oder mehr Kompartimente (Kap. 3.10.5). *Die gleichzeitige Abbildung des vorderen, mittleren und hinteren Kompartiments in sagittaler Schnittführung und damit auch während der MR-Defäkographie ist der überragende Vorteil dieser Untersuchungsmethode.*

Beim maximalen Zukneifen des Anus lassen sich physiologisches Anheben des Beckenbodens, die Impression der Rektumhinterwand durch die Puborektalschlinge sowie eine geringe Ventralbewegung im Normalfall nachweisen.

Tabelle 3-14. Normalwerte bei der MR-Defäkographie

	Normalwert
Rektozele	<2 cm
Zystozele	PKL >–0 cm
Vaginozele	PKL >–0 cm
Descensus perinei – Entspannung – Pressen	 PKL >–0 cm PKL >–2 cm
Enterozele (tiefster Punkt des Douglas-Raums)	PKL >–0 cm

Der *Descensus perinei* (► s. oben; Übersicht) findet sich meist in Entspannung und beim Pressen (Abb. 3-69). Ein gleichzeitiger *Tiefstand der Blase (Zystozele)* und der *Scheide (Vaginozele)* beim Pressen sind häufig. Gelegentlich finden sich ausgeprägte Verlagerungen von Blase und/oder Scheide in transversaler Richtung, bedingt durch eine Rotation der Organe. Eine Harninkontinenz ist an der (unfreiwilligen) Entleerung der Blase während der Defäkation, teilweise sogar direkt durch Nachweis von Flüssigkeit in der Urethra, zu erkennen (Abb. 3-70).

Die Ausbildung sowie Entleerung der *ventralen Rektozele* ist hervorragend in sagittaler Schnittführung zu beur-

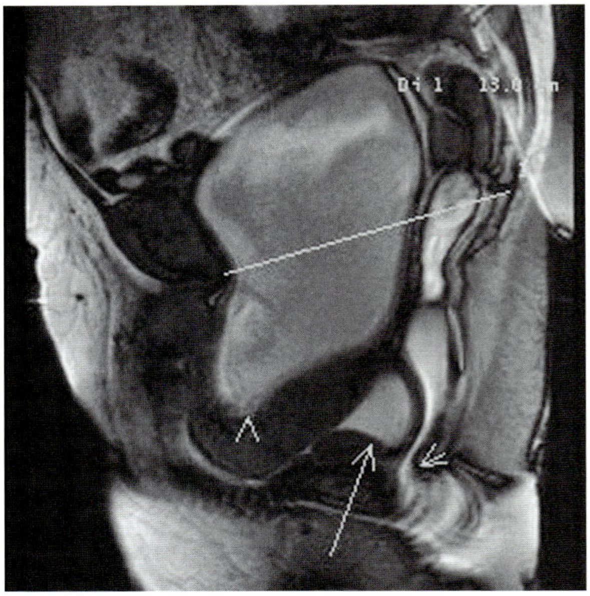

Abb. 3-69. Deszensus aller 3 Beckenbodenkompartimente. Sagittale Aufnahme am Ende der Defäkation: Blasenhals *(Pfeilspitze)*, Scheide *(langer Pfeil)* und anorektaler Übergang *(kleiner Pfeil)* liegen deutlich unterhalb der Pubokokzygeallinie *(PKL)*. Diagnose: Zystozele, Vaginozele und Descensus perinei. (Zustand nach Hysterektomie)

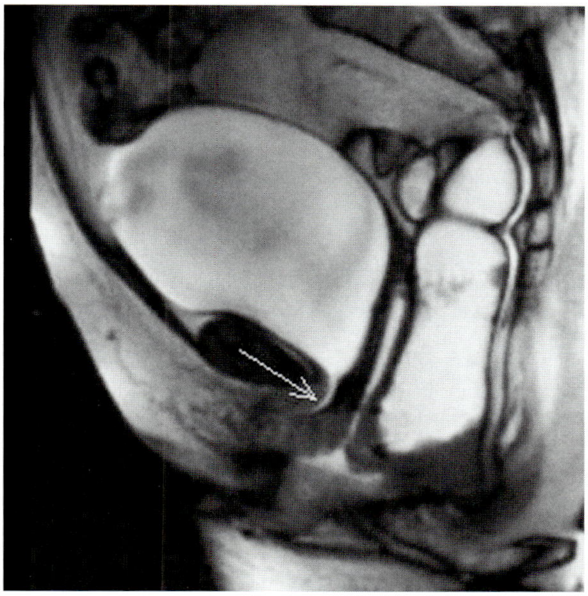

Abb. 3-70. Harninkontinenz. Sagittale Aufnahme während des Pressvorgangs. Bereits deutlicher Tiefstand des Rektums. Beim Pressen zeigt sich Flüssigkeit in der Urethra *(Pfeil)* als signalreicher (heller) Streifen

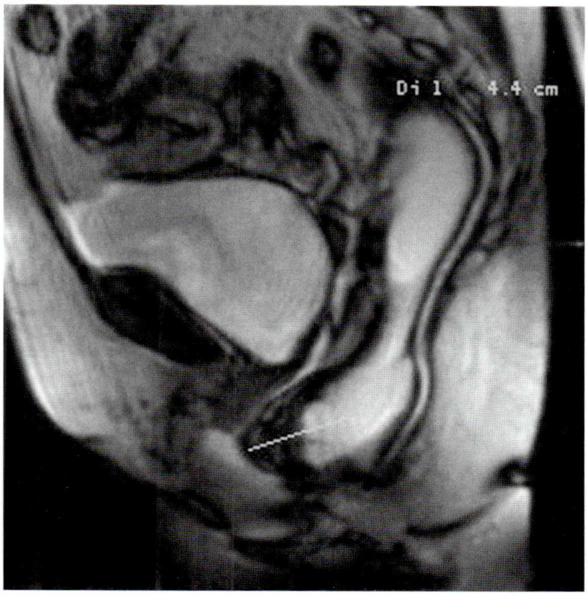

Abb. 3-71. Ventrale Rektozele, Enterozele. Sagittale Aufnahme während der Defäkation. Beim Pressen Ausbildung einer großen (Länge: 4,4 cm) ventralen Rektozele, die mit der Spitze etwas nach kaudal gerichtet ist

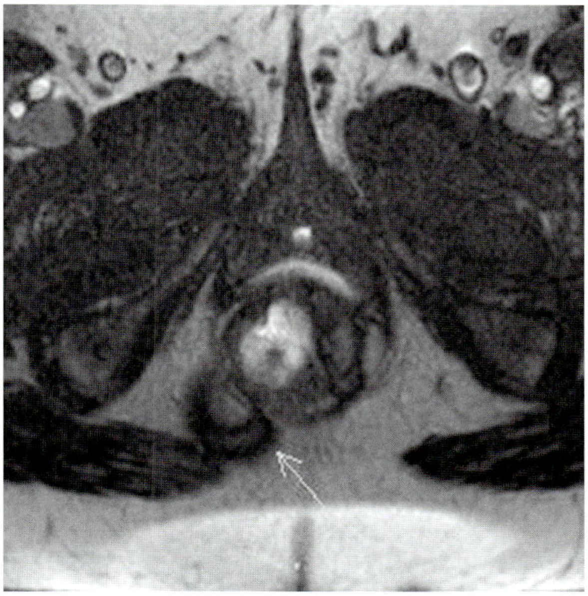

Abb. 3-72. Laterale Rektozele. Transversale T2-gewichtete Aufnahme gegen Ende der Defäkation. Vorwölbung des Rektums nach rechts lateral *(Pfeil)*

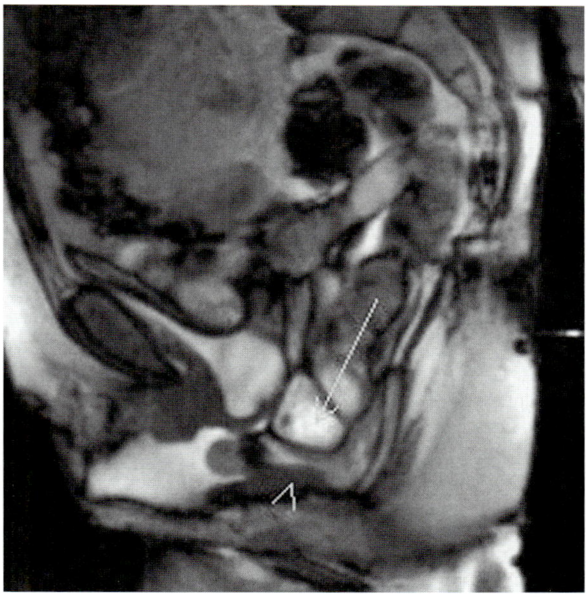

Abb. 3-73. Sigmoidozele. Sagittale Aufnahme am Ende der Defäkation. Deszensus aller 3 Kompartimente. Auf einer partiell entleerten ventralen Rektozele *(Pfeilspitze) liegt eine Sigmaschlinge. Das Rektum wird hierdurch komprimiert (= Cul-de-sac-Syndrom)*

teilen (Abb. 3-71). Die seltenen *dorsalen Rektozelen* sind ebenfalls am besten auf sagittalen Sequenzen zu erkennen. Zur Abbildung der lateralen Rektozelen haben sich transversale Aufnahmen bewährt (Abb. 3-72).

Der *Rektumschleimhautprolaps* lässt sich manchmal mit der MR-Defäkographie nachweisen. Die Untersuchungsmethode der Wahl beim *inneren Prolaps (= Intussuszeption)* ist nach wie vor die Röntgendefäkographie [85]. Der Analprolaps ist meist mit einem klaffenden Analkanal in Ruhe kombiniert und gut zu dokumentieren.

Nach Hysterektomie kommt es bei vielen Patientinnen durch die entstandene Lücke zu einem Tiefertreten des Peritoneums (zwischen Scheide und Rektum). Wird die PKL unterschritten, spricht man von einer *Enterozele* bzw.

Sigmoidozele (Abb. 3-73), wobei kernspintomographisch nicht immer zwischen Dünndarm und Sigma unterschieden werden kann. Im Gegensatz zur Röntgendefäkographie kann aber die alleinige pathologische Verlagerung des Peritoneums nur mit mesenterialem Fett ohne Darm ebenfalls gut dargestellt werden.

Das Modell der konkurrierenden Kompartimente besagt, dass alle 3 Beckenorgane als Entleerungssperre dienen [82]. Nach Fortfall einer dieser physiologischen Sperren kann ein pathologischer Befund sichtbar werden: So zeigt sich eine ausgedehnte Enterozele erst nach kompletter Entleerung des Rektums bzw. einer Rektozele (Abb. 3-71). Ein großer Uterus oder eine stark gefüllte Blase können ebenfalls ein Hindernis darstellen. Deshalb sollte eine Patientin mit deutlich gefüllter Blase vor Fortfahren der Untersuchung zur Blasenentleerung geschickt werden.

Postoperative kernspintomographische Verlaufskontrollen sind wegen der fehlenden Strahlenbelastung auch bei jungen Patientinnen problemlos möglich. Wegen der Kosten sollte die Indikation hier jedoch eng gestellt werden.

Literatur

Literatur zu Kap. 3.1–3.4

1. Truong S, Willis S, Jansen M et al. (1997) Endosonography control of percutaneous paracoccygeal drainage of deep pelvic abscesses after rectum resection. Chirurg 68: 633–637
2. Zbar AP, deSouza NM (1999) Prospective comparison of endosonography, magnetic resonance imaging and surgical findings in anorectal fistula and abscess complicating Crohn's disease. Br J Surg 86: 1093–1094
3. Piccinini EE, Rosati G, Ugolini G et al. (1996) Transanal ultrasonography in the study of fistulas of perianal abscess. Minerva Chir 51: 653–659
4. Deroide G, Deroide JP (2000) Anal fistulae and abscesses: diagnostic and therapeutic aspects, excepting Crohn's disease. J Chir (Paris) 137: 83–92
5. Burnett SJ, Spence-Jones C, Speakman CT et al. (1991) Unsuspected sphincter damage following childbirth revealed by anal endosonography. Br J Radiol 64: 225–227
6. Magdeburg B, Fried M, Meyenberger C (1999) Endoscopic ultrasonography in the diagnosis, staging, and follow-up of anal carcinomas. Endoscopy 31: 359–364
7. Herzog U, Boss M, Spichtin HP (1994) Endoanal ultrasonography in the follow-up of anal carcinoma. Surg Endosc 8: 1186–1189
8. Meyenberger C, Huch Boni RA, Bertschinger P et al. (1995) Endoscopic ultrasound and endorectal magnetic resonance imaging: a prospective, comparative study for preoperative staging and follow-up of rectal cancer. Endoscopy 27: 469–479
9. Hawes RH, Wiersema MJ (1993) Role of endoscopy in the staging of colorectal carcinoma. Endoscopy 25: 101–107
10. Beynon J (1989) An evaluation of the role of rectal endosonography in rectal cancer. Ann R Coll Surg Engl 71: 131–139
11. Wiersema MJ, Vilmann P, Giovannini M et al. (1997) Endosonography-guided fine-needle aspiration biopsy: diagnostic accuracy and complication assessment. Gastroenterology 112: 1087–1095
12. Cotton PB, Williams CB (1996) Practical Gastrointestinal Endoscopy. Blackwell, London

Literatur zu Kap. 3.5

1. Brillant P, Pemberton JH (1995) Rectal compliance. In: Smith LE (ed) practical guide to anorectal testing, 2nd edn. Igaku-Shoin, New York
2. Incontinence questionnaire (as proposed by the World Congress Gastroenterology Working Party, Rome, 1991)
3. Kamm DZ,Sijp JRM van der Lennard-Jones (1992) Observation of the characteristics of stimulated defaecation in severe idiopathic constipation. Int J Colorectal Dis: 197–201
4. Keighley MRB Williams NS (2001) The anus, rectum & colon, 2nd edn, pp 592–593
5. Lubowski DZ, Meagher A, Smart RC, Butler SP (1995) Scintigraphic assement of colonic function during defaecation. Int J Colorectal Dis 10: 91–93
6. Oliveira L, Pfeifer J, Wexner SD (1996) Physiological and clinical outcome of anterior sphincteroplasty. Br J Surg 83: 502–593
7. Pescatori M, Anastasio G, Bottini C, Mentasti A (1992) New grading and scorino for anal incontinence evalution of 335 patients. Dis Colon Rectum 35: 482–487
8. Schouter WR, Brief JW, Anwerda JJ (1997) Anismus: fact or fiction? Dis Colon Rectum 40: 1033–1041
9. Swash M (1992) Histopathology of pelvic floor muscles in pelvic floor disorders. In: Henry MM Swash M (eds) Coloproctology and the pelvic floor, 2nd edn, pp 173–183
10. Stivland T, Cammilleri M, Vassallo M (1991) Scintigraphic measurement of regional gut transit in idiopathic constipation. Gastroenterology 101: 107–115
11. Winckler G (1958) Remarques sur la morpholgie et l'innervation du muscle releveur de l'anus. Arch Anat Histol Embryol 41: 77–95

Literatur zu Kap. 3.6.1–3.6.5

1. Zbar AP, Kmiot WA, Aslam M et al. (1999) Use of vector volume manometry and endoanal magnetic resonance imaging in the adult female for assessment of anal sphincter dysfunction. Dis Colon Rectum 42: 1411–1418
2. Rasmussen 00, Ronholt C, Alstrup N, Christiansen J (1998) Anorectal pressure gradient and rectal compliance in fecal incontinence. Int J Colorectal Dis 13: 157–9
3. Sun WM, Read NW (1989) Anorectal function in normal human subjects: effect of gender. Int J Colorectal Dis 4: 188–96
6. Jameson JS, Chia YW, Kamm MA, Speakman CT, Chye YH, Henry MM (1994) Effect of age, sex and parity on anorectal function. Br J Surg 81: 1689
7. Thoma TP, Zighelboim J, Phillips SF, Talley NJ (1996) Methods for studying intestinal sensitivity and compliance: In vitro studies of balloons and barostat. Neurogastroenterology Motility 8: 19–28
8. Rao SS, Read NW, Davison PA et al. (1987) Anorectal sensitivity and responses to rectal distention in patients with ulcerative colitis. Gastroenterology 93: 1270–1275
11. De Medici A, Badiali D, Corazziari E et al. (1989) Rectal sensitivity in chronic constipation. Dig Dis Sci 34: 747–53
12. Kendall GP, Thompson DG, Day SJ, Lennard-Jones JE (1990) Inter- and intraindividual variation in pressure-volume relations of the rectum in normal subjects and patients with the irritable bowel syndrome. Gut 31: 1062–1068
13. Beck DE (1992) Simplified balloon expulsion test. Dis Colon Rectum 35: 597–598
15. Read NW, Bartolo DC, Read MG (1984) Differences in anal function in patients with incontinence to solids and in patients with incontinence to liquids. Br J Surg 71: 39–42
18. Read NW, Timms JM, Barfield LJ (1986) Impairment of defecation in young women with severe constipation. Gastroenterology 90: 53–60
19. Roe AM, Bartoto DC, Mortensen NJ (1986) Diagnosis and surgical management of intractable constipation. Br J Surg 73: 854–861

20. Shouler P, Keighley MR (1986) Changes in colorectal function in severe idiopathic chronic constipation. Gastroenterology 90: 414–420
22. Loening-Baucke VA, Younoszai MK (1982) Abnormal and sphincter response in chronically constipated children. J Pediatr 100: 213–218
23. Preston DM, Lennard-Jones JE (1985) Anismus in chronic constipation. Dig Dis Sci 30: 413–418
24. Miller R, Duthie GS, Bartolo DC et al. (1991) Anismus in patients with normal and slow transit constipation. Br J Surg 78: 690–692
26. Loening-Baucke V, Pringle KC, Ekwo EE (1985) Anorectal manometry for the exclusion of Hirschsprung's disease in neonates. J Pediatr Gastroenterol Nutr 4: 596–603
27. Low PS, Quak SH, Prabhakaran K, Aiyathurai EJ et al. (1989) Accuracy of anorectal manometry in the diagnosis of Hirschsprung's disease. J Pediatr Gastroenterol Nutrit 9: 342–6
28. Rao SS, Hatfield R, Soffer E et al. (1999) Manometric tests of anorectal function in healthy adults. Am J Gastroenterol 94: 773–783
29. Cali RL, Blatchford GJ, Perry RE et al. (1992) Normal variation in anorectal manometry. Dis Colon Rectum 35: 1161–1164
30. Loening-Baucke V, Anuras S (1985) Effects of age and sex on anorectal manometry. Am J Gastroenterol 80: 50–53
31. Sultan AH, Johanson RB, Carter JE (1998) Occult anal sphincter trauma following randomized forceps and vacuum delivery. Int J Gynaecol Obstet 61: 113–119
32. Kegel A (1948) Progressive resistance exercise in the functional restoration of the perineal muscles. Am J Obstet Gyn 56: 242–245
33. Miner PB, Donnelly TC, Read NW (1990) Investigation of mode of action of biofeedback in treatment of fecal incontinence. Dig Dis Sci 35: 1291
34. van der Plas RN, Benninga MA, Buller HA et al. (1996) Biofeedback training in treatment of childhood constipation: a randomized controlled study. Lancet 348: 776–780
35. Loening-Baucke V (1990) Efficacy of biofeedback training in improving faecal incontinence and anorectal physiologic function. Gut 31: 1395–1402
36. Fynes MM, Marshall K, Cassidy M et al. (1999) A prospective, randomized study comparing the effect of augmented biofeedback with sensory biofeedback alone on fecal incontinence after obstetric trauma. Dis Colon Rectum 42: 753–761
37. Norton C, Hosker G, Brazzelli M (2000) Biofeedback and/or sphincter exercises for the treatment of faecal incontinence in adults. Cochrane Database Syst Rev 2000/1-2
38. Dailianas A, Skandalis N, Rimikis MN (2000) Pelvic floor study in patients with obstructive defecation: influence of biofeedback. J Clin Gastroenterol 2000 30: 176–180

Literatur zu Kap. 3.6.6

1. Bellmann H, Bauer W, Sieber H, Admassu G (1990) Eine einfache Methode zur Messung des Analsphinkterdruckes. Chirurg 61: 142–144
2. Blessing H (1958) Anorektale Druckmessung mit Mikrotransducer. Helv Chir Acta 46: 735–739
3. Coller JA. (1990) Computerized anal sphincter manometry performance and analysis. In: Shmith LE (ed) Practical guide to anorectal testing. Igaku-Shoin, New York, pp 65–111
4. Felt-Bersma RJF, Meuwissen SGM (1990) Anal tonometry. Int J Colorect Dis 5: 170–173
5. Herold A (1994) Methodik und Standards in der anorektalen Manometrie – Manometrie-Workshop. Kontinenz 3: 104–110
6. Lestar B (1991) Anal incontinence and its disturbances. Manometrical Study. Leuven
7. Loening-Banke V, Anuras S. (1985) Effects of age,gender and parity on anal canal pressure. Am J Gastroentorol 80: 50–53
8. Madoff RD, Orrom WJ, Rothenberger DA et al (1990) Rectal compliance: a critical reappraisal. Int J Colorect Dis 5: 37–40
9. Miller R (1991) The measurement of anorectal sensation. In: Kumar D, Waldron DJ, Williams NS (eds) Clinical measurement in coloproctology. Springer, Berlin Heidelberg New York, pp 60–66
10. Stelzner M et al. (1988) Eine Methode zur Funktionsmessung des Kontinenzorgans. Chirurg 59: 155–158
11. Wienert V, Blazek (1982) Die routinermäßige Schließmuskelmessung mit Hilfe eines elektronisch registrierenden Analtonometers. Phlebol Proktol 11: 218–220

Literatur zu Kap. 3.7

1. Shafik A, Abdel-Moneim K (1993) Fecoflowmetry – a new parameter assessing rectal function in normal and constipated subjects. Dis Colon Rectum 36: 35–42
2. Shafik A, Khalid AM (1992) Fecoflowmetry in fecal incontinence. Eur Surg Res 1: 2461–2468
3. Shafik A, Abdel-Moneim K (1992) Fecoflowmetry. A new parameter assessing rectal function. Int Surg 77: 190–194
4. Shafik A, Abdel-Moneim K, Rashed OF (1992) Fecoflowmetry with artificial stools. A parameter to assess the rectal function. Proc 2nd Int Meeting Coloproctology, Ivrea, Italy, pp 32–42
5. Shafik A, Khalid AM (1991) A new concept of the anatomy of the anal sphincter mechanism and the physiology of defecation. Fecoflowmetric patterns in chronic constipation. Coloproctology 13: 34–39
6. Shafik A, Khalid A (1990) Fecoflowmetry in defecation disorders. Pract Gastroenterol 14: 46–52

Literatur zu Kap. 3.8

1. Athanasiadis S (1992) Elektromyographische und funktionsanalytische Befunde bei obstruktiven Defäkationsstörungen. Langenbecks Arch Chir 377: 244–252
2. Denkers D, Girona J (1995) Das Levator-Dysfunktionssyndrom – differentialdiagnostische Abgrenzung und therapeutische Möglichkeiten. Kontinenz 3: 127–130
3. Duthie GS, Bartolo DCC (1992) Anismus: the cause of constipation? Results of investigation and treatment. World J Surg 16: 831–835
4. Girona J, Denkers D (1955) Differenzierte Diagnostik der chronischen Obstipation. Kontinenz 3: 131–134
5. Henry MM, Swash M (1992) Coloproctology and the pelvic floor, 2nd edn. Butterworth-Heinemann, London, pp 184–195
6. Jones PN, Lubowski DZ, Swash M, Path MRC, Herny MM (1987) Is paradoxical contraction of puborectalis muscle of functional importance? Dis Colon Rectum 30: 667–670
7. Jost WH (1996) Stellenwert der Reflexlatenzen bei Funktionsstörungen des Beckenbodens. Coloproctology 4: 169–172
8. Jost WH (1997) Neurologie des Beckenbodens. Chapman & Hall
9. Kumar D, Waldron D J, Williams N S (1991) Clinical measurement in coloproctology. Springer, Berlin Heidelberg New York, pp 42–49
10. Lubowski DZ, King DW, Finlay IG (1992) Electromyography of the pubococcygeus muscles in patients with chronic constipation with paradoxical anal sphincter contraction. Dis Colon Rectum 7: 184–187
11. Ostergard DR, Bent AE (1991) Urogynecology and urodynamics. Theory and practice, 3rd edn. Williams & Wilkins, Baltimore, pp 225–250
12. Preston DM, Lennard-Lones JE (1985) Anismus in chronic obstipation. Dig Dis Sci 30: 413–418
13. Shafik A (1982) Neues Konzept über den anatomischen Aufbau des analen Sphinktermechanismus und die Physiologie der Defäkation. XVII Mechanismus der Defäkation. Coloproctology 1, IV: 49–54
14. Shafik A (1991) Dilatation and closing anal reflexes. Description and clinical significance of new reflexes: preliminary report. Acta Anat (Basel) 142 (4): 293–298
15. Shafik A (1993) Constipation. Pathogenesis and management. Drugs 45: 528–540

16. Shafik A(2000) The role of the levator ani muscle in evacuation, sexual performance and pelvic floor disorders. In: Urogynecol J Pelvic Floor Dysfunct Review 11 (6): 361–376
17. Smith LE (1995) Practical guide to anorectal testing, 2nd edn. Igaku-Shoin, New York Tokyo, pp 197–206
18. Turnbull G K, Ritvo P (1992) Anal sphincter biofeedback relaxation treatment for women with intractable constipation symptoms. Dis Colon Rectum 35: 530–536

Literatur zu Kap. 3.9

1. American Gastroenterological Association (1999) American Gastroenterological Association medical position statement on anorectal testing techniques. Gastroenterology 116: 732–760
2. Beck A (1930) Elektromyographische Untersuchungen am Sphincter ani. Pflügers Arch Ges Physiol 224: 278–292
3. Bors E, Blinn KA (1959) Bulbocavernosus reflex. J Urol 82: 128–130
4. Braun J, Silny J, Schumpelick V (1987) Methodische und analytische Probleme elektromyographischer Untersuchungen des inneren Analschließmuskels im Rahmen der anorektalen Funktionsdiagnostik. Coloproctology 9: 199–209
5. Derouet H, Jost WH, Osterhage J et al. (1995) Penile sympathic skin response in erectile dysfunction. Eur Urol 28: 314–319
6. Floyd W F, Wallis EW (1953) Electromyography of the sphincter ani externus in man. J Physiol 122: 599–609
7. Henry MM, Parks AG, Swash M (1980) The anal reflex in idiopathic faecal incontinence – an electrophysiological study. Br J Surg 67: 781–783
8. Jost WH, Schimrigk K (1994) Magnetic stimulation of the pudendal nerve. Dis Colon Rectum 37: 697–699
9. Jost WH (Hrsg) (2004) Neurologie des Beckenbodens. Uni-Med, Bremen
10. Jost WH (1997) Influence of botulinum toxin injections on the sphincteric compound muscle action potential of the external anal sphincter. Dis Colon Rectum 40: 995–996
11. Jost WH (1998) Improved determination of terminal pudendal latency by modification of the standard electrode. Int J Colorect Dis 13: 52
12. Jost WH (1998) Electrostimulation in fecal incontinence: Relevance of the sphincteric compound muscle action potential. Dis Colon Rectum 41: 590–592
13. Jost WH, Duschka L, Herold A et al. (1999) Neurography of the pudendal nerve in pudendal canal syndrome. Dis Colon Rectum 42: 281–282
14. Jost WH, Schrank B, Herold A, Leiß O (1999) Functional outlet obstruction: Anismus, spastic pelvic floor syndrome, and malcoordination of the voluntary sphincter muscles. Scand J Gastroenterol 34: 449–453
15. Kaiser T, Jost WH, Osterhage J, Derouet H (1999) Pudendus-SSEP in der Diagnostik anorektaler Funktionsstörungen: Vergleich peniler und perianaler Stimulation. Coloproctology 21: 80–83
16. Kiff ES, Swash M(1984) Normal proximal and delayed distal conduction in the pudendal nerves of patients with idiopathic (neurogenic) faecal incontinence. J Neurol Neurosurg Psychiat 47: 820–823
17. Leppert R, Jost WH, Thiede A (1998) EMG-Mapping versus Endosonographie: Der Vergleich ist entschieden. Coloproctology 20: 209–213
18. Neill ME, Swash M (1980) Increased motor unit fibre density in the external anal sphincter muscle in ano-rectal incontinence: a single fibre EMG study. J Neurol Neurosurg Psychiat 43: 343–347
19. Neill ME, Parks AG, Swash M (1981) Physiological studies of the anal sphincter musculature in faecal incontinence and rectal prolapse. Br J Surg 68: 531–536
20. Pedersen E, Harving H, Klemar B, Tørring J (1978) Human anal reflexes. J Neurol Neurosurg Psychiat 41: 813–818
21. Pfeifer J, Teoh T-A, Salanga VD, Agachan F, Wexner SD (1998) Comparative study between intra-anal sponge and needle electrode for electromyographic evaluation of constipated patients. Dis Colon Rectum 41: 1153–1157
22. Rossolimo G (1891) Der Analreflex, seine Physiologie und Pathologie. Neurol Centralbl 10: 257–259
23. Sangwan YP, Coller JA, Barrett RC et al. (1996) Unilateral pudendal neuropathy. Dis Colon Rectum 39: 249–251
24. Selbach O, Osterhage J, Jost WH (1998) Stellenwert der Pudendus-SSEP in der Proktologie. Coloproctology 20: 11–17
25. Snooks SJ, Barnes PRH, Swash M (1984) Damage to the innervation of the voluntary anal and periurethral sphincter musculature in incontinence: an electrophysiological study. J Neurol Neurosurg Psychiat 47: 1269–1273
26. Sørensen M, Bachmann Nielsen M et al. (1994) Electromyography of the internal anal sphincter performed under endosonographic guidance. Dis Colon Rectum 37: 138–143
27. Vodušek DB (1996) Evoked potential testing. Urol Clin N Am 23: 427–446

Literatur zu Kap. 3.10

1. Meier R, Beglinger C, Pullwitt A et al. Wie zuverlässig ist die Messung der Kolon-Transitzeit mit Hilfe der Markertechnik? Schweiz Med Wochenschr 1995/125: 1830–1833
2. Metcalf AM, Phillips SF, Zinsmeister AR et al. Simplified assessment of segmental colonic transit. Gastroenterology 1987/92: 40–47
3. Meier R, Beglinger C, Dederding JP et al. Alters- und geschlechtsspezifische Normwerte der Dickdarmtransitzeit bei Gesunden. Schweiz Med Wochenschr 1992/122: 940–943
4. Schindlbeck NE, Klauser AG, Müller-Lissner SA. Messung der Kolontransitzeit. Z Gastroenterol 1990/28: 399–404
5. Hinton J, Lennard-Jones J, Young A. A new method of studying gut transit times using radio-opaque markers. Gut 1969/1: 842–847
6. Meier R, Beglinger C, Merki H. Dickdarmmotilität. Schweiz Med Wochenschr 1993/123 (Suppl. 54): 1–7
7. Harned RK, Consigny PM, Cooper NB. Barium enema examination following biopsy of the rectum or colon. Radiology 1982/145: 11–16
8. Maglinte DDT, Strong RC, Strate RW, Caudill LD, Dyer PA, Chernish SM, Graffis RF. Barium enema after colorectal biopsies: experimental data. Am J Roentgenol 1982/139: 693–697
9. Rubesin SE, Levine MS, Laufer I, Herlinger H. Double-contrast barium enema examination technique. Radiology 2000/215: 642–650
10. Altaras J. Radiologischer Atlas Kolon und Rektum. Urban & Schwarzenberg, München Wien Baltimore 1982
11. Gelfand DW, Chen MYM, Ott DJ. Preparing the colon for the barium enema examination. Radiology 1991/178: 609–613
12. Welin S, Welin G. The double contrast examination of the colon. Thieme, Stuttgart 1976
13. Ammann K, Stoß F, Meier-Ruge W. Intestinale neuronale Dysplasie des Erwachsenen als Ursache der chronischen Obstipation. Chirurg 1999/70: 771–776
14. Wedel T, Roblick U, Gleiß J, Ott V, Eggers R, Kühnel W, Krammer H-J. Intestinale Innervationsstörungen als mögliche Ursache der chronischen Obstipation. Zentralbl Chir 1999/124: 796–803
15. Feuerbach S, Timmer A, Völk M, Schölmerich J. Divertikulose und Divertikulitis. Radiologe 2001/41: 404–411
16. Levine MS, Rubesin SE, Laufer I, Herlinger H. Diagnosis of colorectal neoplasms at double-contrast barium enema examination. Radiology 2000/216: 11–18
17. Beck A, Löhr E. Röntgendiagnostik der colo-rektalen Anastomose nach kontinenzerhaltender Operation des Rektum-Karzinoms. Radiologe 1986/26: 376–380
18. DuBrow RA, David CL, Curley SA. Anastomotic leaks after low anterior resection for rectal carcinoma: evaluation with CT and barium enema. Am J Roentgenol 1995/165: 567–571

19. Zsebök ZB, Géher F, J.-Nagy É, Török I, Wachtl I. Einführung in die Methodik der Röntgenuntersuchungen. Thieme, Stuttgart, 1967
20. Ahlbäck S, Holmström B, Syk B. Anal fistulography. Acta Radiol 1974/15: 281–287
21. Betzler HJ. Die Fistulographie anorektaler Fisteln. Fortschr Röntgenstr. 1963/99: 710–711
22. Sundgren-Borgström P, Ekberg O, Lasson A. Radiology in cutaneous sinuses and fistulae. Radiologe 1988/28: 572–578
23. Myhr GE, Myrvold HE, Nilsen G, Thoresen JE, Rinck PA. Perianal fistulas: use of MR imaging for diagnosis. Radiology 1994/191: 545–549
24. Halligan S, Healy JC, Bartram CI. Magnetic resonance imaging of fistula-in-ano: STIR or SPIR? Br J Radiol 1998/71: 141–145
25. Stoker J, Jong Tjien Fa VE et al. Endoanal MRI of perianal fistulas: the optimal imaging planes. Eur Radiol 1998/8: 1212–1216
26. O´Donovan AN, Somers S, Farrow R et al. MR imaging of anorectal Crohn disease: a pictorial essay. RadioGraphics 1997/12: 101–107
27. Koelbel G, Schmiedl U, Majer MC et al. Diagnosis of fistulae and sinus tracts in patients with Crohn disease: value of MR imaging. Am J Roentgenol 1989/152: 999–1003
28. Haggett PJ, Moore NR, Shearman JD et al. Pelvis and perineal complications of Crohns´s disease: assessment using magnetic resonance imaging. Gut 1995/36: 407–410
29. Nyström P-O, Kald A. Laparoskopische Sigmaresektion bei Divertikulitis. Zentralbl Chir 1999/124: 1147–1151
30. Stollman NH, Raskin JB. Diagnosis and management of diverticular disease of the colon in adults. Am J Gastroenterol 1999/94: 3110–3121
31. Layer P. Diagnostik und Therapie der akuten Divertikulitis. Zentralbl Chir 1998/123 : Suppl 1
32. Rao PM, Rhea JT, Novelline RA et al. Helical CT with only colonic contrast material for diagnosting diverticulitis: Prospective evaluation of 150 patients. Am J Roentgenol 1998/170: 1445–1449
33. Urban BA, Fishman EK. Tailored helical CT evaluation of acute abdomen. RadioGraphics 2000/20: 725–749
34. Horton KM, Corl FM, Fishman EK. CT evaluation of the colon: Inflammatory disease. RadioGraphics 2000/20: 399–418
35. Chintapalli KN, Chopra S, Ghiatas AA et al. Diverticulitis versus colon cancer: Differentiation with helical CT findings. Radiology 1999/210: 429–435
36. Stoker J, Rociu E, Wiersma TG, Laméris JS. Imaging of anorectal disease. Br J Surg 2000/87: 10–27
37. Hadfield MB, Nicholson AA, MacDonald AW et al. Preoperative staging of rectal carcinoma by magnetic resonance imaging with a pelvic phased-array coil. Br J Surg 1997/84: 529–531
38. Meyenberger C, Wildi S, Külling D et al. Tumorstaging und Nachsorge des rektosigmoidalen Karzinoms: die koloskopische Endosonographie im Vergleich mit der CT, MRT und endorektalen MRT. Schweiz Rundsch Med Prax 1996/85: 622–631
39. Rust G-F, Eisele O, Hoffmann JN et al. Virtuelle Koloskopie mit der Mehrschichtcomputertomographie. Radiologe 2000/40: 274–282
40. Wessling J, Fischbach R, Domagk D et al. Colorectal polyps: detection with multi-slice CT colonography. Fortschr Röntgenstr 2001/173: 1069–1071.
41. Ferrucci JT. Colon cancer screening with virtual colonoscopy: promise, polyps, politics. Am J Roentgenol 2001/177: 975–988
42. Llauger J, Palmer J, Pérez C et al. The normal and pathologic ischiorectal fossa at CT and MR imaging. RadioGraphics 1998/18: 61–82.
43. McHugh K, Dudley NE, Tam P. Pre-operative MRI of anorectal anomalies in the newborn period. Pediatr Radiol 1995/25: 33–36
44. Grebe P, Kreitner K-F, Kersjes W, Würfel W, Schild H. MRT zur Operationsplanung bei Analatresien. Fortschr Röntgenstr 1993/159: 528–532
45. McHugh K. The role of radiology in children with anorectal anomalies, with particular emphasis on MRI. Eur J Radiol 1998/26: 194–199
46. Vogl TJ, Pegios W, Mack MG et al. Accuracy of staging rectal tumors with contrast-enhanced transrectal MR imaging. Am J Roentgenol 1997/168: 1427–1434.
47. Zerhouni EA, Rutter C, Hamilton SR et al. CT and MR imaging in the staging of colorectal carcinoma: report of the radiology diagnostic oncology group II. Radiology 1996/200: 443–451
48. Angelelli G, Macarini L, Lupo L et al. Rectal carcinoma: CT staging with water as contrast medium. Radiology 1990/177: 511–514.
49. Gomille T, Aleksic M, Ulrich B, Christ F. Bedeutung der CT für die Beurteilung regionärer Lymphknotenmetastasen bei kolorektalen Karzinomen. Radiologe 1998/38: 1077–1082.
50. Kulinna C, Scheidler J, Eibel R et al. Diagnostische Wertigkeit verschiedener rektaler Darmkontrastierungen zur Erfassung von kolorektalen Erkrankungen im Multi-Detektor-CT. Fortschr Röntgenstr 2001/173: 749–755
51. Hundt W, Braunschweig R, Reiser M. Evaluation of spiral CT in staging of colon and rectum carcinoma. Eur Radiol 1999/9: 78–84
52. Blomqvist L, Machado M, Rubio C et al. Rectal tumour staging: MR imaging using pelvic phased-array and endorectal coils vs endoscopic ultrasonography. Eur Radiol 2000/10: 653–660
53. Drew PJ, Farouk R, Turnbull LW et al. Preoperative magnetic resonance staging of rectal cancer with an endorectal coil and dynamic gadolinium enhancement. Br J Surg 1999/86: 250–254.
54. Harisinghani MG, Saini S, Weissleder R et al. MR lymphangiography using ultrasmall superparamagnetic iron oxide in patients with primary abdominal and pelvic malignancies: radiographic-pathologic correlation. Am J Roentgenol 1999/172: 1347–1351.
55. Staatz G, Nolte-Ernsting CCA, Bücker A et al. Interstitielle T1-gewichtete MR-Lymphographie mit dem polymeren Kontrastmittel Gadomer-17 im Tierexperiment. Fortschr Röntgenstr 2001/173: 1131–1136.
56. Kinkel K, Tardivon AA, Soyer P et al. Dynamic contrast-enhanced subtraction versus T2-weighted spin-echo MR imaging in the follow-up of colorectal neoplasm: a prospective study of 41 patients. Radiology 1996/200: 453–458
57. Sugimura K, Carrington BM, Quivey JM, Hricak H. Postirradiation changes in the pelvis: Assessment with MR imaging. Radiology 1990/175: 805–813.
58. Hansmann HJ, Hess T, Hahmann M, Erb G et al. MRT chronisch entzündlicher Darmerkrankungen. Fortschr Röntgenstr 2001/173: 4–11
59. Paley MR, Ros PR. MRI of the gastrointestinal tract. Eur Radiol 1997/7: 1387–1397
60. Paley MR, Ros PR. MRI of the rectum: non-neoplastic disease. Eur Radiol 1998/8: 3–8.
61. Schoenfelder D, Debatin JF. Die virtuelle Realität der MR-Kolonographie. Radiologe 2000/40: 283–289.
62. Maglinte DDT, Kelvin FM, Hale DS, Benson JT. Dynamic cystoproctography: a unifying diagnostic approach to pelvic floor and anorectal dysfunction. Am J Roentgenol 1997/169: 759–767
63. Kelvin FM, Maglinte DDT. Dynamic cystoproctography of female pelvic floor defects and their interrelationships. Am J Roentgenol 1997/169: 769–774
64. Goei R. Defecography: principles of technique and interpretation. Radiologe 1993/33: 356–360
65. Wiersma TG, Mulder CJJ, Reeders JWAJ. Dynamic rectal examination: its significant clinical value. Endoscopy 1997/29: 462–471
66. Mahieu PHG, Pringot J, Bodart P. Defecography,1: description of a new procedure and results in normal patients. Gastrointest Radiol 1984/9: 247–251
67. Mahieu PHG, Pringot J, Bodart P. Defecography, 2: contribution to the diagnosis of defecation disorders. Gastrointest Radiol 1984/9: 253–261
68. Goei R, van Engelshoven J, Schouten H et al. Anorectal function: Defecographic measurement in asymptomatic subjects. Radiology 1989/173: 137–141

69. Kelvin FM, Maglinte DDT, Hornback JA, Benson JT. Pelvic prolapse: Assessment with evacuation proctography (defecography). Radiology 1992/184: 547–551
70. Vanbeckevoort D, Van Hoe L, Oyen R et al. Pelvic floor descent in females : comparative study of colpocystodefecography and dynamic fast MR imaging. J Magn Reson Imaging 1999 /9 : 373–377
71. Halligan S, Bartram CI, Park HJ, Kamm MA. Proctographic features of anismus. Radiology 1995/197: 679–682
72. Karlbom U, Nilsson S, Påhlman L, Graf W. Defecography study of rectal evacuation in constipated patients and control subjects. Radiology 1999/210: 103–108
73. Halligan S, Malouf A, Bartram CI et al. Predictive value of impaired evacuation at proctography in diagnosing anismus. Am J Roentgenol 2001/177: 633–636
74. Jorge JMN, Wexner SD, Marchetti F et al. How reliable are currently available methods of measuring the anorectal angle? Dis Colon Rectum 1992/35: 332–338
75. Goei R. Anorectal function in patients with defecation disorders and asymptomatic subjects: evaluation with defecography. Radiology 1990/174: 121–123
76. Bremmer S, Mellgren A, Holmström B et al. Peritoneocele: visualization with defecography and peritoneography performed simultaneously. Radiology 1997/202: 373–377
77. Karasick S, Spettell CM. The role of parity and hysterectomy on the development of pelvic floor abnormalities revealed by defecography. Am J Roentgenol 1997/169: 1555–1558
78. Lienemann A, Anthuber C, Baron A, Kohz P, Reiser M. Dynamic MR colpocystorectography assessing pelvic-floor descent. Eur Radiol 1997/7: 1309–1317
79. Yang A, Mostwin JL, Rosenshein NB, Zerhouni EA. Pelvic floor descent in women: dynamic evaluation with fast MR imaging and cinematic display. Radiology 1991/179: 25–33
80. Kruyt RH, Delemarre JBVM, Doornbos J, Vogel HJ. Normal anorectum: dynamic MR imaging anatomy. Radiology 1991/179: 159–163
81. Lienemann A, Sprenger D, Janßen U, Anthuber C, Reiser M. Funktionelle MRT des Beckenbodens. Methodik und Referenzwerte. Radiologe 2000/40: 458–464
82. Sprenger D, Lienemann A, Anthuber C, Reiser M. Funktionelle MRT des Beckenbodens: Normale Anatomie und pathologische Befunde. Radiologe 2000/40: 451–457
83. Fielding JR, Griffiths DJ, Versi E et al. MR imaging of pelvic floor continence mechanisms in the supine and sitting positions. Am J Roentgenol 1998/171: 1607–1610
84. Hilfiker PR, Debatin J, Schwizer W et al. MR defecography: depiction of anorectal anatomy and pathology. J Comput Assist Tomogr 1998/22: 749–755
85. Fürst A, Hutzel L, Rentsch M et al. Koloproktologische Erkrankungen des Beckenbodens. Radiologe 2000/40: 446–450
86. Goei R, Kemerink G. Radiation dose in defecography. Radiology 1990/176: 137–139

Spezieller Teil

4 Hämorrhoiden

4.1 Ätiologie und Pathogenese – 161
M.-C. Marti

4.2 Symptomatik – 161
M.-C. Marti

4.3 Diagnostik – 162
B. Mölle

4.4 Klassifikation – 163
M.-C. Marti

4.5 Differenzialdiagnose – 163
B. Mölle

4.6 Therapieziele – 164
B. Mölle, J. Lange, J. Girona

4.7 Indikationsorientierte Therapiestrategien – 165
B. Mölle, J. Lange, J. Girona

4.8 Konservative und interventionelle Therapie – 165
4.8.1 Diät und medikamentöse Maßnahmen – 165
M.-C. Marti
4.8.2 Sklerosierungstherapie – 166
M.-C. Marti
4.8.3 Infrarottherapie – 166
M.-C. Marti
4.8.4 Gummibandligatur – 167
M.-C. Marti
4.8.5 Ultraschallgestützte Hämorrhoidalarterienligatur (HAL) – 167
J. Beck, G. Szinicz
4.8.6 Kryotherapie – 171
M.-C. Marti
4.8.7 Beurteilung der konservativen und interventionellen Behandlungsmethoden – 171
M.-C. Marti

4.9 Operationsverfahren – 171

4.9.1 Anale Dilatation, Sphinkterotomie – 171
M.-C. Marti

4.9.2 Milligan-Morgan-Operation – 172
M.-C. Marti

4.9.3 Ferguson-Technik – 174
M.-C. Marti

4.9.4 Parks-Technik – 176
M.-C. Marti

4.9.5 Laserablation – 176
M.-C. Marti

4.9.6 Bandotomie – 176
A. Shafik

4.9.7 Stapler-Hämorrhoidektomie – 179
J. Beck, G. Szinicz

4.9.8 Dopplersonographisch gezielte Hämorrhoidenablation (DHA) – 182
B. Mölle

4.9.9 Postoperative Behandlung – 183
M.-C. Marti

4.9.10 Beurteilung der chirurgischen Therapie – 183
M.-C. Marti

4.10 Frühkomplikationen einer Hämorrhoidektomie – 184
M.-C. Marti

4.11 Spätkomplikationen der Hämorrhoidektomie – 184
M.-C. Marti

4.12 Behandlung der akuten Hämorrhoidalerkrankung – 185
M.-C. Marti

4.13 Behandlung der akuten perianalen Thrombose – 185
M.-C. Marti

Literatur – 186

Das Hämorrhoidalleiden gehört zu den häufigsten Erkrankungen in den westlichen industrialisierten Ländern. Es betrifft Männer und Frauen, Kinder und ältere Menschen. Männer beklagen doppelt so häufig Hämorrhoidalbeschwerden wie Frauen. Bei Routineuntersuchungen zeigt sich bei ca. 50% der Patienten mit einem Alter über 50 Jahren eine pathologische Ausprägung des Hämorrhoidalpolsters, wobei nicht alle diese Veränderungen symptomatisch sind. Exakte Zahlen über die Inzidenz gibt es bis jetzt nicht.

4.1 Ätiologie und Pathogenese

M.-C. Marti

Hämorrhoiden bilden sich durch eine Hypertrophie der normalen analen Polster, welche im oberen Anteil des Analkanals liegen. Diese Polster spielen u. a. eine wichtige Rolle für die Gewährleistung der analen Kontingenz. Die Feinkontinenz wird erreicht, da sich diese Hämorrhoidalpolster aneinander legen und so zu einem präzisen Abschluss des Analkanals [55] führen (nähere Angaben zur Anatomie in Kap. 1.3).

Gewöhnlich findet man 3 anale Polster, die meist an der gleichen Stelle liegen: links lateral bei 3 h Steinschnittlage; rechts posterior bei 7 h Steinschnittlage und rechts anterior bei 11 h Steinschnittlage. Zwischen ihnen können sich kleinere Polster befinden. Diese Konfiguration steht in keiner Beziehung zu den Aufzweigungen der A.rectalis superior. Hämorrhoiden, die sich oberhalb der Linea dentata befinden, werden innere Hämorrhoiden, die unterhalb der Linea dentata äußere Hämorrhoiden genannt. Die zuletzt genannten werden vom Plexus venosus rectalis gebildet und sind mit sensiblem Plattenepithel bedeckt.

Pathophogenese

Chronische oder wiederholte Anstauung des oberen Anteils der analen Polster führt bei einer venösen Abflussbehinderung zur Hypertrophie des sog. Corpus cavernosum recti [55]. Da die Gefäße dieser Polster mit denen unterhalb der Linea dentata in Verbindung stehen, können sich sog. äußere Hämorrhoiden entwickeln. Es werden verschiedene Mechanismen zur Pathologie des Hämorrhoidalleidens beschrieben:

- Dysregulation des arteriovenösen Shunts, die zum Stau der Kissen führt.
- Unzureichender venöser Blutabstrom über die oberen rektalen Venen, dies führt zur Schwellung.
- Erhöhter intraabdomineller Druck führt zur Kompression der Venen, die u. a. das Corpus cavernosum recti entleeren. Dies findet sich bei einer Blasenentleerungsstörung, in der Schwangerschaft, Beckentumoren. Bei einer chronischen Obstipation führt dies zu einer Stuhlimpaktion und zu einer Kompression der Venen im Analkanal. Bei einer ausgeprägten Leberzirrhose resultiert eine Erhöhung des Pfortaderdrucks, welche zur Abflussbehinderung der Venen im Analkanal und im distalen Rektum führt, mit konsekutiver Vergrößerung der Hämorrhoidalpolster.
- Chronischer Sphinkterhypertonus [34].
- Hoher Ruhedruck, der zur unvollständigen Relaxation während der Defäkation und damit zu erhöhten Scherkräften führt [34].
- Bei Gesunden liegt eine Verbindung der arteriovenösen Shunts mit den ligamentären Strukturen vor, diese werden als Pekten- oder als Parks-Ligamente bezeichnet. Eine Hypertrophie des Corpus cavernosum recti führt zu einer Lockerung dieser Adaptation, sodass es nach der Defäkation nicht zu einer aktiven Retraktion des Hämorrhoidalpolsters oberhalb der Linea dentata kommt. Dies unterstützt die Prolapsausbildung des Hämorrhoidalpolsters [25, 34, 47, 48].

4.2 Symptomatik

M.-C. Marti

Das häufigste Symptom bei Hämorrhoidalleiden ist die transanale Blutung. In seltenen Fällen zeigt sich auch eine okkulte Blutung, die zu einem chronischen Eisenmangel und zu einer Anämie führen kann. Bei chronischem Stuhlpressen entwickelt sich ein Mukosaproplaps. Dieser führt zu Schmerzen, Schleim- und Stuhlschmieren, was einen Pruritus ani, Hauterosionen und sekundäre mykotische Infektionen ausbilden kann.

Ein irreponibler Prolaps kann abgeklemmt werden, dies führt zu Nekrotisierung, sekundärer Fistelbildung und Gangrän. Akute Schmerzen findet man bei einer Thrombose innerhalb der Hämorrhoidalpolster. Zusätzlich kann es beim Vorliegen eines ausgeprägten Ödems zu einer Strangulation dieses vergrößerten Hämorrhoidalpolsters kommen.

Häufige Symptome sind:

- transanale Blutung,
- Prolapsneigung,
- Schmerzen,
- »mucus discharge«,
- Pruritus ani,
- perianale Dermatitis.

4.3 Diagnostik

B. Mölle

Die Diagnose von Hämorrhoiden wird aufgrund der Anamnese und der klinischen Untersuchung gestellt. Die Diagnose kann nur bestätigt werden, wenn andere Ursachen ausgeschlossen wurden. Der Patient wird nach Applikation eines Klysmas in SSL untersucht, nach der Inspektion der Perianalregion erfolgt die digitale Untersuchung, anschließend die Rektoskopie und Proktoskopie. Ein weiterer wichtiger Aspekt ist es, den Patienten stark pressen zu lassen, häufig zeigt sich jetzt erst das wahre Ausmaß des Hämorrhoidalprolapses (◘ Abb. 4-1).

Die Indikation für eine Koloskopie sollte großzügig gestellt werden, beim Vorliegen einer transanalen Blutung, wenn durch eine Proktoskopie und Rektoskopie eine eindeutige Blutungsquelle nicht gefunden werden konnte. Ergibt die Diagnostik ein symptomatisches Hämorrhoidalleiden, welches operativ behandelt werden sollte, führen wir bei Risikopatienten diese koloskopische Untersuchung direkt präoperativ im Operationssaal durch, um dem Patienten einen maximalen Komfort zu gewähren.

Die Durchführung einer Manometrie halten wir für besonders empfehlenswert, da durch diese einfache, wenig belastende Untersuchungsmethode mögliche Pathologien (u. a. Animus, hypertoner Ruhe- und Kontraktionstonus) ausgeschlossen werden kann (Kap. 3.5). Auch sollte der

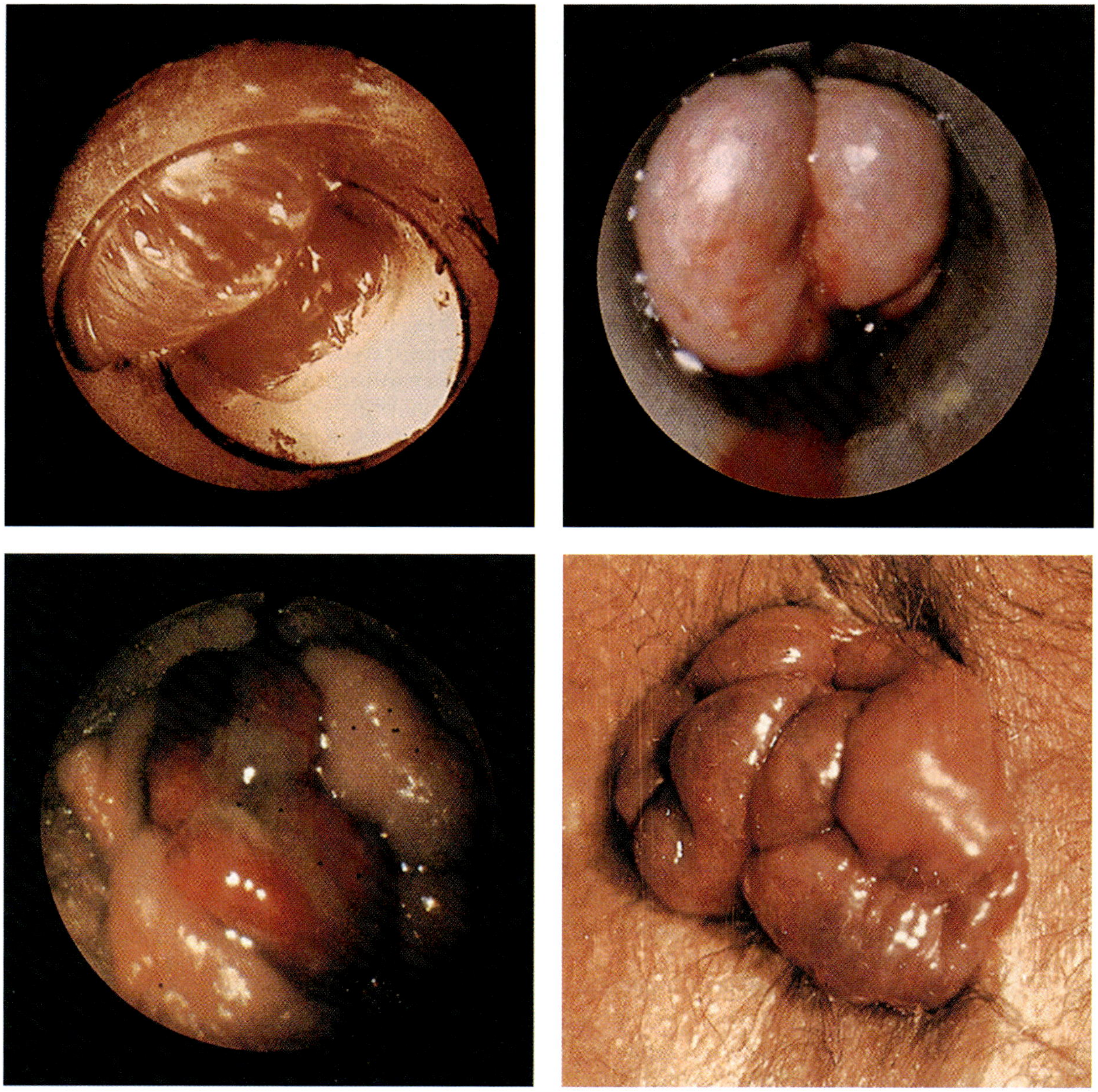

a b c d

◘ Abb. 4-1a–d. Hämorrhoiden. **a** Grad 1 (im seitlich offenen Proktoskop), **b** Grad 2 (ins Proktoskop prolabierend), **c** Grad 3 (mit partiellem Schleimhautprolaps), **d** Grad 4 (digital nicht zu reponierender Dauerprolaps) immer wichtiger werdende forensische Aspekt der präoperativen Abklärung in Betracht gezogen werden. Bei symptomatischen Patienten, die einen verminderten Ruhe- und/oder Kontraktionstonus haben, empfiehlt sich keine oder nur eine sehr »sparsame« Hämorrhoidektomie. Berichtet der Patient über eine Entleerungsstörung, führen wir eine weiterführende Diagnostik zur Abklärung durch (Kap. 3.5).

4.4 Klassifikation

M.-C. Marti

Hämorrhoiden werden in 4 Stadien oder 4 Graden klassifiziert [71]:

- *Erstgradige Hämorrhoiden* oder eine einfache Hypertrophie des Corpus cavernosum recti liegt vor, wenn sich die Polster bei der Proktoskopie ohne zu prolabieren in das Anallumen vorwölben. Sie können zu schmerzloser Blutung führen.
- *Zweitgradige Hämorrhoiden* prolabieren beim Pressen distal der Linea dentata, reponieren sich aber spontan. In diesem Stadium verliert das Corpus cavernosum recti partiell seine Kontinenzfunktion; die Patienten klagen über intermittierende Schleimabgänge.
- *Drittgradige Hämorrhoiden* führen dazu, dass der Prolaps bestehen bleibt; kann digital reponiert werden.
- *Viertgradige Hämorrhoiden* können zwar reponiert werden, prolabieren aber sofort wieder distal der Linea dentata. Bei chronischem Verlauf sind diese außerhalb des Analkanals liegenden Mukosaprolapse adhärent mit der Perianalhaut.

Eine neuere Klassifikation berücksichtigt nicht nur den Schweregrad des Prolapses, sondern außerdem die Entwicklung einiger Komplikationen und die Ausdehnung [18].

- P0: innere Hämorrhoiden,
- P1: Prolaps eines Polsters,
- P2: Prolaps zweier Polster,
- P3: Prolaps von 3 Polstern oder zirkumferenzieller Prolaps,
- A1: Eine einzelne thrombosierte Hämorrhoide,
- A2: massive Thrombose,
- C: begleitende Läsionen: Fissur, Abszess, hypertoner Sphinkter.

4.5 Differenzialdiagnose

B. Mölle

Hämorrhoiden sind knotenförmige Erweiterungen der Zona haemorrhoidalis, welche in der Übergangszone des Rektums zum Analkanal liegen. Diese arteriovenösen Shunts sind mit Mukosa überzogen und haben einen besonderen Stellenwert in der Aufrechterhaltung der Feinkontinenz und der Diskriminierung der unterschiedlichen Suhlqualitäten. Liegt eine Störung dieser arteriovenösen Strombahn mit einer Entzündung vor, entwickelt sich ein symptomatisches Hämorrhoidalleiden. Nach Ausschluss anderer Erkrankungen kann mit der Therapie des Hämorrhoidalleidens begonnen werden. Noch heute werden ohne Inspektion und proktologische Untersuchung leichtfertig Salben und Suppositorien rezeptiert, wenn bereits ein Rektumkarzinom vorliegt. Dieser »doctors delay« führt zu einer inakzeptablen Therapieverzögerung und verschlechtert die Prognose des Patienten.

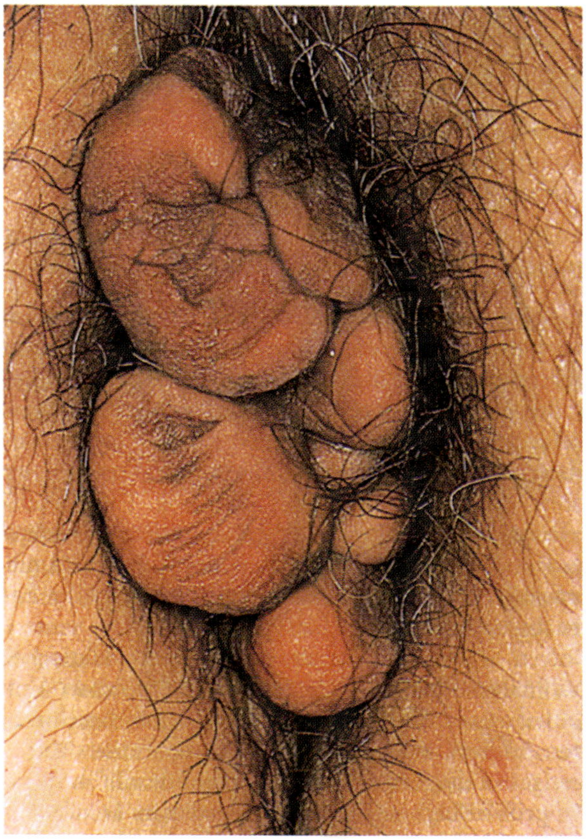

Abb. 4-2. Marisken

Differenzialdiagnostisch kommen folgende Erkrankungen in Betracht:

- Marisken,
- Analpapille,
- Analprolaps,
- Rektumprolaps (Kap. 10),
- perianale Thrombose,
- Fissuren,
- benigne Tumoren:
  - Polypen,
  - Hamartome,
- maligne Tumoren:
  - Platteneptithelkarzinom,
  - Rektumkarzinom (Kap. 11).

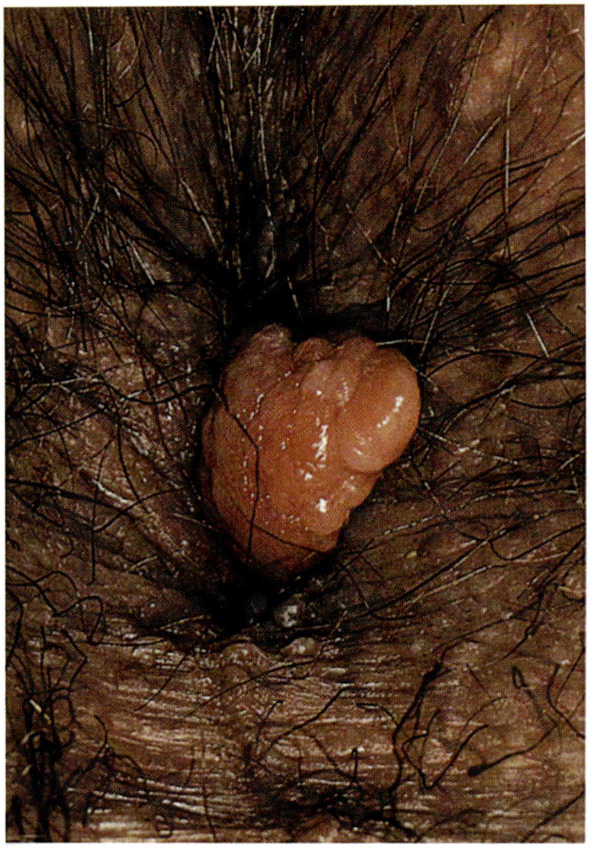

Abb. 4-3. Prolabierter Analpolyp

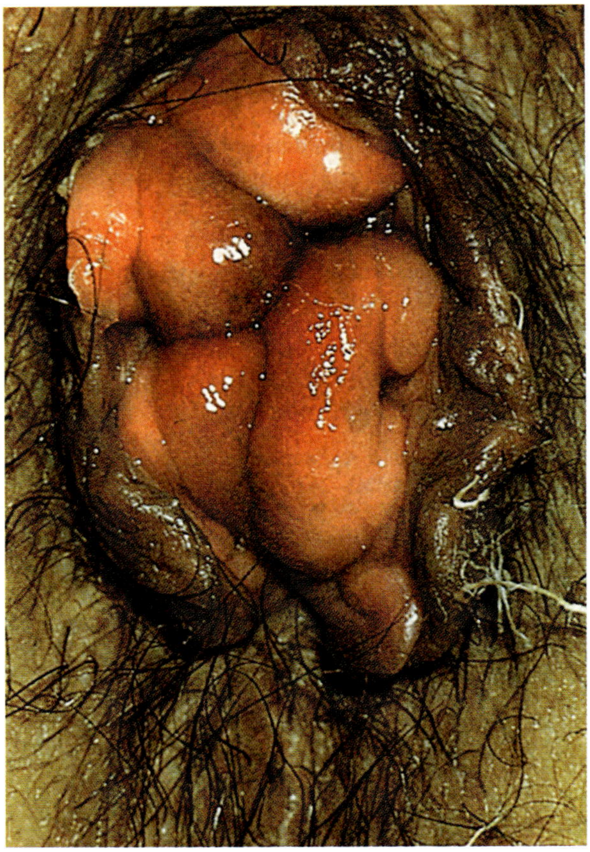

Abb. 4-4. Analprolaps

Unter Marisken werden harmlose läppchenartige Hautfalten am äußeren Analring verstanden (Abb. 4-2). Im Gegensatz zu den äußeren Hämorrhoiden füllen sich die Marisken beim Pressen nicht an, sie bleiben in ihrer Größe konstant. Sie entwickeln sich u. U. nach chronischer Entzündung und können unterschiedlich groß werden.

Analpapillen kommen häufig vor, sie sehen katzenzahnartig aus, sind gestielt, warzenartig und haben ihren Ursprung von der Linea dentata. Sie können eine Länge von bis zu 4 cm erreichen und werden dann als Fibroma pendulans bezeichnet. Es sind gutartige, von Plattenepithel ausgekleidete Fibrome (Abb. 4-3).

4.6 Therapieziele

B. Mölle, J. Lange, J. Girona

Das Hämorrhoidalleiden zählt zu den häufigsten Erkrankungen des Magen-Darm-Traktes. 75% der Patienten, die sich primär mit einem prolabierenden Hämorrhoidalknoten vorstellen, werden ohne Therapie symptomatisch bleiben.

Das primäre Behandlungsziel ist, nach Ausschluss anderer Ursachen, die symptombezogene Therapie des Hämorrhoidalleidens. Denn trotz ähnlicher klinischer Befunde bei der klinischen Untersuchung beklagen die Patienten oft unterschiedlichste Beschwerden. Es sollten daher nicht klinische Auffälligkeiten, sondern nur die entsprechenden Symptome therapiert werden. Daher ergeben sich folgende Therapieziele:

- Anpassung der Diät und Verhaltensänderung, um das Pressen bei der Defäkation zu vermeiden, sowie eine adäquate diätetische Stuhlregulation,
- Abschwellung der Submukosa und des Corpus cavernosum recti,
- Stimulation des venösen Blutabflusses durch Senkung des Sphinkterspasmus und des intraabdominellen Drucks,
- Förderung der Adhäsionen zwischen Muscularis mucosae und dem Corpus cavernosum recti,
- Verhinderung eines Mukosaprolapses,
- Wiederherstellung der normalen Anatomie und Physiologie des Analkanals,
- Verhindern von Narbenbildung, Marisken und Stenosen.

4.7 Indikationsorientierte Therapiestrategien

B. Mölle, J. Lange, J. Girona

Im Vordergrund der Behandlung des Hämorrhoidalleidens steht die Linderung der beklagten Symptome. Um eine möglichst effektive Therapie und eine minimale Komplikationsrate zu erreichen, sollte eine stadiengerechte Therapie (Tabelle 4-1) eingehalten werden.

- *Erstgradige Hämorrhoiden:*
  In der Regel immer konservative Therapie; da die Blutungssymptomatik im Vordergrund steht, ist die Sklerosierungstherapie oder die dopplergezielte Hämorrhoidenarterienligatur (HAL) indiziert.
- *Zweitgradige Hämorrhoiden:*
  Neben der Blutungssymptomatik wird häufig von den Patienten in diesem Stadium ein »soiling« und ein Pruritus ani beklagt. In diesen Fällen ist eine Sklerosierungstherapie, Gummibandligatur und eine HAL sinnvoll.
- *Drittgradige Hämorrhoiden:*
  Liegt ein Hämorrhoidalprolaps vor, der nur manuell reponiert werden kann, ist unter einer konservativen Therapie eine Symtomverbesserung möglich. In diesen Fällen kann mit einer Gummibandligatur, HAL oder einer dopplersonographisch gezielten Hämorrhoidenablation (DHA) der prolabierende Hämorrhoidalknoten behandelt werden. Zeigen diese konservativen Therapien keine Besserung und handelt es sich um einen prolabierenden Hämorrhoidalknoten ohne größere Mariskenbildung, empfehlen wir die Stapler-Hämorrhoidektomie aufgrund der guten Ergebnisse. Bei ausgeprägter Mariskenbildung halten wir eine offene oder geschlossene Hämorrhoidektomie für sinnvoll.
- *Viertgradige Hämorrhoiden:*
  Ergibt die Diagnostik das Vorliegen eines permanenten Hämorrhoidalprolaps, kann nur durch eine operative Therapie eine Heilung erreicht werden. Zeigt sich noch keine Fixation des Prolapses an die Perianalhaut, ist eine Stapler-Hämorrhoidektomie möglich. Bei bereits fixiertem Mukosaprolaps ist eine Hämorrhoidektomie indiziert.

In allen Stadien sollte grundsätzlich zu einer notwendigen invasiv-konservativen oder operativen Therapie eine ballaststoffreiche Diät sowie die topische Anwendung von Salben oder Suppositorien angewandt werden. Auch sollte das Defäkationsverhalten angepasst werden, da häufig ein Fehlverhalten vorliegt. In der Notfallsituation bei nekrotisierendem oder stark blutendem Hämorrhoidalprolaps ist eine Hämorrhoidektomie nach Miligan-Morgen eine sichere und gute Methode.

4.8 Konservative und interventionelle Therapie

4.8.1 Diät und medikamentöse Maßnahmen

M.-C. Marti

Der Stuhlgang sollte reguliert werden, sodass keine Obstipation und keine Diarrhö vorliegt. Fester Stuhl führt zum Anstau der analen Polster und löst ein Pressen bei der Defäkation aus. Der Patient sollte seine Nahrung um rohes Gemüse und faserreiche Nahrungsbestandteile wie z. B. Kleie erweitern. Es sollte viel Flüssigkeit getrunken werden, um den Darminhalt zu hydrieren. Dies gilt insbesondere im Sommer, für heiße Klimazonen oder bei körperlich anstrengender Arbeit, jedoch auch für Leute, die sich in klimatisierten Räumen aufhalten. Scheinbar wirken diätetische Maßnahmen besser, wenn der intraanale Druck erhöht ist (Kap. 9.7).

Medikamentöse und topische Therapie

Die medikamentöse Behandlung kann sowohl oral verabreicht als auch topisch aufgetragen werden. Orale Vasoaktiva (phlebotrope Medikamente) wurden eingesetzt. Sie wirken sich hauptsächlich auf die Gefäßpermeabilität, Lymphdrainage, Blutgerinnung, Entzündungsmediatoren und den internen Sphinktertonus aus. Ihr wahrer Nutzen ist immer noch strittig, jedoch haben diese Medikamente zumindest einen positiven Einfluss auf Schmerzen und Blutung bei Hämorrhoiden.

Topische Behandlungen sollten in den Analkanal eingebracht werden und nicht in das Rektum oder auf die anale

Tabelle 4-1. Stadiengerechte Therapieempfehlung des Hämorrhoidalleidens

Grad	Konservative Therapie/Diät	Sklerosierung/ HAL/Infrarot-koagulation	Gummiband-ligatur	Stapler-Hämorrhoid-ektomie	Geschlossene/ offene Hämorrhoid-ektomie	DHA
1	x	x				
2	x	x	x			+/–
3	x	+/–	+/–	x	x	x
4	x			x	x	

Haut gelangen. Suppositorien wirken, indem sie zerschmelzen und ihre Wirkstoffe entlang der analen Polster freisetzen. Zudem schmieren sie den Analkanal. Crèmes können mit einer weichen Kanüle oder mit dem Finger appliziert werden. Die derzeit erhältlichen kommerziellen Produkte basieren auf einer Trägersubstanz – Crème oder Gel –, zu der antiseptische, anästhetische, steroidale oder nichtsteroidale antiinflammatorische, vasoaktive oder antithrombotische Wirkstoffe hinzugefügt werden.

Die topische Therapie kann bei der akuten Exazerbation von Hämorrhoiden in jedem Stadium hilfreich sein, jedoch kann sie nie zu einer Reduktion des Prolapses oder einer Veränderung des Stadiums führen. Auf die Trägersubstanz und die Wirkstoffe können sich allergische Reaktionen entwickeln. Weil die gleichen Komponenten von verschiedenen Medikamentenherstellern benutzt werden, können Kreuzallergien auf unterschiedliche kommerziell erhältliche Präparate entstehen. Wenn topische Steroide für einen langen Zeitraum angewendet werden, kann dies zu einer schweren Hautatrophie und Neigung zu mykotischen Infektionen führen.

4.8.2 Sklerosierungstherapie

M.-C. Marti

Die Sklerosierungstherapie wird schon seit über einem Jahrhundert effektiv angewendet [8]. Die Grundlage der Sklerosierungstherapie ist, die Mukosa und die Submukosa an die darunter liegende Muscularis mucosae zu fibrosieren, um einen weiteren Prolaps und Venenstau zu vermeiden. Die Sklerosierungstherapie kann auf 2 verschiedene Arten angewendet werden: submuköse Injektion am anorektalen Übergang nach Bensaude und direkte Injektion in die Polster nach Blond.

Technik

Man sollte ein Proktoskop mit einem lateralen Fenster und eine Spezialnadel nach Luer-Lock Gabriel verwenden. Bei der Bensaude-Technik [8] wird eine 5%ige Phenollösung in Mandelöl mit einigen Tropfen Menthol injiziert. 2–5 ml werden auf Höhe des anorektalen Rings in die Submukosa direkt oberhalb der Analpolster injiziert. Die Injektion sollte zu einer leichten Schwellung und Anhebung der Mukosa führen. Die Injektion ist schmerzlos. Alle 3 Polster können in einer Sitzung behandelt werden (Abb. 4-5). Viele Autoren verwenden mit gleicher Wirksamkeit anstelle einer Phenollösung eine kleine Menge (0,5–1 ml) Chinin-Harnstoff oder Jodit oder 0,5–1 ml Polidocanol 30 mg/ml [3]. Der niedrige pH-Wert der Chininlösung kann zu einer stärkeren Nekrotisierung führen.

Bei der Blond-Technik [11] werden 0,2–0,3 ml einer 20%igen Chininlösung oder Äthoxysklerol mittels einer leicht gewickelten Injektionsnadel durch die seitliche Öffnung eines »Fensterproktoskopes« intranodulär submukös injiziert. Man sollte pro Sitzung bis zu 3 Kissen behandeln und dies nach 14 Tagen wiederholen. Erfahrungsgemäß sind 3 »Injektionssitzungen« ausreichend.

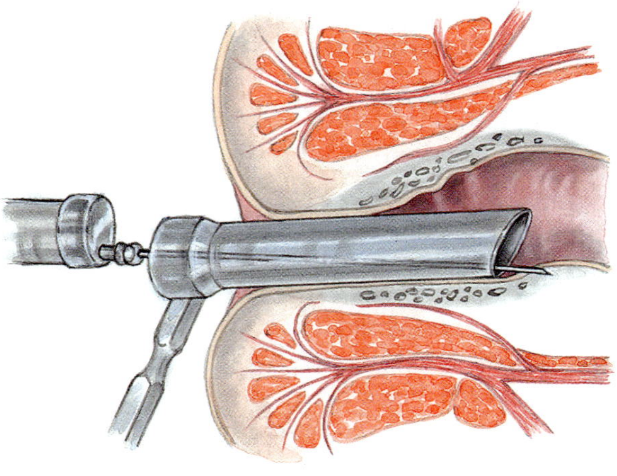

Abb. 4-5. Sklerosierungsmethode nach Bensaude

Komplikationen stehen in Zusammenhang mit Tiefe und Lokalisation der Injektion und außerdem mit Art und Menge des verwendeten Wirkstoffs [31, 54]. Eine zu tiefe anteriore Injektion kann laut Bensaude zu einer Hämaturie führen. Es wurde berichtet, dass eine intravaskuläre Injektion Fettembolien und Rektosigmoidalthrombosen verursachen kann [57]. Eine extrarektale Injektion kann zur Ausbildung eines Ölgranuloms führen, das durch Abszedierung, Fistulierung oder eine Rektumstriktur kompliziert werden kann [21]. Nach der Blond-Technik werden u. U. Blutungen, Hämorrhoidalthrombosen und allergische Reaktionen beschrieben [7, 29, 46, 54]. Eine Sklerosierung ist kontraindiziert bei Schwangerschaft, Koagulopathien, entzündlichen Darmerkrankungen und infektiösen analen Läsionen.

4.8.3 Infrarottherapie

M.-C. Marti

Die Photokoagulation der Mukosa und der Submukosa mit Infrarotlicht zur Behandlung von Hämorrhoiden wurde von Neiger eingeführt. Die Photokoagulation führt zu einer Hitzenekrose, die bald ulzeriert und unter Narbenbildung innerhalb von 2–3 Wochen abheilt. Die Narbe fixiert die Mukosa an das darunter liegende Gewebe und verhindert so einen Prolaps. Die Infrarotkoagulation hat einen hämostatischen Effekt, der den anderen üblichen Methoden der Sklerosierung überlegen ist.

Die Photokoagulation wird über ein Proktoskop durchgeführt. In einer Sitzung werden 3–4 Mukosaareale bei 2, 4, 8 und 10 Uhr direkt oberhalb des inneren Polsters und gewöhnlich oberhalb des inneren Analrings koaguliert.

Normalerweise reichen 2 Sitzungen, um bei 3, 6, 9 und 12 Uhr ebenfalls zu koagulieren. Die Spitze des Infrarotphotokoagulators, der mit einem Polymer bedeckt ist, um ein Verkleben mit dem Gewebe zu verhindern, wird für 1–1,5 s angelegt, um einen ausreichenden Effekt zu erzielen.

Infrarotkoagulation und Sklerosierungstherapie unterscheiden sich im Therapieansatz. Während die Infrarotkoagulation die submukösen Gefäße behandelt, kommt es bei der Sklerosierungstherapie zur Verkleinerung der vergrößerten Polster durch direkte Injektion. Auch Ambrose [4] konnte keinen Unterschied bei erst- und zweitgradigen Hämorrhoiden finden.

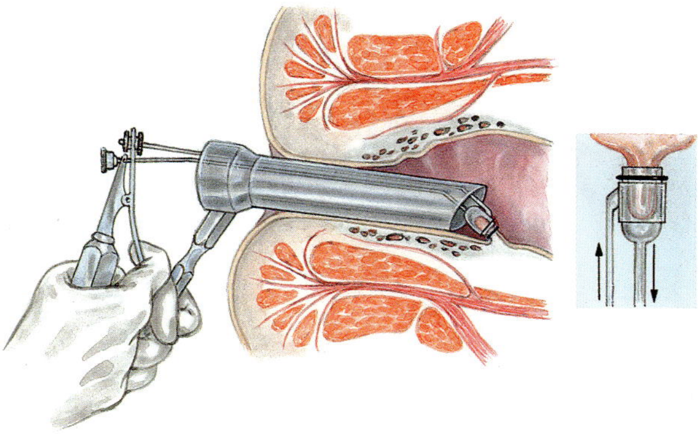

Abb. 4-6. Gummibandligatur nach Baron

4.8.4 Gummibandligatur

M.-C. Marti

Hämorrhoiden werden seit dem Mittelalter durch Ligatur behandelt. Barron [6] verbesserte den Eingriff, indem er ein Gummiband mit einem speziellen Instrument unter direkter visueller Kontrolle anlegte. Der Mukosaprolaps und die Hämorrhoiden werden mit Pinzetten gefasst oder durch Aspiration abgehoben und durch einen gedehnten Gummiring gezogen. Es wurden verschiedene Instrumente entwickelt.

Die Behandlung kann ambulant auch in der Praxis durchgeführt werden. Gewöhnlich benötigt man keine Anästhesie oder Vorbereitung außer der routinemäßigen endoskopischen Untersuchung. Das Instrument wird auf den lockersten Teil der Rektummukosa am anorektalen Übergang direkt über den inneren Hämorrhoiden gesetzt (Abb. 4-6). Anschließend Ansaugen der Mukosa (ca. 100 ml H_2O), um die Größe des zu ligierenden Gewebes zu bestimmen und um sich zu versichern, dass dies schmerzlos ist. Greift man zu nah an das sensible Anoderm oder zu tief an die darunter liegende Muskulatur, verursacht dies starke Schmerzen.

Pro Sitzung sollten nur 1 oder 2 Polster ligiert werden, da mit jeder Ligatur das Risiko von Schmerzen und Nebenwirkungen steigt. Die Ligatur sollte nach 2–3 Wochen wiederholt werden. Einige Autoren führen eine Gummibandligatur aller 3 Polster in einer einzigen Sitzung durch [56, 75], dies führt jedoch in 26% der Fälle zu Schmerzen nach der Ligatur und in 40% zu Tenesmen.

Der Eingriff wird als schmerzlos beschrieben, jedoch klagen viele Patienten über mehr oder weniger starke Schmerzen, Unwohlsein, Völlegefühl und ungewollte Stuhlabgänge. Diese Sensationen können einige Stunden oder sogar einige Tage anhalten. Die Patienten sollten sich darüber bewusst sein, eine adäquate Analgesie sollte verordnet werden. Wenn die Patienten sofort Schmerzen haben, kann das Gewebe unterhalb des ligierten Gebietes mit einem lang wirksamen Lokalanästhetikum infiltriert werden, jedoch zeigt eine Injektion nicht immer einen anhaltenden Effekt [25, 32]. Wenn sofort Schmerz verspürt wird, weil die Ligatur zu nahe an der Linea pectinea liegt, sollte das Gummiband sofort mit einem Haken oder einer Schere entfernt werden.

Am 5. oder 10. Tag nach der Ligatur kann es zu einer Blutung kommen, da das ligierte Gewebe erschlafft. Bei einer sehr starken oder anhaltenden Blutung kann es nötig werden, die Blutungsquelle mit Infrarotlicht oder Strom zu koagulieren.

Die Komplikationen sind gewöhnlich nicht schwerwiegend, jedoch kann eine stärkere Blutung und eine Thrombose auftreten, die eine Thrombektomie oder sogar eine Notfallhämorrhoidektomie nötig macht. Septische Komplikationen, Tetanus, Leberabszess, Chlostridiensepsis, Fournier-Gangrän, Sepsis mit Toxikämie, sogar mit tödlichem Ausgang, wurden berichtet [59].

Die Gummibandligatur stellt eine effektive Langzeitbehandlung für zweitgradige und drittgradige Hämorrhoiden dar: 2/3 der Patienten sind nach 5 Jahren beschwerdefrei und mehr als die Hälfte nach 10 Jahren [51].

4.8.5 Ultraschallgestützte Hämorrhoidalarterienligatur (HAL)

J. Beck, G. Szinicz

Morinaga entwickelte in der Mitte der 1990er-Jahre eine Operationsmethode mit dem Ziel, die oberen Hämorrhoidalarterien zu ligieren und durch eine Verminderung des Druckes im hämorrhoidalen Gefäßsystem ein »Schrumpfen« und damit die Rückverlagerung der Hämorrhoiden in die anatomisch vorgegebene Position zu erreichen. Es handelt sich also um dieselbe Wirkung, wie sie Longo mit der zirkulären Anastomose erzielt, allerdings mit völlig unterschiedlicher Operationstechnik und einem geringeren »Lifting-Effekt«.

Zu diesem Zweck entwickelte er ein Proktoskop mit Ultraschallsonde und technischen Besonderheiten, die eine

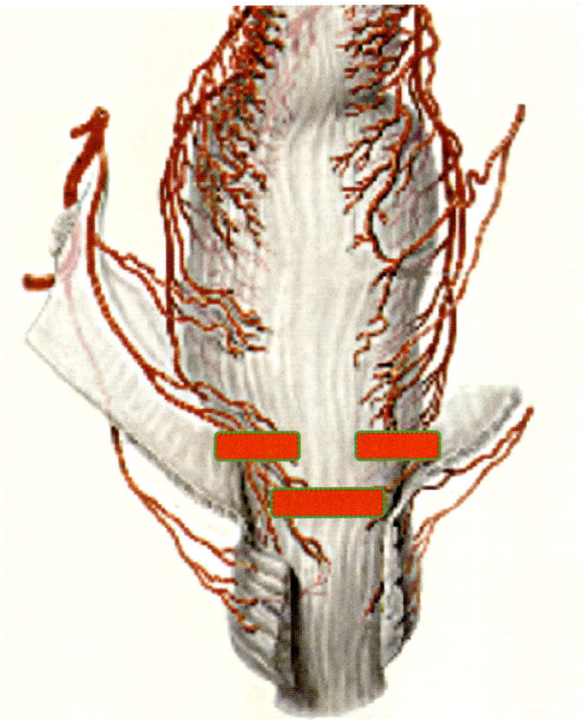

Abb. 4-7. 6 Äste der A. rectalis superior et media versorgen bei 1, 3, 5, 7, 9 und 11 Uhr in Steinschnittlage die hämorrhoidalen Schwellkörper

sichere akustische Identifikation und eine einfach machbare Umstechung der Arterien ermöglichen. Im Gegensatz zur bisher geltenden Annahme, dass 3 Aa. haemorrhoidales superiores die Hämorrhoiden von kranial versorgen, lassen sich mit dem Ultraschallproktoskop nahezu regelhaft 6 Hämorrhoidalarterien bei 1, 3, 5, 7, 9 und 11 Uhr in Steinschnittlage nachweisen (Abb. 4-7).

Eine milde Sedierung oder Sedoanalgesie ist ausreichend. Die Durchführung der Operation in Allgemein- oder Spinalanästhesie ist nicht empfehlenswert, da nach unserer Erfahrung durch die Senkung des Blutdrucks im Splanchnikusgebiet diese Anästhesieform die Registrierung der Dopplergeräusche erschwert! Auch ist eine Lokalanästhesie nicht erforderlich, weil der Eingriff ausschließlich im Bereich der nicht schmerzsensiblen Rektumschleimhaut erfolgt.

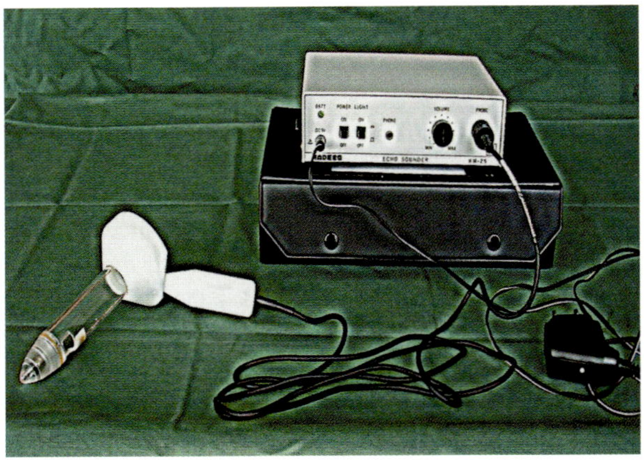

Abb. 4-8. Ultraschallgenerator mit in Verbindung mit dem Dopplerproktoskop

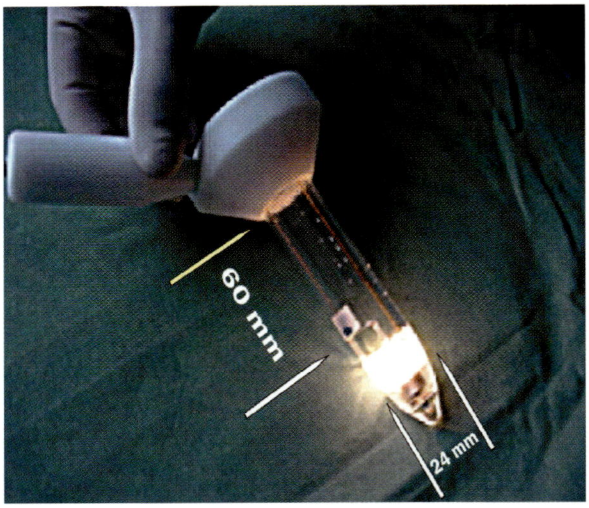

Abb. 4-9. KM-25-Proktoskop mit Griff, Ultraschallsonde und seitlicher Öffnung

Operationstechnik

Wenngleich manche Autoren die HAL in Seitenlage durchführen, empfehlen wir die Steinschnittlagerung auf einem proktologischen Untersuchungsstuhl oder einem Operationstisch.

Bei der Hämorrhoidalarterienligatur kommt das wieder verwendbare Dopplerproktoskop KM 25 zum Einsatz, das aus einem Proktoskop mit Dopplersonde und einem Ultraschallgenerator besteht (Abb. 4-8). Das Ultraschallproktoskop hat einen Außendurchmesser von 24 mm. Es besteht aus einem Griff und dem eigentlichen Proktoskop, das vorn geschlossen und mit einer Beleuchtung versehen ist. Das Proktoskop hat ein seitliches Fenster, durch das die Rektummukosa in das Lumen prolabiert. Unmittelbar oberhalb dieser seitlichen Öffnung befindet sich der Ultraschallsensor. Der Abstand des Fensters zum Haltegriff beträgt 6 cm (Abb. 4-9). In der Bodenplatte des Proktoskopes ist eine in eine Vertiefung mündende Nut eingefräst, die die Führung des Nadelhalters erleichtert (Abb. 4-10, 4-11).

Neben diesem KM-25-Proktoskop sind nur noch wenige Instrumente erforderlich: Nadelhalter, Pinzette, Schere, Knotenschieber und 6–8 atraumatische resorbierbare Fäden mit Nadeln der Größe GU-46. Nur mit dieser definierten Nadelgröße ist die Durchführung der Umstechungsligatur problemlos möglich (Abb. 4-12)!

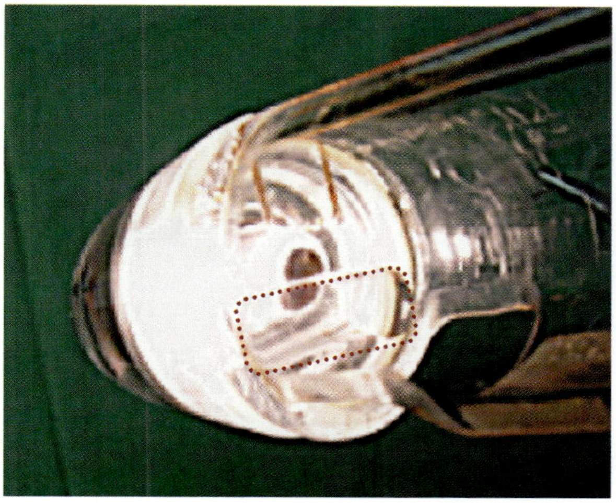

Abb. 4-10. An der Basis des Ultraschallproktoskops ist die Nut, die die Führung des Nadelhalters erleichtert, zu erkennen

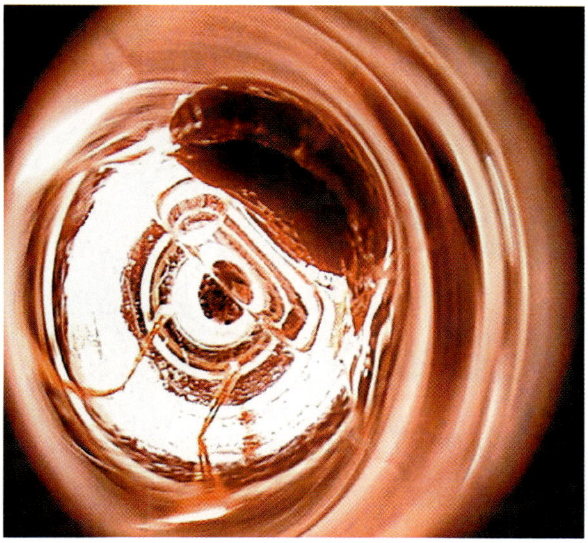

Abb. 4-11. Durch das Fenster in das Proktoskop prolabierende Mukosa. Die Nut im beleuchteten Boden ist gut zu erkennen.

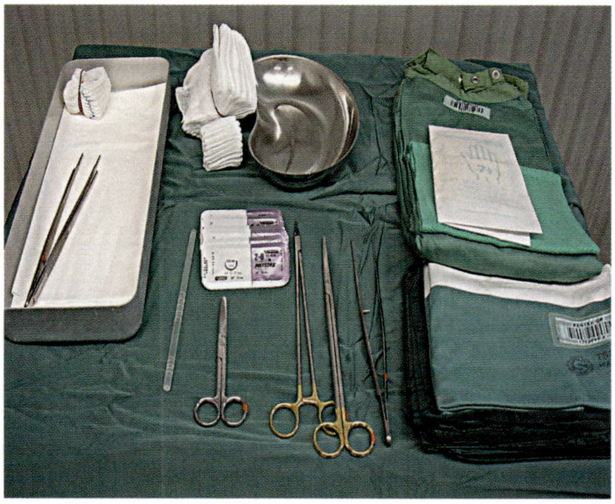

Abb. 4-12. Das für eine HAL erforderliche Instrumentarium

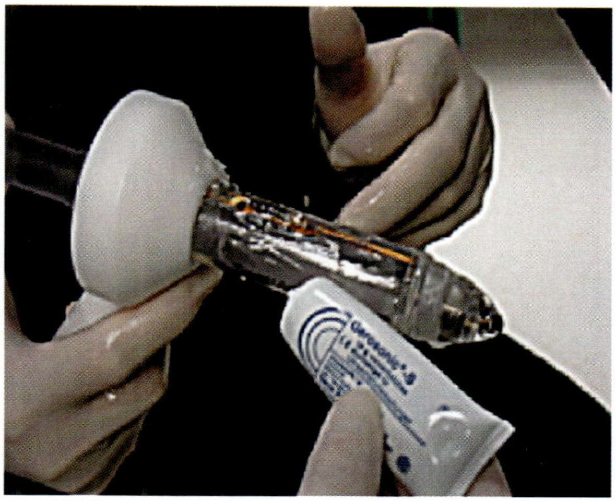

Abb. 4-13. Aufbringen von Ultraschallgel

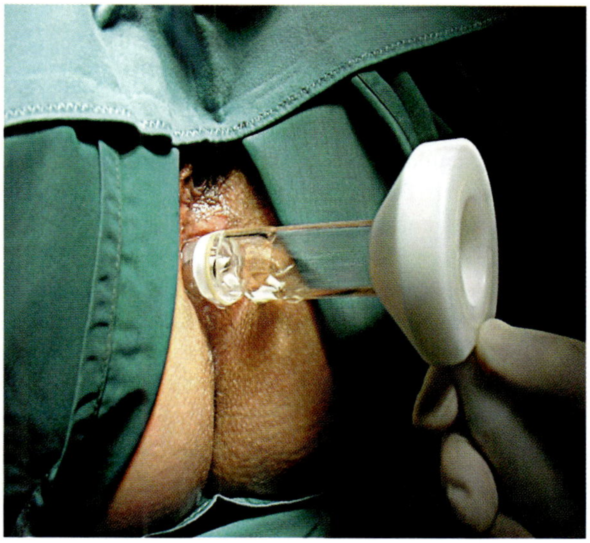

Abb. 4-14. Das Ultraschallproktoskop wird vollständig eingeführt

Anwendung des KM-25-Proktoskopes

Das Proktoskop wird nach Aufbringen von Ultraschallgel (Abb. 4-13) bis zum Haltegriff eingeführt (Abb. 4-14). Nur bei vollständig eingeführtem Gerät erfolgt die Umstechung in korrekter Höhe, also ca. 2 cm oral der Linea dentata! Durch Drehen und Kippen des Proktoskops werden die Hämorrhoidalarterien akustisch lokalisiert und das Proktoskop danach exakt in dieser Position gehalten. Bei der nächsten Generation dieses Gerätes wird zusätzlich eine visuelle Identifizierung möglich sein.

Der Nadelhalter wird mit einer Nadel der Größe GU-46, die mit 8–10 mm Abstand von der Spitze eingespannt ist, in der Nut aufgesetzt und gleitet mit einer Drehbewegung in die Vertiefung (Abb. 4-15). Bei weiterer Drehung des Nadelhalters wird die Arterie unterfahren und die Nadelspitze am gegenüberliegenden Rand des seitlichen Fensters sicht-

4

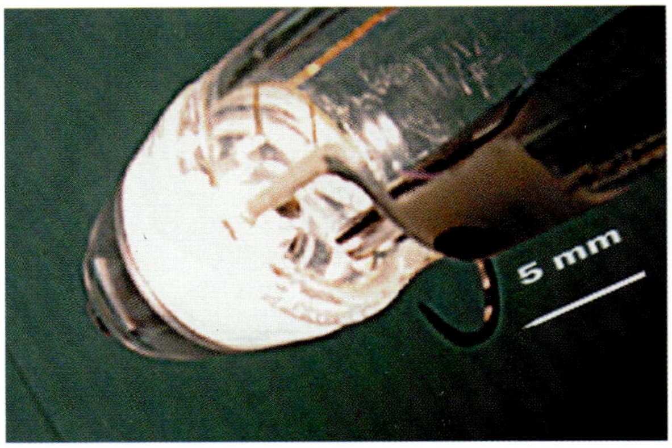

Abb. 4-15. Führung des Nadelhalters in der Nut an der Basis des KM-25. Die Nadel sticht maximal 5 mm außerhalb des Proktoskops

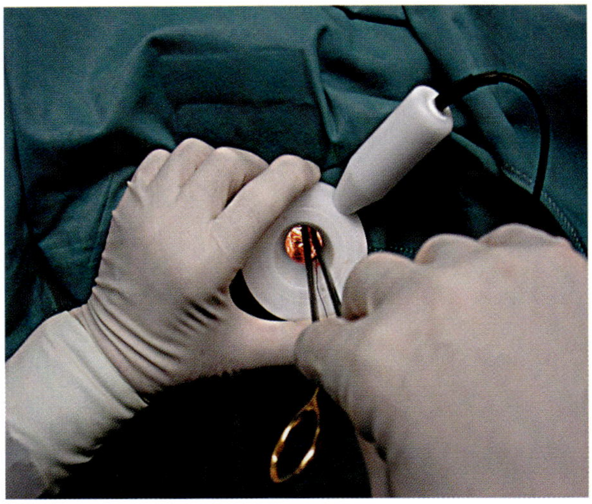

Abb. 4-16. Nach Ortung des Dopplergeräusches erfolgt die doppelte Umstechungsligatur mit einem langen Nadelhalter

bar. Ein Fassen benachbarter Strukturen ist bei Anwendung der empfohlenen Nadelgröße nahezu ausgeschlossen, da der maximale Abstand der Nadel von der äußeren Wand des Proktoskopes 4–5 mm beträgt (Abb. 4-15).

Nach dieser ersten Umstechung ziehen wir die Rektummukosa mit dem Faden noch etwas weiter in das Proktoskop hinein und schließen eine 2. Umstechung mit dem selben Faden an. Dadurch ist eine sichere Ligatur der submukös verlaufenden Arterie und ein diskreter Lifting-Effekt gewährleistet.

Mit einem Knotenschieber wird die Ligatur geknüpft (Abb. 4-16 bis 4-18). Nahezu regelhaft lassen sich in dieser Höhe 6 Hämorrhoidalarterien bei 1, 3, 5, 7, 9 und 11 Uhr in Steinschnittlagerung nachweisen. Nach Abschluss der Umstechungen sollte eine zirkuläre akustische Kontrolle 1 cm distal der Ligaturen erfolgen. Allfällige noch perfundierte Arterien werden – bei vollständig eingeführtem Proktoskop – neuerlich umstochen. Danach sind keine weiteren Maßnahmen erforderlich.

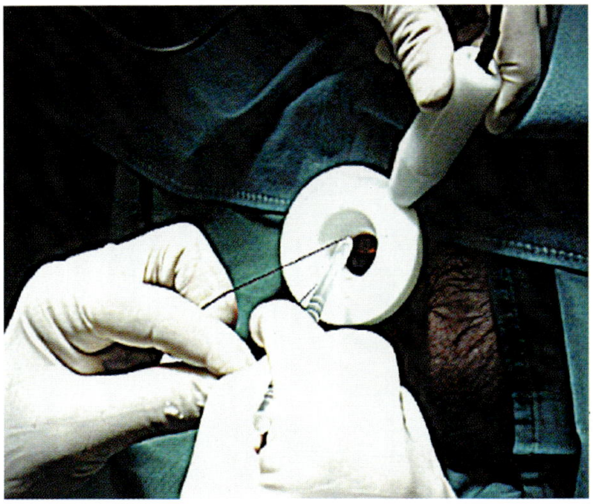

Abb. 4-17. Mit einem Knotenschieber wird der Faden geknüpft

Die Vor- und Nachteile der Hämorrhoidenarterienligatur nach Morinaga stellen sich folgendermaßen dar:

Im Rahmen der HAL stellt – bei korrekter Technik – die Blutung durch Anstechen einer Arterie die einzig denkbare Komplikation dar, die auch wir in einem von 180 Fällen gesehen haben. Probleme durch Verletzung benachbarter Organe sind aufgrund der Sicherheitsmerkmale des KM-25-Proktoskopes nahezu ausgeschlossen. Eine ambulante Durchführung dieses Eingriffes ist somit durchaus vertretbar.

Langzeitergebnisse liegen derzeit noch nicht vor. Trotzdem ist dieser Eingriff unserer Meinung nach wegen seines geringen Komplikationsrisikos, der minimalen Patientenbelastung und der Wirtschaftlichkeit jetzt zu befürworten.

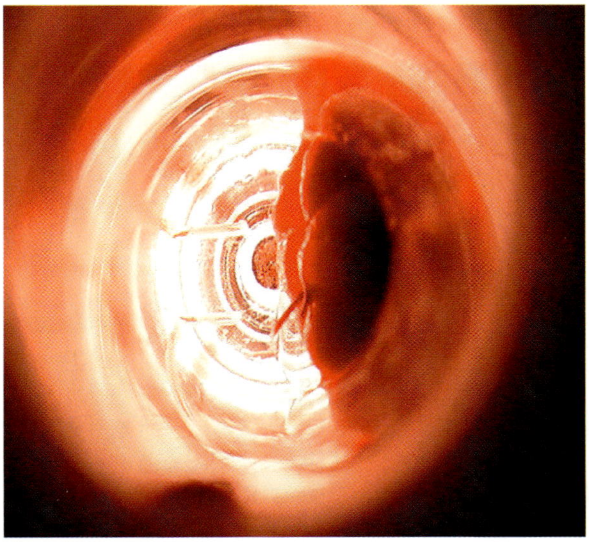

Abb. 4-18. Die geknotete Ligatur

4.8.6 Kryotherapie

M.-C. Marti

Eine Kryotherapie des Hämorrhoidalgewebes wurde erstmals von Lewis vorgeschlagen. Eine schlagartig gesenkte Gewebetemperatur bewirkt zwar eine Gewebedestruktion, führt jedoch zu profusem wässrigem Ausfluss, der innerhalb von 3 h beginnt und bis zu 4 Wochen anhalten kann. Der Eingriff per se ist schmerzlos, jedoch kann der postoperative Schmerz viele Tage anhalten, sogar länger als bei einer tatsächlichen Hämorrhoidektomie. Aus diesem Grund wurde diese Behandlungsmethode aufgegeben. Die Kryochirurgie wird noch von einigen Autoren in Verbindung mit der Gummibandligatur angewendet, um eine schnellere Erschlaffung des strangulierten Gewebes zu erreichen [55].

4.8.7 Beurteilung der konservativen und interventionellen Behandlungsmethoden

M.-C. Marti

Die Patienten, die an Hämorrhoiden leiden, benötigen eine stadiengerechte Behandlung, da 75% dieser Patienten, die sich erstmals mit prolabierten Hämorrhoiden vorstellen, symptomatisch bleiben werden, wenn sie nicht therapiert werden [28]. Die Heilungsrate bei der Behandlung erst- und zweitgradiger Hämorrhoiden liegt im Bereich von 75%. 1934 arbeitete Kilbourne 25.000 Fälle auf und schätzte, dass die Rezidivrate mindestens 15% innerhalb von 3 Jahren betrug. Eine Behandlung erst- und zweitgradiger Hämorrhoiden mit Sklerosierung führt nach 3 Jahren bei 70–90% zu einem Rezidiv [31].

Mit der Infrarotkoagulation kann nach 12 Monaten eine Heilungsrate von 75% bei erst- und zweitgradigen Hämorrhoiden erreicht werden. 15% aller Patienten zeigen innerhalb von 3 Jahren erneut Symptome. Die Behandlung kann dann wiederholt werden. Ambrose [4] konnte keinen Unterschied zwischen der Photokoagulation und der Sklerosierungstherapie bei erst- und zweitgradigen Hämorrhoiden finden.

Die Gummibandligatur bei zweitgradigen Hämorrhoiden führt in 25% der Fälle zu einem Wiederauftreten nach 4 Jahren, was dann erneut mit einer Ligatur behandelt werden kann. ⅔ der Patienten sind nach 5 Jahren noch beschwerdefrei und mehr als die Hälfte nach 10 Jahren.

Die Gummibandligatur scheint effektiver als die Sklerosierungstherapie zu sein. Patienten, die mit einer Sklerosierungstherapie oder mit einer Infrarotkoagulation behandelt werden, benötigen häufiger eine Wiederholungsbehandlung als die nach einer Gummibandligatur. Bei der zuletzt genannten Therapieart werden Schmerzen und Blutungen häufiger beobachtet [35].

4.9 Operationsverfahren

Die etablierten chirurgischen Eingriffe zur Therapie von Hämorrhoiden sind:

- Exzision der Analkanalmukosa nach Whitehead [60],
- Submuköses »stripping« des Hämorrhoidalplexus nach Eisenhammer,
- offene Exzision wie von Milligan-Morgan beschrieben; halboffene oder halbgeschlossene Exzision mit Mukosanaht [17],
- geschlossene Hämorrhoidektomie mit kompletter Naht der Wunde wie von Parks beschrieben [48],
- Mukosamanschettenresektion (Stapler-Hämorrhoidektomie).

4.9.1 Anale Dilatation, Sphinkterotomie

M.-C. Marti

Lord beschrieb eine Behandlungsmethode zur Heilung von drittgradigen Hämorrhoiden durch anale Dilatation. Er postulierte, dass eine Einengung des Analkanals aufgrund einer Fibrose der Pektenbänder und des internen Sphinkters zu einem erhöhten Ruheanaltonus und damit zum Venenstau der analen Polster führt.

Der Eingriff wird ambulant in Vollnarkose durchgeführt. Die fibrosierten Bänder werden dargestellt und durch forcierte Dilatation rupturiert. Es werden kontroverse Resultate erzielt. Es wurden hohe Erfolgsraten beobachtet, jedoch wurden 22% der Patienten inkontinent für Gase und 4% für festen Stuhl [5]. Außerdem entwickelten 50% der Patienten Marisken und eine Verschlechterung des Mukosaprolapses.

Mit der Endosonographie [53] konnten multiple, ausgedehnte Läsionen des internen Sphinkters nach analer Dehnung gezeigt werden. Diese Läsionen sind nur schwierig chirurgisch therapierbar und erklären den reduzierten Ruhetonus und die hohe Inzidenz von Inkontinenzstörungen. Aus diesen Gründen sollte diese Methode nicht mehr weiter befürwortet werden. Ziel der internen Sphinkterotomie war es, den analen Ruhedruck zu reduzieren und somit die venöse Drainage zu verbessern. Die manometrischen Studien unterstützen diese Theorie.

Verschiedene Studien zeigen, dass der postoperativ gemessene Sphinktertonus nach einer chirurgischen Exzision des Hämorrhoidalgewebes ohne jede Dehnung des Analkanals oder eine Sphinkterotomie wieder normale Werte annimmt. Die Sphinkterotomie zur Behandlung des Hämorrhoidenleidens kann nicht mehr weiter befürwortet werden, aufgrund der fehlenden Effizienz und der hohen Nebenwirkungsrate (Sphinkterinsuffizienz). Falls Hämorrhoiden mit einer Analfissur vergesellschaftet sind, sollte neben einer Hämorrhoidektomie eine Fissurektomie (Kap. 5) durchgeführt werden.

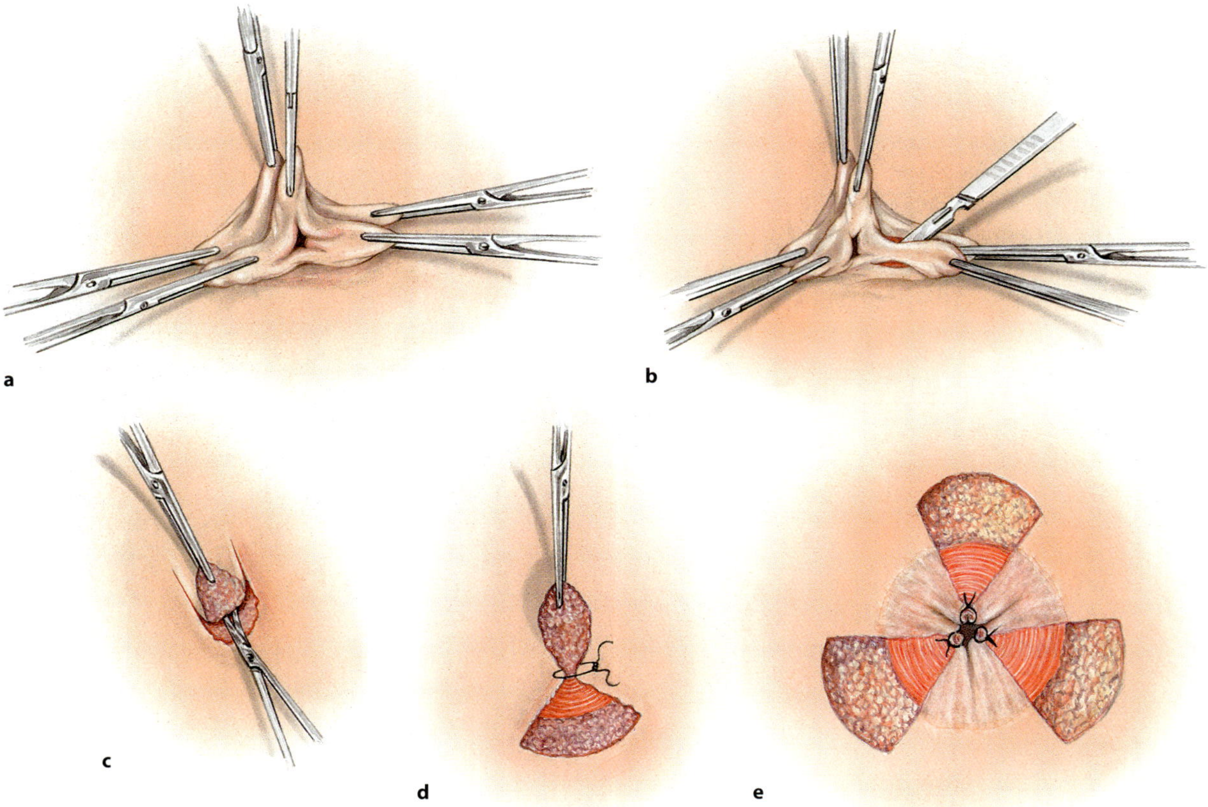

Abb. 4-19a–e. Milligan-Morgan-Operation. **a** Fassen der Perianalhaut mit Ellis-Klemmen, **b** unter leichtem Zug Inzision der Perianalhaut und des Anoderms, **c** Dissektion, beginnend an der Perianalhaut, **d** Ligatur des mobilisierten Hämorrhoidalpolsters, **e** Endbefund

4.9.2 Milligan-Morgan-Operation

M.-C. Marti

Die Milligan-Morgan-Operation ist der »golden standard« bei der Behandlung des Hämorrhoidenleidens. Das Prinzip dieses Eingriffs besteht in der Exzision des Analpolsters mit der Ligatur des arteriovenösen Schenkels am anorektalen Übergang. Dabei ist eine Analdilatation und ein Spekulum nicht notwendig. Man setzt Klemmen an der perianalen Haut gegenüber den – gewöhnlich – 3 analen Polstern (Abb. 4-19a). Sie werden in der links lateralen Position auf 5 h, rechts posterior bei 7 h und rechts anterior bei 11 h platziert. Vorsichtiger Zug an den Klemmen erleichtert die Untersuchung der inneren Hämorrhoiden. Um eine ausreichende Schonung von großen anodermalen Hautbrücken nach der Exzision zu gewährleisten, werden die Grenzen durch kleine longitudinale Inzisionen bestimmt (Abb. 4-19b).

Anschließend wird die Dissektion von der perianalen Haut begonnen (Abb. 4-19c). Die größten Hämorrhoiden werden zuerst exzidiert. Mit einer gebogenen Schere werden die beiden longitudinalen Inzisionen am Analausgang über eine elliptische Inzision verbunden. Der Lappen, der auf diese Weise entstanden ist, wird angehoben und in Richtung des Anus gezogen, um die untere Kante des Sphinkters zu exponieren. Die Dissektion wird nach unten bis auf den internen Sphinkter fortgesetzt, sodass das gesamte externe Hämorrhoidengewebe exzidiert wird. Die Fasern des Treitz-Muskels sollten dargestellt und durchtrennt werden. Wenn man zu stark an dem mobilisierten Hämorrhoidalknoten zieht, besteht das Risiko, den Sphinkter ani internus zu verletzen.

Sobald der Treitz-Muskel auf Höhe der Linea dentata durchtrennt ist, kann das Hämorrhoidalpolster besser mobilisiert werden. Anschließend wird die Dissektion in der gut begrenzten submukösen Ebene fortgesetzt. Die longitudinalen Inzisionen werden nach beiden Seiten der Hämorrhoiden innerhalb des Anus bis zum oberen Anteil des Analkanals oder der oberen Ecke des Analpolsters fortgesetzt. An der oberen Dissektionsgrenze wird eine feste Ligatur mit resorbierbarem 2-0-Fadenmaterial durchgeführt und anschließend abgetragen (Abb. 4-19d).

Die verbleibenden Hämorrhoidalpolster werden auf gleiche Art und Weise umschnitten und exzidiert. Alle sekundären Hämorrhoidenkissen und kleine Reste des Hämorrhoidalgewebes unterhalb der anodermalen Brücke werden exzidiert. Die Blutgefäße unterhalb des Anoderms sistieren normalerweise, jedoch kann eine Elektrokoagulation nötig werden (Abb. 4-19e).

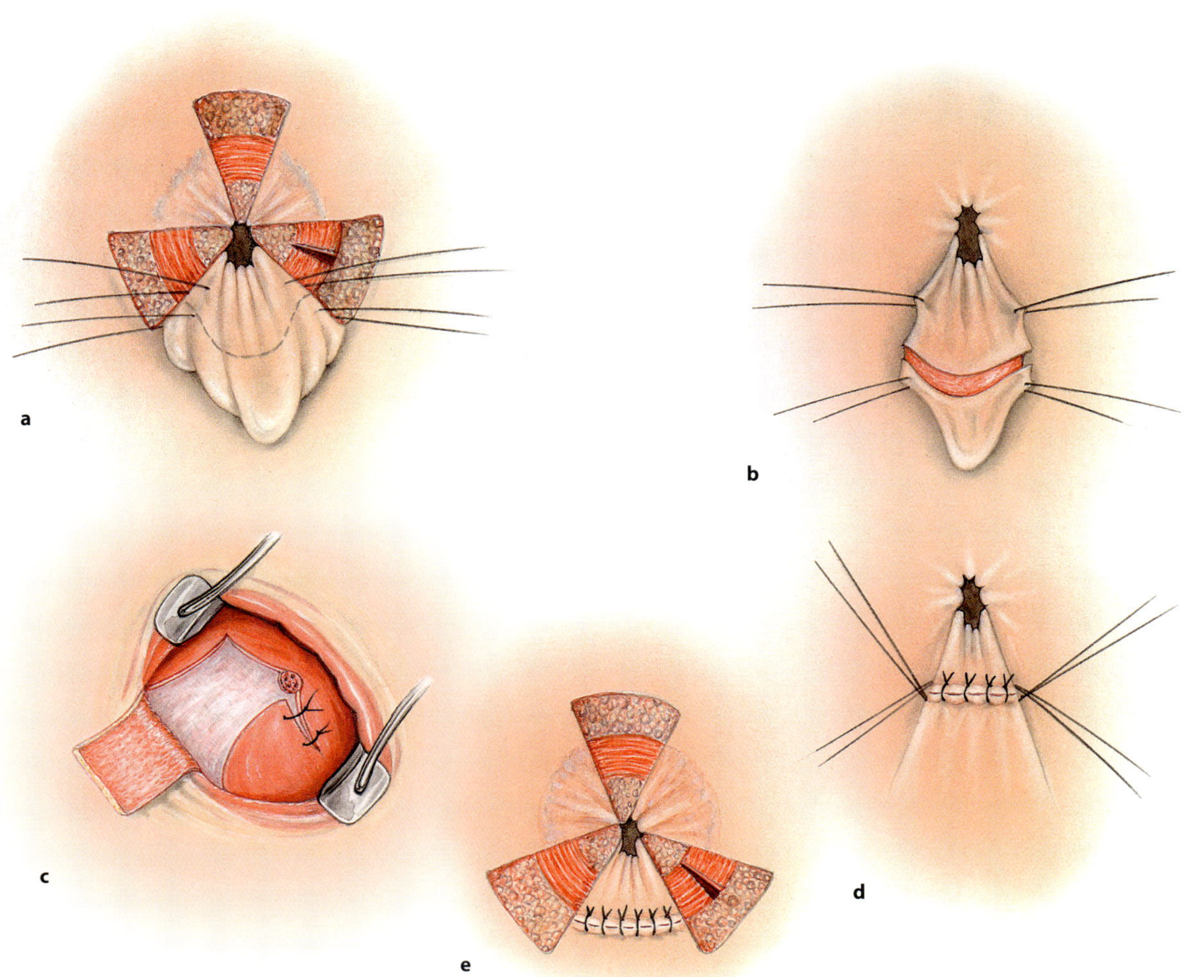

Abb. 4-20a–e. Anodermoplastie. **a** Setzen von 2 Hautfäden zur Festlegung der Resektionsgrenzen des anokutanen Verschiebelappens, **b** quere Durchtrennung kaudal der Linea dentata, **c** Mobilisation des dorsalen Lappenanteils mit querer Inzision im Bereich der Rektummukosa, **d, e** Readaptation des Anokutanlappens an die Rektummukosa

Die Hautbrücken sollten so breit wie möglich belassen werden, um ein Einengen des Anallumens durch Narbenbildung zu vermeiden. Eine zusätzliche interne Sphinkterotomie bei einer Routinehämorrhoidektomie ist unnötig und beinhaltet ein zusätzliches Risiko für Stuhlinkontinenz [42].

Die Exzision kann auch mit einer Elektrokoagulation durchgeführt werden; der Gefäßschenkel kann auch anstelle einer Ligatur koaguliert werden. Die Anwendung der Diathermie bringt keine großen klinischen Vorteile, jedoch führt sie vielleicht zu geringeren postoperativen Schmerzen [8, 44]. Wir benutzen keine Diathermie, da sie keinen offensichtlichen Vorteil mit sich bringt und das Risiko einer Nachblutung erhöht. Eine Exzision ist auch mit einem CO_2-Laser möglich. Diese führt zu geringerer Nekrosebildung als die Diathermie, ist jedoch zeitaufwändig und teuer. Postoperativ werden von den Patienten weniger Schmerzen berichtet [41, 52, 56].

Marisken sollten exzidiert werden, um nur flache Wundränder zu hinterlassen. Akzessorische Hämorrhoiden können sich zwischen den 3 Haupthämorrhoiden befinden. Durch eine separate quere Inzisionen oder durch Unterminierung der mukokutanen Brücken können zusätzliche Hämorrhoidalknoten exzidiert werden, ohne die Analschleimhaut zu resezieren. Bei zu ausgedehnter Haut- und Analmukosaexzision besteht ein signifikantes Risiko, eine Analstriktur zu bekommen. Unvermutete Malignität (0,0046–2%) oder inflammatorische Prozesse können dabei diagnostiziert werden [14]. Aus diesem Grund wird das entfernte Gewebe histopathologisch untersucht.

Falls eine Brücke, insbesondere der dorsale Anteil, prolabiert, wird eine weitere Behandlung in Form einer Anodermoplastie notwendig (Abb. 4-20) [30]. Nach Setzen von 2 Haltenähten rechts und links neben dem zu resezierenden Areal wird die Mukosa quer zwischen diesen Haltefäden durchtrennt (Abb. 4-20b). Der anodermale

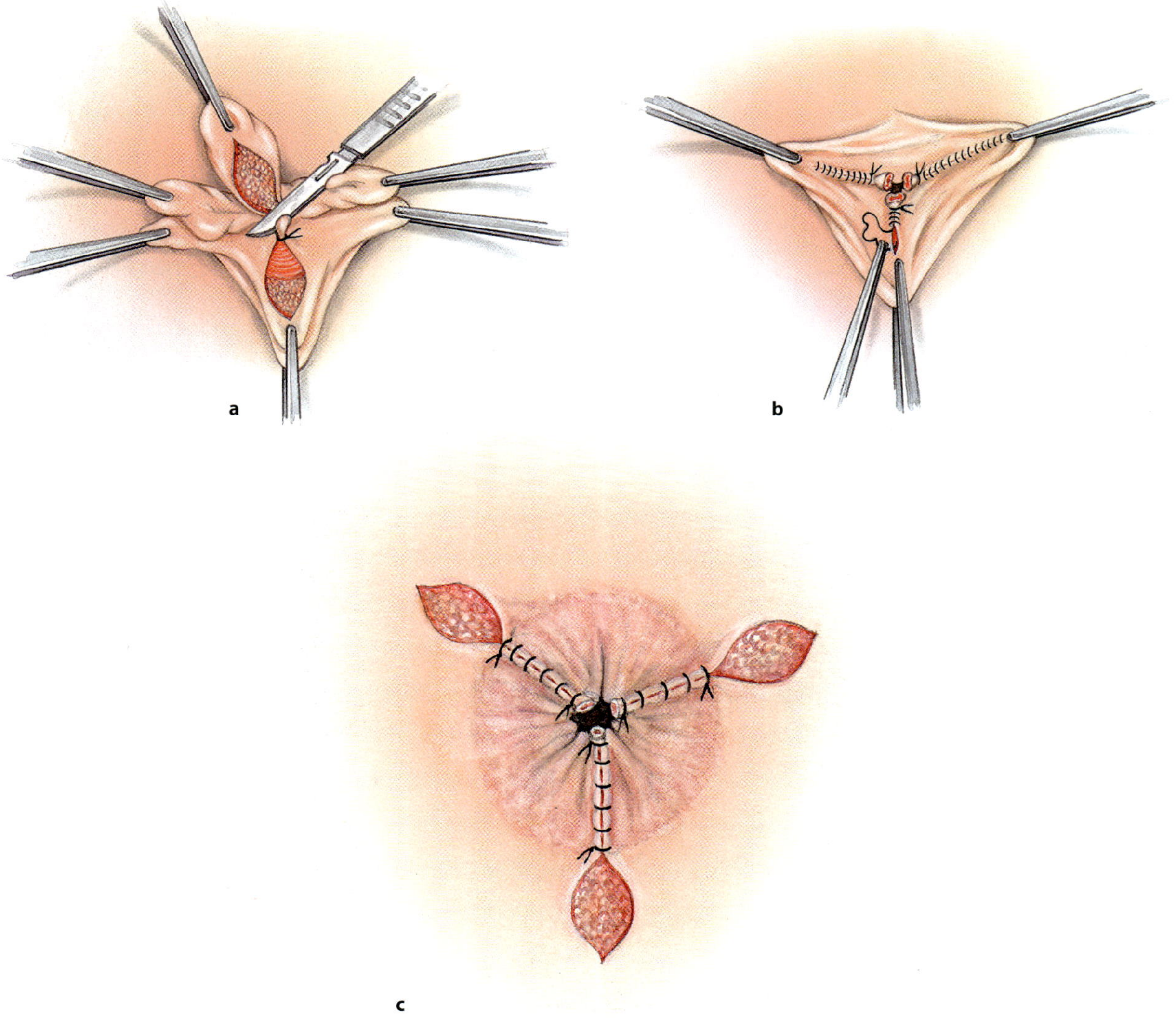

Abb. 4-21a–c. Zunächst Hämorrhoidektomie in Milligan-Morgan-Technik (**a**), dann **b** Adaptation der Analmukosa mit fortlaufender Nahttechnik, **c** Endzustand nach Ferguson-Technik

Lappen wird mobilisiert und unterminiert, bis er vollständig gelockert ist. Die Mukosa wird kranial der Inzision soweit wie notwendig reseziert. Anschließend kann der mobilisierte anodermale Flap spannungsfrei an die Rektummukosa durch resorbierbare 2-0- oder 3-0-Einzelknopfstiche adaptiert werden (Abb. 4-20c). Diese spezielle Mukosaresektion vermindert das Risiko einer zu breiten anodermalen Exzision (Abb. 4-20e).

4.9.3 Ferguson-Technik

M.-C. Marti

Zuerst werden die vergrößerten Hämorrhoidalpolster nach der Milligan-Morgan-Technik (► s. oben) reseziert (Abb. 4-21a, b). Die Wundränder im Analkanal werden bei der Ferguson-Technik mit einer fortlaufenden resorbierbaren Naht (2-0 oder 3-0) adaptiert (Abb. 4-21c). Bei diesem Verfahren besteht ein erhöhtes Risiko für die Ausbildung von Marisken und einer Analstenose. Zur Prophylaxe dieser Komplikationen sollten die anodermalen Hautbrücken breit genug belassen werden. Der Vorteil der Ferguson-Methode soll in einer Reduktion der postoperativen Schmerzen und in einer schnelleren Heilung liegen. Bei einer Nahtinsuffizienz kann die Gesamtheilungszeit sogar länger als bei einer Hämorrhoidektomie sein [23]. Die Exzision eines oder zweier Hämorrhoidalpolster kann gefahrlos durchgeführt werden, jedoch besteht bei inadäquater Anwendung der Ferguson-Technik die Gefahr einer Analkanalstenose.

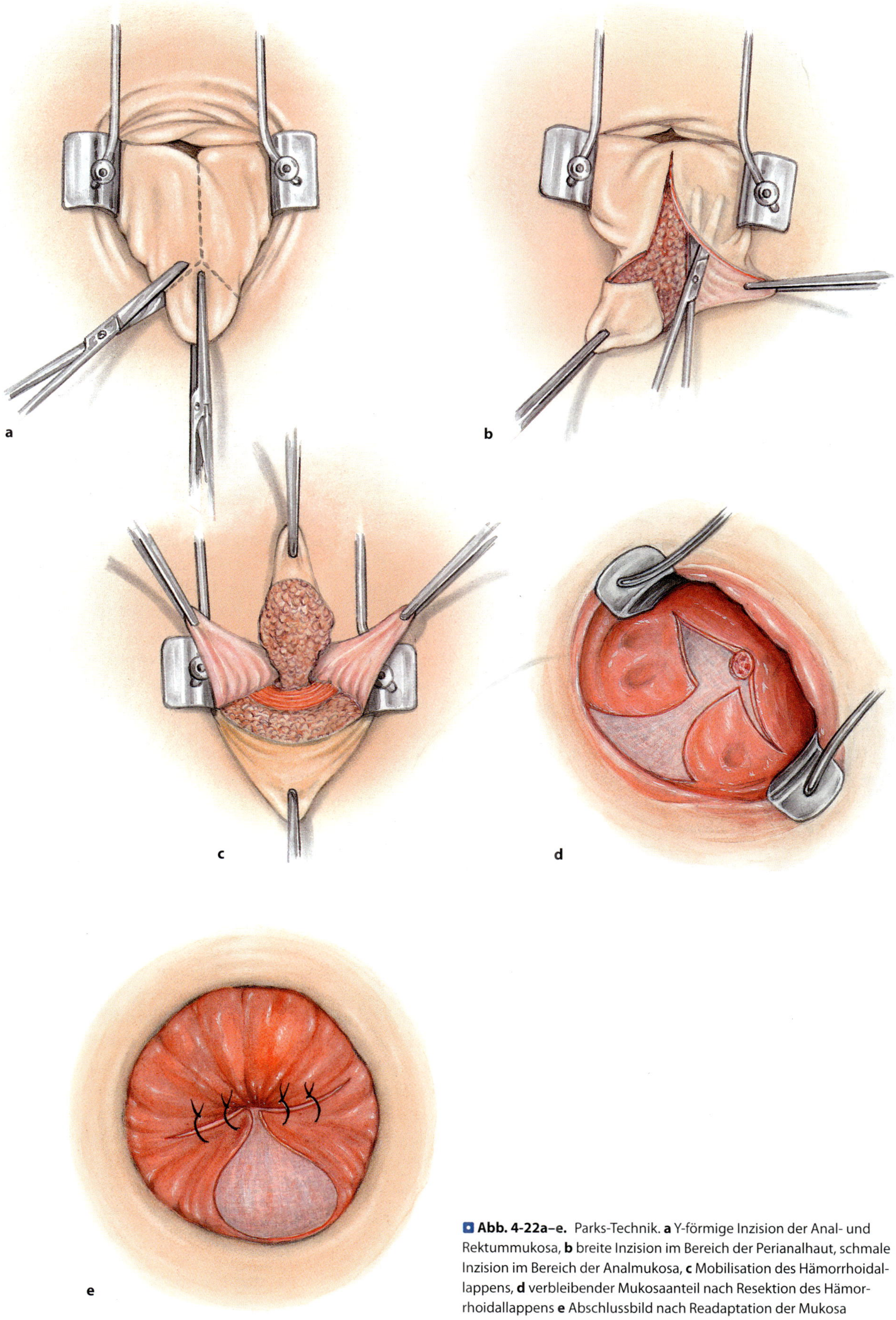

Abb. 4-22a–e. Parks-Technik. **a** Y-förmige Inzision der Anal- und Rektummukosa, **b** breite Inzision im Bereich der Perianalhaut, schmale Inzision im Bereich der Analmukosa, **c** Mobilisation des Hämorrhoidallappens, **d** verbleibender Mukosaanteil nach Resektion des Hämorrhoidallappens **e** Abschlussbild nach Readaptation der Mukosa

4.9.4 Parks-Technik

M.-C. Marti

Parks beschrieb eine Technik für eine submuköse Hämorrhoidektomie mit partiellem Wundverschluss [47, 48]. Bei dieser Technik wird zuerst Adrenalinkochsalz submukös injiziert und der Park-Retraktor eingeführt. Anschließend Fassen der Perianalhaut, wobei eine evtl. vorhandene Mariske mitgefasst und reseziert wird (◻ Abb. 4-22a). Die Inzision sollte Y-förmig sein, relativ breit im Bereich des Perinealgewebes und mit einem schmalen Saum im Analkanal, um möglichst breite Brücken der Analmukosa zu belassen. Oberhalb der Linea dentata erfolgt eine lateral reichende Inzision (ca. 2–3 mm) der Rektummukosa (◻ Abb. 4-22b).

Der auf diese Weise mobilisierte Hämorrhoidallappen wird mit einer Péan-Klemme gefasst und nach Anlagen einer Umstechungsligatur exzidiert (◻ Abb. 4-22c). Die beiden Wundränder werden vorsichtig gefasst und mobilisiert. Eventuell vorhandenes zusätzliches Hämorrhoidalgewebe kann so entfernt werden, ohne das sensible Anoderm zu exzidieren. Der so gelockerte anokutane Lappen wird nun an die Rektummukosa mit 3-0 oder besser 4-0 resorbierbarem Faden adaptiert, anschließend Exzision des überstehenden Gewebeanteils. Bei einer Blutung sollte diese entweder koaguliert oder mit einer 4-0 Einzelknopfnaht verschlossen werden (◻ Abb. 4-22d). Alle drei Hämorrhoidalbezirke werden auf diese Weise exzidiert. Die Hautwunden werden nicht vernäht, können aber approximiert werden (◻ Abb. 4-22e).

Diese Technik wurde entwickelt, um den postoperativen Schmerz zu reduzieren, zur schnelleren Wundheilung und zur besseren Rekonstruktion bei zusätzlichem Vorhandensein von größeren Marisken. Diese Hoffnung konnte nicht immer bestätigt werden.

4.9.5 Laserablation

M.-C. Marti

Das Hämorrhoidalgewebe kann in gleicher Weise auch mit einem Laser exzidiert werden. Die Resultate sind vergleichbar mit der konventionellen Exzision. Der Vorteil liegt in einer geringeren postoperativen Schmerzsensation aufgrund einer Ödemreduktion [24, 41, 52, 56].

4.9.6 Bandotomie

A. Shafik

Bei vielen Therapieempfehlungen wird das Hämorrhoidalgewebe entfernt, jedoch die zugrunde liegende Pathologie nicht berücksichtigt. In unseren Studien [1, 2] haben wir gezeigt, dass das Hämorrhoidalleiden eine »Krankheit« ist, bei der die rektalen Knoten lediglich ein Symptom, aber nicht die Ursache darstellen [1]. Es konnte auch festgestellt werden, dass alle Patienten mit einem Hämorrhoidalleiden erhöhte Druckverhältnisse im Analkanal aufweisen. Es wurde vermutet, dass sowohl der hohe Druck im Analkanal als auch die Hämorrhoidenbildung durch einen fibrösen Schlauch (anorektales Band) im Bereich des distalen Anteils des Analkanals hervorgerufen werden [1]. Schon vor längerer Zeit haben wir in einer Studie [3] gezeigt, dass ein Analkanal als solcher nicht existiert, sondern dass vielmehr das Rektum kontinuierlich in die perineale Haut übergeht (◻ Abb. 4-23).

Der »anorektale Sinus« ist eine runde Einbuchtung der Submukosa des unteren Analkanals [4] (◻ Abb. 4-24a, b). Er entsteht durch die Invagination des Rumpfdarms (Hinterdarms) durch die Afterbucht (proktodeales Grübchen). Obwohl er normalerweise nach der Geburt obliteriert, kann der anorektale Sinus persistieren oder als submuköses »anorektales Band« oder in Form von verstreuten »Epithelinseln« fortbestehen.

Das Ligament besteht aus Kollagen mit eingestreuten Epithelzellresten. Es erstreckt sich in der Submukosa des Rektums von Höhe der Linea dentata nach unten in Richtung der Innenseite des internen Sphinkters. Diese grau-weiße Schicht kann man gelegentlich auf dem Grund einer chronischen Analfissur entdecken, welche die Fissur vom inneren Sphinkter abgrenzt. Häufig wird es vom Untersucher als Teil des longitudinalen Analmuskels fehlinterpretiert [5, 6]. Bei einem persistierenden anorektalen Sinus oder seinen Überresten bildet sich der untere Analkanal nicht mehr um und verbleibt eng [4] (◻ Abb. 4-24c–f). Gleichzeitig wird der Analkanal wegen der Einschnürung durch das »anorektale Band« angehoben, dadurch der Ruhedruck erhöht und die normale Ausdehnung des Analkanals bei der Defäkation eingeschränkt [4].

Pathogenese

Unsere Untersuchungen haben gezeigt, dass die Hämorrhoidenkrankheit durch das Fortbestehen des anorektalen Ligamentes und der fehlerhaften Weiterentwicklung des Analkanals mit der daraus folgenden Druckerhöhung im unteren Analkanal eingeleitet wird. Durch Einengung des Analkanals kommt es zu einer Erhöhung des Ruhedrucks mit notwendigem Pressen bei der Defäkation, welches schließlich zum Prolaps der Rektummukosa führt (◻ Abb. 4-25).

Bei allen Hämorrhoidenpatienten konnten in unserer Studie hohe Analkanaldrücke und starkes Pressen bei der Defäkation, sogar bei weichem und großmassigem Stuhlgang, festgestellt werden [1]. Diese Ergebnisse legen die Vermutung nahe, dass die Hämorrhoiden das Ergebnis einer Analkanalstenose sind, die durch ein persistierendes

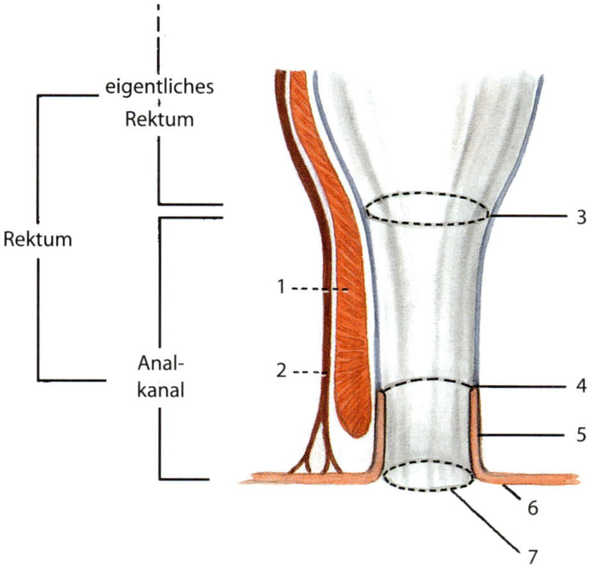

Abb. 4-23. Die anatomischen Gegebenheiten des Rektums (*1* innerer rektaler Sphinkter, *2* longitudinaler Rektummuskel, *3* Analkanaleingang, *4* Linea pectinea, *5* Analmukosa, *6* Perianalhaut, *7* Analkanalausgang). (Nach [3])

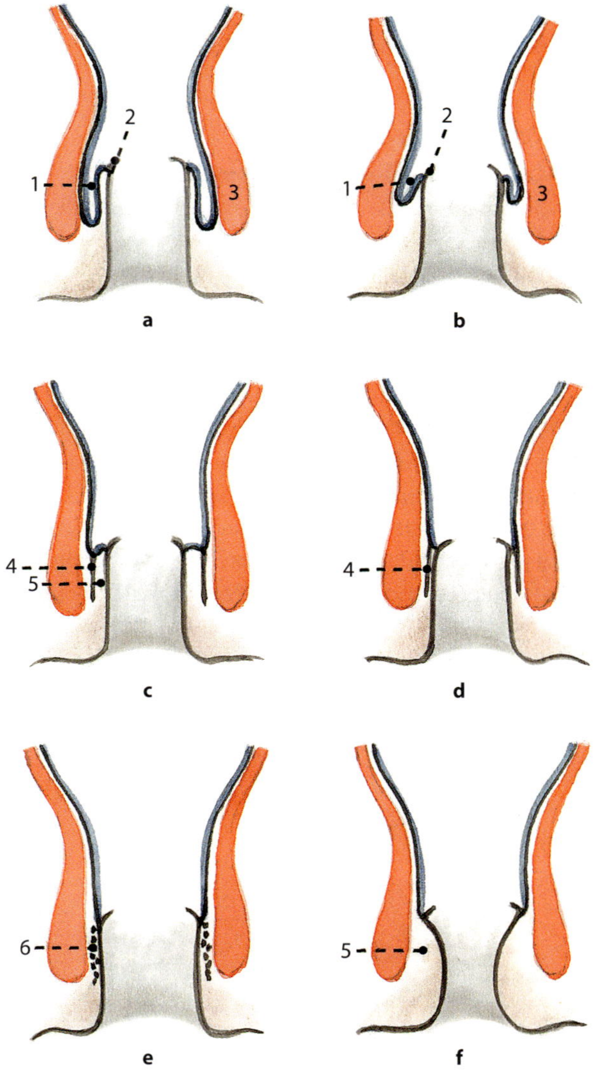

Abb. 4-24a–f. Anomalien des anorektalen Sinus (*1* anorektaler Sinus, *2* Analklappe, *3* innerer Sphinkter, *4* anorektales Band, *5* paraanaler Raum, *6* Epithelreste des anorektalen Sinus) **a** Fortbestehen des anorektalen Sinus, **b** partielle Obliteration des anorektalen Sinus, **c** Obliteration des anorektalen Sinus mit einem verbleibenden anorektalen Band, das durch den paraanalen Raum vom Überzug des Anus abgegrenzt wird, **d** anorektale Umbildung mit Obliteration des paraanalen Raums, **e** Verschwinden des anorektalen Sinus mit verbleibenden Epithelresten, **f** fehlerhafte anorektale Umbildung mit Persistenz des paraanalen Raumes führt zur Analstenose. (Nach [4])

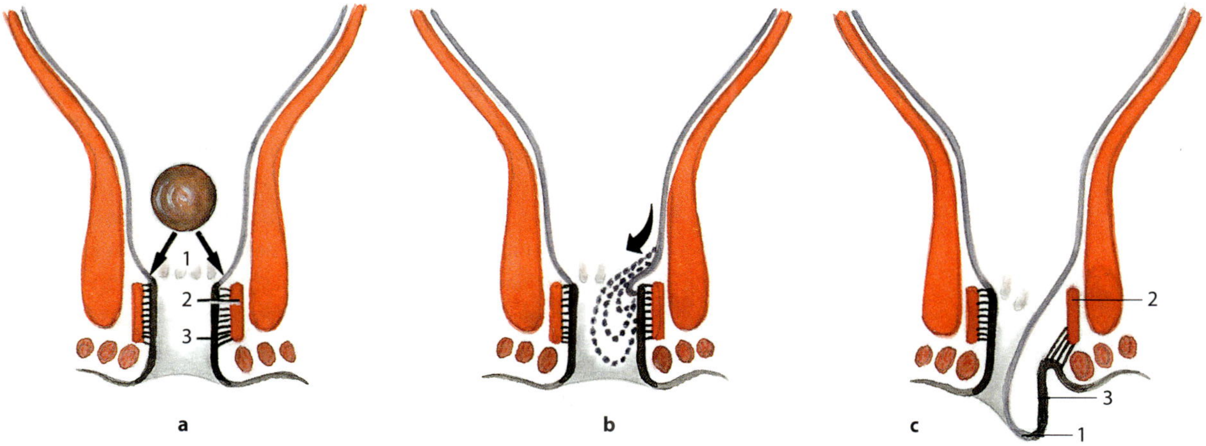

Abb. 4-25a–c. Mechanismus der Hämorrhoidenbildung (*1* Linea dentata, *2* anorektales Band, *3* dermale Begrenzung des Analkanals). **a** Der ankommende Stuhl wird durch den stenosierten unteren Analkanal festgehalten. Dies führt zu starkem Pressen mit nachfolgender Erschlaffung der Mukosa. **b** Schrittweiser Mukosaprolaps. Die prolabierte Mukosa überlappt das obere Ende des anorektalen Bandes. Der *Pfeil* deutet auf lockere Mukosa, die durch Gleiten an der Hämorrhoidenbildung beteiligt ist. Die Linea dentata bleibt in situ. **c** Die feste Verbindung der anokutanen Grenze des Analkanals mit dem anorektalen Band wird durch die Hämorrhoiden gelockert. Die kutane Begrenzung nach distal verlagert und verdrängt die Linea dentata nach außen. (Nach [1])

anorektales Ligament und die daraus folgende fehlerhafte Entwicklung des Analkanals hervorgerufen wird.

Operationstechnik

Die Patienten werden in Vollnarkose oder Regionalanästhesie in Steinschnittlage gelagert. Ein gefenstertes Spekulum wird in den Analkanal eingeführt, sodass die Hämorrhoidenknoten in das Lumen hervordringen. Die Operation besteht aus 2 Hauptschritten: anorektale Bandotomie und Hämorrhoidenligatur [2].

Anorektale Bandotomie

Man sucht sich vorzugsweise ein laterales Gebiet zwischen 2 Hämorrhoidalknoten (◘ Abb. 4-26a). Eine Längsinzision von der Linea dentata bis 1 cm unterhalb der Analöffnung wird schrittweise durch die Haut des Analkanals geführt und die darunter liegende grau-weiße Membran – das anorektale Ligament – (◘ Abb. 4-26b) bis auf die oberflächlichen Fasern des Sphincter ani internus gespalten (◘ Abb. 4-26c). Gelegentlich dringt die unterste Schleife des Sphincter ani externus unter dem äußeren Wundrand hervor. Diese wird reseziert, um eine Taschenbildung zu vermeiden und eine schnelle Wundheilung zu ermöglichen.

Hämorrhoidenligatur

Mit dem geöffneten Spekulum kommen die Hämorrhoiden zur Darstellung. Der mukosabedeckte Anteil des Hämorrhoidalknotens wird mit einer Gefäßpinzette abwärts gezogen, wobei soviel prolabierte Mukosa wie möglich gefasst wird. Akzessorische Hämorrhoiden können dadurch mitversorgt werden, es sei denn, sie sind so groß, dass sie eine separate Ligatur benötigen. Der Hämorhoidenstiel wird nun mit einer gebogenen Pinzette gefasst und anschließend mit einem Faden umstochen und fest ligiert. Unter Rückzug der Pinzette wird die Ligatur so platziert, dass sie im zusammengepressten Teil des Stiels zu liegen kommt. Ungewöhnlich große Hämorrhoiden werden 1 cm distal der Ligatur exzidiert, sonst werden sie belassen. Dieser Vorgang wird bei den übrigen Hämorrhoiden wiederholt.

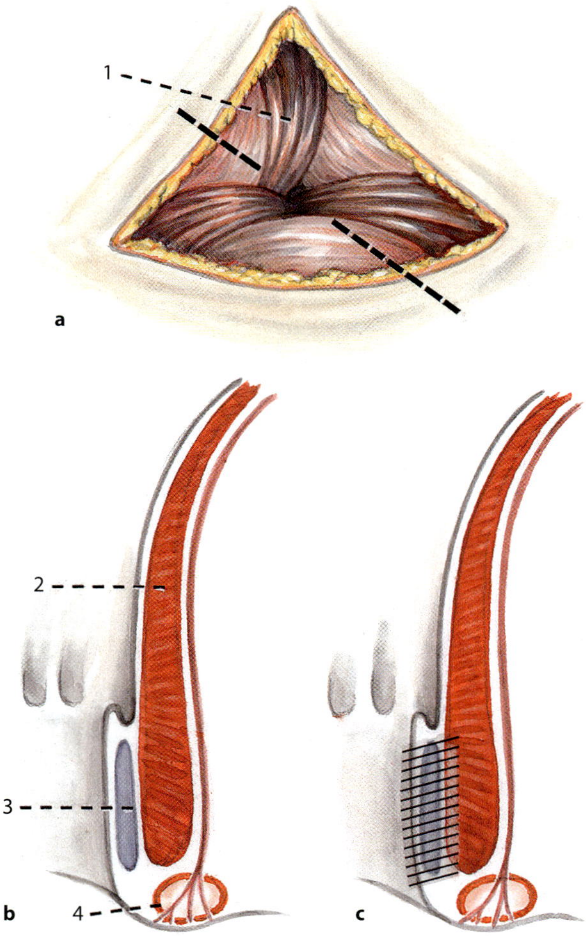

◘ Abb. 4-26a–c. Anorektale Bandotomie. **a** Lage, **b** anorektales Band am tiefen Analkanal, **c** das *schraffierte* Gebiet zeigt den Anteil, der durchtrennt wird (*1* Hämorrhoidalknoten, *2* Sphincter ani internus, *3* anorektales Band, *4* Perianalhaut. (Nach [2])

Die Vor- und Nachteile stellen sich folgendermaßen dar:

Die zuvor beschriebene Technik kombiniert die Hämorrhoidenligatur mit einer anorektalen Bandotomie [2]. Auf diese Weise werden nicht nur die sekundären Effekte der Hämorrhoidenkrankheit, nämlich der Mukosaprolaps, sondern auch die zugrunde liegende Abnormität, nämlich das einengende anorektale Band behandelt. Durch die Bandotomie werden die Strukturen im anorektalen Schlauch gelockert. Das führt zu einer Erweiterung des Analkanals und in der Folge zu einer postoperativen Normalisierung der Druckverhältnisse sowie zu einem Sistieren des Pressens.

Diese Technik beeinflusst weder die Kontinenzleistung noch wird eine Schlüssellochdeformität des Analausgangs geschaffen. Es werden lediglich die oberflächlichen Fasern des internen Sphinkters gespaltet, um eine komplette Durchtrennung des anorektalen Bandes zu garantieren.

Die Bandotomie verhindert außerdem eine Einengung des Analkanals, wie sie häufig nach der konventionellen Hämorrhoidektomie beobachtet wird, wenn die 3 Haupt- und Nebenknoten abgetragen werden. Die Bandotomie lässt sich an jeder Stelle des Analkanals in einer hämorrhoidenfreien Zone durchführen.

Obwohl die Technik der Hämorrhoidenligatur in ähnlicher Weise wie bei der Gummibandligatur vorgenommen wird, bringt die Hämorrhoidenligatur doch einige Vorteile. Mit unserer Technik können die Hämorrhoidenstiele viel genauer ligiert werden, und die

▼

Methode lässt sich auch für sehr große Hämorrhoiden durchführen. Der Eingriff wird wegen der geringeren postoperativen Beschwerden sehr gut toleriert.

Im Gegensatz zum Hämorrhoidenbanding wird bei unserer Technik sowohl der anodermale als auch der mukosabedeckte Anteil der Hämorrhoidalpolster miterfasst. Außerdem können sämtliche Haupt- und Nebenknoten in einer Sitzung behandelt werden. Die genaue Ligatur der Hämorrhoidenstiele scheint uns sehr wichtig, weil damit die gelockerte Mukosa um den Stiel mitentfernt wird, die sonst häufig Ausgangspunkt eines Rezidivs ist. Zusätzlich kommt es zu einer Straffung des umgebenden Gewebes. Wenn nach einiger Zeit der Hämorrhoidalknoten abfällt, hinterlässt er ein kleines, entzündlich verändertes Areal, das letztlich zu einer punktförmigen narbigen Fixierung führt.

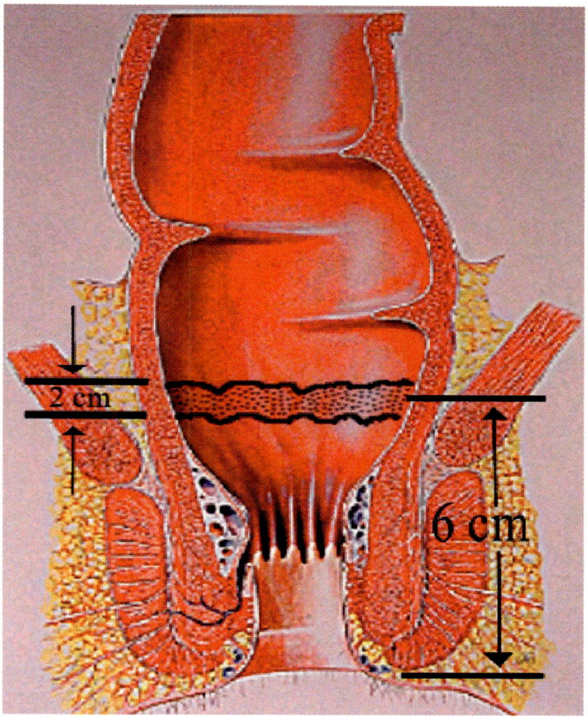

Abb. 4-27. Schematische Darstellung der Operation nach Koblandin u. Longo

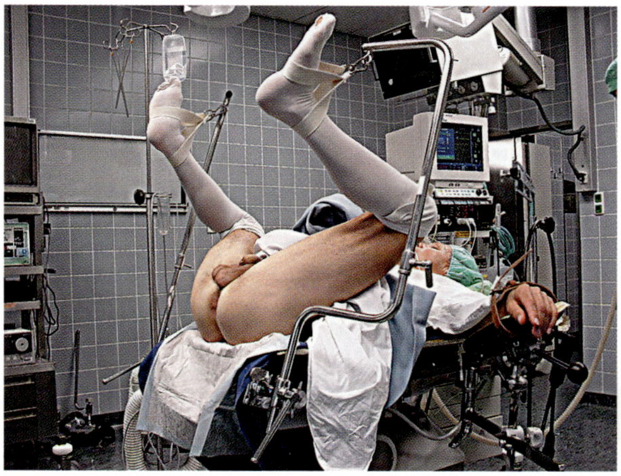

Abb. 4-28. Lagerung für die Rektummukosamanschettenresektion

4.9.7 Stapler-Hämorrhoidektomie

J. Beck, G. Szinicz

Die derzeit noch als Standardmethoden geltenden präparativen Verfahren haben das Ziel, die vergrößerten Hämorrhoidalpolster zu entfernen. Dabei werden auch Anteile des hochsensiblen Anoderms reseziert. Diese Operationstechniken sind schmerzhaft und können bei bis zu ⅓ der Patienten Schmierinkontinenzen hinterlassen. Im Gegensatz dazu werden bei der ultraschallgestützten Hämorrhoidalarterienligatur [1] und der Rektummukosamanschettenresektion nach Koblandin/Longo [2, 3] die hämorrhoidalen Schwellkörper nicht entfernt, wodurch die Sensibilität in diesem Bereich und auch die Funktion der hämorrhoidalen Schwellkörper erhalten bleiben.

Kobladin hatte 1981 die Idee, mit einem zirkulären Klammernahtgerät im distalen Rektum eine Rektummukosamanschette zu resezieren. Er erreichte damit 2 Effekte: Einerseits ein Durchtrennen und somit Unterbinden der Aa. haemorrhoidales superiores mit konsekutiver Senkung des Blutflusses und -drucks in den Hämorrhoidalgefäßen, andererseits ein »Lifting« der prolabierten Hämorrhoidalknoten mit narbiger Fixation der Rektumschleimhaut, wodurch die Hämorrhoidalpolster wieder in den anatomisch vorgegebenen Bereich gelangen. Longo hat Mitte der 1990er-Jahre diese Methode aktualisiert und publiziert [3]. Ziel dieser Operationsmethode ist die Resektion einer ca. 2–2,5 cm breiten zirkulären Rektummukosamanschette mit gleichzeitiger Klammernaht der Mukosa ca. 2–3 cm oral der Linea dentata, also ca. 6 cm oral vom äußeren Analkanal (Abb. 4-27).

Narkosetechnik

Allgemeinanästhesie mit Relaxation, in Einzelfällen ist diese Operation auch in Lokalanästhesie möglich. Der Patient befindet sich in exponierter Steinschnittlage, wobei die Beine in Hängeschlaufen gelagert werden (Abb. 4-28).

Um die Tabaksbeutelnaht in oben angegebener Position zu erleichtern, wurden spezielle Nahthilfen entwickelt (Abb. 4-49). Trotzdem gestaltet sich dieser Operationsschritt oft schwierig. Insbesondere die Beurteilung der exakten Stichtiefe ist schwer, sodass auch bei Anwendung dieser Hilfen ein Fassen tieferer Rektumwandschichten – und auch benachbarter Strukturen – möglich ist. Um diese Probleme zu beseitigen bzw. zu reduzieren, wurde an unserer Abteilung die Technik modifiziert [4]. Durch diese Modifikation ist die Tabaksbeutelnaht technisch einfach,

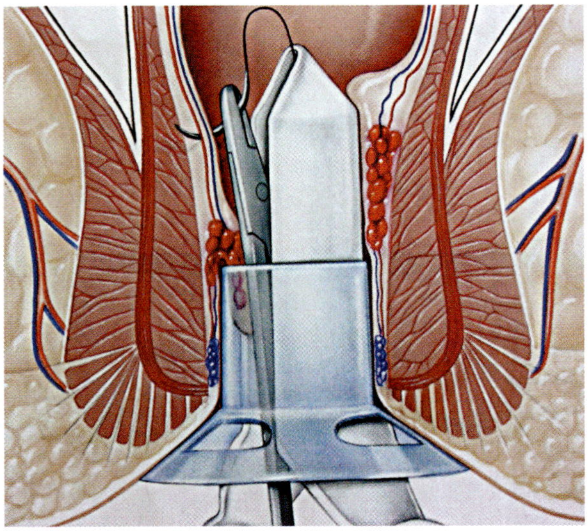

■ **Abb. 4-29.** Instrumentelle Hilfe für die Anlage der Tabaksbeutelnaht

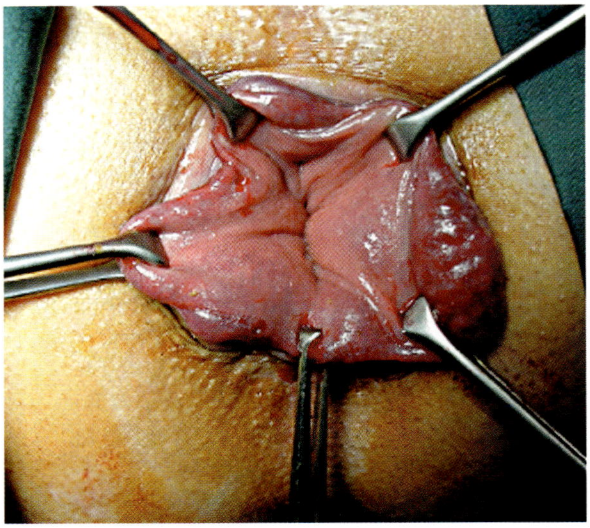

■ **Abb. 4-30.** Die Linea dentata ist mit 4–5 Allis-Klemmen evertiert. 4 cm der distalen Rektummukosa sind sichtbar

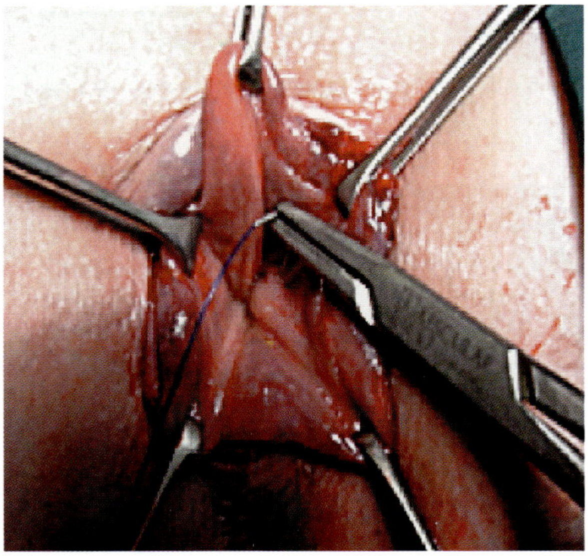

■ **Abb. 4-31.** Die Tabaksbeutelnaht wird unter Sicht gelegt.

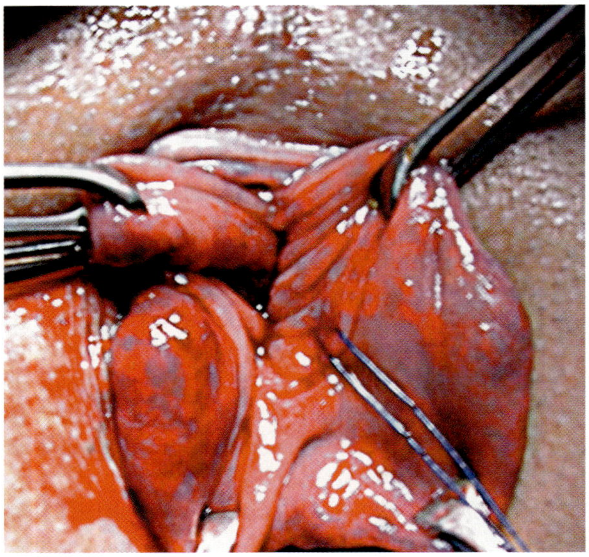

■ **Abb. 4-32.** Die fertige Tabaksbeutelnaht

und das Fassen tieferer Schichten und Strukturen wird sicher vermieden, da unter direkter Sicht gearbeitet wird.

Nach vorsichtiger Sphinkterdehnung wird mit 4–5 Allis-Klemmen die Linea dentata evertiert und 2,5–3 cm oral davon die Tabaksbeutelnaht mit einem monofilen Faden 2-0 angelegt. Dabei wird ausschließlich die Mukosa gefasst, was bei dieser Technik unter direkter Sicht einfach ist und an unserer Abteilung seit 1998 routinemäßig so gehandhabt wird (■ Abb. 4-30 bis 4-32). Für die Rektummukosamanschettenresektion empfiehlt sich der Einsatz des wiederverwendbaren Metallstaplers EEA 31. Auch ein 34-mm-Einmalgerät kann verwendet werden, allerdings vergibt man sich damit die ökonomischen Vorteile. Ein Unterschied im Endergebnis ist nicht erkennbar (■ Abb. 4-33).

Die Andruckplatte des geöffneten Klammernahtgerätes wird – bei nach wie vor liegenden Allis-Klemmen – vorgeschoben und oral der Tabaksbeutelnaht platziert. Anschließend wird die Naht unter Sicht straff geknotet und das Klammernahtgerät geschlossen. Synchron dazu wird das Magazin des Klammernahtgerätes durch den Analkanal vorgeschoben und dabei die Allis-Klemmen abgenommen. Durch dieses späte Entfernen des Allis-Klemmen wird ein versehentliches Fassen von Anoderm sicher vermieden (■ Abb. 4-34, 4-35).

Bei Frauen erfolgt nun eine digital-vaginale Kontrolle, um eine Verletzung der Scheidenhinterwand auszuschlie-

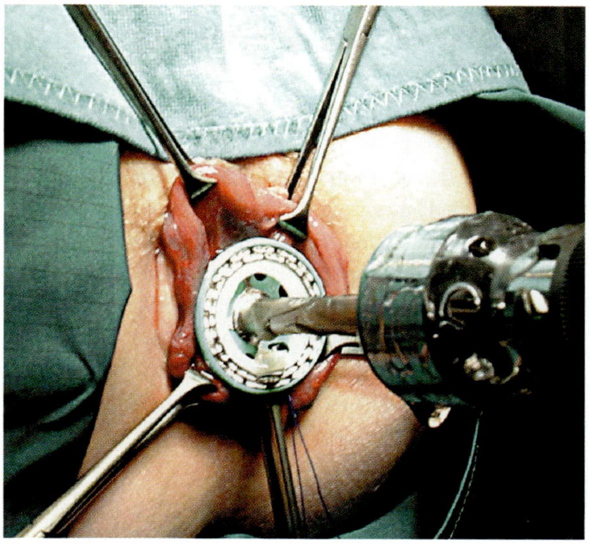

■ **Abb. 4-33.** Die Andruckplatte des EEA 31 wird proximal der Tabaksbeutelnaht platziert

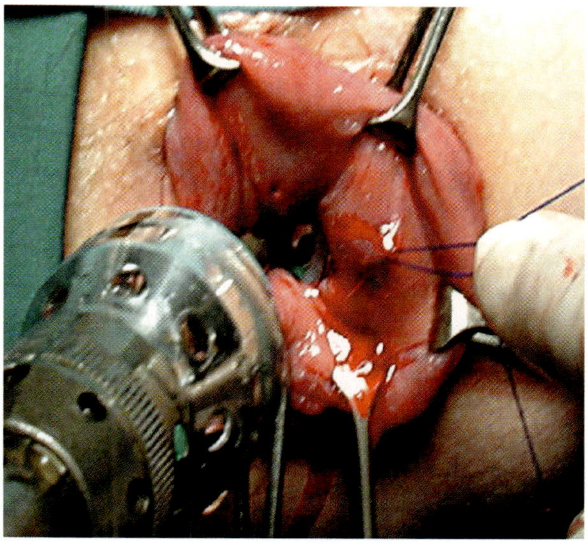

■ **Abb. 4-34.** Das Knüpfen der Tabaksbeutelnaht erfolgt unter Sicht

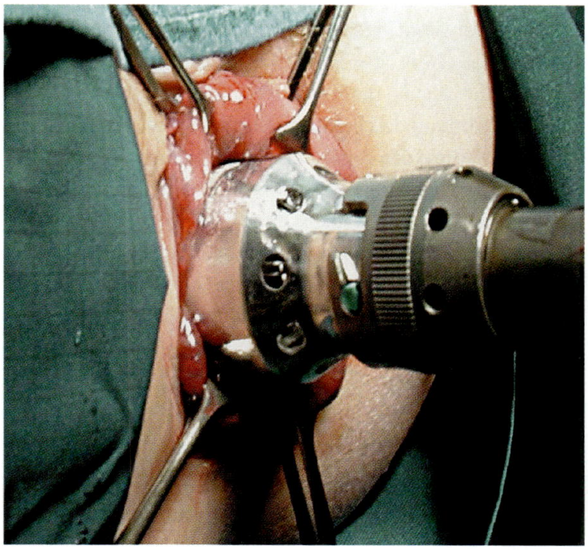

■ **Abb. 4-35.** Beim Schließen des Klammernahtgerätes werden die Allis-Klemmen so lange belassen, bis das Gerät den Analkanal passiert hat

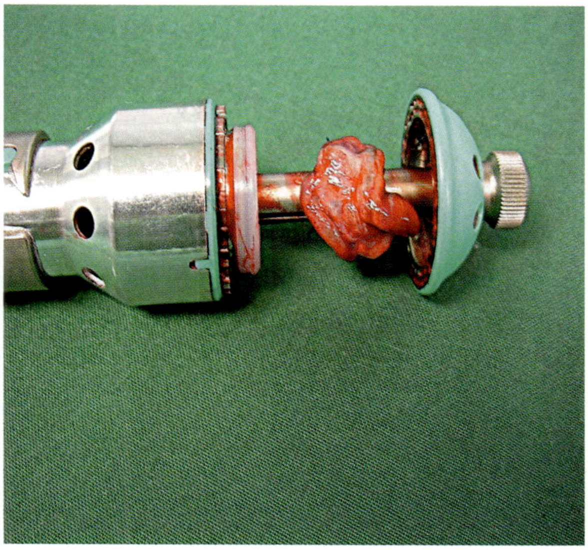

■ **Abb. 4-36.** Kontrolle des Resektates

ßen. Nach »Abschießen« des Gerätes wird die Vollständigkeit des Resektates überprüft. In der Regel sollte die Rektummukosamanschette 2–2,5 cm breit sein (■ Abb. 4-36). Häufig sind am Präparat kleine Anteile glatter Muskulatur zu erkennen, was in ⅔ der Fälle durch die routinemäßige histologische Untersuchung bestätigt wird.

Von größter Bedeutung und daher obligat ist die sorgfältige proktoskopische Kontrolle der Anastomose auf Bluttrockenheit! Meist finden sich arterielle Blutungen im Bereich der Klammernaht. Diese werden gezielt elektrochirurgisch gestillt oder mit Durchstechungen versorgt. Auch bei sorgfältigster Kontrolle ist die Nachblutung die häufigste postoperative Komplikationsursache!

Abschließend wird für ca. 6 h ein Analtampon mit einem zentralen Drain eingelegt, um eine allfällige Nachblutung frühzeitig erkennen zu können (■ Abb. 4-37).

Die Vor- und Nachteile stellen sich folgendermaßen dar:

Die bei unserer Modifikation erforderliche Eversion der Rektummukosa ist im Stadium 3 und 4 so gut wie immer möglich. Als Argument gegen unsere Longo-Modifikation wird die Unmöglichkeit der ausreichen-

▼

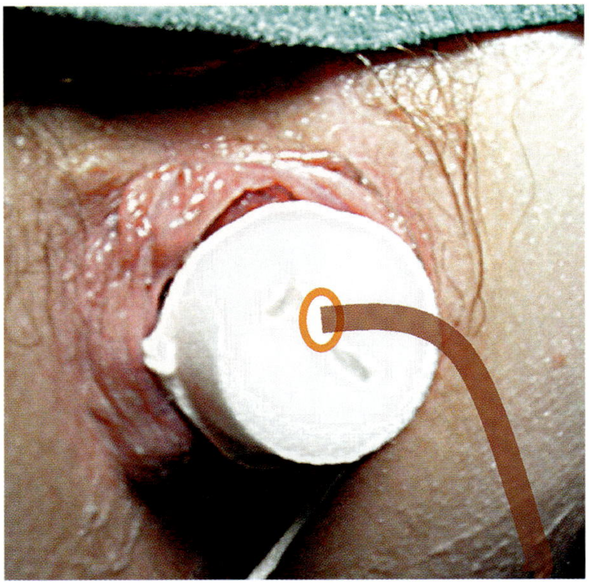

Abb. 4-37. Zum Abschluss wird ein Analtampon mit zentralem Drain eingelegt

den Eversion der Rektummukosa bzw. die dadurch bedingte Traumatisierung der Mukosa angeführt. Dies trifft teilweise für Longo-Operationen im Stadium 2 zu, nicht jedoch bei schon bestehendem Hämorrhoidalprolaps (Stadium 3 und 4). Da wir die Indikation für das Vorgehen nach Longo ausschließlich in den Stadien 3 und 4 stellen, konnten wir bei allen bisherigen 260 Fällen diese Modifikation problemlos anwenden.

Nach einer Longo-Operation sind auch bei größter Sorgfalt Blutungen aus dem Bereich der Klammernahtanastomose nicht vollständig vermeidbar, weshalb unserer Meinung nach die ambulante Durchführung der Rektummukosamanschettenresektion nicht zu empfehlen ist.

Die publizierten schweren Komplikationen nach Longo-Operationen durch Verletzungen der Vagina und von Teilen des Sphinkterapparates sind in erster Linie der mangelnden Kenntnis der Operationstechnik und nicht der Methode an sich anzulasten. Die oben beschriebene Modifikation verhindert eine (unbemerkte) Verletzung benachbarter Organe verlässlich, sodass wir bei unseren ersten 260 Eingriffen nur 4 nicht transfusionspflichtige und problemlos mit Diathermie zu stillende Nachblutungen behandeln mussten. Weitere Komplikationen sind (bisher) nicht aufgetreten. Störende Marisken müssten separat exzidiert werden, dies kann simultan nach der Stapler-Hämorrhoidektomie oder ambulant durchgeführt werden.

4.9.8 Dopplersonographisch gezielte Hämorrhoidenablation (DHA)

B. Mölle

Die Therapie des symptomatischen Hämmorrhoidalleidens ist in den letzten Jahren u. a. durch die Stapler-Hämorrhoidektomie und die ultraschallgestützte Hämorrhoidalarterienligatur (HAL) in den Mittelpunkt zahlreichen Diskussionen gerückt (Kap. 4.8.5 und 4.9.7). Die neuen Methoden verfolgen daher, neben dem Ziel einer effektiven Behandlung, auch ein möglichst schmerzfreies postinterventionales Intervall. Die DHA ist eine Kombinationsbehandlung einer invasiv konservativen Therapie – ultraschallgestützte Hämorrhoidenarterienligatur (HAL) – und einer chirurgischen Therapie der Umstechungsligatur. Sie stützt sich im Wesentlichen auf die ultraschallgestützte HAL, die im Kap. 4.8.5 vorgestellt wurde.

Operationstechnik

Der Patient liegt in Steinschnittlage, vorher wurde eine Regional- oder Leitungsanästhesie eingeleitet. Zuerst wird eine digitale Untersuchung und vorsichtige Analkanaldehnung durchgeführt. Nun wird das Ultraschallproktoskop in den Analkanal eingeführt und die dopplergezielte Hämorrhoidenarterienligatur vorgenommen (Kap 4.8.5). Nach Unterbindung sämtlicher Hämorrhoidalarterien wird ein Analspekulum eingesetzt, der vergrößerte Hämorrhoidalknoten wird mit der Pinzettenspitze gefasst. Mit einer leicht gebogenen Péan-Klemme wird nun die Basis dieses Hämorrhoidalknotens tangenzial gefasst. Dabei ist besondere Sorgfalt geboten, das Anoderm nicht mitzufassen (Abb. 4-38a).

Nun erfolgt eine Umstechungsliagatur mit einem 3-0 resorbierbaren Faden, das distale Drittel des liegierten Knotens wird mit einer Schere abgetragen, um einer potenziellen Anschwellung vorzubeugen (Abb. 4-38b). Abschließend erfolgt noch einmal eine Befundkontrolle, insbesondere muss auf eine mögliche Nachblutung geachtet werden. Es wird für 8 h ein Verband eingelegt.

Als Vor- und Nachteile sind zu nennen: Die geäußerten postoperativen Schmerzen sind denen der HAL-Methode vergleichbar, so kann die DHA in Rahmen eines tageschirurgischen oder kurzstationären Eingriffs durchgeführt werden. Diese sichere, einfach durchführbare und wenig belastende Methode kann v. a. bei jungen Patienten, die gleichzeitig an einer symptomatischen Entleerungsstörung leiden, angewandt werden, aber auch bei Risikopatienten, die entweder eine Immunsuppression oder ein erhöhtes anästhesiologisches Risiko aufweisen.

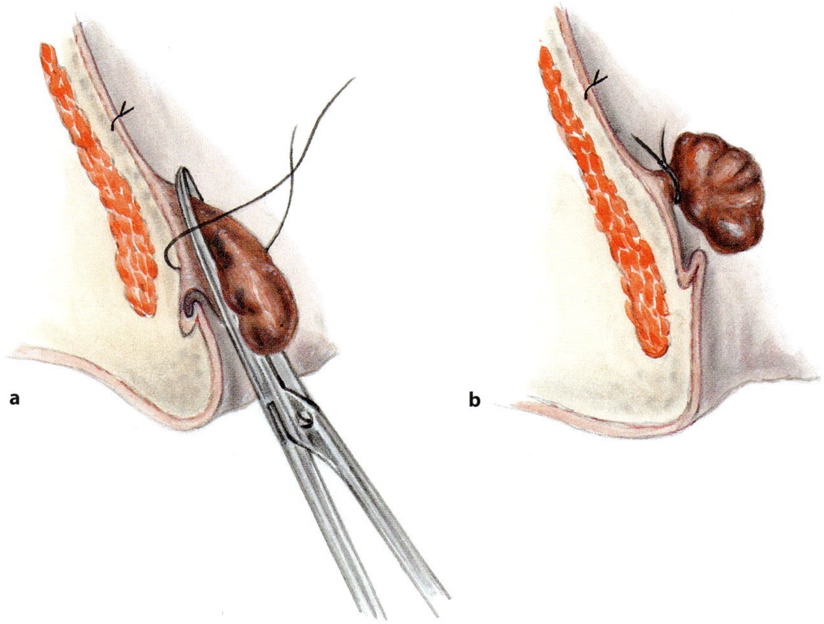

Abb. 4-38a, b. Dopplersonographisch gezielte Hämorrhoidenablation (DHA). **a** Fassen des Hämorrhoidalknotens mit einer leicht gebogenen Péan-Klemme, anschließend Legen einer Umstechungsligatur, **b** Abschlussbild des umstochenen Hämorrhoidalknotens nach dopplergezielter Umstechungsligatur der Hämorrhoidalarterie

4.9.9 Postoperative Behandlung

M.-C. Marti

Postoperativ benötigen nach einer Hämorrhoidektomie die Patienten für 24–48 h Analgetika. Diese Rate ist bei der Stapler-Hämorrhoidektomie und der DHA deutlich geringer. Einige Autoren berichten, dass weniger Schmerzen auftreten, wenn die Operation unter lokoregionaler Anästhesie im Gegensatz zur Vollnarkose durchgeführt wird.

Der Kostaufbau sollte u. a. von der Operationsmethode abhängig gemacht werden. Nach Bedarf kann nach dem erstem Stuhlgang die Wunde ausgeduscht oder durch Sitzbäder gereinigt werden. Die Wunden heilen spontan durch Granulation und Retraktion innerhalb von 3–4 Wochen. Das Risiko einer Stenose wird vermindert, wenn die Darmtätigkeit frühzeitig erfolgt. Häufige digitale Untersuchungen und die Anwendung eines Analdilatators können dadurch vermieden werden [58].

4.9.10 Beurteilung der chirurgischen Therapie

M.-C. Marti

Die Hämorrhoidektomie ist die effektivste Behandlungsmethode [35]. Sie führt weniger häufig zu einer weiteren Therapie, ist jedoch signifikant schmerzhafter als die anderen Behandlungsmodalitäten. Ob eine offene, halbgeschlossene oder geschlossene Stapler-Hämorrhoidektomie angewandt werden soll, hängt von dem Hämorrhoidalstadium und der Erfahrung des Operateurs ab. Halbgeschlossene und geschlossene Hämorrhoidektomien scheinen weniger schmerzhaft während der ersten 24–48 h zu sein, beim Auftreten einer Nahtdehiszenz dauert die Heilung jedoch länger als bei einer offenen Hämorrhoidektomie.

Viele Zentren befürworten auch eine ambulante Hämorrhoidektomie [27]. Die Patienten sollten über die Gefahr von Nachblutungen, die innerhalb der ersten 2 Wochen in weniger als 1% der Fälle auftreten, hingewiesen werden. Jede schwere Blutung zu Hause sollte zu einer erneuten notfallmäßigen Einweisung in das Krankenhaus führen.

Es gibt viele konservative und chirurgische Methoden, um Hämorrhoiden zu behandeln. Keine einzelne Methode ist für alle Arten von Hämorrhoiden geeignet. Der Proktologe muss unter Berücksichtigung des lokalen Befundes die am besten geeignete Methode auswählen [12, 37, 38]. Dies kann bedeuten, dass verschiedene Operationstechniken kombiniert werden können. Diätetische Maßnahmen sollten in jedem Fall angewandt werden.

Sklerosierungstherapie und Infrarotkoagulation sind gleich effektiv bei blutenden Hämorrhoiden im Stadium 1 und 2, wobei die Sklerosierungstherapie ein direktes Therapieverfahren darstellt. Die Gummibandligatur ist im Stadium 2 und 3 die effektivste Therapie unter den interventionellen Verfahren, da sie ein ablatives Regime hat. Die Hämorrhoidektomie erzielt bessere Ergebnisse, insbesondere bei den drittgradigen und viertgradigen Hämorrhoiden, gegenüber anderen Behandlungsmodalitäten, obwohl Komplikationen häufiger auftreten können.

Bei ausgedehnten Befunden mit großen anokutanen Hämorrhoidalpolstern zeigt die submuköse Park-Hämorrhoidektomie ausgezeichnete Langzeitergebnisse im Vergleich zu einer Hämorrhoidektomie nach Milligan-Morgan. Die Kryochirurgie sollte nicht mehr angewendet werden aufgrund der genannten Nachteile. Eine Laserexzision ist effektiv, teuer, und es gibt keine besseren Ergebnisse als die chirurgische Exzision. Langzeitresultate und randomisierte vergleichende Studien fehlen noch für neue Behandlungsmethoden wie die Hämorrhoidenarterienligatur und die Longo-Stapler-Hämorrhoidektomie.

4.10 Frühkomplikationen einer Hämorrhoidektomie

M.-C. Marti

Die häufigsten Frühkomplikationen sind
- Schmerzen,
- Blutungen,
- Harnverhalt,
- Marisken,
- Stuhlimpaktion.

Schmerzen

Postoperative Schmerzen treten mehr oder weniger ausgeprägt bei jedem Patienten auf. Der postoperative Schmerz kann sehr stark sein und ist von der Sensibilität des Patienten und der Art der Operation abhängig. Er nimmt nach den ersten 2–3 Darmentleerungen zu. Nach der Einnahme von Morphinpräparaten können vermehrt Schmerzen durch eine Stuhlimpaktion auftreten. Dies kann durch verschiedene Therapien gemindert werden:
- Präoperative Einnahme von antiinflammatorischen Medikamenten (Diclophenac).
- Die Wirkung der Analgesie kann durch intraoperative Injektion von lang wirkenden Anästhetika (z. B. Bubivacain, Noropin) perianal verlängert werden. Diese Injektion muss vor der Hämorrhoidektomie erfolgen. Es wird angenommen, dass das applizierte Lokalanästhetikum die Nerventransmitter auf diese Weise frühzeitig blockiert.
- Nitroglyzerintinktur scheint den unmittelbaren postoperativen Schmerz zu reduzieren, kann jedoch schwere Kopfschmerzen verursachen.
- Orale Verabreichung von Metronidazol lindert den Schmerz nur um den 4. und 5. postoperativen Tag [43].

Blutungen

Nach einer Hämorrhoidektomie kann eine Blutung früh oder spät auftreten. Eine frühe Blutung nimmt den Ursprung von den Hautwunden oder von einem unvollständig ligierten Gefäßbündel. Blutende Gefäße sollten grundsätzlich operativ behandelt werden. In seltenen Fällen kann eine Transfusion nötig werden. Liegt eine diffuse Blutung vor, die nur schwer oder gar nicht identifiziert werden kann, ist eine Infiltration eines Vasokonstriktors hilfreich. In Extremfällen, z. B. bei einem Patienten mit Leberzirrhose, kann eine Kompressionstherapie notwendig werden. Dies kann mit einem großen Folley-Blasenkatheter erreicht werden, der in das Rektum eingeführt und anschließend nach dem Prinzip der Sengstaken-Blakemore-Sonde wie bei der Ösophagusblutung nach außen gezogen wird.

Harnverhalt

Harnverhalt ist eine häufige und belastendste Komplikation nach einer Hämorrhoidektomie. Die Häufigkeit ist abhängig von der Anästhesieartart. Die höchste Rate (43%) tritt nach Kaudalanästhesie auf, 36–37% nach Allgemein- und Spinalanästhesie und 0,5%, die niedrigste, nach einer posterioren perinealen Blockanästhesie [16, 36]. Die Inzidenz ist bei ambulanten Hämorrhoidektomien aufgrund der Patientenselektion und nicht zuletzt wegen der perioperativen Flüssigkeitsrestriktion niedriger [27] (Kap. 14).

Marisken

Marisken (Kap. 4.5) entstehen nach inadäquater Exzision der Perinealhaut. Primär sind sie asymptomatisch und bedürfen keiner chirurgischen Therapie. Sie entstehen auch nach der kompletten Vernähung von Wunden bei geschlossenen Hämorrhoidektomien. Unmittelbar postoperativ können sie schmerzhaft sein, weil sie Fäzes zurückhalten und somit eine optimale Wundsäuberung verzögern. Mit einer konservative Therapie können diese Beschwerden in der Regel beherrscht werden. Bei Therapieresistenz können sie auch abgetragen werden.

Stuhlimpaktion

Impaktion von Fäzes tritt nach unvollständiger Darmentleerung auf. Es kann sich eine paradoxe Diarrhö entwickeln. Die Einnahme von Schmerzmitteln, die Codein oder Morphin beinhalten, erhöht das Risiko. Der Patient sollte in diesm Fall milde Laxanzien erhalten. Ein eventuelles Fäkulom sollte durch wiederholte Einläufe entleert werden. Eine digitale Zerkleinerung und Entfernung der harten Stühle kann unter Allgemeinanästhesie notwendig sein.

4.11 Spätkomplikationen der Hämorrhoidektomie

M.-C. Marti

Spätkomplikationen nach Hämorrhoidektomie sind:
- Rezidiv,
- Fissuren,
- Stenosen,
- Stuhlinkontinenz.

Rezidiv

Nach einer Hämorrhoidektomie sind Rezidive selten. Häufig können akzessorische und sekundäre Hämorrhoiden und kleine Mukosavorfälle auftreten, insbesondere bei obstipierten Patienten. Ob es sich bei diesen Pathologien um »echte« Rezidive oder um zurückbelassene Mukosapolster handelt, ist nach wie vor Gegenstand vieler Diskussionen. Diese störenden Polster können entweder mit einer konservativen Therapie oder mit einer Gummibandligatur, Sklerosierungen, HAL oder DHA behandelt werden. Liegt eine Blutung vor, sollten andere Pathologien wie Fissur, Prolaps oder Polypen, Tumor ausgeschlossen werden.

Infektion

Infektionen treten selbst bei der geschlossenen Hämorrhoidektomie selten auf. Perianale und ischiorektale Abszesse in der Heilungsperiode entstehen vermutlich durch Aktivierung eines Fistelganges im Operationsgebiet. Injektionen von Adrenalin-Kochsalz-Lösungen wurden kritisiert. Es wurde allerdings kein Hinweis gefunden, dass sie Infektionen induzieren oder fördern. Selbst thrombosierte und gangränöse Hämorrhoiden können und sollten entfernt werden. Leberabszesse nach Hämorrhoidektomie werden selten gefunden [49].

Analfissur

Eine verzögerte Heilung einer Hämorrhoidektomiewunde führt u. a. zur Ausbildung einer chronischen Fissur. Diese sollte zuerst konservativ behandelt werden (lokale Nitroglyzerinanwedung, Botox; Kap. 5.6.2). Bei Therapieresistenz kann eine sparsame Fissurektomie oder eine anodermale Lappenplastik nützlich sein [40].

Stuhlinkontinenz

Eine Stuhlinkontinenz nach Hämorrhoidektomie kann aus folgenden Gründen auftreten:

- Aufgrund einer postoperativen Schwellung kann es zu einer vorübergehenden analen Inkontinenz kommen.
- Eine forcierte Analdilatation prädisponiert eine Verletzung des Sphincter ani internus. Dies ist durch endosonographische Studien belegt worden [1].
- Simultane Sphinkterotomie bei einer Hämorrhoidektomie.
- Bei Verletzung mit partieller Durchtrennung des Sphincter ani internus [58].
- Die ausgedehnte Exzision großer Hämorrhoidalpolster ohne Schonung breiter anodermaler Brücken führt zu einer Störung der normalen sensiblen Innervation. Dies kann ein dauerhaftes Stuhlschmieren auslösen und beeinträchtigt zusätzlich die normale Sensibilität und die Kontinenzreflexe.

Analstenose

Analstenosen treten hauptsächlich nach exzessiver Entfernung der Analhaut und des Anoderms auf. Die Narbenbildung wird außerdem von akuten Fissuren verstärkt, welche sich u. U. nach Entleeren von festen Fäzees bilden. So sollten zu häufige digitale und instrumentelle Untersuchungen unterlassen werden. Eine sekundäre chirurgische Korrektur wird bei symptomatischen Analstenosen notwendig [40] (Kap. 7.10).

4.12 Behandlung der akuten Hämorrhoidalerkrankung

M.-C. Marti

Blutungen

Plötzlich auftretende Blutungen sind selten. Meistens ist bei diesen Patienten bereits ein Hämorrhoidalleiden bekannt. Durch Stuhlveränderungen und Änderung des Defäkationsverhaltens und Inkarzeration kann eine akute transanale Blutung auftreten. Diese kann auf verschiedene Art, je nach Stadium der Krankheit und Stärke der Blutung, behandelt werden.

- Pressen und harter Stuhlgang sollte vermieden werden: Laxanzien, fasserreiche Diät mit ausreichender Flüssigkeitszufuhr sollten in jedem Fall verordnet werden.
- Kleinere Blutungen aufgrund von erst- und zweitgradigen Hämorrhoiden können mit einer topischen Therapie behandelt werden. Falls die Blutung persisiert, kann eine Hämostase mittels Sklerosierung oder Infrarotkoagulation erreicht werden. Anderenfalls ist eine chirurgische Therapie notwendig.
- In Extremfällen, die hauptsächlich auf eine portale Hypertension bei Leberzirrhose zurückzuführen sind, kann eine endovaskuläre Embolisierung der Hämorrhoidalarterie erfolgreich angewandt werden [19].

Schmerzen

Schmerzen treten aufgrund von Stauungen und Schwellungen der Hämorrhoidalpolster auf. Zusätzlich kann eine Strangulation, Thrombose des Hämorrhoidalpolsters oder eine akute Fissur diese Schmerzen auslösen. Orale antiinflammatorische Medikamente können den Schmerz lindern. Topische Behandlung mit Steroiden ist hilfreich. Sollten die Schmerzen persisieren, empfiehlt sich eine Untersuchung in Narkose mit den entsprechenden Therapien.

4.13 Behandlung der akuten perianalen Thrombose

M.-C. Marti

Die Perianalthrombose bildet sich aufgrund eines Blutgerinnsels innerhalb eines Venengeflechts des Hämorrhoidalplexus. Dieses lokale Phänomen kann nach starkem Pressen bei hartem Stuhlgang oder nach körperlicher Anstrengung (Reiten, Fahrradfahren, Jogging, Heben schwerer Gewichte) auftreten. Der Patient verspürt einen starken Schmerz, und es zeigt sich gleichzeitig ein harter, blau-lila Knoten im Afterbereich (Abb. 4-39).

4

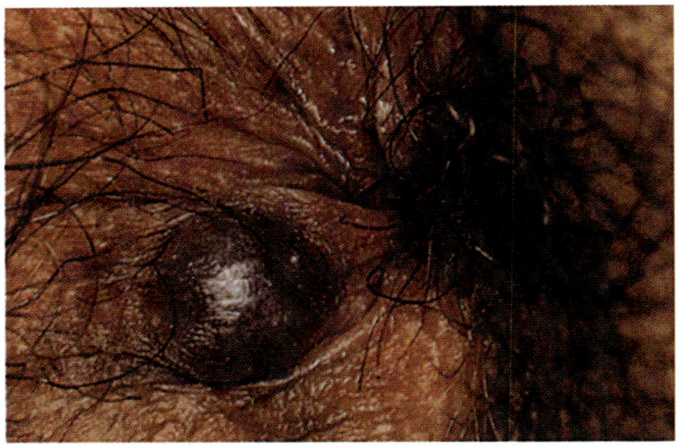

Abb. 4-39. Ungefähr 2 Wochen alte, kirschgroße perianale Thrombose

Handelt es sich um eine isolierte perianale Thrombose, wird ein Lokalanästhetikum um den Knoten injiziert, anschließend kann dieser ausgedrückt werden. Der Patient ist danach rasch beschwerdefrei. Zeigen sich dagegen mehrere perianale Thrombosen, kann das soeben beschriebene Verfahren zu einer Verschlechterung der Beschwerden führen. In diesen Situationen sollte in Allgemeinanästhesie eine chirurgische Abtragung erfolgen.

Ältere perianale Thrombosen, die schon 3 oder 4 Tage bekannt sind, sollten primär konservativ mit topischer Behandlung und Einnahme von Antipholgistika therapiert werden. Eine lokalchirurgische Therapie würde die Schmerzen evtl. verschlimmern. Nach der Heilung der Akutsymptomatik kann es zu einer Mariskenbildung kommen.

Eine **innere Venenthrombose** tritt bei Vorliegen eines Analprolapses aufgrund von exzessivem Pressen bei der Defäkation auf. Dies führt zu Einklemmung, Ödemen und einem venösen Rückstau. Diese Schwellung ist nicht auf ein einzelnes Polster beschränkt, sondern betrifft meistens die 3 Hauptkissen und führt zu einem zirkumferenziellen Prolaps. Der Patient verspürt einen akuten Schmerz, Stuhlgang wird unmöglich, der Patient ist bettlägerig. Eine digitale Untersuchung ist nicht möglich. Man findet jedoch eine longitudinale Induration aufgrund der Thrombose der inneren Hämorrhoidalvene. Bei diesen Patienten ist meistens ein Hämorrhoidalleiden bekannt, jedoch kann auch der Prolaps die erste Manifestation der Krankheit sein. Eine derartige Problematik kann auch nach heftigem analem Geschlechtsverkehr auftreten.

Chirurgen zögern aus guten Grund vor Nachblutungen, gangränösen Ulzerationen, Phlebitiden und sekundärer Analstriktur, diese Läsionen primär chirurgisch zu behandeln. Die primäre Therapie sollte aus einer konservativen Behandlung bestehen. Diese beinhaltet Bettruhe, topische Steroide, nichtsteroidale antiinflammatorische Medikamente in Verbindung mit Analgetika- und evtl. Antibiotikagabe. Der akute Schmerz hält u. U. für 2–3 Wochen an. Eine sekundäre Hämorrhoidektomie ist zu einem späteren Zeitpunkt notwendig.

Einige Autoren berichten, dass anstelle einer konservativen Behandlung eine Notfallhämorrhoidektomie gefahrlos durchgeführt werden kann [20, 22, 39]. Dieser chirurgischer Eingriff sollte so bald wie möglich erfolgen, jedoch benötigt man große Erfahrung, um eine sekundäre Stenosierung zu vermeiden. Der Krankenhausaufenthalt und die Arbeitsunfähigkeit sollen deutlich verkürzt sein [39]. Dieser Zustand sollte diagnostiziert werden und klar von einem perianalen Hämatom oder einer perianalen Thrombose unterschieden werden. Radiale Inzisionen sind insuffizient und führen zu persistierenden schweren Blutungen.

Literatur

Literatur zu Kap. 4.1, 4.2, 4.4, 4.8.1–4.8.4, 4.8.6, 4.8.7, 4.9.1–4.9.5, 4.9.9, 4.9.10, 4.10–4.13

1. Abbasakoor F, Nelson M, Beynon J et al. (1998) Anal endosonography in patients with anorectal symptoms after hemorrhoidectomy. Br J Surg 85: 1522–1524
2. Akerud L (1995) Sclerotherapy of haemorrhoids: a prospective randomised trial of Polidocanol and phenol in oil. Coloproctology 17: 73–86
3. Ambrose NS, Hares MM, Alexander-Wiliams J, Keighley MRB (1983) Prospective randomised comparison of photocoagulation and rubber band ligation in treatment of hemorrhoids. Br Med J [Clin Res] 1: 1389–1391
4. Ambrose NS, Morris D, Alexander-Williams J, Keighley MRB (1985) A randomized trial of photocoagulation or injection sclerotherapy of first- and second-degree hemorrhoids. Dis Colon Rectum 28: 238–240
5. Anscombe AR, Hancock BD, Humphreys WV (1974) A clinical trial of the treatment of hemorrhoids by operation and the Lord's procedure. Lancet 11: 250–253
6. Barron J (1963) Office ligation of internal hemorrhoids. Am J Surg 105: 573
7. Barwell J, Watkins RM, Lloyd-Davies E, Wilkins DC (1999) Life-threatening retroperitoneal sepsis after hemorrhoids injection sclerotherapy: report of a case. Dis Colon Rectum 42: 421–423
8 Bassi R, Bergami G (1997) The surgical treatment of hemorrhoids: diathermocoagulation and traditional technics. A prospective randomized study. Minerva Chir 52: 387–391
9. Bat L, Melzer E, Koler M et al. (1993) Complications of rubber band ligation of symptomatic internal hemorrhoids. Dis Colon Rectum 36: 287–290
10. Bensaude A (1967) Les hémorroides et affections courantes de la region anale. Maloine, Paris
11. Blond K, Hoff H (1936) Das Hamorrhoidalleiden. Denicke, Leipzig
12. Buchmann P, Mineruini S, Keighley MRB, Alexander-Williams J (1979) Individuell differenzierte Behandlung von Hämorrhoiden. Schweiz Rundsch Med Prax 68: 1600–1604
13. Carapeti EA, Kamm MA, McDonald PJ et al. (1998) Double-blind randomised controlled trial of effect of metronidazole on pain after day-case haemorrhoidectomy. Lancet 35.1: 169–172
14. Cataldo P A, MacKeigan JM (1992) The necessity of routine pathologic evaluation of hemorrhoidectomy specimens. Surg Gyn Obstet 174: 302–404
15. De Roover DMLR, Hoofwijk AGM, van Vroonhoven ThJMV (1989) Lateral internal sphincterotomy in the treatment of fourth degree haemorrhoids. Br J Surg 76: 1181–1183
16. Fallet P, Marti M-C (1982) Complications urinaires et choix de l'anesthésie lors d'hémorroidectomies. Rev Proct 2: 101–110

17. Fergusson JA, Heaton JR (1959) Closed haemorrhoidectomy. Dis Colon Rectum 2: 176- 179
18. Gaaj F, Trecca A, Carboni M (1998) Nuova classificazione della malattia emorroidaria. VII Congr Nazionale della Societa Italiana de Colon-Proctologia, p.241–244 Ed. Giuseppe de Nicola, Napoli
19. Galkin EV, lavisia AM, Vdovenko PA (1998) Interventional radiology for chronic hemorrhoids complicated by hemorrhage. Vestn Rentgenol Radio15: 21–24
20. Greca F, Hares MM, Nevah E, Williams JA, Keighley MRB (1981) A randomised trial to compare rubber band ligation with phenol injection of hemorrhoids. Br J Surg 68: 250–252
21. Haas D (1976) Rektosigmoidnekrose nach Hämorrhoidalverödung. Helv Chir Acta 43: 591–592
22. Hansen JB, Jorgensen SJ (1975) Radical emergency operation for prolapsed and strangulated hemorrhoids. Acta Chir Scand 141: 810–812
23. Ho YH, Seow-Choen F, Tasn M et al. (1997) Randomized controlled trial of open and closed haemorrhoidectomy. Br J Surg 84: 1729–1730
24. Hodgson WJ, Morgan J (1995) Ambulatory hemorrhoidectomy with CO_2-Laser. Dis Colon Rectum 38: 1265–1269
25. Hooker GD, Plewes EA, Rajgopal C et al. (1999) Local injection of bupivacaine after rubber band ligation of hemorrhoids: prospective, randomized study. Dis Colon Rectum 42: 174–179
26. Howard PM, Pingree JH (1968) Immediate radical surgery for hemorrhoidal disease with acute extensive thrombosis. Am J Surg 116: 777–778
27. Hunt L, Luck AJ, Rudkin G et al. (1999) Day-case hemorrhoidectomy. Br J Surg 86: 255–258
28. Jensen SL, Harling H, Arseth-Hansen P et al. (1989) The natural history of symptomatic haemorrhoids. Int J Colorectal Dis 4: 42ff
29. Kaman L, Aggarwal S, Kumar Ret al. (1999) Necrotizing fascitis after injection sclerotherapy for hemorrhoids: report of a case. Dis Colon Rectum 42: 419–420
30. Kirsch JJ, Bala BK (1989) Plastische Rekonstruktion des Analkanales durch U-Lappenplastik. Chirurg 60: 698–703
31. Kirsch JJ (1989) Ambulante Hämorrhoidenbehandlung – Nutzen und Risiko. Akt Chir 24: 253–259
32. Law WL, Chu KW (1999) Triple rubber band ligation for hemorrhoids: prospective, randomized trial of use of local anesthetic injection. Dis Colon Rectum 42: 363–366
33. Lewis MI (1972) Cryosurgical hemorrhoidectomy: a follow-up report. Dis Colon Rectum 15: 128–134
34. Loder P B, Kamm MA, Nicholls R.J et al. (1994) Haemorrhoids: pathology, pathophysiology and aetiology. Br J Surg 81: 946–954
35. MacRae H M, McLeod RS (1995) Comparison of hemorrhoidal treatment modalities: a meta-analysis. Dis Colon Rectum 38: 687–694
36. Marti M-C. (1993) L'Anesthésie loco-regionale en chirurgie proctologique. Annales de Chirurgie: 47: 250–255
37. Marti M-C (1982) La maladie hemorroidaire et son traitement. Rev Med Suisse Romande 102: 359–368
38. Marti M-C (1983) Quand faut-il opérer des hémorroides. Med Hyg 41: 3010–3014
39. Marti M-C, Rochat CH (1983) Faut-il opérer en urgence les prolapsus hémorroidaires thromboses. Med Hyg 41: 2280–2281
40. Marti M-C, Givel J-C (1998) Surgery of anorectal diseases. Springer Verlag, Berlin
41. Masson JL (1990) L'hémorröidectomie ambulatoire au Laser CO_2. J. Chir 127: 227–229
42. Mathai V, Cmg BC and HO YH (1996) Randomized controlled trial of lateral internal sphincterotomy with haemorrhoidectomy. Br. J Surg.83: 380–382
43. Mattana C, Maria G, Pescatori M (1989) Rubber band ligation of hemorrhoids and rectal mucosal prolapse in constipated patients. Dis Colon Rectum 32: 372–375
44. Milito G, Cortese F, Anselmo A, Casciani U (1995) Treatment of hemorrhoidal peduncles with diathermy probe. Ann Ital Chir 6fi: 801–803
45. Morinaga K, Hasudqa K, Ikeda T (1995) A novel therapy for internal hemorrhoids: ligation of the hemorrhoidal artery with a newly devised instrument (Moricorn) in conjunction with a Doppler Flowmeter. Am.J. Gastroenterol 90: 610–613
46. Oeller A (1991) Frequency and intensity of quinine allergy with Blond's haemorrhoid sclerotherapy. Colo-proctology 13: 207–210
47. Parks AG (1956) The surgical treatment of hemorrhoids. Br J Surg 43: 337–351
48. Parks AG (1965) Hemorrhoidectomy. Surg Clin North Am 45: 1305
49. Parikh SR, Molinelli B, Dailey ThH (1994) Liver abscess after hemorrhoidectomy: report of two cases Dis Colon Rectum 37: 185–189
50. Rosser C (1931) Chemical rectal stricture. JAMA 96: 1762
51. Savioz D, Roche B, Glauser T, and al.(1998) Rubber band ligation of hemorrhoids: relapse as a function of time. Int J Colorect Dis 13: 154–156
52. Senagore AJ, Mazier WP, Luchtefeld et al. (1993) Treatment of advanced hemorrhoidal disease: a prospective, randomized comparison of cold scalpel vs. contact Nd: YAG laser. Dis Colon Rectum 36: 1042
53. Speakman CT, Burnett SJ, Kamm MA et al. (1991) Sphincter injury after anal dilatation demonstrated by anal endosonography. Br J Surg 62: 144ff.
54. Stein E (1986) Proktologie. Springer, Berlin, Heidelberg, New York
55. Stelzner F, Staubesand J, Machleidt H (1962) Das Corpus cavernosum recti – die Grundlage der inneren Hamorrhoiden. Langenbecks Arch Klin Chir 299: 302–312
56. Sultan RA, Fallouh A (1988) Huit années d'expérience du Laser CO_2 dans les hémorroidectomies. Rev Fr. Gastroenterol 24: 789–785
57. Tiret L, Rotman N, Hatton F et al. (1988) La chirurgie digestive en France. Une enquête épidémiologique nationale (1978–1982). Gastroenterol Clin Biol 12: 354360
58. van Tets WF, Kuijpers JH, Mollen R, van Goor H (1997) Influence of Parks' anal retractor on anal sphincter pressures. Dis Colon Rect 40: 1042–1045
59. Wechter D G,Luna G (1987) An unusual complication of rubber band ligation of hemorrhoids. Dis Colon Rectum 30: 137–140
60. Whitehead W (1887) Three hundred consecutive cases of hemorrhoids cured by excision. Br Med J 1: 449
61. Zaheer S, Reilly WT, Pemberton JH et al. (1998) Urinary retention after operations for benign anorectal diseases. Dis Colon Rect 41: 696–704

Literatur zu Kap. 4.9.6

1. Shafik A (1984) A new concept of the anatomy of the anal sphincter mechanism and the physiology of defecation. XXII. The pathogenesis of hemorrhoids and their treatment by anorectal bandotomy. J Clin Gastroenterol 6: 129
2. Shafik A (1984) A new concept of the anatomy of the anal sphincter mechanism and the physiology of defecation. Treatment of hemorrhoids; report of a technique. Am J Surg148: 393
3. Shafik A (1982) A new concept of the anatomy of the anal sphincter mechanism and the physiology of defecation. XIV. Anal canal: a fallacious anatomical and embryological entity. Am J Proctol Gastroenterol Colon Rect Surg 33: 14
4. Shafik A (1980) A new concept of the anatomy of the anal sphincter mechanism and the physiology of defecation. X. Anorectal sinus and band: anatomic nature and surgical significance. Dis Colon Rectum 23: 170
5. Goligher JC (1980) Surgery of fhe anus, rectum and colon, 4th edn. Balliere, Tindall, London, pp 136
6. Fine J, Lawes CHW(1940) On the muscle fibres of the anal submucosa, with special reference to the pectin band. Br J Surg 27: 723

Literatur zu Kap. 4.9.7

1. Morinaga K, Hasuda K, Keda T (1995) A novel therapy for internal hemorrhoids: Ligation of the hemorrhoidal artery with a newly devised instrument (Moricorn) in conjunction with a Doppler flowmeter. Am J Gastroenterol 90: 610–613
2. Kobladin SN, Schalkow JL (1981) Eine neue Methode zur Behandlung von Hämorrhoiden mit Hilfe eines Zirkularstaplers. Wissenschaftliches Archiv des Zelinograder Medizinischen Institutes (Kasachstan), S 27–28
3. Longo A (1998) Treatment of hemorrhoidal disease by reduction of mucosa and hemorrhoidal prolapse with a circular stapling device: a new procedure – 6th World Congress of Endoscopic Surgery. Mundozzi Editore 1998; 777–784
4. Beck J, Szinicz G (2001) Modifizierte Technik der Stapler-Hämorrhoidektomie. Acta Chir Austr

5 Primäre Analfissur

5.1 Ätiologie und Pathogenese – 190
P. Buchmann

5.2 Symptomatik – 191
P. Buchmann

5.3 Diagnostik – 191
P. Buchmann

5.4 Differenzialdiagnose – 192
P. Buchmann

5.5 Indikationsorientierte Therapiestrategien – 192
P. Buchmann

5.6 Konservative Therapie – 193
P. Buchmann
5.6.1 Nitroglycerin- und Kalziumantagonistenanwendung – 193
P. Buchmann
5.6.2 Therapie mit Botulinumtoxin – 194
W.H. Jost

5.7 Operationsverfahren – 197
P. Buchmann
5.7.1 Technik der Sphinkterotomie – 197
5.7.2 Zusätzliche Eingriffe – 198
5.7.3 Komplikationen der Therapie – 200
5.7.4 Aktuelle Therapieempfehlungen – 200

5.8 Anhang: Fissurexzision – 201
B. Mölle, J. Girona
5.8.1 Diagnostik – 201
5.8.2 Therapie – 201

Literatur – 201

Die Analfissur gehört zu den häufigsten proktologischen Erkrankungen. Es findet sich kein geschlechtsspezifischer Unterschied, auch kann jedes Alter betroffen sein, seltener allerdings Menschen im höheren Lebensalter. Typische Zeichen sind Schmerzen bei der Defäkation, häufig mit Blutauflagerungen am Stuhl sowie Pruritus im Analbereich. Die Schmerzen können so stark sein, dass eine digitale Untersuchung ohne Anästhesie gar nicht möglich ist. Bei der Inspektion zeigt sich eine strichförmige oder längs-ovale Ulzeration zwischen Linea dentata und Analrand. In aller Regel findet sie sich hinten bei 6 Uhr, kann jedoch auch mal vorn in der Mittellinie auftreten, dann allerdings überwiegend bei Frauen.

Die akute Analfissur kann spontan abheilen oder durch lokale Anwendung von Hydrokortison oder einem sphinkterdrucksenkendem Medikament (Botulinumtoxin, Nifedipin, Diltiazem). Heilt die Fissur unter diesen Maßnahmen nicht ab bzw. entwickelt sich eine chronische Fissur, dann ist die Indikation zur chirurgischen Therapie in Form der Exzision und Sphinkterotomie gegeben.

5

5.1 Ätiologie und Pathogenese

P. Buchmann

Grundsätzlich muss zwischen der *primären* und der *sekundären Analfissur* unterschieden werden. Die sekundäre entwickelt sich aus einer Grundkrankheit (z. B. M. Crohn, Syphilis), auf die primäre wird im Folgenden näher eingegangen (die sekundäre Analfissur ist beschrieben in Kap. 5.4).

Die Ätiologie der primären Analfissur ist trotz interessanter Studien und Experimente immer noch unklar. Wie entsteht das längliche Ulkus, welches spontan abheilen oder sich zur chronischen Fissur entwickeln kann? Seit dem Anfang des 20. Jahrhunderts herrscht die Auffassung vor, dass ein harter Stuhl die Läsion setze. Eine Erklärung für die posteriore Prädilektion war damit aber nicht gegeben, und Gegner dieser Theorie führen ins Feld, dass nur etwa ¼ der Fissurträger eine Anamnese mit Verstopfung aufweisen und auch eine Diarrhö in <10% beobachtet werde.

Der *Teufelskreis von Schmerz und Sphinkterspasmus* behält seine Gültigkeit, auch wenn das initiale Ereignis ungewiss bleibt. Die meisten Autoren messen dementsprechend einem *über die Norm erhöhten Ruhetonus*, welcher dem Sphincter ani internus zugeordnet wird, eine große Bedeutung zu. Der *maximale Kneifdruck* hingegen bleibt unverändert. Histologische Untersuchungen zeigen eine *Sphincteraninternus-Hypertrophie und Fibrose* [3], aber kein Granulationsgewebe im Ulkusgrund [9].

Im Zusammenhang mit Studien zur Hämorrhoidenentwicklung haben wir mit der Erythrozytenreflektionsmethode gezeigt, dass der Blutgehalt im Sphinkterapparat umgekehrt proportional zum Sphinkterdruck ist, was für eine Drosselung der Durchblutung bei zunehmender Muskelkontraktion spricht [4]. Mit einem 4-Kanal-Manometriegerät wurde beobachtet, dass der Sphinkterdruck bei Gesunden [31] und Fissurträgern [15] nicht gleichmäßig verteilt ist: Im oberen Analkanal wurde posterior und im unteren anterior der höchste Druck gemessen.

Mit dem Laser-Dopplerflowmeter wurde bei einer Kontrollgruppe eine signifikant geringere Perfusion des posterioren Anoderms als des restlichen äußeren Analkanals gefunden, und bei Patienten mit einer Analfissur lag die Perfusion im Fissurgrund noch signifikant unter dem tiefsten Wert bei Gesunden [28]. Anatomisch-histologische Untersuchungen der normalen Blutversorgung im Sphinkterapparat ergaben eine Rarifizierung der Äste der A. rectalis inferior in der posterioren Kommissur [6].

Diese Beobachtungen legen die Theorie nahe, dass eine *lokale Ischämie* für die Entstehung einer chronischen Fissur verantwortlich ist oder deren Heilung verhindert [9]. Damit ist noch nicht ausgeschlossen, dass die Fissur über den schmerzbedingten Spasmus des Sphinkters die Ischämie verursacht.

Dass die Durchbrechung dieses Teufelskreises durch *sphinkterdrucksenkende Eingriffe* (wie Sphinkterotomie oder manuelle anale Dilatation) zur Heilung einer chronischen Fissur führt, war schon lange bekannt. Messungen nach einer chemischen Drucksenkung mit Isosorbid-Dinitrat haben die Verbesserung der Mikrozirkulation gezeigt [27]. Somit steht als heilendes Element der Sphinkterdrucksenkung die Normalisierung einer lokalen Zirkulation fest. Trotzdem ist bis heute nicht geklärt, was der Anlass zur Auslösung der pathologischen Entwicklung zu einer chronischen Fissur ist, respektive, weshalb akute Fissuren ausheilen oder chronifizieren können. Die oben genannte Studie über die Verteilung arterieller Gefäße im Sphinkterapparat erklärt höchstens die posteriore Kommissur als häufigste Lokalisation.

Die Unterscheidung zwischen akuter und chronischer Fissur ist eher willkürlich. Nach der einen Definition wird nach über 8 Wochen anhaltenden Beschwerden von chronisch gesprochen, nach einer anderen beginnt die Chronifizierung mit der Ausbildung einer Mariske (Wachtpostenfalte) und der Hypertrophie der proximal zur Analfissur gelegenen Papille (◻ Abb. 5-1). Die Entwicklung dieser beiden Sekundärphänomene ist typisch, aber pathophysiologisch nicht geklärt. Allgemein darf von einer Reaktion auf das entzündliche (ischämische?) Geschehen im äußeren Analkanal ausgegangen werden.

Die *Mariske*, eine schlaffe Hautfalte, nimmt an Größe mit der Zeit zu. Im Extremfall bildet sich unter ihr hindurch aus dem Fissurgrund eine Fistel aus.

Analfissuren werden in jedem Alter beobachtet. Der deutliche Kulminationspunkt der Verteilung liegt zwischen dem 30. und 40. Lebensjahr. *Männer sind etwas häufiger als Frauen betroffen.*

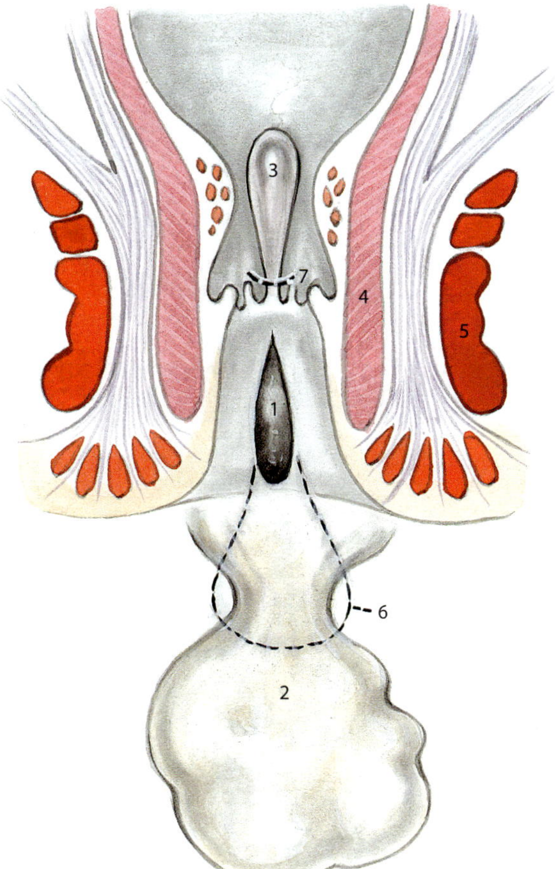

Abb. 5-1. Schema der chronischen Analfissur (*1* Analfissur, *2* Mariske, *3* hypertrophe Papille, *4* Sphincter ani internus, *5* Sphincter ani externus, *6* Schnittführung zum Drainagedreieck, *7* Schnittführung zur Papillenabtragung)

5.2 Symptomatik

P. Buchmann

Das *Leitsymptom* der primären Analfissur ist der *Schmerz*, welcher während der Defäkation ausgelöst wird und über kurze Zeit bis hin zu mehreren Stunden anhalten kann. Sein Charakter wird als messerstichartig bis dumpf beschrieben, je nachdem, wie frisch die Verletzung bzw. akut die Fissur ist. Oft finden sich Blutspuren am Toilettenpapier, wenn die betroffene Stelle gereinigt wird.

Mit zunehmender Chronifizierung wird auch über *Juckreiz* geklagt. Er ist die Folge der perianalen *Dermatitis*, welche 3 Gründe haben kann. Zum einen entsteht durch das chronische Ulkus eine Deformierung des Analkanals und so eine *Feinkontinenzstörung*. Die Benetzung der Perianalhaut verursacht Erosionen, die zum Pruritus ani führen. Zum anderen hat eine prolabierende, hypertrophe Papille denselben Effekt. Zum Dritten behindern Marisken die Analhygiene, und kleinste Stuhlpartikel lösen die oberflächlichen Hautdefekte aus.

Ein *spezielle Situation besteht beim M. Crohn*. Die oft sehr breiten Fissuren sind meist oligo- bis asymptomatisch, ganz im Gegensatz zu den tiefen Ulzera, welche sich bei dieser Krankheit oberhalb der Linea dentata ausbilden und sehr schmerzhaft sind.

5.3 Diagnostik

P. Buchmann

Die Diagnose *»primäre Analfissur«* ist aus der typischen *Anamnese:* »Schmerzen während und nach der Defäkation« sowie »Blutspuren am Papier« leicht zu stellen. Auch bei der Klage über einen störenden Pruritus ani muss eine chronische Fissur als mögliche Ursache gesucht werden.

Die *Inspektion* ist bei der *akuten Analfissur* beim flüchtigen Hinsehen oft unergiebig. Erst beim Versuch, die Nates zu spreizen, fällt der Analspasmus und gelegentlich die unterste Ecke des radiär gerichteten schmalen Ulkus auf. Die *chronische Fissur* verbirgt sich hinter einer Mariske. Der Spasmus ist weniger ausgeprägt, weshalb sie besser eingesehen werden kann. Nur selten tritt beim Pressenlassen eine hypertrophe Papille aus.

Bei der Palpation kann der exquisite Schmerzpunkt in der hinteren Kommissur, wo um die 90% der primären Fissuren liegen, oder anterior bei den restlichen, ausgelöst werden. Die weitere Untersuchung des Analkanals, der Ampulla recti und die Proktoskopie sind dann sehr schmerzhaft, resp. oft nur nach Setzen einer lokalen Anästhesie möglich.

Im Proktoskop stellt sich eine primäre akute Analfissur als Längsriss zwischen Linea dentata und Linea anocutanea dar. Der Ulkusgrund sieht wie eine frische Wunde aus (Abb. 5-2). Im chronischen Zustand sind die Faserbündel des M. sphincter ani internus gut zu erkennen. Gelegentlich sind die seitlichen Ränder unterminiert, das Ulkus aber nicht schmierig belegt. *Die Differenzierung zwischen akut und chronisch bestimmt am eindeutigsten das Vorhandensein einer Mariske*, indem sie, wie oben erwähnt, die Chronizität anzeigt. Ihr Aspekt hilft, auch andere Ursachen der Fissurentstehung zu erkennen. Beim M. Crohn sind die meisten Marisken lymphödematös geschwollen, bei einer Thrombose im Plexus hämorrhoidalis ödematös und schmerzhaft.

Der beschriebene typische Schmerzcharakter einer Fissur trifft gelegentlich auch für den intersphinktär gelegenen Abszess zu. Liegt er bei 6 oder bei 12 Uhr in Steinschnittlage, ist die Unterscheidung bei der digitalen Analuntersuchung schwierig; erst die Proktoskopie erlaubt die Diagnosestellung. Zum einen fehlt das Ulkus, und zum anderen kann durch Druck mit der Kante des Instrumentes knapp unterhalb der Linea dentata gegen den Schmerzpunkt ein Eitertropfen aus einer Krypte gepresst werden.

5

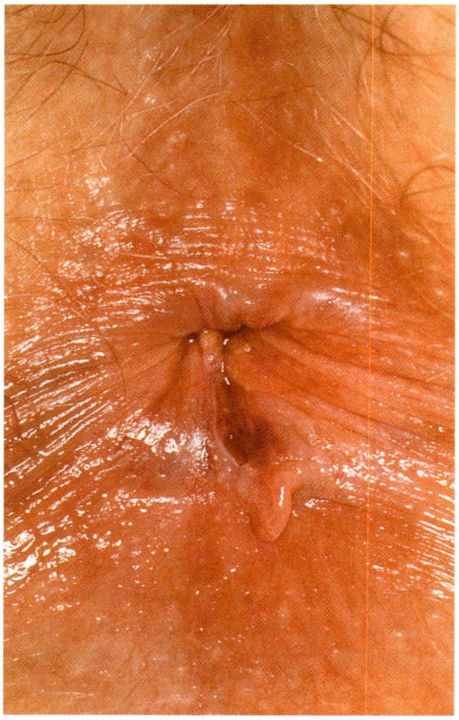

Abb. 5-2. Posteriore Analfissur am Übergang vom akuten zum chronischen Stadium, mit beginnender Bildung einer Mariske und hypertrophen Papille

5.4 Differenzialdiagnose

P. Buchmann

Die Liste der Differenzialdiagnosen sekundärer Analfissuren und analer Ulzera ist lang und an anderer Stelle zusammengefasst [5]. Tabelle 5-1 gibt einen Überblick über Grundleiden und Ursachen resp. Erreger. Auf verschiedene Krankheiten wird in anderen Kapiteln eingegangen. 3 Formen sind aber besonders hervorzuheben: M. Crohn, Aids und Lues I.

Der *anale M. Crohn* zeichnet sich durch Fisteln und Fissuren aus. Dazu gesellen sich die dicken pastösen (lymphödematösen) Marisken (Abb. 5-3). Die klassische Crohn-Fissur ist schmerzlos und atypisch gelegen, d. h. nicht auf die hintere oder vordere Kommissur konzentriert. Sie ist breit und heilt, wenn sich der anorektale M. Crohn beruhigt, mit einer Dellenbildung ab. In der Regel ist keine spezielle Therapie für Fissuren nötig.

Eine Fissur im Rahmen einer *HIV-Infektion* wirft die Frage nach dem *Guy-Bowel-Syndrom* bei Analverkehr und speziell die nach einer Beteiligung der Herpesviren auf. Die Affektion kann sehr schmerzhaft sein und muss entsprechend dem Erregerspektrum behandelt werden.

Syphilitische Fissuren bei der Lues I können eine primäre akute Analfissur vortäuschen, sind aber n icht an eine bestimmte Lokalisation gebunden. Ist aus der Anamnese ein sexuelles Risikoverhalten bekannt, sollte die Luesserologie gemacht werden. Die Therapie wird bei positivem Ausfall durch die Grundkrankheit bestimmt.

Tabelle 5-1. Ursachen und Differenzialdiagnose sekundärer Analfissuren und analer Ulzera. (Nach [4])

Grundleiden	Ursache/Erreger
Narbenstenose	Operation, Trauma
M. Crohn	Unbekannt
Lues I	Treponema pallidum
Granuloma inguinale	Donovania granulomatosis
Tuberkulose	Mycobacterium tuberculosis
Morbus Behçet	Immunkomplexvaskulitis
Leukämie	
Ergotaminsuppositorien	Ischämie
Querschnittlähmung	Mechanische Reizung
Anale Manipulation	Mechanische Reizung
Lymphogranuloma venereum (M. Nicolas-Favre)	Chlamydien
Amoebiasis Anitis	Amöben
Ulcus molle	Hämophilus Ducrey
Herpes simplex	Herpesviren
Herpes zoster	Varizellen-zoster-Viren
Aids	HIV-Infektion
Epidermolysis bullosa	Genetisch bedingt
Lichen sclerosus et atrophicus	Unbekannt
Karzinome	Plattenepithelkarzinom, Carcitnoma spino cellulare, Basaliom
M. Bowen	HPV-Infektion
Perianaldermatitis	Feinkontinenzstörung
Psoriasis vulgaris	Überstürzte Epidermopoese

5.5 Indikationsorientierte Therapiestrategien

P. Buchmann

Die Behandlung einer sekundären Fissur richtet sich nach deren Ursache oder Erreger (Tabelle 5-1). Die Therapie von 3 Formen wurden bereits oben gestreift.

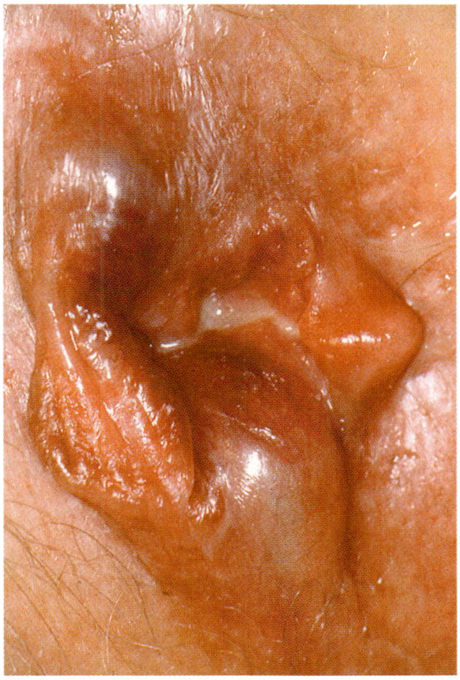

Abb. 5-3. Akute Analfissur bei M. Crohn bei 3 Uhr in Steinschnittlage

Im Folgenden konzentrieren wir uns auf die primären Fissuren. Zusammenfassend empfiehlt sich:

- Bei der primären akuten und chronischen Fissur die Stuhlregulation als Kernstück der Behandlung und eine medikamentöse Sphinkterdrucksenkung. Sitzbäder sind als Zusatzbehandlung nützlich.
- Beim Versagen der konservativen Therapie soll bei der akuten Fissur bis auf Höhe der Fissur lateral sphinkterotomiert werden.
- Bei der chronischen Fissur wird durch die Anlage eines Drainagedreiecks, resp. die Mariskektomie sowie die Abtragung der hypertrophen Papille die Heilung ermöglicht. Bei hohem Sphinkterdruck ist auch hier die laterale Sphinkterotomie indiziert.

5.6 Konservative Therapie

P. Buchmann

Obwohl heute die Ischämietheorie für die Ursache einer primären Analfissur weitgehend akzeptiert ist, bleibt die initiale Verletzung ungewiss. *Stuhlgangregulierende Maßnahmen* und entspannende *Sitzbäder* werden schon seit vielen Jahrzehnten empfohlen und haben immer noch ihre Berechtigung. In einer neueren Arbeit wurden die entsprechenden Studien zusammengefasst [9]. *Ballastreiche Kost* hat demnach einen signifikanten prophylaktischen Effekt zur Vermeidung einer Fissurentstehung. Auch wirkt diese Diät therapeutisch signifikant besser als die lokale Applikation von Lokalanästhetika bei der akuten Fissur. Bei der chronischen Fissur scheint sie aber zu versagen.

Von der lokalen Anwendung von Anästhetika als Salben oder Injektionen wird, außer für die Diagnostik, abgeraten. Die Ergebnisse sind sowohl kurzfristig als auch in Bezug auf die Rezidivrate unbefriedigend. Daneben löst sie leicht allergische Reaktionen aus und führt zur temporären Inkontinenz und sogar zu infektiösen Komplikationen. Dieses Risiko birgt auch die Injektion sklerosierender Mittel, weshalb beide Therapien verlassen wurden.

Besser schneidet topisch angewandtes *Hydrokortison* (2%ige Salbe) ab, welches in einer prospektiv randomisierten Studie mit ballastreicher Kost mit Sitzbädern oder Lidocain 2% bei akuten Fissuren verglichen wurde. Sowohl Hydrokortison als auch die Diät mit Bädern zeigten mit einer Heilungsrate von 82–87% signifikant bessere Ergebnisse als das Lokalanästhetikum mit 60% [12].

Der Gebrauch von *Gleitmitteln* (z. B. Glycerinsuppositorien), vorzugsweise vor der Defäkation, mag zwar die Entleerung etwas angenehmer gestalten, hilft aber nicht bei der Fissurheilung.

Die möglichst *langfristige Entspannung des Sphincter ani,* welche durch die Verbesserung der lokalen Durchblutung die Abheilung erlaubt, muss das Ziel einer ursachenbezogenen Behandlung sein. Mit 3 Substanzen, *Botulinumtoxin, Nitroglycerin (Isosorbid-Dinitrat)* und *Kalziumantagonisten* wird in letzter Zeit versucht, dies zu erreichen.

5.6.1 Nitroglycerin- und Kalziumantagonistenanwendung

P. Buchmann

Nitroglycerin

Es wurde kürzlich gezeigt, dass der Neurotransmitter Stickoxid (NO) den Sphincter ani internus hemmt [24]. Daher wurde versucht, mit Nitroverbindungen den Tonus des Sphincter ani internus zu reduzieren [10]. Mit Nitroglycerin konnte bei Patienten mit chronischer Analfissur der Sphinkterdruck gesenkt und der anodermale Blutfluss gesteigert werden [29].

In einer doppelblind placebokontrollierten Studie wurde die Wirksamkeit von 0,2% Glycerintrinitrat-Salbe bewiesen [19], und in einem kleinen randomisierten Vergleich von je 12 Patienten mit chronischer Fissur heilten 10 von 12 chronischen Fissuren nach 3-mal täglicher Applikation von Glycerintrinitrat ab. Bei den anderen 12 Patienten heilten alle Fissuren nach einer lateralen Sphinkterotomie. Es traten nach beiden Therapien während einer medianen Beobachtungszeit von 22 Monaten keine Rezidive oder Nebenwirkungen resp. Komplikationen auf [23].

Die randomisierte Behandlung von akuten und chronischen Fissuren mit Nitroglycerin resp. Xylocain fiel eindeutig zugunsten von Nitroglycerin aus. Als Nebenwirkung von Nitroglycerin wurden bei 20% der erfolgreich behandelten Patienten leichte Kopfschmerzen beschrieben [2], von andern bei fast allen Patienten 10 bis 15 Minuten nach der Applikation während etwa 30 Minuten beobachtet [19]. In einer weiteren randomisierten Studie an je 60 Patienten wurde zwar der Sphinkterdruck senkende Effekt und die Steigerung des Blutflusses im Anoderm durch Nitroglycerin gezeigt, aber bezüglich Heilung kein Unterschied zu Placebo gefunden [1]. Die Kopfschmerzen lassen sich in unserer Erfahrung vermeiden, wenn die Nitroglycerin-Salbe nicht über die Linea anocutanea hinaus aufgebracht wird. Trotzdem haben wir die Anwendung von Nitroglycerin vollständig verlassen.

Kalziumantagonisten

Seit kurzem wird der Sphinkterdruck senkende Effekt von Kalziumantagonisten für die Fissurbehandlung eingesetzt. Zunächst war es Nifedipin und dann Diltiazem, welches zur Anwendung kam. Im Vergleich zu Nitroglycerin wird bei dieser Wirkstoffgruppe in allen Studien übereinstimmend nicht mehr über Kopfschmerzen berichtet.

Nifedipin 0,2%-Salbe

Der Kalziumantagonist Nifedipin vermag den analen Ruhedruck zu senken, weshalb er bei der chronischen Fissur zur Anwendung kommt. Die orale Form ist der topischen Anwendung unterlegen. Ein randomisierter Vergleich von 52 Patienten mit 4× täglich 1 mg Nifedipin 0,2%-Salbe und Nitroglycerin 0,2%-Salbe ergab eine signifikant besser Heilungsrate für Nifedipin (89% versus 58%; $p < 0.04$) und weniger Nebenwirkungen wie Kopfweh oder Flush (5% versus 58%; $p < 0.01$). Die Rezidivrate war mit 42% versus 31% nach 3–4 Monaten nach beiden Therapien relativ hoch [7].

Dilziazem 2%-Salbe

Auch bei einem anderen Kalziumantagonist Diltiazem (Dilzem™) wurden bessere Ergebnisse mit der topischen verglichen mit der peroralen Form erzielt [13]. Nach 8 Wochen 3× täglich 8 mg Diltiazem 2% oder 0.4 mg Bethanechol 0,1% heilten 67%, resp. 60% der chronischen Fissuren. Nebenwirkungen wurden keine beobachtet [6]. Mit 2× täglich 8 mg (2,5 cm aus der Tube) erzielten andere eine Heilungsrate von 75% (n = 51/68). Darunter waren 7 Patienten nach erfolgloser Nitroglycerin-Behandlung und 1 Patient nach Nifedipin-Therapie sowie ein Rezidiv nach lateraler Sphinkerotomie. Nach 32 (14–67) Wochen zeigten von 41 kontrollierten Patienten 7 leichte Symptome ohne Fissur und 7 ein Rezidiv. Die Heilung der 7 Rezidive wurde 3× mit Diltiazem 2%, 3× mit Nitroglycerin 0,2% und 1× mit einer lateralen Sphinkterotomie erreicht 17]. Ein Patient klagte über Kopfschmerzen und 4 über eine Perianaldermatitis, wovon aber nur einer als Therapieversager registriert wurde. Eine weitere Studie verzeichnet über 19 Erfolge mit Diltiazem bei 39 Nitroglycerinversagern [14].

Wir haben Nitroglycerin völlig verlassen und wenden Nifedipin 0,2%-Salbe oder Diltiazem 2%-Salbe 2× täglich für 8 Wochen an. Der Patient bestreicht den äußeren Rand des Analkanals mit einer dünnen Schicht (ca. 2,5 cm aus der Tube). Die Salben sollten, wie oben erwähnt, nicht in die Tiefe des Anus gerieben werden.

Nach dem derzeitigen Stand des Wissens sollte die Behandlung einer primären Analfissur, egal ob akut oder chronisch, mit der unkomplizierten und effizienten Salbentherapie mit 0,2%igem Nifedipin oder 2%igem Diltiazem beginnen. Möglicherweise ist sie auch für symptomatische Fissuren beim M. Crohn geeignet. Daneben ist die Stuhlregulierung mit dem Ziel, alle 1–2 Tage eine weiche, geformte Entleerung zu haben, weiterhin äußerst sinnvoll, und Sitzbäder können zur Entspannung der ganzen Beckenmuskulatur beitragen.

5.6.2 Therapie mit Botulinumtoxin

W.H. Jost

Bisherige Therapie

Die bisherige Therapie bestand bei akuten Fissuren aus Stuhlregulierung, Sitzbädern, Suppositorien, Analtampons und Dilatation. Bei chronischen unkomplizierten Fissuren wird immer noch die laterale Sphinkterotomie durchgeführt. Die Durchtrennung des inneren Sphinkters führt zur Reduktion des Sphinkterspasmus, und somit kann die Fissur abheilen. Hierbei ist jedoch zu betonen, dass die laterale Sphinkterotomie nicht nur in der Initialphase, sondern auch langfristig mit einer nicht unerheblichen Inkontinenzrate belastet ist. Bei chronisch komplizierten Fissuren erfolgt eine Fissurexzision. Diese erscheint auch insgesamt der lateralen Sphinkterotomie überlegen.

Botulinumtoxin A (BoTx)

Botulinumtoxin ist das stärkste bekannte Gift. Bekannt wurde das Toxin als Verursacher des Botulismus. Es wird nach 7 Serotypen differenziert. Klinisch eingesetzt wird derzeit vorwiegend Botulinumtoxin A. Nach Resorption oder Injektion bindet das Toxin an der Plasmamembran von cholinergen Nervenendigungen. Nach der Internalisierung des Toxins in die Synapse wird SNAP-25 gespalten. Hieraus resultiert eine reduzierte Acetylcholinausschüttung in den synaptischen Spalt und somit eine schlaffe Parese der injizierten Muskulatur. Durch Neubildung der Fusionsproteine und evtl. »sprouting« der Nervenendigungen kommt es zur Reinnervation nach einigen Wochen.

Der therapeutische Einsatz erfolgt seit den 1980er-Jahren, v. a. bei Dystonien und Spastik. Mittlerweile werden schon viele tausend Patienten über mehrere Jahre mit dem Toxin behandelt (Patienten mit Dystonien oder Spastik werden 3- bis 5-mal pro Jahr behandelt, wobei die jeweilige Dosis ein Vielfaches der Dosis bei der Analfissur beträgt).

Derzeit auf dem Markt erhältlich sind 4 Präparate. Das englische Produkt *Dysport* (Ipsen-Pharma) und das amerikanische Produkt *Botox* (Pharm-Allergan sowie Xeomin und Neurobloc [Botulinumtoxin B]). Die beiden Produkte sind unterschiedlich, definitive Äquivalenzdosen gibt es nicht. Die meisten Anwender legen die Äquivalenzdosis zwischen 1:3–4 fest (Botox zu Dysport). Botox wird zu Fläschchen à 100 Einheiten (E), Dysport zu Fläschchen (vial) à 500 E angeboten. Der Preis beider Produkte ist etwa gleich.

Beide Produkte müssen während der Lagerung gekühlt werden. Nach dem Auflösen des Toxins durch isotonische Kochsalzlösung muss das Toxin innerhalb von 3–4 h aufgebraucht werden. Auch in dieser Zeit empfiehlt es sich, das Toxin zu kühlen (z. B. Kühlschrank). Zum jetzigen Zeitpunkt kann das Einfrieren und erneute Auftauen des Toxins nach der Auflösung nicht empfohlen werden, wobei sich bei ersten Untersuchungen zeigte, dass die Wirkung dadurch nicht verloren geht.

Zulassung des Präparats, Aufklärung des Patienten

Die Substanzen sind von der Zulassungsbehörde für verschiedene Indikationen z. B. Blepharospasmus, Hemispasmus facialis, rotatorischer Torticollis spasmodicus und spastischer Spitzfuß zugelassen. Für eine Vielzahl weiterer Indikationen ist die Zulassung beantragt. Die Patienten müssen über den Einsatz des Toxins bei einer nicht zugelassenen Indikation aufgeklärt werden (z. B. bei der Analfissur). Hierfür kann ein von den Firmen zur Verfügung gestelltes Informationsblatt benutzt werden.

Botulinumtoxin bei der Analfissur

Die erste Injektion von Botulinumtoxin zur Therapie der Analfissur erfolgte 1990 [5, 6]. Mittlerweile sind weltweit über 10 Studien zur Therapie der Analfissur mit Botulinumtoxin abgeschlossen, die alle einen vergleichbaren Erfolg erzielten [u. a. 2–4, 12–15]. Ursprünglich versuchten wir, in den *M. sphincter ani externus* zu injizieren, stellten dann aber fest, dass durch die Diffusion des Toxins ohnehin beide Sphinkteren paretisch werden. Da der M. sphincter ani externus einfacher zu punktieren ist, entschieden wir uns, im Weiteren das Toxin in den Externus zu applizieren. Außerdem zeigten unsere Untersuchungen, dass sowohl der Internus als auch der Externus zum Sphinkterhypertonus beitragen [9].

Patientenauswahl

Patienten, die zur Botulinumtoxintherapie zugewiesen werden, bedürfen alle einer gründlichen proktologischen Untersuchung. Insbesondere müssen Fisteln oder eine Grundkrankheit ausgeschlossen werden. *Die Indikation zur Botulinumtoxininjektion stellt der Proktologe.* Die Patienten sollten einen erhöhten Sphinktertonus aufweisen, da das Ziel die Beseitigung des Sphinkterhypertonus ist und sich bei reduziertem Tonus und zusätzlicher Parese der Sphinkteren eine hohe Wahrscheinlichkeit einer Stuhlinkontinenz ergibt. Die einzige relative *Kontraindikation* sind *Blutgerinnungsstörungen* und eine *Marcumarisierung*.

Dosis und Injektionstechnik

Ein vial Botox oder Xeomin kann z. B. mit 4 ml, ein vial Dysport mit 2,5 ml isotonischer Kochsalzlösung aufgelöst werden. Die Injektion erfolgt mit einer sog. Insulinspritze und einer dünnen Nadel (27 gg). Es wird etwa 1 cm tief in den M. sphincter ani externus distal der Fissur injiziert, d. h. bei posteriorer Fissur bei 5 und 7 Uhr (Steinschnittlage) etwas lateral der Linea anocutanea (■ Abb. 5-4). Pro Injektionsstelle werden 0,1 (2,5 E) bis 0,2 ml (5 E) Botox bzw. Xeomin oder 0,05 (10 E) bis 0,1 ml (20 E) Dysport injiziert. Die Dosis hängt vom Muskeltonus ab. Eine Lokalanästhesie ist nicht notwendig. Die Injektionstechnik ist sehr einfach und bereits durch eine Hospitation zu erlernen.

Die von einigen Autoren angegebenen höheren Dosen sind u. E. nicht notwendig. Hieraus resultieren lediglich höhere unerwünschte Wirkungen. Die Tatsache, dass insbesondere die italienische Arbeitsgruppe bessere Ergebnisse bei der höheren Dosis erzielte [12], dürfte auf die unterschiedliche Injektionstechnik zurückzuführen sein.

Nach der Injektion sind keine speziellen Maßnahmen erforderlich. Wir empfehlen den Patienten lediglich eine ausreichende Analhygiene (Abduschen mit lauwarmem Wasser nach dem Stuhlgang).

Wirkeintritt – Wirkdauer

Die Wirkung setzt bei den Patienten innerhalb weniger Tage ein. Die Parese ist nach 4–7 Tagen maximal ausgeprägt und hält für etwa 4 Wochen an, danach bildet sich die Parese langsam zurück. Die Patienten sollten darüber informiert werden, dass die Wirkung nicht direkt post injectionem auftritt.

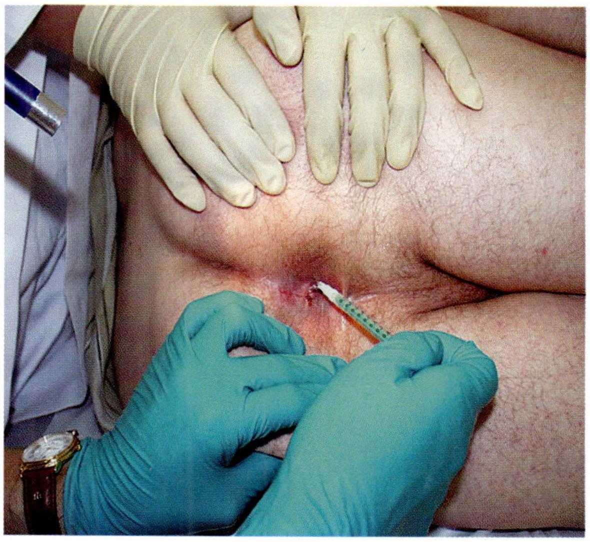

■ **Abb. 5-4.** Injektion bilateral der Analfissur

5

Nebenwirkungen

Relevante Nebenwirkungen sind für die oben genannten Dosen nicht zu erwarten. Lokale Hämatome oder ähnliche Nebenwirkungen haben wir bisher nicht gesehen. Infektion traten bei den weltweit behandelten Patienten nicht auf. In Einzelfällen hatten wir in der Initialphase eine Perianalthrombose festgestellt [7], bei den letzten 100 Fällen trat diese Störung nicht mehr auf.

Als einzige mögliche unerwünschte Wirkung ist eine *anale Inkontinenz* zu sehen. Hierüber muss der Patient ausführlich aufgeklärt werden. Die Wahrscheinlichkeit einer analen Inkontinenz nimmt zu bei reduziertem Tonus. Sie ist höher beim weiblichen Geschlecht, bei höherem Alter und nach mehreren Geburten. Die Inkontinenzrate liegt bei etwa 4–5%. Sie hält in der Regel nur kurz an, d. h. maximal 2 Wochen, und ist auf Windinkontinenz und Stuhlschmieren beschränkt. Eine Inkontinenz für festen Stuhl haben wir bisher noch nicht gesehen.

Die *Paresen* bilden sich wieder komplett zurück. Bei der geringen Dosis sind keine systemischen Wirkungen zu erwarten.

Heilungsergebnisse

Innerhalb der ersten Tage kommt es bereits zu einer deutlichen *Schmerzlinderung* in ¾ der Fälle. Bei den meisten Patienten lässt sich ein deutlich reduzierter Sphinktertonus feststellen. Nur in Einzelfällen zeigt sich bei oben genannter Dosierung eine relevante Erniedrigung des Tonus des M. puborectalis [8, 10]. Die Abheilungsrate nach einer Ersttherapie liegt in unserem Kollektiv bei knapp unter 80% (◘ Tabelle 5-2, 5-3). Relevante Unterschiede zwischen den beiden Substanzen zeigten sich nicht (◘ Tabelle 5-2, 5-3).

In der Literatur werden auch höhere Abheilungsraten beschrieben. In unserem Kollektiv wurde darauf geachtet, dass Spontanheilungen ausgeschlossen und konservative Therapieversuche ausgeschöpft waren. Die noch höhere Abheilungsrate bei anderen Autoren könnte Folge der Patientenselektion sein.

Sollte die Ersttherapie nicht zu dem gewünschten Erfolg führen, kann bei Nachlassen der Toxinwirkung eine erneute Injektion erfolgen. Sollte es zu einem Rezidiv kommen, ist auch eine erneute Injektion anzuraten.

◘ **Tabelle 5-2.** Symptome, Verlauf und unerwünschte Wirkungen von 100 mit 2-mal 2,5 E Botox behandelten Patienten. (Nach [8])

	Nach 1 Woche	Nach bzw. innerhalb von 3 Monaten	Nach bzw. innerhalb von 6 Monaten
Schmerzfrei	78/100	82/82	79/79
Reduzierter Sphinktertonus	89/100	0/82	0/79
Reduzierter Tonus des M. puborectalis	4/100	0/82	0/79
Erhaltene Kontinenz	93/100	82/82	79/79
Abheilung ohne Operation	–	82/100	79/100
Rezidiv	–	5/100	8/100
Operation	–	18/100	21/100
Unerwünschte Wirkungen	0/100	0/82	0/79

◘ **Tabelle 5-3.** Ergebnisse und unerwünschte Wirkungen nach einer Dysport-Injektion: Gruppe 1 erhielt 2-mal10 E (n=25), Gruppe 2 erhielt 2-mal 20 E (n=25) (* Ergebnis bei Patienten mit abgeheilter Fissur). (Nach [10])

Zeitpunkt nach der Dysportinjektion	1 Woche		3 Monate	
Dosierung	2-mal 10 E	2-mal 20 E	2-mal 10 E	2-mal 20 E
Abheilung ohne Operation	–	–	19/25	20/25
Rezidiv	–	–	1/25	2/25
Schmerzfreiheit	20/25	21/25	19/19*	20/20*
Reduzierter Sphinktertonus	22/25	25/25	0/19*	0/20*
Reduzierter Tonus des M. puborectalis	0/25	3/25	0/19*	0/20*
Passagere Inkontinenz	1/25	3/25	0/19*	0/20*

Tabelle 5-4. Verlaufsdaten der untersuchten Patienten mit Rezidiv (n=30) resp. inkompletter Abheilung (n=20). (Nach [11])

	Rezidivpatient, 1 Woche nach BoTx	Rezidivpatient, 3 Monate nach BoTx	Therapieversager, 1 Woche nach BoTx	Therapieversager, 3 Monate nach BoTx
Schmerzfrei	22/30	19/19	19/20	14/14
Reduzierter Tonus	29/30	0/19	17/20	0/14
Reduzierter Tonus des M. puborectalis	3/30	0/19	0/20	0/14
Erhaltene Kontinenz	28/30	19/19	14/20	14/14
Unerwünschte Wirkungen	0	0	0	0

In einer Patientengruppe mit *Rezidiv* haben wir innerhalb der 1. Woche eine Schmerzfreiheit in den meisten Fällen (95%) erreicht. Nach 3 Monaten zeigte sich eine Abheilung in 70% (Tabelle 5-4). Unerwünschte Wirkungen traten nicht auf [11].

Bei den *Therapieversagern nach Erstinjektion* zeigte sich innerhalb der 1. Woche eine Schmerzfreiheit in 73,3% der Fälle. Eine leichtgradige, passagere Inkontinenz zeigte sich in Einzelfällen (6,7%). Nach 3 Monaten kam es zur Abheilung bei 70% (Tabelle 5-4).

Unsere Ergebnisse bestätigen, dass sich sowohl für das Rezidiv als auch für die mangelnde Abheilung ein positiver Therapieeffekt durch eine erneute BoTx-Injektion ergibt. Vor Fissurektomien ohne Sphinkterotomie kann der Einsatz des Toxins ebenfalls empfohlen werden, um den Tonus zu reduzieren und die Abheilung zu verbessern.

Vergleich zu Nitropärparaten

Kurz nach den ersten Therapieerfolgen mit BoTx wurden auch positive Erfahrungen bei lokaler Anwendung von Nitropräparaten beschrieben. Der theoretische Ansatz hierfür ist sehr ähnlich. Diese alternative Methode ist v. a. durch Kopfschmerzen belastet. Der *Nachteil gegenüber BoTx* ist darin zu sehen, dass die Patienten kontinuierlich mehrmals täglich über Wochen die Nitrosalbe auftragen müssen. Die meisten Patienten führen die Therapie nur bis zur Schmerzfreiheit durch. Bei BoTx hält die Wirkung nach der Injektion für einige Wochen an. Eine aktive Mitarbeit des Patienten ist nicht erforderlich, systemische Wirkungen treten nicht auf. Eine Vergleichsstudie zeigte eine Überlegenheit des BoTx gegenüber dem Nitropräparat [1].

5.7 Operationsverfahren

P. Buchmann

Heute herrscht Einigkeit, dass die *laterale Sphinkterotomie* den »golden standard« chirurgischer Fissurbehandlungen darstellt. Sie verzögert im Gegensatz zur posterioren Sphinkterotomie im Fissurgrund nach Eisenhammer die Heilung nicht. Die optimale Länge, die Frage, ob offen oder geschlossen geschnitten werden soll, und die Art der Anästhesie stehen noch zur Diskussion.

Da der Sphincter ani internus die Hauptleistung für die Dauerkontinenz erbringt, sollte er möglichst wenig eingekerbt werden. Daher wird bei normalem oder gar erniedrigtem Ruhetonus auch ganz von der Sphinkterotomie abgeraten und bei Frauen v. a. nach Geburten die vorgängige endosonographische Darstellung des Sphinkters empfohlen. Bei erhöhtem Tonus darf der Schnitt auf keinen Fall die Linea dentata übersteigen.

Die *manuelle anale Dilatation (MAD)* hat sich in vielen randomisierten Studien als wirksam und teilweise *der lateralen Sphinkterotomie* überlegene Therapie herausgestellt. Das im englischen Sprachraum auch als *»Lord's procedure«* bekannte Verfahren kam aber in Verruf, nachdem endosonographische Studien unkontrollierte und diffus verteilte Sphinktermuskelläsionen zeigten, die bei einer Inkontinenz, welche bei bis zu 40% der Patienten beobachtet wurde, auch nicht mehr chirurgisch zu korrigieren sind [19, 30]. Die MAD ist heute obsolet.

5.7.1 Technik der Sphinkterotomie

Die Sphinkterotomie lässt sich in Lokal-, rückenmarksnaher Anästhesie oder unter Allgemeinnarkose durchführen (Kap. 2.3). In Steinschnittlage wird die Analregion desinfiziert. Es wird mit 2 Fingern oder mit einem Analspreizer bis in die untere Ampulla recti eingegangen und anschließend der Analkanal leicht nach distal gezogen. Dadurch gleitet der Sphincter ani internus um einige Millimeter nach außen. Der intersphinktäre Raum exponiert sich (Abb. 5-5) und wird als Rinne erkennbar.

Die laterale Sphinkterotomie kann offen oder subkutan ausgeführt werden. Beide Methoden zeigen in verschiedenen Studien dieselbe Heilungsrate der Fissur. Die offene Technik verursacht aber im späteren Verlauf häufiger Stuhlschmieren und Inkontinenz [8]. Deshalb

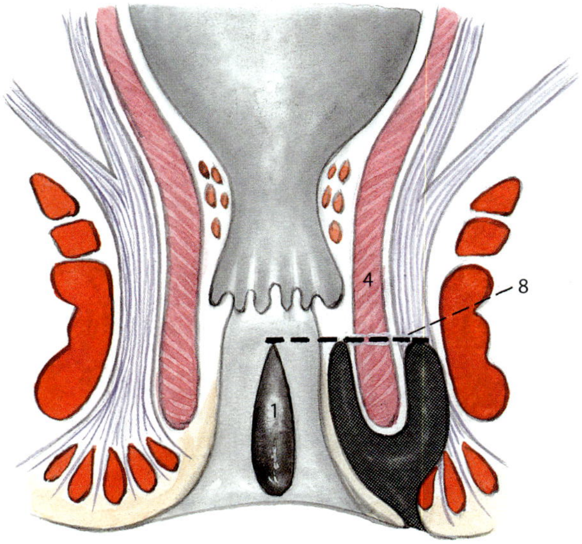

Abb. 5-5. Schema der Sphinkterotomie. Durch Zug nach außen gleitet der Sphincter ani internus auf die Höhe des Sphincter ani externus (▶ s. Text; *1* Analfissur, *4* Sphincter ani internus, *8* Höhe der Sphinkterotomie, *dunkle Fläche:* Präparationsebene)

wird im Folgenden auf die subkutane Methode eingegangen.

Vielerorts wird die Sphinkterotomie bis zur Linea dentata empfohlen. Weil der innere Sphinkteranteil, wie oben erwähnt, von zentraler Bedeutung für die Kontinenz ist, sollten so wenig Muskelfasern wie möglich durchtrennt werden. In einer retrospektiven Analyse von 287 Patienten nach einer Sphinkterotomie nur bis zur Höhe des oberen Endes der Fissur wurde eine Heilungsrate von 99,65% und keine Stuhlinkontinenz festgestellt. 1,4% der Patienten hatten Mühe beim Windhalten, und 0,35% litten unter leichtem Schmieren [18].

Es liegt kein randomisierter Vergleich zur Sphinkterotomie bis zur Linea dentata vor. 12 Studien mit dieser Technik mit einer Inkontinenzrate von 0–35% werden zum Vergleich herangezogen. Damit wird die Notwendigkeit zur sparsamen Sphinkterspaltung belegt und die Empfehlung zur Sphinkterotomie nur bis auf Höhe des proximalen Endes der Fissur empfohlen.

Die Sphinkterotomie schneidet im Vergleich mit den medikamentösen Sphinkterdruck senkenden Behandlungen gut ab. Ein randomisierter Vergleich zwischen der Sphinkerotomie knapp oberhalb der Linea dentata (n = 48), resp. zum Oberrand der Fissur (»tailored«) (n = 43) und Nifedipin 20 mg 2× täglich während 6 Wochen (n = 44) ergab nach 4 Monaten eine signifikant bessere Heilungsrate (p < 0,001) und Rezidivrate (p = 0,003) für die Sphinkterotomien. In Bezug auf den raschen Eintritt der Schmerzfreiheit war die ausgedehnte Sphinkterspaltung die beste Behandlung. Es gab keine Unterschiede für das Inkontinenzrisiko in den 3 Gruppen. Das schlechte Abschneiden von Nifedipin könnte mit der fehlenden Bereitschaft vieler Patienten (n = 20/44) die Behandlung zu Ende zu führen,

Methoden der subkutanen Sphinkterotomie

- Mit einer schmalen, langen Klinge, vorzugsweise ein Skleramesser (z. B. nach von Graefe), wird intersphinktär bei 3 Uhr bis zur gewünschten Höhe eingefahren, dann gegen den kontrollierenden Finger im Analkanal die innere Sphinkterotomie ausgeführt [22]. Es ist peinlich darauf zu achten, dass das Anoderm nicht verletzt wird, da sonst eine subkutane Fistel entsteht. Die Hautinzision ist so klein, dass sie offen belassen werden kann (Abb. 5-6).
- Nach einer kurzen zirkulären Inzision bei 3 Uhr wird mit einer Schere intersphinktär und subkutan bis auf die gewünschte Höhe präpariert. Wiederum darf das Anoderm nicht verletzt werden. Mit einem Scherenblatt intersphinktär und dem anderen subkutan wird der Internus durchtrennt [16]. Die Inzision wird in der Regel mit einem Stich verschlossen (Abb. 5-7).

zusammenhängen [11]. Ähnlich sind die Ergebnisse nach 2 Monaten im randomisierten Vergleich der Sphinkterotomie (n = 50) mit einer Botulinumtoxin-Behandlung (ca. 0,3 U/kg) mit einer Heilungsrate von 98% versus 74%; (p< 0,001). Die Rückkehr in den Alltag war nach Botox rascher, aber die Rezidivrate höher als bei der Sphinkterotomie. Dafür zeigten die Operierten einen signifikant höheren Anteil an Kontinenzproblemen [20].

Die kritische Analyse der Cochrane Database kommt zum Schluss, dass für die akute und chronische Fissur die medikamentöse Behandlung bei Kindern wenig besser als eine Plazebo-Gabe wirkt und bei Erwachsenen mit einer chronischen Fissur der Sphinkterotomie weit unterlegen ist. Geprüft wurden alle randomisierten Studien bis November 2003 mit Nitroglycerin-Salbe, Isosorbiddinitrat, Botulinumtoxin, Diltiazem, Nifedipin, Hydrocortison, Lidocain, Ballaststoffe und Plazebo sowie die anale Dilatation und Sphinkterotomie [21].

5.7.2 Zusätzliche Eingriffe

Häufig genügt die medikamentöse Sphinkterdrucksenkung oder eine Sphinkterotomie um die Fissur zu heilen. Eine große Mariske wird aber als schlaffe Hautfalte zurückbleiben

Abb. 5-6. Laterale subkutane Sphinkterotomie in Vollnarkose. ▶ **a** Darstellung der Inzisionslokalisation. **b** Identifikation der intersphinktären Rinne, die gerade am Beginn des Analkanals liegt. **c** Intersphinktäre Grube im koronaren Schnitt. **d** Ein feines Kataraktskalpell wird intersphinktär eingeführt, dabei liegt die Klinge parallel zu den Fasern des M. sphincter ani internus und wird dann um 90° gedreht. **e** Der untere Anteil des M. sphincter ani internus wird durchtrennt, der Finger im Analkanal stellt sicher, dass die Mukosa nicht verletzt wird. **f** Am Ende dieses Eingriffs ist ein Spalt im M. sphincter ani internus palpabel. Die Hämostase erfolgt durch eine Analtamponade

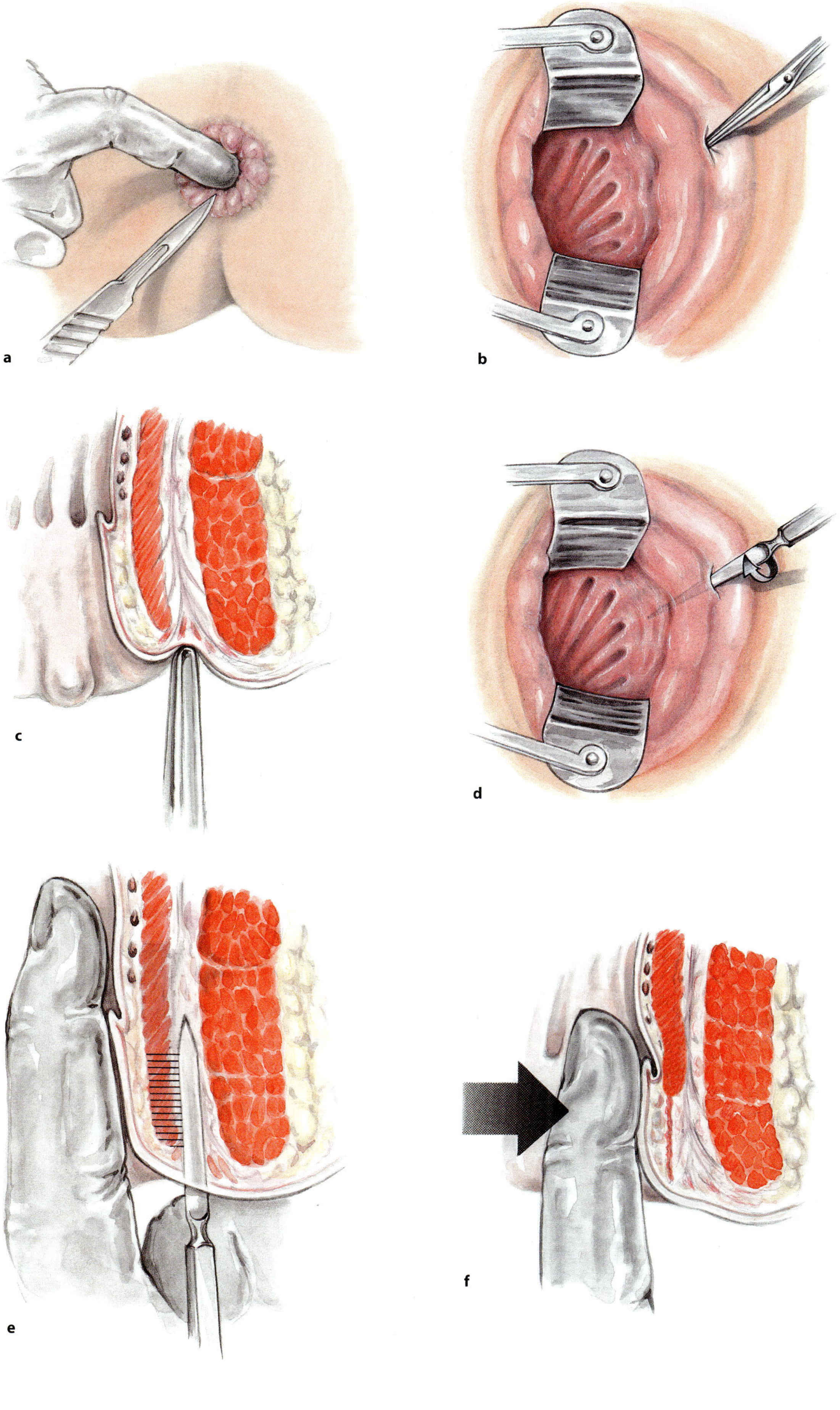
a
b
c
d
e
f

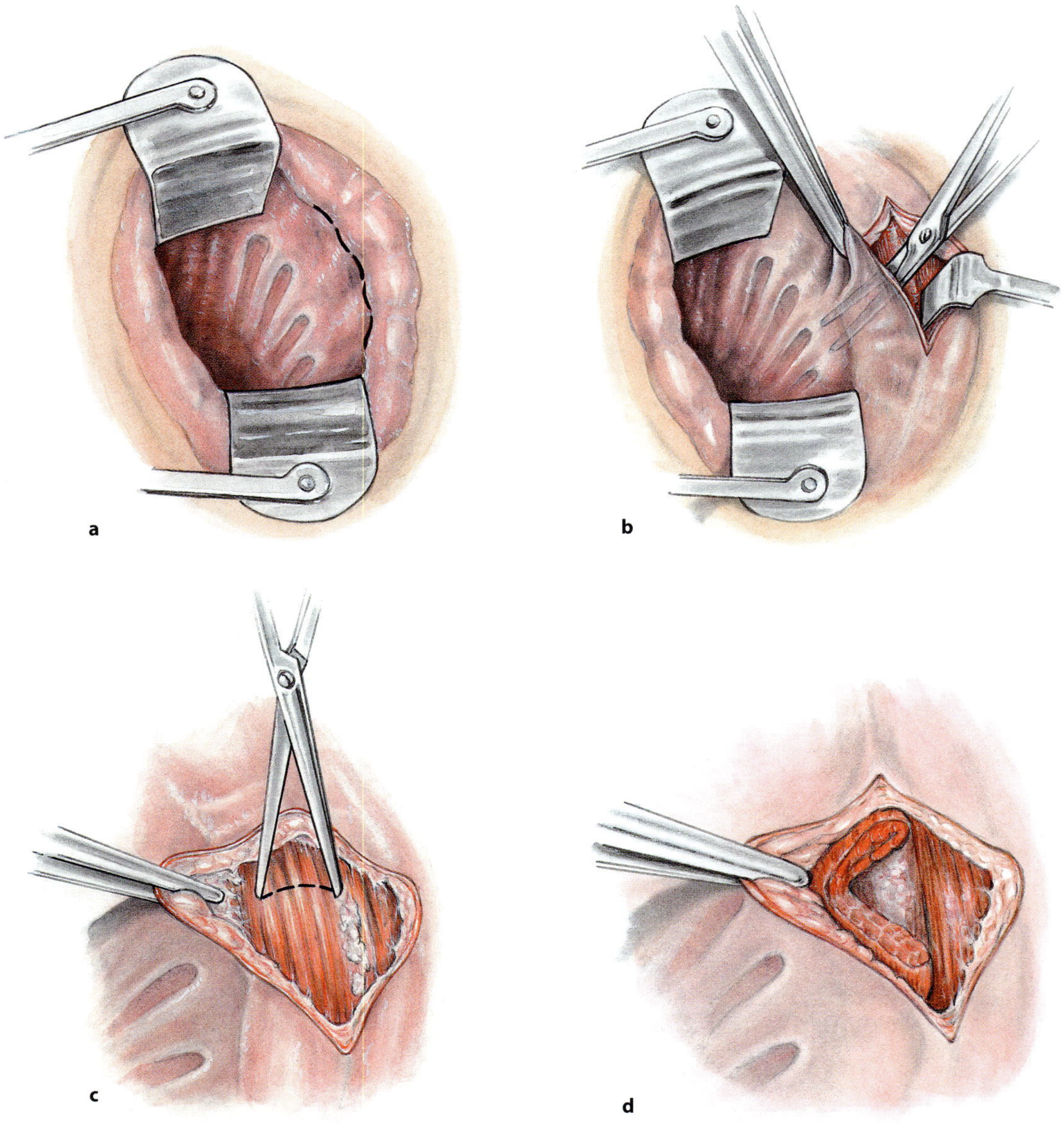

Abb. 5-7a–d. Internus-Sphinkterotomie mit der Schere. **a** Die intraanale Inzision wird genau an der kutanen Grenze des Analkanals vorgenommen, auf Höhe der intersphinktären Rinne. **b** Die Mukosa des Analkanals wird vom M. sphincter ani internus abpräpariert und der intersphinktäre Raum dargestellt. **c** Nach sorgfältiger Dissektion des M. sphincter ani internus von Mukosa und M. sphincter ani externus erfolgt die Spaltung. **d** Üblicherweise wird nur die untere Hälfte des M. sphincter ani internus durchtrennt

und möglicherweise bei der Hygiene stören sowie eine große hypertrophe Papille die Feinkontinenz behindern. Hat die Fissur sehr lange bestanden, bildet sich eine Tasche oder sogar eine Fistel unter der Mariske. Diese ist möglicherweise Ursache für einen therapeutischen Misserfolg, wie eine Analyse von Versagern der Nitroglycerin-Behandlung ergab [26]. Die Anlage eines *Drainagedreieckes* schafft Abhilfe.

Vom distalen Fissurende aus wird die Mariske dreieck- oder tropfenförmig umschnitten (Abb. 5-1). Unter Schonung der Sphinkterfasern wird exzidiert, sodass der Fissurgrund ungehindert nach außen drainiert. Die Fissurränder können getrimmt werden. Der Fissurgrund braucht keine Behandlung. Eine störende hypertrophe Papille wird »à niveau« mit dem Elektrokauter abgetragen. Dabei soll sie nicht zu stark nach außen gezogen werden, um eine zu tiefe Wunde zu vermeiden.

5.7.3 Komplikationen der Therapie

Die bereits erwähnten Komplikationen der Sphinkterotomie, Inkontinenz und Fistelbildung, werden durch das sorgfältige Operieren weitgehend vermieden. Eine Wundheilungsstörung nach der Drainagedreieckanlage tritt höchstens bei einer gestörten Immunabwehr oder Superinfektion (z. B. Tbc, Herpes) auf. Die antibiotische Abschirmung ist indiziert bzw. die spezifische Therapie der Infektion.

5.7.4 Aktuelle Therapieempfehlungen

Zurzeit behandeln wir akute Fissuren mit einem sphinkterdrucksenkenden Kalziumantagonisten (Nifedipin-Salbe 0,2% oder Diltiazem-Salbe 2%) und führen parallel dazu eine Stuhlregulation mit dem Ziel: Weiche, geformte Fäzes. Hilfreich ist dabei eine Stuhlregulation spezialisierte Ernährungsberatung.

Die chronische Fissur wird gleich behandelt wie die akute Fissur aber zusätzlich das oben beschriebene Drainagedreieck mit Mariskektomie und Entfernung der hypertrophen Papille ausgeführt.

Die laterale Sphinkterotomie ist mit diesem Algorithmus trotz der massiven Überlegenheit in der Cochrane Database Analyse [21] zu einer äußerst selten indizierten Operation geworden.

5.8 Anhang: Fissurexzision

B. Mölle, J. Girona

Gegenüber der akuten Analfissur finden sich bei der Chronifizierung häufig Epithelsequester im Fissurgrund, die als Relikt aus der Embryogenese zu betrachten sind. Diese Überreste stammen pathogenetisch gesehen aus dem sog. »anorektalen Band«, welches einerseits als fibröser Schlauch in Höhe der Linea dentata zu erhöhten Druckverhältnissen im unteren Analkanal führen kann. Andererseits wird durch eine sekundäre Infektion dieser Sequester das so entstandene Fissurulkus unterhalten (Kap. 4.9.6 »Bandotomie«).

Obwohl eine sog. »Fissurfistel« mit ca. 4% der Fälle in der Literatur relativ selten angegeben wird, findet sich in der Praxis nach vollständiger Ausbildung der Fissur häufig ein von außen sondierbarer Fistelgang, der als Mitursache des chronischen Verlaufs der Fissur angesehen wird.

5.8.1 Diagnostik

Um das festzustellen, empfiehlt es sich bei einer chronischen Analfissur, nach derartigen Pathologien zu suchen. Im Allgemeinen sollte bei der Erstuntersuchung unter lokaler Anästhesie eine im Fissurgrund mündende Krypte bzw. ein Mikroabszess ausgeschlossen werden. Bei positivem Befund liegt eine komplizierte Fissur mit chronischem Verlauf vor. Diese bedarf einer chirurgischen Behandlung. Konservative Therapieversuche sind erfolglos und deshalb nicht zu empfehlen.

5.8.2 Therapie

Aufgrund der erwähnten Pathogenese ist in solchen Fällen die Durchführung einer Fissurektomie angezeigt. Ihre Behandlung richtet sich auf eine Sanierung des lokalen Befundes mit Exzision der Fissur samt lokaler Abszedierung bzw. Fistelbildung und schließlich sondierbarer Krypten oder Begleitmarisken unter Schonung der Sphinkteren. Eine zusätzliche Einkerbung des Sphincter ani internus ist nicht erforderlich, weder lateral noch medial. Der immer wieder festgestellte Sphinkterspasmus bei dieser Fissurform ist sekundär und auf den lokalen Befund zurückzuführen und bedarf deshalb keiner gesonderten Therapie.

Nach der Fissursanierung lässt sich eine Sphinkterspastik weder klinisch noch manometrisch bzw. elektromyographisch feststellen. Die Histologie der Fissurpräparate zeigt in ca. der Hälfte der Fälle neben entzündlichen Vorgängen Epithelreste bzw. Epithelzysten sowie Mikroabszesse im Fissurgrund.

Die Vor- und Nachteile stellen sich folgendermaßen dar:

Als Vorteil der lokalen Exzision stellt sich durch Schonung der Sphinkteren die Vermeidung einer möglichen dauerhaften Kontinenzstörung heraus sowie eine dauerhafte Heilung des Krankheitsbildes. Die Rezidivquote ist in solchen Fällen entsprechend sehr niedrig.

Nachteilig werden anhaltende Wundheilungsstörungen oft angegeben, die meistens auf eine unvollständige Sanierung der Fissur zurückzuführen sind. Zur Beschleunigung der postoperativen Wundheilung werden u. a. V- oder Y-Anoplastiken empfohlen, bei denen nach Exzision der Fissur die Wunde durch mobilisierte Perianalhaut verschlossen werden kann (Kap. 7.10.4 »Komplikationen nach Anwendung der Spaltmethode«).

Nach Anlage einer zusätzlichen Sphinkterotomie im Wundgrund trat früher häufig eine Schlüssellochdeformität des Anus mit postoperativen Kontinenzstörungen auf. Eine zusätzliche Sphinktereinkerbung ist bei der Behandlung der komplizierten chronischen Analfissur pathogenetisch nicht indiziert und sollte vermieden werden.

Literatur

Literatur zu Kap. 5.1–5.5, 5.6.1, 5.7

1. Altomare DF, Rinaldi M, Milito G et al. (2000) Glycheryl trinitrate for chronic anal fissure – healing or headache? Dis col Rect 43: 174–181
2. Bacher H, Mischinger H-J, Werkgartner G, Cerwenka H, El-Shabrawi A, Pfeifer J, Schweiger W(1997) Local nitroglycerin for treatment of anal fissures: an alternative to lateral sphincterotomy? Dis Colon Rect 40: 840–845
3. Brwon AC, Sumfest JM, Rozwadowski JV (1989) Histology of the internal anal sphincter in chronic anal fissure. Dis Colon Rect 32: 680–683
4. Buchmann P, Babotai I (1984) Why do patients with haemorrhoids benefit from Lord's pocedure? In: Colo-Proctology. Springer, Berlin Heidelberg New York Tokyo, pp 166–168
5. Buchmann P (2002) Analfissuren. In: Lehrbuch der Proktologie. Huber, Bern Stuttgart Toronto, S 79

6. Carapeti EA, Kamm MA, Phillips RK (2000) Topical diltiazem and bethanechol decrease anal sphincter pressure and heal anal fissures without side effects. Dis Colon Rect 43: 1359–1362
7. Ezri T, Susmallian S (2003) Topical nifedipin vs. topical glyceryl trinitrate for treatment of chronic anal fissure. Dis Colon Rect 46: 805–808
8. Garcia-Aguilar J, Belmonte C, Wong WD, Lowry AC, Madoff RD (1996) Open vs. closed sphincterotomy for chronic anal fissure: Long term results. Dis Colon Rect 39: 440–445
9. Gibbons LP, Read NW (1986) Anal hypertonia in fissures: cause or effect? Br J Surg 73: 443–445
10. Gorfine SR (1995) Topical nitroglycerin therapy for anal fissures and ulcers. N Engl J Med 333: 1156–1157
11. Ho KS, Ho YH (2005) Randomized clinical trial comparing oral nifedipine with lateral anal sphincterotomy and tailored sphincterotomy in the treatment of chronic anal fissure. Br J Surg 92: 403–408
12. Jensen SL (1986) Treatment of first episodes of acute anal fissure: prospective randomised study of lidocaine ointment versus hydrocortisone ointment or warm sitzbaths plus bran. BMJ 292: 1197–1199
13. Jonas M, Keigth RN, Abercrombie JF, Scholefield JH (2001) A randomized trial of oral vs. topical diltiazem for chronic anal fissure. Dis Colon Rect 44: 1074–1078
14. Jonas M, Speake W, Scholefield JH (2002) Dilzem heals glyceryl trinitrate-resistant chronic anal fissures. A prospective study. Dis Colon Rect 45: 1091–1095
15. Keck JO, Staniunas RJ, Coller JA, Barrett RC, Oster ME (1995) Computer-generated profiles of the anal canal in patients with anal fissure. Dis Colon Rect 38: 72–79
16. Klosterhalfen B, Vogel P, Rixen H, Mittermayer C (1989) Topography of the inferior rectal artery: a possible cause of chronic, primary anal fissure. Dis Colon Rect 32: 43–52
17. Knight JS, Birks M, Farouk R (2001) Topical diltiazem ointment in the treatment of chronic anal fissure. Br J Surg 88: 553–556
18. Littlejohn DRG, Newstead GL (1997) Tailored lateral sphincterotomy for anal fissure Dis Colon Rect 40: 1439–1442
19. Lund JN, Scholefield (1997) A randomised, prospective, double-blind, placebo-controlled trial of glycerin trinitrate ointment in treatment of anal fissure. Lancet 349: 11–14
20. Mentes BB, Irkorucu O, Akin M et al. (2003) Comparison of botulinum toxin injection and lateral sphincterotomy for the treatment of chronic anal fissure. Dis Col Rect 46: 232–237
21. Nelson R (2004) Non surgical therapy for anal fissure. Cochrane Database Syst Rev Issue 4: CD 3431
22. Notaras MJ (1971) The treatment of anal fissure on lateral sphincterotomy – a technique and results. Br J Surg 58: 96–100
23. Oettle GJ (1997) Glycerin trinitrate vs. sphincterotomy for treatment of chronic fissure-in-ano. Dis Colon Rect 40: 1318–1320
24. O'Kelly TJ (1996) Nerves that say NO: a new perspective on the human rectoanal inhibitory reflex. Ann R Coll Surg Eng 78: 31–38
25. Parks AG (1967) The management of fissure-in-ano. Hosp Med 1: 737–738
26. Pitt J, Williams S, Dawson PM (2001) Reasons for failure of glyceryl trinitrate treatment of chronic fissure-in-ano. A multivariante analysis. Dis Col Rect 44: 864–867
27. Schouten WR, Briel JW, Boerma MO, Auwenda JJA (1995) Pathophysiological aspects and clinical outcome of isosorbide-dinitrate in patients with chronic anal fissure. Gut 36 (Suppl 1): A16
28. Schouten WR, Briel JW, Auwenda JJA, de Graaf EJR (1996) The ischaemic nature of anal fissure. BF J Surg 83: 63–65
29. Schouten WR, Briel JW, Boerma MO, Auwenda JJA, Wilms EB, Graatsma BH (1996) Pathophysiological aspects and clinical outcome of intra-anal application of isosorbide dinitrate in patients with chronic anal fissure. Gut 39: 465–469
30. Speakman CTM, Burnett SJD, Kamm MA, Bartram CI (1991) Sphincter injury after anal dilatation demonstrated by anal endosonography. Br J Surg 78: 1429–1430
31. Taylor MB, Beart RW, Phillips SF (1984) Longitudinal and radial variations of pressure in the human anal sphincter. Gastroenterology 86: 693–697

Literatur zu Kap. 5.6.2

1. Brisinda G, Maria G, Bentivoglio AR et al. (1999) A comparison of injections of botulinum toxin and topical nitroglycerin ointment for the treatment of chronic anal fissure. N Engl J 341: 65–69
2. Espí A, Melo F, Mínguez M, García-Granero E, Mora F, García-Armengol J, Esclapez P, Benages A, Lledó S (1998) Therapeutic effects of different doses of botulinum toxin in chronic anal fissure (Abstract). Dis Colon Rect 41: A16
3. Gui D, Caessetta E, Anastasio G et al. (1994) Botulinum toxin for chronic anal fissure. Lancet 344: 1127–1128
4. Hasler WL (1999) The expanding spectrum of clinical uses for botulinum toxin: healing of chronic anal fissures. Gastroenterology 116: 221–223
5. Jost WH, Schimrigk K (1993) Use of botulinum toxin in anal fissure. Dis Colon Rect 36: 974
6. Jost WH, Schimrigk K (1994) Therapy of anal fissure using botulin toxin. Dis Colon Rect 37: 1321–1324
7. Jost WH, Schanne S, Mlitz H, Schimrigk K (1995) Perianal thrombosis following injection therapy into the external anal sphincter using botulin toxin (letter). Dis Colon Rect 38: 781
8. Jost WH (1997) One hundred cases of anal fissure treated with botulin toxin: early and long-term results. Dis Colon Rect 40: 1029–1032.
9. Jost WH, Mlitz H, Kaiser T, Schimrigk K (1997) The importance of sphincters in anal fissure. Int J Surg Sci 4: 22–24
10. Jost WH, Schrank B (1999) Chronic anal fissures treated with botulinum toxin injections: a dose-finding study with Dysport. Colorectal Dis 1: 26–28
11. Jost WH, Schrank B (1999) Repeat botulin toxin injections in anal fissure: In patients with relapse and after insufficient effect of the first treatment. Dig Dis Sci 44 (8): 1588–1589
12. Maria G, Brisinda G, Bentivoglio AR (1998) Botulinum toxin injections in the internal anal sphincter for the treatment of chronic anal fissures: long-term results after two different dosage regimens. Ann Surg 228: 664–669
13. Maria G, Cassetta E, Gui D et al. (1998) A comparison of botulinum toxin and saline for the treatment of chronic anal fissure. N Engl J Med 338: 217–220.
14. Mason PF, Watkins MJG, Hall HS, Hall AW (1996) The management of chronic fissure-in-ano with botulinum toxin. J R Coll Surg Edinb 41: 235–238
15. Phillips RKS (1998) Botulinum toxin promoted healing and relieved symptoms of chronic anal fissure. Gut 43: 601

Literatur zu Kap. 5.8

1. Abcarian H (1980) Surgical correction of chronic anal fissures: Results of lateral sphincterotomy versus fissurectomy-midline sphincterotomy. Dis Colon Rect 23: 31–36
2. Engel AF, Eijbouts OA, Balk AG (2002) Fissurectomy and isosorbide dinitrate for chronic fissure in ano not responding to conservative treatment. Br J Surg 89 (1): 79–83
3. Girona J, Denkers D. (1996) Fistel, Fissur, Absceß. Chirurg 67: 222–228
4. Keighley MRB, Williams NS (1993) Fissure in ano. Surgery of the anus, rectum and colon. Sauders, London, Philadelphia, Toronto, p 366
5. Lambe GF, Driver CP, Morton S, Turnock RR (2000) Fissurectomy as a treatment for anal fissures in children. Ann R Coll Surg Engl;82 (4): 254–257
6. Meier zu Eisen (2001) Chronic anal fissure, therapy. Kongressbd Dtsch Ges Chir Kongr, 118: 654–656
7. Nyam DC, Pemberton JH (1999) Long-term results of lateral internal sphincterotomy for chronic anal fissure with particular reference to incidence of fecal incontinence. Dis Colon Rect 42: 1306–1310
8. Pescatori M, Ayabaca SM; Cafaro D (2002) Tailored sphincterotomy or fissurectomy and anoplasty? Dis Colon Rect 45 (11): 1563–4
9. Shafik A (1980) A new concept of the anatomy of the anal sphincter mechanism and the physiology of defecation. X. Anorectal sinus and band: anatomic nature and surgical significance. Dis Colon Rect 23: 170
10. Wiley M, Day P, Rieger N, Stephens J,Moore J (2004) Open vs. Closed Lateral Internal Sphincterotomy for Idiopathic Fissure-in-ano: A Prospective, Randomized, Controlled Trial. Dis Colon Rect 47: 847–852
11. Wittmer A, Wittmer Ax, Winkler R, Heusermann U (2003) Ätiologie und Therapie der chronischen Analfissur. Coloproctology 25: 16–22
12. Hanker E, Schwaner S (2003) Chronische Analfissur – Operative Behandlung mit Analdilatation, Exzision der Analfissur versus laterale Sphinkterotomie. Coloproctology 25: 95–105

6 Der anorektale Abszess

F. Stelzner

6.1 Ätiologie – 204
6.1.1 Ektodermaler perianaler Abszess – 204
6.1.2 Entodermaler anorektaler Abszess (Pelvirektalabszess) – 204
6.1.3 Anorektaler Abszess bei der Enteritis granulomatosa (M. Crohn) – 205
6.1.4 Abszedierende Malignome und Tuberkolose – 205
6.1.5 Anorektaler Abszess bei einer Ileumtasche – 205
6.1.6 Bartolinitis, Urethralabszess – 205

6.2 Symptomatik und Diagnostik – 205

6.3 Therapieprinzipien und Therapieziele – 205

6.4 Klassifikation und indikationsorientierte Therapie – 208
6.4.1 Innerhalb aller Sphinkteren entstandene Abszesse (submuköse Abszesse und subkutane Abszesse) – 208
6.4.2 Zwischen den Sphinkteren entstandene Abzsesse (intersphinktäre Abszesse) – 208
6.4.3 Transsphinktär entstandene Abszesse – 211
6.4.4 Außerhalb aller Sphinkteren entstandene Abszesse (extrasphinktäre Abszesse) – 215

Literatur – 216

Die meisten anorektalen Abszesse entstehen im Bereich des *Ektoderms* des somatischen Menschen über eine *infizierte Prokdodäaldrüse*, die gewöhnlich in eine *Analkrypte* mündet. Die Drüse kann aber auch etwas höher, oberhalb einer Analkrypte, im Bereich der trockenen Analkanalhaut angesiedelt sein (Kap. 1.2). Eine Minderzahl der Abszesse erscheint zwar auch perianal bzw. perirektal, diese haben aber ihre Quelle in den Eingeweiden, im viszeralen Menschen [3]. *Soll die Therapie des Infektherdes endgültig erfolgreich sein, muss die Abszessquelle beseitigt werden.*

In den meisten akuten Abszessfällen ist nur eine Abszesseröffnung möglich; dann ist ein Rückfall zu erwarten, dieser zeigt sich seltener als akuter Abszess, sondern sehr viel häufiger als Analfistel. In einem solchen Fall ist die Quelle leichter auszumachen und zu beseitigen. Der (chronische) Infekt heilt dann aus.

6

6.1 Ätiologie

6.1.1 Ektodermaler perianaler Abszess

Vier verschiedene Krankheiten liegen ihm zugrunde, allesamt Retentionsdermatopathien.

Furunkel

Das Furunkel kann auf behaarter, aber auch auf unbehaarter Haut, gerade am Gesäß durch Friktion auftreten. Der Staphylokokkeninfekt im engen, außen noch durch ein aponeurotisches Säckchen dehnungsbegrenzt gehaltenen Haarbalg, führt zu einer Gewebsnekrose und starken Schmerzen. Die Spontanabstoßung des Haares, bzw. der Nekrose, oder besser ein Schnitt quer durch den Entzündungsherd geführt, öffnet das die Durchblutung behindernde aponeurotische Säckchen. Die Folge ist sofortige Schmerzfreiheit und die erlösende kurzdauerende Eiterung mit abschließender endgültiger Heilung des Furunkels. Zurück bleibt eine punktförmige Narbe [5].

Bakteriologisch: Hautkeime.

Sinus pilonidalis

Der sog. Sinus pilonidalis (Kap. 1.1.10) ist ein Abszess [5]. Neben der Rima ani über dem Steißbein, immer neben der Medianlinie, kommt es bei behaarten jungen Männern zu einer häufig rückfälligen Abszessbildung nahe dem sog. Sinus pilonidalis. Die Quelle ist ein durch die Penetration eines abgebrochenen Körperhaares entstandenes winziges Areal, in dem die abgebrochenen Haare bisweilen aus der Hautöffnung herausragen. Die Dachziegelarchitektur der Haare ermöglicht die transdermale Wanderung (Kap. 1.1.10). Diese paramedianen aufbrechenden Abszesse entleeren neben den Primäröffnungen die abgebrochenen Haare.

Bakteriologisch: Hautkeime.

Pyodermia fistulans sinifica

Die Pyodermia fistulans sinifica führt zu multiplen oberflächlichen Abszessen perianal, skrotal und vulvär. Ihre Ursache ist eine ererbte Hautmissbildung, die in einer tieferen Hauttextur als normalerweise besteht [5] (Kap. 1.3.13).

Bakteriologisch: Hautkeime.

Proktodäaldrüsenabszesse

Die perianalen Abszesse im engeren Sinne gehen von den Proktodäaldrüsen aus. Proktodäaldrüsen sind ektodermale Hautdrüsen, die hoch im Analkanal gelegen von dort her Abszesse auslösen und weiterleiten können. Die meisten aktuten Eiterungen perianal entstehen über diesen Weg. Bisweilen folgen sie aber dem sehr komplizierten Fasziengefüge im Beckenbereich. Dann drängen sie, manchmal weit von der Proktodäaldrüse entfernt, wieder an die Körperoberfläche. Solche Abszesse rezidivieren oft, weil wir die vermutete Fistel nicht finden oder an sie gar nicht denken.

Bakteriologisch: Darmkeime. Das ist ein sehr wichtiger Hinweis auf die *Genese eines Abszesses durch eine Proktodäaldrüse.*

Diese Proktodäaldrüsenabszesse entwickeln sich nur im *Bereich des Mesoderms* des somatischen Menschen. Niemals eröffnen sie den viszeralen Menschen spontan, selbst wenn sie erst pararektal, retroperitoneal oder lumbal die Hautoberfläche erreichen. Es sei denn, sie werden irrtümlich, z. B. transrektal oder transvaginal, wo sie sich bei einer Untersuchung anbieten, eröffnet. Der Prozess heilt in diesen falsch therapierten Fällen nicht aus, vielmehr hat der Arzt eine *pelvirektale Fistel* verursacht. Dann ist ein abszedierender Rückfall sehr häufig, und die weiter bestehende, übersehene infizierende Proktodäaldrüse muss mühselig gesucht werden. Erst wenn die Quelle beseitigt ist, ist dieser Infekt endgültig geheilt. Ausnahmsweise folgt einem spontan eröffneten oder chirurgisch freigelegten Abszess keine Fistel, sondern immer wieder ein Abszess.

6.1.2 Entodermaler anorektaler Abszess (Pelvirektalabszess)

Pelvirektalabszesse, die ihre Quelle in einem Eingeweide haben und die auch perianal an die Oberfläche des Körpers kommen können, sind nach destruktiven Kolitiden oder nach operativen Eingriffen im Darmbereich zu beobachten, z. B. nach einer Anastomose im Bereich des Mastdarms, die aufgebrochen ist.

Sehr selten entstehen über eine Durchspießung eines verschluckten Fremdkörpers (Geflügelknochen, Holzstäbchen) die *echten primären Pelvirektalabszesse.* Das Ileum kann bei einer *Ileitis (M. Crohn)* oder das Sigma bei einer *Divertikulitis* Abszesse entwickeln, die ebenfalls die Quellen dieser pararektalen oder kombiniert pararektal-ischiorektalen Abszesse sein können (Kap. 6.4.4). Auch ein sog. *Douglas-Abszess* – ex appendicitide – sollte als Quelle nicht vergessen werden. Es gibt sehr selten auch Abszesse zwischen Rektum und Kreuzbein, die von der Appendix ausgehen und das Spatium retrorectale eröffnen.

Alle diese viszeralen Quellen sind im akuten Stadium sehr schwer zu erkennen, es sei denn, es entleert sich aus dem fistelnden Eingeweide ein *permanenter Kotstrom*, wie das nicht selten bei Fisteln aus Dünndarmsegmenten der Fall ist.

Bakteriologisch: Darmkeime.

6.1.3 Anorektaler Abszess bei der Enteritis granulomatosa (M. Crohn)

Diese Abszesse entstehen oft über die Proktodäaldrüsen ohne und bei gleichzeitig bestehender Proktokolitis. Bei bestehender Proktokolitis können solche Abszesse allerdings auch direkt vom Mastdarm, dann das ganze Sphinktersystem umgreifend, ausgehen. 23–62% der Kolonfälle gehen mit perianalen Abszessen und Fisteln einher [3]. Kokzygeal entstehen auch hier diese Abszesse häufiger als perineal. 29–47% liegen transsphinktär, 40% extrasphinktär, 5% suprasphinktär [3].

6.1.4 Abszedierende Malignome und Tuberkolose

Diese Ursachen eines Abszesses sind heute sehr selten. Beim M. Crohn tritt ein Malignom nur in 0,7% der Fälle auf. Eine Tuberkulose ist meistens ein Inokulationsinfekt verbunden mit einer Mischinfektion, der meist den bekannten unspezifischen Entwicklungswegen folgt [3, 4].

6.1.5 Anorektaler Abszess bei einer Ileumtasche

Die septischen Komplikationen treten hier in 18% der Fälle auf. Leider nehmen sie im Lauf der Jahre an Häufigkeit zu. Neben den dann 76,3% abszedierenden Fisteln entstehen auch in 8,4% pelvirektale Abszesse. Alle diese Infekte gehen in der Mehrzahl von der im oder am Anus und am Analkanal liegenden Nahtlinie aus [1].

6.1.6 Bartolinitis, Urethralabszess

Bei der Frau kann eine entzündete Hautdrüse am unteren Ende der großen Labien einen Abszess bilden. Beim Mann sind bei einer Harnröhrenstriktur über die periurethralen Drüsen selten Abszesse an der Skrotalwurzel beobachtet worden.

6.2 Symptomatik und Diagnostik

Die Ektodermalen perianalen Abszesse Furunkel, Sinus pilonidalis und Pyodermia fistulans sinifica sind leicht zu erkennen und zu beurteilen, schwerer die ektodermalen Abszesse oder die entodermalen anorektalen Abszesse [4, 5].

Die rektale Untersuchung lässt manchmal ein derbes Narbenfeld oder ein Narbenloch in Analkanal in der hinteren oder vorderen Analkommissur aufspüren. Bei Frauen ist der verdächtige Bezirk perineal meistens zwischen 12 und 1 Uhr auszumachen. Auf Narbenspuren an der Haut ist perineal immer zu achten, auch wenn die Erkrankte behauptet, sie hätte nie zu einer Geburt einen Dammschnitt oder nachher einen Abszess bekommen.

Sind hohes Fieber und Beeinträchtigung des Allgemeinzustandes, evtl. dumpfe Schmerzen »im Becken« die einzigen Hinweise auf einen akuten Infekt, ist die Indikation für ein CT des Beckens oder auch ein MRI [6] gegeben. Ebenso kann die endorektale Sonographie bei der proktologischen Untersuchung oder das endorektale MRI (soweit vorhanden) die Diagnose sichern. Versagt zu ihrem Nachweis eine normale Sonde, so muss man *Tränengangsonden* nehmen. Diese sehr dünnen Sonden sind oft die Voraussetzung dafür, dass eine Drüse als Abszessquelle nachgewiesen werden kann, auch wenn der Prozess chronisch, also zur Fistel geworden ist.

Ist ein Abszess oder eine Fistel häufiger rückfällig, verzieht sich der Quellgang und wird schraubig. Dann ist er nicht nur unsondierbar, sondern auch mit einem Kontrastmittel nicht mehr nachzuweisen. Wie man trotzdem Sondierungserfolg haben kann, haben wir genau beschrieben [4, 5].

Recht häufig muss man, um endlich die Quelle des Abszesses zu finden, geduldig warten, evtl. einen Rückfall in Kauf nehmen und immer wieder mit der Sonde vom Analkanal her mit dünnster Sonde suchen, um den Infektherd zu erreichen. Das MRT [6] ist in allen diesen Fällen eine große Hilfe. Die Bakteriologie und Probeexzisionen helfen manchmal weiter.

6.3 Therapieprinzipien und Therapieziele

> Jeder Abszess sollte, sobald man seiner sicher ist, sofort eröffnet werden.

Am besten sollte dies nahe seiner Quelle geschehen, denn die zwangsläufig darauf folgende Fistel wird auf diese Weise mit einem kurzen Gang in Erscheinung treten. Dies ist zu ihrer Beseitigung, z. B. durch eine offene Freilegung, ein großer Vorteil.

Viele Analabszesse, die sich an der Körperoberfläche als Rötung zeigen, sind durch eine *Exzision eines Hautareals*

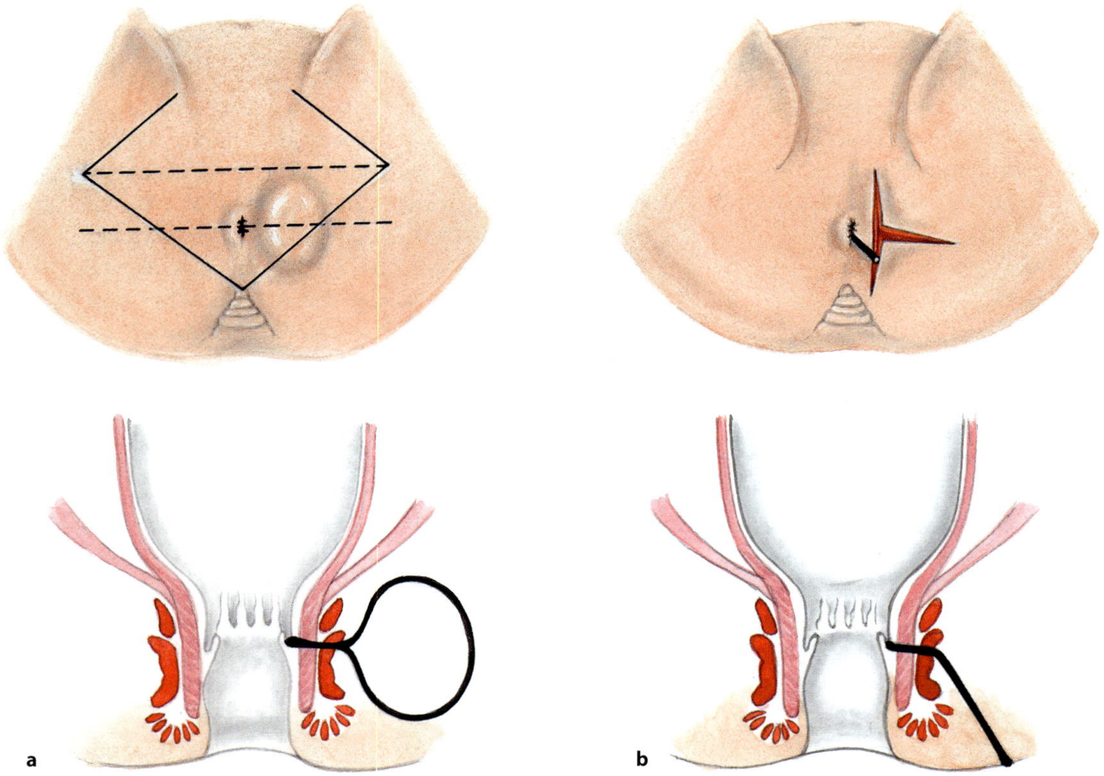

a

b

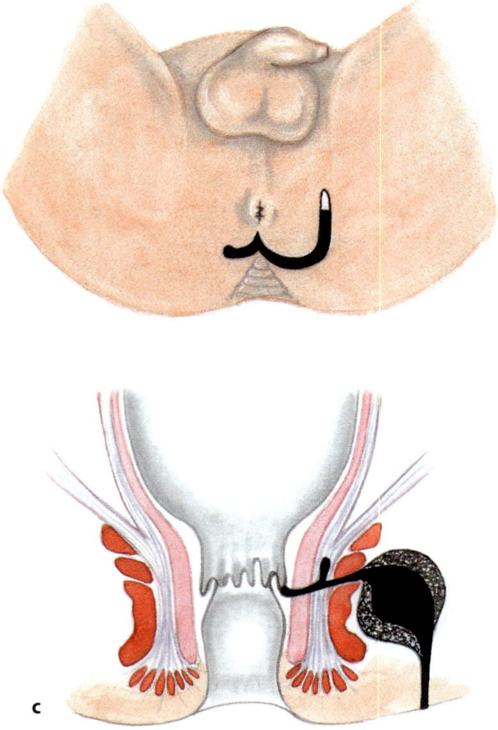

c

Abb. 6-1a–c. Schematisches Bild eines Ischiorektalabszesses. **a** Zwischen den Sitzbeinhöckern die Linea transversa ani. Markiert sind das Trigonum anale und perineale. Der Abszess geht von einer sphinkterdurchbohrenden Proktodäaldrüse aus. **b** Eine T-förmige, große Abszessinzision hinterlässt eine gerade Fistel. Die Hautecken können reseziert werden. **c** Zögernde, zu kleine Inzision des gleichen Ischiorektalabszesses wie in Abb. 6-17 verursacht schwartige Resthöhlen und krumme, verzweigte Fisteln. Die Fistelgänge kommen immer näher an die Sphinktermuskulatur und an den Levatortrichter heran. Auch Ausdehnungen weiter seitlich unter der Haut sind zu beobachten

möglichst quellnah zureichend entlastet (Abb. 6-1). Der Eiter entleert sich, eine Drainage mit einem Gummirohr oder einer Gummilasche ist dann überflüssig. *Drainagen sind schmerzhaft!* Ergibt die sorgfältige Austastung der Abszesshöhle Hinweise auf ungewöhnliche Quellen, kommt man allerdings um das Einlegen von Drainagen nicht herum. Sie müssen gesichert werden (durch eine Naht oder durch eine Sicherheitsnadel, damit sie nicht in der Wundhöhle verschwinden und fistelbildend einheilen.

Das gilt auch für Gazetamponaden, die ja nur der Blutstillung an den Schnitträndern dienen sollen. Der versiegende Eiterfluss und der Rückgang der Körpertemperatur beweisen die zureichende Eröffnung. Hört die Eiterung nicht auf, muss weiter gesucht werden, evtl. muss man dann in einem verdächtigen Areal punktieren, um doch einen Nebenherd zu finden, der mit dem ersteröffneten Herd zusammenhängt.

Dann ist evtl. eine zusätzliche Inzision nötig, z. B. bei einem doppelseitigen Ischiorektalabszess (▶ s. unten). Quellferne Inzisionen, manchmal nicht zu vermeiden, hinterlassen kompliziert verlaufende Fisteln (◘ Abb. 6-1c).

Zeigt sich ein Abszess weit vom Anus entfernt, kann man unsicher werden, wo sich seine Quelle befinden könnte. Tastet man z. B. eine glatten unauffälligen Analkanal und lässt auch eine Einstellung der Kryptenlinie mit einem Spekulum keine Quelle vermuten, so wird man den Abszess dort eröffnen, wo er sich anbietet. Beim Austasten der Abszesshöhle kann man den Verdacht schon erhärten, ob er von der Kryptenllinie ausgeht, wenn die Höhle auch neben dem Analkanal zu liegen kommt, aber sicher ist man seiner Quelle in einer Proktodäaldrüse auch dann noch nicht.

Die Erkenntnis, dass *periproktische Abszesse* zu allermeist von Proktodäaldrüsen ausgehen, ließ die Überlegung aufkommen, sie vom Analkanal her von der Krypte aus durch Teilspaltung des Sphincter ani internus nach kaudal hin zum Afterrand freizulegen. Versuche, so vorzugehen, wurden aufgegeben, weil nur wenige intersphinktäre Abszesshöhlen gefunden wurden. Jetzt kann der Versuch gemacht werden, mit einer Sonde in der Abszesshöhle und mit dem Finger im Analkanal den Quellgang und damit die schuldige Proktodäaldrüse zu finden. Wir dürfen aber nur sehr zart mit dünnsten Sonden suchen. Hat man durch Abtastung des Analkanals den Verdacht, wo sich ein Fisteleingang befinden könnte (▶ s. oben), ist es geboten, eine Tränengangsonde vom (mit einem Spekulum auseinandergehaltenen) Analkanal aus in die Abszesshöhle hineinzuführen. Das muss aber ohne jeden Widerstand möglich sein.

- In den meisten Fällen wird man keine Fistel, die den Abszess entwickelt hat, also den Quellgang, finden, da er verschwollen ist. Bei Rückfallfisteln – wir haben schon darauf hingewiesen, ist er oft so verzogen und deshalb u. U. unsondierbar geworden. In einem solchen Fall wird man auf dem Querschnitt, der den Abszess entlastet, einen Längsschnitt setzen und die Hautecken mit einer starken Schere zurückschneiden. Jetzt bleibt die Abszesshöhle ohne eingelegten Fremdkörper – also ohne Drainge – sicher offen, und in wenigen Wochen heilt dieser Abszess aus.
  Dem Patienten muss allerdings gesagt werden, dass eine Fistel zurückbleiben könnte, die später beseitigt werden muss.
- 1959 wurde versucht, unter hoher Antibiotikadosis beginnend, 30 min vor der Abszesseröffnung den Abszess mit einem Schnitt zu eröffnen, das Granulationsgewebe mit einem Löffel auszukratzen und dann mit tiefen durchgreifenden Matratzennähten die Abszessinzision mitsamt der Höhle zuzunähen. Die Voraussetzung für die primäre Naht war, dass keine innere Öffnung aufgespürt werden musste. Der so behandelte Abszess wurde unter weiterer 4-tägiger Antibiotikagabe ambulant weiterbehandelt. Nach 6 Tagen wurden die Fäden entfernt. Es resultierten aber 15–33% Rezidive, v. a. bei Ischiorektalabszessen. Das Vorgehen hat sich nicht eingebürgert [4, 5].
- Wird nach der Abszesseröffnung durch die zart suchende Sonde eine tief gegen den unteren Analkanalrand liegende Quellöffnung im Analkanal gefunden, so wird dieser Gang freigelegt und die Wunde rackettförmig, wie bei Fisteln sonst, zurechtgeschnitten (Kap. 7 »Anorektale Fisteln« [4]). Dann heilt die Wunde, das Fistel- bzw. Abszessgebiet wird wieder zur äußeren Haut, und der Infekt bleibt endgültig geheilt – ohne Kontinenzverlust.
  Zweifelt der Operateur bei einem tiefliegenden Quellgang, ob er den ganzen Sphinkterblock umgreift, so kann er einen oder einige sehr starke Fadenschlingen locker einknüpfen. Bei der Untersuchung des wachen Patienten mit dem Zeigefinger im Analkanal und unter zartem Ziehen an der Markierungsschlinge kann sehr genau entschieden werden, ob der Quellgang den ganzen Sphinkterkomplex umgreift; das ist in der Regel nie der Fall, oder ob er doch in den oberen Sphinkterpartien von innen nach außen zieht. Schon 10 Tage später kann dann die hohe Fistel freigelegt werden, vorübergehend ist eine Kontinenzeinbuße festzustellen, die sich aber bei jungen Menschen vollständig ausgleicht.
- *Reine intermuskuläre Abszesse* (Kap. 6.4.2) sollten zuerst nur am Afterrand durch eine kleine Rundexzision der Haut eröffnet und offengehalten werden. Die Fistel ist abzuwarten. Intermuskuläre Abszesse, die den Pararektalraum eröffnen, eine Rektumstenose bedingen oder von pelvirektal in die Ischiorektalgruben durchbrechen, sollten transanal entlastet werden. Manche heilen dann aus.
  Ist so ein pelvirektaler Abszess aber ischiorektal durchgebrochen, so wird er ischiorektal eröffnet und an eine dort bis in den Analkanal vorgeschobene, zurechtgebogene Sonde mit einem starken Markierungsfaden – der zu einer lockeren Schlinge gebunden wurde – versehen. Er umfasst dann – und das ist sehr selten – wirklich das ganze externe Sphinktersystem. Schrittweise kann nach Wochen eine solche Fistel freigelegt werden. Auch bei jungen Menschen bleibt allerdings in diesen Fällen ein Kontinenzdefekt zurück [4, 5].
- *Pelvirektale Abszesse*, die außerhalb aller Sphinkteren vom Eingeweide herrühren, können nur durch deren Resektion beseitigt werden. Abszesse, die mit einer entzündlichen Darmerkrankung verbunden sind, eröffnen das Kontinenzorgan bisweilen atypisch. Sie können sozusagen vom Endoderm ausgehen und sind ausnahmweise – z. B. wenn der Quellgang sehr tief liegt – im Analkanal gegen den Afterrand hin freizulegen. Nicht wenige aber können unheilbar sein. Es sein denn, man opfert das Kontinenzorgan [3, 5].

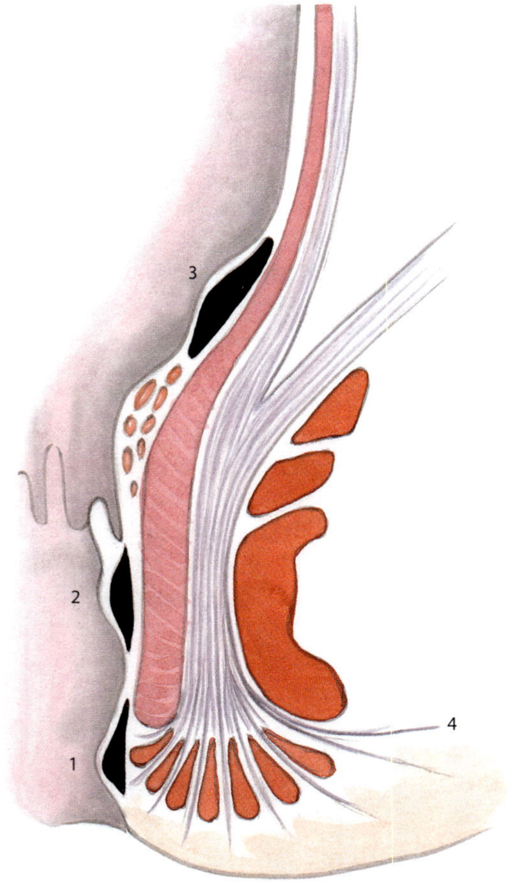

■ **Abb. 6-2.** Der subkutane (*1, 2*) und der submuköse (*3*) Abszess (*4* Septum transversale)

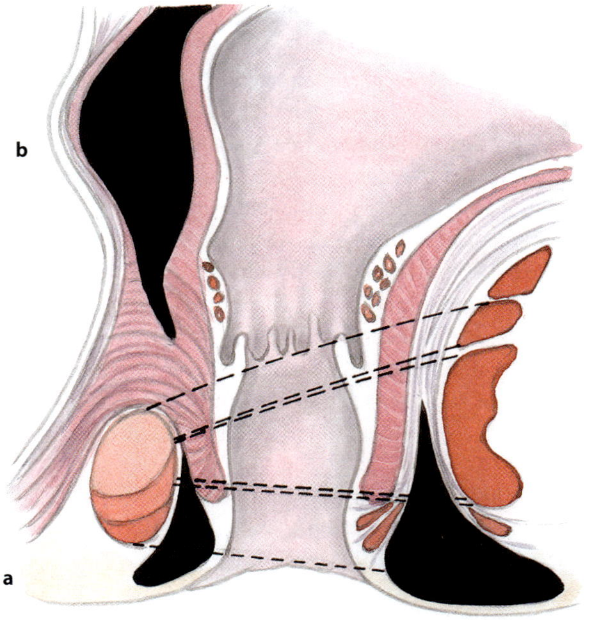

■ **Abb. 6-3.** Der intermuskuläre marginale Abszess: **a** Infektweg von der Krypte über die Proktodäaldrüse durch den Sphincter ani internus (*gestrichelt*) unter die Haut; **b** vorderer intermuskulärer pelvirektaler Abszess bei der Frau (Vorwölbung der vorderen Vaginalwand)

6.4 Klassifikation und indikationsorientierte Therapie

6.4.1 Innerhalb aller Sphinkteren entstandene Abszesse (submuköse Abszesse und subkutane Abszesse)

Verzweigt sich eine Proktodäaldrüse nach ihrer Mündung in einer Krypte kaudal unter der Analkanalhaut und infiziert sich, so entsteht ein *subkutaner Abzsess*. Selten verzweigt sich eine Proktodäaldrüse nach kranial, dann kann ein *submuköser Abzsess* entstehen. Dieser kann auch durch eine Injektion eines eigentlich für das Venenlumen bestimmten Medikaments in zu großer Dosis submukös bei der Hämorrhoidentherapie auftreten.

Alle diese Infekte sind flüchtig, brechen, da die sie bedeckenden Gewebsschichten sehr dünn sind, spontan auf und heilen ab. Manchmal entsteht eine *subkutane* oder *submuköse Fistel*. Sie macht sich durch permanenten Eiterfluss aus dem After oder knapp neben der Afteröffnung bemerkbar (■ Abb. 6-2).

6.4.2 Zwischen den Sphinkteren entstandene Abzsesse (intersphinktäre Abszesse)

- Die Proktodäaldrüsen im dorsalen und ventralen Analkanalbereich verzweigen sich oder enden, nachdem sie den Sphincter ani internus durchbohrt haben, im Spatium intermusculare bzw. im M. corrugator ani – oft weisen sie nach kaudal. So entsteht der *häufigste Abzsess* überhaupt. Er *erreicht den Analkanalrand*; manchmal leitet ihn das *Septum transversale* (Kap. 1.3, ■ Abb. 1-28) viel weiter seitwärts, z. B. bis an die Skrotalwurzel. Er kann eine breite Fläche einnehmen und siebartig durch die Haut brechen. Seine Inzision ist einfach, er hinterlässt eine intermuskuläre Fistel (■ Abb. 6-3).
- Selten wühlt sich dieser intermuskuläre Abszess nach kranial und drängt die Ringmuskulatur von der Längsmuskulatur des Rektums weg. Gewöhnlich erscheint auch er außen am Afterrand und *täuscht die oben geschilderte Abszessvariante vor*. Wird bei diesem Abszess die Quelldrüse nicht freigelegt, führt er zu einer evtl. sehr langen (hohen) intermuskulären Fistel (■ Abb. 6-4).
- Selten kann der Infekt von einer Proktodäaldrüse, die sich nach kranial entwickelt hat, den perirektalen Raum zwischen der Mastdarmwand des höher beginnenden Spatium retrorectale zusammendrücken (■ Abb. 6-7) oder vor der Kreuzbeinvorderwand entwickelt sein.
  Dieser Abszess wird von der Fascia diaphragmatis pelvis superior begrenzt (■ Abb. 6-5). Der Abszess kann sich auch ventral entwickeln, dann drängt er die Blätter der Denonvilliers-Faszie auseinander (■ Abb. 6-6).

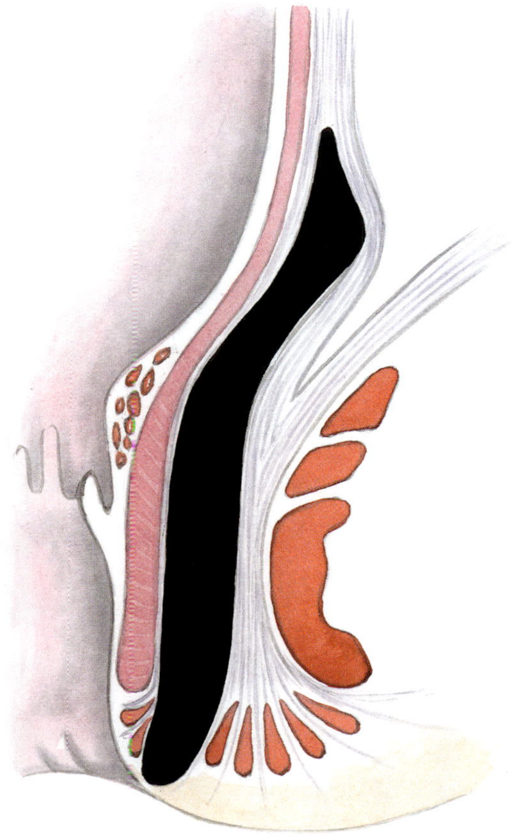

Abb. 6-4. Der große intermuskuläre (marginale) Abszess dorsal bzw. kokzygeal

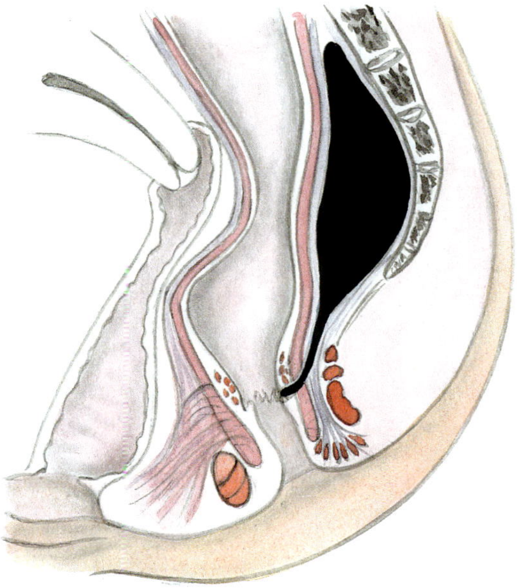

Abb. 6-5. Der hintere (dorsale) intermuskuläre Pelvirektalabszess

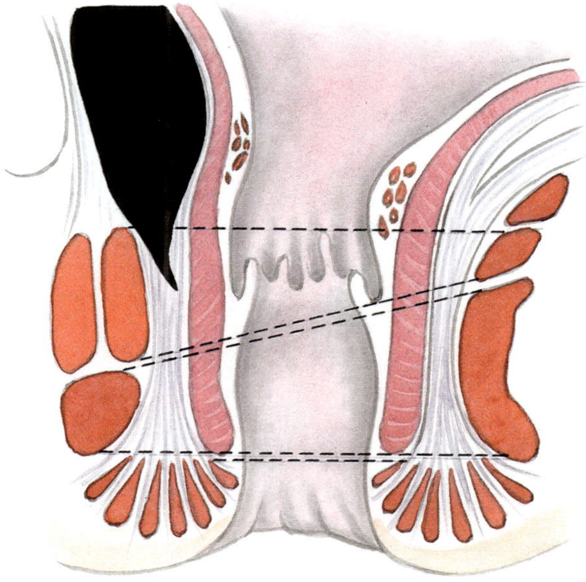

Abb. 6-6. Der vordere intermuskulopelvirektale Abszess beim Mann

Beim Mann wird dann entweder die vorderer oder die hintere Mastdarmwand weit vorgewölbt, *der Abszess kann das Rektum zirkulär-elastisch einengen* (Abb. 6-7a). Seine Diagnose ist einfach, wenn man daran denkt, denn *die Stenose ist leicht zu tasten*. Bei der Frau wölbt er hinten die Mastdarmwand vor und vorn die Scheidenwand aus der Lotrechten. Der Abszess kann sich auch bei ihr zirkulär entwickeln und spontan in die Scheidenhinterwand einbrechen und sich dort entleeren. Diese vorderen intermuskulären Pelvirekalabszesse haben manchmal perineale Ausläufer. Dann besteht oft eine kompliziert liegende Fistel.

Der naheliegende Weg, einen solchen Abzsess transrektal oder transvaginal zu eröffnen, ist falsch. *Der sicherste und schonendste Weg, ihn zu inzidieren, bestehst in der Erweiterung des Weges, auf dem er entstanden ist*. Die ihn verursachende Proktodäaldrüse findet man meist leicht. Sie ist gerade laufend, und eine zart schräg nach oben transanal von einer Krypte in ihn hineingeschobene dünne Knopfsonde in der Kryptenlinie bis in die Abszesshöhle sichert die Diagnose. In der Regel quillt beim Einführen der Sonde an ihr Eiter vorbei. Manchmal kann man die dünnere Sonde durch eine dickere ersetzen, den Gang also aufbougieren. In einem solchen Fall wird der Sphincter ani internus von der schuldigen Krypte nach abwärts, also zum Afterrand hin, durchschnitten, um den außerhalb des Rektums liegenden Abszess in der Fusion Mastdarm-Levatormuskulatur durch Spreizung mit einer Korn-Zange zu eröffnen. Dieses Vorgehen gilt ventral wie dorsal (Abb. 6-8).

Solche Abszesse vergrößern sich beim Mann manchmal nicht nur perirektal, sondern entwickeln sich nach oben retroperitoneal um die Harnblase herum und lumbal bis zur unteren Thoraxapertur hinauf weiter. Bei der Frau haben wir diese Entwicklung ventral weder gesehen noch

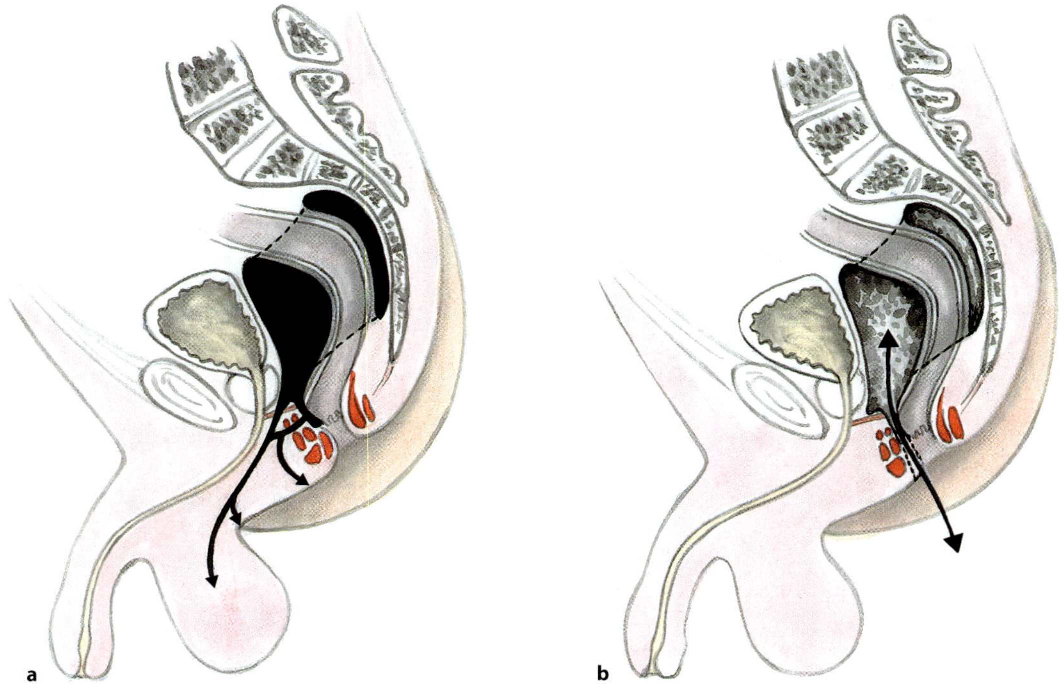

a b

Abb. 6-7a, b. Vorderer intermuskulärer Pelvirektalabszess und perinealer (vorderer) intermuskulärer pelvirektaler Abszess (**a**). Er geht von einer perinealen Proktodäaldrüse aus und entwickelt sich zwischen dem Sphincter ani internus und dem externen Schließmuskel. Dieser Abszess breitet sich zwischen dem Spatium praerectale und der Denonvilliers-Faszie aus. Er kann perineal durchbrechen und so alle Fisteln ausbilden, die am Damm beschrieben sind. Auch eine ischiorektale Infektion ist durch diesen Abszess möglich. Selten ist er mit einer Rektumstenose vergesellschaftet. Dann hat der Infekt den Mastdarm umspült (wie im Bild). **b** Eröffnung eines intermuskulären (vorderen) pelvirektalen Abszesses durch Inzision des Sphincter ani internus. Die Mastdarmstenose verschwindet schnell

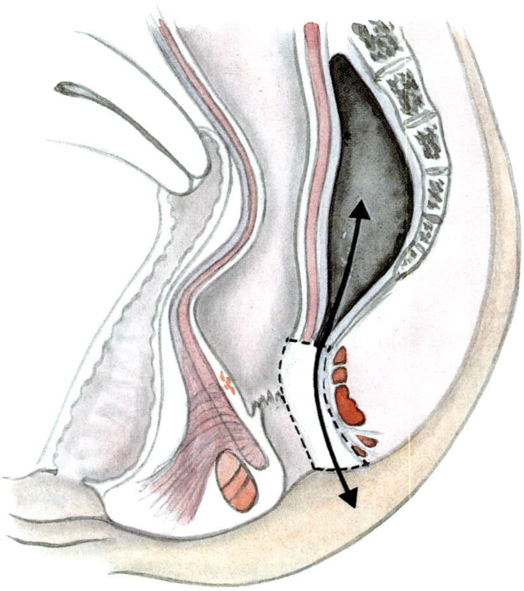

Abb. 6-8. Die Eröffnung des kokzygealen intermuskulär pelvirektalen Abszesses durch Inzision des Sphincter ani internus von der schuldigen Krypte nach außen und nach innen *(oben)* über den Schwellkörper hinaus bis an die Linea anorectalis

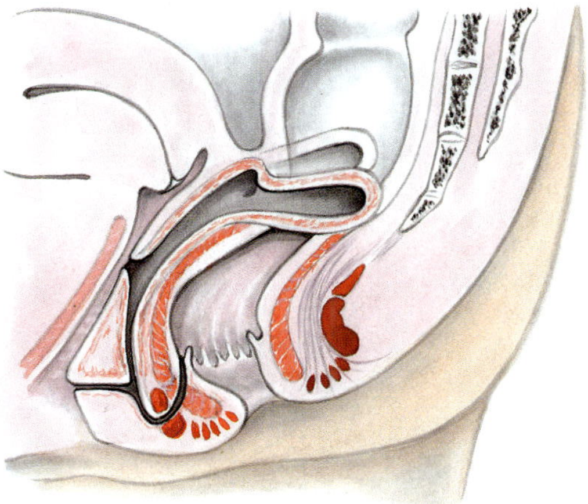

Abb. 6-9. Perineale, vollkommene, intermuskuläre abszedierende pelvirektale Anorektalfistel bei der Frau. Beginn in einer Krypte (perineal). Entwicklung zwischen Sphincter ani internus und externus. Ausbildung einer elastischen Rektumstenose und Durchbruch in die Scheide. Äußere Öffnung am Damm in der Fossa navicularis *(blass)* Fossa vestibuli pudendi

beschrieben gefunden, vielleicht, weil der Prozess vorher in die Vagina einbricht (Abb. 6-9).

In keinem Fall wurde bei diesen retroperitonealen Abszessen, die von einer nach kranial entwickelten Proktodäaldrüse ausgingen, sofort bei ihrem Auftreten die Quelle gefunden. Niemand hatte an sie gedacht. Es gelang erst, als eine Fistel zurückgeblieben war, die schuldige Drüsenquelle zu finden, zu eliminieren und so den Infekt zu beseitigen.

Zwei Fallbeispiele

1. Bei einem 1948 geborenem Mann entwickelte sich über der linken Inguinalgegend und links lumbal unter septischen Erscheinungen ein riesiger Infektherd, der durch viele Inzisionen und Antibotika langsam zur Ruhe kam, aber nie ganz ausheilte. Die Ursache war eine perineale Proktodäaldrüse, die diesen intermuskulär pelvirektalen Abszess verursachte. Diese Perinealfistel hatte auch eine äußere Öffnung am Damm, die lange übersehen wurde. Das Fistelsystem konnte ohne Kontinenzdefekt bis in die schuldige Krypte hinein freigelegt werden. Dann heilte der Prozess endgültig aus (Abb. 6-10).
2. Ein 40-jähriger Mann wurde bei Verdacht auf eine akute Unterbauchperitonitis laparotomiert. Ein retroperitonealer Abszess im Zäkumbereich wurde entleert und das Zäkum mitsamt der Appendix reseziert. Zusätzlich wurde eine Sigmakolostomie angelegt, da der Abszess das Rektum und die Harnblase umspülte. Suprasymphysär wurde eine Drainage eingelegt, aus der sich letztlich eine stark eiternde Fistel entwickelte. In Narkose wurde mit einem Spekulum der Analkanal offengehalten und inspiziert. Ein Katheter war zuvor in die suprasymphysäre Fistel wasserdicht eingenäht worden. Erst nach widerstandslosem Einfüllen von ca. ½ l blaugefärbtem Wasser spritzte die Flüssigkeit aus einer Krypte bei 6 Uhr. Es gelang jetzt mit einer hauchdünnen Sonde, diesen Quellgang bis hoch hinauf hinter das Rektum zu sondieren und das Spatium praerectale zu eröffnen. Dort wurde die Sondenspitze durch einen großen parakokzygealen Schnitt freigelegt und ein Markierungsfaden für einige Wochen belassen. Dann wurde diese sehr hohe Ischiorektalfistel zur Hautoberfläche nach außen hin inzidiert. Jetzt heilte über viele Wochen der Prozess aus (Abb. 6-11).

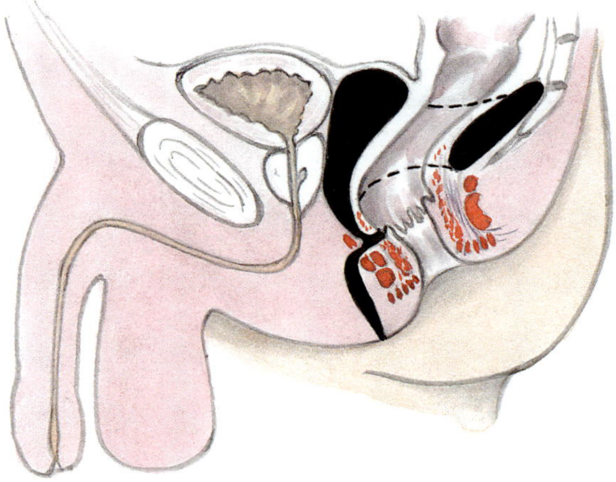

a

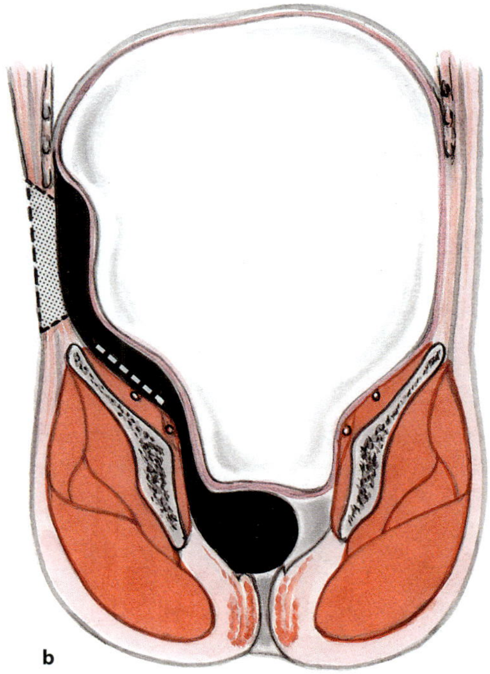

b

Abb. 6-10a, b. Perineale, vollkommene, intermuskuläre pelvirektale Anorektalfistel beim Mann (**a** Sagittalschnitt), Rektumstenose. **b** Retroperitoneale Ausbreitung des perinealen Pelvirektalabszesses bis zur linken Leiste und in die linke Lendenregion. Die Inzisionen dort sind *gestrichelt* gezeichnet (**b** Frontalschnitt, von rückwärts gesehen)

6.4.3 Transsphinktär entstandene Abszesse

Abszesse von den kokzygealen Proktodäaldrüsen

In 80% gehen diese Infekte von einer *hinteren Proktodäaldrüse* bei 6 Uhr aus. Sie kann bisweilen als harten Fleck oder gar als winzige Einsenkung getastet werden. Obwohl die Proktodäaldrüse nie das Sphincter-ani-externus-System durchbohrt, sondern intermuskulär endet, leitet sie manchmal die Infektion zwischen den Externusfasern hindurch in die Ischiorektalräume (Abb. 6-12).

Entweder wird dann die rechte oder die linke bzw. beide Ischiorektalgruben infiziert, wenn gleichzeitig, dann sind diese »Hufeisenabszesse« gleich groß. Entstehen sie zeitlich verzögert, dann ist der zweite Infektherd viel kleiner als der erste und kann bei der Inzision des größeren übersehen werden (Abb. 6-13).

Dieser Infekt geht mit starken Schmerzen im Beckenbereich einher, aber man kann lange weder etwas sehen noch etwas tasten. Das *CT und die Endosonographie* werden aber einen solchen *Abszess bald entdecken* lassen. Der Grund der langen Verborgenheit liegt an der Dichte des Septum trans-

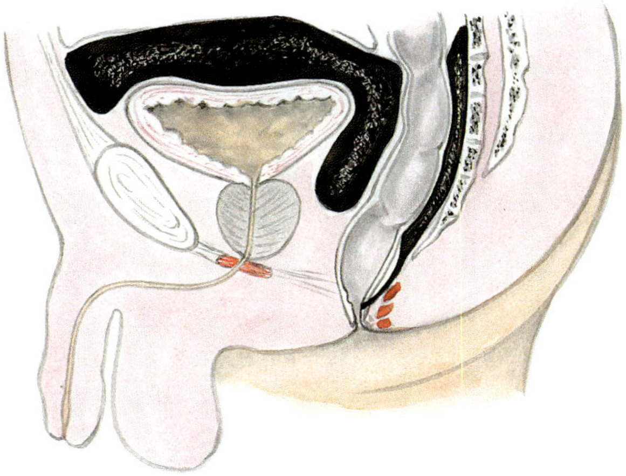

Abb. 6-11. Ischiopelvirektaler Abszess (▶ s. Text)

versale, das beide Ischialrektalgruben nach außen begrenzt und das lockere Ischiorektalfett gegen das dichter gepackte Subkutanfett hermetisch abriegelt (Kap. 1, Abb. 1-28).

Nach Tagen erst erscheint *beim Spontanverlauf ein roter Fleck neben der Afteröffnung rechts oder links*. Der in der Lücke im Ligamentum anococcygeum entwickelte Weg kann den Infekt auf die Gegenseite rühren, wo er sich zuerst evtl. kleiner etabliert und deshalb übersehen wird. Diese Anatomie bedingt die Hufeisenform des doppelseitigen Ischiorektalabszesses. *Vor einer Inzision* sollte man deshalb beide *Ischiarektalgruben erst einmal punktieren* und, falls man Eiter aspiriert, zwei Inzisionen zur Entlastung beider Ischiarektalgruben anlegen. Am besten geschieht das durch einen großen T-Schnitt.

Der Ischiorektalabszess kann subkutane und subepidermoidale Nebenherde entwickeln (Abb. 6-14) und, wie schon oben gesagt, zwerchsackähnlich den Hauptabszess zur äußeren Haut hin maskieren. Auch eine intermuskuläre Ausbreitung kann mit dem Hauptabszess verbunden sein (Abb. 6-15). Hat man die eine Ischiorektalgrube punktiert und Eiter gefunden, kann man diese vorgeschalteten oder in der anderen Ischiorektalgrube entwickelten Abszesse nicht gleich als solche erkennen. Das ist erst durch das Austasten möglich. Das die Abszesse verbindende Loch im Ligamentum anococcygeum ist hoch oben in der Abszesshöhle fühlbar.

Von diesem doppelseitigen Ischiorektalabszess kann auch eine Infektion des perirektalen und supralevatorischen Raums ausgehen, dann tastet man meist bei der rektalen Untersuchung eine elastische Rektumstenose. *Mit dem Rektum haben diese Infekte nichts zu tun* (Abb. 6-16). Fließende Übergänge zu Fisteln sind möglich. Sofort nach gründlicher Öffnung des doppelseitigen Ischiorektalabszesses durch den T-Schnitt über der Haut läuft dann dieser perirektale Abszess aus, und die Rektumstenose ist nach wenigen Tagen verschwunden. Vermutlich geht dieser ungewöhnliche Weg in den Levatortrichter über einen intermuskulären Ausläufer einer Proktodäaldrüse.

Dieser pararektale Nebenabszess ist auch über einen einseitigen Ischiorektalinfekt möglich. Dann tastet man die gleiche Rektumstenose. Vermutlich findet bei einseitiger

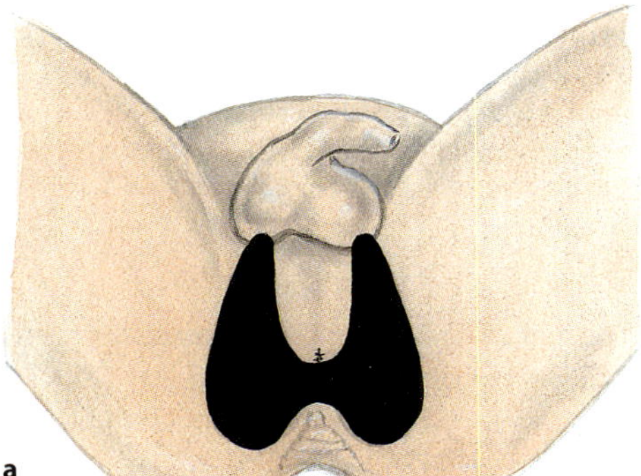

a

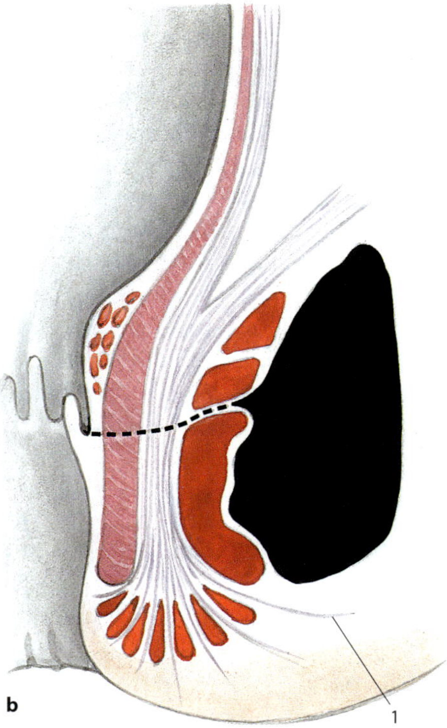

b

Abb. 6-12a, b. Der Ischiorektalabszess, entstanden durch eine paramedian liegende dorsale, alle Sphinkteren durchbohrende, weil infizierte Proktodäaldrüse (**a** Lage, **b** Frontalschnitt, *1* Septum transversale)

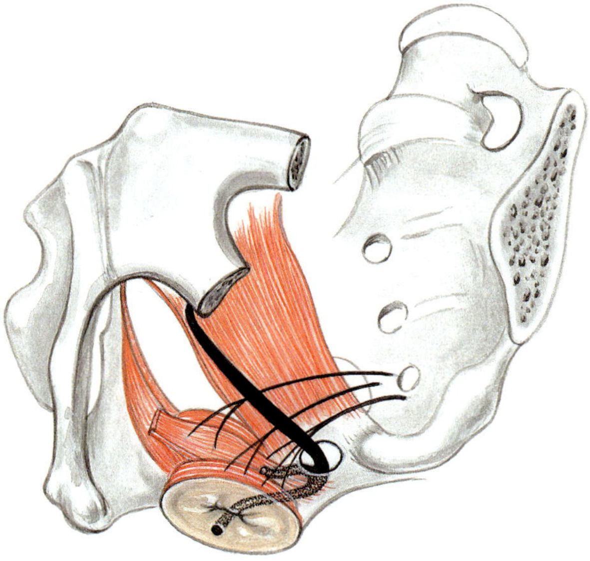

Abb. 6-13. Ungleich lange, von ungleich großen Ischiorektalinfekten entstandene Ischiorektalfisteln. Proktodäaldrüsenquelle bei 7 Uhr. Der linke Infekt reicht bis in den Schwalbe-Raum (beachte die Lücke im Lig. anococcygeum)

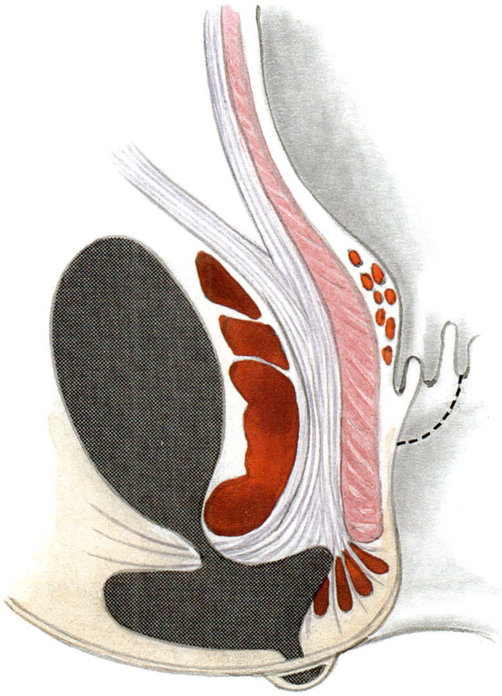

Abb. 6-14. Ein dorsaler Ischiorektalabszess mit einer zwerchsackartigen Verbindung zu einem subkutanen und subepidermoidalen Abszess

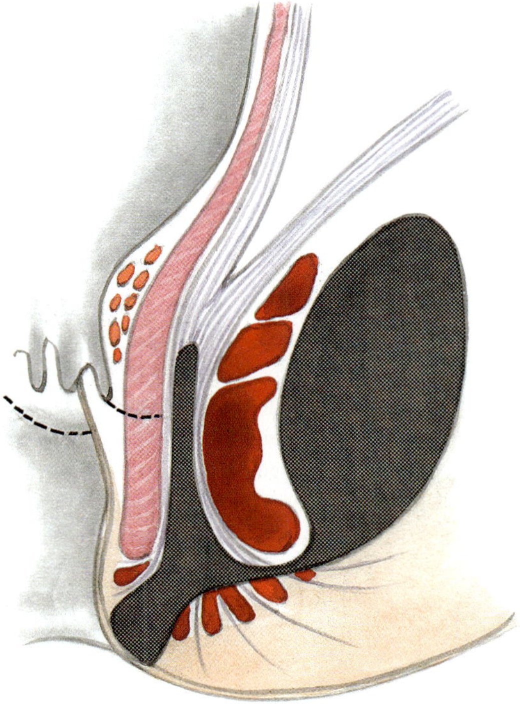

Abb. 6-15. Ein intermuskulärer Abszess mit zwerchsackartiger Verbindung zu einem dorsalen Ischiorektalabszess (selten!)

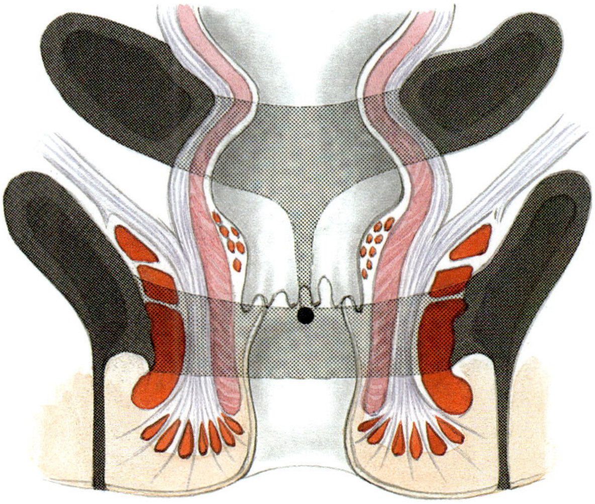

Abb. 6-16. Doppelte vollkommene Ischiorektalfistel mit blinder innerer pelvirektaler Fistel, die zu einer Rektumstenose geführt hat

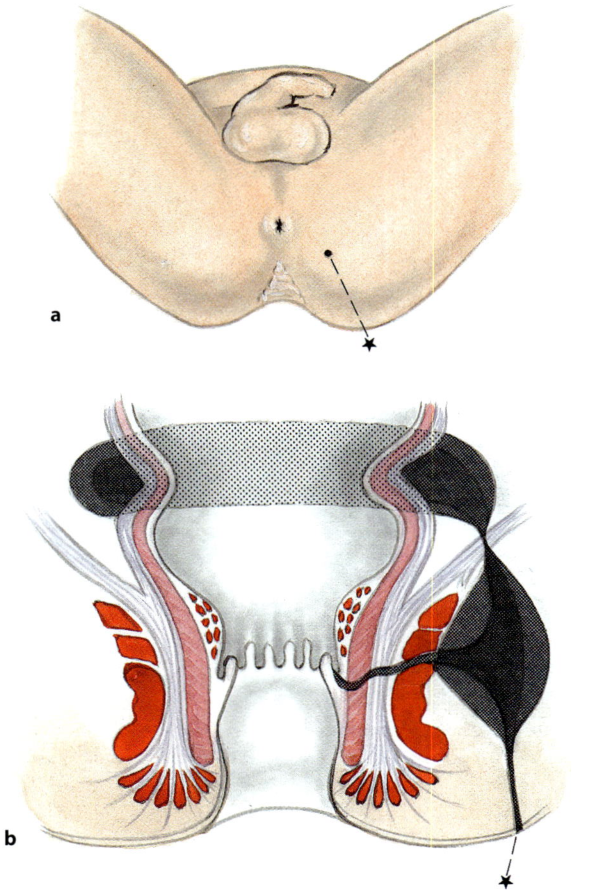

■ **Abb. 6-17a, b.** Pelvirektale Resthöhle einer Ischiorektalfistel, die durch eine Lücke in der Levatormuskulatur entstanden ist. Sie kann ihren Weg nur rechts oder links der Medianlinie durch den M. levator finden. Auch sie kann eine Mastdarmtenose unterhalten (**a** Lage, **b** Frontalschnitt)

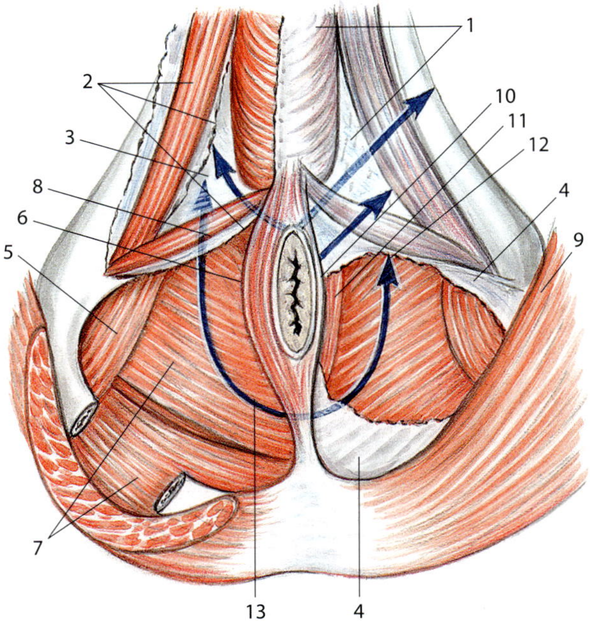

■ **Abb. 6-18.** Wege der perinealen und kokzygealen Proktodäalinfekte im Fasziengefüge des Beckens [*1* Collesi-Faszie (oberflächliches Blatt), *2* Collesi-Faszie (Septum am M. ischiocavernosus und am M. transversus perinei superficialis), *3* Faszie des M. transversus perinei profundus (unteres Blatt der urogenitalen Faszie), *4* Septum transversale, *5* M. obturator internus, *6* M. puborectalis, *7* M. pubococcygeus, M. iliococcygeus, M. coccygeus (M. levator), *8* M. transversus perinei superficialis, *9* M. glutaeus maximus, *10* M. sphincter ani externus subcutanaeus, *11* M. sphincter ani externus superficialis, *12* M. sphincter ani externus profundus, *13* Gang einer hufeisenförmigen Ischiorektalfistel, der bis unter den M. transversus perinei profundus reicht. Sie entspringt von einer Krypte bei 6 Uhr (kokzygeal)]

Entwicklung des perirektalen Infektes der Ischiorektalabszess einen Weg durch die Lücke des M. levator, die zwischen dem M. iliococcygeus und dem M. coccygeus bei manchen Menschen klafft (■ Abb. 6-17). Auch diese Rektumstenose verschwindet nach der zureichenden Eröffnung des einseitigen Ischiorektalabszesses nach einigen Tagen zuverlässig.

Abszesse von perinealen Proktodäaldrüsen

Perineale Abszesse (20% Häufigkeit) entstehen durch den *Infekt einer perinealen Proktodäaldrüse*, die ihn neben der vorderen Analkommissur zwischen den komplizierten Fasziengefügen dort etabliert (■ Abb. 6-18).

- Beim Mann kann so unterhalb und oberhalb der Collessi-Faszie ein isolierter Infektherd auswachsen, der nach der Eröffnung eine Y-förmige Analfistel hinterlässt.
- Bei der Frau wölbt ein Perinealabszess manchmal den Introitus vaginae, aber auch die hintere Scheidenwand vor. Er perforiert spontan merkwürdigerweise nie in die Scheide, sondern nur im Bereich des plattenepithelbedeckten äußeren Hautareals des Scheideneingangs in die Vulva. Dort kann man dann den oberflächlichen Perinealabszess entdecken (■ Abb. 6-19). Bei beiden Geschlechtern kann auch ein tiefer Perinealabszess die linke oder rechte Ischiorektalgrube infizieren und als Ischiorektalabszess in Erscheinung treten.

Die perineale Quelle wird oft verkannt und vergeblich die viel häufigere Quelle bei 6 Uhr bzw. in der hinteren Analkomissur wie bei einem »klassischen« Ischiorektalabszess gesucht. Wir haben verschleppte Fälle gesehen, wo von dieser perinealen Quelle beide Ischiorektalgruben durch die Lücke im Lig. anococcygeum infiziert wurden. Das ergibt dann durch unzureichende Eröffnung einen zirkulären Abszess, der den gesamten Sphinkterkomplex umkreist (■ Abb. 6-20; [4, 5]). Wir haben diesen zirkulären Abszess nur von perinealen Quellen ausgehend gesehen, nie von ischiorektalen, dorsalen.

Unsachgemäß eröffnete Perinealabszesse, die bei der Frau meist links entstehen, können sich nach rechts entwickeln und so die rechte Ischiorektalgrube von vorn her infizieren, wenn sie vorher ungenügend inzidiert worden sind und dort versperrende Narben aufgewachsen waren. Wir haben Fälle gesehen, wo sich ein ischiorektaler Hufeisenabszess entwickelt hat, der unter dem Levatoransatz am Arcus tendineus

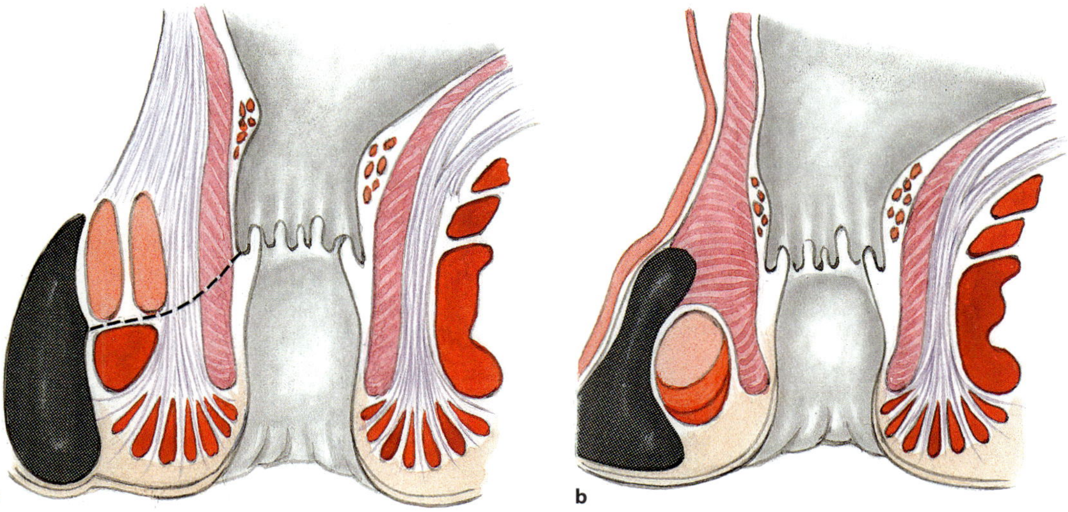

a b

Abb. 6-19a, b. Der vordere transsphinktäre Abszess bei Mann (**a**) und Frau (**b**). Bei der Frau kann fast das ganze willkürliche Schließmuskelsystem umgriffen sein. Die hintere Vaginalwand ist stark vorgewölbt

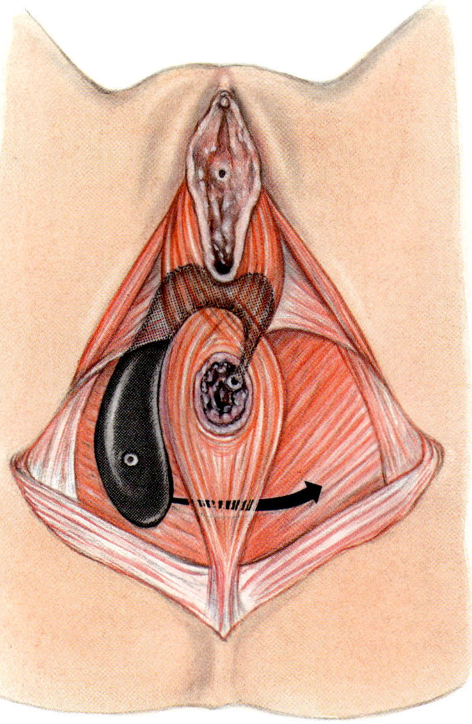

Abb. 6-20. Perineale invetierte Ischiorektalfistel bei der Frau mit Ursprung in einer Krypte bei 1 Uhr (links). Durch vergebliche Eingriffe wurde ihr eine Entwicklung zwischen Rektumvorderwand und Scheidenhinterwand aufgezwungen. Oberhalb des M. perinei superficialis und M. profundus entwickelten sich ein Abszess und eine Fistel in der *rechten* Ischiorektalgrube, der nach außen durchgebrochen war. Geheilt unter Erhaltung der Kontinenz. Möglicher Infektweg *(Pfeil)* zur linken Ischiorektalgrube. So entsteht ein zirkumanaler Abszess

links durch die Gefäßnervenfazsienlücke in der F. obturatoria in den linken Adduktorenlogen, also an der Innenseite des Oberschenkels, an die Oberfläche gekommen ist [2].

Solche Ausbreitungswege werden dann provoziert, wenn die Eiterherde nicht an ihrer Quelle breit freigelegt werden, sondern dort, wo sie zufällig, oft weit weg von der Proktodäaldrüse, zur Hautoberfläche vorgedrungen waren. Wir haben perineale Abszesse beobachtet, die sogar subkutan bis zur Außenseite des Oberschenkels vorgedrungen waren. *Niemals eröffnen selbst solche Raritäten das Rektum, es sei denn, ein falsch geführtes Messer weist ihnen diesen Weg.*

6.4.4 Außerhalb aller Sphinkteren entstandene Abszesse (extrasphinktäre Abszesse)

Der extrasphinktäre Abszess ist selten und geht *von den Eingeweiden aus*, kann sich pararektal und durch den Levator hindurch bis zur perinealen Haut vorwühlen und erst dort nach außen aufbrechen (Abb. 6-21). Die *Appendizitis, Divertikulitis und die Enteritis regionales sind die häufigsten Quellen*. Auch ein Fremdkörper, der das Rektum durchspießt, kann einen solchen Abszess bedingen, aber das ist sehr selten. Einen solchen Fremdkörper kann man im eröffneten Abszess tasten, z. B. einen Hühnerknochen oder Holzstäbchen, mit dem eine Fleischrolle zusammengehalten wurde. Entfernt man den Fremdkörper, heilen solche Abszesse in der Regel aus. Mit Ausnahme des sog. Douglas-Abszesses nach einer Appendizitis erkennt man die Quelle erst, wenn nach der Abszesseröffnung Kot aus den Fisteln läuft. Aber das ist beim Kolon als Quelle nicht immer so. Es dauert oft lang, bis das fistelnde Eingeweide – gewöhnlich radiologisch – entdeckt wird. Selbst eine Kontrastfüllung einer solchen Fistel von einer äußeren Öffnung

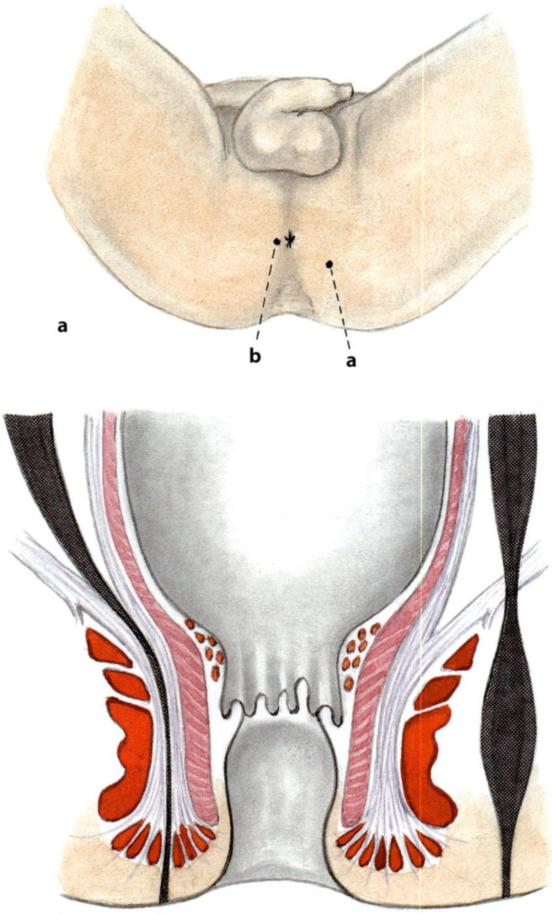

Abb. 6-21a, b. Weg eines pararektalen, translevatorischen Abszesses (*a*), extrasphinktär, der von den Eingeweiden ausgeht und als Fistel in Erscheinung tritt. Weg des Infekts von den Eingeweiden (*b*), der intersphinktär die äußere Haut erreicht (**a** Lage, **b** Frontalschnitt)

aus versagt manchmal. Hier hilft das CT oder das MRT weiter.

Sehr selten können sich appendizitische Abszesse zwischen Rektum und Kreuzbein entwickeln, wenn die Appendix mit dem Fasziengefüge über dem Promotorium verwachsen war. Abszesse, die neben dem Rektum nach der Perforation durch eine Klysmaspritze entstehen, werden leicht erkannt. War Barium pararektal deponiert, eine fatale Situation, sieht man das im Röntgenbild. Es erfordert die sofortige Freilegung des Herdes durch einen sehr großen parakokzygaealen Schnitt, evtl. durch Exzision des Steißbeins.

Extrem selten kann ein extrasphinktär entstandener Abszess auch intermuskulär die Hautoberfläche erreichen (Abb. 6-21).

Bakteriologisch: Darmkeime

Literatur

1. Henschen UA, Allemeyer EH, Hinz U (2002) Septic complications after J poach procedures. Br J Surg 89: 194–200
2. Huber P, Kissach A, Simonton T (1983) Necrotizing soft tissue infection from rectal abszess. Dis Colon Rect: 507
3. Singh B, Mortensen Mc NJ, Jewell DP (2004) Perianal Crohn's disease. Br J Surg 91: 801–814
4. Stelzner F (1981) Die anorektalen Fisteln, 3. Aufl. Springer, Berlin Heidelberg New York
5. Stelzner F (1998) Die Chirurgie an den visceralen Abschlußsystemen. Thieme, Stuttgart
6. Stelzner F (2003) Anatomie und Evolutionsmorphologie als Grundlage der Chirurgie. Chirurg 74: 938–943

7 Anorektale Fisteln

J. Girona

7.1 Ätiologie und Pathogenese – 219
7.1.1 Kryptoglanduläre Infektion – 219
7.1.2 Vom Rektum ausgehende Analfisteln – 220

7.2 Klassifikation – 221
7.2.1 Topographie der Analfisteln – 221
7.2.2 Klassifikation der kryptoglandulären Fisteln – 221
7.2.3 Sonstige Fistelformen – 226

7.3 Symptomatik – 229

7.4 Diagnostik – 231

7.5 Differenzialdiagnose – 232

7.6 Therapieprinzipien und Therapieziele – 233

7.7 Indikationsorientierte Therapiestrategien – 233
7.7.1 Subkutane, submuköse Analfisteln – 233
7.7.2 Intersphinktäre bzw. intermuskuläre Analfistel – 234
7.7.3 Transsphinktäre Analfistel bzw. ischiorektale Fistel – 236
7.7.4 Suprasphinktäre Analfisteln – 237
7.7.5 Extrasphinktäre Analfisteln – 239
7.7.6 Pelvirektale Analfisteln – 239
7.7.8 Rektumfisteln – 241
7.7.9 Rektourethrale Fisteln – 241
7.7.10 Rektovaginale Fisteln – 244
7.7.11 Analfistel bei entzündlichen Darmerkrankungen – 247
7.7.12 Aktinomykose des Anorektums – 252

7.8 Perioperatives Vorgehen – 254

7.9 Operationsverfahren – 255
7.9.1 Spaltung des Fistelgangs und Fistelfreilegung – 255
7.9.2 Exzision der Analfistel – 257
7.9.3 Fadenmethode – 257
7.9.4 Transpositionsmethode – 259
7.9.5 Fisteloperation nach Parks und modifizierte Parks-Methode – 261
7.9.6 Flap-Techniken – 264

7.10 Komplikationen der Analfisteltherapie – 266

7.10.1 Allgemeine Komplikationen – 266
7.10.2 Lokale Komplikationen – 266
7.10.3 Komplikationen nach Anwendung der Fadenmethode – 266
7.10.4 Komplikationen nach Anwendung der Spaltmethode – 267
7.10.5 Postoperative Störungen nach Externus- und Puborektalisläsion – 268
7.10.6 Komplikationen nach der Flap-Methode – 269
7.10.7 Komplikationen nach Anwendung der Parks-Methode und ihrer Modifikationen – 270
7.10.8 Fistelrezidiv – 270
7.10.9 Fistelpseudorezidiv – 271
7.10.10 Funktionelle Störungen nach der Fistelchirurgie – 271

Literatur – 273

Anorektale Fisteln sind abnorme röhrenförmige, vom After ausgehende Gänge, die i. allg. nicht spontan zur Abheilung kommen. Obwohl die Analfistelkrankheit kein lebensbedrohliches Leiden ist, stellt ihre Behandlung v. a. bei kompliziertem Fistelgangverlauf eines der größten Probleme der Analchirurgie dar. Ihre Rezidivhäufigkeit besonders nach inadäquater Therapie verursacht nicht selten irreparable Schäden des Kontinenzorgans. Durch einen sachgerechten Eingriff kann aber eine dauerhafte Beseitigung des Analleidens erreicht werden. Die Anatomie und die Morphologie des Anorektums bilden die Grundlage der Fistelentstehung und ihrer Behandlung.

7.1 Ätiologie und Pathogenese

Die Analfistel entwickelt sich aus einem Abszess oder einem chronischen Infekt im Anorektum. Für die Entstehung des Fistelleidens bilden die rudimentär angelegten, entzündeten Proktodealdrüsen zusammen mit den Analkrypten eine pathologisch-anatomische Einheit [1, 29, 36, 47, 49, 70, 81, 101, 115, 123, 138]. Andere ätiologische Faktoren kommen vergleichsweise selten vor.

7.1.1 Kryptoglanduläre Infektion

Die *Proktodäaldrüsen* sind ekkrine vom Ektoderm abstammende Drüsen, die bereits vor über 100 Jahren beschrieben wurden [8, 15, 53, 63]. Ihre Bedeutung für die Entstehung des Fistelleidens wurde jedoch erst viel später erkannt [81, 95, 101, 123]. Die Proktodäaldrüsen, auch Duftdrüsen genannt, haben einen somatischen Ursprung. Sie stammen von den Kloakendrüsen ab, die auch die Cowper- und die Bartholin-Drüsen ausbilden.

Die Proktodäaldrüsen sind nicht selten baumartig verzweigt, manchmal zystisch erweitert [75, 81, 135] und wie Tonsillen von lymphatischem Gewebe umgeben [124]. Daher werden sie auch als »Analtonsillen« bezeichnet. Neben der Lymphozytenansammlung in dieser Region [100] wurde ein vermehrter Immunglobulinnachweis in unmittelbarer Nähe der Proktodäaldrüsen als Hinweis auf eine mögliche immunologische Aktivität der Analdrüsen beobachtet [121].

Im Embryonalstadium finden sich noch zahlreiche *Analdrüsen*, dagegen sind sie beim Erwachsenen selten anzutreffen. Die Analdrüsen haben ihren Ursprung in der Kryptenlinie und weisen eine gleichmäßige Verteilung auf. Ihre stärkste und tiefste Ausprägung findet sich im Bereich der hinteren Analkommissur [75, 81, 123]. Ausgehend von den Analkrypten, welche in den Bereich der Anorektalgrenze münden, nehmen die Drüsenkörper ihren Verlauf durch den inneren Schließmuskel und auch durch die äußeren Sphinkteren [77, 78, 102, 116] (▫ Abb. 7-1).

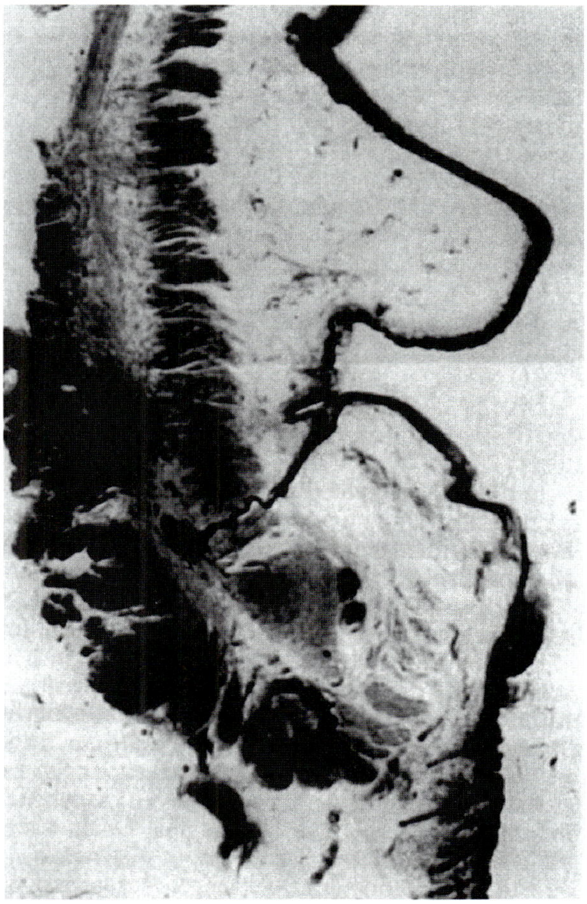

▫ **Abb. 7-1.** Fotografischer Ausschnitt des Analkanals mit einer im intermuskulären Raum dargestellten Analdrüse und deren Mündung in eine Krypte. (Nach [103])

Untersuchungen von mehreren Autoren sowie eigene Untersuchungen bestätigen, dass es in ca. ⅔ der Fälle zu einem Drüsenverlauf durch den inneren Schließmuskel kommt und in 50% der intermuskuläre Raum erreicht wird. Das bedeutet, dass Analfisteln mindestens in der Hälfte der Fälle eine Infiltration des intermuskulären Raumes aufweisen [47, 75, 81] (▫ Abb. 7-2).

Eine Drüsenverästelung durch den M. sphincter ani externus bzw. puborectalis ist selten, sie wurde lange Zeit in Frage gestellt (▫ Abb. 7-3). Eine mögliche Erklärung hierfür findet sich in der embryonalen Genese der Analdrüse. Diese entwickelt sich aus der Proktodäalmembran und ist im 5. Fetalmonat bereits vorhanden, bevor die Verschmelzung zwischen Ekto- und Endoderm vollzogen ist. Während der Internus noch nicht heruntergewachsen ist, können sich die Drüsen ungehindert zwischen den Muskelstrukturen ausdehnen [57, 68, 123] (▫ Abb. 7-4).

Die *Ursache der Infektion* einer Proktodäaldrüse ist nicht endgültig geklärt, aber sie liegt fast immer im intersphinktären Raum, der als Wegweiser der Fistelausbreitung angesehen wird [28, 66, 102].

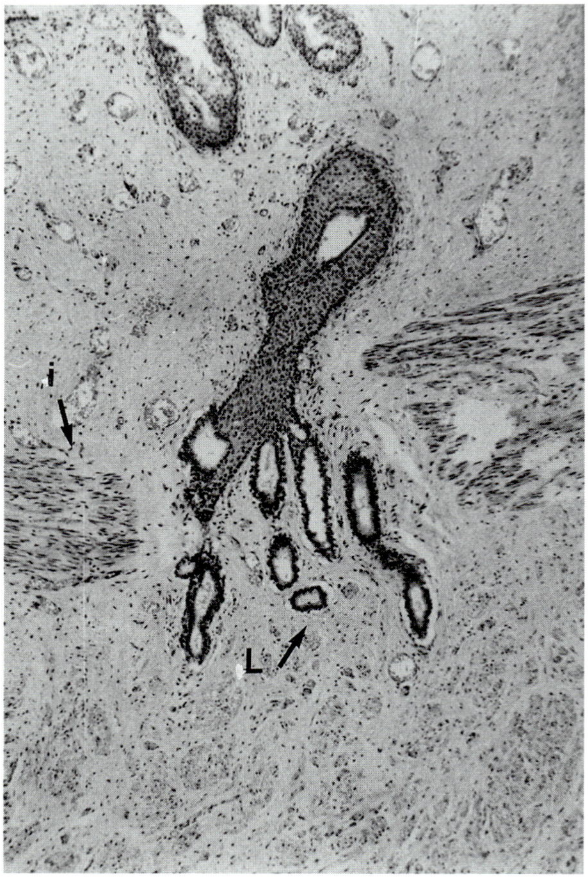

Abb. 7-2. Geschlängelter Drüsenverlauf durch den M. sphincter ani internus bei einem 23 Wochen alten weiblichen Embryo (Vergrößerung ca. 250fach). (*i* Internus, *L* Drüsenlichtung). (Nach [40])

Prädisponierende Faktoren für die Entstehung einer kryptoglandulären Infektion finden sich hauptsächlich in den anatomischen Gegebenheiten der Analregion. Obwohl der obere Analkanal außerordentlich gut durchblutet ist, besteht im Sphinkterbereich, infolge einer Dauerkontraktion des Internus, eine verminderte Durchblutung sowie eine eingeschränkte Schwellfähigkeit des septierten Analgebietes [52].

Diese Situation fördert eine besondere Bereitschaft der dort befindlichen Proktodäaldrüse für eine entzündliche Reaktion. So wird häufig über Analfisteln nach Analerkrankungen (z. B. Analfissur) [111] oder nach Verletzungen im Bereich des Anorektums durch Fremdkörper wie Fischgräten, Geflügelknochen oder Zahnstocher berichtet. Andere Autoren haben beobachtet, dass oberflächlich verlaufende Fisteln nach einer Hämorrhoidektomie oder nach einer analen Hämatomausräumung entstehen können. Detaillierte Zahlen dazu gibt Jackson an. So wurden z. B. Analfisteln in annähernd 8% der Fälle nach Hämorrhoidektomie gefunden, in 4% nach Operation einer Analfissur und in 1% nach Hämorrhoidensklerosierung [67].

Andere Faktoren sind verlängerte Analsinus als Überreste einer Proktodäalmembran oder vertiefte Analtaschen, in denen ein Kotstau entstehen kann, der letztlich zu einer Infektion im Sinne eine Kryptitis führt. Eine pelvirektale Entzündung mit Ausbreitung entlang der bekannten Grenzlamellen ruft nicht selten einen Infekt im intersphinktären Raum hervor und bewirkt hierdurch die Ausbildung von umgreifenden Fisteln [94]. Wegen der tonsillenähnlichen Schutzfunktion der Analdrüsen treten auch unter systemischen Erkrankungen oder nach einem allgemeinen Infekt kryptoglanduläre Entzündungen auf. So wird häufig über Kryptitiden und periproktitische Abszesse nach immunsupressiver Therapie im Rahmen einer Knochenmarktransplantation berichtet [80].

7.1.2 Vom Rektum ausgehende Analfisteln

Analfisteln, die vom Rektum ausgehen, weisen eine andere Ätiologie auf. Sie kommen selten, d. h. in weniger als 10% aller Fistelformen vor. Ursächlich sind in erster Linie entzündliche Darmerkrankungen wie Colitis ulcerosa und M. Crohn zu erwähnen [44, 62]. Weitere Gründe bilden Bestrahlungsschäden, v. a. für die Entstehung von rektovaginalen Fisteln, und Operationen am Rektum sowie gynäkologische oder urologische Eingriffe, Geburtstraumen und Pfählungsfolgen. Letztlich können organübergreifende Malignome, retrorektale Tumoren, Teratome, Läsionen nach Ergotaminabusus, Fehlbildungen des Rektums, venerische Erkrankungen sowie Aids zu einer Rektumfistel führen [42, 59, 72] (Tabelle 7-1).

Tabelle 7-1. Ätiologie der anorektalen Fisteln (Übersicht)

Anorektalfistel	
Kryptoglanduläre Genese	ca. 90%
Entzündliche Darmerkrankungen	Colitis M. Crohn Divertikulitis Tuberkulose Aktinomykosis
Präsakrale Zysten	Dermoidzysten Epithelzysten Teratome
Tumoren	Karzinome Sarkome
Bestrahlungsbedingte Fisteln	
Traumatische Fisteln	
Angeborene Analfisteln	
Granuloma inguinale	
Sinus pilonidalis	

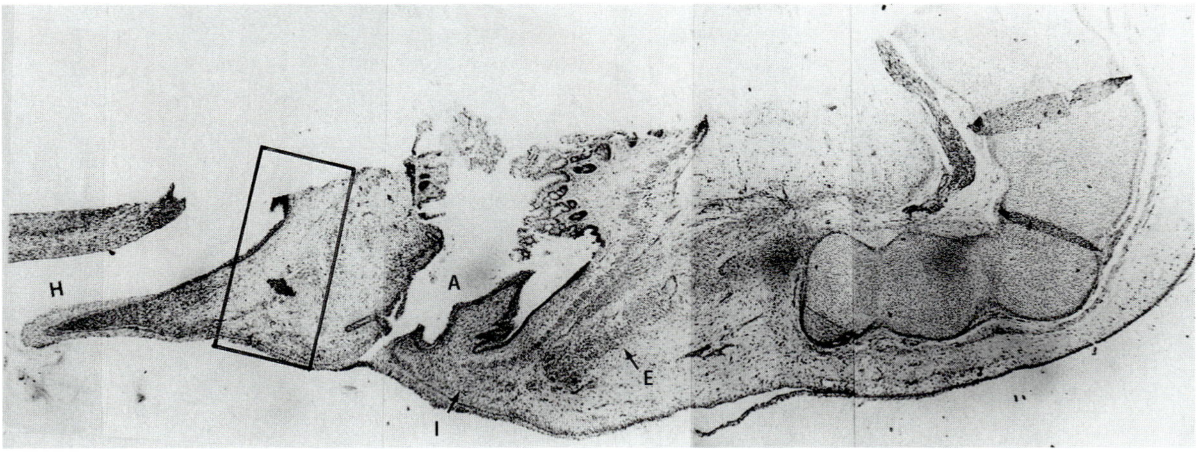

a

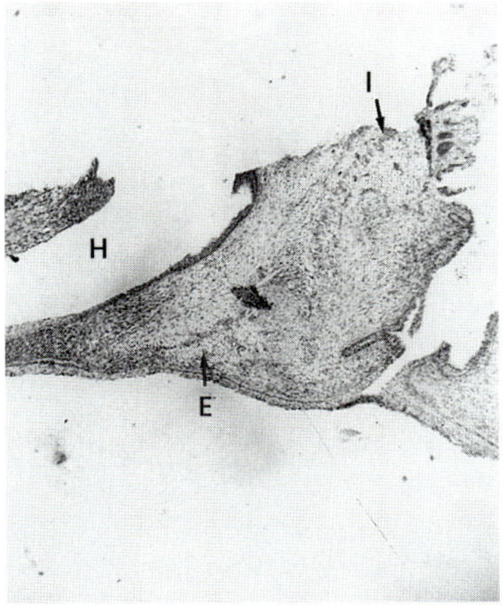

b

Abb. 7-3a, b. Drüsenpenetration durch den M. sphincter ani externus *(E)* im Sagittalschnitt (**a**) eines 15 Wochen alten männlichen Fetus, **b** Detailaufnahme (Vergrößerung ca. 600fach; *H* Harnröhre, *A* Analkanal, *I* M. sphincter ani internus). (Nach [40])

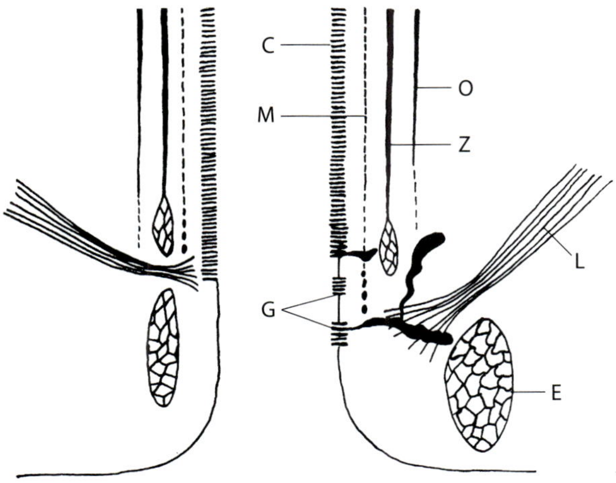

Abb. 7-4. Schematische Gegenüberstellung der Entwicklung des Enddarmes bei der Ratte *(links)* und beim Menschen *(rechts)* hinsichtlich der Ausbreitungsmöglichkeiten einer Analdrüse. Bei der Ratte ist die Verschmelzung in dieser Entwicklungsphase bereits vollzogen. Bei Menschen dagegen liegt die Analdrüse noch frei. Sie wird später zwischen Ento- und Ektoderm eingeschlossen (*C* Kolummnenepithel, *G* Analdrüsen, *M* Muscularis mucosae, *L* M. levator ani, *O* Längsmuskelschicht, *Z* zirkuläre Muskelschicht, *E* M. sphincter ani externus). (Nach [57])

7.2 Klassifikation

7.2.1 Topographie der Analfisteln

Eine zuverlässige Typisierung der analen Fisteln setzt die topographische Kenntnis des Anorektums voraus (Näheres in Kap. 1.3 »Anatomie des Kontinenzorgans« und Kap. 1.4 »Funktion der Beckenbodenmuskulatur und Physiologie der Defäkation«).

Aufgrund des anatomischen Aufbaus des Anorektums mit seinen Hüllfaszien und Grenzlamellen finden sich bei der genauen Betrachtung mehrere Leitschienen entsprechend den einzelnen Muskelgruppen im Bereich der äußeren Sphinkteren [35]. So entstehen je nach Lokalisation und Verlauf der Analdrüse unterschiedliche Ausbreitungswege der Fistel zwischen den Muskelsepten (Abb. 7-5 und Abb. 1-52 in Kap. 1.4).

7.2.2 Klassifikation der kryptoglandulären Fisteln

Abszess und Analfistel stellen unterschiedliche Erscheinungsbilder auf der Grundlage einer gemeinsamen Ursache

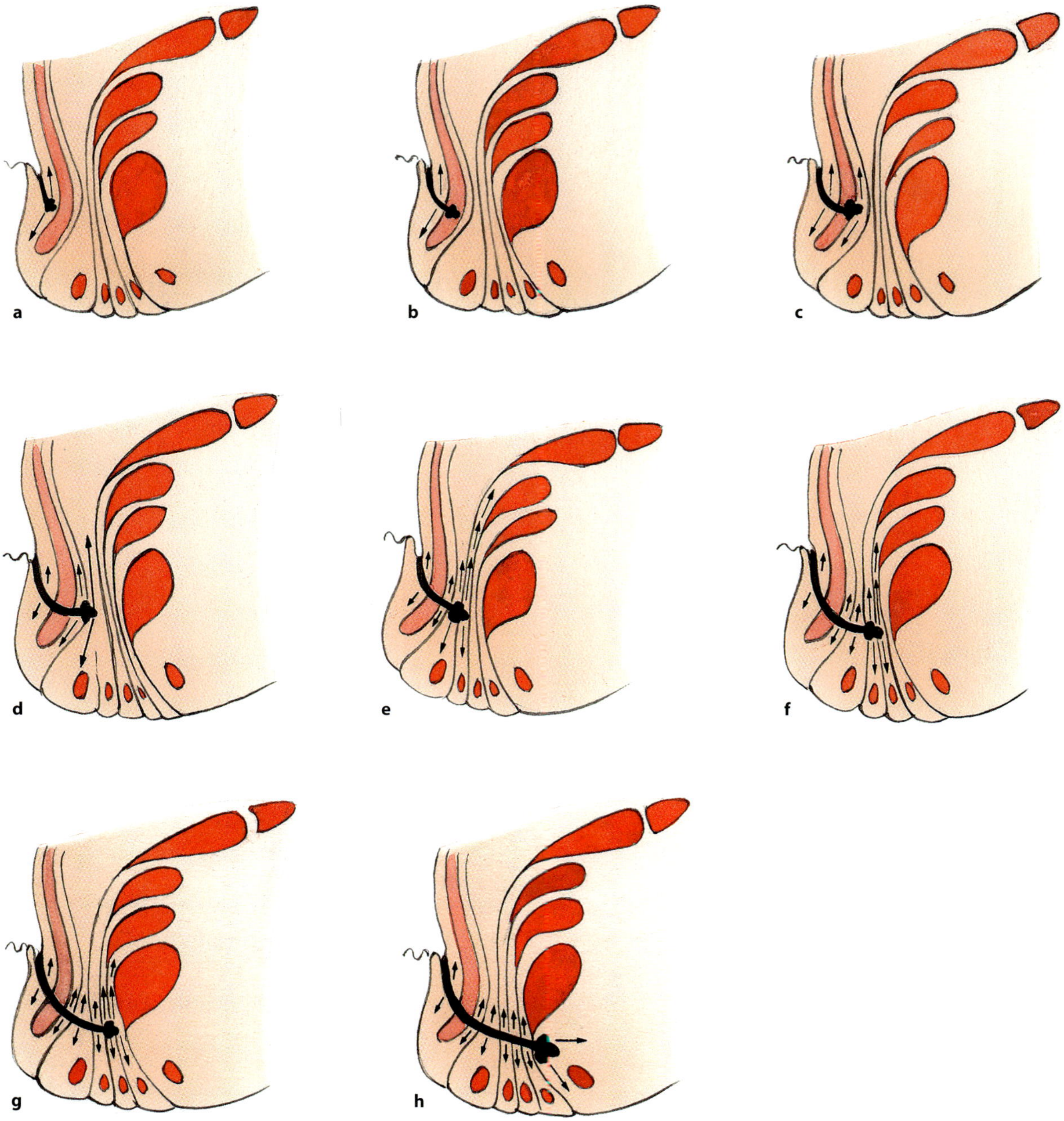

Abb. 7-5a–h. Schematische Darstellung möglicher Fistelverläufe durch die Sphinkteren in Abhängigkeit von der Drüsenlokalisation. Aufgrund der anatomisch unterschiedlichen Ausbreitungswege einer Infektion im Analkanal werden folgende Fistelwege aufgezeichnet. **a** Subkutaner Verlauf einer auf dem Internus lokalisierten Analdrüse. **b** Drüsenpenetration durch den Internus bei möglicher gleichzeitiger subkutaner Fistelausbreitung. **c** Die Analdrüse liegt zwischen der zirkulären Internus- und der Längsmuskelschicht der Rektumwand und hat den intermuskulären Raum soeben erreicht. Die Infektion kann innerhalb und entlang der Längsmuskulatur verlaufen, evtl. mit einer Beteiligung des subkutanen Raums. **d** Wenn sich die Analdrüse im intersphinktären Raum zwischen Longitudinalis und dem Ausläufer des Levators befindet, kann eine Entzündung in diesem Raum in beide Richtungen verlaufen und evtl. den pelvirektalen Raum erreichen. Außerdem besteht die Möglichkeit einer Ausdehnung der Infektion über die in **a** und **c** genannten Wege. **e** Bei einer Drüsenlokalisation in der nächsten Schicht kommt es bei einer Infektion nach kranial zur Ausbildung einer suprasphinktären Fistel, die zwischen Levator und Puborektalis verläuft. Eine weitere Beteiligung der unter **a, c** und insbesondere unter **d** genannten Ausbreitungswege ist in der Praxis nicht selten. **f** Die Infektion einer Proktodäaldrüse zwischen den Ausläufern des Puborektalis und des Externus profundus kann zu einer hohen transsphinktären Fistel führen. Eine Beteiligung der vorher genannten Wege **e, d** und evtl. **c** sind nicht auszuschließen. **g** Die Drüse ist hier weit lateral lokalisiert. Ihre Infektion wird einen Fistelverlauf zwischen dem Externus profundus und superficialis im Sinne einer transsphinktären Analfistel ergeben. Die Möglichkeit eines Fistelverlaufes nach distal ist hier wie bei allen anderen Fistelformen gegeben. In manchen Fällen findet sich aber eine Beteiligung der vorher genannten Wege. **h** Die Möglichkeit einer oberflächlich verlaufenden Entzündung besteht bei einer Drüsenlokalisation zwischen Externus superficialis und subcutaneus. Außer der üblichen Fistelverbindung zur Kryptenlinie, wie bei allen anderen Fisteln, besteht selten die Möglichkeit einer Ausdehnung der Infektion auf andere vorher genannte Wege

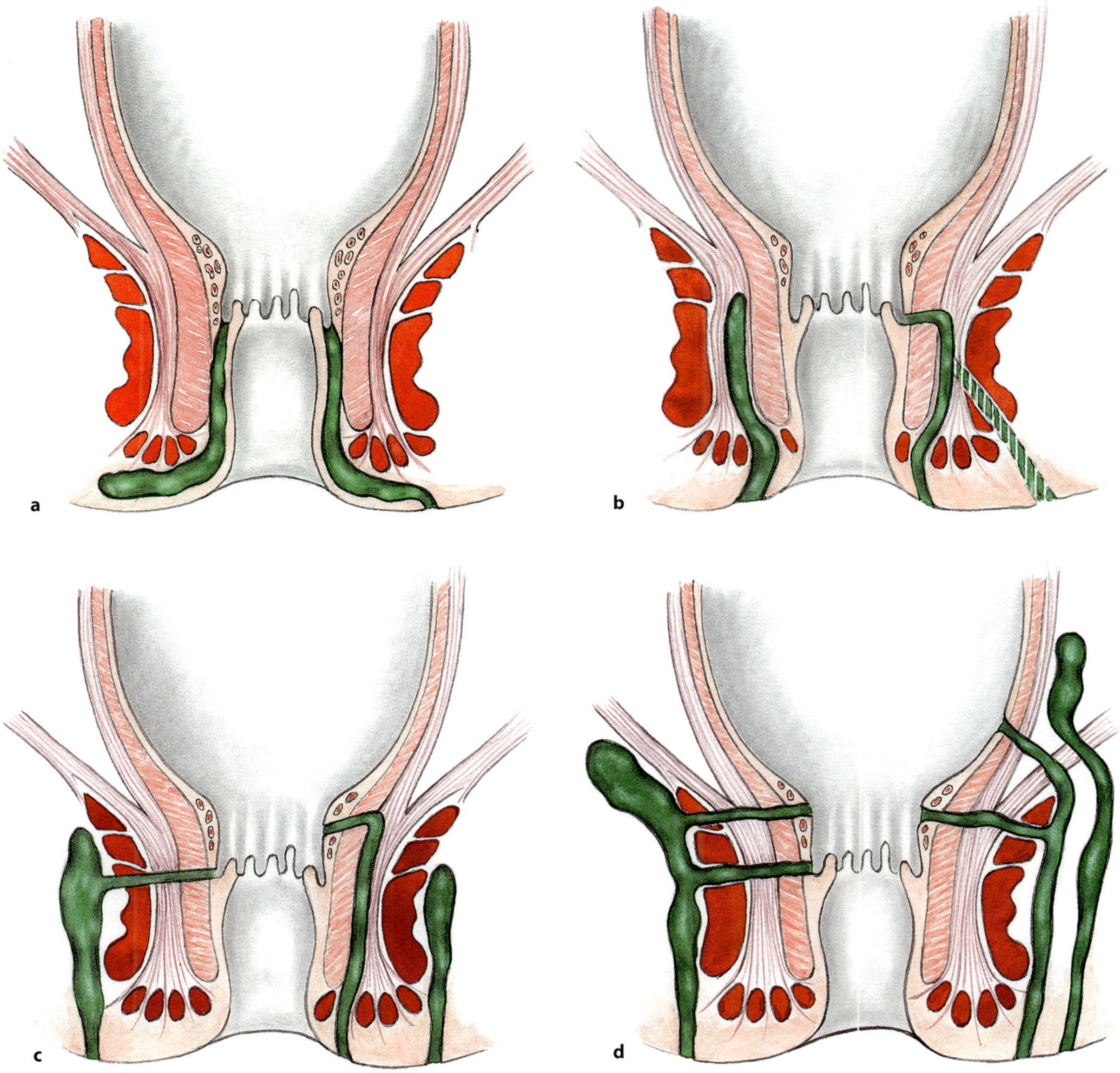

Abb. 7-6a–d. Einteilung der Analfistel nach Milligan-Morgan. **a** Submuköse bzw. subkutane Fistel, **b** »low anal fistula«, **c** »high anal fistula«, **d** anorektale Fistel. (Nach [95])

dar. Häufiger löst die Fistel den Abszess ab, seltener ist der umgekehrte Verlauf.

Analfisteln wurden im Laufe der Zeit nach ganz verschiedenen Kriterien eingeteilt [16, 30]. Eine frühe Einteilung richtet sich nach der äußeren Lokalisation der Fistelöffnung [50]. Spätere orientieren sich nach der Lage oder dem Verlauf der Fistelgänge in Beziehung zu den Analsphinkteren [72, 81, 123]. Das Gemeinsame aller Einteilungen ist die Komplexität der Systematik [101]. Zu den gängigen Fisteltypisierungen gehören neben der Klassifikation von Milligan-Morgan (1934) [95] die Einteilungen nach Stelzner [123], Lilius [81], Parks, Gordon, Hardcastle [103] und Shafik [116] (Abb. 7-6 bis 7-9). Eine zusammenfassende Literaturübersicht der bekanntesten und weit propagierten Analfistelklassifikationen findet sich in der Tabelle 7-2.

Wegen der überzeugenden Systematik sowie der therapeutisch ausgerichteten Anwendbarkeit benutzen wir in Anlehnung an die *Klassifikation von Parks* eine Einteilung der Analfistel in 4 Haupttypen.

Hauptgruppen der Analfistel

- Intersphinktär (Typ I)
- Transsphinktär (Typ II)
- Suprasphinktär (Typ III)
- Extrasphinktär (Typ IV)

Jede Hauptgruppe wird nochmals in 3 verschiedene Varianten unterteilt, welche durch die Buchstaben A, B und C gekennzeichnet sind (Abb. 7-10).

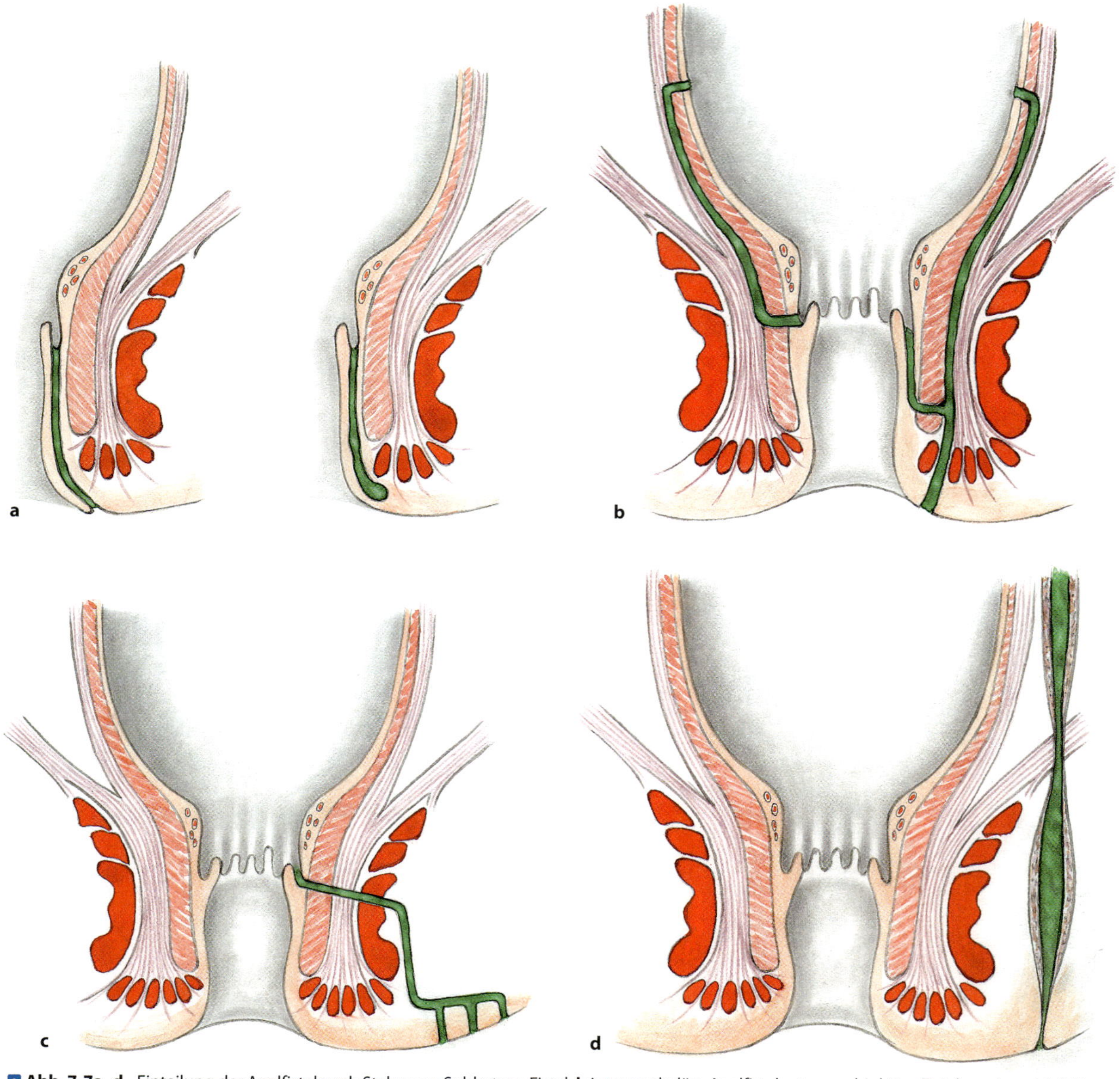

Abb. 7-7a–d. Einteilung der Analfistel nach Stelzner. **a** Subkutane Fistel, **b** intermuskuläre Analfistel, **c** transsphinktäre Fistel, **c** extrasphinktäre Fistel. (Nach [123])

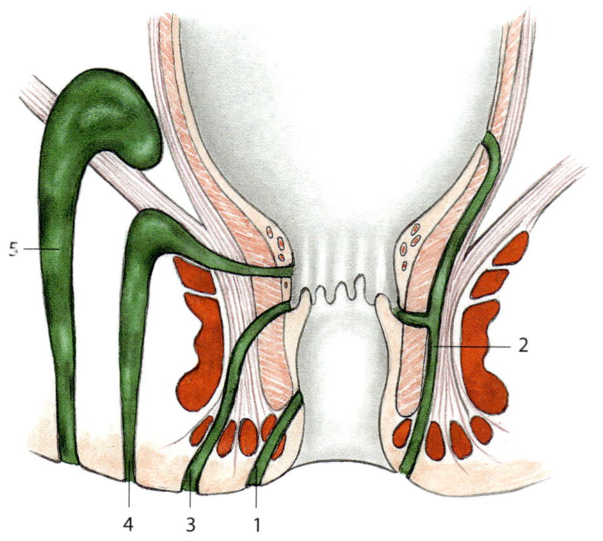

Abb. 7-8. Einteilung der Analfistel. *1* Subkutane Fistel, *2* intermuskuläre Fistel, *3* »low anal fistula«, *4* »high anal fistula«, *5* pelvirektale Fistel. (Nach [81])

Tabelle 7-2. Klassifikation der Analfisteln nach der Literatur

	Äußere Analfistel	Extrasphinktäre Fistel	»High anal fistula«	Innere Analfistel	Intermuskuläre Analfistel	Intrasphinktäre Analfistel	Intermuskuläre transsphinktäre Fistel	Intersphinktäre Fistel	Intramurale Fistel	Ischiorektale Fistel	»Low anal fistula«	Pelvirektale Fistel	Rektalfistel	muskuläre Fistel	Subkutane Fistel	»Superficial fistula«	Suprasphinktäre Fistel	Transsphinktäre Fistel
1834 Astley Cooper	+			+														
1910 Melchior										+					+			
1916 Göz										+					+			
1928 Chiricesco										+					+			
1930 Gross										+					+			
1934 Milligan u. Morgan			+								+				+			
1951 Goligher			+								+			+	+			
1957 Hughes					+					+			+					
1956 Eisenhammer					+		+											
1959 Stelzner		+			+										+			+
1968 Lilius			+		+						+	+			+		+	
1976 Parks		+						+									+	+
1977 Marks, Ritchie		+						+								+	+	+
1979 Arnous									+								+	+
1982 Shafik		+				+												
1984 Vasilevsky, Gordon		+						+									+	+

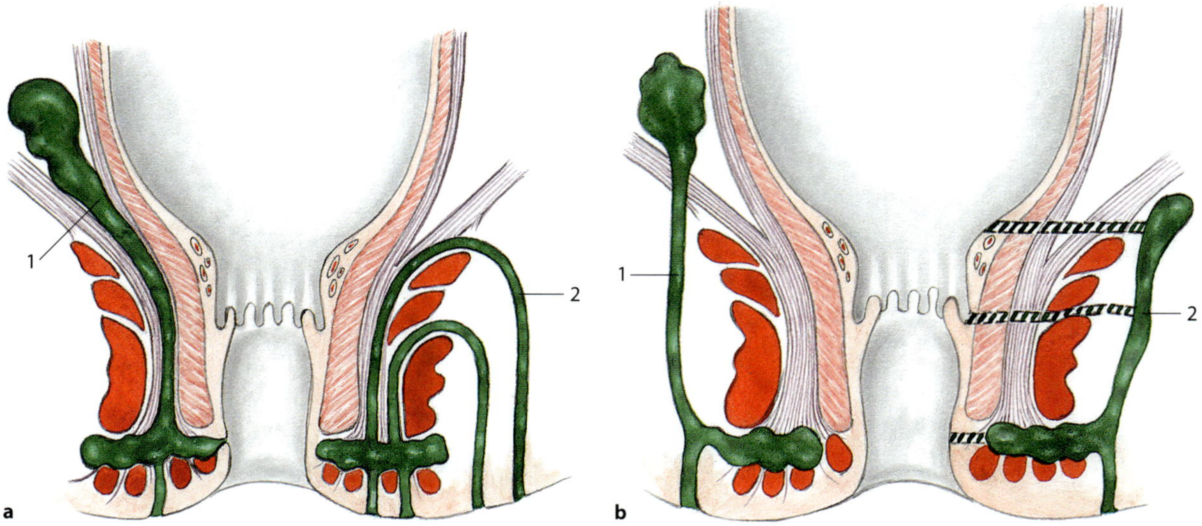

Abb. 7-9a, b. Einteilung der Analfistel. **a** Intersphinktäre Fistel, **b** extrasphinktäre Fistel (*1* »high intersphincteric fistula«, *2* »low intersphincteric fistula«). (Nach [116])

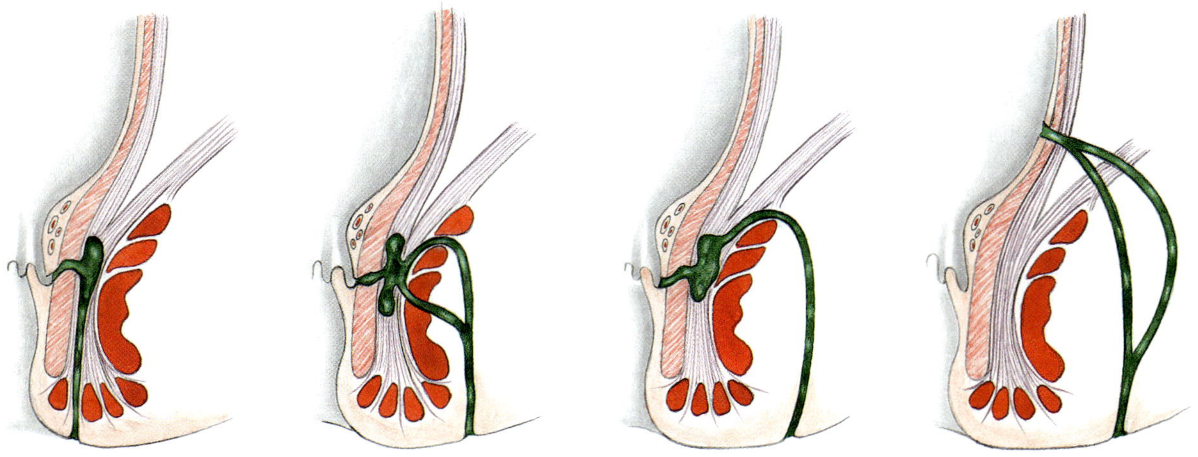

Abb. 7-10. Einteilung der Analfisteln und ihre Frequenz. Gruppe I: intersphinktäre Analfistel 45%, Gruppe II: transsphinktäre Analfistel 30%, Gruppe III: suprasphinktäre Analfistel 20%, Gruppe IV: extrasphinktäre Analfistel 5%. (Nach [103])

Untergruppen

- Einfacher Verlauf (A)
- Komplizierter Verlauf mit hoch gelegener Resthöhle (B)
- Komplizierter Verlauf mit zusätzlicher Verbindung zum Rektum (C)

Es entsteht ein einfaches Fistelschema als Grundlage für die notwendige chirurgische Therapie [41, 102].

Die Häufigkeit des Auftretens der 4 Fistelgruppen ist unterschiedlich. Die oberflächlichen Fistelgruppen stellen den größten Anteil, dagegen treten die suprasphinktären Fistelgruppen nur in 3–20% der Fälle auf (Abb. 7-11 bis 7-14). Die oben genannten Fisteltypen I–III gehen immer von einer Infektion der Proktodäaldrüse aus, der Typ IV (extrasphinktäre Fistel) dagegen nur ausnahmsweise. Die sog. *unklassifizierbaren Analfisteln* kommen in der Praxis selten vor. Es handelt sich meistens um Varianten der oben aufgeführten glandulären Fisteln, bei denen eine innere Öffnung im Analkanal nicht nachzuweisen ist.

7.2.3 Sonstige Fistelformen

Alle übrigen Analfisteln werden i. Allg. nach ihrer Entstehungsursache oder Lokalisation klassifiziert.

Bei den *pelvirektalen Fisteln*, auch anorektale Fisteln im engeren Sinne genannt, handelt es sich um anorektale Infekte, die im Bereich des pelvirektalen Raumes lokalisiert sind. Als Ursache kommen entzündliche pararektale Prozesse, Pfählungsverletzungen oder fortgeleitete pelvine Infekte (primäre pelvirektale Fisteln) sowie in wenigen Fällen

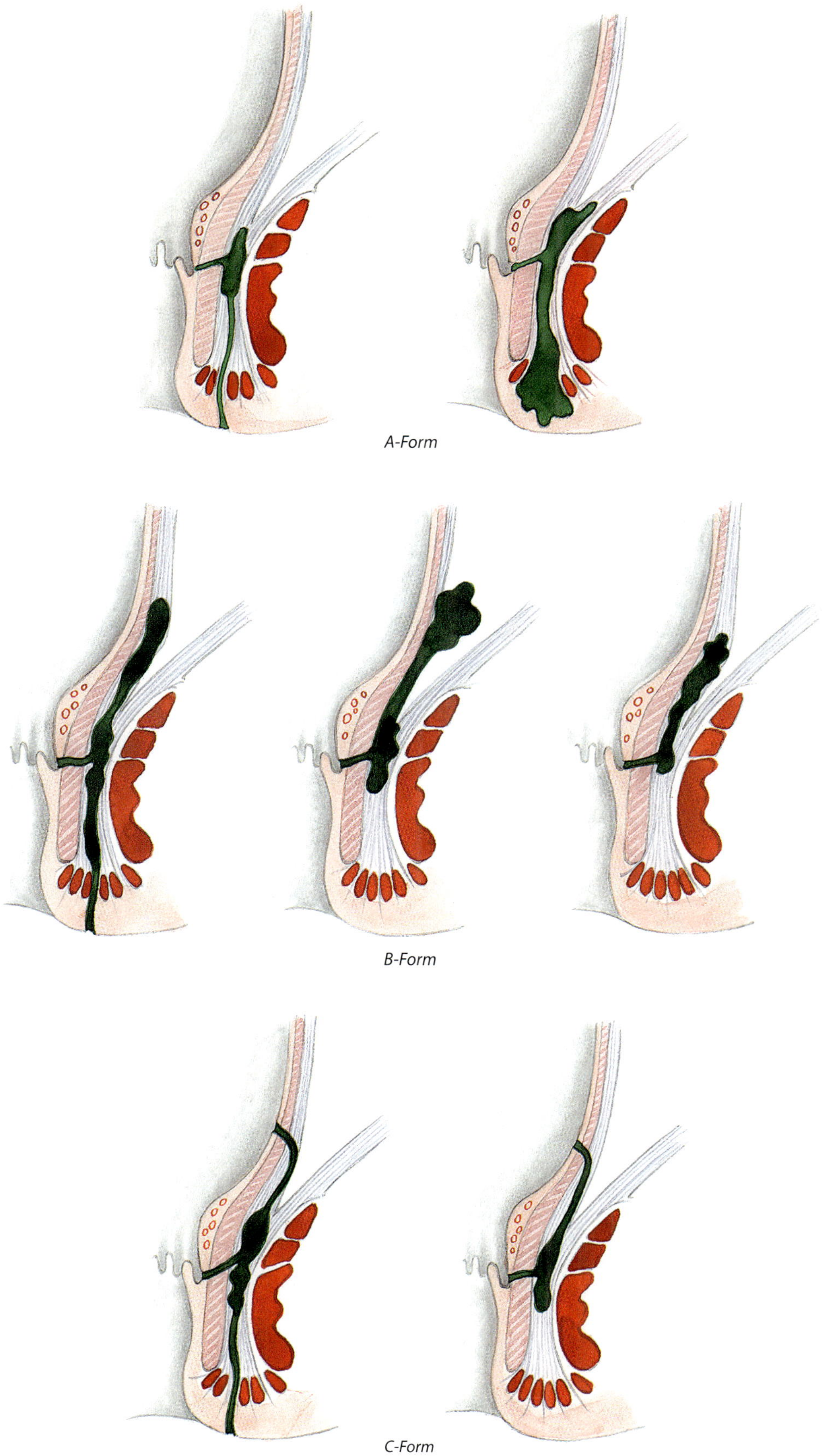

Abb. 7-11. Einteilung der intersphinktären Analfisteln. *A-Form:* Grundform *(links)* mit Variante *(rechts)*, *B-Form:* Mit einem sekundären hohen Gang *(links)* und Variante *(rechts)*, *C-Form:* mit einer sekundären Öffnung im Rektum *(links)*, Variante *(rechts)*

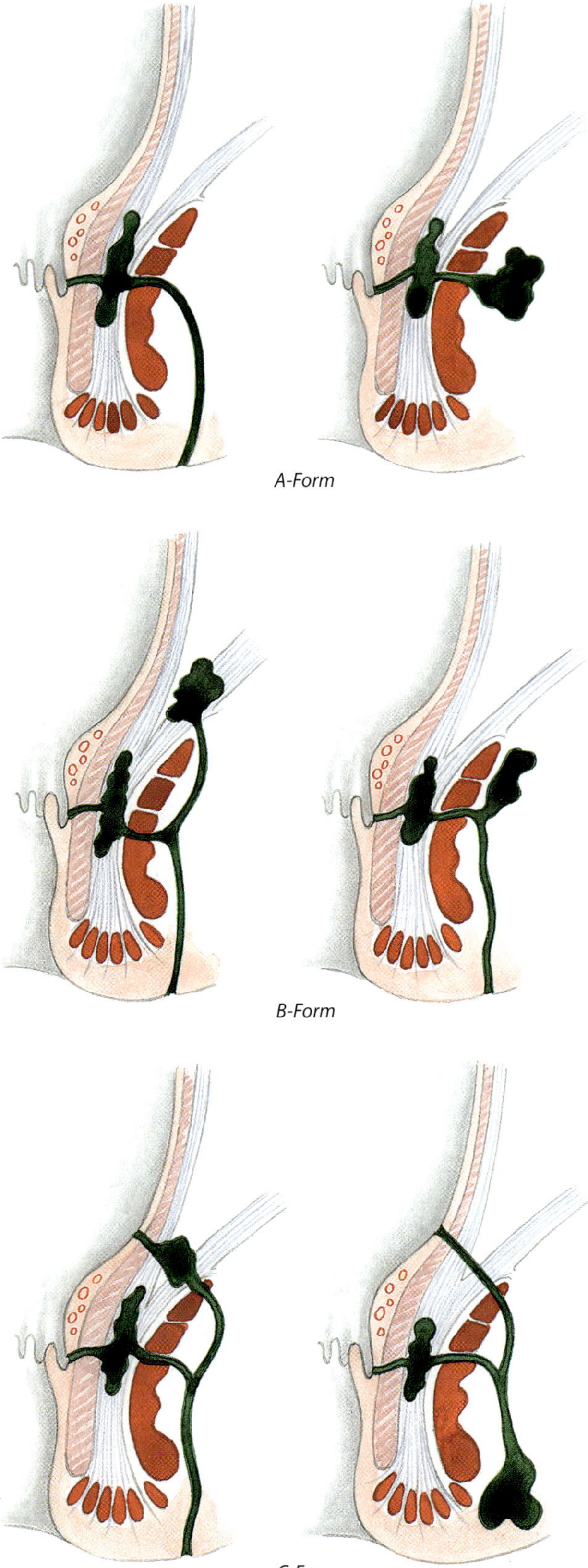

Abb. 7-12. Einteilung der transsphinktären Analfisteln. *A-Form:* Grundform *(links)* und Variante *(rechts)*, *B-Form:* mit einem sekundären hohen Gang *(links)* und Variante *(rechts)*, *C-Form:* mit einer sekundären Öffnung im Rektum *(links)*, Variante *(rechts)*

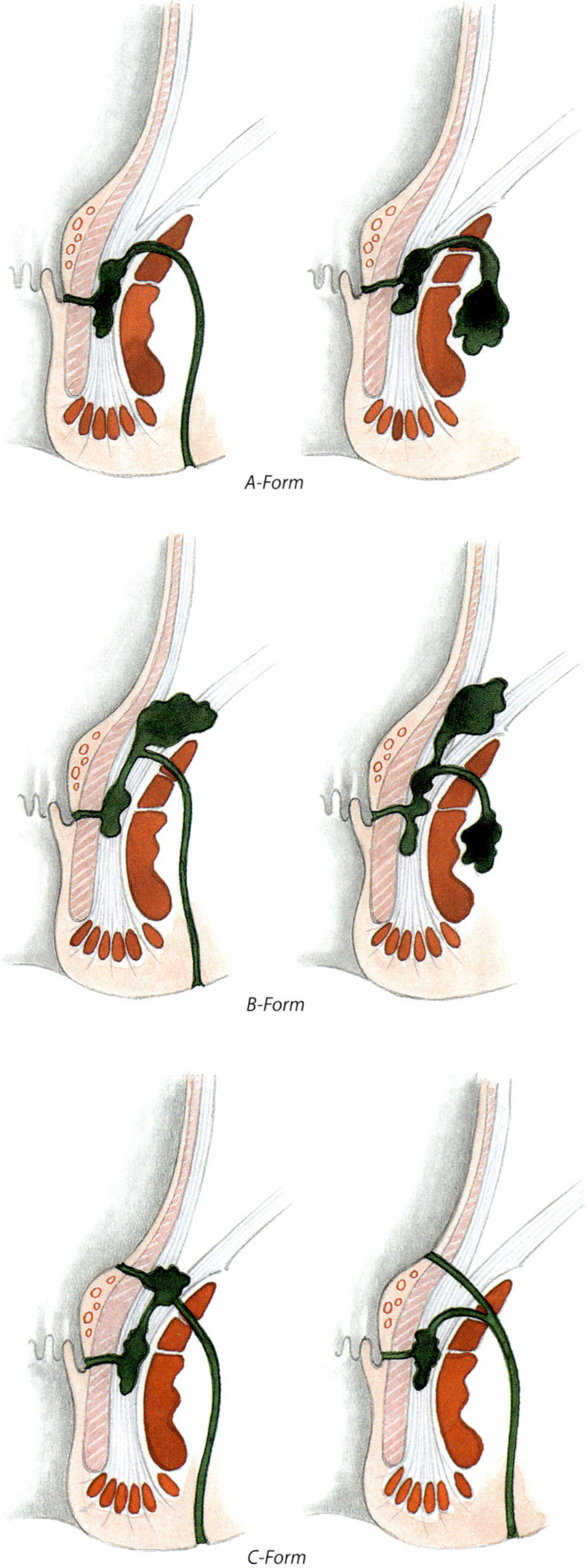

Abb. 7-13. Einteilung der suprasphinktären Analfisteln. *A-Form:* Grundform *(links)* und Variante *(rechts)*, *B-Form:* mit einem sekundären hohen Gang *(links)* und Variante *(rechts)*, *C-Form:* mit einer sekundären Öffnung im Rektum *(links)*, Variante *(rechts)*

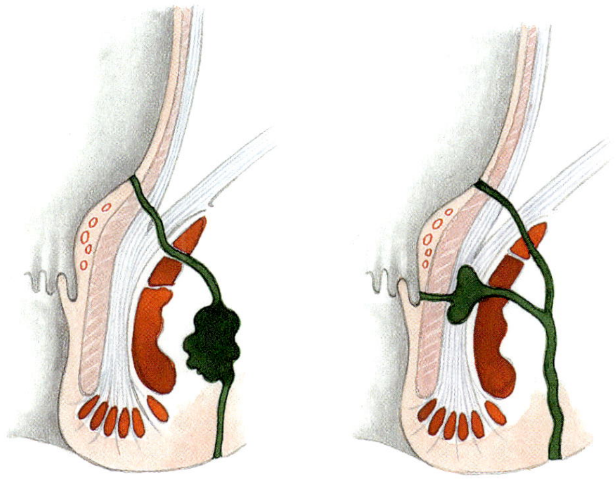

Abb. 7-14. Einteilung der extrasphinktären Analfisteln. *A-Form:* Grundform, *C-Form:* sekundäre Form mit einer Fistelverbindung zur Kryptenlinie

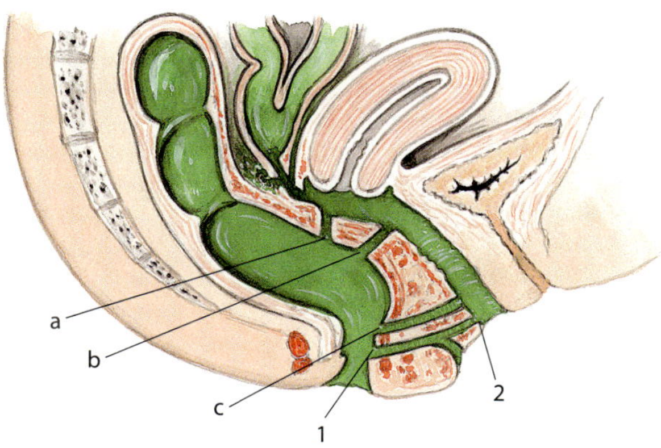

Abb. 7-15. Einteilung der enterovaginalen Fisteln: *a* hohe rektovaginale Fistel, *b* mittlere rektovaginale Fistel, *c* tiefe rektovaginale Fistel, *d* anovaginale Fistel, *1* anoperineale Fistel, *2* anovestibuläre Fistel

pyogene Entzündungen der Proktodäaldrüse (sekundäre pelvirektale Fisteln) mit unterschiedlichem Ausbreitungsmuster in Frage.

Bei *Rektumfisteln* handelt es sich um Fisteln, die von der Rektumwand ausgehen. Ihr Quellgebiet liegt meist oberhalb der anorektalen Region im unteren Rektumdrittel. Trotz dieser Unterschiede wird die Rektumfistel von vielen Autoren als Synonym der pelvirektalen Fisteln betrachtet.

Bei Eingriffen an der Prostata und an der Harnblase sowie bei Verletzungen des Beckenrings kann es zur Ausbildung von rektalen Fisteln mit Anschluss an die Urethra, Prostata oder Harnblase im Sinne einer *rektourethralen Fistel, rektoprostatischen Fistel* und *rektovesikalen Fistel* kommen.

Die rektourethralen Fisteln werden nach sehr unterschiedlichen Kriterien klassifiziert. Einige Einteilungen zielen auf die Organlokalisation der Fistelung, z. B. im Bereich der Urethra, der Harnblase oder des Harnleiters. Nach der Lokalisationshöhe werden sie in hohe und tiefe Fisteln unterschieden. Die letztere Klassifikation hat für die Therapie ihre Bedeutung in Hinblick auf die Wahl des operativen Zugangs. So kann entschieden werden, ob ein abdomineller Zugang oder lediglich ein perianaler Zugang erforderlich sein wird.

Manche Autoren ziehen es vor, die urorektale Fisteln nach der Ätiologie der Fistelung zu klassifizieren. Hiernach werden gutartige urorektale Fisteln, wenn ihre Entstehung unabhängig von einem malignen Tumor ist, von der malignen Fistel unterschieden [97].

Die speziellen *Analfisteln der Frau* werden in anovaginale bzw. anovulväre Fistel, vestibuläre und rektovaginale Fistel unterteilt. Die rektovaginalen Fisteln klassifiziert man entsprechend der Höhe der Fistelverbindung zum Rektum in untere, mittlere und hohe rektovaginale Fisteln (Abb. 7-15).

Eine Zusammenfassung der Ätiologien der enterovaginalen Fisteln des eigenen Krankengutes aus den Jahren 1985–1995 ist in Tabelle 7-3 aufgeführt.

Der Anteil der Enterovaginalfisteln beträgt 7,1%. Darunter finden sich in 28,6% Fisteln entzündlicher Genese, gefolgt von Fisteln kryptoglandulären Ursprungs mit 25,6%. Die Fisteln »post partum« liegen an 3. Stelle mit 20,8% gefolgt von den postoperativen Fisteln nach Rektumresektion, Hysterektomie, Schließmuskelraffung und Kolporrhaphie.

Im Gegensatz zu den kryptoglandulären Fisteln findet sich bei der *Analfistel bei M. Crohn* und *Colitis ulcerosa* (Typ IV C) der primäre Entzündungsherd im Bereich der Mukosa bzw. Submukosa der Rektumwand. Von dort breiten sich die Fistelgänge in verschiedene Richtungen aus, ohne die gegebenen anatomischen Strukturen zu respektieren [44]. Aufgrund dessen lassen sich die Analfisteln bei M. Crohn und Colitis ulcerosa nur unzureichend nach den bekannten Klassifizierungen einteilen. Hierfür hat sich die pragmatische Differenzierung zwischen hoher und tiefer Crohn-Analfistel gut bewährt (Tabelle 7-4) [61].

Letztlich sind die sog. *spontanen Fisteln* zu erwähnen, die vordergründig keine Ursache haben. Erfahrungsgemäß handelt es sich häufig um pelvirektale Fisteln, die u. a. nach längerfristig zurückliegenden Rektumeingriffen auftreten.

7.3 Symptomatik

Das Beschwerdebild der Analfistel ist abhängig von der Lokalisation des entzündlichen Prozesses und von der eigentlichen Ursache der Fistelung.

Die Analfistel manifestiert sich in der Regel in Form eines akuten oder chronischen Perianalabszesses. Deshalb sollte bei Abszesseröffnung immer nach einem vorhandenen Fistelgang geforscht werden. Die Sondierung wird sehr sorgfältig durchgeführt, um eine »via falsa« in dem entzündlichen Gewebe zu verhindern. Fehlt der Nachweis einer Fistel, wird die Perianalwunde sekundär heilen. Die Diagnosestellung einer Fistel nach Abzessinzision und Drainage

Tabelle 7-3. Ätiologie der enterovaginalen Fisteln des eigenen Krankengutes

Operierte Patienten (1985–1994)	Analfisteln Enterovaginale Fisteln	3.914 Patienten 297 Patienten	92,9% 7,1%
Ätiologie	**Nr./%**	**Erkrankung/Operation**	**Nr.**
Geburtstrauma	162/20,8	Dammriss	42
		Episiotomie	20
postoperativ	44/14,8	Rektumkarzinom/«low anterior« Resektion	9
		Rektumkarzinom/Sleeve-Anastomose	2
		Transanale Tumorabtragung	2
		Pouch-Anlage	4
		Abdominelle Hysterektomie	3
		Vaginale Hysterektomie	18
		Rokitansky-Küster/Zustand nach Neovagina	1
		Rektumampullenverkleinerung	1
		Schließmuskelraffung	1
		Beckenbodenplastik	1
		Kolporraphia posterior	1
Infektion	76/25,5	Kryptoglanduläre Fisteln	76
Entzündliche Genese	85/28,6	M. Crohn	80
		Divertikulitis	5
Neoplastisch	4/1,3	Sigmakarzinom	
		Akute myeloische Leukämie	1
		Zervixkarzinom	
		Supraanales Schwannom	1
Nach Radiatio	123/7,7	Bei gynäkologischen Karzinomen	23
Ergotaminabusus	3/1,0		3

Tabelle 7-4. Klassifikation der Analfistel bei M. Crohn. (Nach [41])

	Lokalisation	Ursprung	Häufigkeit	Therapie
Tiefe Fistel	Analkanal	Kryptoglandulär	2/3	Einfach
Hohe Fistel	Rektum	Rektal	1/3	Schwer

ist unterschiedlich häufig. Ihre Inzidenz beträgt nach Literaturangaben zwischen 15 und 80% [49, 54, 60, 67, 72, 123, 131].

In manchen Fällen treten Analfisteln ohne vorherige Abzedierung auf und sind entsprechend symptomarm. Dies kommt häufig bei chronisch entzündlichen Erkrankungen vor (Kap. 7.7.10).

Aufgrund der starken Septierung des Afters mit sehr geringem Schwellraum treten zu Beginn der Infektion häufig heftige *Spannungsschmerzen* auf, die eine eingehende Untersuchung ohne Anästhesie unmöglich machen [54, 123]. Im Abszessstadium ist die Diagnose nach Anamneseerhebung, Inspektion und klinischer Untersuchung leicht zu stellen. Handelt es sich um Infektionen mit Abszedierung im ischiorektalen bzw. pelvirektalen Raum, kommt es aufgrund des großvolumigen Schwellraums häufig zu *undefinierbaren Schmerzen* und *Druckgefühl*, sodass eine exakte Lokalisation des Entzündungsprozesses Schwierigkeiten bereiten kann. Bei dieser Entzündungslokalisation können nicht selten *gynäkologische Beschwerden*, z. B. Menstruationsstörungen, *oder urologische Symptome* auftreten, welche als Primärmanifestation der Fistelkrankheit eine Diagnostik erschweren.

In Abhängigkeit von der Lokalisation des Entzündungsprozesses können hohe intraanale Infekte einen schleichenden Verlauf aufweisen.

Nach spontaner Perforation des anal gelegenen Entzündungsherdes tritt schlagartig Linderung ein, dagegen lassen die Beschwerden bei intraanalem Eiterabfluss wegen des muskulären Widerstandes der Sphinkteren sehr langsam nach. Außerdem können *Kontaktblutungen* sowie *Luftabgang* auftreten. Je höher die Lokalisation der inneren Fistelöffnung, desto eher wird der Luftabgang intermittierend oder kontinuierlich von Stuhl- bzw. Nahrungsresten begleitet.

Die Fistelsymptomatik *bei M. Crohn und Colitis ulcerosa* ist hauptsächlich von den Entzündungsphasen der lokalen und intestinalen Manifestation abhängig. Im Wesentlichen sind die Analfisteln und Analfissuren bei M. Crohn und Colitis ulcerosa trotz der weitläufigen Ausdehnung symptomarm. Nur im akuten Stadium oder bei ausgeprägter analer Stenosierung treten heftige Beschwerden auf, welche eine Untersuchung in Narkose erforderlich machen.

7.4 Diagnostik

Die Diagnose ist mittels Anamnese, Inspektion, äußerer Palpation und digitaler Untersuchung des Anus sowie mit Hilfe einiger Zusatzuntersuchungen zu stellen.

Diagnostisches Vorgehen zur Abklärung von Analfisteln und Analabszessen

- *Standarddiagnostik*
  - Anamnese, Inspektion und äußere Palpation
  - digitale Untersuchung des Anus
  - Sondierung des inneren Fistelostiums
  - Endoskopie
  - anale Manometrie
- *Zusatzdiagnostik*
  - äußere Instillation von verdünnten Farbstoffen
  - endorektale Sonographie
  - Kernspintomographie
  - Fistulographie (selten)

Im Fistelstadium ist die Befunderhebung meistens eindeutig. Bei der digitalen Untersuchung gelingt durch Palpation der Nachweis der inneren Fistelöffnung bzw. einer druckempfindlichen Einsenkung des Anoderms als Hinweis auf eine Fistelquelle. Mit der *Sondierung* des inneren Fistelostiums durch eine abgewinkelte Sonde oder durch eine Sondierung von außen wird die Diagnose bestätigt. In schwierigen Fällen lässt sich durch den *Austritt von Eiter* aus einer geschwollenen Krypte oder nach äußerer *Instillation* von verdünnten Farbstoffen wie Methylenblau oder Indigocarmin, evtl. mit Wasserstoffperoxid oder gekochter Milch vermischt, die innere Fistelöffnung nachweisen [98]. Bei Verdacht auf eine inkomplette innere Fistel können suspekte Analkrypten mit einer Hakensonde sondiert werden. Bei Rezidivfisteln geben narbiges Gewebe bzw. spärliche Granulationen im Analkanal den Hinweis auf eine innere Fistelöffnung.

Weitere notwendige Untersuchungen sind die *Endoskopie* zum Ausschluss einer entzündlichen oder tumorösen Erkrankung des Darms sowie die *anale Manometrie*. Letztere soll eine evtl. bestehende Abschwächung der Schließmuskelkraft vor dem geplanten Eingriff dokumentieren und ggf. intraoperativ Berücksichtigung finden [70].

Bei unklaren Befunden, insbesondere bei tief gelegenen Infektionen im Frühstadium oder bei Verdacht auf eine hohe Rektum- oder pelvirektale Fistel, werden folgende Zusatzuntersuchungen empfohlen.

Die *endorektale Sonographie* gibt genaue Auskunft über die Höhenlokalisation eines entzündlichen Prozesses im Bereich der Rektumwand bzw. des pelvirektalen Raums (Abb. 7-16). Diese Information erleichtert die Planung des operativen Zugangs. Zudem lässt sich das Ausmaß des Abszesses bzw. der Fistelung feststellen und bei entsprechender Technik sogar die innere Fistelöffnung identifizieren [85, 79, 98, 140]. Daneben besteht mit der endorektalen Ultraschallsonde die Möglichkeit, verborgene Schließmuskeldefekte festzustellen. Dieser Befund kann dann bei der operativen Versorgung der Fistel eingeplant werden [45].

Bei komplizierten Fistelverläufen oder bei rezidivierenden unklaren Fistelätiologien wird eine *Kernspintomographie* eher als eine *Computertomographie* des kleinen Beckens einen wertvollen Beitrag zur Klassifizierung der Fisteln leisten. Das *endoanale MRT* besitzt gegenüber dem konventionellen MRT eine höhere Sensivität (Abb. 7-17) [113, 126].

Bei Verdacht auf eine Rektumfistel mit oder ohne supra- bzw. pelvirektalen Verlauf können mit Hilfe der *Fistulographie* weitere Nebengänge und die Verbindung zum Rektum dargestellt werden [49] (Abb. 7-17). Die Interpretation der Fistulographiebilder setzt eine große Erfahrung des Untersuchers voraus. Durch die Einführung des MRT wird die Fistulographie nur noch in Ausnahmefällen eingesetzt

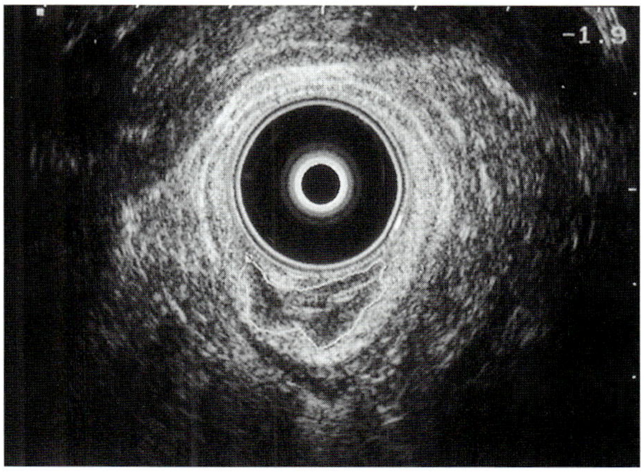

Abb. 7-16. Endorektale Sonographie. Echoreiche dorsale Abszedierung des pelvirektalen Raums

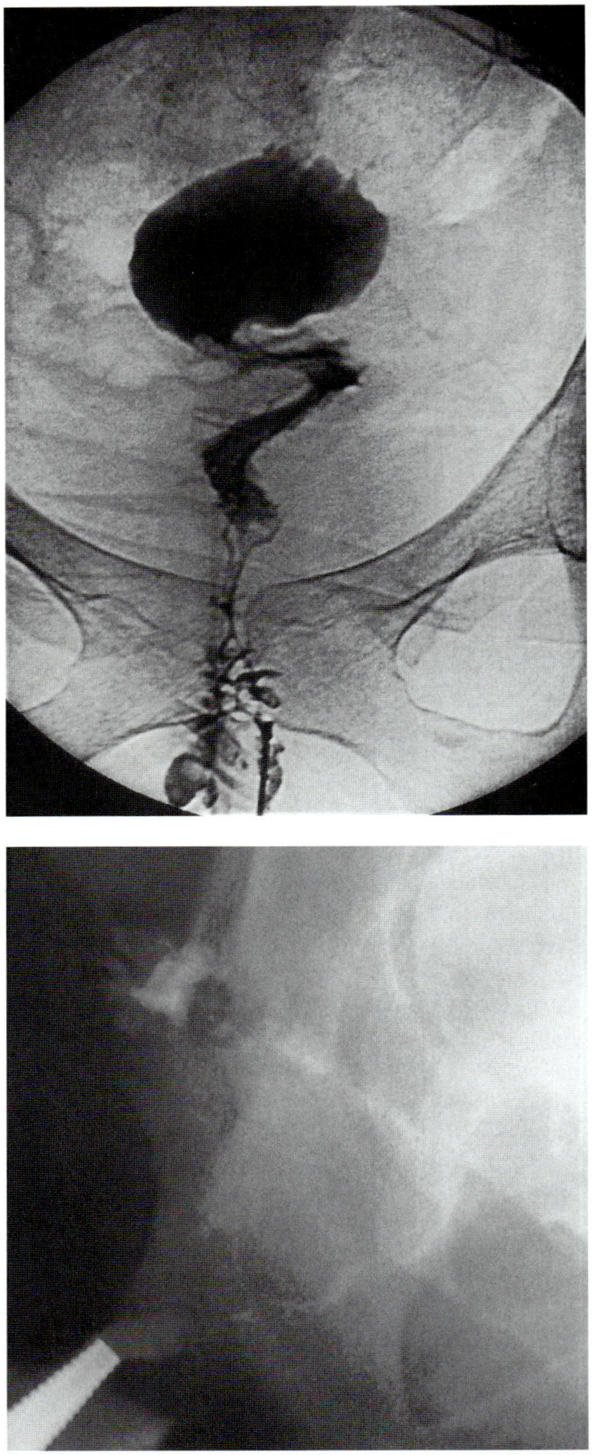

a

b

Abb. 7-17a, b. Fistulographie. **a** Ausgedehntes Fistelsystems bei M. Crohn des Anorektums, **b** Mehrfach rezidivierende Steißbeinfistel: Man erkennt einen pararektalen Fistelgang und seine Mündung im Analkanal sowie das kontrastierte Rektum

(Kap. 3.10: »Radiologische Diagnostik«). Manchmal bleibt trotz Anwendung subtiler Untersuchungsmethoden der Fistelverlauf unklar. Hier kann letztlich nur *intraoperativ* die genaue Topographie des Fistelsystems geklärt werden.

7.5 Differenzialdiagnose

Die anorektalen Fisteln kryptoglandulären Ursprungs sind bei einer afternahen Lokalisation von der *Pyodermia fistulans sinifica,* von einem *perianalen Schweißdrüsenabszess, Furunkel, Karbunkel,* von *angeborenen Fisteln* sowie von den *iatrogen erworbenen und spontanen* Fisteln zu unterscheiden.

Die Differenzialdiagnose des *Sinus pilonidalis* bereitet aufgrund der typischen sakralen Lokalisation keine Schwierigkeiten. In seltenen Fällen lässt sich jedoch eine Fistelverbindung zum Analkanal sondieren. Angeborene Fisteln weisen neben der typischen Anamnese meistens entzündungsfreie epithelisierte Fistelgänge auf. Ein umschriebener Schweißdrüsenabszess geht vermutlich von den perianalen Drüsen aus. Bei der Untersuchung findet sich ein umschriebenes Infiltrat des Afterrandes mit einer winzig kleinen Öffnung, welche nur wenige Millimeter tief sondiert werden kann. Die Behandlung ist zunächst konservativ, sonst wird die vollständige Entfernung empfohlen.

Die *Pyodermia fistulans sinifica,* der *Schweißdrüsenabzess* sowie der afternahe *Furunkel* oder *Karbunkel* weisen keine Verbindung zum Analkanal auf. Eine *angeborene Fistel* ist anamnestisch seit der Geburt bekannt [33]. *Iatrogen erworbene und spontane Fisteln* sind nach vorausgegangenem Trauma bzw. nach Operation entstanden, klinisch aber von den Fisteln kryptoglandulären Ursprungs nicht abgrenzbar.

Bei isoliertem anorektalem Befall im Rahmen einer *entzündlichen Darmerkrankung* wie bei M. Crohn und Colitis ulcerosa ist ohne entsprechende intestinale Manifestation eine sichere Diagnosestellung häufig schwierig. Das typische äußere Erscheinungsbild einer Crohn-Fistel kann darauf hinweisen. Daneben sind atypische Fistelgangverläufe sowie tastbare Infiltrate oder eine Stenose im unteren Rektum charakteristische Merkmale, welche die Aufmerksamkeit auf eine bislang unbekannte oder im Ruhestadium befindliche entzündliche Darmerkrankung lenken.

Der Biopsiebefund bei analem M. Crohn-Befall ist in vielen Fällen nicht schlüssig. Der Nachweis der typischen Granulome bei M. Crohn kann je nach Aktivitätsstadium in nur ca. ⅓ der Fälle histologisch erbracht werden [61]. In solchen Fällen lässt sich die endgültige Diagnose nur durch den weiteren Verlauf der Erkrankung stellen.

Die Diagnose der Analfisteln bei einem *Chordom, Dermoid, Teratom oder Karzinom* richtet sich immer nach der zugrunde liegenden Erkrankung. Die Entstehung eines Adenokarzinoms in einer Proktodäaldrüse ist außerordentlich selten. Nach unseren Beobachtungen fanden sich in einem Zeitraum von 25 Jahren unter 5.500 Analfisteln lediglich 12 Fistelkarzinome. Handelt es sich aber um einen M. Crohn, ist bei langjähriger Fistelerkrankung eine Fistelentartung nicht ausgeschlossen [3, 59].

7.6 Therapieprinzipien und Therapieziele

Bei einer Analfistel kryptoglandulären Ursprungs ist eine *chirurgische Therapie* angezeigt. Eine spontane Heilung des Fistelleidens ist nicht zu erwarten. Wegen der glandulären Ätiologie und der möglichen Komplikationen besteht deshalb selbst bei fehlenden Beschwerden eine Operationsindikation.

Dagegen ist eine *konservative Therapie* bei den entzündlichen Darmerkrankungen mit Befall des Anorektums insbesondere bei M. Crohn grundsätzlich möglich. Gelingt es durch eine systemische oder lokale medikamentöse Therapie, die transmurale Entzündung zu beherrschen, kommt es zu einem Abheilen der Fistel.

Bei allen anderen Fistelätiologien ist durch eine konservative Therapie nur in Ausnahmefällen eine Heilung zu erwarten. Ohne Operation kann es infolge des chronischen Verlaufes zu schwerwiegenden Entzündungen der gesamten Perianalregion kommen, u. a. mit rezidivierenden Perianalabszessen, ausgedehnten Phlegmonen und sogar in seltenen Fällen mit maligner Entartung [11, 51].

Das Behandlungsziel einer Analfistel ist die Eradikation der analen Infektion unter Erhaltung der Kontinenzfunktion.

Bei der *kryptoglandulären Fistel* handelt es sich prinzipiell um eine Erkrankung der äußeren Haut, und zwar um eine Retentionsdermopathie [124]. Diese wird durch vollständige Freilegung bzw. Entfernung endgültig saniert.

7.7 Indikationsorientierte Therapiestrategien

Die Therapie der am häufigsten vorkommenden Analfisteltypen bereitet in der Regel kaum Schwierigkeiten. Dagegen wird die Behandlung der hohen Analfisteln, bei denen der Fistelgang große Anteile des Schließmuskels umfasst, in der Literatur uneinheitlich dargestellt. Nach der Fistelspaltung droht bei den suprasphinktären Fisteln in nahezu allen Fällen eine anale Inkontinenz. Die hohen Analfistelformen kommen jedoch relativ selten vor. In einer Literaturanalyse finden sich suprasphinktäre Analfisteln in 3% bis maximal 20% der Fälle [1, 36, 102, 123]. Diese Ausführungen lassen keinen Zweifel daran, dass eine Therapie sich nach den verschiedenen Fisteltypen orientieren sollte. So wird mit der aufgeführten Einteilung eine systematische Empfehlung für die unterschiedlichen Fistelverläufe gegeben [40] (◘ Tabelle 7-5).

7.7.1 Subkutane, submuköse Analfisteln

Die meisten Analfisteln sind kryptoglandulären Ursprungs und weisen einen intra- oder transsphinkteren Fistelverlauf auf. Dagegen sind die isolierten subkutanen und submukösen Fisteln selten. Sie verlaufen auf der Innenseite des Schließmuskels und treten häufig in Kombination mit anderen Fistelformen auf. Die sog. submukösen Fisteln haben eine heterogene Pathogenese. Meistens allerdings entstehen sie nach spontaner Perforation einer Perianalthrombose oder eines Abszesses. Diese Fisteln verlaufen unter der Haut oder unter dem Anoderm – ihre Bezeichnung ist deshalb unzutreffend – und münden in die dazugehörende Analkrypte.

Histologisch lässt sich nach einer entsprechenden Fistelmarkierung, z. B. mit Chlorophyll-Paraffin, in einem hohen Prozentsatz der Fälle eine Kryptoglandulitis nachweisen (86%). Eine normale Analdrüse ist lumennah mit Plattenepithel, in der Tiefe mit schleimbildenden Zylinderzellen ausgekleidet (sog. kloakogenes Übergangsepithel). Zudem sind die Morgagni-Kanälchen der Glandulae von glatter Muskulatur, nämlich Internusfasern, umgeben [78, 124]. Daraus ist zu folgern, dass es im Bereich der Übergangszone leicht zum Sekretstau und somit zu einer Entzündung kommen kann. Außerhalb der Drüse findet sich im Fistelgang dagegen nur Granulationsgewebe.

Aus der Infiltrationstiefe der Gänge sowie den verschiedenen Entzündungsgraden ergibt sich eine Stadieneinteilung der proktodäal bedingten Fistelentstehung.

Stadieneinteilung der proktodäal bedingten Fistelentstehung

- Bei der *Cryptitis simplex* endet die subepitheliale Entzündung vor der kryptoglandulären Übergangszone.
- Lässt sich eine Krypte tiefer bis vor den Internus sondieren, wird bei entsprechenden Beschwerden und tastbaren Infiltrationen von einer Kryptoglandulitis gesprochen.
- Verläuft der Fistelgang bis zum Internus bzw. zum intersphinktären Raum, ist die Diagnose einer Analfistel gesichert, selbst dann, wenn eine äußere Öffnung nicht vorhanden ist [34].

Tabelle 7-5. Therapieempfehlungen im Überblick

Fistelform	Empfohlene Therapie
Subkutane, submuköse Analfistel	Bei unkompliziertem Verlauf: Konservative Therapie. Bei Therapieresistenz oder Rezidiven: Spaltung der Schleimhautfalte und der Analkrypte vs. Exzision einer Fissur oder einer inkompletten Fistel
Intersphinktäre Analfistel Typ I A nach Parks	Fistelspaltung zum Rektum
Intersphinktäre Analfistel Typ I B nach Parks	Fistelspaltung mit Drainage der Höhle zum intersphinktären Raum
Intersphinktäre Analfistel Typ I C nach Parks	Spaltung mit Drainage der Höhle zum intersphinktären Raum und Verschluss der Öffnung zum Rektum
Transsphinktäre Analfistel Typ II A nach Parks	Fistelspaltung
Transsphinktäre Analfistel Typ II B und C nach Parks	Modifizierte Parks-Methode oder Fistulektomie mit Flap-Technik
Suprasphinktäre Analfisteln	Fistuloplastik oder modifizierte Parks-Methode
Extrasphinktäre Analfisteln	Operative Sanierung der rektalen oder extrarektalen Quelle
Primäre pelvirektale Fisteln	Operatives Vorgehen orientiert am Fistelverlauf
Rektourethrale Fisteln	Perinealer oder transanaler Fistelverschluss
Anoperineale Fisteln	Fistelspaltung
Rektovaginale Fisteln	Fistelversorgung mit primärem plastischem Verschluss
Submuköse Analfistel bei M. Crohn	Konservative Therapie
Ausgedehnte Analfisteln bei M. Crohn	Operative Entfernung des befallenen Fistelgewebes
Aktinomykose des Anorektums	Kombinierte antibiotisch-operative Therapie

Einige Autoren stellen die Kryptitis als eigenständiges Krankheitsbild in Frage, an unserem Krankengut konnten wir aber diese in Einzelfällen nachweisen [41].

Die Therapie der Wahl bei der *einfachen Kryptitis* ist rein konservativ, u. a. mit Spülungen und lokaler Anwendung von Antiphlogistika.

Bei *rezidivierenden Beschwerden* oder bei *Therapieresistenz* wird ein operatives Vorgehen in Form einer Spaltung der Schleimhautfalte und der Krypte über einer abgewinkelten Sonde empfohlen, evtl. mit einer kleinen Hautexzision am Afterrand zur Wunddrainage. Bei Ausbildung einer inkompletten Fistel oder Fissur wird diese mitexzidiert unter Mitnahme der Begleitpapille und der Vorpostenfalte.

7.7.2 Intersphinktäre bzw. intermuskuläre Analfistel

Es handelt sich um Fistelgänge, die zwischen dem Sphincter ani internus und den äußeren Sphinkteren verlaufen. In Anlehnung an die ausgewählte Klassifikation wird zwischen der einfachen Form der intersphinktären Analfistel – Typ I A – und der komplizierten mit nach kranial verlaufendem sekundärem Fistelgang – Typ I B –, und der 3. Variante mit einem sekundären hohen Gang und einer Perforation in die Rektumwand – Typ I C – unterschieden. Ein topographisches Merkmal der intersphinktären Fisteln ist die Lokalisation der äußeren Fistelöffnung im Bereich des Afterrandes. Die innere Fistelmündung liegt an typischer Stelle innerhalb oder dicht unterhalb einer Analkrypte. Bei allen diesen Formen darf nicht vergessen werden, dass häufig Varianten auftreten können, mit weit vom Analkanal entfernt befindlichen äußeren Öffnungen und sogar evtl. mit doppelter bis dreifacher Fistelmündung im Analkanal.

Zur Beseitigung des Fistelleidens ist die *Freilegung des gesamten Fisteltraktes* die Methode der Wahl. Im Bereich der vorderen Kommissur bei der Frau muss besondere Sorgfalt angewendet werden. Wie bereits dargestellt sind die analen Sphinkterstrukturen in diesem Bereich schwächer entwickelt als beim Mann. Dies sollte besonders bei der Fistelspaltung berücksichtigt werden [92].

Bei der komplizierten *Fistelform Typ I B* handelt es sich um einen zwischen den Sphinkteren verlaufenden Fistelgang mit einem sekundären hohen Gang, der zwischen dem

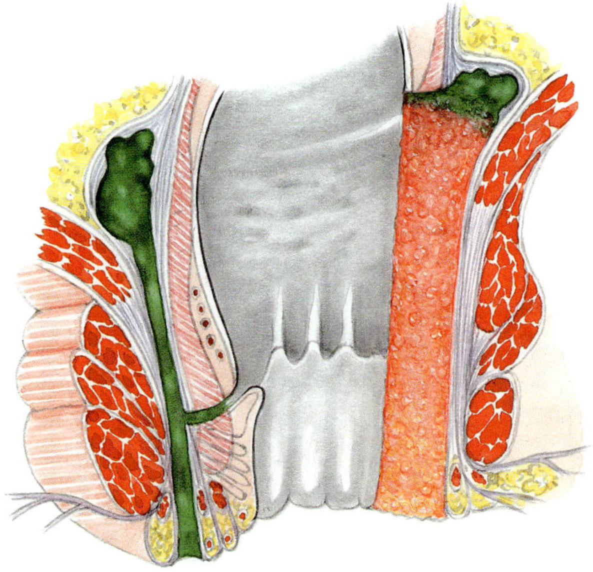

Abb. 7-18. Intersphinktäre Analfistel Typ I B. Das intermuskuläre Fistelsystem liegt innerhalb des longitudinalen Rektummuskels mit einer sekundären Resthöhle *(linke Seite)*. Diese Fistel wird durch Spaltung nach innen zum Darmlumen hin bis in Höhe der Resthöhle behandelt *(rechte Seite)*

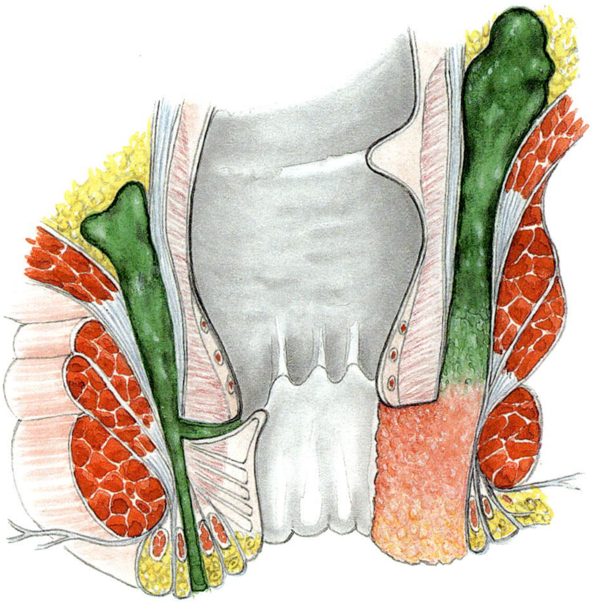

Abb. 7-19. Beispiel einer hohen intersphinktären Fistel mit Anschluss an den pelvirektalen Raum *(linke Seite)*. Zur Behandlung dieser Fistel wird eine Freilegung des intersphinktären Raumes bis in Höhe der inneren Öffnung vorgenommen. Die sekundäre Resthöhle im Bereich des pelvirektalen Raumes wird nach unten außen durch den intersphinktären Raum drainiert *(rechte Seite)*

M. sphincter ani internus und den äußeren Sphinkteren verläuft. Aufgrund der anatomischen Strukturen des intersphinktären Raumes kann sich eine intersphinktäre hohe Analfistel innerhalb zweier verschiedener Bahnen ausbreiten. Zum einem findet sie ihren Weg zwischen dem Ausläufer des M. longitudinalis der Rektumwand und dem Internus, zum anderen zwischen den fibromuskulären Ausläufern des M. longitudinalis und dem M. levator ani. Letzterer Verlauf bedeutet auch die Entwicklung einer sog. intermuskulär-pelvirektalen Fistel [123].

Die digitale Untersuchung eines zwischen Ring- und Längsmuskulatur verlaufenden Ganges ergibt eine strangförmig unter der Schleimhaut tastbare Fistel. Bei größeren Resthöhlen bzw. Abszessen kann eine exakte Lokalisation bzw. der Fistelverlauf durch eine endorektale Sonographie oder MRT-Untersuchung erkannt werden. Die Unterscheidung beider Fistelverläufe ist besonders wichtig für die Wahl des operativen Vorgehens (Abb. 7-18).

Bei der ersteren Verlaufsform lässt sich die Fistel gefahrlos nach innen zum Rektum eröffnen. Eine vollständige Spaltung des gesamten Fistelverlaufs ist in solchen Fällen nicht notwendig. Der sekundäre hohe Gang bzw. die Nebengänge enthalten ja kein glanduläres Gewebe. Die Heilungsaussichten sind bei diesem Verfahren sehr gut. Eine Beteiligung des pelvirektalen Raumes bleibt ausgespart (Abb. 7-18).

Sollte aber der sekundäre hohe Fistelgang bzw. die Resthöhle zwischen den Ansätzen des longitudinalen Muskels und des Levators in den sog. pelvirektalen Raum reichen, so empfehlen wir die Drainage der Höhle über den intersphinktären Raum. Somit kann eine anhaltende schwer angehbare Infektion des pelvirektalen Raumes durch kontinuierliche Verschmutzung durch Stuhl vermieden werden.

Wenn keine Fistelmündung im Bereich der Linea dentata gefunden wird, kann ein intraabdominaler bzw. intrapelviner Prozess bzw. eine traumatisch bedingte Entzündung oder ein Fremdkörper als Ursache der Fistelung vorliegen. Diese Fistelform sollte ebenfalls mit einer Drainage des pelvirektalen Raums behandelt werden (Abb. 7-19).

Bei dem *Fisteltyp I C* mit einer sekundären Resthöhle und einer Perforation in die Rektumwand wird in gleicher Weise vorgegangen (Abb. 7-20). Wenn aber eine Infektion des pelvirektalen Raumes vorliegt, wird, nach Spaltung des Fistelgangs bis zu der Fistelquelle, die Perforationsstelle in der Rektumwand schichtweise verschlossen und der pelvirektale Raum drainiert. Die Drainierung erfolgt meistens durch den intermuskulären Raum oder durch den Levator in die ischiorektale Grube nach außen (Abb. 7-21).

Wenn im pelvirektalen Raum eine ausgeprägte Infektion vorliegt, kann eine Fistelverästelung bzw. eine Perforation zu Nachbarorganen wie z. B. zur Vagina, auch intermuskulär-pelvivaginale Fistel genannt [123], oder zur Blase auftreten. Entsprechende Fistelöffnungen werden in diesen Fällen exzidiert und anschließend verschlossen, die Resthöhle wird wiederum drainiert. Weitere Einzelheiten werden in Kap. 7.7.6 behandelt.

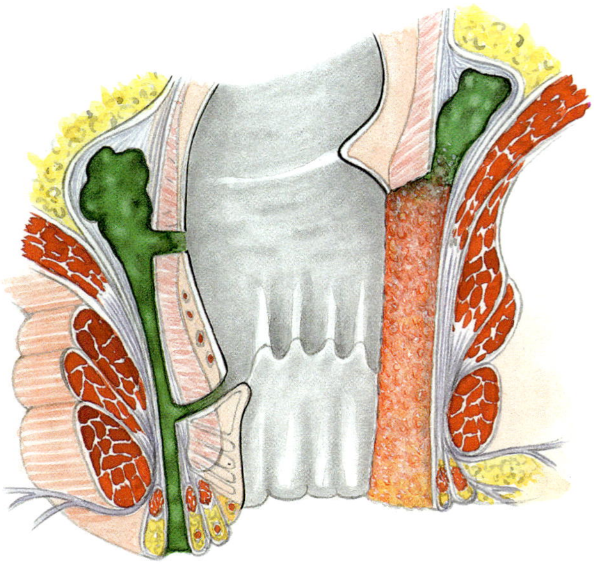

Abb. 7-20. Wenn eine hohe intersphinktäre Fistel innerhalb der longitudinalen Muskelschicht eine Verbindung zum Rektum aufweist – Typ I C – *(linke Seite)*, wird der intersphinktäre Raum bis in Höhe der rektalen Öffnung freigelegt. Die intersphinktäre Resthöhle wird anschließend über den intermuskulären Raum nach außen drainiert *(rechte Seite)*

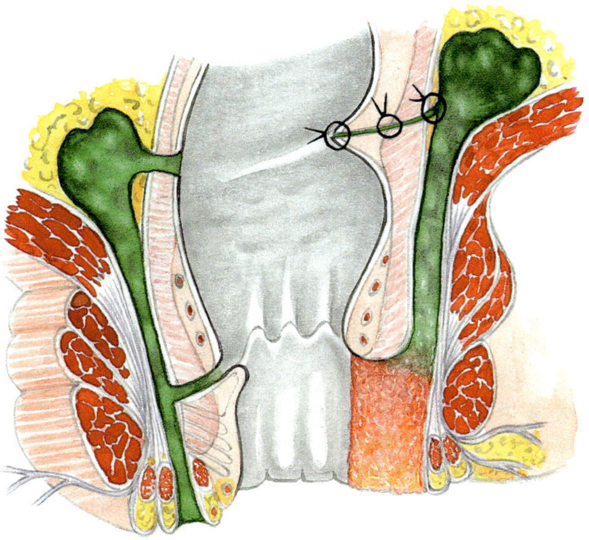

Abb. 7-21. Hohe intersphinktäre Fistel mit einer Verbindung zum Rektum und mit einer pelvirektalen Resthöhle *(linke Seite)*. Nach Freilegung des intermuskulären Raumes wird die rektale Öffnung verschlossen und der pelvirektale Raum durch den intermuskulären Raum nach außen drainiert *(rechte Seite)*

7.7.3 Transsphinktäre Analfistel bzw. ischiorektale Fistel

Nach dem Fistelschema wird unterschieden:

- einfache transsphinktere Fistel – Typ II A,
- komplizierte Fistel mit nach kranial verlaufender Resthöhle – Typ II B,
- Fistelperforation durch die Rektumwand – Typ II C.

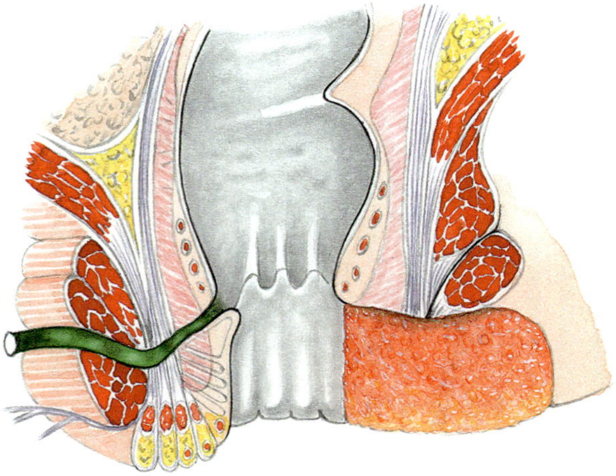

Abb. 7-22. Beispiel eines transsphinktären Fistelverlaufs zwischen M. sphincter ani externus superficialis und profundus *(linke Seite)*. Diese Fistel wird nach der bewährten Spaltmethode erfolgreich behandelt *(rechte Seite)*

Die transsphinktären Fisteln treten mit 20–30% gegenüber den intersphinktären Fisteln weniger häufig auf. Die äußere Fistelöffnung liegt weit vom Aftereingang entfernt. Die Sondierung gelingt in den meisten Fällen wegen der häufigen Abwinkelungen des mit Granulationsgewebe ausgekleideten Fistelgangs nicht auf Anhieb. Der Fistelverlauf durch den Externus kann entsprechend der bekannten entwicklungsgeschichtlichen Grundlagen zwischen den Anteilen des M. sphincter ani externus subcutaneus, superficialis und profundus verlaufen. Der Fistelgang durchquert die Muskelfaszien gewöhnlich nicht [35]. Bei unvorsichtiger Sondierung der transsphinktären Fistel mit einer geraden Sonde kann nicht selten eine iatrogene Verbindung zum pelvirektalen Raum oder sogar zur Rektumampulle entstehen.

Die Therapie der Wahl bei den *oberflächlichen bzw. bis zum mittleren Anteil des Externus*, d. h. zwischen Externus superficialis und Externus profundus verlaufenden Fistelgängen ist die Freilegung bzw. die vollständige Spaltung, nach Möglichkeit ohne Exzision der Granulationen des Fistelgrundes (Abb. 7-22). Kontinenzstörungen sind bei der Spaltung solcher Fistelverläufe nicht zu erwarten, außer bei voroperierten Patienten mit bekannter Sphinkterschwäche. Infekte bzw. transsphinktäre Fisteln, die durch die ischiorektale Grube verlaufen, können sich durch die sog. Courtney-Lücke zur gegenüberliegenden Seite ausbreiten [22]. Dies sollte bei der operativen Versorgung berücksichtigt werden.

Wenn eine oberflächliche transsphinktäre Fistel eine sekundäre pelvirektale Resthöhle aufweist, wie sie eigentlich nur in wenigen Fällen vorkommt, wird die Höhle nach Spaltung des Fistelgangs durch den intermuskulären Raum nach außen drainiert (Abb. 7-23).

Bei der Behandlung von *höheren transsphinkteren Fisteln*, die zwischen dem Externus profundus und M. puborectalis verlaufen, sollte die Spaltmethode wegen der Gefährdung der Kontinenz in der Regel nicht angewendet werden.

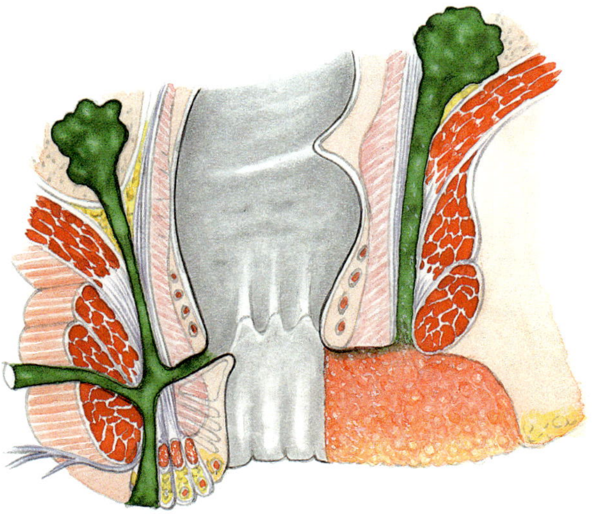

Abb. 7-23. Oberflächliche transsphinktäre Fistel mit einer pelvirektalen Resthöhle *(linke Seite)*. Nach Spaltung des Hauptfistelgangs wird die Resthöhle durch den intersphinktären Raum nach außen drainiert *(rechte Seite)*

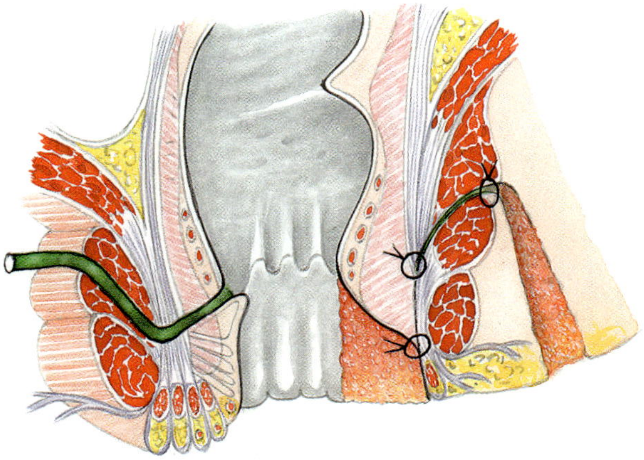

Abb. 7-24. Transsphinktärer Fistelverlauf zwischen M. sphincter ani externus profundus und M. puborectalis *(linke Seite)*. Um eine Spaltung der Sphinkteren zu vermeiden, wird der intersphinktäre Raum freigelegt und der intermuskuläre Fistelverlauf exzidiert. Der Muskelkanal wird dann ein- bis zweischichtig verschlossen mit einer zusätzlichen kulissenartigen Mukosaadaptation. Der ischiorektale Raum wird nach außen drainiert *(rechte Seite)*

Die Entscheidung über die auszuwählende Methode wird von verschiedenen präoperativen Faktoren des Patienten abhängig gemacht:
- Alter,
- Geschlecht,
- Anzahl und Art der Voroperationen,
- morphologischem Status der Sphinktermuskulatur,
- Funktionsfähigkeit des Kontinenzorgans.

Die Überprüfung der Funktionsfähigkeit des Kontinenzorgans umfasst die bereits vorgestellten Untersuchungsmethoden und wird ergänzt von der Analtonometrie. Im Rahmen dieser Diagnostik konnte beobachtet werden, dass bei manchen Patienten eine partielle Durchtrennung der Schließmuskulatur bereits mit einer Kontinenzstörung vergesellschaftet ist. In vielen Fällen aber ist nach Durchtrennung größerer Anteile des inneren und des äußeren Sphinkters keine nennenswerte Einbuße der Verschlussfunktion aufgetreten.

Ein hoher Fistelverlauf zwischen dem Externus profundus und M. puborectalis zwingt wegen der Möglichkeit der Einbuße der Kontinenzfunktion nach Spalttherapie dazu, ein sphinkterschonendes Operationsverfahren insbesondere bei älteren Patienten bzw. voroperierten Frauen vorzuziehen. Die moderne Chirurgie hat sich darüber hinaus die Erhaltung bzw. die maximale Schonung der Organe zum Ziel gesetzt. In der Praxis wird für viele Patienten der Wunsch nach einem Sphinktererhalt lauter und immer häufiger, sodass nicht selten eine empfohlene Spaltung des Schließmuskels bei der Operationsaufklärung abgelehnt wird. Andererseits führen die guten Ergebnisse nach der Sphinktererhaltung bei den suprasphinkteren Fisteln zu einer Ausdehnung der schonenden Verfahren auf weitere Fisteltypen.

Die meisten Autoren favorisieren auch heute noch bei hohen Fisteln eine mehrzeitige Spaltung in Kombination mit der Fadenmethode. Wegen der erforderlichen Langzeitbehandlung ist dieses Vorgehen nur auf der Basis der Kenntnisse und eigenen Erfahrungen des einzelnen Operateurs zu vertreten. Andere Autoren dagegen ziehen aufgrund der guten Erfahrungen die einzeitige Fistelspaltung vor [122].

In der Regel werden folgende muskelschonenden Methoden gewählt:
- modifizierte Parks-Methode (Abb. 7-24; Kap: 7.9.5 »Fisteloperation nach Parks und modifizierte Parks-Methode«).
- Fistulektomie mit einer Flap-Technik – Fistuloplastik – oder ihre Varianten.

Wir bevorzugen wegen unserer guten Langzeitergebnisse die zuerst genannte Methode [40, 110].

Bei den komplizierten hohen transsphinkteren Analfisteln Typ II B sowie II C wird in Ergänzung der von uns favorisierten Methode eine ausgiebige Drainierung des hohen intersphinkteren oder pelvirektalen Raumes nach außen empfohlen (Abb. 7-25). Eine Fistelverbindung zum Rektum bzw. zur Vagina wird nach Auffrischung schichtweise verschlossen. Eventuell muss ein entlastendes Stoma angelegt werden.

7.7.4 Suprasphinktäre Analfisteln

Es handelt sich um eine seltene Fistel, die vom Analkanal ausgeht und zwischen dem M. puborectalis und M. levator ani – pubococcygeus – verläuft [103]. Der Begriff »supra-

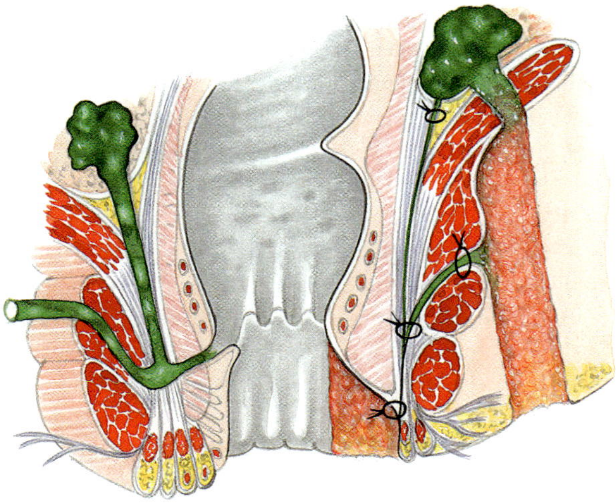

Abb. 7-25. Transsphinktärer Fistelverlauf zwischen M. sphincter ani externus profundus und M. puborectalis mit einer pelvirektalen Resthöhle *(linke Seite)*. Es erfolgt ein muskelschonendes Verfahren wie in der Abb. 7-52 gezeigt. Der pelvirektale Raum wird anschließend durch die anatomische Muskellücke des M. levator ani nach außen drainiert *(linke Seite)*

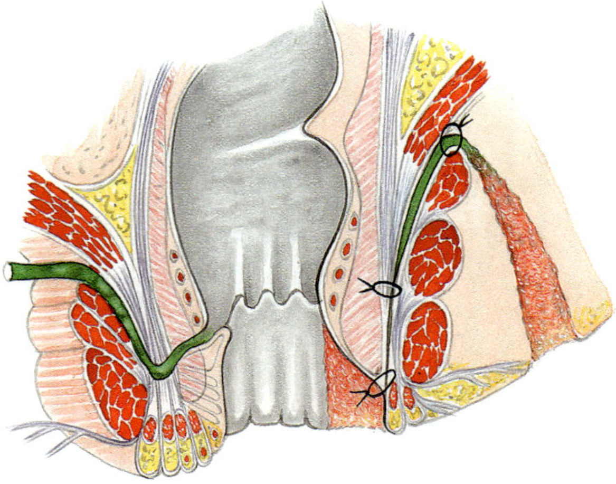

Abb. 7-26. Suprasphinktärer Fistelverlauf zwischen M. puborectalis und M. levator ani *(linke Seite)*. Muskelschonende modifizierte Parks-Methode mit Freilegung des intersphinktären Raumes, Exzision des muskulären Fistelanteils und Drainage der restlichen Gänge nach außen. Nach schichtweisem Verschluss der Muskelschicht erfolgt eine plastische Deckung der Nahtstelle mit der umliegenden Mukosa. Die äußere Wunde bleibt offen zur Drainage *(rechte Seite)*

sphinktär« bezieht sich ausschließlich auf die äußeren Sphinkteren, zu denen der M. puborectalis durch seine Schließfunktion mitgezählt wird.

Die klinische Diagnose ist schwierig zu stellen, da eine Sondierung solcher Fisteln und sogar die Fistulographie häufig zu Fehldeutungen führen können. Auch durch eine endorektale Sonographie lässt sich eine einwandfreie Diagnose des Fistelverlaufes nicht in allen Fällen stellen. Das Gleiche gilt für die Computertomographie und die Kernspintomographie. Eine zuverlässige Beurteilung gelingt in der Regel nur bei der intraoperativen Freilegung des Fistelsystems.

In den meisten Fällen findet sich der kryptoglanduläre Ursprung dieser Fistel im Bereich der Kryptenlinie, wo die innere Fistelöffnung im Analkanal an typischer Stelle vorkommt. Von dort verläuft der Fistelgang zwischen dem Mm. puborectalis und pubococcygeus nach kranial. Während seiner Freilegung lässt sich der Fistelverlauf in allen Fällen unterhalb der Levatorplatte schrittweise darstellen. Der Gang mündet meistens durch die ischiorektale Grube nach außen. Hiernach handelt es sich um die beschriebene Grundform Typ III A.

Darüber hinaus können auch Nebengänge durch den intersphinktären Raum oder durch eine Levatorlücke zwischen M. pubococcygeus und M. ileococcygeus in den pelvirektalen Raum ziehen. Dort bilden sie Resthöhlen. Dies entspricht dem Fisteltyp III B. Diese Höhlen können einen hufeisenförmigen Verlauf einnehmen, manchmal haben sie sogar eine Fistelverbindung zur Rektumampulle oder zur Vagina.

Obwohl die Fistelfreilegung eine sehr weit propagierte Behandlungsmethode ist, scheint uns bei den suprasphinktären Fistelverläufen diese Therapie völlig ungeeignet. Bei Spaltung der gesamten Schließmuskulatur zur Freilegung

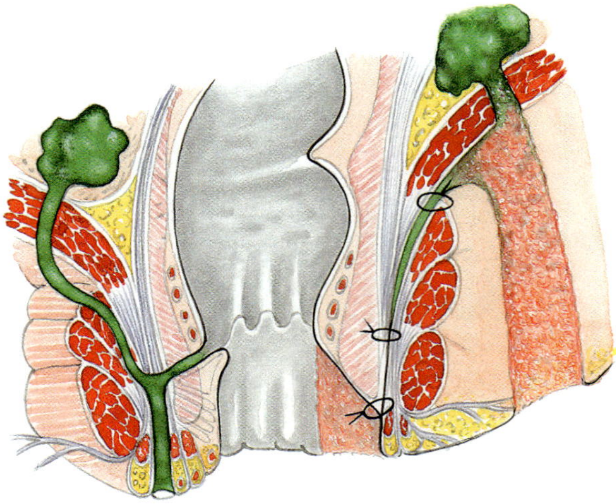

Abb. 7-27. Suprasphinktäre Analfistel mit Bildung einer durch den M. levator ani verlaufenden pelvirektalen Resthöhle *(linke Seite)*. Die Behandlung erfolgt wie bei der Abb. 7-26. Der pelvirektale Raum wird anschließend zwischen den Levatoren nach außen drainiert und die Wunde offen belassen *(rechte Seite)*

dieses Fisteltyps ist selbst nach mehrzeitigem Vorgehen mit nachhaltigen Folgen für die Kontinenzfunktion zu rechnen [36, 125]. So traten bei Garcia-Aguilar et al. (1996) bei 375 operierten Analfisteln Rezidive in 4% bei der intersphinktären und in 33% bei der suprasphinktären Fistel auf. Die Inkontinenzrate nach der Spaltmethode betrug 42% und in Kombination mit der Fadenmethode sogar 63% [36].

Therapeutisch ist eine kontinenzerhaltende Methode zu wählen, entweder eine Fistuloplastik mit ihren Varianten oder die modifizierte Parks-Methode (Abb. 7-26 bis 7-28). Bei beiden Methoden bleibt die gesamte willkürliche Muskulatur verschont.

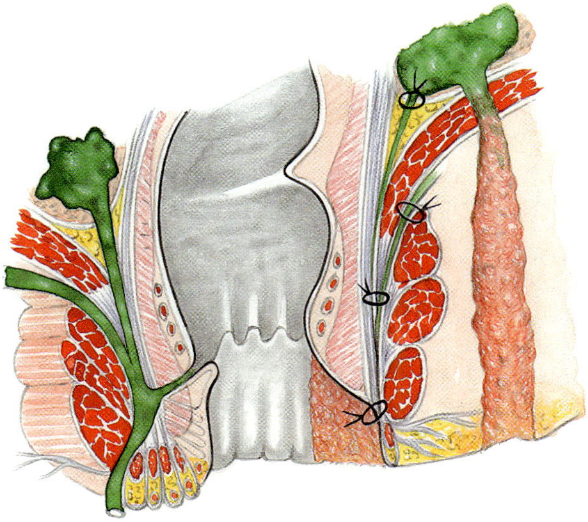

Abb. 7-28. Suprasphinktäre Analfistel mit einer sekundären intersphinkter verlaufenden Resthöhle *(linke Seite)*. Da die Resthöhle den pelvirektalen Raum erreicht hat, wird diese durch die Levatorlücke nach außen drainiert *(linke Seite)*

Als Alternative bietet sich insbesondere im Fall eines mehrfachen Rezidivs, oder wenn eine Fistulektomie oder/und die Lappenplastik nicht angezeigt sind, eine mehrzeitige Fistelspaltung verbunden mit einer plastischen Rekonstruktion an. Nach einer breiten Exzision der äußeren Fistelanteile bis auf die Muskulatur wird ein lockerer Faden zur Drainage des Fistelstamms angelegt. Eine spontane Heilung nach Entfernung des Fadens kommt erfahrungsgemäß selten vor. In den meisten Fällen werden nach einer Durchtrennung sämtlicher Muskelanteile plastische Maßnahmen notwendig.

Andere erfolgversprechende Alternativen sind eine vollständige Spaltung des Fistelsystems mit primärer Schließmuskelrekonstruktion oder eine totale Fistelexzision mit darauf folgender Wiederadaptation der Sphinkteren [18] (Abb. 7-29).

7.7.5 Extrasphinktäre Analfisteln

Die extrasphinktär verlaufenden Analfisteln haben eigentlich keine Verbindung zum Analkanal und somit keine anatomische Beziehung zu dem Verschlussorgan des Afters. Im Wesentlichen handelt es sich um primär vom Rektum ausgehende Fisteln, auch primär pelvirektale Fistel genannt [123], oder um Fisteln mit einer extrarektalen Quelle. Hierfür kommen z. B. eine Sigmadivertikulitis [32], ein M. Crohn oder eine Erkrankung der Urogenitalorgane in Frage. Eine Formvariante der extrasphinktären Analfistel wird beschrieben, wenn eine Fistel außerhalb des Sphinkters, jedoch mit einer sekundären Fistelverbindung zum Analkanal Typ IV C verläuft (Abb. 7-14).

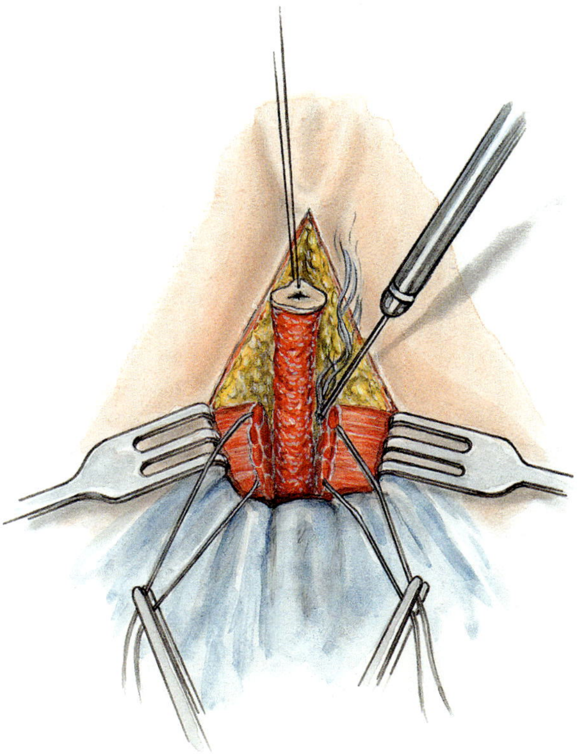

Abb. 7-29. Totale Fistelexzision. Der Fistelgang wird nach Spaltung der umgebenden Muskulatur vollständig entfernt. Die durchtrennte und in der Abbildung mit Fäden markierte Muskulatur wird anschließend wieder genäht, die Wunde verschlossen. (Nach [18])

Die Behandlung ist ausgerichtet auf die Beseitigung der naturgemäß rektalen oder extrarektalen Quelle mit einer großzügigen lokalen Drainage des Fistelganges nach außen. Besteht im pelvirektalen Raum eine Entzündung, ist diese jeweils durch den intersphinkteren Raum (Abb. 7-30) oder durch den Levator nach außen zu drainieren. Eine Verbindung zum Rektum wird nach Auffrischung schichtweise, ggf. unter Dickdarmentlastung, verschlossen (Abb. 7-31).

7.7.6 Pelvirektale Analfisteln

In der Literatur herrscht zu diesem Fisteltyp eine große begriffliche Vielfalt, die sich in der besonderen Lokalisation oder im Fistelverlauf begründet. Die Pathogenese bleibt häufig unberücksichtigt. Deshalb ist die Unterscheidung zwischen den Bezeichnungen wie rektale, pelvirektale oder ischiorektale Fistel ungenau und z. T. irreführend. Die sog. pelvirektalen Fisteln sind anorektale Infekte, die im Bereich des pelvirektalen Raums lokalisiert sind. Die Ursachen solcher Fisteln sind sehr unterschiedlich, häufig aber sekundär auf eine pyogene Entzündung einer Proktodäaldrüse zurückzuführen.

Die *primär* entstandenen pelvirektalen Fisteln sind häufig auf fortgeleitete pelvine Prozesse wie z. B. entzündete Lymphknoten, Pfählungsverletzungen, eingedrungene

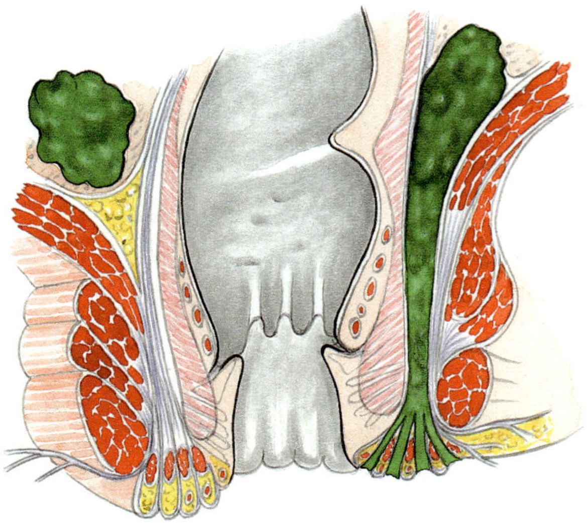

Abb. 7-30. Primärer Entzündungsherd im pelvirektalen Raum ohne Fistelverbindung zum Anorektum *(linke Seite)*. Die Behandlung richtet sich auf eine ausgiebige Drainage des pelvirektalen Raums durch den intersphinktären Raum nach außen *(rechte Seite)*

7

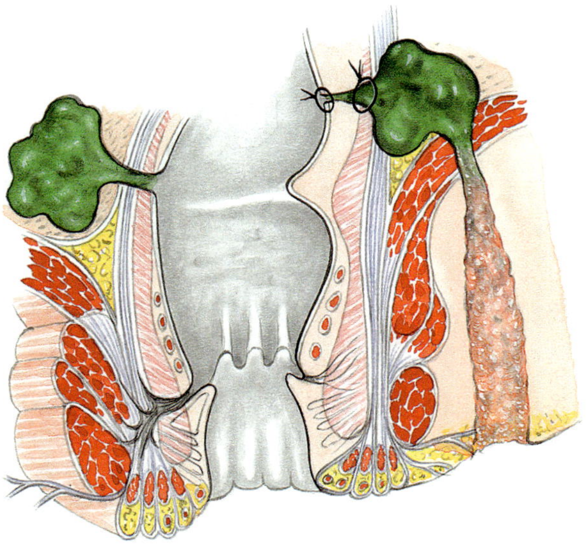

Abb. 7-31. Pelvirektale Fistel mit einer Fistelverbindung zum Rektum *(linke Seite)*. Die Fistelstelle des Rektums wird aufgefrischt und schichtweise von innen, evtl. von außen verschlossen. Danach erfolgt die Drainage des pelvirektalen Raums außerhalb der Sphinkteren durch die anatomische Levatorlücke nach außen *(rechte Seite)*

Fremdkörper oder entzündlich-fistelnde Darmsegmente [32] wie bei einem M. Crohn zurückzuführen. Eine spontane Entstehung solcher Entzündungsprozesse wird sehr selten beobachtet.

Die äußere Fistelöffnung liegt normalerweise mehrere Zentimeter vom äußeren Analring entfernt, gerade in dem Abstand, wo der M. levator ani eine Lücke aufweist. Der Fistelgang ist in der Regel von Resthöhlen unterbrochen und nicht immer leicht zu sondieren. Gewöhnlich lässt sich bei der digitalen Untersuchung im Rektum ein harter Knoten bzw. eine ringförmige Vorwölbung bzw. eine Stenose oder ein flächenhaftes Infiltrat in Höhe der Entzündung tasten. Eine Fistelöffnung in der Rektumwand hinter einer Stenose findet sich relativ selten. Aus diesem Grund ist die Diagnosestellung schwierig. Letztlich lässt sich mit der endorektalen Sonographie in vielen Fällen eine echoreiche Infiltration des pelvirektalen Raums als sicherer Befund darstellen [79] (Abb. 7-16).

Bei den *sekundären* pelvirektalen Fisteln mit einem kryptoglandulären Ausgangspunkt breitet sich die Infektion entlang des intersphinktären Raums nach kranial oder durch die Externusspalten in eine oder in beide Ischiorektalgruben aus. Dann gelangt der Infekt meistens durch eine Levatorlücke zwischen dem M. pubococcygeus und M. ileococcygeus in den supralevatorischen Raum. Hier kann die Infektion den Mastdarm eröffnen oder eine sezernierende Eiterhöhle unterhalten. Gelegentlich wird auch die gegenüberliegende Seite erreicht oder ein Anschluss nach ventral an die Vagina gefunden.

Anamnestisch treten bei der pelvirektalen Fistel, die ihre Quelle im Analkanal hat, nur periodische Absonderungen von Eiter, Flatus und evtl. Darminhalt auf, während bei der primären pelvirektalen Fistel ohne Verbindung zum Analkanal eine dauernde Sekretion zu beobachten ist. Zahlreiche beschriebene Varianten der pelvirektalen Fistel orientieren sich an ihrer Ausbreitungsrichtung nach kokzygeal oder perineal.

Operationstechnik: pelvirektale Fistel

Die chirurgische Behandlung der pelvirektalen Fistel beginnt in der Regel mit einer sicheren Diagnosestellung des Fisteltyps und richtet sich nach deren Ätiologie. Folgendes Vorgehen hat sich in der Behandlung der primären pelvirektalen Fistel, insbesondere bei traumatischer oder entzündlicher Genese, bewährt:

- Zuerst erfolgt eine breite Freilegung des Fistelsystems sowie der Resthöhlen nach außen mit einer Drainierung des pelvirektalen Raums.
- Eine ggf. vorhandene innere Öffnung in der Rektumwand wird dann schichtweise verschlossen.
- Bei rezidivierenden unklaren Prozessen wird die Anlage eines Entlastungskolostomas empfohlen.
- Die Drainage des pelvirektalen Raums nach außen geschieht entweder durch Erweiterung der vorher vorhandenen Fistelverbindung durch den M. levator ani oder über den intersphinktären Raum. Auch bietet sich die Eröffnung eines breiten Drainagespaltes in Faserrichtung des M. levator ani ein- oder beidseitig nach außen an.
- Sollte die Fistel einen kryptoglandulären Ursprung aufweisen, wird zusätzlich die Freilegung der primären Fistelquelle im Bereich des intersphinkteren Raumes vorgenommen.

Erfahrungsgemäß sind diese Fistelverläufe häufig mit anderen Fisteltypen kombiniert. Um Wiederholungen zu vermeiden, wird deshalb auf weitere Beschreibungen von Einzelheiten der Behandlung verzichtet und auf Kap. 7.7.8 (»Rektumfisteln«) bzw. auf vorangegangene Kapitel verwiesen.

7.7.8 Rektumfisteln

Die Rektumfisteln treten insgesamt selten mit einer Häufigkeit von 2–7% auf [138]. Das Quellgebiet liegt meist oberhalb der anorektalen Region im unteren Rektumdrittel.

Hauptursachen der Fistelbildung sind:

- entzündliche Darmkrankheiten wie M. Crohn und Colitis,
- Bestrahlungsfolgen,
- Operationen am Darmtrakt,
- gynäkologische und urologische Eingriffe,
- Traumen, z. B. Geburtstraumen oder Pfählungsverletzungen,
- Rektovaginalfisteln,
- andere seltene Ursachen wie Malignome, analer Ergotismus und Fehlbildung des Rektums.

Für die *Diagnostik* gelten die bereits in Kap. 7.4 beschriebenen Untersuchungsmethoden, wobei die Klinik der Rektumfisteln durch die Grundkrankheit bestimmt wird. Bildgebende Verfahren zur Klärung der nicht selten verzweigten Befunde haben hier einen höheren Stellenwert als zur Klassifizierung der anderen Fisteltypen.

Wegen der Komplexität mancher Fistelverläufe werden einige Einzelheiten der Fisteltherapie beschrieben.

> Die Therapie der Rektumfisteln richtet sich grundsätzlich nach der vorliegenden Erkrankung. Alleinige Drainagen sind ebenso wie eine ausschließliche Entlastungskolostomie oder Ileostomie selten erfolgreich. Das *Prinzip* jeder Behandlung ist ausgerichtet auf die Beseitigung der primären Fistelursache unter grundsätzlichem Verschluss der Fistelöffnung in der Rektumwand.

Die Therapie der Wahl bei höher gelegenen Fisteln kann insbesondere bei einem umschriebenen Krankheitsherd des Rektums eine Doppelung der Rektumwand [127] oder u.U. auch eine Resektion des erkrankten Darmbezirks sein. Chronisch vernarbte Entzündungshöhlen, die nach einer Strahlentherapie auftreten, bedürfen nicht selten aufwändiger myoplastischer Deckungen des Fistelgebietes des Rektums unter entsprechendem Kolostomieschutz [42, 120].

Ist die Rektumfistel infolge medikamentöser unerwünschter Wirkungen wie durch ergotaminhaltige Suppositorien aufgetreten, wird das Absetzen bzw. die Umstellung des Mutterkornpräparates auf die orale Einnahme als wichtigste Maßnahme empfohlen [134]. In einem fortgeschrittenen Stadium mit Schließmuskelschwund bzw. Nekrose werden, nach Absetzen der Suppositorien über einen längeren Zeitraum, Rekonstruktionsmaßnahmen der Sphinkteren notwendig.

Die Therapie der Rektumfistel bei M. Crohn wird in dem entsprechenden Kapitel behandelt.

7.7.9 Rektourethrale Fisteln

Das Auftreten einer anorektalen Fistel nach Urethraläsion stellt insgesamt ein seltenes Ereignis dar. Ursachen sind hierfür Eingriffe an der Prostata und Harnblase sowie Verletzungen des Beckenrings. Für die betroffenen Patienten bedeutet die Ausbildung einer rektourethralen Fistel eine schwerwiegende Komplikation.

Die häufigste Form der Fistel tritt bei Patienten männlichen Geschlechts ab dem 60. Lebensjahr auf, meistens als Behandlungsfolge eines Prostatakarzinoms [12].

Die *Diagnose* der urorektalen Fisteln wird zuerst durch die klinischen Symptome gestellt, wobei neben der Rekturie rezidivierende Urininfektionen mit Hämaturie und Fäkalurie häufig zu finden sind. Diese Symptome führen zu einer erheblichen persönlichen Beeinträchtigung und zu einer deutlichen Einschränkung der gesellschaftlichen Akzeptanz. Rezidivierende aufsteigende Harnwegsinfekte erfordern eine langwierige konservative antibiotische Behandlung.

Neben der klinischen Untersuchung ist eine endoskopische und radiologische Diagnostik notwendig. Zu den endoskopischen Verfahren zählen neben der Rekto- und Proktoskopie die Zystoskopie. Radiologische Methoden wie die Fistulographie, das retrograde Urethrozystogramm sowie die Nephrozystourethrographie sind wichtige Meilensteine der Fisteldiagnostik. Dennoch kann eine präoperative Differenzierung zwischen einer Urethra- und einer vesikalen Fistel recht schwierig sein, aber sie ist auch nicht notwendig. Bei Verdacht oder bei Vorhandensein eines malignen Tumors sind außerdem ein Kolonkontrasteinlauf sowie ein CT bzw. MRT und evtl. Probeentnahmen von Bedeutung.

Erfahrungsgemäß ist nur in einem geringen Prozentsatz der Fälle mit einem Spontanverschluss der Fistel zu rechnen, deshalb wird in der Regel eine chirurgische Therapie erforderlich. Die operative Vorgehensweise reicht von der lokalen Versorgung der Fistel durch einen transanalen Zugang bis hin zur Laparotomie mit Exstirpation des fistelnden Rektumanteils (▣ Tabelle 7-6).

> Die *Therapie* der urorektalen Fisteln orientiert sich an erster Stelle an der Behandlung der Fistelsymptome. Wenn möglich, wird die Erhaltung der Kontinuität des urologischen und des gastrointestinalen Traktes angestrebt.

Tabelle 7-6. Zugangswege bezogen auf die Therapie der rektourethralen Fistel

Zugangswege	
Transpubischer Zugang	
Transabdominaler Zugang	Transvesikaler Zugang Retrovesikaler Zugang Anteriorer Zugang Perianaler Zugang
Perinealer Zugang	Transanorektaler Zugang Retroanaler Zugang Transsphinktärer Zugang Transsakraler Zugang
Abdominoperinealer Zugang	

Die *Behandlungsverfahren* werden grundsätzlich in 4 Gruppen unterteilt:

- An 1. Stelle stehen lokale Maßnahmen zum Verschluss bzw. zur Beseitigung des Fistelgangs zur Verfügung.
- An 2. Stelle kommen die Exzisionsverfahren wie die Proktektomie, das Durchzugsverfahren, die Zystektomie oder die Zystoprostatektomie verbunden mit einem Ileumkonduit.
- Eine 3. Gruppe bilden die Diversionsverfahren im gastrointestinalen oder im urologischen Trakt im Sinne von Kolostomien bzw. Ileostomien oder einer suprapubischen Zystostomie.
- Die 4. Gruppe bilden die sekundären, meistens lokalen Maßnahmen wie Drainage, Fistelspaltung oder Entfernung von Fremdkörpern.

Erfolge nach chirurgischer Therapie der urorektalen Fisteln sind anfänglich nur in einem geringen Prozentsatz der Fälle zu erzielen, aber nach wiederholten Operationen steigt die Erfolgsquote auf über 90%. Eine gastrointestinale Diversion wird dabei häufig angewendet. Fisteln, die im Zuge einer Malignombehandlung entstanden sind, haben wegen der oft notwendigen Irradiation eine schlechtere Prognose. Deshalb ist eine Unterscheidung zwischen benigner und maligner Ätiologie der Fistel von Wichtigkeit.

Eine präoperative Differenzierung zwischen rektourethraler und rektovesikaler Fistel ist häufig schwierig und in der Regel nicht notwendig, weil die Prognose und die Behandlung solcher Fisteln gleich sind.

Operationstechnik: rektourethrale Fisteln

Ein bewährtes perineales Verfahren zur Behandlung der rektourethralen Fistel stellt folgendes Vorgehen dar [23, 24]:

- Von einem perinealen Schnitt aus werden kranialwärts der Sphinkterapparat und das Rektum nach dorsal abpräpariert.
- Danach werden ventral die Urethra und die Blase dargestellt.
- Nach Ausräumung des Fistelgewebes zwischen Rektum und Harnröhre erfolgt der Verschluss der Fistelöffnung des Rektums mit durchgreifenden Einzelnähten in Querrichtung.
- Hiernach wird der Verschluss der Fistelstelle in der Urethra ebenfalls mit einzelnen Nähten vorgenommen.
- Zur Vermeidung einer Stenosierung der Harnröhre wird die Positionierung eines transurethralen Blasenkatheters empfohlen.
- Zur Sicherung des Verschlusses beider Organe folgt nach Möglichkeit eine Muskelinterposition des M. transversus perinei zwischen Rektum und Urethra.
- Nach Einlage einer Silikondrainage in die perineale Wunde wird der schichtweise Wundverschluss bis auf die Haut vorgenommen.
- Postoperativ empfiehlt sich für einige Tage eine antibiotische Abdeckung. In der Regel kann auf die Anlage einer vorgeschalteten Kolostomie verzichtet werden (Abb. 7-32).

Ein weiteres bei uns sehr bewährtes Verfahren zur dauerhaften Beseitigung der rektourethralen Fistel bildet das von

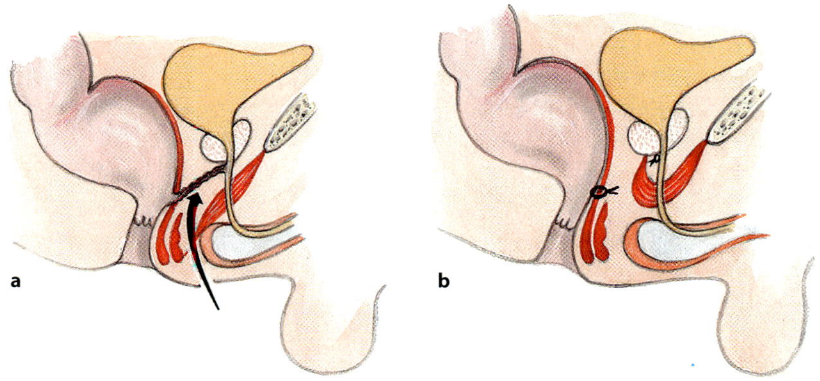

Abb. 7-32a, b. Behandlung der retrourethralen Fistel. **a** Perinealer Zugang zur Präparation der Harnfistel. **b** Nach Exzision des zwischen Rektum und Harnröhre verlaufenden Ganges wird durch den gleichen Zugangsweg die jeweilige Fistelverbindungsstelle verschlossen und die Naht an der Harnröhre mit dem M. transversus perinei gesichert

Tiptaft et al. beschriebene transanale Vorgehen [127]. Es handelt sich um eine ursprünglich von Parks inaugurierte Methode, die zur Beseitigung des Fistelleidens eine Doppelung der Rektumwand vorsieht. Das Verfahren wird von uns außerdem zur Behandlung der Analfisteln angewendet, die eine höhere bzw. größere innere Öffnung proximal der Linea dentata aufweisen oder bei sehr hohen rektovaginalen Fisteln und auch bei Pouchfisteln.

Operationstechnik: transanales Vorgehen nach Tiptaft et al. [127]

- Zunächst wird die Rektummukosa ein paar Millimeter um die Fistelöffnung herum exzidiert.
- Dann spaltet man die Rektalwand halbmondförmig im Bereich der vorderen Halbzirkumferenz durch alle Wandschichten.
- Jetzt kann der Fistelgang zur Urethra oder zum Blasenboden sorgfältig exzidiert werden.
- Üblicherweise folgt nun der Verschluss der Fistelverbindung zur Urethra oder zur Harnblase ein- oder zweischichtig nach vorheriger Harnableitung durch einen urethralen Katheter.
- Das proximale Rektum wird auf eine Strecke von 3–4 cm nach kranial mobilisiert.
- Die Doppelung der Rektumwand erfolgt in der Weise, dass der distale Anteil der Rektumwand etwa zwei Querfinger nach kranial hinter die proximale Rektumwand verlagert und dort anschließend fixiert wird.
- Der ausreichend mobilisierte, proximale Rektumanteil wird kulissenartig nach distal geführt und nach Mukosektomie des distalen Rektumanteils etwa 2–3 cm von der Schnittstelle entfernt über der distalen Rektumwand mit Einzelnähten fixiert.
- Zum Abschluss erfolgt eine Adaptation der Schleimhautschicht des gedoppelten Darms (◻ Abb. 7-33).

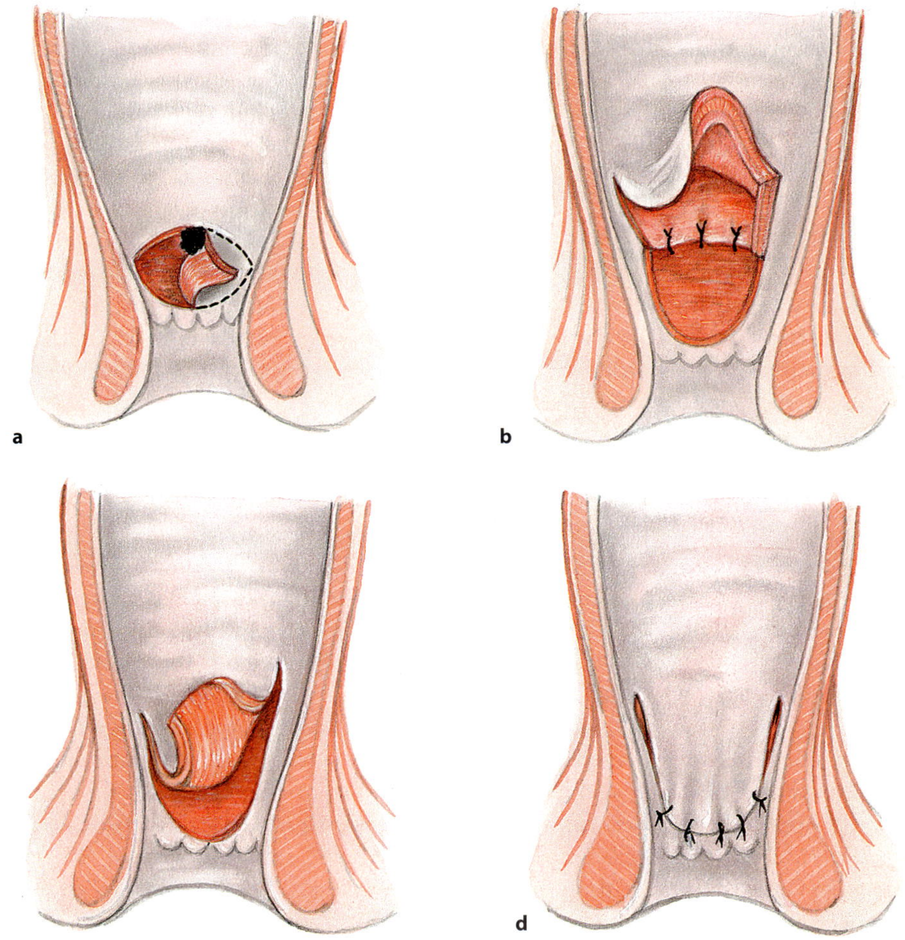

◻ **Abb. 7-33a–d.** Doppelung der Rektumwand. **a** Die Schleimhaut um die innere Fistelöffnung wird exzidiert, der Fistelgang ausgeschnitten und der Wundkanal verschlossen. **b** Die Rektumwand wird nach kranial auf beiden Seiten um die Hälfte der Zirkumferenz mobilisiert. **c** Das mobilisierte Rektum wird nach unten verlagert und **d** distal der inneren Öffnung mit dem unteren Rektumabschnitt in Höhe der Schleimhaut allschichtig anastomosiert. (Nach [127])

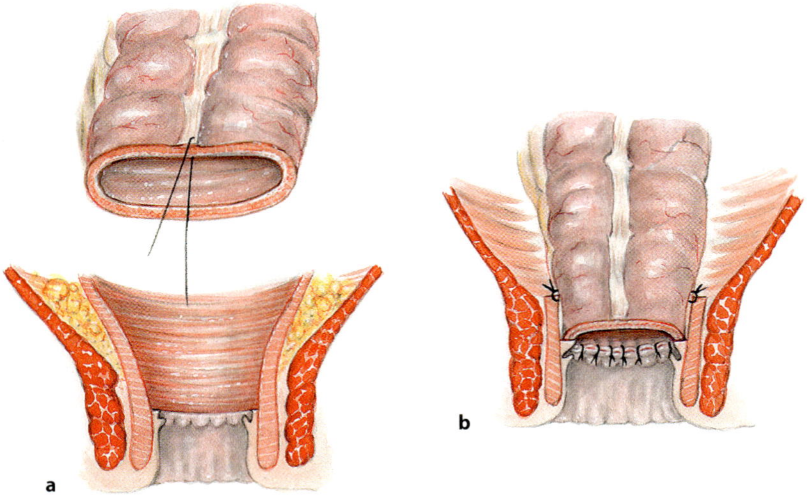

Abb. 7-34a, b. Sleeve-Analstomose. **a** Nach erfolgter Exzision des Fistelsystems wird der abgesetzte Rektumstumpf unter Schonung des Internus bis in Höhe der Linea dentata mukosektomiert. **b** Das proximale Kolon wird nach distal geführt und teleskopartig innnerhalb des Rektumstumpfes platziert und mit einzelnen Nähten am Rektumstumpf fixiert. Anschließend wird das durchgezogene Kolon mit dem Enddarmstumpf anastomosiert. (Nach [105])

Bei höher gelegenen Fistelverbindungen zwischen Blasenboden und Rektumwand besteht die Möglichkeit einer tiefen Kontinenzresektion mit einer supraanalen Anastomosierung, u. a. im Sinne einer Sleeve-Anastomose [105] (Abb. 7-34).

7.7.10 Rektovaginale Fisteln

Rektovaginale Fisteln kommen relativ selten vor, ihre Häufigkeit wird in den Publikationen mit ca. 5% aller Analfisteln angegeben. Ihre operative Versorgung stellt nicht selten ein größeres Problem dar, nicht zuletzt, weil bei der einfachen Spaltung der Introitus vaginae eröffnet wird und damit eine spontane Verklebung zweier Körperhöhlen nicht mehr möglich ist.

Die rektovaginalen Fisteln werden häufig nach verschiedenen Kriterien *klassifiziert.* Eine in der Praxis gängige Einteilung richtet sich nach der Lokalisation des Fistelverlaufes. Hiernach werden sie in

- hohe, mittlere und tiefe rektovaginale,
- sowie anovaginale Fisteln unterteilt [92] (Abb. 7-15).

Bei der *hohen rektovaginalen Fistel* handelt es sich meistens um intraperitoneale Prozesse im Douglas-Raum, Sigmoid oder Ileum mit einer hohen Fistelperforation zur Vagina. Die *tiefen rektovaginalen Fisteln* liegen dagegen extraperitoneal in mittlerer Höhe der Vagina bis in ca. 2 cm Höhe oberhalb der Sphinkteren. Der größte Anteil an hohen und mittleren rektovaginalen Fisteln ist durch Radiumnekrosis nach einem Uteruskarzinom entstanden.

Bei den *anovaginalen Fisteln* handelt es sich hauptsächlich um Fisteln, die infolge eines Geburtstraumas oder nach chirurgisch-analen Eingriffen entstanden sind. Überraschenderweise findet sich aber auch ihr Ursprung häufig in einer Infektion der Proktodäaldrüse. Die histologische Untersuchung des Fistelmaterials und nicht zuletzt die typische anale Fistellokalisation in Höhe der Linie dentata haben diese Annahme bestätigt [14, 46].

Als Entstehungsort der rektovaginalen Fisteln bei M. Crohn ist dagegen eine Entzündung in den letzten Zentimetern der Rektumwand oberhalb der Linea dentata zu finden. Die Ausdehnung der systemischen Erkrankung in diesem Bereich ist sehr unterschiedlich. Von dort breiten sich die Fistelgänge willkürlich durch die Sphinkteren und in die Vagina aus (Näheres in Kap. 7.7.11 »Analfisteln bei entzündlichen Darmerkrankungen«).

Die *operative Versorgung* der enterovaginalen Fisteln richtet sich nach ihrer Ätiologie.

Die *anoperinealen Fisteln* sind »harmlose« Fisteln, welche meistens nach einem operativ behandelten Dammriss entstanden sind. In der Regel verläuft der Gang sehr oberflächlich und kann deshalb ausnahmslos gespalten werden. Die Patientinnen, die vorher kontinent waren, bleiben auch nach der Spaltung kontinent [122].

Patientinnen mit *anovestibulären Gängen* dagegen können insbesondere nach vorausgegangenen erfolglosen Operationen eine Kontinenzminderung durch eine Fistelfreilegung erfahren. Deshalb ist in diesem Fall die Spaltung einer solchen Fistel nicht angezeigt. Falls die postoperative Inkontinenz über einen längeren Zeitraum anhält, wird eine sekundäre muskuläre Nahtadaptation empfohlen. In den übrigen Fällen werden diese Fisteln gefahrlos gespalten.

Für die Behandlung der *rektovaginalen Fistel* sind operative Verfahren, die eine einzeitige oder eine mehrzeitige

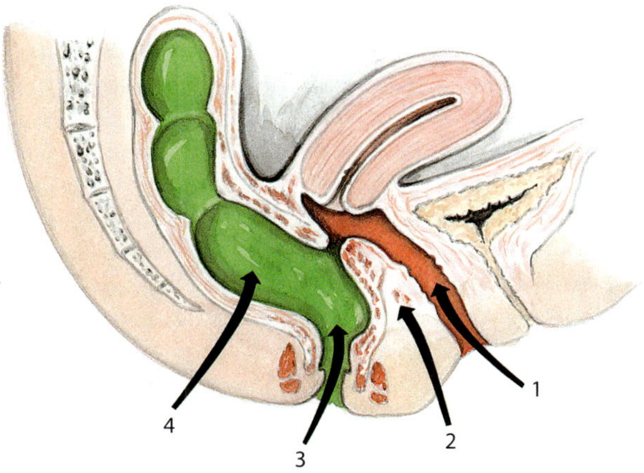

Abb. 7-35. Rektovaginale Fisteln. Darstellung der verschiedenen Operationszugänge: *1* vaginaler Zugang, *2* perinealer Weg, *3* rektaler und *4* retrorektaler Zugang

Spaltung des Fistelgangs in diesem schmalen Bereich der Sphinkteren der Frau vorsehen, wegen der bekannten Nachteile für die Kontinenzfunktion heute nicht mehr zu empfehlen. Eine spontane Heilung nach alleiniger Stomaanlage, wie sie bei rektovaginaler Fistel unter M. Crohn auftreten kann, ist nicht zu erwarten.

Die operative Behandlung der rektovaginalen Fisteln erfolgt durch verschiedene Operationszugänge. Je nach Ausbildung und Fachrichtung wird ein transvaginaler oder perinealer, transrektaler oder sogar retrorektaler Zugangsweg empfohlen (Abb. 7-35). In Abhängigkeit von der Erfahrung des Operateurs wird dem endorektalen Fistelverschluss gegenüber dem transperinealen oder vagi-

Operationstechnik: rektovaginale Fisteln kryptoglandulären Ursprungs

Aufgrund der eigenen Erfahrungen mit der operativen Versorgung der rektovaginalen Fistel kryptoglandulären Ursprungs empfehlen wir folgendes Verfahren:

- Nach vorsichtiger Freilegung des intersphinktären Raumes vom Analkanal aus bis zur inneren Fistelöffnung erfolgt mittels querlaufender perinealer Inzision eine Darstellung des Fistelsystems im Septumraum zwischen Vagina und Rektum.
- Nach Entfernung des Fistelganges durch den Externus nebst möglicher Verästelungen zur Seite und in die Tiefe des Septums wird die granulationsfreie Muskellücke allschichtig endorektal verschlossen und die Muskelnaht mit einer kulissenartigen Verschiebeplastik aus der umgebenden Schleimhaut gedeckt.
- Nach Verschluss der vaginalen Fistelmündung mit Einzelnähten wird das Septum über einer Drainage schichtweise verschlossen (Abb. 7-36). Eine Kolostomie zur Entlastung der Nähte erfolgt in seltenen Fällen nach mehrfachen Voroperationen und je nach Größe der Fistelöffnung oder des narbigen Umfeldes [4].

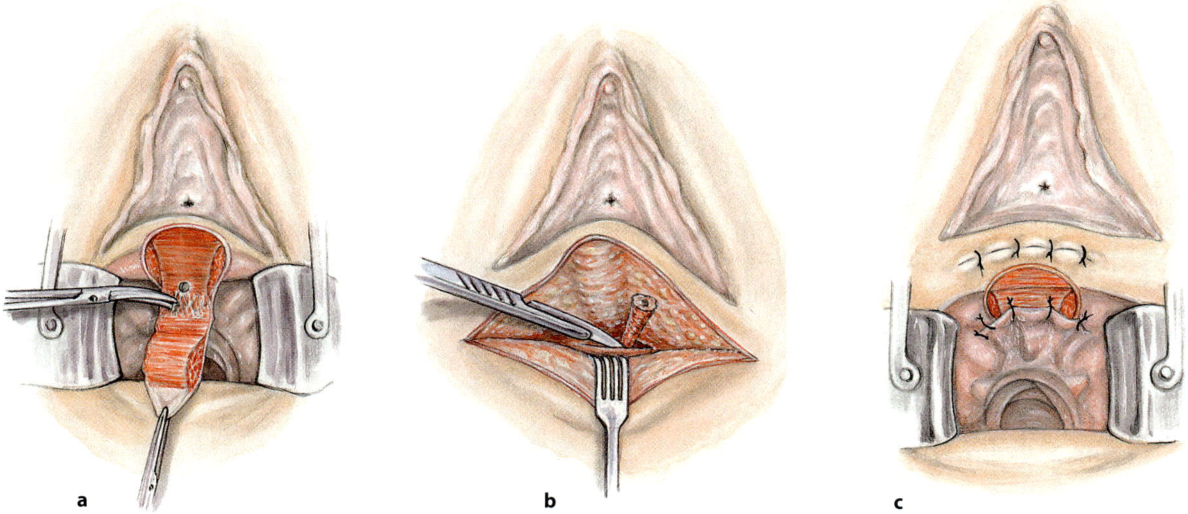

Abb. 7-36a–c. Rektovaginale Fisteloperation. **a** Wegen des häufigen kryptoglandulären Ursprungs wird zuerst der intersphinktäre Raum freigelegt. **b** Das Fistelsystem wird danach durch einen perinealen Zugang dargestellt und vollständig exzidiert. **c** Nach Adaptation der Muskelschicht wird die Naht durch umgebende Schleimhaut kulissenartig gesichert

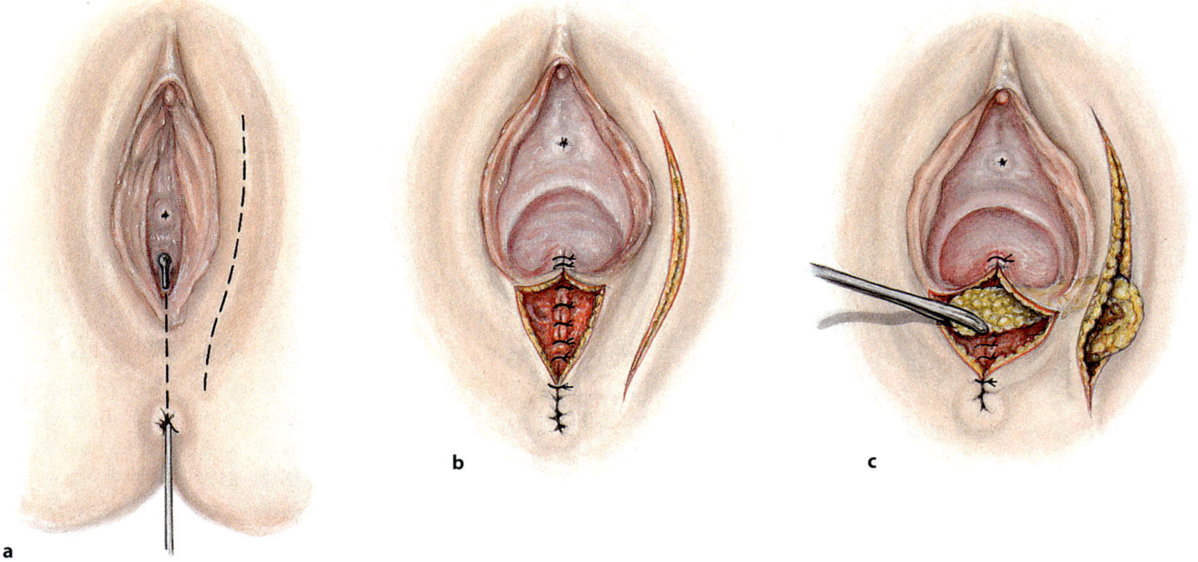

Abb. 7-37a–c. Autologe Gewebsplastik. **a** Sondierte Rektovaginalfistel mit gestrichelter Dammschnittstelle zur Fistelfreilegung. Markierte Inzisionsstelle über der linken Schamlippe. **b** Nach Spaltung und Exzision des Fistelganges erfolgt die schichtweise Wiederherstellung der Rektumwand und der Sphinkteren. **c** Interposition eines linkseitigen gestielten Bulbospongiosusfettlappens zur Auffüllung der entstandenen Wundhöhle

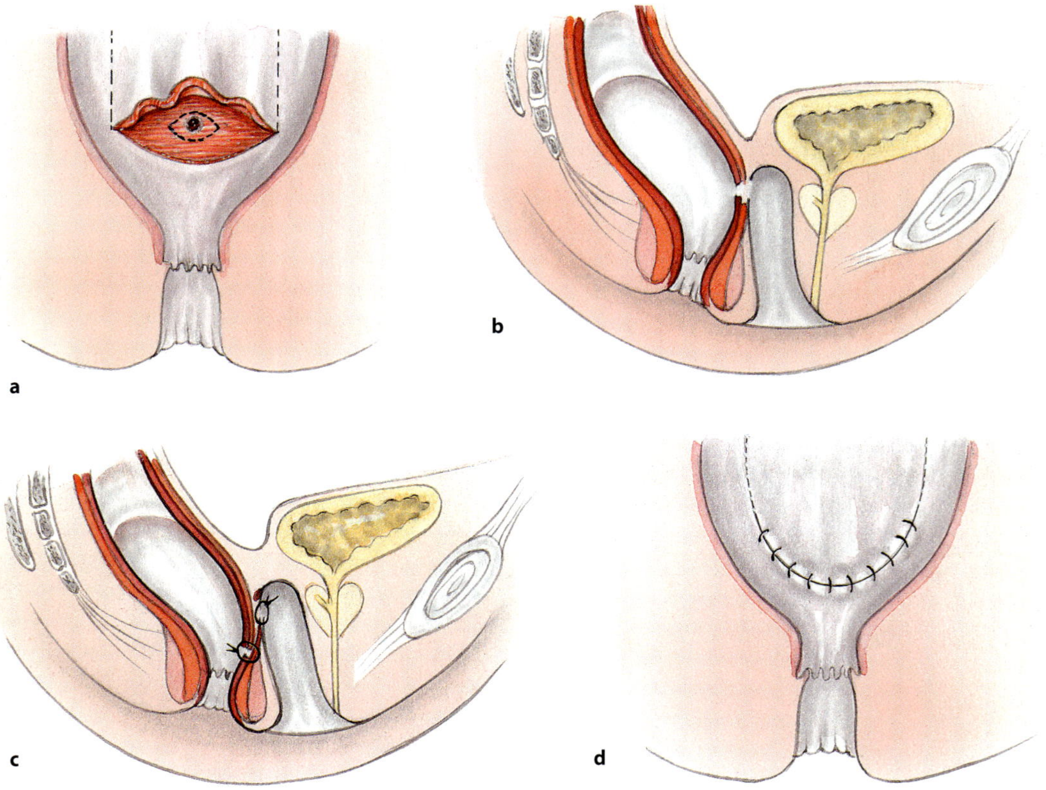

Abb. 7-38. Verschluss einer iatrogenen hohen männlichen rektovaginalen Fistel (nach Vaginoplastik mittels Doppelung der Rektumwand). **a** Die Schleimhaut der rektalen Öffnung wird nach kranial mobilisiert und die Fistelöffnung exzidiert (**b** Seitenbild). **c** Nach Spaltung der Rektumwand zu beiden Seiten hin erfolgt die Doppelung des mobilisierten Rektums. Der distale Rektumrand wird nach kranial hinter dem Rektum fixiert. Das proximale Rektum wird nach distal verlagert und **d** in Höhe des unteren Schleimhautrandes allschichtig vernäht. (Nach [120])

nalen Zugang eine höhere Heilungsrate zugesprochen [6]. Eine Fistelversorgung mit primärem plastischem Verschluss sollte immer angestrebt werden. Andernfalls ist eine vollständige Freilegung der Fistel mit einer späteren Sphinkteradaptation bei anhaltender Inkontinenz zu empfehlen.

Andere Operationsmethoden zielen auf einen Fistelverschluss durch autologe Gewebsplastiken, z. B. mit einem Bulbospongiosus-Fettlappen, der zwischen Vagina und Rektum interponiert wird [14, 89, 123]. Manche Techniken bevorzugen den Musculus rectus abdominis oder den Grazilismuskel. Diese Methoden eignen sich hauptsächlich bei größeren Fisteldefekten oder nach missglückten Fistelplastiken (◘ Abb. 7-37).

Zur Behandlung der hohen rektovaginalen Fistel sowie der iatrogenen rektovaginalen Fistel hat sich bei uns die bereits beschriebene von Tiptaft et al. angegebene Methode sehr bewährt (Kap. 7.7.10). Im Wesentlichen wird zum Verschluss der Fistel eine Doppelung der Rektumwand vorgenommen [127] (◘ Abb. 7-33 und 7-38).

Bei der enterovaginalen Fistel, deren Ausgangspunkt sich im Bereich der entzündlich veränderten supraanalen Rektumwand befindet, ist eine Freilegung des Intersphinktärraums nicht angezeigt. Durch einen perinealen Zugang wird eine sorgsame Exkochleation des gesamten Fistelsystems einige Millimeter im Gesunden durchgeführt. Anschließend erfolgt ein primärer vollständiger Wundverschluss. Abhängig von einem evtl. zusätzlich vorliegenden intestinalen Befall wird in der Regel in gleicher Sitzung eine intestinale Sanierung oder die Anlage eines Entlastungsstomas notwendig. Einzelheiten des Verfahrens werden im nachfolgenden Kapitel erläutert.

7.7.11 Analfistel bei entzündlichen Darmerkrankungen

Der M. Crohn ist eine systemische entzündliche Erkrankung mit fakultativem Befall aller Abschnitte des Verdauungstraktes. Die Entzündung hat einen proliferativen Charakter mit Tendenz zur Progression, Stenosierung, Fistelbildung und schließlich Zerstörung des umgebenden Gewebes. Bei annähernd 10% der Crohn-Patienten und in 16% der Crohn-Fälle mit Kolonbefall geht die anale Läsion den intestinalen Symptomen um Monate bis Jahre voraus [62, 83, 91, 139].

Die Häufigkeit eines analen Crohn-Befalls wird von den intraabdominalen entzündlichen Veränderungen mitbeeinflusst. In der Praxis hat man festgestellt, dass bei einem isolierten Dünndarmbefall sich nur in 14–29% ein analer Crohn entwickelt (◘ Tabelle 7-7). Dagegen ist die Wahrscheinlichkeit, dass es ebenfalls zu den typischen entzündlichen Veränderungen in der Analregion kommt, mit 43–83% bei einem Befall des Kolons deutlich höher (◘ Tabelle 7-8).

◘ Tabelle 7-7. Literaturübersicht bezogen auf die Häufigkeit der Analfisteln bei Crohn-Befall des Dünndarms

Literatur		Häufigkeit (%)
1981	Williams et al.	14
1983	Gross, Eigler	14
1965	Schofield	14,3
1986	Herfarth, Bindewald	16
1960	Calcock, Vansant	18
1969	Homann et al.	22
1979	Simi et al.	23,8
1969	Banks et al.	27
1968	Koutny	29

◘ Tabelle 7-8. Literaturübersicht bezogen auf die Häufigkeit der Analfisteln bei Crohn-Befall des Dickdarms

Literatur		Häufigkeit (%)
1956	Schofield	43,7
1986	Herfarth, Bindewald	50
1981	Williams et al.	52
1970	Schofield, Fox	75
1965	Lockhard-Mummery	81
1983	Gross, Eigler	83

Der Crohn-Befall des Afters, der als Komplikation des M. Crohn gilt, geht einher mit einer steigenden Morbidität [61]. Das Durchschnittsalter dieser Patienten ist höher als das ohne Beteiligung der Analregion. Außerdem treten häufiger extraintestinale Manifestationen wie Arthritis, Spondylitis, Erythema nodosum oder Pyoderma gangraenosum auf.

Die Anallläsionen bei M. Crohn lassen sich grundsätzlich in Veränderungen der Perianalregion und des Analkanals unterscheiden. Das subjektiv wahrgenommene Krankheitsgefühl der Patienten ist hierbei sehr unterschiedlich. In der Hälfte der Fälle haben die Patienten kaum Beschwerden.

Die Analfisteln bei M. Crohn treten häufig ohne vorherige Abszedierung auf und verursachen deshalb weniger Symptome. In manchen Fällen können Monate bis Jahre

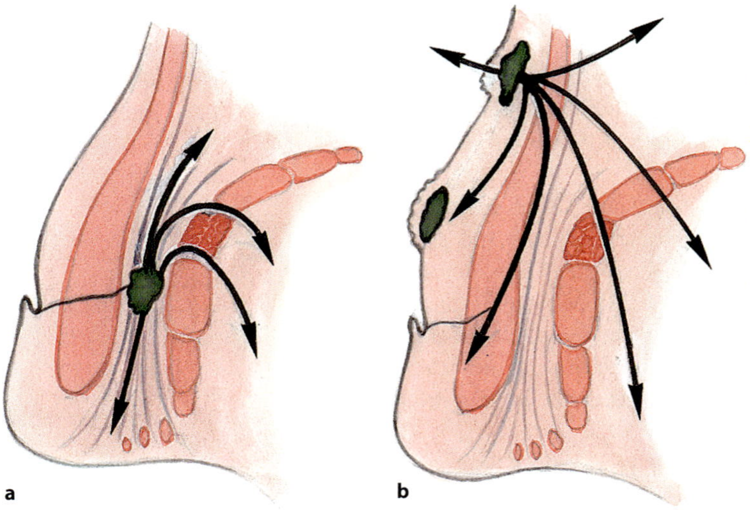

Abb. 7-39a, b. Unterschiedliche Ausbreitungswege der kryptoglandulären Analfistel (**a**) und der Analfistel bei M. Crohn (**b**). Die Linea dentata ist bei der echten Crohn-Fistel meistens nicht befallen

vergehen, bis die Diagnose gestellt und eine adäquate Behandlung eingeleitet werden kann. Aufgrund der besonderen Lokalisation und des Verlaufs sind die den M. Crohn begleitenden Analfisteln anatomisch schwer zu systematisieren. Obwohl eine typische Klassifikation der Fisteln in manchen Fällen möglich ist, hat sich die pragmatische *Differenzierung* zwischen hohen und tiefen Crohn-Analfisteln in der Praxis durchgesetzt [62] (Tabelle 7-4).

Die *tiefen Analfisteln bei M. Crohn* stellen ⅔ aller Crohn-Fisteln. Sie haben ihren Ursprung in Höhe der Linea dentata und verlaufen in der Regel submukös und intermuskulär und sind meist indolent. Histologisch findet sich häufig eine kryptoglanduläre Genese.

Die *hohen Fisteln*, auch als komplizierte oder echte Crohn-Fisteln bezeichnet, haben dagegen ihren Ursprung nicht in Höhe der Linea dentata, sondern einige Millimeter kranial davon im distalen Rektum. Diese Region zeigt eine gewisse Prädisposition für eine typische M. Crohn-Manifestation. Eine Erklärung hierfür könnte sein, dass sich im Bereich der Mukosa und Submukosa des distalen Rektums viel lymphatisches Gewebe befindet. So kann sich nach Auftreten einer entzündlichen Reaktion eine Infiltration in das umliegende Gewebe ausbilden.

Wegen des proliferativen Charakters des M. Crohn entwickeln sich dann destruierende entzündliche Prozesse mit willkürlicher Ausbreitung in die Umgebung. Deshalb liegt in der Regel keine klassische Verlaufsform der kryptoglandulären Fistel, sondern nicht selten eine stark verästelte, wurmartig verlaufende Fistelung vor, welche mehrmals den Schließmuskel und andere benachbarte Strukturen durchquert (Abb. 7-39). Aufgrund dieser Tatsache erweist sich spätestens bei der chirurgischen Freilegung der Fistelbefall als weit ausgedehnter, als dies das präoperative klinische Bild zeigte.

Der supraanale Ursprung der echten Crohn-Fistel bei M. Crohn lässt sich durch klinische und radiologische Untersuchungen, endorektale Sonographie, Kernspintomographie und schließlich intraoperativ einwandfrei nachweisen. Der histologische Nachweis einer Proktodäaldrüse ist bei der echten Crohn-Fistel die Ausnahme (Tabelle 7-9 und 7-10).

Therapiestrategien

Die therapeutischen Ansätze zeigen mittlerweile ein breites Spektrum, das von einer frühzeitigen chirurgischen Intervention bis zu ausschließlich medikamentösen Konzepten reicht (Abb. 7-40). Die chirurgische Therapie gewinnt jedoch seit Jahren zunehmende Bedeutung. Sie erstreckt sich auf die Behandlung von Abszessen, Analfisteln, Stenosierungen sowie Inkontinenzproblemen [52].

Submuköse Fisteln, Fissuren und Ulzera bei M. Crohn werden in der Regel konservativ behandelt. Liegt ein ausgedehnter Analfistelbefall vor, ist eine chirurgische Therapie angezeigt. Bei inadäquater Behandlung kann es zu erheblichen Sphinkterverletzungen mit Inkontinenzfolge kommen [3, 71, 89, 136]. Allgemein gültige operative Richtlinien für die Therapie der Crohn-Fistel gibt es bislang nicht. Wegen der verzögerten Wundheilung, Rezidivgefahr und drohender Sphinkterläsion bevorzugen die meisten Autoren eine konservative Behandlung [10, 27, 61, 71, 83]. So wird bei rezidivierenden Abszessen die Abzessinzision, bei oberflächlichen kleinen Fisteln die Fistelspaltung, bei einer Sphinktergefährdung eine Deviation oder Stomaanlage und bei einer Sphinkterzerstörung die Proktektomie seit vielen Jahren empfohlen [62].

Eine Fistelspaltung bei hohen Crohn-Fisteln ist grundsätzlich mit einem erheblichen Inkontinenzrisiko verbunden. Aufgrund des Ursprungs der Fistel im unteren Rektum

Tabelle 7-9. Histologische Ergebnisse von 16 Analfistelexzidaten bezogen auf glanduläres Gewebe (1982)

Operationspräparate	Anzahl		%
	Ja	Nein	
Drüsengewebe im intramuskulären Fistelanteil	14	2	87,5
Drüsengewebe im extrasphinktären Fistelanteil	0	0	0

Tabelle 7-10. Eigene histologische Ergebnisse bezogen auf 32 Operationspräparate von Analfisteln bei M. Crohn (1983)

Histologische Befunde	Anzahl (n)	Häufigkeit (%)
Glanduläres Gewebe	1	3
Entzündliches Gewebe	20	62
Typische Granulome	11	35

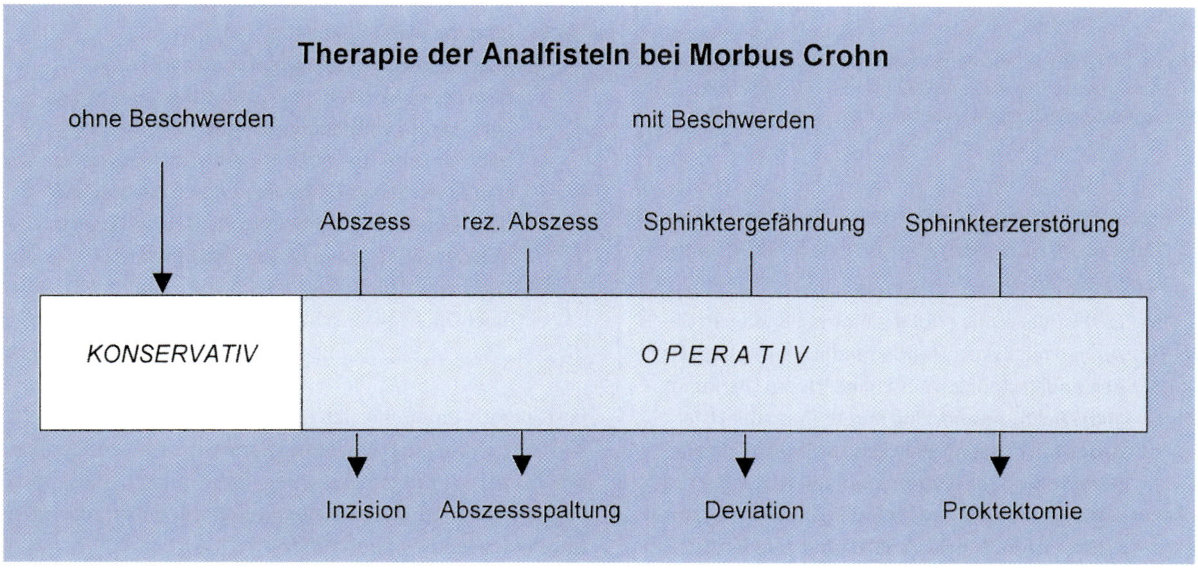

Abb. 7-40. Behandlungsschema der Analfisteln bei M. Crohn

und der weit verzweigten Fistelgänge wird durch eine Fistelspaltung ein großer Teil der Schließmuskulatur geopfert. Außerdem ist wegen des chronischen Krankheitsverlaufs der Grunderkrankung die Rezidivgefahr bei M. Crohn mit 30% hoch, sodass nach wiederholter Fistelspaltung eine anale Inkontinenz fast immer zu erwarten ist [40, 61].

Eine Fistelspaltung ist deshalb nur bei der oberflächlichen kryptoglandulären M. Crohn-Fistel angezeigt. Im Zweifelsfall wird eine Fadendrainage vor endgültiger Sanierung empfohlen.

Die Erfolge der konservativen Therapie bei analem M. Crohn mit Cyclosporin und Infliximab müssen noch abgewartet werden [55, 106, 112].

Therapie hoher Crohn-Fisteln

Aufgrund unserer langjährigen Erfahrung in der Behandlung der hohen Crohn-Fisteln im Analbereich möchten wir unsere Strategie und die damit erzielten Ergebnisse vorstellen.

> Ziel der Behandlung ist die Beseitigung des Fistelleidens unter Erhalt der Kontinenzfunktion.

Das Prinzip des Verfahrens liegt in der vollständigen Entfernung des Crohn-befallenen Fistelgewebes unter Schonung aller Muskelstrukturen (Abb. 7-41). Diese Operation sollte möglichst frühzeitig und in einem entzündungsfreien Intervall erfolgen, da es dann postoperativ zu weniger Wundheilungsstörungen kommt.

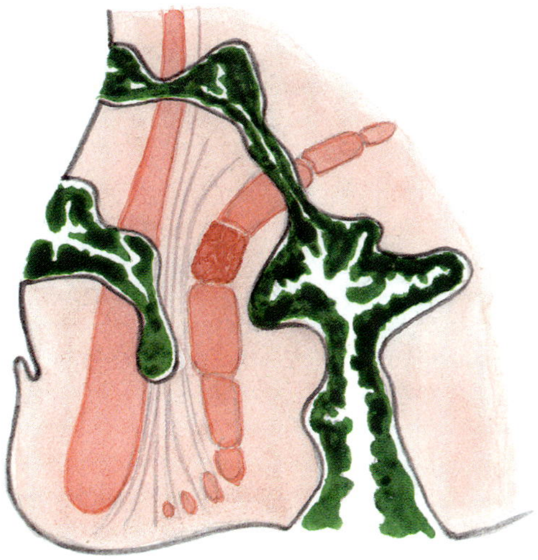

Abb. 7-41. Alle sichtbaren, z. T. sehr verzweigten Fistelgänge samt Granulationen werden einige Millimeter im Gesunden von der Haut bis zum Rektum vollständig entfernt (schematische Darstellung)

Operationstechnik: Entfernung des Fistelgewebes bei M. Crohn

- Die Fistulektomie erfolgt einige Millimeter im Gesunden mit Exkochleation sämtlicher Granulationen und Resthöhlen einschließlich des Ursprungs in der Rektumwand. Eine Kürettierung der Fistelgänge reicht in den allermeisten Fällen nicht aus, Rezidive sind sonst vorprogrammiert. Nur die vollständige Entfernung aller Fistelgänge sowie sämtlicher entzündlicher Granulationen und Resthöhlen garantiert ein gutes postoperatives Ergebnis (Abb. 7-42a).
- Der Hauptfistelgang, der zum distalen Rektum bzw. oberen Analkanal führt, wird bis zum Lumen des Darms verfolgt und restlos exzidiert (Abb. 7-42b).
- Nach vollständiger Ausräumung des Fistelsystems werden die entstandenen Lücken in der Darmwand sowie der Sphinktermuskulatur ein- oder zweischichtig, teils von innen, teils von außen, verschlossen. Auch hier erfolgt die Sicherung der Muskelnähte anschließend von innen durch kulissenförmige Adaptation der umliegenden Mukosa (Abb. 7-42c).
- Die äußere Operationswunde wird im Anschluss daran vollständig adaptiert [4, 44, 47].

Aufgrund der Ausdehnung und Komplexität dieses Fistelsystems kann die Operation manchmal einige Stunden in Anspruch nehmen. Der Eingriff sollte deshalb in einer Frühphase der Fistelerkrankung erfolgen, wo möglicherweise ein »begrenzter« Fistelbefall der Sphinkteren vorliegt. Während des Eingriffs lässt sich der Ursprung solcher Fisteln im Bereich der Rektumwand einwandfrei nachweisen.

Nach dem gleichen Prinzip gestaltet sich unsere operative Sanierung der *rektovaginalen Crohn-Fisteln* durch vollständige Fistelexzision im Bereich des rektovaginalen Septums samt der Granulationen und Resthöhlen.

Operationstechnik: Sanierung rektovaginaler Crohn-Fisteln

- Zuerst werden die perianalen Öffnungen umschnitten und die Fistelgänge bis zur inneren Öffnung verfolgt.
- Nach Einsetzen eines Analspekulums erfolgt eine transanale Fistelexzision unter Schonung der umgebenden Muskulatur.
- Anschließend werden die Granulationen und Nebengänge mittels eines perinealen oder vaginalen Zugangs vollständig entfernt.
- Nach ein- oder zweischichtigem Verschluss der entstandenen Muskellücken bzw. durch die beschriebene Doppelung der Rektumwand sichert man die Muskelnaht mit umgebender Schleimhaut.
- Zuletzt wird die äußere Wunde nach Einbringen einer Drainage verschlossen.

Postoperativ empfiehlt sich eine parenterale Ernährung für 4–6 Tage sowie die Fortsetzung der präoperativen Medikation bis zur Wundepithelisierung. Eine Stuhlableitung wird bei sehr ausgedehnten Fistelbefunden mit entsprechenden Muskeldefekten vorgenommen.

Die *Vorteile* dieses technischen Vorgehens liegen in der Verringerung der Fistelrezidivquote unter Schonung sämtlicher Muskelanteile, in der Verkürzung der Heilungsdauer sowie einer verminderten Inkontinenzrate und der Vermeidung einer endgültigen Stomaanlage.

Der Operationserfolg wird vom Aktivitätszustand der Crohn-Erkrankung sowie von der primären intestinalen Crohn-Lokalisation bestimmt. Die Rezidivrate nach der klassischen Operation mit Spaltung des Fistelgangs ist bekanntlich sehr hoch. Die Heilungsrate der Fistulotomie bei M. Crohn aus dem St. Mark's Hospital 1977 erreichte nur 42% [89]. Die Rezidivneigung korreliert aber grundsätzlich mit einem gleichzeitigen Darmbefall [39, 61, 71].

Die Häufigkeit der *Fistelrezidive* bei M. Crohn lässt sich durch eine operative Therapie günstig beeinflussen [27]. Hiernach wird bei schwerem Befall des Dickdarms eine intestinale Herdsanierung durch Resektion des entzündeten Kolonabschnittes empfohlen. Mit diesem therapeutischen Konzept konnten wir in einem Beobachtungszeitraum von

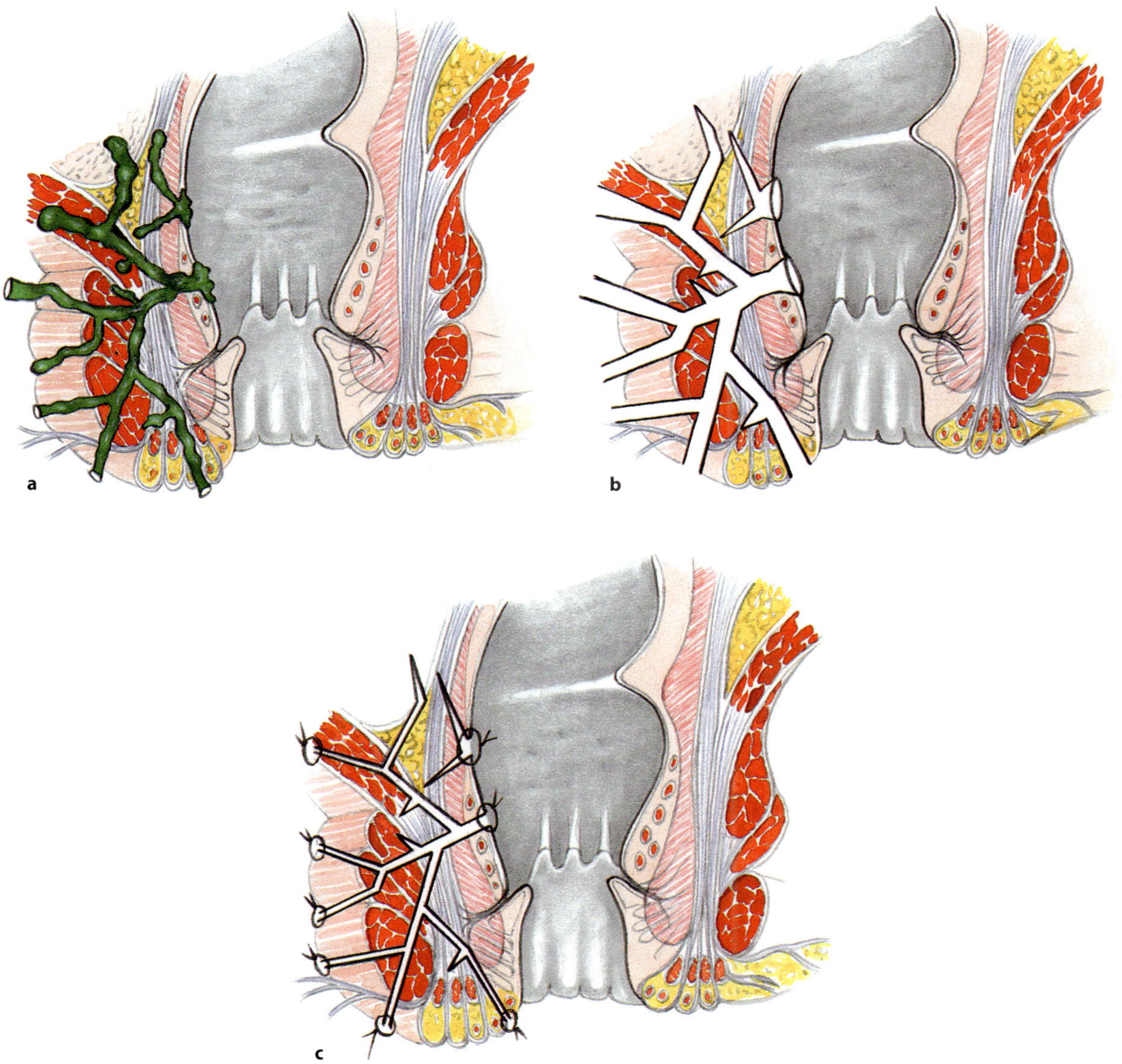

Abb. 7-42a–c. Fistelgänge bei M. Crohn mit ihren typischen Verästelungen durch die Sphinkteren. **a** Schematische Übersicht. **b** Zustand nach gelungener vollständiger Exzision der Fistelgänge. **c** Die glatten Wundkanäle durch die Muskulatur werden anschließend mit einzelnen Nähten adaptiert. Verschluss der Operationswunde nach Anlage einer Drainage im Subkutanfettgewebe

2–3 Jahren die Fistelrezidivrate bei M. Crohn wesentlich verringern (15%) [38, 44] (Tabelle 7-11).

Andere Verfahren zur Behandlung der Crohn-Fistel sind die *Flap-Methoden*. Bei ausgedehnten Fistelverläufen und bei einer allgemeinen Sepsis wird lediglich eine partielle Sphinkterotomie, meistens des Internus, mit einer Fadendrainage empfohlen [136]. Die Methode ist aber mit zahlreichen Komplikationen und mit einer hohen Inkontinenzrate behaftet.

Die Flap-Methode wird hauptsächlich bei der Behandlung der rektovaginalen Fisteln bei M. Crohn mit zunehmendem Erfolg angewendet. Hiernach wird nach Teilexzision oder nach Kürettierung der Fistel die innere Fistelwunde mit einem Schleimhaut- bzw. Volllappen-Flap verschlossen. Bei dieser Technik können aber begleitende Entzündungsherde nicht immer beseitigt werden. Rezidive sind deshalb häufig [86, 137].

Bei einem stärkeren Crohnbefall des unteren Rektums wird von uns alternativ zu einer Proktektomie ein Sleeve-Verfahren empfohlen.

Das Verfahren eignet sich nach unserer Erfahrung auch bei der Behandlung der rektovaginalen Crohn-Fisteln.

Bei massivem Crohn-Befall des Rektums mit Zerstörung der Sphinkteren bleibt dann nur die radikale Absetzung des gesamten Fistelgebietes mit endständiger Kolostomie. Eine Proktektomie ist nach der Literatur bei 5–25% aller Crohn-Patienten mit einem Rektumbefall erforderlich [52, 136]. Diese Operation lässt sich in manchen Fällen ver-

Tabelle 7-11. Eigene Spätergebnisse von 34 operierten Analfisteln mit gleichzeitiger Kolonresektion wegen Crohn-Befall des Dickdarms (1990)

Analfisteloperation mit gleichzeitiger Kolonresektion bei Morbus Crohn	Anzahl (n)	Häufigkeit (%)
Anzahl der Patienten	53 (22 rektovaginale Fisteln)	
Verteilung der Operationen	34 Resektionen mit Analfisteloperation 19 Proktektomien	
Nachuntersuchungszeitraum	24–36 Monate	
Fistelrezidive	5 von 34	14,7%
Kontinenzleistung:		
– Vollkontinent	27 von 34	79,4%
– Inkontinenz für Flatus	3 von 34	8,8%
– Inkontinenz für flüssigen Stuhl	4 von 34	11,7%
– Völlig inkontinent		0%

Operationstechnik: Sleeve-Verfahren bei M. Crohn des unteren Rektums

- Nach vollständiger Exzision des Fistelsystems erfolgt eine tiefe Kontinenzresektion des befallenen Rektums.
- Danach wird der mukosektomierte Rektumstumpf, frei von Fistelgängen und Infiltraten, mit dem proximal abgesetzten Kolonanteil anastomosiert.
- Bei umschriebenem Befund kann der Eingriff transanal ohne Laparotomie erfolgen. Durch eine zirkuläre Hautinzision distal der Linea dentata wird das entzündlich veränderte Fistelgebiet samt Schleimhaut und evtl. einem Teil des befallenen Internus nach kranial präpariert.
- Nach Absetzung des Schleimhaut-Muskel-Schlauches im Gesunden und nach ausreichender Mobilisation des Rektums wird der Mastdarm nach distal verlagert. Alle übrigen vorhandenen Fisteln und Granulationshöhlen sollten vorher exzidiert werden.
- Anschließend wird das mobilisierte Rektum mit dem Anoderm des unteren Analkanals anastomosiert (Abb. 7-43).
- Eine Entlastungskolostomie bzw. Ileostomie wird häufig angelegt [86] (Abb. 7-43).
- Falls ein massiver intestinaler Crohn-Befall vorliegt, sollte eine entsprechende Dickdarmresektion angeschlossen werden.

meiden, wenn eine ausreichende präoperative Kontinenz vorliegt und das untere Rektum nur mittelgradig entzündet ist [38, 86].

Im Fall einer Proktektomie wird auf die sorgfältige Exzision der Fistelgänge und Infiltrate, die außerhalb des Resektionsgebietes liegen, großen Wert gelegt. Hierdurch kann einem Fistelrezidiv im Bereich der Sakralhöhle, welches sich unabhängig vom Darmbefund entwickeln kann, vorgebeugt werden.

7.7.12 Aktinomykose des Anorektums

Die Aktinomykose des Anorektums gehört zu den seltenen analen Erkrankungen. Dennoch sollte sie differenzialdiagnostisch stets berücksichtigt werden, da sie zu langwierigen rezidivierenden Krankheitsbildern führen kann.

James Israel beschrieb und isolierte vor mehr als 100 Jahren den später nach ihm benannten Keim Aktinomyces israeli. Bei diesem Erreger handelt es sich um ein anaerob wachsendes grampositives Stäbchen, welches zum Sezernieren von Pus anregt. Dieser Erreger lässt sich bei Gesunden im gastrointestinalen Trakt und besonders in der Mundhöhle nachweisen.

Eine sichere histologische oder bakteriologische Diagnosestellung ist i. Allg. äußerst schwierig. Die Aktinomyceten sind durch ein sehr langsames kulturelles Wachstum gekennzeichnet, und durch die zusätzlich bestehende Mischinfektion mit anderen Keimen werden sie von diesen verdrängt und entziehen sich somit dem Nachweis [13]. Die häufigste Lokalisation der Aktinomykoseinfektionen finden sich im zervikofaszialen Bereich [58].

Abdominelle und perianale Infektionen gehören zu den seltener beobachteten Manifestationen. Bei dem analen bzw. perianalen Aktinomykosebefall kommt es häufig zu

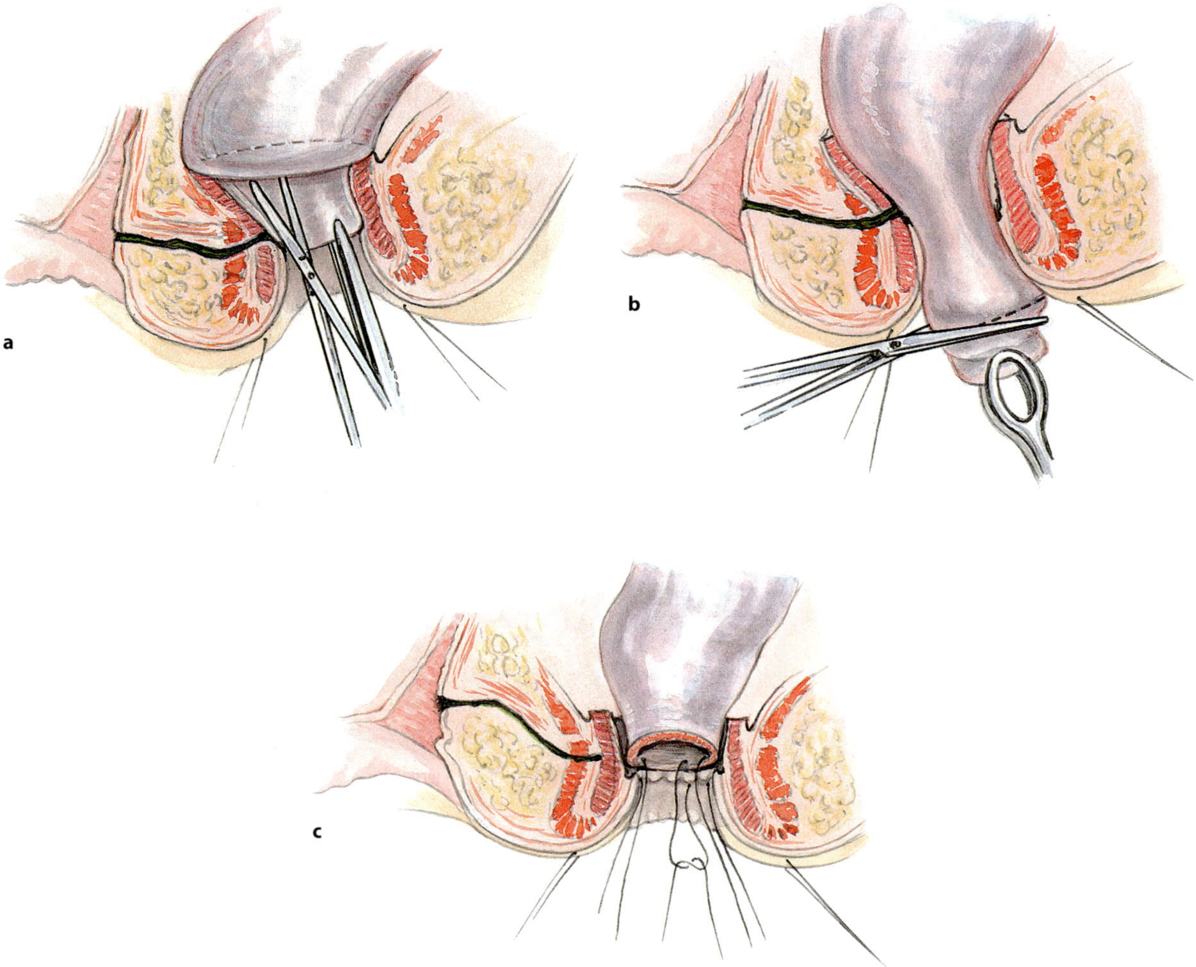

Abb. 7-43. Alternativverfahren bei M. Crohn des Rektums. **a** Präparation des Crohn-befallenen unteren Rektums nach kranial unter Mitnahme der Fistelgänge und Infiltrate und des evtl. befallenen Anteils des Internus in Faserrichtung. **b** Verlagerung des Rektums nach distal und Absetzung im Gesunden. **c** Das durchgezogene Kolon wird in Höhe der Linea dentata anastomosiert. (Nach [86])

einem chronisch rezidivierenden Verlaufsbild mit schnellem Versagen der konventionellen Abszess- bzw. fistelchirurgischen Therapie. Im Vergleich zu den sonst bekannten Abszessformen ist zu bemerken, dass die Fisteln in den abszedierenden Arealen immer unter unauffälliger gesunder Haut entstehen. Aus der Literatur sind uns nur vereinzelte, teils sehr langwierige Verläufe mit perianaler Manifestation bekannt, in seltenen Fällen tritt ein perirektaler Befall mit einem ausgedehnt wachsenden Tumor ohne klare Organzugehörigkeit auf [58].

Der abdominale Befund geht am häufigsten vom Ileozäkalbereich aus. Hier werden oftmals bestehende entzündlich penetrierende Veränderungen als ursächlich angesehen. In Einzelfällen sind sogar Aktinomykosekolitiden beschrieben worden. Aber auch »per continuitatem« kann ein Befall des Rektosigmas und des inneren Genitale mit Komplikationen wie Stenose und Narbenbildung auftreten [90, 129].

Einen Überblick über die typischen Kennzeichen der Aktinomykose zeigt die Übersicht.

Da der sichere Erregernachweis nur in weniger als 50% der suspekten Fälle gelingt, sollte der klinische Befund mit den erwähnten charakteristischen Manifestationen bei der Therapiewahl berücksichtigt werden [25] (Abb. 7-44).

Die *Therapie* der Aktinomykose ist umstritten. Sie erfolgt meistens in der Regel antibiotisch kombiniert mit Ausräumung bzw. breiter Drainage des befallenen Bereichs. Die nachfolgende Langzeitantibiotikatherapie, in der Regel mit hochdosiertem Penicillin, führt dann meistens zur Abheilung des Infektes.

Klinische Kennzeichen einer anorektalen Aktinomykose

- Entstehung von Abszessen/Fisteln in zuvor unauffälligen Weichteilen
- Abdominelle und pelvirektale »Tumoren« unklarer Organzugehörigkeit
- Mischinfektionen auch mit enteralen Keimen
- Chronisch-rezidivierende Verläufe
- Versagen der konventionellen Therapieverfahren

7.8 Perioperatives Vorgehen

Zu den *präoperativen Maßnahmen* gehören eine orthograde Darmspülung sowie die Erstellung einer Thoraxaufnahme, eines EKG, die Bestimmung der Laborparameter (Blutbild, Gerinnungsparameter, Elektrolyte, Kreatininbestimmung), eine anale Sphinktermanometrie und evtl. eine endorektale Sonographie zum Ausschluss eines intersphinktären oder pelvirektalen Abszesses.

Die *Patientenlagerung* im Operationssaal erfolgt aus Gründen der Übersichtlichkeit in Steinschnittlage.

Das *Operationsinstrumentarium* umfasst neben einer kräftigen Haut-/Fadenschere eine spezielle »Fistelschere« mit geriffelten Branchen zur subtilen Präparation der Fistelgänge, chirurgische Pinzetten unterschiedlicher Länge mit feiner Zähnelung, feine Knopfsonden (Silbersonden), am besten mit Griff (sog. Myrtenblattsonden), verschieden große Langenbeck-Haken mit Zähnelung und ein Analspekulum, z. B. Selbsthalter nach Parks. Zusätzlich sind ein Wundspreizer, gerader oder gebogener Nadelhalter, Nahtmaterial sowie ein Elektrokauter, eine Saugvorrichtung, eine Lichtquelle und evtl. eine Lupenbrille erforderlich (◻ Abb. 7-45).

Nach Exzision des Fistelkanals empfehlen wir dessen *histologische Untersuchung* mit der Fragestellung nach Anteilen kryptoglandulären Gewebes. Differenzialdiagnostisch sollten ein M. Crohn und eine maligne Entartung ausgeschlossen werden.

Die *Mikrobiologie* der Analfistel hatte bis vor wenigen Jahren eine große Bedeutung, nicht zuletzt wegen der Möglichkeiten einer Antibiose. Das Interesse bestand v. a. an dem Erregernachweis im Abszessabstrich. Zahlreiche Arbeiten zur Analfistel berichten über eine überwiegende Besiedlung mit Darmbakterien, u. a. mit Escherichia coli [31, 114]. Dagegen fanden sich bei Abszessen ohne Fistelnachweis überwiegend Hautkeime, v. a. Staphylococcus aureus. Eine besondere Pathogenität der Darmkeime konnte nicht festgestellt werden. Wenn eine Bakterienkultur aus dem Sekret des Fistelgangs Hautkeime ergibt, handelt es sich nicht um eine Analfistel [51, 124].

Bei der sehr seltenen tuberkulösen Analfistel sowie bei der Aktinomykosefistel gewinnt die Bakteriologie dagegen an Bedeutung. Neben einem Wundabstrich sind hier serologische Untersuchungen notwendig. Nach entsprechender Medikation ist ein spontaner Verschluss der Fistel ohne chirurgische Maßnahmen meistens zu erreichen [13, 20, 55, 58, 106].

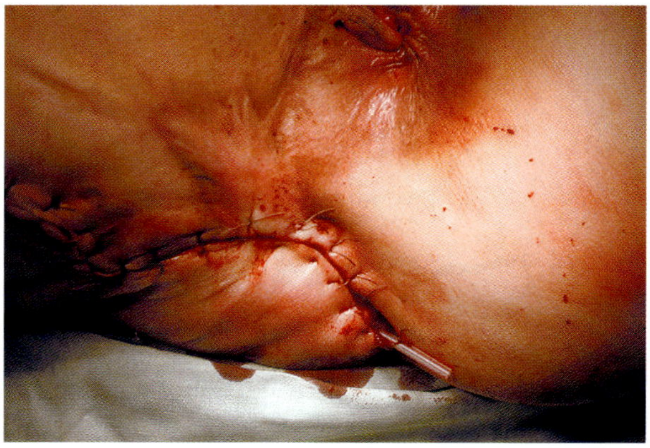
a

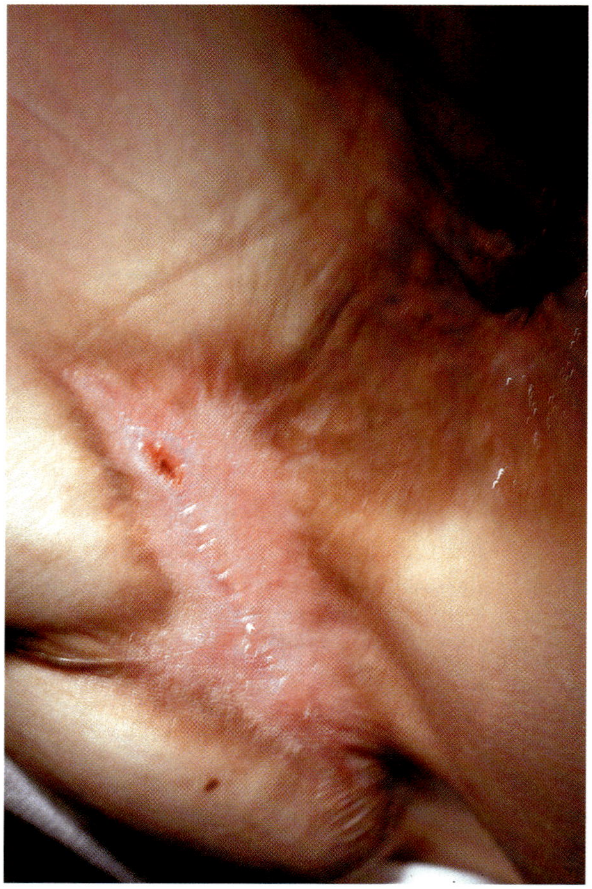
b

◻ **Abb. 7-44a, b.** Beispiel einer bei uns wiederholt behandelten analen Aktinomykose. **a** Zustand nach Fistelexzision mit Wundverschluss, **b** Befundkontrolle nach 2 Monaten

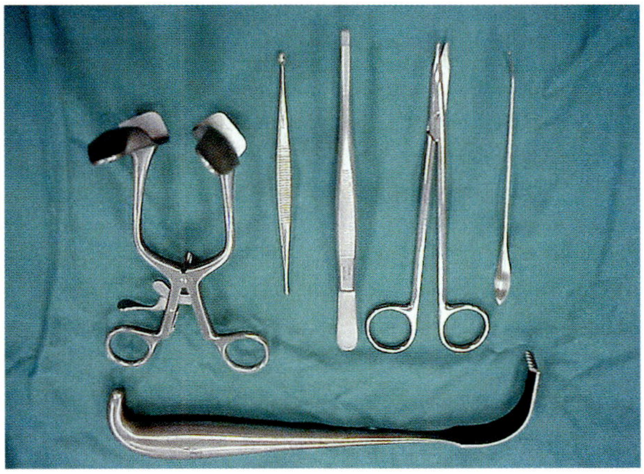

Abb. 7-45. Spezielles Intrumentarium für die Fistelchirurgie

7.9 Operationsverfahren

Zur Beseitigung des Analfistelleidens sind im Laufe der Zeit verschiedene Operationsmethoden entstanden. Die nachfolgende Übersicht gibt einen Überblick über die Vielfalt der Möglichkeiten des chirurgischen Vorgehens.

Behandlungsmethoden in der Chirurgie der Analfistel

- Fadenligatur – »cutting seton« – Fadenmarkierung – Fadendrainage
- Fistelexzision – Fistulektomie
- Fistelexzision mit Wundverschluss
- Fistelexzision und Fadendrainage
- Fistelfreilegung – »laying open«
- Fistulotomie – Fistelspaltung
- Einzeitige Spaltung, mehrzeitige Spaltung
- Fistelteilspaltung
- Fistelspaltung und Fistulektomie
- Fistelspaltung und Fadendrainage
- Fisteltransposition – »rerouting«
- Flap-Methode – Lappenplastik – »mucosal advancement flap«
- Interne Sphinkterotomie
- Parks- und modifizierte Parks-Methode
- Whitehead-Methode (modifiziert)

Die Fisteln werden i. Allg. freigelegt bzw. gespalten oder exzidiert. Andere Operationsverfahren wie die Kauterisation oder die Instillation ätzender Mittel haben zur Beseitigung der Analfistel heute nur noch einen historischen Wert. Eine *Fistelverklebung mit Fibrinpräparaten* wurde in den letzten Jahren oft propagiert. Über einen temporären Fistelverschluss wird selbst bei komplizierten Fisteln in bis 85% der Fälle berichtet [5, 19]. Aufgrund der bekannten Fistelgenese sind solche Erfolgsmeldungen sehr zweifelhaft. Lediglich in den Fällen, in denen die Ursache der Fistelung operativ beseitigt wurde, scheint eine Tamponade bzw. ein Verschluss der Fistelverbindung mit Fibrin erfolgversprechend [9, 82].

Die häufigsten sphinkterschonenden Operationsmethoden

- Fistelexzision
- Fadenmethode
- Fisteltransposition
- Parks-Methode
- Flap-Verfahren
  mit ihren jeweiligen Varianten

7.9.1 Spaltung des Fistelganges und Fistelfreilegung

Die *Spaltung* des Fistelganges, also die Fistulotomie, ist die klassische und am häufigsten verwendete Operationsmethode, bei der der röhrenförmige Fistelgang in eine Wundrinne umgewandelt wird, die sekundär granuliert und anschließend epithelisiert. Dagegen ist eine Fistelfreilegung eigentlich keine reine Spaltung, sondern vielmehr ein Offenlegen von außen bis zum Fistelursprung mit oder ohne Spaltung des Fistelganges. Der Vorgang bedeutet nicht, nur dem äußeren Erscheinungsbild zu begegnen, sondern vielmehr die Fistelquelle zu beseitigen [123]. Die Freilegung ist das anspruchsvollere Vorgehen, das zum Ziel hat, den Ursprung der Fistel, der meistens intersphinktär liegt, mit der äußeren Haut in Verbindung zu bringen. Die Freilegung wird häufig als Fistelspaltung mit einer Begradigung und einer Kürettierung des Wundgrundes verstanden. Deshalb werden in der Praxis diese Begriffe oft synonym verwendet.

Eine Spaltung der Fistel ist immer mit einer mehr oder weniger ausgedehnten Durchtrennung der umgebenden Schließmuskulatur verbunden.

Auf die Frage, wieviel vom Schließmuskel bei der Spaltmethode durchtrennt werden darf, gibt es keine einhellige Antwort. Bekanntlich entfallen ¾ der Kontinenzleistung auf den inneren analen Sphinkter, die verbleibende restliche Funktion wird durch die willkürliche Muskulatur erbracht. Es besteht die allgemeine Annahme, dass bei der Durchtrennung der unteren Hälfte des inneren Schließmuskels keine funktionelle Einbuße im Hinblick auf die Kontinenzleistung zu befürchten ist. Für manche Autoren ist selbst die Durchtrennung von 4/5 der Sphinkteren nicht mit einer Störung der Abschlusskraft auf Dauer verbunden [122].

Bei zunehmender Spaltung der Schließmuskulatur besteht jedoch eine größere Gefährdung des Haltevermögens, welches bei Durchtrennung der Puborektalisschlinge in eine vollständige Inkontinenz münden kann. Es besteht nachgewiesenermaßen eine direkte Beziehung zwischen der durchtrennten Schließmuskelmasse und der zu erwartenden Inkontinenz [70]. Diese Annahme hat jedoch nur einen relativen Aussagewert. Durch anatomische Unterschiede, z. B. die schwächere Ausbildung des Sphincter ani externus im Bereich der vorderen Kommissur bei der Frau, kann es nach Fistelspaltung in dieser Region bei Frauen häufiger zu Kontinenzdefiziten kommen als bei Männern. Außerdem wird ein Erhalt der Kontinenz durch die physiologisch bedingte Involution des Kontinenzorgans im Alter erschwert.

Eine Literaturanalyse über die Spaltmethode, je nach Fisteltyp und angewendeter Technik, weist eine Inkontinenzrate von 10–45% auf [36, 72, 88, 89, 104, 110, 115].

Ein erhöhtes Inkontinenzrisiko nach Fistelspaltung zeigt sich darüber hinaus bei

- voroperierten Patienten,
- ausgedehnten Fistelsystemen,
- großem Ausmaß der zu spaltenen Muskelmasse und
- einer hohen Lokalisation der inneren Fistelöffnung.

Bei der *einzeitigen Spaltung* handelt es sich um eine Freilegung der Fistel, wobei der Schließmuskel in einer Sitzung bis zum Quellgang durchtrennt wird. Dieser Vorgang garantiert die anorektale Kontinenz [122].

Operationstechnik: Spaltung des Fistelganges

- In der Praxis wird die Fistel mit einer geraden Sonde aufgeladen und der Fistelgang im gesamten Verlauf mit dem Skalpell, der geraden Schere oder dem Kauter gespalten. Das Aufschneiden der Fistel sollte bis zu der dazugehörenden Krypte erfolgen.
- Danach werden der Wundgrund mit dem scharfen Löffel kürettiert und evtl. die Wundränder begradigt. Die Spaltung sollte, wenn möglich, senkrecht zum Fistelverlauf auf dem kürzesten Weg erfolgen.
- Die Wunde wird meistens zur sekundären Heilung offen gelassen. Eine Austamponierung der Wunde sollte, wenn überhaupt, nicht länger als über 1–2 Tage erfolgen, da sonst ein Narbengraben mit möglichen Kontinenzstörungen zu erwarten ist [65] (Abb. 7-46).

Eine *Variante der Spaltmethode* stellt die Durchtrennung des über der Sonde befindlichen Muskelgewebes mit anschließender Exzision des offen gelegten Fistelganges dar. Diese Methode wird bei Fisteln, die durch größere Muskelanteile verlaufen, wegen der zu erwartenden Konti-

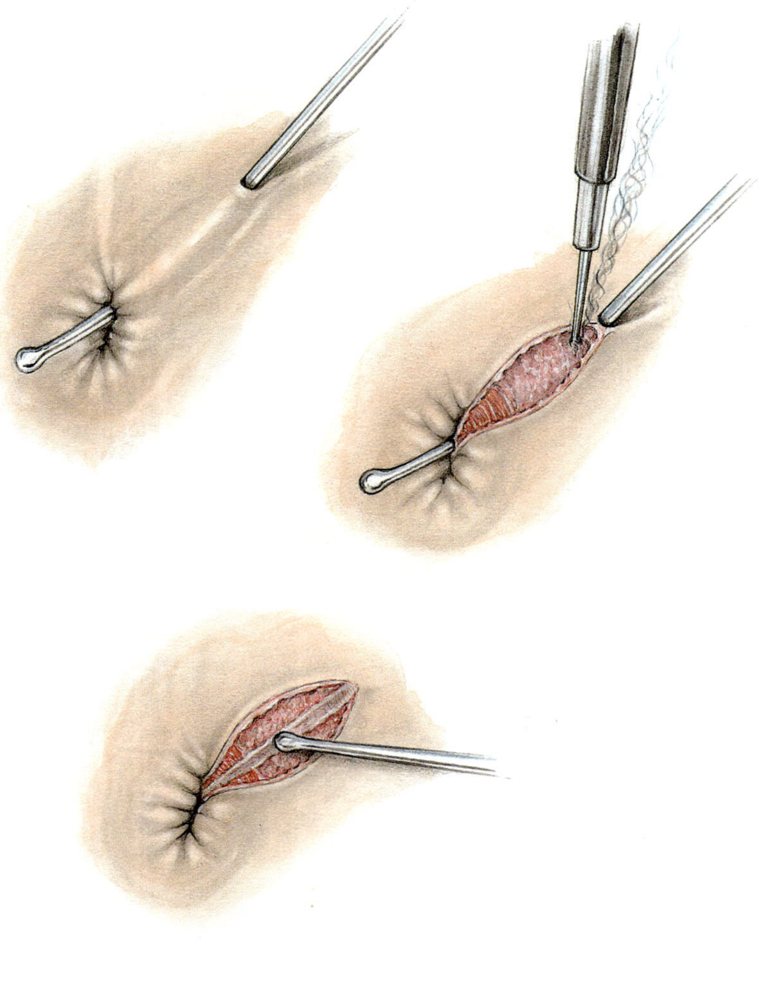

Abb. 7-46. Spaltung einer sondierten, oberflächlich verlaufenden transsphinktären Fistel mit dem Kauter und Kürettierung des Wundgrundes (▶ s. Text)

nenzgefährdung, bedingt durch das Auseinanderklaffen des durchtrennten Schließmuskels, nicht empfohlen. Diese Variante ist nur dann sinnvoll, wenn eine anschließende Muskeladaptation erfolgt.

Um eine Inkontinenz bei Analfisteln mit hohem Verlauf zu umgehen, stehen verschiedene Vorgehensweisen zur Verfügung. Ein kontinenzschonendes Verfahren ist die *zweizeitige* bzw. die *mehrzeitige Fistelspaltung*. Hierbei wird der Fistelgang zum Teil eröffnet. Die restliche Gangstrecke wird nach Anlegen einer Fadendrainage zu einem späteren Zeitpunkt schrittweise aufgeschnitten.

Die *Vorteile* der Spaltmethode sind:
- die einfache Technik,
- der komplikationslose Heilverlauf und
- die niedrige Rezidivrate.

7.9.2 Exzision der Analfistel

Bei der Exzision der Analfistel, Fistulektomie, geht man von der Zielvorstellung aus, das anale Fistelgewebe zusammen mit seinem Ursprung – der entzündeten Analdrüse – unter Schonung der Schließmuskulatur zu entfernen. Es entsteht ein Wundkanal, der bis zum After verläuft und sekundär heilen wird.

Die Methode wird empfohlen, wenn bei hohen Fisteln das Risiko einer Inkontinenz nach Spaltung besonders hoch erscheint (Abb. 7-47).

Die *Vorteile* der Exzisionsmethode sind:
- klare Verhältnisse zu den Muskelstrukturen,
- die leichte Darstellung des gesamten Fistelverlaufs,
- die geringe Gefahr der »via falsa«,
- die Möglichkeit einer histologischen Untersuchung und
- die sehr niedrige Inkontinenzquote.

Als *Nachteil* der Fistelexzision ist die lang andauernde sekundäre Wundheilung mit Persistenz des Fistelkanals anzusehen. Sie wurde deshalb in der Vergangenheit sehr kritisch beurteilt bzw. sogar abgelehnt. So beschreibt Quénu schon 1895 die Nachteile der Fistelexzision [107].

Um die Ergebnisse der Exzisionsmethode zu verbessern, wird in der letzten Zeit die bekannte Flap-Methode propagiert [143]. Nach der Exzision des Fistelgangs erfolgt ein Verschluss des Wundkanals mit einem Schleimhaut- bzw. Muskel-Schleimhaut-Lappen (Abb. 7-48). Einzelheiten der Methode sowie die Vor- und Nachteile werden in Kapitel 7.9.6 ausführlich beschrieben.

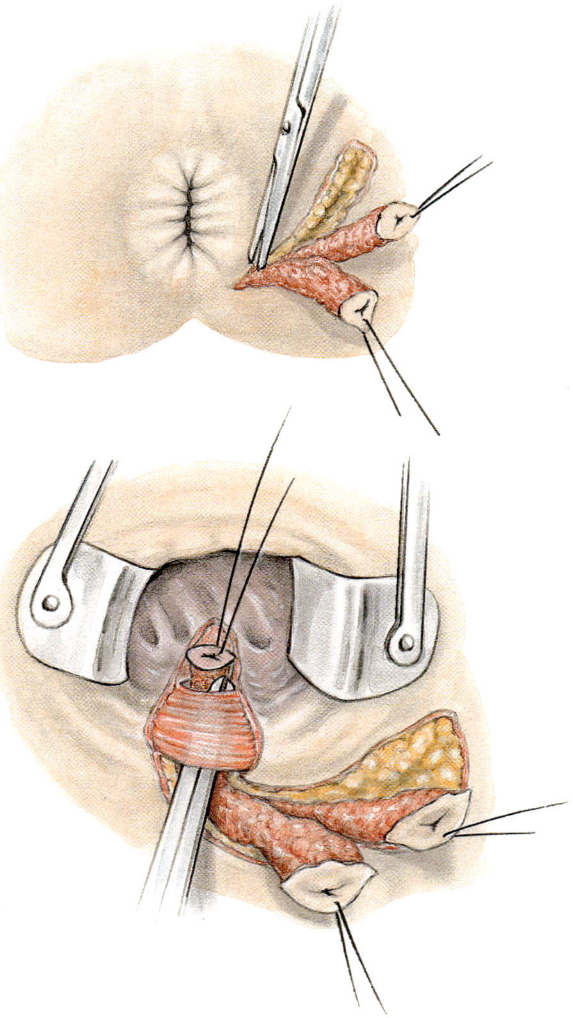
a
b

Abb. 7-47. Fistelexzision. **a** Scherenpräparation, **b** Exzision eine y-förmigen transsphinkteren Analfistel

7.9.3 Fadenmethode

Die Fadenbehandlung war ein früher sehr verbreitetes Verfahren mit unzähligen Varianten. Die Methode wird nach Hippokrates benannt, weil sie bereits im Kodex Hippokratikum beschrieben ist. Auch wird diese als Apollinose bezeichnet und gehörte bei zahlreichen berühmten Ärzten wie Celsus oder Paulus von Ägina zu den gebräuchlichen Therapien (Abb. 7-49). Die Methode wird hauptsächlich angewendet
- zur Markierung eines Fistelverlaufs,
- zur Drainage einer abszedierenden Fistel,
- zur protrahierten Durchschneidung von Fistelgängen.

Die letztere benutzt die Zugwirkung eines Gummibandes bzw. Gewichtes oder den Druck eines straff geknoteten Fadens. Durch den Fadenzug kommt es zu einer langsamen Durchtrennung und Vernarbung des betroffenen Sphinkterabschnittes. Dadurch wird ein Auseinanderklaffen der

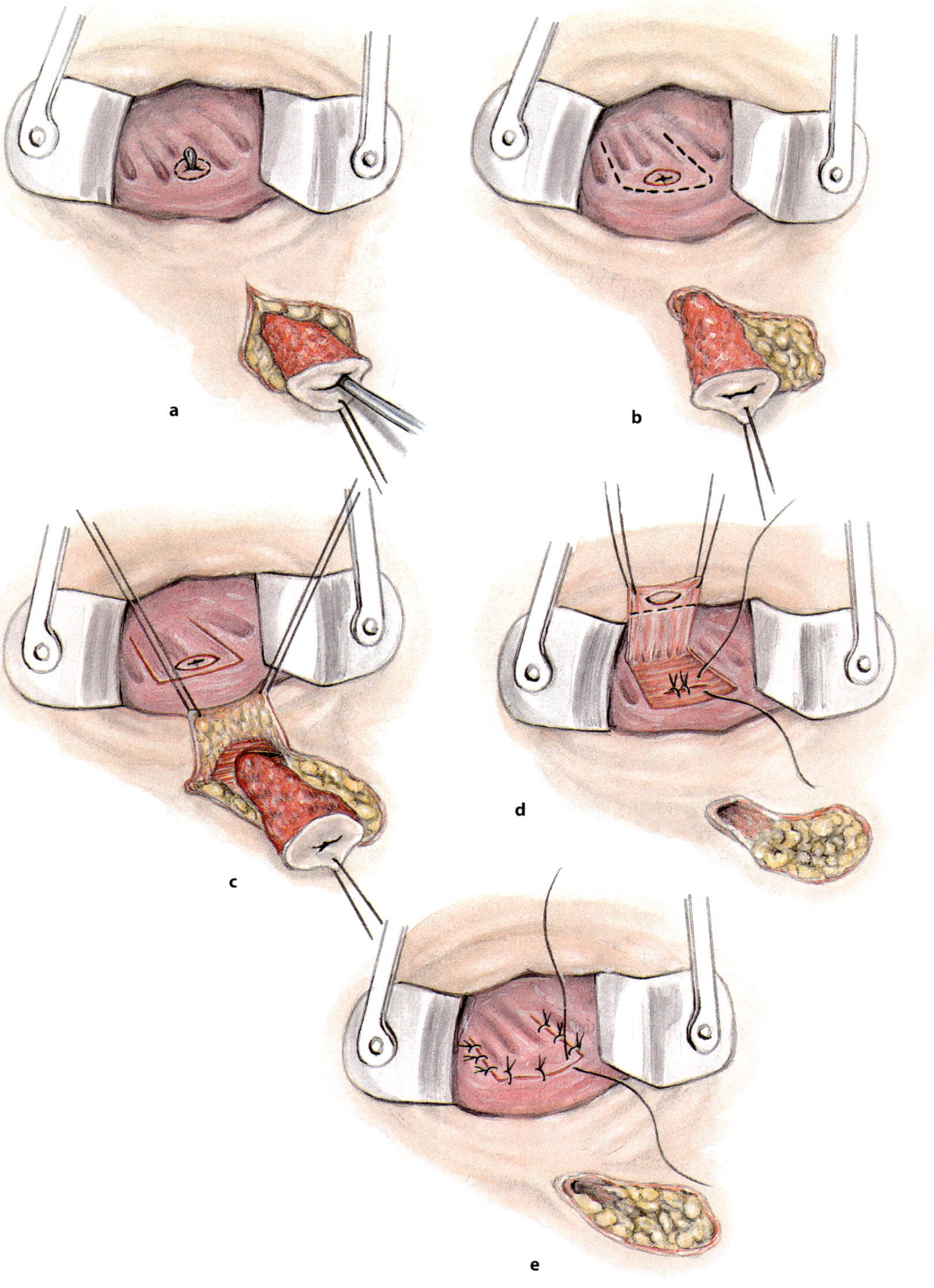

Abb. 7-48a–e. Flap-Methode. **a** Exzision des Fistelganges, **b** Bildung eines Mukosalappens, **c** Entfernung des Fistelganges, **d** Muskeladaptation, **e** kulissenartiger Verschluss der inneren Operationswunde mit dem Mukosalappen

Wunde nach der Spaltung vermieden und die Gefahr der Inkontinenz damit verringert. Jedoch kann als Folge der Fadenbehandlung bei einigen Patienten eine schwerwiegende Inkontinenz auftreten. Wenn der Faden um die gesamte äußere Schließmuskulatur gelegt wird, resultiert letztlich eine langsame Durchtrennung aller Sphinkteren. Wegen der anhaltenden Schmerzen und lästigen Absonderung wird diese Methode seit Jahren nicht mehr angewandt.

Die *Fadenmarkierung* verhindert ein frühzeitiges Verkleben einer sondierten und später zu versorgenden Fistel.

Die *Fadendrainage* sollte nach dem derzeitigen Kenntnisstand hauptsächlich zur Rezidivprophylaxe eines Peri-

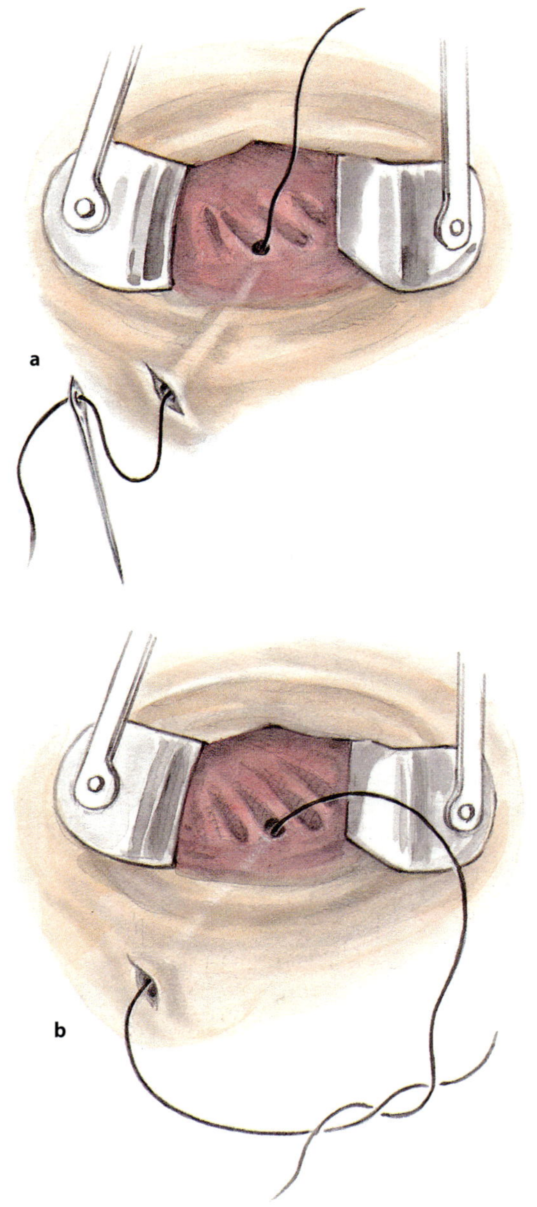

Abb. 7-49. Fadenmethode. Der Faden wird mittels einer mit einem Öhr versehenen Knopfsonde (**a**) durch den Fistelkanal gelegt und locker geknotet (**b**)

analabszesses angewendet werden. In diesen Fällen wird nach Spaltung des Abszesses der Faden vorsichtig in den sondierten Fistelkanal eingeführt und locker vor der Haut geknüpft. Danach kann diese Fistel in einem elektiven Stadium gespalten oder exzidiert werden. Ein besonderes Augenmerk gilt bei der Behandlung der Analfistel mit der Fadendrainage der sorgfältigen Sondierung, die nicht immer ohne Perforation des oft verzweigten Fistelgangs gelingt. Der nicht exakt positionierte Faden kann dazu verleiten, später an der falschen Stelle zu operieren. Somit wäre *ein* Fistelrezidiv schon vorprogrammiert.

Die Vorstellung, durch eine *langzeitige Fadendrainage* eine Wundepithelisierung ohne Operation zu erreichen, hat sich nicht bestätigt. Bis vor 20 Jahren wurde die Langzeitfadentherapie bei intersphinktärem und oberflächlichem transsphinktärem Fistelverlauf in etwa 60% der Fälle als geeignete Therapiemethode empfohlen [76]. Die Inkontinenzrate nach der Fadenmethode liegt in der Weltliteratur zwischen 3 und 18% [142, 17, 85, 108, 111, 115, 130].

Bei der *mehrzeitigen Spaltung nach Anlage der Fadenmarkierung* handelt es sich um eine Kombinationsmethode. Theoretisch wird in diesem Fall zuerst der Faden zur Reinigung des Hauptgangs und gleichzeitiger Fibrosierung des Gebietes angelegt. Hiernach besteht die Möglichkeit, eine Wundepithelisierung nach Fadenentfernung zu erreichen. Wenn aber ein Fistelverschluss ausbleibt, wird einzeitig oder mehrzeitig eine Spaltung vorgenommen. Somit wird ein Auseinanderklaffen des gespaltenen Sphinkters vermieden, und die Kontinenzfunktion bleibt weitgehend erhalten.

Die *Nachteile* der Fadenmethode sind:
- lang anhaltende Schmerzen mit einer anfänglich starken Absonderung aus dem Fistelgebiet,
- die Behandlungszeit, die sich über viele Monate, evtl. sogar Jahre erstrecken kann und
- die stärkere Vernarbung, die durch das Nahtmaterial hervorgerufen wird und u. U. mit Kontinenzdefiziten einhergeht.

7.9.4 Transpositionsmethode

Andere Methoden zielen auf eine submuköse Umwandlung einer hoch verlaufenden Fistel mit oder ohne Spaltung der Sphinkteren. Die Fisteltranspositionsmethode basiert auf der von Backhaus Anfang des vorigen Jahrhunderts beschriebenen Fistelsanierung [7].

Bei diesem Therapieverfahren wird eine Transposition des Fistelgangs in mehreren Sitzungen vorgenommen, wobei eine hoch verlaufende Fistel in den vorher präparierten intersphinktären Raum zwischen Sphincter ani internus und externus verlegt wird. In einer weiteren Operation erfolgt die Verlagerung des intermuskulären Fistelganges hinter die Mukosa bzw. Analhaut. Es resultiert eine submuköse oder subkutane Fistel. Diese kann schließlich ohne die Gefahr einer Inkontinenz später gespalten werden.

1985 wurde diese Methode als »rerouting« mit primärer Spaltung und anschließender Rekonstruktion des inneren und äußeren Schließmuskels wieder vorgestellt [87] (Abb. 7-50). Aufgrund der aufwändigen und komplikationsreichen Operationstechnik wird diese Vorgehensweise heute nicht mehr angewendet.

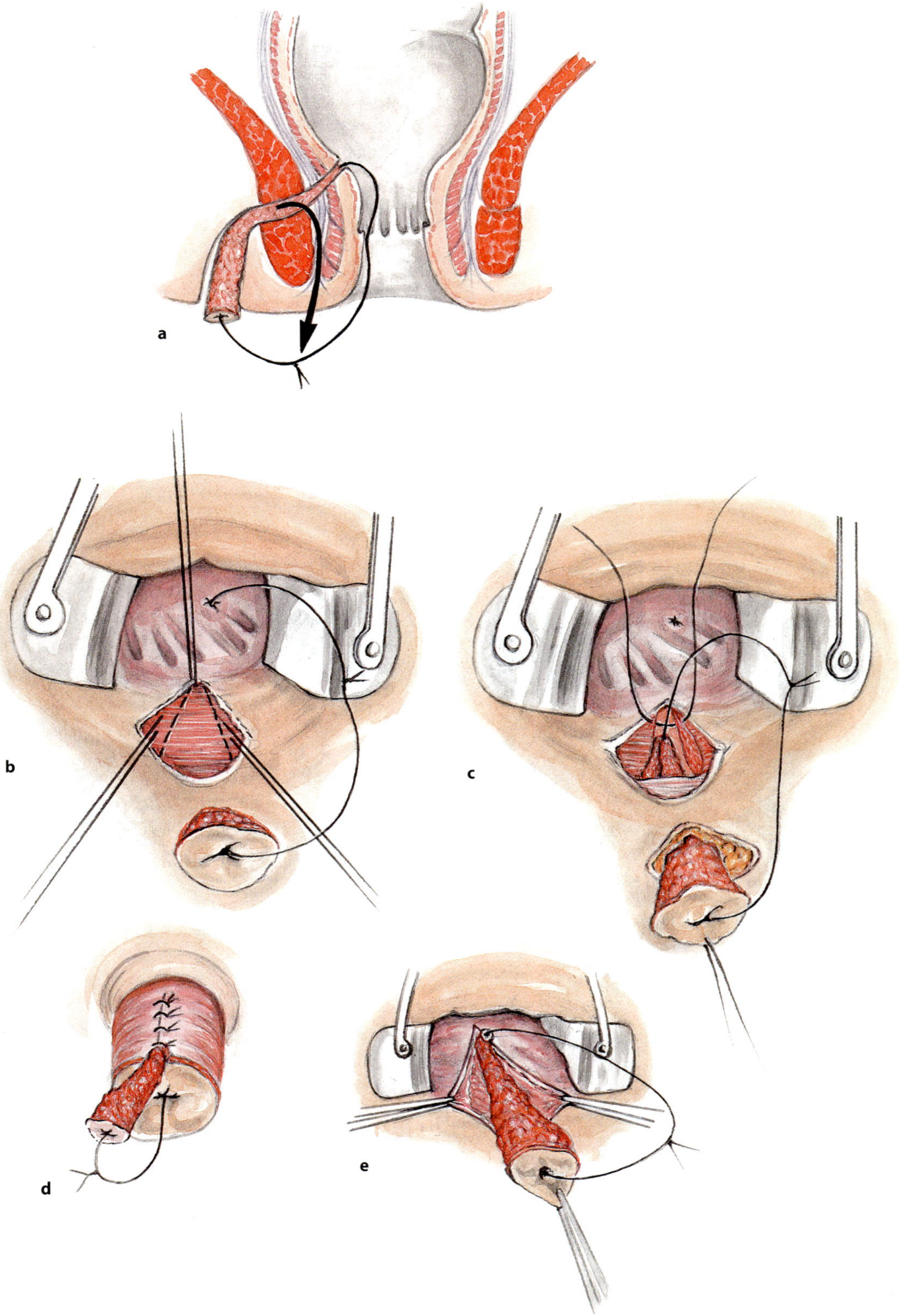

Abb. 7-50a–e. Transpositionsmethode. **a** Präparation des mit einem Faden drainierten hohen Fistelgangs. **b** Der M. sphincter ani externus wird gespalten und **c** der präparierte Fistelgang intermuskulär verlagert. **d** Danach erfolgt die Adaptation des M. sphincter ani externus mit einzelnen Nähten. **e** Der intermuskulär verlagerte Gang wird später nach innen gespalten und entfernt. (Nach [7])

7.9.5 Fisteloperation nach Parks und modifizierte Parks-Methode

Zur Behandlung der hohen Analfisteln, die in ihrem Verlauf größere Teile des M. sphincter ani externus und des M. puborectalis einschließen, entwickelte Parks 1963 ein Operationsverfahren, das auf Eisenhammers Untersuchungen begründet ist. Hiernach steht zu Beginn des Fistelleidens eine Entzündung der Proktodäaldrüse, welche zu einem intermuskulären Abszess führt [29, 70]. Zur Beseitigung des Fistelleidens propagierte Parks die Freilegung des intersphinktären Raums mit Ausräumung des glandulären Gewebes. Die übrigen Gänge, die nicht mehr von der Quelle gespeist werden, sollten daraufhin ausheilen [102].

Nach der von Parks beschriebenen Methode konnte bei unkompliziertem Fistelverlauf häufig eine Heilung der Fistel beobachtet werden. Um eine Epithelisierung der Operationswunde zu fördern, beließ Parks in den übrigen Fällen einen lockeren gewebsfreundlichen Silikonfaden für einige Zeit im Wundkanal in der Hoffnung, dass nach dessen Entfernung eine spontane Epithelisierung eintreten würde [104].

In manchen Fällen führte er zusätzlich eine Einkerbung des M. sphincter ani externus im unteren Drittel durch. Somit konnte er nach persönlicher Mitteilung die Hälfte der Fälle mit suprasphinktären Analfisteln dauerhaft zur Ausheilung bringen. In den verbliebenen Fällen kam es zu einem Sistieren des Fistelleidens erst nach Spaltung der verbliebenen Muskelbrücke, mit entsprechenden Dauerfolgen [70, 73, 84, 113].

Zur Erforschung der beschriebenen Misserfolge führten wir 1986 bei Anorektumpräparaten von 36 menschlichen Embryos und Föten sowie bei 17 Rektumamputationspräparaten histologische Untersuchungen durch (◻ Tabelle 7-12). Dabei konnten in 54% der Fälle bei Embryos und Föten und in 35% bei Erwachsenen Proktodäaldrüsen nachgewiesen werden. Eine Schleimbildung beweisende positive PAS-Reaktion zeigte sich bei 43% der Embryos und in 33% der Rektumpräparate. Die Drüsen wiesen eine gleichmäßige, zirkuläre Verteilung in Höhe der Linea dentata auf. Die am stärksten ausgeprägten Proktodäaldrüsen fanden sich im dorsalen Anteil des Schließmuskelapparates. Ähnliche Ergebnisse werden auch von anderen Autoren beschrieben [75, 78].

◻ Tabelle 7-12. Untersuchungsergebnisse an Embryos und Erwachsenen bezogen auf den Drüsenverlauf durch die Sphinkteren. (Nach [13])

Analdrüsenverlauf	Häufigkeit	
	Embryos (n=36)	Erwachsene (n=17)
Anzahl der Analdrüsen	54%	35%
Drüsenverlauf durch den M. sphincter ani internus	50%	66%
Drüsenverlauf bis zum intersphinkteren Raum	29%	33%
Drüsenverlauf durch den M. sphincter ani externus	7%	17%

Eine Drüsenpenetration durch den M. sphincter ani internus fand sich in 50% der Fälle bei den Embryos und in 66% der Fälle in den Rektumamputationspräparaten. Ein Drüsenverlauf bis zum intersphinktären Raum bestand in 29% bzw. 33% der Fälle. Eine bis dahin selten beschriebene Penetration der Analdrüse durch den M. sphincter ani externus konnte in 7% der Embryonen und in 17% der Rektumpräparate nachgewiesen werden [40] (◻ Tabelle 7-13).

Aufgrund dieser Ergebnisse mit häufiger Drüsenpenetration durch den Externus wird von uns der glanduläre

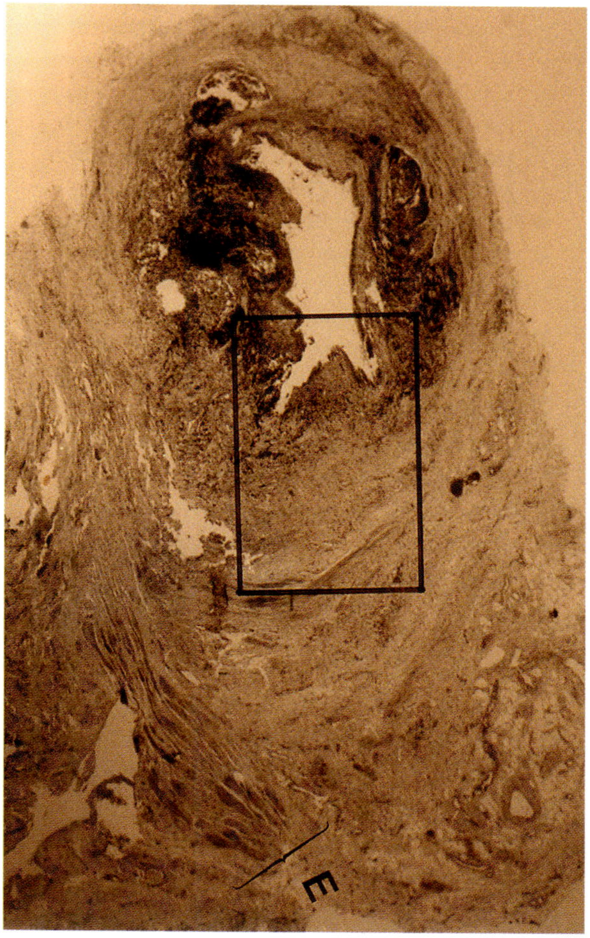

◻ Abb. 7-51. Übersicht eines histologischen Operationsresektates einer hohen transsphinktären Analfistel: Im Querschnitt wird der exzidierte durch den Externus *(E)* verlaufene Gang dargestellt. In der Lichtung findet sich zylindrisches Drüsenepithel. Die Umgebung weist reichlich perifistuläre Infiltrate auf, die von quergestreiften Faserbündeln des M. sphincter ani externus umlagert sind (Vergrößerung ca. ×150). (Nach [40])

Fistelverlauf durch den Sphinkter ani externus als wesentliche Ursache für die geschilderten postoperativen Wundheilungsstörungen nach der Parks'schen Methode angesehen (◻ Abb. 7-51).

Seit 1986 haben wir aus diesem Grund eine eigene Operationstechnik in der Therapie für hohe transsphinktäre und für suprasphinktäre Analfisteln sowie für Fistelrezidive eingeführt. Diese Methode wurde basierend auf den Kenntnissen der Parks-Analfisteloperation entwickelt. Sie beinhaltet die vollständige Exzision des infizierten Analdrüsengewebes und dessen Einmündungsstelle in den Analkanal. Die wichtigen Muskelstrukturen im Bereich des M. sphincter ani externus und des M. puborectalis werden weitgehend geschont.

7

Operationstechnik: Modifizierte Parks-Methode

- Zur Ausräumung des infizierten Drüsengewebes wird die Haut des Afterrandes mit Anoderm samt M. sphincter ani internus streifenförmig bis zur primären Fistelöffnung exzidiert. Dies entspricht der von Parks angegebenen Methode. Zur Erleichterung dieses Vorgehens erfolgt die Infiltration der Haut und des intersphinktären Raums vorher mit einer mit Suprarenin versehenen physiologischen Kochsalzlösung (1 : 250.000; ◻ Abb. 7-52a–d).
- Um weitere Drüsenverästelungen, die durch den Externus bzw. den Levator verlaufen, vollständig entfernen zu können, wird nach Freilegen der äußeren Fistelöffnung der intramuskulär verlaufende Anteil des Fistelganges teils von innen, teils von außen einige Millimeter im Gesunden entfernt (◻ Abb. 7-52e, f).
- Zusätzliche Fistelgänge außerhalb des Schließmuskels werden ausschließlich drainiert. Somit wird das Behandlungskonzept der Retentionsdermopathie mit vollständiger Entfernung des entzündeten drüsigen Gewebes der Fistelquelle erfüllt.
- Anschließend erfolgt der Verschluss des sauberen Wundkanals durch den Schließmuskel von innen mit Einzelknopfnähten ein- oder zweischichtig (◻ Abb. 7-52g).
- Die adaptierte Muskelschicht wird in Anlehnung an Quénu durch eine kulissenförmige Adaptation der umliegenden Schleimhaut gesichert [99, 107] (◻ Abb. 7-52h).

Postoperativ empfehlen wir eine Ruhigstellung des Darms unter Nahrungskarenz bzw. eine parenterale Ernährung für 3–4 Tage. Die Anlage einer Kolostomie zur Entlastung der Nähte ist nur in seltenen Fällen erforderlich.

Die histologischen Untersuchungsergebnisse der Operationspräparate von hohen transsphinktären und suprasphinktären Fisteln nach der genannten Technik zeigten nach entsprechender Anfärbung und subtiler Durchmusterung in 87% der Fälle glanduläres Gewebe innerhalb der quergestreiften Muskulatur als Beweis einer Epithelpenetration in den willkürlichen Sphinkteren.

Unsere Annahme, dass drüsiges Gewebe im muskulären Fistelanteil des Externus bzw. Puborektalis eine häufige Ursache des Rezidivs sein könnte, wurde damit bestätigt. Außerhalb der Sphinktermuskulatur wurde bei unseren Präparaten dagegen kein glanduläres Gewebe nachgewiesen [40] (◻ Tabelle 7-9). Mit diesen Ergebnissen findet die Ansicht, dass bei kryptoglandulären Fisteln eine vollständige Spaltung der Fisteln außerhalb der Sphinkteren keinen Einfluss auf die Heilung hat und sogar unnötig ist, ihre Bestätigung.

Die oben genannte Technik, die aus der Methode von Parks entwickelt worden ist, hat sich in der Zwischenzeit weitgehend durchgesetzt [2, 18, 73, 113].

Die Vorteile der modifizierten Parks-Methode liegen in:
- der Erhaltung der wichtigsten Muskelstrukturen im Bereich des Sphinkter ani externus und des M. puborectalis,
- einer kürzeren Wundheilungszeit,
- geringeren Beschwerden,
- einer niedrigen Rezidivquote und
- einer sehr geringen Gesamtinkontinenzrate.

Die *Nachteile* dieses Verfahrens sind:
- die verlängerte Operationszeit,
- das technisch anspruchsvolle Vorgehen und
- Komplikationen durch eine postoperative Nahtdehiszenz (Näheres in Kap. 7.10).

Eine weitere Variante der Parks-Methode ist die Freilegung des intermuskulären Raums kombiniert mit einer Fadendrainage des Fistelkanals, welche für einen Zeitraum von

◻ **Abb. 7-52a–h.** Eigene Operationsmethode. **a** Infiltration des Afterrandes und des Anoderms zu besseren Präparation des intersphinktären Raums. **b** Zwecks späterer Wunddrainage beginnt der Schnitt am Afterrand. **c** Das Anoderm samt Internus wird in einem fingerbreiten Streifen mit der Schere nach kranial präpariert und dicht kranial der inneren Fistelöffnung abgesetzt. **d** Der intersphinktäre Raum mit dem M. corrugator ani liegt frei. **e** Der durch die Sphinkteren verlaufende Gang wird mit der Fistelschere vom Analkanal aus präpariert. **f** Nach Umschneidung der Fistelöffnung von außen wird das Fistelsystem schrittweise dargestellt. Der Fistelanteil, der durch die Muskulatur verläuft, wird danach vollständig exzidiert. Die umliegenden Granulationen und evtl. vorhandene Resthöhlen werden lediglich kürettiert. **g** Ein- bis zweischichtiger Verschluss des granulationsfreien muskulären Wundkanals von innen mit Einzelknopfnähten. **h** Die umgebende Schleimhaut wird nach Infiltration mit Kochsalzlösung ca. 2 cm zur Seite und nach kranial mobilisiert und danach kulissenartig distal der Muskelschicht mit Einzelnähten spannungslos fixiert ▶

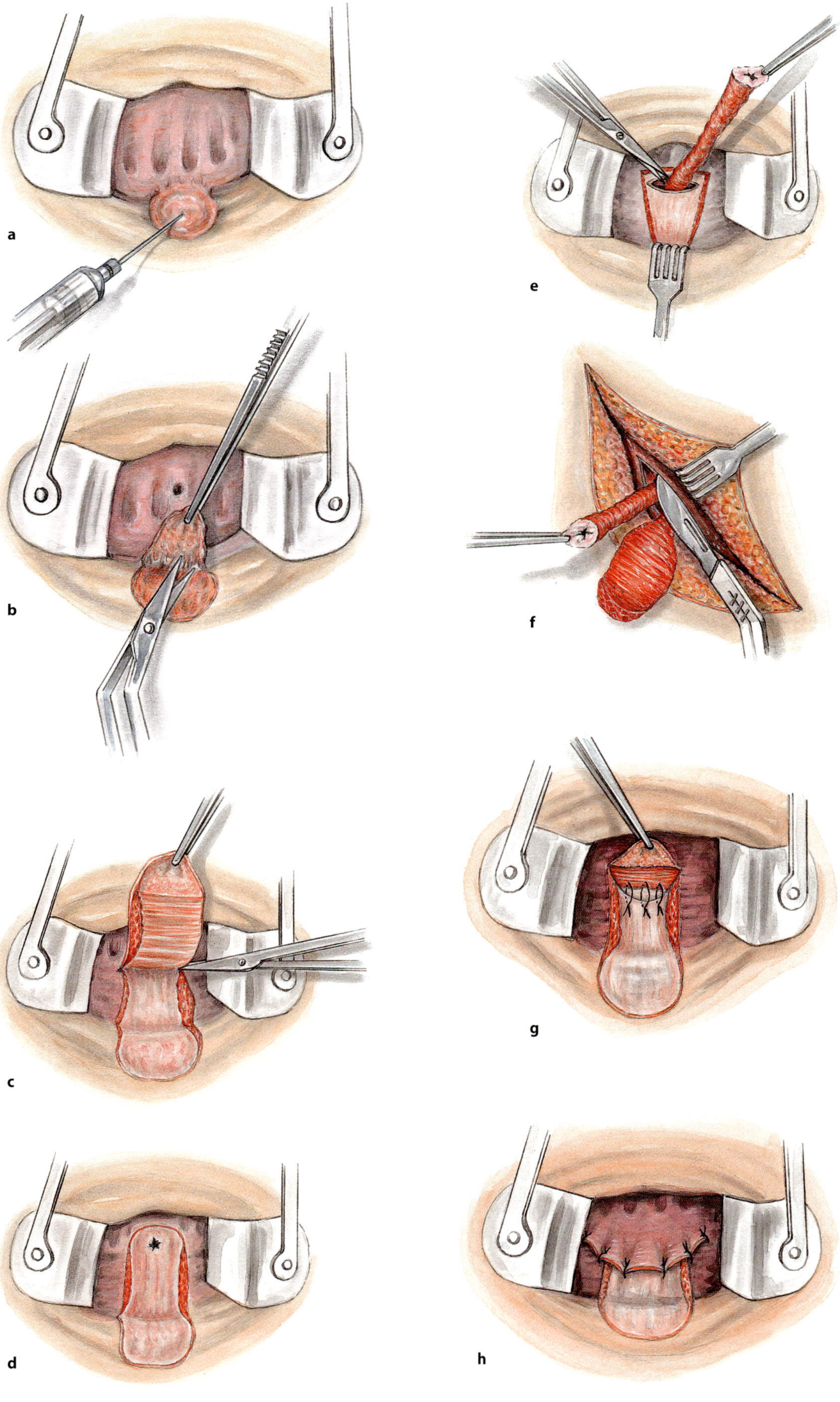
a
b
c
d
e
f
g
h

2–3 Monaten belassen wird. Nach Entfernung des Fadens erfolgt bei ausbleibender Heilung die Spaltung der Restfistel.

Vorteil der Methode ist eine geringe Rezidivrate von 2–3%. *Nachteilig* ist dagegen die lange Behandlungsdauer sowie eine Kontinenzstörung, die nach der verzögerten Spaltung in 22–32% der Fälle auftreten kann [17, 104, 113, 115, 128].

Bei einer weiteren Variante wird die Freilegung des intermuskulären Raums außerhalb des Afters unter Schonung des Internus vorgenommen. Die Methode ist aber noch mit zahlreichen Komplikationen und Rezidiven belastet [93] (Näheres in Kap. 7.10.7).

7.9.6 Flap-Techniken

Zur Reduzierung der Inkontinenzrate nach einer Fistelspaltung sowie zur Vermeidung von Heilungsstörungen nach einfacher Fistulektomie wurde bereits 1895 eine Mukosaplastik durchgeführt [107] und diese wenige Jahre später in Form einer Volllappenplastik zur Behandlung der rektovaginalen Fisteln verwendet [99]. Die Methode hatte sich zur Therapie der idiopathischen Analfisteln für einige Zeit durchgesetzt [30], wurde jedoch später wegen der zahlreichen Komplikationen verlassen.

In den 1980er-Jahren kamen erneut schließmuskelschonende Verfahren mit Bildung eines deckelnden Verschiebelappens zur Anwendung [65, 69, 109, 132]. Bei dieser Operationstechnik wird auf die Freilegung des intersphinktären Raumes verzichtet. Im Wesentlichen handelt es sich um eine Exzision oder Kürettage des Fistelganges unter Erhalt der gesamten Zirkumferenz des äußeren und inneren Schließmuskels und Verwendung eines lappenförmigen Verschlusses des intraanalen Ostiums. Dieser geschieht mit Hilfe einer Verschiebeplastik aus Mukosa und Submukosa oder mit einem Mukosa-Muskel-Lappen (»rectal advancement flap«), der von proximal nach distal oder in umgekehrter Richtung im Sinne einer anokutanen Lappenplastik (»island flap«) über der inneren Fistelöffnung fixiert wird.

Es existiert inzwischen eine standardisierte Technik, deren Anwendung bei allen hohen Analfisteln einschließlich der Fisteln bei M. Crohn zunehmend empfohlen wird [6, 14, 64, 86, 99, 137, 141].

Operationstechnik: Flap-Methode

- Nach Einstellung des Analkanals mit einem Analspekulum wird die intraanale Fistelöffnung lokalisiert.
- Danach erfolgt eine sparsame Exzision oder Kürettage des Fistelkanals von innen bzw. von außen her.
- Nun wird die Mobilisierung eines u-förmigen, gut durchblutenden Mukosa-Submukosa-Flaps oder Mukosa-Muskel-Lappens vorgenommen. Diese beginnt in Höhe des intraanalen Ostiums in kranialer Richtung bis in das untere Rektum.
- Anschließend erfolgt der peranale Verschluss des Wundkanals im Bereich des M. sphincter ani internus bzw. externus mit Einzelknopfnähten oder fortlaufender Naht. Der mobilisierte Flap wird spannungsfrei heruntergezogen und distal des ursprünglichen Ostiums mit einzelnen Nähten fixiert.
- Die äußere Wunde wird als Drainage meistens offen gelassen.
- Eine Nahrungskarenz empfiehlt sich für 6–8 Tage.

Einige Autoren bevorzugen aus Sicherheitsgründen statt des Mukosa-Submukosa-Flaps eine *Vollwandplastik*. Hierbei wird ein Flap, bestehend aus Mukosa, Submukosa und dem Internus, zum sicheren Verschluss des Fistelkanals präpariert (◘ Abb. 7-53).

Bei einer weiteren Variante dieser Methode wird zur Deckung des Wundgebietes ein Flap gebildet, der außer Mukosa und Submukosa nur einen Teil des Internus verwendet. Die Internusschichtdichte beträgt ca. 3–5 mm (◘ Abb. 7-54). Zur Sanierung von hohen transsphinktären und rektovaginalen Fisteln sowie bei M. Crohn bevorzugen andere Autoren eine anale Verschiebelappenplastik aus einem äußeren anokutanen Flap. Hiernach erfolgt eine komplette Mobilisierung des intraanalen Anoderms, von der inneren Fistelöffnung ausgehend bis ca. 2 cm in die perianale Region reichend, sodass der mobilisierte Flap spannungsfrei von außen nach innen proximal der Internusnähte mit einzelnen Nähten adaptiert werden kann.

Die *Vorteile* der Methode sind:
- geringe Beschwerden,
- kurze Behandlungszeiten,
- sehr niedrige Inkontinenzrate.

Die *Nachteile* der Flap-Methode sind:
- zeitaufwändiger Eingriff,
- postoperative Nahrungskarenz für mehrere Tage,
- häufige Nahtstörungen,
- häufige Rezidive (Kap. 7.10.6 »Komplikationen nach der Flap-Methode«).

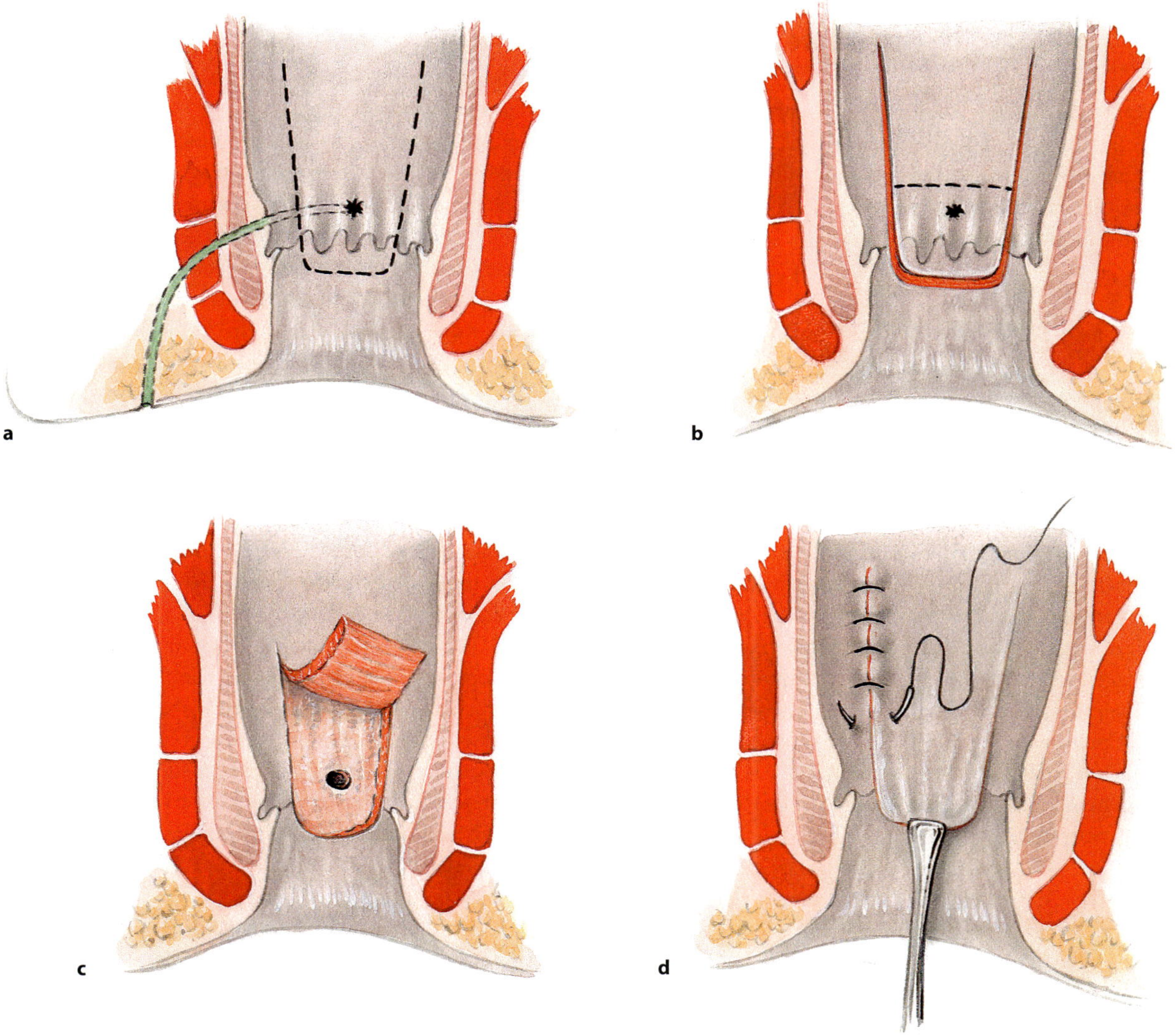

Abb. 7-53a–d. Endorektale Volllappentechnik. **a** Vollständige Exzision eines hohen Fistelgangs. **b** Bildung eines u-förmigen Mukosa-Muskel-Lappens aus der Rektumwand und Umschneidung der inneren Öffnung. **c** Mobilisation des Schleimhaut-Muskel-Lappens nach kranial. **d** Kulissenartige Verlagerung des Flaps nach distal und Fixation derselben mit einzelnen Nähten

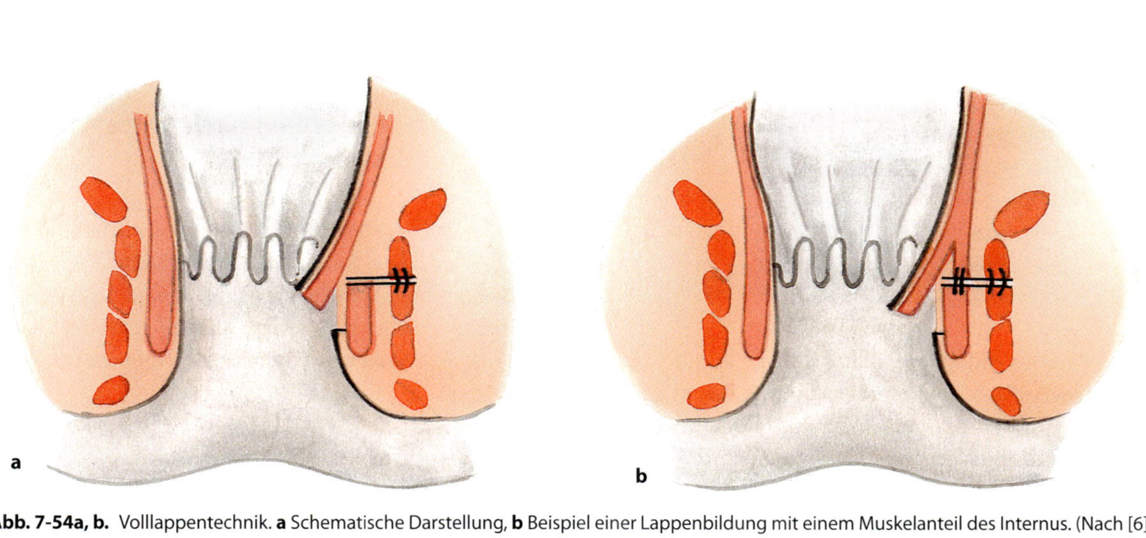

Abb. 7-54a, b. Volllappentechnik. **a** Schematische Darstellung, **b** Beispiel einer Lappenbildung mit einem Muskelanteil des Internus. (Nach [6])

7.10 Komplikationen der Analfisteltherapie

Postoperative Komplikationen sind nicht selten. Diese treten in Abhängigkeit vom ursprünglichen Fistelstatus von Anzahl und Art der Voroperationen und Vernarbung sowie von dem Fistelverlauf und der angewendeten Operationstechnik auf.

7.10.1 Allgemeine Komplikationen

Unter den *allgemeinen Komplikationen* sind Miktionsstörungen zu erwähnen, die je nach Schweregrad von der leichten Form des Harnverhalts bis zur Harnsperre reichen können. Vorübergehende Miktionsbeschwerden bedürfen i.Allg. keiner besonderen Therapie. Bei ausgedehnten Fistelsystemen im Bereich der vorderen Kommissur, der Vagina oder des Rektums kann es postoperativ durch Schwellung des gemeinsamen Nervenplexus (Verlauf der Nn. perineales) u. a. zu Miktionsstörungen kommen, welche evtl. das Anlegen eines transurethralen bzw. suprapubischen Urinkatheters erforderlich machen (Näheres in Kap. 14).

Unter den allgemeinen Komplikationen sind die postoperative Temperaturerhöhung und die Wundschmerzen zu nennen. Diese sind v. a. von der angewendeten Operationsmethode abhängig.

7.10.2 Lokale Komplikationen

Lokale Komplikationen nach einer Fistelsanierung kommen im Gegensatz zu allgemeinen Komplikationen wesentlich häufiger vor.

Lokale Komplikationen nach Fistelsanierung

- Wundheilungsstörungen
- Abszedierungen
- Wundnekrosen
- Postoperative Nachblutung
- Narbenschmerzen
- Narbenkontrakturen
- Ulkusfissuren
- Ektropium des Analkanals
- Analprolaps
- Fistelrezidiv

Die Diagnosestellung einer *postoperativen Wundverhaltung* sowie einer *Abszedierung* mit entsprechenden Schmerzzuständen und begleitender Temperaturerhöhung oder einer Harnverhaltung ist recht einfach. Zu einem Wundverhalt bzw. einer Abszedierung kommt es häufig nach primärem Verschluss abszedierter oder unter Spannung verschlossener Operationswunden. Die Therapie der Wahl ist die Wundspreizung mit entsprechender großräumiger Drainage des infizierten Gebietes. Die Gabe von Antibiotika ist meistens nicht erforderlich.

Infolge Abszedierung oder Wundinfektion treten *Wundheilungsstörungen* im Operationsgebiet häufig auf. Dadurch kann sich eine Nekrose oder sogar eine muskuläre Nahtdehiszenz entwickeln und ein Fistelrezidiv gebahnt werden.

Oberflächliche Haut- und Schleimhautdehiszenzen nach der angewendeten Methode haben i. Allg. keine chirurgischen Konsequenzen. Liegt ein *Muskelnahtdefekt* vor, ist eine spontane Wundheilung nicht mehr zu erwarten. Zur endgültigen Wundheilung wird eine Reoperation mit erneuter Adaptation der dehiszenten Muskelschicht empfohlen. Weist die verbliebene Muskelbrücke nur eine geringe Stärke auf, kann diese sekundär gespalten werden.

Als weitere lokale Wundheilungsstörungen sind Narbenschmerzen, Wundverklebungen, Narbenulkus, Fissuren, Keloide und Narbenkontrakturen neben Perianalekzem und Dermatosen zu erwähnen.

Die *Therapie* der oberflächlichen Wundheilungsstörungen ist meistens konservativ und beinhaltet eine Wundspreizung, das Lösen der Verklebungen, eine topische Behandlung der Dermatosen und Ekzeme sowie das Unterspritzen von Keloidnarben. Postoperative narbige Stenosen und Kontrakturen, die konservativ nicht zu beherrschen sind, erfordern eine Nachoperation mit anschließender plastischer Rekonstruktion des Wundgebietes. Eine narbige Stenosierung, welche nach einer bogenförmigen Freilegung auftreten kann, führt nicht selten zu therapieresistenten Heilungsstörungen. Diese Narbe sollte ebenfalls korrigiert werden.

Perianale Blutungen nach Fistelchirurgie sind sehr selten. Sie treten in der Regel nach einer Läsion des Hämorrhoidalplexus auf. Diese Läsionen erfordern immer eine sorgsame Versorgung der entsprechenden Gefäße mittels Umstechungsligaturen. Außerdem kann es nach einer hohen Fistelspaltung zum Auftreten eines Analprolaps oder sogar zur Ausbildung eines Rektumprolaps kommen, falls der M. levator ani gespalten wird [118].

7.10.3 Komplikationen nach Anwendung der Fadenmethode

Eine langwierige Fadenbehandlung als alleinige Therapie eines Fistelleidens wird heutzutage nicht mehr angewendet. Zur temporären Markierung oder Drainage eines primär abszedierenden oder komplizierten Fistelleidens wird sie auch heute in Kombinationsverfahren noch verwendet [85, 89].

Zur Prophylaxe dieser Komplikationen ist eine genaue Indikationsstellung die beste Voraussetzung.

Komplikationen der Fadenmethode

- Anhaltende Absonderung
- Perianalekzeme
- Fadenschmerzen bei zu fest angezogener oder zu straff fixierter Fadenschlinge
- Abszedierung an der gleichen oder an einer benachbarten Stelle, wenn die Drainagefunktion des angelegten Fadens unzureichend ist.
- Wurde eine »via falsa« bei Anlage einer Fadendrainage verursacht, bleibt hier die primäre Fistelquelle unbehandelt, und es kommt zur Ausbildung eines sog. falschen Fistelrezidivs.
- Liegt eine hohe, über die Sphinkteren verlaufende Fistel vor, kann es nach alleiniger Fadendrainage zu einer erheblichen Kontinenzeinbuße kommen. Diese ist bedingt durch eine zunehmende Vernarbung des Sphinkterareals als Gewebsreaktion auf den langsam durchschneidenden Faden. Die Vernarbung, für manche Autoren eine erwünschte Wirkung, kann auch nach einer Drahtcerclage auftreten [130]. In der Literatur werden auch schwerwiegende Inkontinenzfälle nach Fadendrainage genannt [128].

Wenn die innere Fistelöffnung auch bei sorgfältiger Sondierung, selbst mit einer Lacrima-Sonde, nicht zu identifizieren ist, sollte ein Durchstoßen der Sonde an der falschen Stelle tunlichst vermieden werden. Bei einer Sondierung bzw. Anlage einer Fadenmarkierung kann es passieren, dass durch Perforation ein falscher Gang in den Mastdarm gebahnt wird. Das Missgeschick wird oft nach Einspritzen von Farbstoffen durch die äußere Öffnung unterstützt. Die falsche Spur entsteht meistens bei der Sondierung eines vor oder durch den Levator verlaufenden stark abgebogenen Fistelgangs. Für den Nachoperateur ist es notwendig, zur Fistelsanierung die echte Fistelquelle zu finden. Die Öffnung liegt manchmal verborgen in der Kryptenlinie.

Nach Entfernung des Fadens kommt es nicht selten zu einer spontanen Ausheilung der iatrogen entstandenen Fistel. Andernfalls sollte die Perforationsstelle ins Rektum nach Auffrischung schichtweise verschlossen und eine Entlastungskolostomie angelegt werden.

7.10.4 Komplikationen nach Anwendung der Spaltmethode

Die Spaltmethode ist die am häufigsten angewendete Operationsmethode zur Behandlung der Analfisteln wegen einer sehr niedrigen Komplikations- und Rezidivquote. In Abhängigkeit von der gespaltenen Muskelmasse können aber Störungen der Kontinenzfunktion auftreten, die zu einer vorübergehenden bis zu einer anhaltenden oder sogar zu einer vollständigen Inkontinenz führen.

Die Kontinenzstörungen hängen von verschiedenen Faktoren ab [115]. Ungünstige Voraussetzungen sind eine bereits bestehende Sphinkterschwäche nach vorausgegangener Spaltung oder eine Spaltung des Schließmuskels an verschiedenen Stellen oder auch häufig Narbenbildungen sowie Narbendeformitäten. Deshalb wird eine genaue Evaluierung der präoperativen Analsphinkterfunktion u. a. mittels einer analen Manometrie dringend empfohlen.

Bei fehlendem präoperativ dokumentiertem Sphinkterstatus kann eine Kontinenzschwäche unberechtigterweise zu Lasten der Operationsmethode fallen.

Störungen, die nach einer *isolierten Internusläsion* auftreten, sind relativ selten und werden häufig von den Patienten nicht wahrgenommen. Typische Zeichen wie vermehrtes Afternässen und unwillkürlicher Flatus werden selten beachtet. Nach ausführlicher Anamneseerhebung finden sich Symptome einer sog. Stressdefäkation, die infolge mangelnder Koordinierung zwischen Rektumampulle und der verminderten Schließmuskulatur auftreten können. Näheres in Kap. 1.4 (»Funktion der Beckenbodenmuskulatur und Physiologie der Defäkation«) und Kap. 8.9.10 (»Sphinkteroplatik des Internus«).

Therapie

Oberflächliche distale Internusdefekte werden leicht kompensiert und bedürfen meistens keiner besonderen Therapie. Unterstützend kann ein Sphinktertraining, ein Biofeedback oder eine Elektrostimulation wirken [48].

Zur Behandlung von therapieresistenten Beschwerden *größerer Internusdefekte* bieten sich verschiedene Verfahren an. Kleine umschriebene Internusdefekte mit entsprechendem Beschwerdebild lassen sich sanieren, indem die Eindellung des Analkanals durch Einspritzung von gewebsfreundlichen Stoffen oder mit eigenen Fettzellen aufgefüllt wird. Werden kohlefaserhaltige Substanzen verwendet, besteht die Möglichkeit der radiologischen Darstellung des Umfangs des aufgefüllten Gebietes. Das benötigte Fettgewebe wird in der Regel aus der Bauchdecke mit einer dicken Kanüle abgesaugt. Nach Abspülen von Blutspuren mit Kochsalzlösung werden 30–80 ml Fettmasse in Höhe der Eindellung unter das Anoderm eingespritzt [119]. Näheres in Kap. 8.9.7 (»Autologe Fettinjektion bei Stuhlinkontinenz«).

Größere Internusläsionen kann man mittels eines Haut-Fett-Lappens auffüllen [21] (Abb. 7-55). Ein gestielter Lappen, der häufig als Schwenklappen präpariert wird, oder ein isolierter Lappen aus der Umgebung wird nach Exzision der eingedellten Narbe dort im Wundgrund entsprechend fixiert (Abb. 7-56). Eine Ruhigstellung des

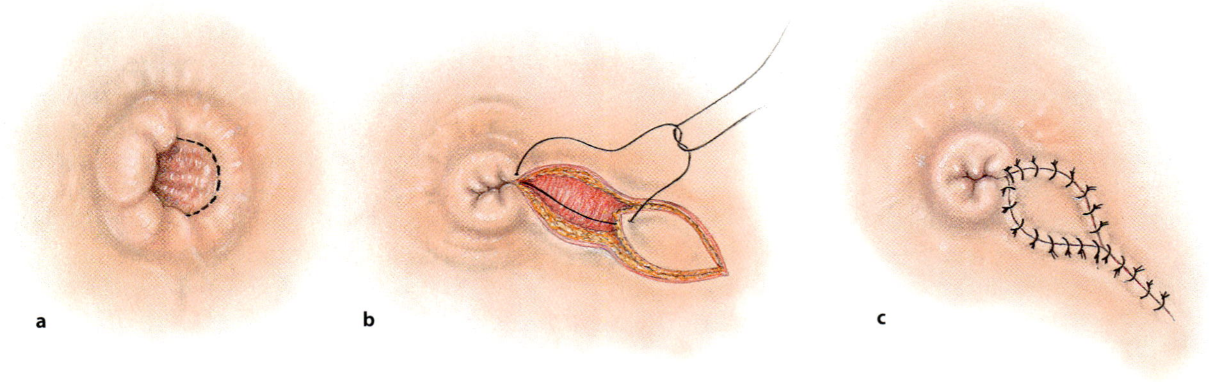

Abb. 7-55a–c. Lappenplastik. **a** Narbenexzision. **b** Ein breit gestielter Hautlappen wird mobilisiert. **c** Der Hautlappen aus der Umgebung wird auf den aufgefrischten Internusdefekt genäht und die Abnahmestelle adaptiert

Abb. 7-56a, b. Gestielte Lappenplastik. Der gut durchblutete Hautlappen (**a**) wird auf den präparierten Defekt des Internus im Analkanal spannungslos fixiert (**b**)

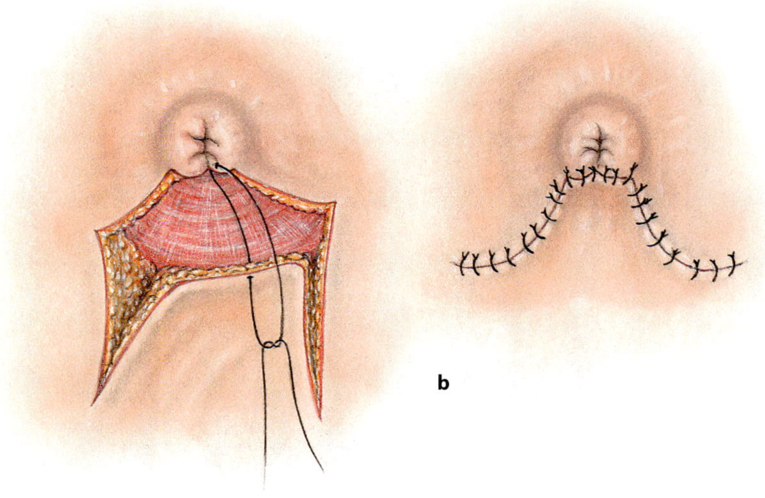

Darms durch Nahrungskarenz sowie eine Antibiotikatherapie sollte für wenige Tage durchgeführt werden.

Sowohl bei größeren Internusdefekten als auch bei therapieresistenten Beschwerden steht als weitere operative Maßnahme die *Internusadaptation* zur Verfügung. Der Internusdefekt sollte nach Möglichkeit nicht mehr als ¼ der Analzirkumferenz betragen, da es sonst zu einem zu starken Muskelzug nach der Adaptation kommen kann. Die Ergebnisse dieser direkten Internusadaptation sind i. Allg. sehr enttäuschend. Es kommt häufig zu einer postoperativen Nahtdehiszenz, teilweise sogar mit einer Verschlechterung der Kontinenzleistung. Wegen der bekannten wabenartigen Fixierung des inneren Schließmuskels im intersphinktären Raum gerät die direkte Internusnaht häufig unter Spannung, welche schließlich für die postoperative Dehiszenz verantwortlich ist.

Um diesem Dilemma zu entgehen, wird von manchen Autoren eine weit nach lateral geführte Mobilisation des Internus auf beiden Seiten des Defektes empfohlen. Diese Präparation birgt die Gefahr, dass der Internus vermindert durchblutet wird und nachfolgend Dehiszenzen und Nekrosen auftreten. Aufgrund dieser Problematik wird in Anlehnung an Shafik eine zirkuläre Mobilisation des Internus empfohlen [45, 117]. Näheres in Kap. 8.9.10 (»Sphinteroplastik des Internus«).

7.10.5 Postoperative Störungen nach Externus- und Puborektalisläsion

Oberflächliche, partielle Verletzungen im Bereich des Externus verursachen i. Allg. keine Kontinenzeinbußen und bedürfen deshalb keiner besonderen Therapie. Bei größeren Sphinkterdefekten können in Abhängigkeit von der Ausdehnung der Läsion und des präoperativen Befundes Kontinenzstörungen auftreten. Neben fehlerhafter Stuhlkontrolle sind eine schwache Sphinkterkontraktion mit erniedrigten Manometriewerten und tastbare Sphinkterdefekte die wichtigsten klinischen Merkmale. Zur weiteren Diagnostik kann die bereits erwähnte endorektale Sonographie und das heute nur noch ganz selten durchgeführte EMG-Mapping beitragen.

Sollten konservative Maßnahmen wie Sphinktertraining, Biofeedback oder Faradisation keinen Erfolg zeigen, können *Schließmuskelrekonstruktionen* angewendet werden. Die am häufigsten durchgeführte Methode ist die Readaptation des durchtrennten Schließmuskels, welche durch eine Doppelung oder auch durch eine einfache Stoßnaht der Muskelenden vorgenommen wird. Wegen der Gefahr der Nahtstörung bzw. Dehiszenz wird überwiegend die Doppelung der Sphinkteren vorgezogen. Die Ergebnisse sind bekanntlich gut, es ist jedoch wegen der fehlenden Adaptation der einzelnen Sphinkterschichten, hauptsächlich des Internus, nicht in allen Fällen mit einem optimalen Operationsergebnis zu rechnen.

Um eine Wiederherstellung der Funktion des inneren Schließmuskels zu erreichen, wird in der letzten Zeit eine getrennte Adaptation des Internus und des Externus empfohlen [45].

Besteht zusätzlich eine Verletzung des M. puborectalis und des M. levator ani, empfiehlt es sich, wegen der bekannten antagonistischen Funktion, bei der operativen Versorgung dieser beiden Muskeln eine separate Muskeladaptation durchzuführen. Somit wird eine Neutralisierung der Kräfteverhältnisse zwischen der Öffnungsfunktion des Levators und der Schließfunktion des Puborektalis aufgehoben [118].

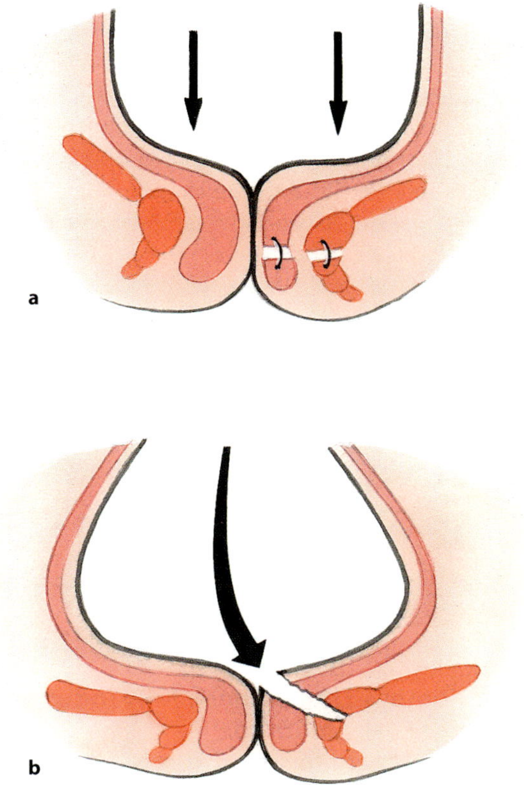

Abb. 7-57a, b. Lokalisation der inneren Fistelöffnung. **a** Der erhöhte intrarektale Druck einer in Höhe der Kryptenlinie mündenden Fistel gefährdet bei geschlossenem After die genähte Wunde nicht. **b** Bei einer höheren im oberen Analkanal mündenden Fistel dagegen kann der intrarektale Überdruck selbst bei geschlossenem After leicht zu einer Nahtdehiszenz führen

7.10.6 Komplikationen nach der Flap-Methode

Die Flap-Plastik dient zur Sicherung der Muskeladaptationsnähte und zur Vermeidung einer Infektion und weniger zur Deckelung des Fistelkanals. Die am häufigsten auftretenden Komplikationen sind *Infektionen* mit nachfolgender *Abszedierung* und *Retraktion* des Flaps. Der Schleimhaut-Flap hat keine Halte- und Verschlussfunktion, deshalb besteht bei einem oberflächlichen Infekt und bei einer Retraktion der Schleimhaut keine direkte Gefahr für die darunter liegenden Adaptationsnähte der Sphinktermuskulatur. Die Wundheilung erfolgt meistens etwas verzögert, jedoch einwandfrei [6].

Größere Abszedierungen können dagegen zu einer tieferen Dehiszenz des Operationsgebietes führen. Folgende Faktoren spielen eine Rolle bei der Entstehung einer tiefen *Nahtdehiszenz*:

- unzureichende Ausräumung der Fistelquelle oder ihrer Verzweigungen,
- Anlage von Adaptationsnähten in einer entzündlich-eitrigen Region,
- lokale Wundspannung,
- verminderte Durchblutung des Wundgebietes,
- stärkere Vernarbungen des Operationsgebietes sowie eine bestehende Stenosierung im Bereich des unteren Analkanales,
- eine größere Defektbildung im Operationsgebiet kann ebenfalls die primäre Wundheilung ungünstig beeinflussen.
- Lokalisationshöhe der inneren Fistelöffnung: Je kranialer die innere Fistelöffnung im Analkanal liegt, desto größer ist wegen des erhöhten intrarektalen Druckes die Gefahr einer Nahtdehiszenz (Abb. 7-57).

Diese Faktoren lassen sich in 2 Gruppen zusammenfassen:

- operationstechnisch bedingte Faktoren und
- mechanisch erzeugte Komponenten [47].

Die Häufigkeit der Nahtdehiszenz nach der Flap-Methode liegt in der Literatur zwischen 17 und 35%, wobei die Versagerquote nach der anodermalen Verschiebelappenplastik in einem ähnlichen Bereich wie nach der endorektalen Plastik anzusiedeln ist [2, 6, 36, 145, 99, 132].

Die Therapie einer nach Fistelexzision entstandenen muskulären Nahtdehiszenz kann in Einzelfällen noch während des gleichen stationären Aufenthaltes, evtl. aber auch später durch eine nochmalige Wundadaptation erfolgen [47, 110].

Bei einem Volllappen aus Mukosa, Submukosa und Internus kommt es nicht selten durch die muskuläre Komponente des Lappens zu einer Retraktion des Flaps. Die so entstandenen Muskeldefekte können nur in seltenen Fällen readaptiert werden. Nachteilig ist außerdem die Entwicklung von Nekrosen, insbesondere im Bereich des Internusmuskels. Eine sekundäre Muskeladaptation ist fast nicht mehr möglich.

Eine Nahtdehiszenz nach Anwendung einer Flap-Plastik kann zusätzlich zu einer Kontinenzminderung unterschiedlichen Grades führen, wie in der Literatur mehrfach belegt ist [6, 37]. Kontinenzeinbußen nach primärer Wundheilung sind dagegen sehr selten.

Als weitere Komplikationsfolge der Nahtdehiszenz ist das *Fistelrezidiv* zu erwähnen. Die Häufigkeit der Rezidive nach der Lappenplastik ist in der Literatur mit Angaben zwischen 10 und 32% belegt [2, 36, 99, 132, 137].

7.10.7 Komplikationen nach Anwendung der Parks-Methode und ihrer Modifikationen

Das größte Problem der von Parks inaugurierten Methode ist die *verzögerte Wundheilung* in ca. 50% der Fälle mit Bildung von zahlreichen *Rezidiven*, welche letztlich zu einer sekundären Spaltung mit nachteiligen Folgen führen [89, 113, 128].

Nach der von uns modifizierten Parks-Methode treten dagegen selten Wundheilungsstörungen und Fistelrezidive auf. Unsere statistischen Auswertungen von 905 Patienten in einem Beobachtungszeitraum von 4 Jahren (1976–1980) mit hoher transsphinkterer oder suprasphinkterer Analfistel zeigen folgende Ergebnisse: Fistelrezidive traten in 5% der Fälle auf. Langfristig beklagten 6% der Patienten eine postoperative Kontinenzeinbuße leichten Grades und 0,4% eine vollständige Inkontinenz [40].

Eine Komplikation dieser Methode ist die *Retraktion des* kulissenartig nach distal geführten *Mukosa-Submukosa-Lappens*. Die alleinige Retraktion des Schleimhautlappens heilt meistens ohne Folgen ab.

Muskuläre Nahtdehiszenzen sind selten und im Wesentlichen auf die angewendete Operationstechnik zurückzuführen. Sie treten bei uns bei 3–7% der Fälle auf [109, 110, 132].

Die Retraktion der Muskelnaht ist im Wesentlichen auf die unvollständige Freilegung der Fistelquelle zurückzuführen. Bei der Revisionsoperation kann häufig in diesem Bereich noch verbliebenes glanduläres Gewebe histologisch nachgewiesen werden. Weitere Ursachen der Nahtdehiszenz sind u. a. ein verbliebener Rest des distalen Internus, der dauernd kontrahiert ist und hierdurch eine Gefährdung für die Naht bedeuten kann. Weiterhin sind die bereits erwähnte Gewebsspannung, eine Minderdurchblutung oder eine ungenügende Darmvorbereitung für weitere Komplikationen verantwortlich.

Eine muskuläre Retraktion, die häufig am 3.–5. postoperativen Tag auftritt, kann durch eine weitere Operation beseitigt werden. Der intersphinktäre Raum wird nochmals freigelegt. Eventuell dort vorhandene Reste des Internus sollten bis zur Kryptenlinie nachreseziert und die Wunde schichtweise readaptiert werden. Zur Sicherung dieser Muskelnaht wird erneut eine Schleimhautplastik angelegt. Wenn die Ursache der Fistelbildung bereits bei der ersten Operation beseitigt wurde, genügt lediglich eine nochmalige Readaptation des Wundkanals. Diese Maßnahme ist nach entsprechender Erfahrung in über 95% der Fälle erfolgreich [110].

Die geringe Inkontinenzrate nach Anwendung der von uns propagierten Methode ist im Wesentlichen auf die vorgenommene Freilegung der Fistelquelle im intersphinktären Raum unter Mitnahme des distalen Internus zurückzuführen. Leichtgradige Störungen für Flatus oder für flüssigen Stuhl sind in nur 4–5% der Fälle zu erwarten. In unserem Krankengut betrug die Gesamtinkontinenzrate 4% bei einem Kontingent mit 80% Voroperierten [40, 110]. Da bei der Fistelexzision die willkürliche Muskulatur bis auf wenige Millimeter unversehrt bleibt, sind schwerwiegende Kontinenzverluste die große Ausnahme. Bei der Durchführung der Methode sollte ein besonderes Augenmerk darauf gelegt werden, dass bei der Freilegung des intersphinktären Raums der Internus nicht höher als bis zur inneren Fistelöffnung gespalten wird. Durch sorgfältiges Vorgehen kann eine Infektion, Gewebsschädigung und Minderdurchblutung vermieden werden.

Um eine Spaltung des distalen Internus bei der Freilegung des intersphinktären Raums zu vermeiden, wäre theoretisch nach dem Vorgehen von Matos et al. die Freilegung von außen zwischen den Sphinkteren möglich. Das Verfahren ist noch mit erheblichen Komplikationen belastet [93]. Durch eine ausgefeilte Technik könnte in naher Zukunft die Freilegung der Fistelquelle von außen ohne Läsion des Internus und ohne nennenswerte Komplikationen erfolgen (■ Abb. 7-58).

7.10.8 Fistelrezidiv

Definitionsgemäß spricht man sowohl dann von einem Fistelrezidiv, wenn nach abgeschlossener Wundheilung erneut eine Fistelverbindung in dem voroperierten Narbengebiet auftritt, als auch dann, wenn die Wundheilung länger als 6 Monate ausgeblieben ist [6]. Wesentliche Ursachen des Fistelrezidivs sind nicht vollständig ausgeräumte Fistelquellen, die manchmal als Restgang oder Restsinus in Höhe der Kryptenlinie verblieben sind. Andere Ursachen sind eine Epithelisierung des Wundkanals [84] und die seltene Analfistel mit zwei Quellen, von denen lediglich eine beseitigt

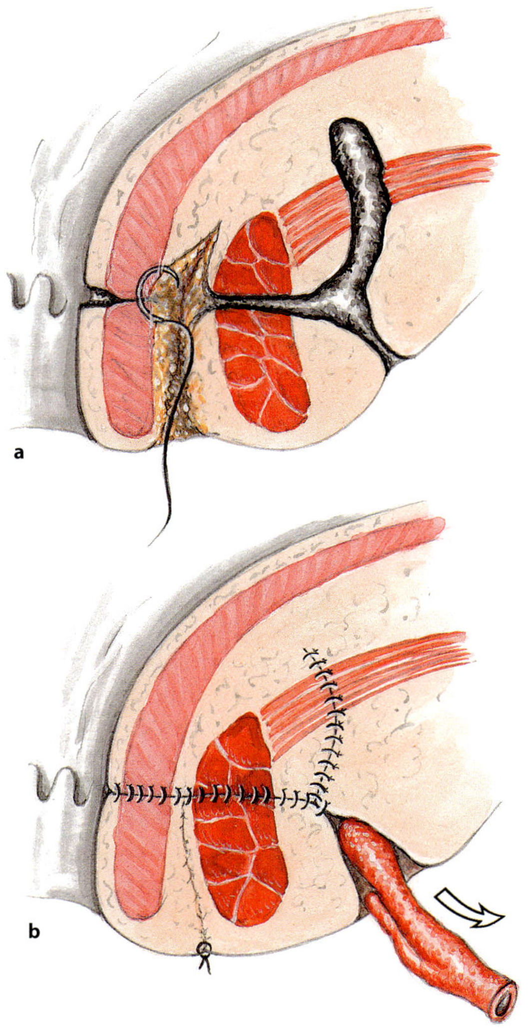

Abb. 7-58a, b. Vorgehen nach Matos et al. **a** Um eine Exzision des unteren Anteils des Internus zu vermeiden, wird die Freilegung des intersphinkteren Raumes von außen vorgenommen. **b** Der Rest des Fistelsystems wird teilweise von außen oder über die intermuskuläre Wunde entfernt, welche anschließend verschlossen wird. (Nach [93])

wurde. Außerdem sind Fisteln mit fehlender innerer Fistelöffnung – sog. primär nicht klassifizierbare Analfisteln – zu erwähnen sowie Fisteln nach Fadenbehandlung, wobei der Faden die eigentliche Fistelquelle unberührt ließ [123].

Primär nicht klassifizierbare Fisteln kommen außer bei den entzündlich bedingten Analfisteln relativ selten vor. Ihre Häufigkeit beträgt 3–4% [74, 89].

Vermeintliche Fistelrezidive beruhen auf Analfisteln ohne kryptoglandulären Ursprung und weisen in der Regel keine Verbindung zum Analkanal oder zum Rektum auf. Solche Fisteln treten u. a. bei der Pyodermia fistulans sinifica, beim Sinus pilonidalis mit perianaler Ausbreitung sowie bei Dermoiden, Teratomen und Kordomen auf.

Nicht selten besteht doch eine Fistelverbindung zum Analkanal, welche sich einer Sondierung entzieht. Der Fistelgang lässt sich nur bis zu einem Narbenfeld verfolgen. Führen bildgebende Verfahren nicht zur Klärung des Befundes, empfiehlt sich die sorgfältige Palpation des Analkanales möglichst ohne Narkose. Bei dieser Untersuchung lassen sich umschriebene Verhärtungen, die u. U. druckdolent sein können, für den geübten Finger als Fistelquelle feststellen.

Ein Durchstoßen mit einer Sonde durch eine nur vermutete Fistelstelle führt fast immer zu einem neuen Rezidiv.

Manchmal gelingt es, intraoperativ, durch Zug an dem von außen präparierten Fistelgang, eine Einziehung im Bereich der Linea dentata zu beobachten. Oft ist hier die eigentliche Fistelquelle aufzufinden [65, 66].

Gelingt die Lokalisation der inneren Öffnung nicht, empfiehlt sich zunächst die alleinige Exzision des äußeren nachweisbaren Fistelganges. Anschließend lässt sich in einigen Fällen von außen ein sehr feiner Gang bis unter die Schleimhaut sondieren.

In manchen Fällen kommt es nach einer partiellen Fistulektomie zu einer dauerhaften Wundepithelisierung. Eine Erklärung hierfür könnte sein, dass es sich bei dieser Fistelform um eine Fistel handelt, die aus sehr rudimentär ausgebildetem Drüsengewebe ohne Verbindung zum Analkanal entstanden ist.

Eine weitere Möglichkeit der Fistelsanierung besteht in der Freilegung des intersphinktären Raumes im Bereich der vermuteten, jedoch nicht auffindbaren Fistelquelle. Häufig stößt man auf einen Infektionsherd, der anschließend ausgeräumt werden kann. Die Chancen für die Ausheilung dieser Fisteln sind in solchen Fällen sehr günstig [74].

7.10.9 Fistelpseudorezidiv

Bei der Behandlung von rezidivierenden Analfisteln kommt es in manchen Fällen zu einer verzögerten Wundheilung mit Bildung von einem Ulkus im vorbestehenden Narbengebiet. Zeigt sich ein Wundulkus nach unnötiger wiederholter Tamponierung ohne einen sondierbaren Fistelgang, wird dies fälschlicherweise von manchem Untersucher als Fistelrezidiv gedeutet.

Die Behandlung der nicht heilenden Fistelwunden richtet sich prinzipiell nach der Ursache derselben. In manchen Fällen gelingt es, nach Abtragung eines nicht heilenden ventilartigen Hautlappens im Wundnarbenbereich oder durch Exzision von strangförmigen, gespannten Operationsnarben eine Schrumpfung der narbigen Wundhöhle und eine nachfolgende Heilung zu erreichen [124].

7.10.10 Funktionelle Störungen nach der Fistelchirurgie

Die Funktion des Anorektums wird von einer Vielzahl von Leistungen des Organismus gesteuert. Die Hauptregelkreise der Kontinenz sind bekannt: Die Speicherung, der Verschluss und die Entleerung. Diese Regelkreise können von verschiedensten Störgrößen beeinflusst werden. Daneben ist das Kontinenzorgan mit dem Regelkreissystem des Urogenitalsystems eng gekoppelt. Je nach Art der Störung und dem Angriffspunkt im Hauptregelkreis sind verschiedene Formen der funktionellen Veränderungen des Anorektums zu unterscheiden.

Störungen der Speicherung und der Defäkation

Eine Reihe von Erkrankungen mindern die Dehnfähigkeit des Rektums, seine Compliance. Im besonderen Maße trifft dies für den M. Crohn zu, wenn das Rektum durch anhaltende Entzündung in ein fast starres Rohr verwandelt wird. Analoge Mechanismen können bei großen Anastomoseninsuffizienzen mit nachfolgenden ausgedehnten Narbenbildungen, nach bestrahlungsbedingten Schäden des kleinen Beckens sowie bei großen Abszessen stattfinden.

Die Entstehung einer spontanen Inkontinenz ist bei ausgedehnten Schäden des kleinen Beckens mit eventueller Schädigung des Ganglion pelvinum oder sogar der Nn. levatori, die innerhalb der Beckenfaszie verlaufen, erklärlich. Folge ist neben einer anhaltenden Blasenlähmung auch eine Schwäche des mitinnervierten M. sphincter ani internus. Deshalb ist bei Eingriffen im Bereich des kleinen Beckens, des retrorektalen sowie des ischiorektalen Raums höchste Sorgfalt geboten. Solche Teilschäden machen sich oft erst nach Jahren bemerkbar.

Dagegen führt der Rektumverlust nach tiefer Resektion, wie bekannt, nur vorübergehend zu einer Kontinenzstörung. Nach einer Adaptationszeit von etwa 1 Jahr sind 90% der Patienten wieder kontinent.

Weitere funktionell bedingte Störungen der Speicherung und der Defäkation finden sich bei einer Überlaufinkontinenz (Koprostase) und bei Koordinationsstörungen (Dyschezie).

Die zahlenmäßig häufigsten funktionell bedingten Störungen betreffen in der Mehrzahl der Fälle Frauen. Das Kontinenzorgan des Mannes ist mächtiger angelegt als das der Frau und toleriert dementsprechend partielle Funktionsverluste sehr viel besser.

Störungen der Verschlussfunktion treten häufig nach muskulär, neurogen oder sensorisch bedingten Läsionen auf.

Die muskulären Störungen sind hauptsächlich traumatisch und iatrogen durch Narben, Rinnen, Strikturen entstanden. Immer wieder sieht man Inkontinenzprobleme nach chirurgischen Maßnahmen. Sphinkterdefekte und ein Schlüssellochphänomen nach operativer Korrektur von Analfisteln bzw. nach Sphinkterotomien sind Ursachen hierfür. Nicht selten wird ein marginal kontinenter Patient nach einem weiteren Eingriff inkontinent (latente Inkontinenz). Nach jeder misslungenen Fisteloperation ist die Chance auf eine Heilung unter Erhaltung der Kontinenzfunktion unnötig verspielt [123].

Nach einer höheren muskulären Spaltung der Beckenmuskulatur kommt es sogar zu einem Vorfall der Rektumwand. Auch eine Überdehnung nach forcierter Anwendung einer Analsperre sowie nach Analdehnung in Narkose oder in Lokalanästhesie können zu einer Läsion des Internus, evtl. sogar des Externus führen.

Eingriffe im Verlauf des N. pudendalis wie in Höhe des Alcock-Kanals oder distal davon bei Fistelverläufen innerhalb des ischiorektalen Raums sind gefährlich und verlangen große Vorsicht. Bei der Freilegung einer Fistel in der Nähe der Sphinkteren im Bereich der Gefäß-Nerven-Leitstränge, welche an 4 Stellen der Afterzirkumferenz verlaufen, sind zirkulär oder halbzirkulär verlaufende Inzisionen in der Tiefe zu vermeiden. Eine einseitige partielle Nervenläsion führt bereits zur Abschwächung der Kontinenzfunktion. Der Verschluss des Afters ist oft nicht mehr vollständig, die Schleimhaut des oberen Analkanals prolabiert mit entsprechenden Störungen wie Afternässen, Pruritus oder perianale Ekzembildung. Ähnliches ist bei unsachgemäßer Dilatation von postoperativen Analstenosen und Narbenfissuren zu erwarten.

Weiterhin sind Läsionen im anokutanen Bereich wenn möglich zu vermeiden. Eine verminderte Sensorik, die meistens mit einem Verlust des angiomatösen Feinverschlusses kombiniert vorkommt, kann zu Kontinenzdefiziten führen. Selbst eine narbige, unelastische oder fältelige Analhaut mit einem evtl. deformierten After kann die Ursache eines anhaltenden Afternässens im Rahmen eines postoperativen Pruritus ani sein. Eine chronische Absonderung des Afters wird als Hinweis auf einen Schlüssellochdefekt gedeutet.

Die Therapie der aufgezählten Störungen wurde in den vorherigen Kapiteln behandelt.

Analer Schmerz

Als weitere funktionelle Störung nach Analeingriffen ist der Afterschmerz zu erwähnen. Der *anale Schmerz* ist das wichtigste subjektive Symptom funktioneller Störungen des distalen Gastrointestinaltraktes. Im Allgemeinen ist er eine ganz persönlich geartete Empfindung, die meistens innerhalb einer Narbe oder eines Operationgebietes lokalisiert wird. Sehr häufig ist ein organischer Auslösemechanismus als Teil des neuromuskulären Komplexes an der Ingangsetzung der analen Schmerzen beteiligt. Der Analschmerz kann auch, unabhängig von seiner engen Beziehung zu einer organischen Läsion, durch einen geeigneten situativen Reiz oder eine psychische Reaktion ausgelöst oder beseitigt werden.

Von Wichtigkeit ist deshalb eine genaue Differenzialdiagnose des Analschmerzes. Ein Fistelrezidiv, eine Resthöhle oder eine erneute Abszedierung müssen ausgeschlossen werden. Die Lokalisation und der Charakter der Schmerzen sind dabei sehr hilfreich. Brennende Afterschmerzen außerhalb eines Operationsgebietes und insbesondere bei fehlendem Substrat sind meistens neurogener Natur. Die endorektale Ultraschalluntersuchung ist bei der weiteren Diagnostik häufig unentbehrlich.

Therapeutisch und in vielen Fällen auch diagnostisch wirksam ist die punktuelle Infiltration des festgestellten Schmerzgebietes mit einem Lokalanästhetikum. Bei Schmerzlinderung, selbst wenn auch nur vorübergehend, besteht der Hinweis auf eine organische Ursache des lokalisierten Schmerzes. In manchen Fällen wird häufig über Schmerzen in einem bereits freigelegten, reizlos epithelisierten Fistelgebiet geklagt. Wenn ein Fistelrezidiv nach entsprechenden Untersuchungen ausgeschlossen ist, bringt eine Narbenrevision meistens keine anhaltende Besserung der Beschwerden. Die Infiltration des Pudendusverlaufs gibt in solchen Fällen den Hinweis auf andersartige fistelunabhängige Schmerzen. Oft klagen ältere Frauen mit Senkungsbeschwerden nach einer Fistel- oder Abszessoperation über Afterschmerzen nach der Defäkation. Die weitere Therapie richtet sich nach den festgestellten möglichen Ursachen des geklagten Afterschmerzes (Kap. 13.2 »Anale Schmerzen aus proktologischer Sicht«).

Literatur

1. Abcarian H, Dodi H, Girona J et al. (1987) Symposium Fistula-in-ano. Int J Colorect Dis 2/2: 51–71
2. Aguilar PS, Plasencia G, Hardy TG et al. (1985) Mucosal advancement in the treatment of anal fistula. Dis Colon Rectum 28: 496–498
3. Alexander-Williams J (1976) Fistula-in-ano. Management of Crohn's fistula. Dis Colon Rectum 19: 518–19
4. Athanasiadis S, Girona J (1983) Neue Behandlungsmethoden der perianalen Fisteln bei Morbus Crohn. Langenbeck Arch Chir 360: 119
5. Athanasiadis S, Girona J (1984) Erfahrungen mit Fibrinkleber im Bereich der Rektum- und Kolonchirurgie. Zentralbl Chir 109: 1107–1111
6. Athanasiadis S, Nafe M, Köhler A (1995) Transanaler rectaler Verschiebelappen (rectale avancement) versus Mukosaflap mit Internusnaht im Management komplizierter Fisteln des Anorektums. Langenbeck Arch Chir 380: 31
7. Backhaus F (1925) Eine neue Methode zur Heilung der extrasphinktär gelegenen Rektalfisteln. Zentralbl Chir 1087
8. Bremer JL (1944) Textbook of histology arranged upon an embryological basis. Blakiston, Philadelphia
9. Buchanan GP, Bartram CI, Phillips RK et al. (2003) Efficacy of Fibrin Seal and in the Management of Complex Anal Fistula. Dis Colon Rectum 46: 1167–1174
10. Buchmann P, Keighley MRB, Allan RN et al. (1980) Natural history of perianal Crohn's disease. Ten year follow-up. A plea for conservatism. Am J Surg 140: 642–44
11. Buchmann P (1988) Carcinoma in a rectovaginal Fistula in a patient with Crohn's disease. Am J Surg 140: 462–463
12. Bukowski TP, Chakrabarty A, Powell IJ et al. (1995) Acquired rectourethral fistula: methods of repair. Review. J Urol 153: 730–33
13. Burden P (1989) Actinomycosis. J Infect 19: 95–99
14. Cardon A, Pattyn P, Monstrey S, Hesse U, Hemptinne B (1999) Use of unilateral pudendal thigh flap in the treatment of complex rectovaginal fistula. Br J Surg 86: 645–646
15. Chiari H (1878) Über die analen Divertikel der Rektumschleimhaut und ihre Beziehung zu den Analfisteln. Med Jahrbücher, Wien 4: 419
16. Chiricesco C (1928) Absces et fistules de la region anorectale. Press Med 1: 1238
17. Christensen A, Nilas L, Christiansen J (1986) Treatment of transsphincteric anal fistula by the Seton technique. Dis Colon Rectum 29: 454–455
18. Christiansen J, Ronholt C (1995) Treatment of recurrent high anal fistula by total excision and primary sphincter reconstruction. Int J Colorect Dis 10: 207–209
19. Cintron JR, Park JJ, Pearl RV, Nelson RL, Abcarian H (1999) Repair of Fistulas-in-ano Using Autologous Fibrin Tissue Adhesive. Dis Colon Rectum 42: 607–613
20. Coppe Z (1949) Actinomycosis involving the colon and rectum. J Int Col Surg 12: 401
21. Cormann ML (1983) The management of anal incontinence. Surg Clin North Am 63: 177–192
22. Courtney H (1950) Anatomy of the pelvic diaphragm and anorectal musculature. Am J Surg 79: 155–173
23. Culp OS, Calhoon HW (1964) A variety of rectourethral fistula: experiences with 20 cases. J Urol 91: 560–71
24. Denkers D, Girona J (1993) Anorektale Fisteln nach Urethraläsion. Akta Koloproktol 10: 123–125
25. Denkers D, Girona J (1994) Die Aktinomykose des anorektalen Bereiches. Akta Koloproktol 11: 203–207
26. Duhamel J (1975) Anal fistulae in childhood. An J Proctol 26: 40–42
27. Eigler F, Goebell H (1985) The achievement of surgery in the overall therapy Plan in Crohn's disease. Langenbeck Arch Chir 366: 491–494
28. Eisenhammer S (1956) The internal anal sphincter and the anorectal abscess. Surg Gyn Obstet 103: 501
29. Eisenhammer S (1958) A new approach to the anorectal fistulous abscess based on the high intermuscular lesion. Surg Gyn Obstet 106: 595
30. Elting AW (1912) The treatment of fistula in ano, with special reference to the Whitehead operation. Ann Surg 56: 744–752
31. Eykyn SJ, Geace RH (1986) The relevance of microbiology in the management of anorectal sepsis. Ann R Coll Surg Engl 68: 237–239
32. Fillipini L (1969) Die Divertikulitis des Dickdarmes. Internist 10: 275
33. Fitzgerald RJ, Harding B, Ryan W (1985) Fistula-in-ano in childhood. A congenital etiology. J Ped Surg 20: 80–81
34. Frank WG, Wanner G, Koest HP (1985) Die kryptoglanduläre Entzündung. Untersuchung zur Fistelentstehung. Coloproctology 7: 7
35. Fucini C, Elbetti C, Messerini L (1999) Anatomic Plane of Separation Between External Anal Sphincter and Puborectalis Muscle. Dis Colon Rectum 42: 374–379
36. García-Aguilar J, Belmonte C, Wong D, Goldberg S, Madorff R (1996) Anal Fistula Surgery: Factors Associated with Recurrence and Incontinence. Dis Colon Rectum 39: 723–29
37. García-Aguilar J; Davey CS, Le ChT, Lowry AC, Rothenberger DA (2000) Patient satisfaction after surgical treatment for fistula-in-ano. Dis Colon Rectum 43: 1206–1212
38. Girona J (1981) Behandlung der perianalen Fisteln bei M. Crohn und Colitis ulcerosa. Operationstechnik und Ergebnisse. Coloproctology 3: 173–175
39. Girona J, Athanasiadis S, Barry A, Gandji D (1982) Postoperative Kontinenzprobleme bei Patienten mit komplizierter Analfistel bei M. Crohn und Colitis ulcerosa. Erfahrung über 142 Fälle. Entzündliche Erkrankungen des Dünn- und Dickdarmes. Perimed, Erlangen, S 114–116
40. Girona J (1985) Neue Erkenntnisse in der Genese der Analfistel und neue Wege der operativen Behandlung. Habilitationsschrift Ruhr-Universität Bochum
41. Girona J, Serena AF (1985) Analfistel – Einteilung und therapeutische Prinzipien. Akta Koloproktol 1: 178–83
42. Girona J, Narro JL (1986) Aktinische anorektale Schäden und ihre Behandlung. Coloproctology 4: 203–212
43. Girona J (1988) Analfistelleiden – Transsphinktäre und suprasphinktäre Analfisteln. Akta Koloproktol 2: 49–55

44. Girona J, Wittenberg M (1990) Therapie der Analfisteln beim Morbus Crohn. Akta Koloproktol 6: 40–46
45. Girona J, Denkers D (1991) Innere Schließmuskelraffung zur Behandlung der Stressinkontinenz. Stuhlinkontinenz. Barth, Leipzig 51–57
46. Girona J, Denkers D (1996) Chirurgisches Vorgehen bei der anovaginalen Fistel – Technik und Ergebnisse. Coloproctology 18: 201–205
47. Girona J, Denkers D (1996) Fistel, Fissur, Abscess. Chirurg 67: 222–228
48. Girona J, Berg E, Broß I (1997) Biofeedback. Langenbeck Arch Chir Suppl II 921–923
49. Goldberg SM, Gordon PH, Nivatvongs S (1980) Essencials of anorectal surgery. Lippincott, Philadelphia, p 106
50. Goodsall DH, Miles WE (1900) Anorectal fistula. Disease of the anus and rectum. London 1: 92–137
51. Grace RH, Harper IA, Tompson RG (1982) Anorectal sepsis: microbiology in relation to fistula-in-ano. Br J Surg 69: 401–403
52. Gruwez JA, Christiansen MR, Claes P (1985) Chirurgische Behandlung des Morbus Crohn. Akta Koloproktol 2: 36–41
53. Hamperl H (1925) Über Anal- und Circumanaldrüsen. 2. Mitteilung. Über anale und circumanale Drüsen des Menschen. Z Wiss Zool 124: 542–558
54. Hämäläinen KP, Saino AP (1998) Incidence of Fistulas After Drainage of Acute Anorectal Abscesses. Dis Colon Rectum 41: 1357–1361
55. Hanauer SB, Smith MB (1993) Rapide closure of Crohn's disease fistulas with continuous intravenous cyclosporin A. Am J Gastroenterol 5: 646–649
56. Hansen NH (1976) Die Behandlung des Musculus canalis ani für die Kontinenz und anorektale Erkrankungen. Langenbeck Arch Klin Chir 341: 23–37
57. Harris HA (1928–1929) Embryology of the anal canal. Proc R Soc Med 22: 1341–1351
58. Heer M et al. (1986) Actinomykose des Kolons: Klinische, endoskopische, serologische und therapeutische Aspekte. Schweiz Med Wochenschr 11: 514–518
59. Heidenreich A, Collarini HA, Paladino AM (1986) Cancer in anal fistulas. Dis Colon Rectum 29: 371–76
60. Held D, Khubchandani J, Sheets J et al. (1986) Management of anorectal horseshoe abscess and fistulae. Dis Colon Rectum 29: 793–797
61. Herfarth C, Ewe K (1977) Die chirurgische Behandlung des Morbus Crohn. Chirurg 48: 569
62. Herfarth C, Bindenwald H (1986) Perianale Erkrankung bei Morbus Crohn. Chirurg 57: 304–308
63. Herrmann G, Desfosses L (1880) Anatomie générale. Sur la muqueuse de la region cloacale du rectum. Comptes rendus hebdomadaires de sciences de l'Académie de Sciences, Paris 90: 1301–1302
64. Hyman N (1999) Endoanal advancement flap repair for complex anorectal fistulas. Am J Surg 178: 337–340
65. Inberg KR (1965) Benigna kirugisha äkommer i rectum och anus. Nord Laer Kirur Muksgaard Kobenhavn
66. Jackmann R (1968) Anorectal fistula. Dis Colon Rectum 11: 247
67. Jackson CC (1966) Anorectal suppurative disease. A report of two hundred and thirty-two cases. Pacif Med Surg 74: 216
68. Johnson FP (1914) The development of the rectum in the human embryo. Am J Anat 5: 16
69. Jones IJ, Fazio VW, Jagelmann DG (1987) The use of transanal rectal advancement flaps and the management of fistulas involving the anorectum. Dis Colon Rectum 30: 919–923
70. Jostarndt L, Nitsche D, Thiede A, Schröder D (1984) Aspekte der Pathomorphologie und Therapie der analen Fistelerkrankungen. Langenbeck Arch Chir 364–366
71. Keighley MRB, Allan RN (1986) Dangers of surgical treatment for perianal Crohn's disease. Dig Dis Sci 31: 531S
72. Keighley MRB, Williams NS (1993) Surgery of the Anus, Rectum and Colon. Saunders, Philadelphia, p 402
73. Kennedy HL, Zegarra JP (1990) Fistulotomy without external sphincter division for high anal fistulae. Br J Surg 77: 898–891
74. Köhler A, Athanasiadis S, Psarakis E, Ommer A (1999) Vorgehen bei primär nicht klassifizierbaren Analfisteln. Chirurg 70: 578–581
75. Krakovic M (1974) Untersuchungen über die Verteilung der Proktodealdrüsen bei Menschen in Bezug auf den Umkreis des Analkanals und ihre Beziehung zur anorektalen Fistel. Langenbeck Arch Chir 336: 141
76. Krause H (1984) Therapie der Perianalfisteln mit der langzeitigen Fadendränage. Akta Koloproktol 1: 194–196
77. Kulaylat MN, Doerr RJ, Neuwirth M, Satchidanand SK (1998) Anal duct/gland cyst. Report of a case and review of the literature. Dis Colon Rectum 41: 103–107
78. Lassmann G (1983) Histologie und Innervation der analen Ductus und Glandulae. Colo-Proctology 4, V/83: 232–235
79. Law PJ, Bartram CI (1989) Anal endography: Technique and normal anatomie. Gastrointest Radiol 14: 349
80. Lenhard BH, Näher H, Petzhold D (1987) Entzündliche periproktale und anorektale Affektionen bei reduziertem Immunstatus. Akta Koloproktol 4: 133–136
81. Lilius HG (1968) Fistula-in-ano. Acta Chir Scand Suppl 1: 383
82. Lindsey I, Smilgin-Humphreys MM, Cunningham C, Mortensen NJ, George BD (2002) A randomized, controlled trial of fibrin glue vs. conventional treatment for anal fistula. Dis Colon Rectum 45: 160–1615
83. Lochhard-Mummery HE (1975) Crohn's disease: anal lesions. Dis Colon Rectum 18: 200–202
84. Lunnis PJ, Sheffield JP, Talbot IC et al. (1995) Persistence of idiopathic anal fistula may be related to epithelialisation. Br J Surg 82: 32–33
85. Maier AG, Funovics MA, Kreuzer SH et al. (2001) Evaluation of perianal sepsis: Comparison of anal endosonography and magnetic resonance. Magnetic Resonance Imaging;14: 254–260
86. Marchesa P, Hull TL, Fazio VW (1998) Advancement sleeve flaps for treatment of severe perianal Crohn's disease. Br J Surg 85: 1695–1698
87. Mann CV, Clifton MA (1985) Rerouting of the tract for the treatment of high anal and anorectal fistula. Br J Surg 72: 134–137
88. Markantonis L (1972) Pathogeny and treatment of fistulae in ano by Parks's Method. Scand J Gast Suppl 17
89. Marks CG, Ritchie JK (1977) Anal fistulas at St. Mark's Hospital. Brit J Surg 64: 84–91
90. Maroni ES, Genton CY (1986) Associated ovarian actinomycosis causing bowel obstruction. Arch Gyn 239: 59–62
91. Martini GA (1970) Erkrankungen des Dünn- und Dickdarmes. Lehrbuch der Inneren Medizin, 2. Aufl. Schattauer, Stuttgart, S 495
92. Martius H (1947) Die gynäkologischen Operationen. Thieme, Stuttgart
93. Matos D, Lunniis PJ, Phillips RKS (1993) Total sphincter conservation in high fistula in ano: results of a new approach. Br J Surg 80: 802–804
94. Melchior E (1910) Beiträge zur Pathologie und Therapie der fistula ani. Beitr Klin Chir 70: 747
95. Milligan ETC, Morgan CN (1934) Surgical anatomy of the anal canal with special reference to anorectal fistulae. Lancet II: 1150–1156. 1213–1217
96. Morson BC, Lockhard-Mummery HE (1959) Anal lesions in Crohn's disease. Lancet ii: 1122
97. Munoz M, Nelson H, Harrington J et al. (1998) Managent of Acquired Rectourinary Fistulas. Dis Colon Rectum 41: 1230–1238
98. Navarro JA, Garcia-Domingo MI, Rius Macias J, Marco-Molina C (2004) Ultrasound study of anal fistulas with hydrogen peroxyde enhancement. Dis Colon Rerctum 47: 108–114

99. Noble GH (1902) A new operation for complette laceration of the perineum designed for the purpose of eliminating danger of infection from the rectum. Trans Am Gyn Soc 27: 357–363
100. Ortmann R (1960) Über den lymphatischen Apparat der Analregion und die sogenannte »Analtonsille« bei Säugetieren. Z Anat Entwicklungsgesch 121: 459–477
101. Parks AG, Morson BC (1962) The pathogenesis of fistula-in-ano. Proc R S Med 55: 551–754
102. Parks AG (1963) Etiology und surgical treatment of fistula-in-ano. Dis Colon Rectum 5: 17
103. Parks AG, Gordon PH, Hardcastle JD (1976) A classification of fistula-in-ano. Brit J Surg 63: 1–12
104. Parks AG, Stizt RW (1976) The treatment of high fistula in ano. Dis Colon Rectum 19: 487–499
105. Parks AG (1977) Endoanal technique of low colonic anastomosis. Surgical techniques illustrated, vol 2 Nr 2. Brown, London
106. Present DH, Lichtiger S (1994) Efficacy of cyclosporine in treatment of fistula of Crohn's disease. Dig Dis Sci 2: 374–388
107. Quenu E, Hartmann H (1895) Chirurgie du rectum. Steinthal, Paris
108. Raghavaiah NV (1976) Anal fistula in India. Int Surg 61: 243–245
109. Reznick RK, Bailey HB (1988) Closure of the internal opening for treatment of complex fistula-in-ano. Dis Colon Rectum 31: 116–118
110. Ritter C (2002) Pathogenetisch orientierte Analfistelchirurgie. Methode und 5-Jahresergebnisse eines einzelnen Operateurs. Promotionsschrift Univ Bochum
111. Roschke W, Koch HG, Walther J (1986) Die proktologische Sprechstunde, 6. Aufl. Urban & Schwarzenberg, München
112. Rutgeerts P, Baert I (1998) Immunsupressive drugs in the treatment of Crohn s disease. Eur J Surg 12: 911–915
113. Schaefer O, Lohrmann Ch, Langer M (2004) Assessment of anal fistulas with high-resolution substraction MR-fistulography: Comparison with surgical findings. J Magn Reson Imag 90: 91–98
114. Seow-Choen F, Hay AJ, Heard S, Phillips RKS (1992) Bacteriology of anal fistulae. Br J Surg 79: 27–28
115. Seow-Choen F, Nicholls RJ (1992) Anal fistula. Br J Surg 79: 197–205
116. Shafik A (1978) Fistula-in-ano. Simplified classification. Med J Cairo Univ 46: 2
117. Shafik A (1981) A new concept of the anatomy of the anal sphincter mechanism and the physiology of defecation. XI Anal incontinence: a technique for repair. Am J Proct Gatroent Colorect Surg 32: 8
118. Shafik A (1982) Neues Konzept über den anatomischen Aufbau des analen Sphinctermechanismus und der Physiologie der Defäkation. Coloproctology 4 (1): 49–54
119. Shafik A (1995) Perineal injection of autologous fat for treatment of sphincteric incontinence. Dis Colon Rectum 38: 583–587
120. Schmelzer H (1993) Die endorektale Rektumwandverschiebelappenplastik in der Versorgung rektovaginaler Fisteln männlicher Transsexueller nach Anlage einer Neo-Vagina. Akta Koloproktol 10; 78–80
121. Sonak R, Girona J (1987) Immunologische Aktivität des perianalen lymphatischen Apparates mit besonderer Berücksichtigung der Proktodäaldrüse. Coloproctology 5: 263–268
122. Stelzner F (1954) Die einzeitigeTrennung des Schließmuskels als Therapie der Analfisteln. Chirurg, Berlin: 10–16
123. Stelzner F (1959–1981) Die anorektalen Fisteln. Springer, Berlin Heidelberg New York, 1. Aufl. 1959, 2. Aufl. 1976, 3. Aufl. 1981
124. Stelzner F (1998) Chirurgie an viszeralen Abschlusssystemen. Thieme, Stuttgart
125. Stone JM, Goldberg SM (1990) How I do it. Int J Colorec Dis 5: 232–235
126. De Souza NM, Gilderdale DJ, Coutts GA et al. (1998) MRI in fistula-in-ano: a comparison of endoanal coil with external phased array coil techniques. J Compt Assit Tomogr 22(3): 357–363
127. Tiptaft RC, Motson RW, Costello AJ et al. (1983) Fistulae involving rectum and urethra: the place of Parks's operations. Br J Urol 55: 711–715
128. Thomson JP S, Ross AHM (1989) Can the external anal sphincter be preserved in the treatment of transsphincteric fistula-in-ano. Int J Colorect Dis 4: 247–250
129. Turnbull AE, Cohen ME (1991) Case report: pelvic actinomycosis with development and resolution of a recto-sigmoid stricture. Clin Radiol 43: 420–22
130. Van Tetz WF, Kuijpers JHC (1995) Seton treatment of perianal fistula with high anal or rectal opening. Br J Surg 82: 895–97
131. Vasilewsky CA, Gordon PH (1984) The incidence of recurrent abcesses of fistula-in-ano following ano-rectal suppuration. Dis Colon Rectum 27: 126–130
132. Wedell J, Meier zu Eisen P, Banzhaf G, Kleine L (1987) Sliding flap advancement for the treatment of high level fistulae. Br J Surg 74: 390 –391
133. Wiederöe S (1929) Die Operation der Mastdarmfistel. Zentralbl Chir 5: 284
134. Wienert V, Grusseldorf EI (1980) Anokutaner Ergotismus gangraenosus. Hautarzt 108, 31: 668–670
135. Wierich W, Girona J (1988) Das anale Fistelleiden. Anatomie und Pathologie unter besonderer Berücksichtigung der Analdrüsen. Akta Koloproktol 5: 15
136. Williams JG, Rothenberger DA, Nemer FD, Godberg M (1991) Fistula-in-ano in Crohn's disease: results of aggressive surgical treatment. Dis Colon Rectum 34: 378–84
137. Willis S, Rau M, Schumpelick V (2001) Chirurgische Therapie hoher anorectaler und rectovaginaler Fisteln mittels transanaler Verschiebelappenplastik. Chirurg 2000;71: 836–840 und Kommentar: Chirurg 72: 80–90
138. Winkler R, Otto P (1997) Proktologie. Thieme, Stuttgart
139. Wolf BG, Culp CE, Beart RW (1985) Anorectal Crohn's disease; a long terme perspective. Dis Colon Rectum 28: 709–711
140. Yee LF, Birnbaum TE, Kodner IJ, Fleshman JW (1999) Use of Endoanal Ultrasound with Rectovaginal Fistulas. Dis Colon Rectum 42: 109
141. Amin SN, Tierney GM, Lund JN, Armitage NC (2003) V-Y advancement flap for treatment of fistula-in-ano. Dis Colon Rectum 46 (4): 540–543
142. Buchanan GN, Owen HA, Torkington J, Lunniss PJ, Nicholls RJ, Cohen CR (2004) Long-term outcome following loose-seton technique for external sphincter preservation in complex anal fistula. Br J Surg 91 (4): 476–480
143. Gustafsson UM, Graf W (2002) Excision of anal fistula with closure of the internal opening: functional and manometric results. Dis Colon Rectum 45 (12): 1672–1678
144. Mc Courtney JS, Finlay IC (1995) Setons in surgical management of fistula in ano. Br J Surg 82: 448–452
145. Malouf AJ, Buchanan GN, Carapeti EA, Rao S, Guy RJ, Westcott E, Thomson JP, Cohen CR (2002) A prospective audit of fistula-in-ano at St. Mark's hospital. Colorectal Dis 4 (1): 13–19
146. Nelson RL, Cintron J, Abcarian H (2000) Dermal island-flap anoplasty for transsphincteric fistula-in-ano. Dis Colon Rectum 43: 681–684
147. Schweiger M (1999) Die zweizeitige Operation der suprasphinkteren Analfistel nach Parks. Coloproctology 21: 141–146

8 Anale Inkontinenz

8.1 Ätiologie und Pathogenese –279
M.R.B. Keighley, B. Mölle

8.2 Klassifikation –279
M.R.B. Keighley, B. Mölle

8.3 Symptome –280
B. Mölle

8.4 Diagnostik –281
M.R.B. Keighley, B. Mölle

8.5 Differenzialdiagnose –282
B. Mölle

8.6 Therapieprinzipien und Therapieziele –282
B. Mölle, J. Girona, J. Lange

8.7 Indikationsorientierte Therapiestrategien –283
B. Mölle, J. Girona, J. Lange

8.8 Konservative Therapie –284
M.R.B. Keighley
8.8.1 Elektrostimulation – 284
J. Narro, B. Mölle

8.9 Operationsverfahren –285
8.9.1 Sphinkteroplastik – 285
M.R.B. Keighley
8.9.2 Postanale Sphinkterrepair – 287
M.R.B. Keighley
8.9.3 Anteriore Levatorplastik mit Sphinkteroplastik des M. sphincter ani externus – 287
M.R.B. Keighley
8.9.4 Totaler »Pelvic Floor Repair« – 287
M.R.B. Keighley
8.9.5 Sphinkterrepair und Levatorplastik – 287
M.R.B. Keighley
8.9.6 Implantation eines Silastikbandes – 290
B. Mölle
8.9.7 Autologe Fettinjektion bei Stuhlinkontinenz – 291
A. Shafik

8.9.8 Puborektoplastik – 293
A. Shafik
8.9.9 Sphinkteroplastik des Internus – 295
J. Girona
8.9.10 Elektrostimulation der sakralen Spinalnerven – 298
K.E. Matzel
8.9.11 Dynamische Grazilisplastik – 304
C.G.M.I. Baeten, G. Morren
8.9.12 Künstlicher Schließmuskel – 310
P.-A. Lehur

8.10 Komplikationen der Therapie –318
B. Mölle

Literatur – 319

Unter einer analen Inkontinenz versteht man die Unfähigkeit, Darminhalt unterschiedlichster Konstistenz willkürlich zu kontrollieren. Die anorektale Kontinenz basiert auf dem Zusammenspiel verschiedener motorischer, sensorischer und anatomischer Mechanismen (Kap. 1.3). Kommt es zu einer Störung einer oder mehrerer Komponenten, resultiert daraus eine anale Inkontinenz. Dies bedeutet für den Betroffenen eine Einschränkung seiner Lebensqualität und kann je nach Schweregrad zu einer sozialen Isolierung führen.

8.1 Ätiologie und Pathogenese

M.R.B. Keighley, B. Mölle

Die Ursache für eine anale Inkontinenz kann multifaktoriell sein. Frauen sind häufiger als Männer betroffen. Die Symptome einer analen Inkontinenz werden von den Betroffenen sehr unterschiedlich wahrgenommen. Für den einen ist ein Soiling einmal pro Woche normal, für den anderen ist es eine Katastrophe. Es gibt verschiedene Ursachen, wie postmenopausale Muskeldegenerationen, aber auch eine direkte Spinkterläsionen oder eine pathologische Rektumcompliance.

Häufig ist die Stuhlinkontinenz mit einer Harninkontinenz vergesellschaftet. Analinkontinenz, post partum, ist die häufigste Ursache, welche in der täglichen proktologischen Sprechstunde gesehen wird. Der M. sphincter ani internus ist hauptverantvortlich für die Aufrechterhaltung des Ruhetonus. Dafür ist die anatomische Vollständigkeit des M. sphincter ani internus mit der reflektorischen Kopplung an den M. detrusor recti notwendig. Ein Beleg dafür sind die prognostisch günstigen Verläufe bei traumatischer Sphinkterläsion, welche sofort primär mittels anatomisch gerechter Sphinkteradaptation versorgt werden.

Kofaktoren stellen die verminderte anorektale Sensibilität des Descending-perineum-Syndroms mit Entleerungsstörungen, gestörte Rektumentleerung und Neuropathie entweder des N. pudendus, der Cauda equina oder höherer zerebraler anatonomischer Funktionen dar.

Die Stuhlinkontinenz kann aufgrund einer Rektummotilitätsstörung auftreten. Häufige Gründe stellen Karzinome, entzündliche Darmerkrankungen, Rektumprolaps, vorangegangene kolorektale Operationen, Bestrahlungstherapie und evtl. das Vorhandensein von Anastomosenstenosen dar. Inkontinenz aufgrund eines Sphinkterschadens kann traumatischer Genese sein, z. B. nach chirurgischer Intervention oder postpartal oder aufgrund eines Descending-perineum-Syndroms, neurologischer Erkrankungen oder degenerativer Veränderungen des Sphinkters.

Schlussendlich sollte man bei älteren Patienten mit bekannter chronischer Obstipation und Ausbildung eines Megarektums bei einer geäußerten Stuhlinkontinenz an eine Stuhlimpaktion denken. Diese Stuhlimpaktion ist wahrscheinlich der häufigste Grund für Stuhlinkontinenz beim älteren Patienten. Als weitere Komorbiditäten müssen das Colon irritabile, das solitäre Rektumulkus sowie der Rektum- und der Uterusprolaps erwähnt werden.

Ursachen für eine anale Inkontinenz

- *Kongenitaler Ursprung*
  - M. Hirschsprung
  - Anorektale Agenesie
- *Erworbener Ursprung*
  - Trauma
    - Perineales Trauma
    - Sphinkterverletzung

    Postoperativ: nach Fistelspaltung, Sphinkterotomie, Analdilatation, Hämorrhoidektomie, Fissurektomie

    Post partum
  - Rektovaginale Fistel
    - Trauma
    - Entzündung
    - Malignes Geschehen
  - Entzündliche Darmerkrankung
    - M. Crohn
    - Colitis ulcerosa
  - Funktionelle Darmerkrankung
    - Colon irritabile
    - Rektumprolaps
    - Megarektum
  - Maligne Erkrankungen
    - Tubullovillöses Adenom
    - Kolorektales Karzinom
  - Post radiatio
    - Proktitis
  - Postoperativ

8.2 Klassifikation

M.R.B. Keighley, B. Mölle

Viele Autoren definieren die Inkontinenz in 2 Gruppen:

- Stressinkontinenz

  Passive Inkontinenz bedeutet einen unkontrollierten Stuhlabgang, ohne dass der Patient dies wahrnimmt. Dieses Erkrankungsbild findet sich hauptsächlich beim älteren Patienten. Die passive Inkontinenz findet sich beim Rektumprolaps, seniler Inkontinenz oder bei einer neurogen verursachten Sphinkterschwäche. In der Diagnostik zeigt sich häufig ein Schaden des M. Sphincter ani internus, ein niedriger Ruhetonus und ein Sensibilitätsverlust sowie ein verlängerter bis gar nicht vorhandener anorektaler Inhibitonsreflex.

Tabelle 8-1. Inkontinenzscore nach Olivera

Klassifikation der Inkontinenz	Frequenz				
	Nie	Weniger als 1-mal pro Monat	Weniger als 1-mal pro Woche, 1-mal oder mehrmals pro Monat	Weniger als 1-mal pro Tag oder 1-mal oder mehrmals pro Woche	Mehr als 1-mal pro Tag
Fest	0	1	2	3	4
Flüssig	0	1	2	3	4
Gas	0	1	2	3	4
Einlagen	0	1	2	3	4
Beeinträchtigung der Lebensqualität	0	1	2	3	4
	20 Punkte = komplette Inkontinenz 0 Punkte = vollständige Kontinenz				

- Passive Inkontinenz
  Stressinkontinenz beschreibt dagegen, dass der Patient sehr wohl das Stuhlschmieren bemerkt, es aber trotz aktiver Kontraktion des Schließmuskelapparates nicht verhindern kann. Somit findet sich die Stressinkontinenz bei Patienten mit Beckenboden- und/oder Schließmuskelverletzungen. Die nervale Innervation ist intakt. In der speziellen Diagnostik findet man einen erniedrigten Kontraktionsdruck, einen verlängerten bis gar nicht vorhandenen anorektalen Inhibitionsreflex sowie einen vergrößerten anorektalen Winkel. Patienten mit einer Stressinkontinenz müssen bei Stuhldranggefühl sofort die Toilette aufsuchen.
  Dieses Krankheitsbild findet man auch bei entzündlicher Darmerkrankung des distalen Rektums, bei der die Rektumcompliance reduziert ist.

8.3 Symptome

B. Mölle

Viele Patienten mit Stuhlinkontinenz geben die Symptome der Inkontinenz nicht von sich aus an, sondern umschreiben das Problem, indem sie über vage Beschwerden, wie Meteorismus, Stuhldrang und unklare Diarrhö klagen. Aus diesem Grund ist es nötig, bei Patienten, die inkontinent sein könnten, gezielt zu befragen, ob eine anale Inkontinenz vorliegt. Man sollte Patienten deshalb konkret darauf ansprechen, ob sie Einlagen tragen, ob sie intermittierend Perioden bemerken würden, in denen sie keine Stuhlkontrolle haben, oder ob sie unkontrollierten Stuhlabgang haben, ohne dies zu bemerken.

Außerdem sollte nachgefragt werden, ob ein Sensibilitätsverlust besteht. Ist es dem Patienten möglich, Gas und Flüssigkeit zu diskriminieren? Existiert die Inkontinenz nur bei flüssigem Stuhlgang oder auch bei festen Stuhlqualitäten? Die Häufigkeit der Inkontinenzepisoden sollte ebenso evaluiert werden wie ihr Einfluss auf die Lebensqualität des Patienten.

Es ist sehr wichtig, eine ausgiebige Anamnese über vorangegangene anorektale Operationen und gynäkologische Eingriffe zu erheben. Die gynäkologische Vorgeschichte ist essenziell, eine psychologische Anamneseerhebung ist hilfreich, bei der Erhebung der Sexualanamnese sollte auch nach analem Geschlechtsverkehr gefragt werden. Neurologische Symptome sollten festgehalten werden, und eine umfassende Medikamentenanamnese muss durchgeführt werden.

Um das Ausmaß der Beeinträchtigung festzustellen, ist die Erstellung eines Inkontinenzscores hilfreich. Zusätzlich

Tabelle 8-2. Inkontinenzscore nach Williams

Score	Symptome
1	Kontinent für festen, flüssigen Stuhl und Flatus
2	Kontinent für festen und flüssigen Stuhl, nicht aber für Flatus
3	Kontinent für festen Stuhl, manchmal inkontinent für flüssigen Stuhl
4	Manchmal Inkontinenzepisoden für festen Stuhl
5	Häufige Episoden für festen und flüssigen Stuhl

Tabelle 8-3. Inkontinenzsore nach Pescatori: Score für die anale Inkontinenz (AI)

AI-Schweregrad	Punkte	AI-Frequenz	Punkte	AI-Score
A	1	1	1	2
A	1	2	2	3
A	1	3	3	4
B	2	1	1	3
B	2	2	2	4
B	2	3	3	5
C	3	1	1	4
C	3	2	2	5
C	3	3	3	6

Auswertung:
AI-Score = AI-Schweregrad + AI-Frequenz
A = Inkontinenz für Flatus
B = Inkontinenz für füssigen Stuhl
C = Inkontinenz für festen Stuhl
1 <als 1-mal pro Monat
2 <als 1-mal pro Woche
3 täglich inkontinent
0 Volle Kontinenz
0–6 Score-Range

kann mit Hilfe eines Inkontinenzscores eine bessere Quantifizierung der prä- und posttherapeutischen Ergebnisse erfolgen. Exemplarisch möchten wir 3 Scores aufführen, welche sich in der täglichen Praxis bewährt haben (Tabelle 8-1 bis 8-3).

8.4 Diagnostik

M.R.B. Keighley, B. Mölle

Spezialuntersuchungen sind nötig, um die Art und den Schweregrad der Inkontinenz zu bestimmen. Aus diesen Ergebnissen resultiert die entsprechende Therapie. Nach unserer Empfehlung sollte vor jeder klinischen Untersuchung das Anorektum mittels Klysmaapplikation gesäubert werden (Kap. 2.1). Bei niereninsuffizienten Patienten wird diese Reinigung mit einem Wassereinlauf durchgeführt, um eine unnötige Elektorloytentgleisung zu vermeiden.

Zur Graduierung der analen Inkontinenz stehen verschiedenste Scores zur Verfügung, leider konnte man sich bis jetzt weder bei internationalen noch nationalen Tagungen auf einen gemeinsamen Score einigen. Wir bevorzugen den Inkontinenzscore nach Olivera (Tabelle 8-1).

Nach Anamneseerhebung führen wir zuerst die Manometrie mit Prüfung des anorektalen Inhibitionstests durch (Kap. 3.5.1). Diese wird zuerst durchgeführt, um möglichst standardisierte Ausgangspositionen zu haben. Schon eine digitale Untersuchung des Anorektums bedeutet eine gewisse Analdilatation, diese kann die Manometrieergebnisse beeinflussen. Anschließend erfolgt die Prüfung der Sensibilität der Perianalhaut z. B. mit einem kleinem Wattetupfer. Dabei wird die rechte und linke Natesseite geprüft und das Ergebnis mit der Hautsensibilität des rechten und linken Oberschenkels verglichen.

Anokutaneusreflex

Beim Berühren der perianalen Haut kommt es zur Kontraktion des M. phincter ani externus. Diese Kontraktion kann man manometrisch oder elektromyographisch messen. Ist der anokutane Reflex auslösbar, ist die Integrität des N. pudendus und des sakralen Plexus intakt. Bei einer neurogenen Inkontinenz kann dieser Reflex fehlen.

Digitale Untersuchung

Trotz aller Tests zur Prüfung der anorektalen Funktion hat die digitale Untersuchung einen besonderen Stellenwert. Nach Palpation der Perianalregion auf eventuelle Veränderungen erfolgt die digitale Untersuchung. Man gewinnt sofort einen Eindruck über den Ruhedruck; nach Kontraktion und Hustenprovokation bemerkt man einen Kontraktionsanstieg der willkürlichen Sphinkteren, bei ausgeprägter Inkontinenz kommt es zu einem Fehlen bzw. Abschwächung dieses Kontraktionsanstiegs.

Zusätzlich fordert man den Patienten auf, den Beckenboden zu relaxieren. Bei dieser Provokation sollte der M. levator ani das Rektum öffnen (Kap. 9.2). Diese Öffnung kann bei der digitalen Palpation bemerkt werden. Bei der Palpation des Anorektums muss auf folgende Punkte besonders geachtet werden:

- Konsistenz der Rektumwand:
  Ist diese induriert, schmerzhaft bei der Palpation?
- Tumoren:
  Sind diese verschieblich, fixiert?
- Länge des Analkanals?
- Palpation des Sphinkterrandes:
  Ist er glatt oder weist er eine Unebenheit oder eine Narbe auf?
- Palpation des Sphintertonus in Ruhe und bei Kontraktion:
  Liegt eine laterale Ausstülpung des M. levator ani vor im Sinne einer lateralen Levatorlücke?

- Palpation der ventralen Rektumwand:
  Liegt eine vordere Rektozele vor? Wie groß ist sie?
- Palpation der dorsalen Rektumwand:
  Liegt eine dorsale Rektozele vor?
- Prüfung der Adaptation des M. levator ani an das Os coccygis, im Sinne einer Sphinkterdysplasie (Kap. 9.8.4).

Der digitalen Untersuchung schließt sich die endoskopische Diagnostik und Endosonographie an (Proktoskopie, Rektoskopie, evtl. Sigmoidoskopie (Kap. 3.2, 3.3).

Halteversuche

Zur weiteren Evaluierung führen wir nun Halteversuche mit fester fäzesähnlicher und flüssiger Konsistenz durch. Das Verfahren ist in Kap. 3.5.1 beschrieben.

Rektumcompliance

Im Normalfall korrespondieren große Volumenänderungen im Rektum mit geringem intraluminalem Druckanstieg. Liegt jedoch eine geringe Rektumcompliance vor, genügen schon kleine Volumenanstiege, um einen großen intraluminalen Druckanstieg auszulösen. Das Verfahren zur Messung der Rektumcompliance ist in Kap. 3.5.1 beschrieben.

Aufgrund der unterschiedlichsten Messeinheiten und Gerätetypen muss jedes Kolorekatale Untersuchungslabor seine eigenen Normalwerte für die Bestimmung der Rektumcompliance ermitteln.

8

Zusammenfassung der Untersuchungen

- Körperliche Untersuchung
- Urinkontrolle, u. a. zum Ausschluss eines Diabetes mellitus
- Digitaluntersuchung
- Ruhe- und Kontraktionsdruck im Analkanal, Rektummanometrie
- Messung des anorektalen Inhibitionsreflexes
- Prüfung des Anokutanreflexes
- Rektale Sensibilitätsprüfung und Messung der Rektumevakuation
- Halteversuche mit breiigen und fäzesähnlichen Untersuchungsstoffen, Ballonauspressversuch
- Die Elektromyographie und das Oberflächen-MMG werden heutzutage aufgrund der Endosonographie weniger häufig benutzt (Kap. 3.9)
- Neurologische Beurteilung des lumbosakralen Segmentes mit Messung der Pudendusnervenleitgeschwindigkeit (Kap. 3.9)
- Transkutane Messung der Endstreckenverzögerung (kann insbesondere bei Patienten mit Spinalkanalstenose und Inkontinenz hilfreich sein)

▼

- Defäkographie zum Ausschluss einer Intussuszeption, eines kompletten Rektumprolapses, perinealen Descensus-perinum-Syndroms; zusätzlich kann das Vorliegen einer symptomatischen Rektozele oder Enterozele bestimmt werden (Kap. 3.10.6).
- Die Endosonographie hat die Beurteilung der analen Inkontinenz revolutioniert. Durch diese Untersuchung kann ein Defekt im Bereich des M. sphincter ani internus sowie im Bereich des M. sphincter ani externus exakt und sicher diagnostiziert werden. Zusätzlich kann die Endosonographie während der Kontraktion durchgeführt werden. Somit erhält man eine Aussage über die dynamische Sphinkterfunktion und die entsprechende anatomische Integrität.
- Magnetresonanzuntersuchung, dies ist am besten mit einer endoanalen Spule möglich.

8.5 Differenzialdiagnose

B. Mölle

Vor Therapieeinleitung einer analen Inkontinenz sollte differenzialdiagnostisch ausgeschlossen werden:
- Hämorrhoidalleiden,
- Rektumprolaps,
- Vaginalprolaps,
- Rektozele,
- Enterozele, Intussuszeption,
- Analfistel,
- entzündliche Darmerkrankung:
  - Colitis ulcerosa,
  - M. Crohn,
  - ischämische Kolitis,
  - Divertikulitis,
- Tumoren:
  - benigne:
    Polypen,
    Adenome,
  - maligne:
    Adenoncarcinome,
    Plattenepithelcarcinome.

8.6 Therapieprinzipien und Therapieziele

B. Mölle, J. Girona, J. Lange

Primäres Therapieziel ist es, die Beschwerden zu lindern oder, falls möglich, zu beseitigen. Dafür ist eine Graduierung und exakte Diagnose notwendig. Auch muss die

Psyche, das Alter und die Compliance des Patienten genau erfasst werden. Anhand dieser Daten kann das geeignete Behandlungsregime festgelegt werden. In Abhängigkeit des Schweregrades kann bei leichtgradiger Ausprägung eine konservative Therapie mit entsprechender Diät und medikamentöser Unterstützung erfolgreich sein. Ist eine neurogene Ursache ausgeschlossen, sollte man primär eine Korrektur der pathologisch-anatomischen Veränderungen vornehmen.

Liegt eine traumatische Sphinkterläsion zugrunde, sollte eine primäre Sphinkterrekonstruktion durchgeführt werden. Sowohl bei der primären als auch bei der sekundären Rekonstruktion muss auf eine anatomiegerechte Readaptation der einzelnen Sphinkteranteile geachtet werden. Nach zirkulärer Mobilisation mit Ablösung von benachbartem Bindegewebe und Muskelanteilen kann eine Stoßnaht des durchtrennten Sphinkters ohne wesentliche Spannung durchgeführt werden. Eine spannungsfreie End-zu-End Adaptation lässt sich nur bei einer Defektausdehnung von insgesamt einem Quadranten der Analkanalzirkumferenz erreichen. Deshalb sollte der Umfang des zu operierenden Internusdefektes nicht mehr als ¼ der Analkanalzirkumferenz betragen. Sonst kann es zu einer Einengung des Analkanals kommen, auch ist eine nicht spannungsfreie Adaptation sehr anfällig für eine Nahtinsuffizienz.

In seltenen Fällen, bei denen eine Korrekturoperation des Sphinkters aufgrund des Ausmaßes der Schädigung nicht möglich ist, kann die Implantation eines künstlichen Schließmuskels (»artificial bowel sphincter«; ABS) oder eine dynamische Grazilisplastik notwendig sein.

Trotz der enormen Entwicklung in den letzten Jahren hat die Stomaanlage nach wie vor ihren Stellenwert. Ob diese mit oder ohne Rektumresektion indiziert ist oder die Frage nach der Anlage eines Ileostomas sollte nach wie vor individuell entschieden werden.

8.7 Indikationsorientierte Therapiestrategien

B. Mölle, J. Girona, J. Lange

Für die Aufrechterhaltung der analen Kontinenz sind verschiedene Faktoren verantwortlich:
- intakte Sphinktären, intaker Beckenboden,
- gute Compliance des Rektums,
- ungestörte Peristaltik und Transit des Kolons,
- normale Sensibilität,
- kognitive Funktion,
- geformter Stuhlgang.

Liegt eine Funktionsstörung eines Faktors vor, muss nicht zwangsläufig eine symptomatische Inkontinenz resultieren. Die ausführliche Anamnese mit Erfassen des entsprechenden Beschwerdebildes hat eine Schlüsselstellung für die weitere Diagnostik und die entsprechende Therapiewahl. Es sollten nicht sämtliche diagnostische Untersuchungen bei allen Patienten mit Inkontinenz angewandt werden.

Mit Hilfe der apparativen Diagnostik und der klinischen Untersuchung wird die Ätiologie, der Schweregrad und die Lokalisation bestimmt. Anhand dieser Parameter kann das individuell geeignete Therapieregime bestimmt werden. Für die passive Inkontinenz hat sich primär eine konservative Therapie bewährt, v. a. wenn eine Kolontransitstörung mit oder ohne Ausbildung einer Rektum- und Koloninertia vorliegt.

Zu den diätetischen Maßnahmen ist die Durchführung einer täglichen Irrigationstherapie sehr hilfreich. Findet sich ein Rektumprolaps, sollte dieser zuerst korrigiert werden. In Abhängigkeit der Sphinkterläsion kann simultan bei der Rektumprolapsoperation ein Sphinkterrepair erfolgen (Kap. 10). Wird simultan zur Rektumprolapsoperation ein Sphinkterrepair notwendig, ist die Durchführung eines »post anal repair« vorteilhaft.

Bei Störungen der Rektumcompliance, bedingt durch eine entzündliche Darmerkrankung oder einen Tumor, sollte zuerst immer die Grunderkrankung behandelt werden.

Zeigt sich bei der Diagnostik ein morphologisch intakter, aber funktionell insuffizienter analer Sphinkter, ist eine Elektrostimulation der Sakralnerven indiziert.

Sind die Patienten sehr alt, bettlägerig oder intellektuell schwierig zu führen, hat die Anlage einer endständigen Sigmoidostomie nach wie vor ihren berechtigten Stellenwert. Auch bildet die konservative Behandlung mit Irrigationstherapie häufig den ersten Schritt bei Patienten, die an einer Stressinkontinenz leiden. Somit können die Patienten zu einem bestimmten Termin das Rektum entleeren, jedoch ist dies nur erfolgreich, wenn die Irrigationsflüssigkeit für einen geraumen Zeitraum eingehalten werden kann.

Die Biofeedback-Therapie kann bei leichtgradiger Inkontinenz eingesetzt werden. Zusätzlich hat sich diese Behandlungsmethode bei Inkontinenzpatienten bewährt, die eine tiefe anteriore Rektumresektion hatten. Diese passageren Inkontinenzformen können erfolgreich mit einer Biofeedback-Therapie behandelt werden.

Eine weitere konservative Therapiemöglichkeit stellt die Elektrostimulation dar. Diese Behandlungsmethode kann bei allen Inkontinenzarten angewandt werden.

Ergibt die Diagnostik einen lokalisierten Sphinkterdefekt, ist eine Sphinkteroplastik indiziert. Das Ausmaß des Sphinkterrepairs hängt zum einen von der Lokalisation und der evtl. noch vorhandenen Restfunktion ab. Die häufigste Sphinkterverletzung findet sich post partum im Bereich der Sphinktervorderwand zwischen 10 und 2 Uhr in SSL. In diesen Situationen empfehlen wir eine getrennte Sphinkteroplastik des M. sphincter ani internus und des M. sphincter ani externus. Zusätzlich findet sich bei diesen Patienten überproportional häufig auch eine Dehiszenz im Bereich des vorderen Septums. So empfehlen wir in diesen Situationen eine anteriore Levatorplastik und eine getrennte Internus- und Externusraffung.

Bei sehr ausgeprägten Inkontinenzen aufgrund einer traumatischen Sphinkterschädigung kann auch ein »total pelvic floor repair« durchgeführt werden. Diese Operation eignet sich auch bei selektionierten Patienten, die unter einer passiven Inkontinenz leiden.

Ist eine Sphinkteroplastik des äußeren/inneren Schließmuskels aufgrund des vorliegenden Defektes nicht möglich bzw. handelt es sich um ein Rezidiv nach Sphinkteroplastik, ist die Anlage eines «artificial bowel sphincters» (ABS) eine gute Korrekturmöglichkeit. Die Anlage einer dynamischen Grazilisplastik ist indiziert bei großen Schließmuskeldefekten (z. B. Fählungstraumen, Status nach Rektumexstirpation). Der Vorteil des ABS gegenüber der dynamischen Grazilistransposition ist, dass beim ABS keine Konditionierungsphase nötig ist. Dafür besitzt der ABS mehr Fremdkörpermaterial und ist somit potenziell für eine Infektion anfälliger.

Die symptombezogene Therapiewahl ist nicht einheitlich zu benennen. Sie richtet sich neben den Erfahrungen des Operateurs auch nach der apparativen Ausstattung der jeweiligen chirurgischen Abteilung.

8.8 Konservative Therapie

M.R.B. Keighley

Die Grundlagen der konservativen Therapie besteht aus Biofeedback, medikamentöser Behandlung der Diarrhö und dem Tragen von Vorlagen. Biofeedback wurde ausgiebig bei der Stuhlinkontinenz angewandt, zum einen, um die Reizwahrnehmung zu stärken, und zum anderen, um die willkürliche Sphinkterkontraktion zu verstärken. Die Ergebnisse der Biofeedback-Behandlungen werden in Kap. 9.7.3 kommentiert. Diese variieren stark von Zentrum zu Zentrum und von Patient zu Patient. Die Methode ist erfolgreich bei motivierten Patienten. Adipositas, Depression und mangelnde Motivation sind kontraproduktiv in der Biofeedback-Therapie.

Liegt eine chronische Diarrhö vor, kann dies mit einer Medikation erfolgreich behandelt werden. Nützliche Wirkstoffe sind Loperamid und Codeinphosphat. In Zukunft könnte sich Phenylephrin auf diesem Gebiet als hilfreich erweisen, da es den analen Ruhetonus erhöht. Es könnte in Verbindung mit Loperamid und Codein eingesetzt werden.

Vorlagen oder Analtampons werden bei vielen inkontinenten Patienten angewandt.

8.8.1 Elektrostimulation

J. Narro, B. Mölle

Die Elektrostimulation stellt eine konservative Therapiemaßnahme dar, die bei vielen Inkontinenzformen angewandt werden kann. Erstmals wurde diese Methode 1963 von Caldwell als passive Elektrostimulation beschrieben.

Indikationen und Kontraindikationen

Alle Formen der analen Inkontinenz, bei denen kein größerer Sphinkterdefekt vorliegt, können mit der Elektrostimulation therapiert werden.

Kontraindikationen sind:

- Herzschrittmacher,
- Schwangerschaft,
- Endoprothesen,
- metallisches Intrauterinpressar,
- entzündliche Darmerkrankungen im Analbereich.

Technik und Methode

Für die Durchführung einer Elektrostimulation benötigt man einen Elektrostimulator, z. B. IST 100 (◘ Abb. 8-1a) Bei diesem Gerätetyp handelt es sich um ein batteriebetriebenes Impulsgerät. Dieses ist mit einer Sonde, die als aktive Elektrode im Analkanal platziert ist, konnektiert. Aufgrund der unterschiedlichen Analkanallängen muss es individuell für jeden Patienten angepasst werden. Neurophysiologische Untersuchungen haben gezeigt, dass wiederholte Elektrostimulationen eine Stärkung der Muskulatur bewirken. Durch die Elektrostimualtion wird der Schließmuskel durch lokal applizierte niederfrequente Impulse mit entsprechenden Pausenintervallen stimuliert.

Die Bedienung des IST 100 ist schnell und einfach für den Patienten erlernbar, sodass die Therapie in der Regel zu Hause durchgeführt wird. Die tägliche Therapiedauer sollte 2- bis 3-mal 15 min oder 2-mal 30 min betragen. Die Therapie beginnt mit einer niedrigen Stromstärke, welche während der Behandlungszeit kontinuierlich gesteigert wird. Dabei muss der Patient eine Vibration wahrnehmen, diese darf aber nicht schmerzhaft sein, auch sollten keine Missempfindungen ausgelöst werden.

In unseren Studien hat sich besonders die aktive Elektrostimulation bewährt. Der Patient kontrahiert in der Impulspause aktiv den analen Sphinkter, bis die Elektrostimulation wieder beginnt. Eine Kontrolluntersuchung erfolgt alle 6 Wochen zur Evaluierung der Therapie. Zeigt sich nach 12 Wochen keine objektivierbare Besserung der Kontinenzleistung, ist ein weiterer Einsatz der Elektrostimulation nicht sinnvoll. Eine Schwellstromtheraie über einen Zeitraum von 6–8 Monaten ist in den meisten Fällen ausreichend.

Für eine erfolgreiche Therapie der Elektrostimulation ist eine gute Patientencompliance Voraussetzung. Der Patient muss kognitiv in der Lage sein, die Anwendung kor-

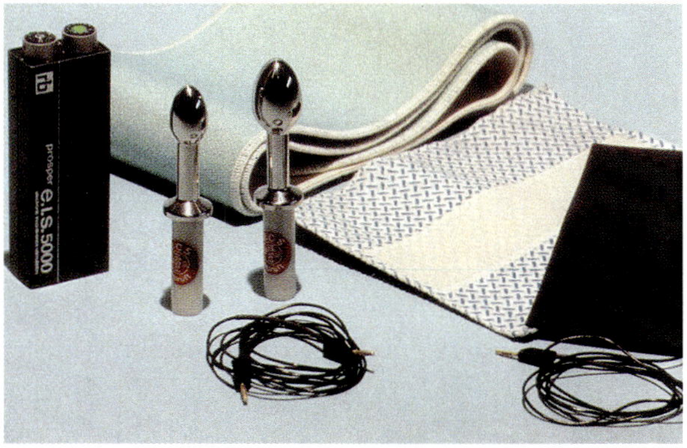

a

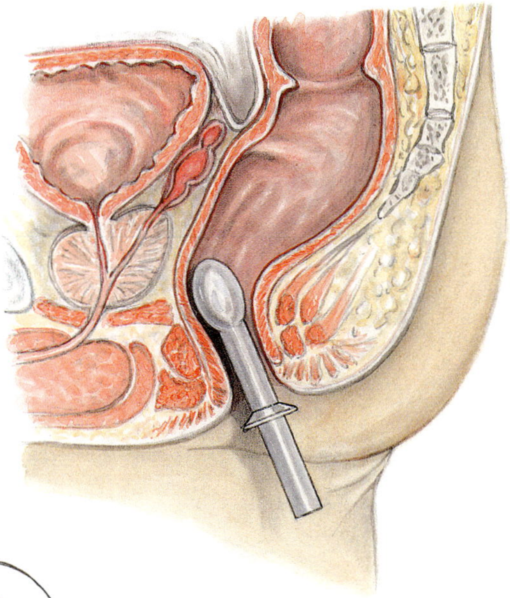

c

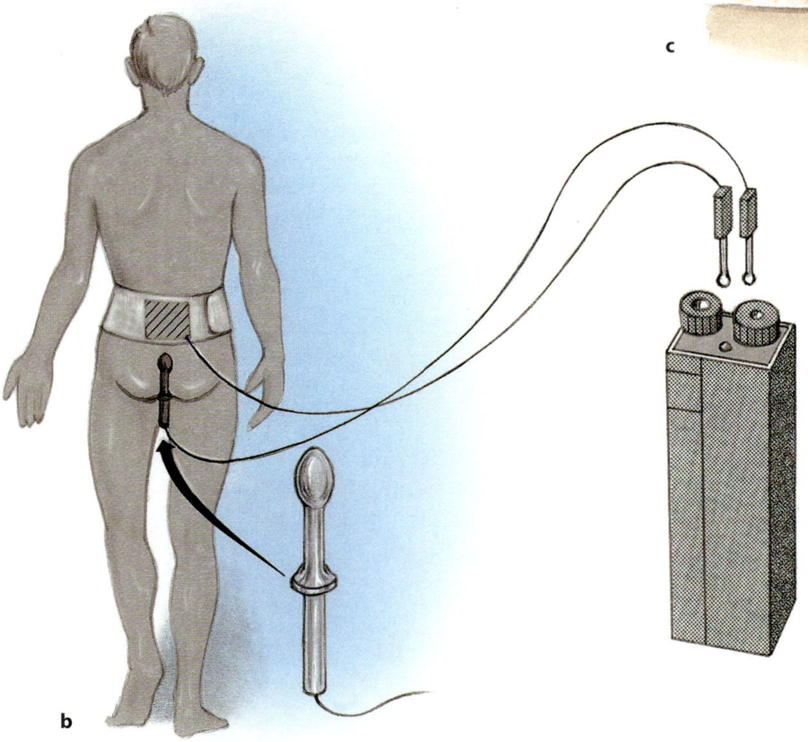

b

Abb. 8-1a–c. Elektrostimulation mit dem Gerät e.i.s 5000, einem batteriebetriebenen Impulsgerät (**a**). Es ist mit einer Sonde, die als aktive Elektrode im Analkanal platziert ist, konnektiert. Wirkweise (**b, c**): Wiederholte Elektrostimulationen bewirken eine Stärkung der Muskulatur, indem der Schließmuskel durch lokal applizierte niederfrequente Impulse mit entsprechenden Pausenintervallen stimuliert wird

rekt durchzuführen. Zusätzlich muss er motiviert sein für diese Therapieart.

8.9 Operationsverfahren

8.9.1 Sphinkteroplastik

M.R.B. Keighley

Ein direkter Sphinkterrepair ist bei Patienten mit einem lokalisierten Defekt im Bereich des M. sphincter ani externus erfolgversprechend. Unsere Erfahrung hat gezeigt, dass die besten Ergebnisse bei Patienten mit Verletzungen des M. sphincter ani externus nach Verkehrsunfällen oder perianalen Verletzungen erzielt werden. Die besten Ergebnisse haben wir gesehen, wenn der Sphinkter direkt nach Trauma readaptiert wird, da es so zu keiner größeren Narbenbildung und Retraktion kommt. Die postoperativen Ergebnisse eines Sphinkterrepairs infolge einer vorausgegangenen Fisteloperation sind weniger zufriedenstellend.

Enttäuschende Langzeitergebnisse haben wir nach Sphinkterrepairs bei Patientinnen mit Verletzungen im Bereich des vorderen Septums nach Geburten gesehen. Eine Begründung für diese schlechten Ergebnisse könnten die häufig vorhandenen Kofaktoren sein, die durch einen alleinigen Sphinkterrepair nicht therapiert werden. Daher empfiehlt es sich bei zusätzlichem Vorliegen eines Descensus-perineum-Syndroms, einer Rektumentleerung oder eines Colon irritabile, diese mitzubehandeln.

Das Prinzip des Sphinkterrepairs besteht in der Darstellung der Sphinktermuskulatur und der Muskulatur des Be-

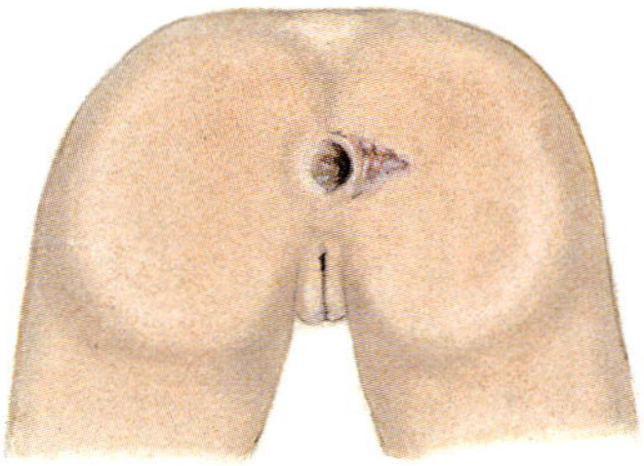
a

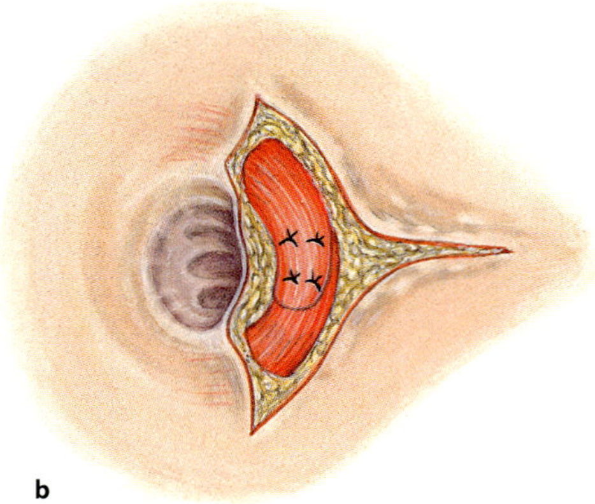
b

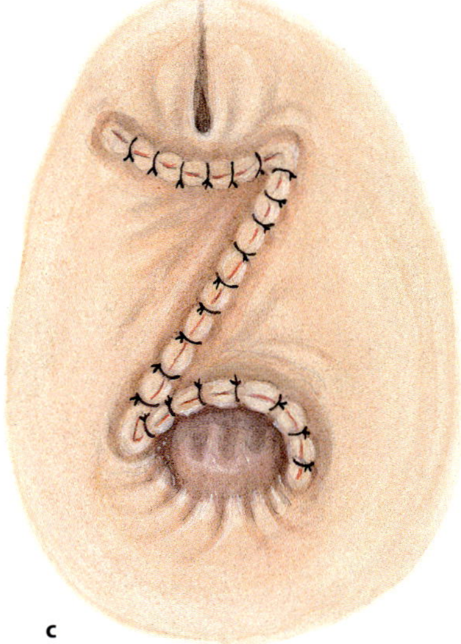
c

Abb. 8-2a–c. Sphinkteroplastik: »flap over repair«. **a** Sphinkterdefekt mit Narbenbildung. **b** Status nach erfolgreicher Sphinkterplastik mit überlappender Naht der vorher mobilisierten Muskelstümpfe. **c** Z-Plastik bei großem Defekt im Bereich des Perineums zwischen Anus und Vagina

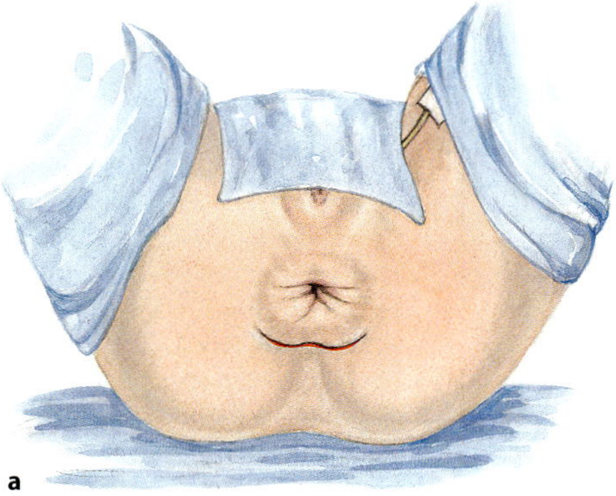
a

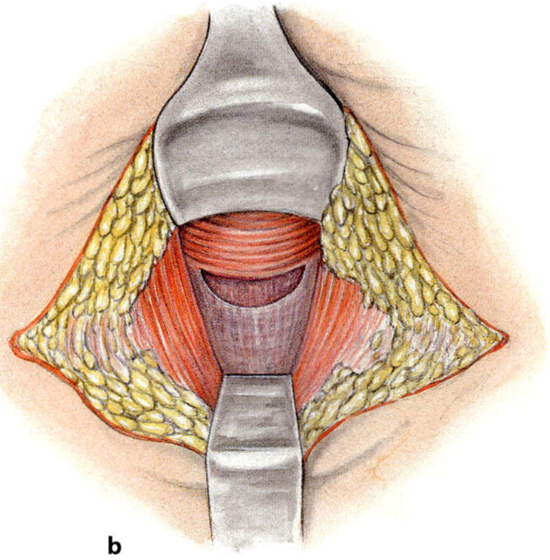
b

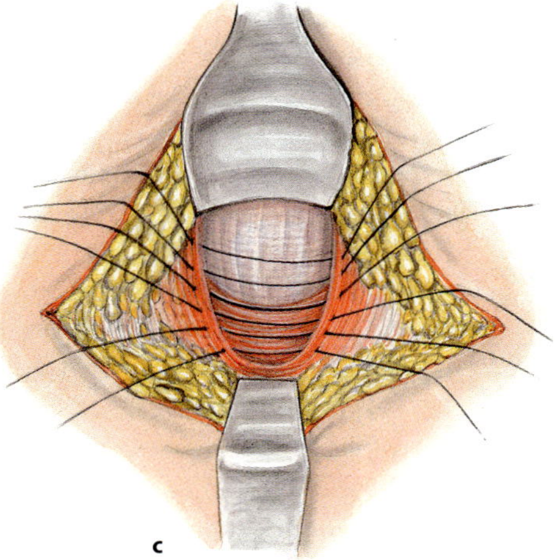
c

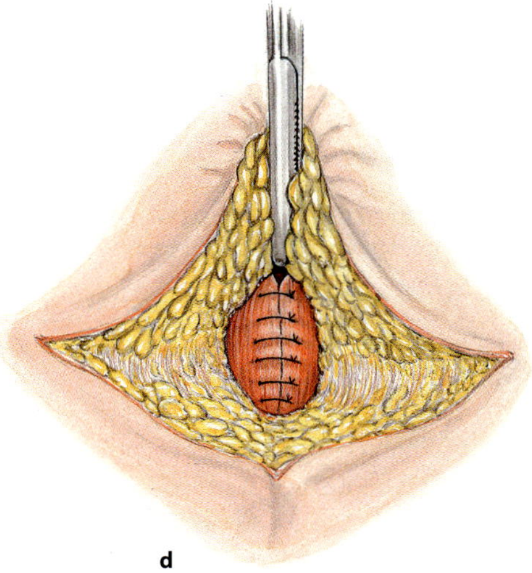
d

Abb. 8-3a–d. Postanales Sphinkterrepair. **a** Patientin liegt in Steinschnittlage, Hautinzision perineal zwischen 5 und 7 Uhr SSL. **b** Darstellung des intersphinktären Spatiums mit Eröffnen der Waldeyer-Faszie. **c** Vorlegen der Muskelnähte durch den M. puborectalis. **d** Knüpfen der Muskelnähte mit Adaptation in der Mitte ckenbodens. Der durchtrennte Sphinkteranteil wird mobilisiert und im Sinne einer »flap over repair« dargestellt (◘ Abb. 8-2).

Gelegentlich muss der Sphinkterrepair auch unter Zuhilfenahme der Lavatorenmuskulatur oder, im Fall eines sehr großen Defektes, sogar mit einer mobilisierten Graziliszranspositiondurchgeführt werden. Gewöhnlich wird die Operation über eine perineale zirkuläre Inzision durchgeführt. Liegt jedoch ein großer Defekt im Perinealkörper vor, kann auch eine Z-Plastik angewendet werden. Es ist ratsam, in diesen Fällen zusätzlich eine Levatorplastik durchzuführen.

Obwohl die Anlage eines Stomas theoretisch das Risiko einer Infektion oder einer Stuhlimpaktion verhindern kann, zeigten unsere Ergebnisse jedoch keine funktionellen Vorteile bei der Anlage eines protektiven Stomas.

Faktoren, die gewöhnlich mit schlechten Resultaten einhergehen, sind hohes Alter, Adipositas, ein ausgeprägter perinealer Deszensus, symptomatisches Colon irritabile, gestörte anorektale Sensibilität und nachgewiesene Störungen bei der Rektumevakuation.

8.9.2 Postanale Sphinkterrepair

M.R.B. Keighley

Diese Operation wird heutzutage kaum noch durchgeführt. Früher war diese Operation weit verbreitet, als man noch der Meinung war, dass eine Inkontinenz hauptsächlich auf einer Störung des anorektalen Winkels, also in einer gestörten Funktion der Puborektalisschlinge, beruhe. Obwohl die Ergebnisse zunächst ermutigend waren, fanden viele Autoren, die ihre Patienten über längere Zeit nachuntersuchten, dass nur 30% der Patienten von der Operation profitierten. Die Operationstechnik wird in ◘ Abb. 8-3 dargestellt. Diese Operation wird heutzutage nur noch von wenigen Chirurgen durchgeführt.

8.9.3 Anteriore Levatorplastik mit Sphinkteroplastik des M. sphincter ani externus

M.R.B. Keighley

Aufgrund der schlechten Resultate beim Postanalrepair und der Tatsache, dass bei der Videoproktographie von inkontinenten Patienten häufig eine vordere Rektozele gefunden wurde, glauben viele Chirurgen, dass ein dorsaler Repair der Puborektalisschlinge allein keine geeignete Operation beim Vorliegen einer neurogenen Stuhlinkontinenz sei. Deshalb wurde versucht, die vorderen Puborektalisfasern im Septum rectovaginale zu adaptieren und simultan den M. sphincter ani externus zu doppeln (◘ Abb. 8-4). Ohne Zweifel ist diese Operation bei einigen Patienten mit perinealen Defekten hilfreich. Normalerweise wird sie heutzutage mit einem Standardsphinkterrepair kombiniert, wenn ein lokalisierter Sphinkterschaden vorliegt.

8.9.4 Totaler »Pelvic Floor Repair«

M.R.B. Keighley

Beim »total pelvic floor repair« wird der »post anal repair« mit einer anterioren Levatorplastik kombiniert. Nach unseren Erfahrungen ergibt dies bessere Ergebnisse als der »post anal repair« oder die anteriore Levatorplastik allein. Die Langzeitergebnisse des »total pelvic floor repair« waren ebenfalls enttäuschend für uns. Das Prinzip der Operation wird in ◘ Abb. 8-5 dargestellt.

Ungefähr 30–40% der Patienten zeigten eine Verbesserung, jedoch ist eine vollständige Wiederherstellung der Kontinenz die Ausnahme.

8.9.5 Sphinkterrepair und Levatorplastik

M.R.B. Keighley

Operationstechnik

Die Operation kann entweder in Bauchlage oder in Steinschnittlage durchgeführt werden. Es wird eine transversale perineale bogenförmige Inzision auf der anterioren Seite des Anus durchgeführt (◘ Abb. 8-6a). Der intakte M. sphincter ani internus wird lateral identifiziert und nach vorn bis zur Narbe verfolgt. Ebenso wird der M. sphincter ani externus identifiziert und mit einem Band auf der lateralen Seite umschlungen (◘ Abb. 8-6b), danach wird der Muskel bis zur Narbe verfolgt. Die Narbe wird longitudinal durchtrennt. Wenn möglich, werden der innere und äußere Sphinkter separat rekonstruiert. Die Adaptation wird möglichst überlappend mit 3-0-Prolene vernäht.

Ist es Ziel, eine Levatorplastik durchzuführen, wird das gesamte rektovaginale Septum bis auf die Höhe des hinteren Fornix präpariert. Die Levatoren werden lateral der Vagina und des Anorektums identifiziert. Die vorsichtig mobilisierten Levatorschenkel werden in der Mitte mit 3-0-Prolene-Einzelknopfnähten approximiert. Anschließend werden 2 Redon-Drainagen im rektovaginalen Spatium eingelegt.

Die lateralen Enden der Inzision werden mit 3-0-Prolene verschlossen. Das Zentrum der perinealen Wunde wird normalerweise offen gelassen, sodass eine mögliche Infektion spontan abfließen kann und es so nicht zu einem Verhalt kommen kann.

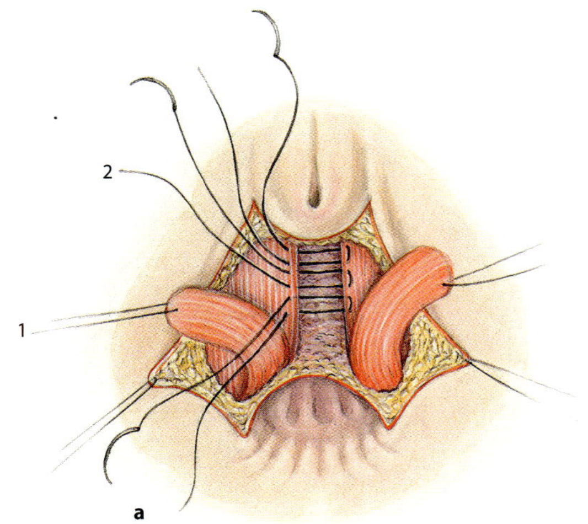

a

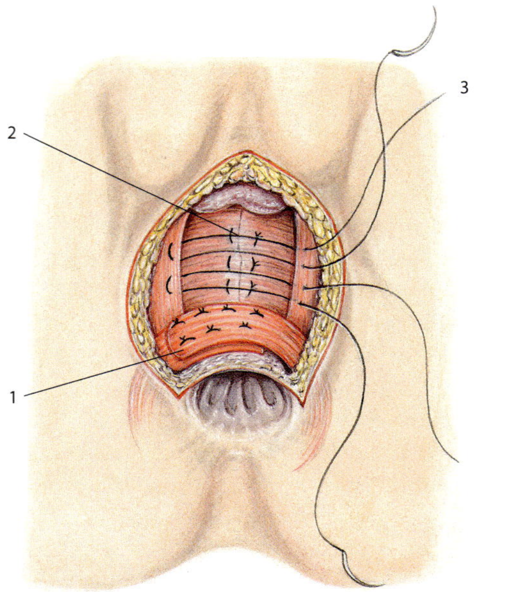

b

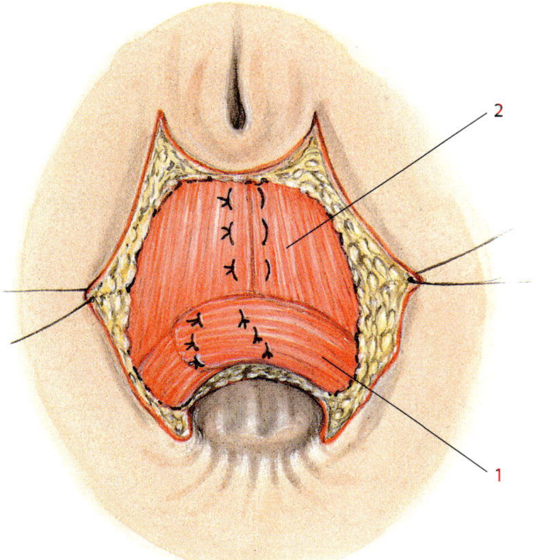

c

Abb. 8-4a–c. Anteriore Levatorplastik mit Sphinkterplastik des M. sphincter ani externus. **a** Präparation des Spatium rectovaginale (*1* M. sphincter ani internus, *2* vorgelegte Nähte durch den M. levator ani). **b** Sphinkterrepair bei posttraumatischer Genese mit Verletzung der Rektumwand (*1* Sphinkterplastik des M. sphincter ani externus und internus, *2* Rektumwandadaptation, *3* Muskelnähte im Bereich des M. levator ani). **c** Sphinkterplastik des Sphinkter ani internus und externus mit Levatorplastik (*1* Sphinkterrepair des M. sphincter ani externus, *2* Sphincterrepair des Levatormuskels)

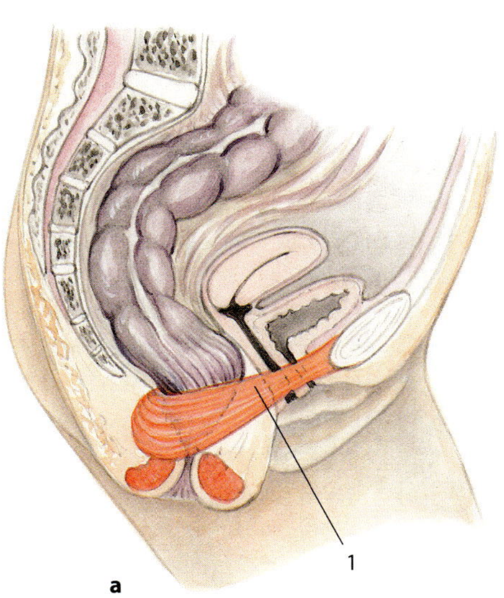

a

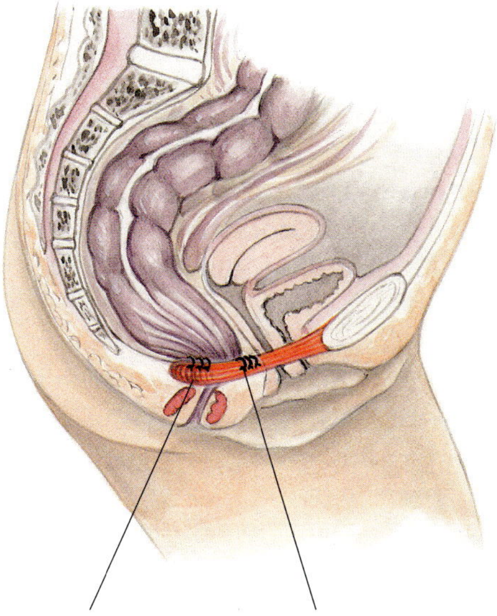

b

Abb. 8-5a, b. »Total pelvic floor repair«. **a** Sagitalschnitt bei einer inkontinenten Patientin (*1* Puborectalisschlinge). **b** postoperatives Ergebnis nach »total pelvic floor repair« (*2* anteriorer Sphinkterrepair, *3* postanaler Sphinkterrepair)

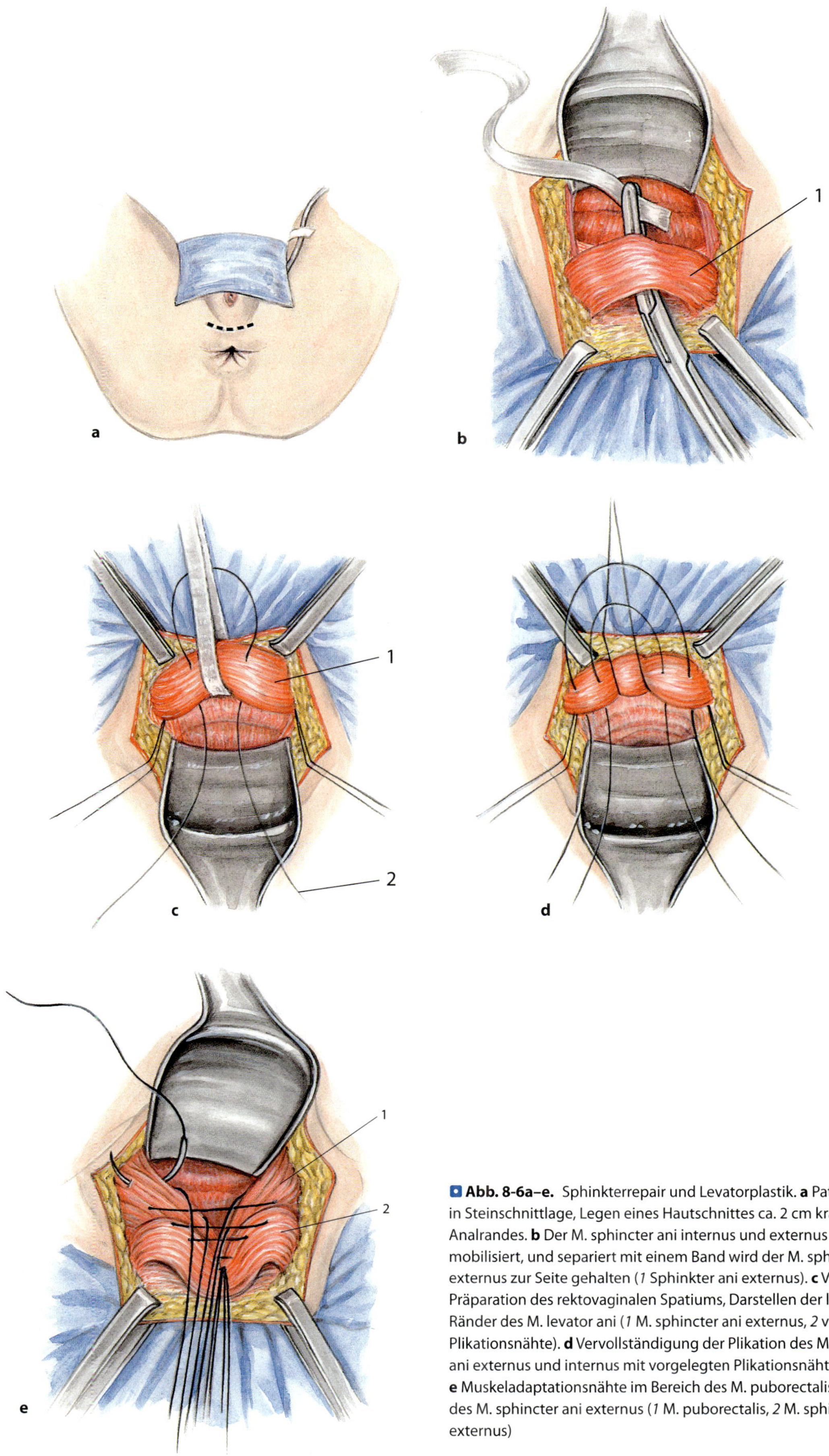

Abb. 8-6a–e. Sphinkterrepair und Levatorplastik. **a** Patientin liegt in Steinschnittlage, Legen eines Hautschnittes ca. 2 cm kranial des Analrandes. **b** Der M. sphincter ani internus und externus werden mobilisiert, und separiert mit einem Band wird der M. sphincter ani externus zur Seite gehalten (*1* Sphinkter ani externus). **c** Vollständige Präparation des rektovaginalen Spatiums, Darstellen der lateralen Ränder des M. levator ani (*1* M. sphincter ani externus, *2* vorgelegte Plikationsnähte). **d** Vervollständigung der Plikation des M. sphincter ani externus und internus mit vorgelegten Plikationsnähten. **e** Muskeladaptationsnähte im Bereich des M. puborectalis und des M. sphincter ani externus (*1* M. puborectalis, *2* M. sphincter ani externus)

Prophylaktisch werden Antibiotika für 72 h gegeben, der Stuhlgang wird mit Laktulose reguliert.

8.9.6 Implantation eines Silastikbandes

B. Mölle

Bereits 1977 publizierte Stelzner diese Methode zur Therapie der analen Inkontinenz. Indikationen für diese Behandlungsmethode sind:

- sämtliche Inkontinenzarten, bei denen noch eine nachweisbare Restfunktion des Schließmuskels vorhanden ist,
- Stressinkontinenz,
- traumatische Genese, bei der ein größerer Muskeldefekt vorliegt, der durch eine Sphinkteroplastik nicht therapiert werden kann,
- post operationem:
  - nach »low anterior resection«,
  - nach Sphinktertomie,
  - nach Hämorrhoidektomie,
- post partum.

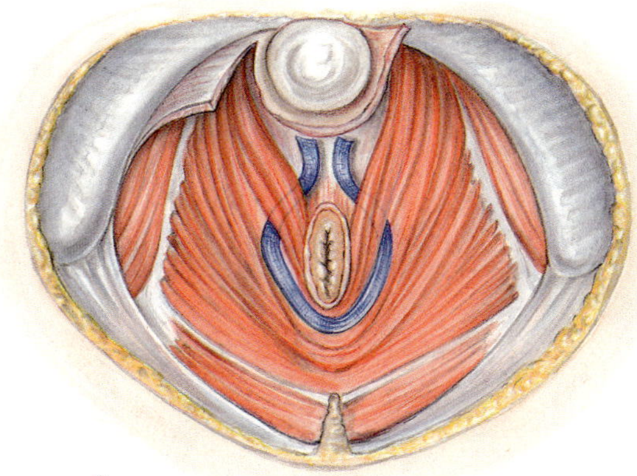
a

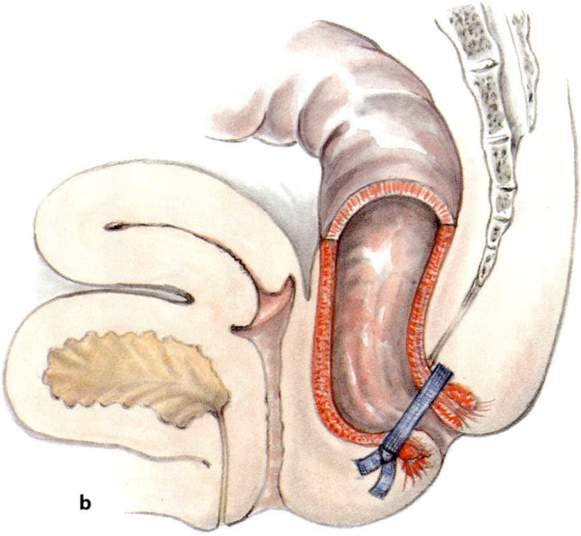
b

Abb. 8-7a, b. Implantation eines Silastikbandes

Operationstechnik

Der Patient ist in Steinschnittlage positioniert, nun Einführen eines Hegar-Stiftes der Größe 11 in den Analkanal, dieser wird mit einem Hautfaden (2-0-Prolene) an die Cutis fixiert. So wird der Analkanal auf eine definierte Größe kalibriert. Anschließend wird ein ca. 1 cm breiter und 15 cm langer Silastikstreifen (Firma AMT, 40213 Düsseldorf) zurechtgeschnitten. Beide Enden werden abgerundet. Im Bereich des rechten Endes des Silastikstreifens wird ein Schlitz gestochen, durch den das andere Ende des Streifens durchgezogen werden kann.

Die Hautinzision erfolgt im Bereich des Dammes und dorsal im Bereich der Spitze des Os coccygis. Bei der zirkulären Präparation ist minuziös darauf zu achten, die Vaginahinterwand und die Rektumwand nicht zu perforieren. Für die weitere Präparation ist es wichtig, beide Levatorenschenkel auf eine Breite von ca. 2 cm darzustellen. Dies gelingt am besten oberhalb des Levatortrichters ausgehend von der Vaginahinterwand und der Rektumwand.

Mit einer speziellen stark gebogenen Klemme (z. B. einer Nierenstielklemme) wird nun unter manueller Kontrolle diese Klemme unter den Levatormuskel positioniert und so wird ein Tunnel für das Silastikband präpariert. Nun kann das rechte Ende des Silastikstreifens mit dem Schlitz mit der Klemme gefasst und perineal ausgeleitet werden. Spiegelbildlich wird nun auf der Gegenseite vorgegangen. Zuerst werden die Branchen der gebogenen Klemme unter den Levatorrand gelegt, anschließend Fassen des linken Endes des Silastikbandes und perineale Ausleitung. Auf diese Weise wird das Silastikband unter den Levatormuskel zirkulär positioniert (Abb. 8-7).

Das linke Ende wird nun durch den Schlitz gezogen, und nun muss diese Streifenschlinge angezogen werden, sodass der Hegar-Stift fest umklammert ist. Die Enden werden nun mit 2-0-Prolene-Einzelknopffäden fixiert. Wundverschluss mit Adaptation der Muskellücken, Subkutannähte, Adaptationsnähte. Zuletzt wird der Hegar-Stift wieder entfernt.

Bei einer geeigneten Patientenselektion, d. h. inkontinente Patienten, bei denen noch eine nachweisbare Restfunktion besteht, wird eine Verbesserung der Kontinenzleistung von bis 80% angegeben.

Die Vorteile der Silastikbandimplantation sind:
- es ist keine Konditionierung notwendig,
- es ist keine Lernphase notwendig
- kosteneffektiv,
- anwendbar auch bei größeren Schließmuskeldefekten.

8.9.7 Autologe Fettinjektion bei Stuhlinkontinenz

A. Shafik

Bei einer sphinkterbezogenen Inkontinenz handelt es sich entweder um eine Inkontinenz infolge eines hyperaktiven Rektums oder um eine Sphinkterschwäche an sich. Zur Behebung des Leidens gibt es verschiedene Therapiemöglichkeiten, jedoch sind die Ergebnisse nicht immer zufriedenstellend.

Zur Behandlung einer sphinkterbedingten Inkontinenz konnten wir zeigen, dass die Unterspritzung der Analmukosa mit Polytetrafluoraethylen (Teflon) einige Erfolge erzielt hat. Potenzielle Komplikationen, wie z. B. eine Fremdkörpergranulation oder eine Migration der Partikelimplantate, haben dieser Anwendungsmethode Grenzen gesetzt.

Die Injektion von Kollagen anstelle von Teflon ist biologisch eher verträglich, es besteht jedoch das potenzielle Risiko einer allergischen Reaktion. Außerdem ist die Behandlung kostspieliger, da weitere Injektionen notwendig werden könnten. Aufgrund dessen haben wir perianale Injektionen von autologem Fett anstelle von Teflon durchgeführt. Das Fett hat den Vorteil, dass es sehr leicht gewonnen werden kann, biokompatibel und preiswert ist.

Operationstechnik

- Fettgewinnung
  30 min vor dem Eingriff werden 0,5 g eines Cephalosporins der 3. Generation intramuskulär gegeben. Der Patient wird in Steinschnittlage gebracht, das Abdomen und das Perineum werden rasiert, desinfiziert und abgedeckt. Man sucht sich eine Stelle der Abdominalwand ca. 3–5 cm unterhalb des Bauchnabels oder das Gesäß für die Fettgewinnung aus. Dieses Gebiet wird lokal mit einer Injektion von 5 ml 2%iger Xylocainlösung anästhesiert. Nach Hautinzision wird mit einer Kürette das Fett gesammelt, indem man z. B. im Bereich der Bauchdecke die Kelle subkutan nach beiden Seiten der Mittellinie hin und her bewegt. So lassen sich ca. 40–50 ml Fett gewinnen.

▼

- Fettreinigung
  Hierzu werden 20–25 ml Fett in eine 50-ml-Spritze aspiriert und 20 ml Kochsalzlösung dem Inhalt der Spritze hinzugefügt. Mit einer Kochsalzlösung wird das gesammelte Fett von Blut und Bindegeweberesten gereinigt. Durch die senkrechte Positionierung der Spritze schwimmt das Fett an der Oberfläche der Kochsalzlösung, wohingegen Blutkoagel und andere Fragmente auf dem Boden abgelagert werden. Nach mehrfachen Waschungen erscheint das Fett schließlich homogen und kann appliziert werden.
- Fettinjektion
  Zunächst erfolgt eine Anästhesie der analen und perianalen Gegend durch eine bilaterale Pudendusblockade. 5 ml 2%-iges Xylocain werden in jede Fossa ischiorectalis injiziert. 15 ml des gereinigten Fetts werden submukosal in den Rektumhals bei 3 und 9 h injiziert, nachdem die Nadel schräg in Richtung der analen Submukosa eingeführt wird und die Spitze die Höhe des anorektalen Überganges erreicht hat (Abb. 8-8a).
  Unter Palpation der Nadelspitze in der analen Submukosa in Höhe des anorektalen Übergangs bei 3 h wird das Fett injiziert. Nach Beendigung des Eingriffs kann man mit dem Finger die entstandene submuköse Schwellung, die sich über ein Gebiet von 1,5–2 cm entlang des Rektumhalses erstreckt, kontrollieren. Der Eingriff wird auf der gegenüberliegenden Seite bei 9 h SSL wiederholt.
  Die Nadel darf die anale Mukosa nicht durchbrechen, ebenfalls darf das Fett natürlich nicht in das Lumen verloren gehen. Die Nadelspitze sollte hierfür in der analen Submukosa und nicht im perianalen Muskelgewebe zu liegen kommen (Abb. 8-8b). Wenn das Fett in die Muskulatur injiziert wird, ist die anale Schwellung weniger ausgeprägt und palpatorisch nicht nachweisbar. In diesem Fall wird die Nadel weiter vorgeschoben, bis die Spitze in der Submukosa zu spüren ist und eine kräftige Schwellung durch die Fettinjektion hervorgerufen wird. Am Ende der Injektion sollte das anale Lumen im gesamten Umfang verschlossen sein, jedoch sollte der Zeigefinger ohne Schwierigkeit durch den Analkanal geführt werden können.
  Dieser Eingriff wird ambulant durchgeführt. Er kann durchschnittlich in 25 min durchgeführt werden. Die am ersten postoperativen Tag auftretenden geringen Schmerzen lassen sich mit schwachen oralen Analgetika gut behandeln. 2–3 Tage nach der Injektion kann der Patient wieder zur Arbeit gehen.

▼

- Fettbolus
  Anstelle einer Fettinjektion wird ein ca. 3 cm^3 großes Fettstück aus einer fettreichen Körpergegend wie z. B. subumbilikal oder gluteal exzidiert. Die Reinigung erfolgt in Kochsalzlösung. Anschließend erfolgt die Halbierung in 2 gleich große Teile. Nach lokaler Anästhesie wird eine Inzision an der lateralen Grenze des mukokutanen Übergangs an der Analöffnung durchgeführt. Die anale Mukosa wird bis zum anorektalen Übergang mobilisiert. Hierdurch entsteht ein submuköser Raum, in welchen eines der Fettstücke eingebracht wird. Die Platzierung erfolgt möglichst nahe des anorektalen Übergangs . Anschließend wird die mukokutane Inzision geschlossen. Mit der Gegenseite sollte durch eine separate Inzision in gleicher Weise verfahren werden.

Der Behandlungserfolg hängt stark von der Höhe des Drucks im Analkanal nach Therapie ab. In den ersten 2–3 Monaten nach der Injektionsmethode war der Ruhedruck bei allen Patienten unserer Studie signifikant erhöht. In diesem Zeitraum waren auch alle kontinent. Dann war ein gradueller Druckabfall nachweisbar. Der Grund für diesen Druckabfall, der bei allen Patienten in den ersten Monaten nach der Injektion auftrat, scheint eine langsame und schrittweise Verteilung des Fettes in der analen Submukosa zu sein. Die digitale rektale Untersuchung zeigte, dass sich das submuköse Fett nach wenigen Monaten verteilt hatte entlang der gesamten Analkanallänge.

Jedoch trat ein manifester Abfall des Drucks im Analkanal hauptsächlich in den Fällen nach Injektion von ungewaschenem Fett auf. Das gewonnene ungereinigte Fett enthält viele andere Bestandteile, wie z. B. geronnenes Blut, Öl und Bindegewebe. Nach der Injektion scheinen diese Bestandteile absorbiert zu werden, was unserer Meinung nach eine anhaltende mechanische Analkanalkompression verhindert.

Unbehandeltes Fett wurde in den ersten Fällen unserer Studienserie injiziert. Man beobachtete eine starke Größenverminderung der submukösen Schwellung bei der digitalen rektalen Untersuchung und einen schrittweisen Abfall des Rektumhalsdrucks gegenüber den Werten unmittelbar nach der Injektion. In späteren Fällen wurde das gewonnene Fett mehrfach gewaschen. Diese Verfahrensänderung könnte die guten Ergebnisse in diesen Fällen erklären. Der Druck im Analkanal blieb nach dem initialen Abfall auf einem adäquaten Niveau stehen, sodass die Kontinenz erhalten wurde.

Weitere Faktoren, die zu einem Fehlschlagen der Behandlung mit Fettinjektion führen könnten, sind Injektionen in die Rektumwand oder in das perirektale Gewebe. Das Fett muss deshalb streng submukös injiziert werden. Die Verwendung unzureichender Fettmengen ist ein weiterer wichtiger Grund, der zu weniger guten Resultaten führt. Die injizierte Menge des gut gereinigten Fettes sollte einen

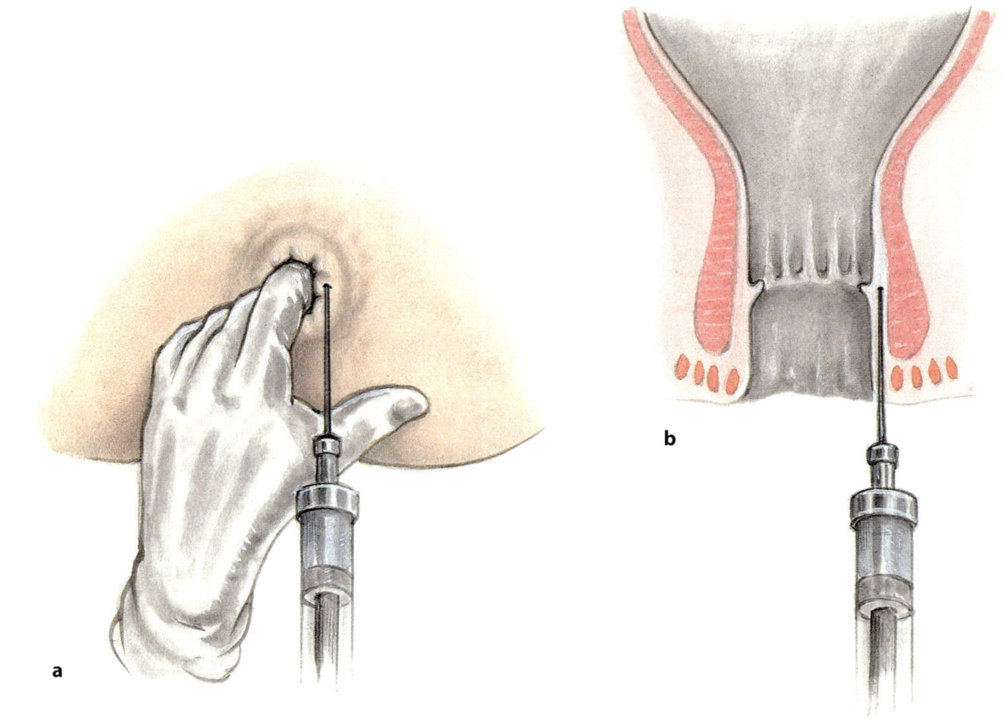

Abb. 8-8a, b. Autologe Fettinjektion. **a** Inzision zur Fettgewinnung, **b** Technik der Fettinjektion in die anale Submukosa

Verschluss des Analkanals bewirken, um die partielle Absorption und Diffusion in das perirektale Gewebe zu kompensieren.

8.9.8 Puborektoplastik

A. Shafik

Der Grundgedanke des Eingriffes liegt in der Möglichkeit, durch eine mechanische Veränderung eine Hochdruckzone am Analkanal zu schaffen mit einer Wiederherstellung des anorektalen Winkels, und zusätzlich die Analkanallänge zu erhöhen. Durch den Hochzug und die Unterstützung einer unter Spannung gelegten Teflonschlinge werden beide Ziele erreicht. Durch die Elastizität des Bandes wird der Analkanal verschlossen gehalten, dies kann zusätzlich zu besseren funktionellen Ergebnissen beitragen.

Mit der Wiederherstellung des anorektalen Winkels kommt es zu einer Besserung der Funktion des Klappenventilmechanismus. Das Ausmaß des anorektalen Winkels kann während der Operation durch Einführen des Zeigefingers in den Analkanal vor Fixierung beider Schenkel des Implantats überprüft werden. Der kontinenzwiederherstellende Effekt der Puborektoplastik ist auf folgende Faktoren zurückzuführen:

- Erhöhung des Drucks im Analkanal
- mögliche Elongation des Analkanalses,
- Wiederherstellung des anorektalen Winkels.

Operationstechnik

2 Tage vor der Operation wird der Darm durch mehrmalige Einläufe vorbereitet. In Steinschnittlage erfolgt die Schnittführung in einer bogenförmigen Kurve, die ihren Mittelpunkt auf der halben Strecke zwischen der Analöffnung und dem Os coccygus hat (◘ Abb. 8-9a). Die Inzision wird durch die Raphe anococcgealis bis zum supralevatorischen Raum weiter geführt (◘ Abb. 8-9b). Danach erfolgt die Fixation einer 20×2 cm Schlinge aus Fascia lata oder aus Teflon auf der Rückseite des Analkanals (oberer Analkanal) mit 2–3 Stichen (◘ Abb. 8-9c).

Eine weitere 1 cm lange Inzision wird über dem Ramus pubis, nahe der Symphyse, beidseits angelegt. Nach Spaltung der oberflächlichen Faszie (◘ Abb. 8-9d) ▼

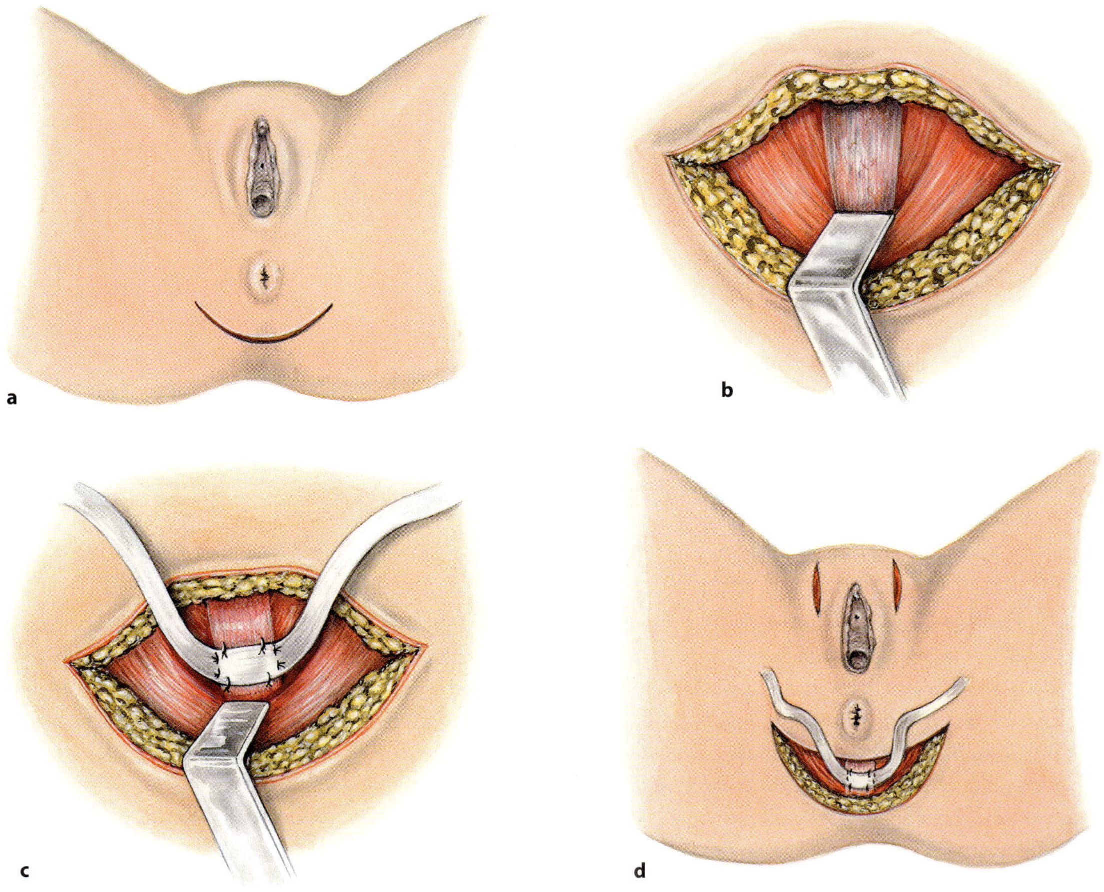

◘ **Abb. 8-9a–d.** Operationsschritte der Puborektalisplastik (nach [3]). **a** Inzision, **b** Freilegung der supralevatorischen Region, **c** das Teflonband oder die Fascia lata wird in deren Mitte an den Rektumhals angenäht, **d** 2 Inzisionen über den Schambeinästen. **e–g** siehe nächste Seite

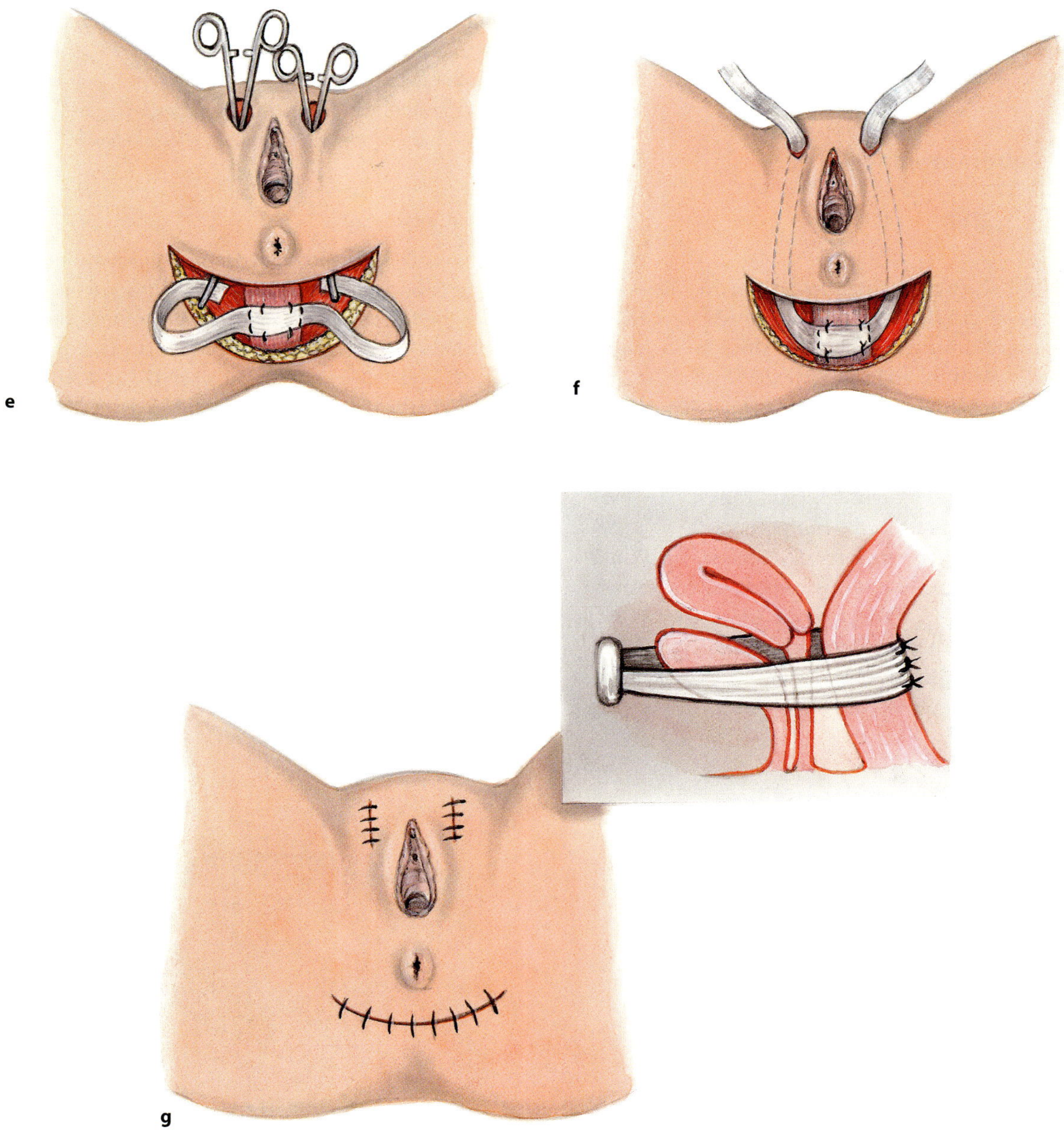

Abb. 8-9e–g. e 2 gebogene Gefäßklemmen werden durch die vordere zur hinteren Inzision geführt **f** die beiden Schenkel des Teflonbandes oder der Fascia lata sind nach vorn gezogen, **g** Seitenansicht; das unter Spannung angelegte Teflonband oder die Fascia lata bildet einen anorektalen Winkel von ungefähr 90°

erfolgt auf beiden Seiten eine subkutane Tunnelierung zwischen der dorsalen und ventralen Inzision unter Zuhilfenahme einer langen gebogenen Gefäßklemme. Die Schenkel des Implatates werden subkutan von der dorsalen Fixation aus nach ventral unter einer gewissen Spannung geführt (Abb. 8-9e). Um dies zu erreichen, werden die durchgezogenen Schenkel so angezogen, dass unter Spannung eine Abwinkelung des Rektums von 90°erreicht wird (Abb. 8-9f).

▼

Der Winkel, den der Rektumhals bildet, kann durch eine digitale Untersuchung kontrolliert und evtl. korrigiert werden. Anschließend erfolgt unter Spannung die Befestigung beider Schenkel mit 2–3 nicht absorbierbaren Nähten an das Periost des Os pubis. Um eine übermäßige Einengung des Analkanals zu vermeiden, wird vor der Fixation ein Hegar-Stift Größe 18 in den Analkanal eingeführt. Nach Abtrennung des überschüssigen Materials werden die vordere und hintere Hautinzision verschlossen (Abb. 8-9g).

Die Vor- und Nachteile stellen sich folgendermaßen dar:

Die Vorteile der Methoden sind gut verträgliches Material, unkompliziertes Verfahren und unmittelbarer Erfolg.

Nachteilig wirken sich die Infektion des Implantates und postoperative Schmerzzustände nach Überkorrektur aus.

Therapieempfehlungen im Überblick

Die Puborektoplastik findet ihre Anwendung bei der Behandlung der neurogenen Inkontinenz sowie zur Therapie der idiopathischen Stuhlinkontinenz, insbesondere, nachdem andere Therapiemethoden versagt haben. Die Methode wird alternativ zur Behandlung der posttraumatischen Stuhlinkontinenz infolge Schließmuskelverletzungen, Geburtstraumen, Dammverletzungen oder nach analen Operationen empfohlen, bei denen eine Muskelrekonstruktion wegen unzureichender Muskelmasse nicht durchführbar ist.

Die Anwendungsgebiete sind:

- idiopathische Inkontinenz nach Versagen anderer Therapiemöglichkeiten,
- posttraumatische Inkontinenz bei irreparablen Sphinkterdefekten.

8.9.9 Sphinkteroplastik des Internus

J. Girona

Zur Wiederherstellung der Kontinenz nach traumatischer oder iatrogener Verletzung des inneren Schließmuskels wird eine Methode vorgestellt, die eine anatomisch isolierte Raffung des Internus vorsieht. Das Verfahren eignet sich auch zur Behandlung der Inkontinenz bei älteren Analläsionen des M. Crohn.

Operationstechnik

Das operative Vorgehen beginnt zunächst mit einer bogenförmigen Hautinzision außerhalb des Anus mit Darstellung des unter der Haut befindlichen lokalen Narbengewebes. Danach beginnt schrittweise die Präparation des Internusdefektes. Um das zu erreichen, erfolgt eine perianale Hautinzision auf der gegenüberliegenden Seite (Gegeninzision). Nach Spaltung der Subkutis wird mit der Scherenspitze stumpf der intersphinktäre Raum dargestellt. Von dort beginnt dann eine stumpfe, sehr schonende Mobilisierung des Internus aus seiner Umgebung mit einer gebogenen Klemme vom Gesunden in Richtung Narbengebiet. Durch diese Präparation lässt sich dort der jeweilige retrahierte Internusstumpf im Narbengebiet gut darstellen (Abb. 8-10).

Nun werden die freien Schenkel des M. sphincter ani internus mit einzelnen PDS U-Nähten, d. h. mit 3–4 Nähten, je nach Ausdehnung des Defektes, in Stoßnahttechnik unter einer leichten Spannung wieder adaptiert. Diese Spannung ist funktionell wünschenswert, eine Muskeladaptation unter großer Spannung ist jedoch zu vermeiden (Abb. 8-10c).

Sollte evtl. eine zusätzliche Läsion des Externus vorliegen, wird in der Regel über der Internusnaht eine Doppelung des M.sphincter ani externus mit einzelnen Nähten vorgenommen. Die einzelnen Schritte der geschilderten Rekonstruktion sind in Abb. 8-11 dargestellt. Nach Anlegen eine Drainage im Wundgebiet wird die äußere Operationswunde wegen der häufigen Gefahr einer Wundheilungsstörung, nach unseren Ergebnissen in 10% der Fälle, nur grob adaptiert [5].

Das gleiche Vorgehen gilt nach unserer Erfahrung auch bei Vorhandensein eines zweiten Muskeldefektes, dabei sollen nach Möglichkeit die Defekte insgesamt ¼ der Zirkumferenz nicht überschreiten.

Zusammfassung der Operationstechnik

- Bogenförmige Inzision der Haut außerhalb des Analkanals in Höhe des Defektes
- Darstellung des narbigen Gebietes unter Schonung des Anoderms
- Anlage einer Gegeninzision der Haut 1,0–1,5 cm vom Afterrand entfernt
- Darstellung des dortigen intersphinktären Raums
- Stumpfe Präparation des Internus beiderseits aus seiner Umgebung mit Darstellung des jeweiligen narbigen Internusstumpfes
- Stoßnaht des adaptierenden Internus ohne wesentliche Spannung
- Anlage einer Saugdrainage im Wundgebiet
- Grober Verschluss der Hautränder

Nach der Operation wird eine Antibiotikaprophylaxe sowie eine Ruhigstellung des Darmes für 3–4 Tage empfohlen.

Wir konnten nach der Operation in einzelnen Fällen bereits bei der Entlassung den anorektalen Reflex wieder auslösen. In anderen Fällen war der Reflex bei einer späteren Manometriekontrolle nachweisbar. Ebenso ließ sich eine Senkung des ampullären Druckes nach willkürlicher Externuskontraktion als Zeichen eines wieder funktionierenden Internus häufig feststellen [9].

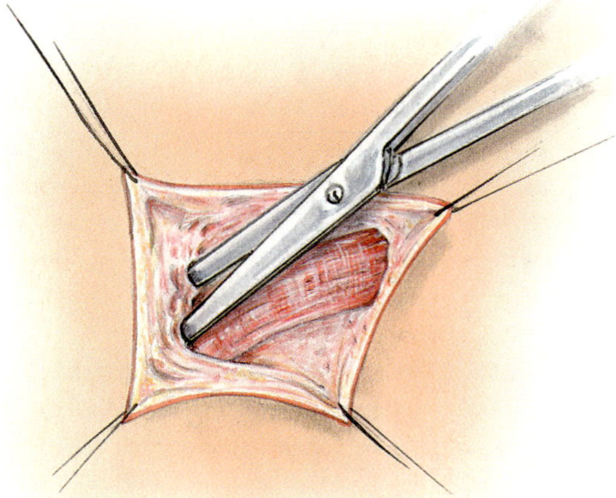

a

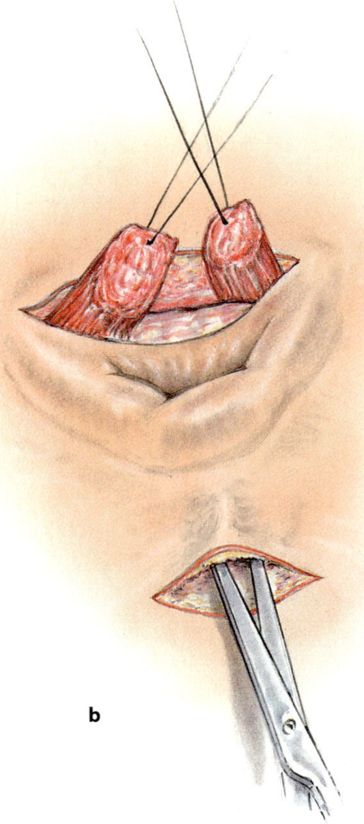

b

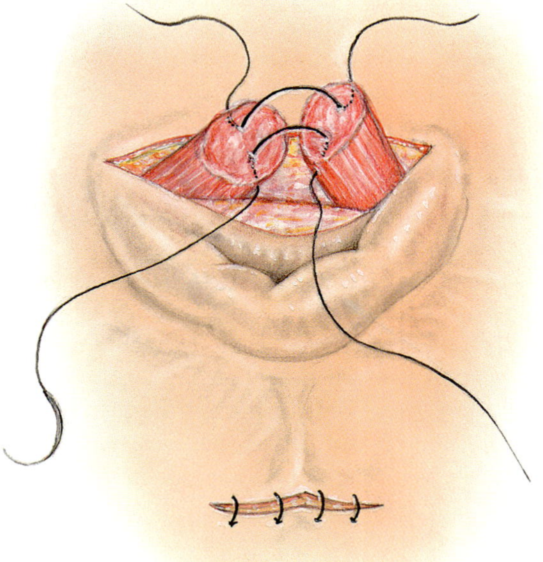

c

Abb. 8-10a, b. Sphinkterplastik des Internus. **a** Darstellung des narbigen Internusdefektes, **b** Präparation des jeweiligen Sphinkerstumpfes sowie des restlichen Internus durch Gegeninzision, **c** nach Narbenexzision spannungslose Stoßnaht des mobilisierten M. sphincter ani internus

Die Beurteilung der Methode stellt sich folgendermaßen dar:

Das empfohlene Konzept der getrennten Rekonstruktion der Sphinkteren ist therapeutisch als sehr effektiv einzustufen. Die vorgestellte Raffung des Internus führt zur Wiederaufnahme der Internusfunktion mit entsprechender ampullärer Inhibitionsaktion [16, 17, 20–22] (Kap. 1.4). Eine solche funktionelle Restitution des M. sphincter ani internus ist von dem in der Literatur noch weit verbreitet favorisierten Raffungsverfahren im Sinne einer Doppelung (»overlapping sphincteroplasty«) nicht zu erwarten, da Sphinkteranteile unterschiedlicher Funktion zusammengerafft werden [6–8, 11].

Auch Rekonstruktionsversuche älterer Internusläsionen durch einfache Muskeladaptation haben in der Vergangenheit aus diesem Grunde zu Misserfolgen geführt [1–4, 6, 10, 18, 24]. Einerseits gerät die direkte Internusnaht ohne Präparation der Sphinkterenden wegen der bekannten wabenartigen Fixierung des Internus im intersphinktären Raum häufig unter Spannung, welche schließlich für die

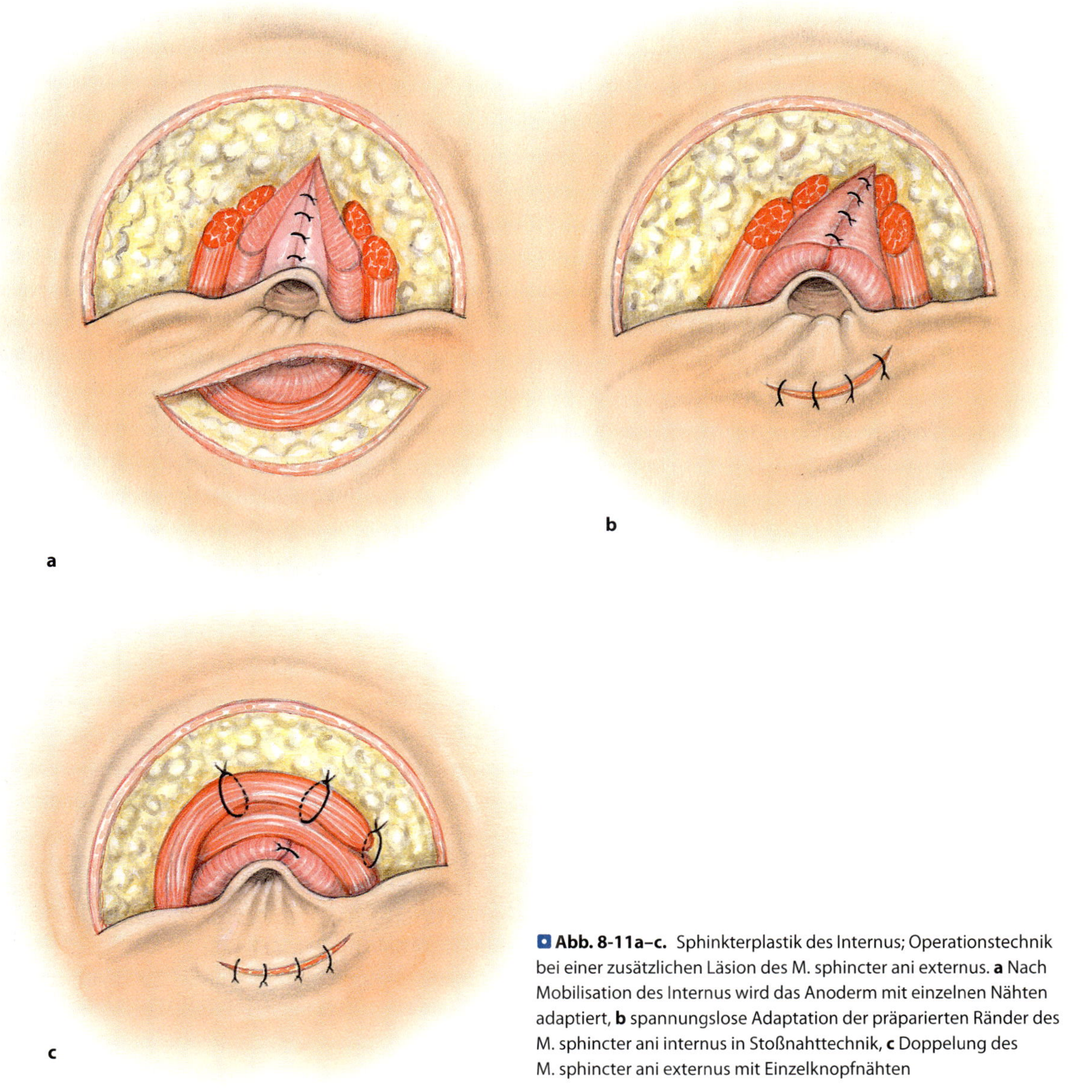

Abb. 8-11a–c. Sphinkterplastik des Internus; Operationstechnik bei einer zusätzlichen Läsion des M. sphincter ani externus. **a** Nach Mobilisation des Internus wird das Anoderm mit einzelnen Nähten adaptiert, **b** spannungslose Adaptation der präparierten Ränder des M. sphincter ani internus in Stoßnahttechnik, **c** Doppelung des M. sphincter ani externus mit Einzelknopfnähten

postoperative Nahtstörung verantwortlich ist [11, 13, 23]. Andererseits wird nicht selten das Ergebnis einer großzügigen Freipräparation durch Devaskularisation und evtl. durch eine Denervation des genähten Muskelgewebes beeinträchtigt [9, 12, 15, 19].

Eine spannungsarme End-zu-End-Adaptation des stumpf mobilisierten Sphinkters lässt sich aber nur bei einer Defektausdehnung von insgesamt einem Quadranten der Analzirkumferenz erreichen, sonst kann es zu einer Verengung des Analkanals durch starken Muskelzug mit nachfolgender Nahtdehiszenz kommen [14].

Vorteile der Methode sind:
- die Möglichkeit, eine spannungsarmen Stoßnaht des Internus zu erreichen,
- das Wiedererlangen der feinen Verschlussfunktion des Internus,
- das Wiederkehren der Adaptationsfunktion der Rektumampulle.

Nachteile der Methode sind:
- schwierige Mobilisation des Internus aus dem intersphinktären Raum,
- Gefahr der Stenosierung des Afters bei größeren Defekten,
- Gefahr der Wundheilungsstörung mit möglicher Verschlechterung des Operationsergebnisses.

Therapieempfehlungen im Überblick

Die getrennte Raffung der Analsphinkteren hat sich bei guten früh- und spätpostoperativen Ergebnissen mit häufiger Wiedererlangung der physiologischen Analfunktion als Verfahren der Wahl bei der älteren Internusläsion bewährt.

Die vorgestellte Raffung des M. sphincter ani internus muss sicherlich präparatorisch als technisch von hohem Schwierigkeitsgrad eingestuft werden. Insbesonders ist die schonende, stumpfe Freipräparation des Internus im intersphinktären Raum ganz entscheidend wichtig, um eine spannungsfreie Readaptation zu erreichen, welche wesentliche Wundheilungsprobleme verhinden kann.

8.9.10 Elektrostimulation der sakralen Spinalnerven

K.E. Matzel

Während limitierte und ausgeprägte morphologische Defekte des Sphinkterapparates mittels verschiedenster chirurgischer Techniken direkt oder mit Hilfe von Muskeltransposition oder dem Einsatz eines artifiziellen Analsphinkters erfolgreich behandelt werden können, blieben die Therapieansätze der Stuhlinkontinenz bei morphologisch intaktem, aber funktionell insuffizientem analem Sphinkter unbefriedigend.

Das Konzept der Elektrostimulation funktionell eingeschränkter, aber morphologisch intakter Muskulatur des Beckenbodens und des analen Sphinkters ist attraktiv, da es vorhandene anatomische Strukturen therapeutisch nutzt. Bei der sakralen Spinalnervstimulation (SNS) erfolgt die Stimulation durch eine Technik, die ihren Ursprung in der Urologie [1] hat. Die Stimulation orientiert sich weg von den Zielmuskeln hin zu deren peripherer Innervation auf Höhe der sakralen Spinalnerven. Diese anatomische Position ist aus 2 Gründen sinnvoll: Zum einen ist es der Ort der letzten gemeinsamen Wegstrecke der peripher zweigeteilten Innervation der quergestreiften Beckenbodenmuskulatur [2], zum anderen ist sie von dorsal leicht zugänglich.

Die Vorgehensweise bei der sakralen Spinalnervstimulation zur Behandlung der Stuhlinkontinenz gliedert sich in 3 Schritte:
- akute perkutane Nervevaluation (PNE),
- temporäre perkutane Nervevaluation
- chronische therapeutische Stimulation.

Die ersten beiden Schritte haben diagnostischen Charakter und dienen dazu, die Wirksamkeit der Stimulation und das therapeutische Potenzial einer Dauerstimulation zu testen und somit die Implantation eines permanenten Neurostimulationssystems zu rechtfertigen.

Indikationen

Das Indikationsspektrum für diese Technik unterliegt noch einem Entwicklungsprozess. Das initiale Konzept war die Behandlung der Stuhlinkontinenz infolge funktionell defizitärer, morphologisch intakter quergestreifter Sphinktermuskulatur [3]. Aus diesem Grund beschränkte sich die Anwendung der Technik zum einen auf Patienten mit reduzierter Willkürfunktion des analen Sphinkters, zum anderen, sofern die Willkürleistung vollständig aufgehoben war, auf Patienten mit residualer Reflexfunktion des externen analen Sphinkters. Die Restreflexfunktion wurde, wie oben beschrieben, mittels der Provokation durch Reizung der perianalen Haut geprüft oder durch Pudendusstimulation mit der St. Marks-Elektrode.

In dieser Patientengruppe zeigten sich unterschiedlichste Ätiologien (■ Tabelle 8-4); allen gemeinsam war die funktionelle Einschränkung des externen analen Sphinkters ohne morphologischen Substanzdefekt.

Mit Hilfe der diagnostischen Schritte des Verfahrens, der akuten und temporären perkutanen Nervevaluation und der physiologischen Untersuchungen, die die Annahme nahe legen, dass der Effekt der Stimulation sich nicht auf die quergestreifte Muskulatur des analen Sphinkters beschränkt [4], wurde das Indikationsspektrum für den dauerhaften Einsatz erfolgreich auf Patienten erweitert, deren Inkontinenz Folge einer Funktionseinschränkung des glattmuskulären internen analen Sphinkters, eines limitierten morphologischen Defektes des externen analen Sphinkters oder der Kombination funktioneller Störungen der beiden unterschiedlichen muskulären Sphinkteranteile, auch mit begleitender Urininkontinenz, und neurologischen Ursprungs war. Auch in dieser Patientengruppe variierte die Ätiologie erheblich [5].

Bedingt durch die Einfachheit der Handhabung und der geringen Invasivität der Technik hat sich in der Folge ein pragmatischer Ansatz entwickelt: die Identifikation und Selektion der Patienten stützt sich weniger auf pathophysiologische Voraussetzungen sondern zunehmend auf die Ergebnisse unten dargestellter diagnostischen akuten und temporärer Teststimulation [6].

Für sämtliche Patientengruppen liegen derzeit bis zu einem Beobachtungszeitraum von 10 Jahren den therapeutischen Erfolg bestätigende Ergebnisse vor [5]: der klinische Erfolg besteht in der Verbesserung des Ausmaßes und der Frequenz der Inkontinenz, der gesteigerten Fähigkeit die Stuhlentleerung ausreichend zu verzögern [7] und einer Steigerung der Lebensqualität [5, 6].

Der Selektionsprozess zur Anwendung der SNS stützt sich ausschließlich auf klinische Befunde. Allgemeine Ausschlusskriterien für das Verfahren sind Pathologien des Sakrums die eine erfolgreiche Positionierung von Elektroden unwahrscheinlich machen, Hautveränderungen im Operationsgebiet, die ein erhöhtes Infektionsrisiko beherbergen, Miktionsstörungen, bei denen dieses Verfahren als urologische Behandlungsoption kontraindiziert ist,

Tabelle 8-4. Sakralnervstimulation: Patienten Selektion (*EAS*, *IAS* externer, interner analer Sphinkter)

Physiologie und Morphologie	Ätiologie
EAS-schwäche [3, 14, 15]	Z. n. Fistulektomie, Sphinkter Repair Z. n. Ripstein Op, Rektumresektion bei Rektumprolaps Z. n. Hämorrhoidektomie Caudassyndrom nach LWK-fraktur
IAS-schwäche [4] IAS-degeneration IAS-fragmentation + EAS-defekt IAS + EAS-schwäche	Sklerodermie Primäre IAS-degeneration Geburtshilfliches Trauma idiopathisch
EAS-schwäche + Urininkontinenz [16] EAS-lücke	Z. n. Rektopexie Trauma
Neurogen [17]	Spinale Läsion Meningomyelozele Multiple Sklerose

Nach:
Hohenfellner M., K. E. Matzel, D. Schultz-Lampel, S. Dahms, R. A. Schmidt, E. A. Tanagho, J. W. Thüroff (1997) Sacral neuromodulation for treatment of micturition disorders and fecal incontinence. In: Hohenfellner, R. , J. Fichtner, A. Novick: Innovations in urologic surgery, 129–138, ISIS Medical Media Ltd., Oxford
Siegel, S.W. (1992) Management of voiding dysfunction with an implantable neuroprothesis, Urol Clinics of North America 19: 163–170

Schwangerschaft, intellektuelles und emotionales Unvermögen, mit der Technik umzugehen, allgemeine Komorbidität und die Notwendigkeit eines Herzschrittmachers oder Defibrillators.

Spezielle Aufschlusskriterien sind die Nichtnachweisbarkeit einer residualen Willkür- oder Reflexaktivität des externen analen Sphinkters, ausgeprägte Sphinkterlücken, die für eine konventionelle chirurgische Rekonstruktion geeignet sind und die Nichtexistenz eines Zielmuskels infolge von Trauma oder Anomalie (letztlich die Patientengruppe, bei der ein Sphinkterersatz in Betracht gezogen werden muss).

Es herrscht allgemeiner Konsensus, das Ausmaß des Stuhlinkontinenzleidens mittels standardisierter »Stuhltagebücher« zu erfassen, um Ausmaß und Intensität der Inkontinenz quantifizierbar zu machen. Diese Daten dienen zum einen als Bemessensgrundlage der therapeutischen Wirksamkeit der SNS während der Phase der temporären Teststimulation und somit als Grundlage für die Indikation zur Implantation eines permanenten Systems, zum anderen, um den therapeutischen Erfolg der permanenten Stimulation zu quantifizieren.

Die Entscheidung zur Durchführung einer temporären Probestimulation stützt sich auf die Ergebnisse der akuten Testung. Sofern eine Muskelantwort durch Stimulation provoziert werden kann, besteht die Indikation. Das Ausmaß der Muskelreaktion und ihre Wirkung auf den Analkanalverschlussdruck hat nach dem derzeitigen Kenntnisstand keinen prognostischen Wert hinsichtlich der therapeutischen Wirkung der Stimulation.

Bis dato stützte sich die Entscheidung zur Implantation eines permanenten Systems auf das therapeutische Ergebnis der Probestimulation: Verbesserung des Inkontinenzausmaßes von 50% und Wiederauftreten der Symptome in vorbestehendem Ausmaß nach Beendigung der Probestimulation. Der positiv prädiktive Wert dieser temporären Probestimulation liegt bei 90% [5, 6].

Bei der therapeutischen Stimulation erfolgt die Platzierung der permanenten Elektrode an den sakralen Spinalnerv, der sich bei der zeitlich limitierten Probestimulation als therapeutisch effizient erwiesen hat.

Technik

Zur Anwendung kommt die Methode bei stuhlinkontinenten Patienten, bei denen konservative Maßnahmen erschöpft waren und bei denen direkt rekonstruktive operative Techniken konzeptuell fragwürdig erscheinen. Das derzeit erfolgreich behandelte Indikationsspektrum ist dem Abschnitt »Indikationen« zu entnehmen.

Der Einschluss des Patienten in das SNS-Verfahren basiert auf der Existenz einer funktionellen neuromuskulären Achse des analen Sphinkters. Diese Existenz kann angenommen werden, sofern noch residuale Willküraktivität des Sphinkters nachzuweisen ist oder sofern noch Reflexaktivität des externen analen Sphinkters besteht. Letzter kann mittels Provokation durch Hustenversuch, durch Auslösen des anokutanen Reflexes, durch Reizung der perianalen Haut oder durch Stimulation des Pudendalnervs und Registrierung der Muskelantwort mit Hilfe der St. Marks-Elektrode nachgewiesen werden. Der gemessene Wert der Pudenduslatenzzeit ist nicht richtungsweisend.

Akute perkutane Nervevaluation (PNE)

Dieser Untersuchungsschritt kann in Lokalanästhesie oder in Allgemeinnarkose durchgeführt werden. Bei Allgemeinanästhesie muss auf die Gabe von Muskelrelaxanzien verzichtet werden. Bei der Lokalanästhesie muss eine zu tiefe Applikation des Analgetikums vermieden werden, um eine akzidentelle Blockade der Zielnerven zu vermeiden.

Der Patient ist in Bauchlage zu positionieren, Brust und Beckenkamm werden unterstützt (Abb. 8-12). Die Abdeckung lässt die Analregion, das Perineum sowie die Füße frei einsehbar.

Die akute Teststimulation erfolgt durch Positionieren von Nadelelektroden (Medtronic Model 041828 or 041829 Foramen Needles, Medtronic 3065U PNE Kit, Medtronic B. V., Kerkrade, Niederlande) in die sakralen Foramina S2–S4 beidseits unter sterilen Konditionen. Idealerweise wird die Nadel in einem rechten Winkel zur dorsalen Oberfläche des Sakrums eingeführt, was einem Winkel von etwa 60° sagital zur Haut entspricht (Abb. 8-13). Ziel ist es, die Nadeln nahe an die ventralen Öffnungen der Foramina zu bringen, durch die die Spinalnerven in die Beckenhöhle ziehen, proximal zu der Formierung des sakralen Plexus [2].

Bei der Identifikation der sakralen Foramina zur Positionierung der Nadelelektroden helfen tastbare knöcherne Strukturen wie Ileosakralfuge, die Dornfortsätze des Sakrums, der sakrokokzygeale Übergang, die Steißbeinspitze und auch die Dicke des das Sakrum bedeckenden Weichteilmantels (in der Regel auf Ebene S4 am wenigsten ausgeprägt) [8]. Die Foramina liegen etwa 2 cm lateral der Mittellinie und in der kraniokaudalen Achse etwa 2 cm untereinander. Die kraniokaudalen Linien der Foramina verlaufen leicht V-förmig zur Steißbeinspitze.

Hinsichtlich der Tiefenplatzierung der Stimulationsnadel hilft die Orientierung an anatomischen Schichten unterschiedlichen Widerstandes, die zunächst mit der Fascia thoracolumbalis, dann mit der knöchernen Struktur des Os sacrums oder der das Foramen fest überspannenden Ligamenta sacroiliaca interossea korrelieren. Unterhalb letzterer Bandstruktur innerhalb des Foramens liegt ein venöser Gefäßplexus, dessen Punktion zu kleinen Blutungen führen kann.

Nach Identifikation der Foramina kann eine korrekte, möglichst nervennahe Platzierung der Nadelelektroden mit sinkenden Schwellenwerten der Stimulationsamplituden (Medtronic Screener Model 3625, Medtronic, Minnesota) zur Auslösung einer muskulären Antwort erreicht werden (Pulsweite 210 μs, Frequenz 15 Hz).

Die Stimulation führt zum einen zu Kontraktionen des Beckenbodens und analen Sphinkters; zum anderen sind typische Begleitreaktionen der ipsilateralen unteren Extremität zu beobachten. Typischerweise resultiert aus der Stimulation des 2. sakralen Spinalnerven (S2) eine klemmenartige Kontraktion der perinealen Muskulatur und eine Außenrotation des Beins. Eine S3-Stimulation führt zu einer blasebalgartigen Bewegung des Beckenbodens mit einer zirkulären Kneifbewegung des analen Sphinkters, begleitet von einer Plantarflexion der 1. und 2. Zehe oder des Vorfußes. Eine S4-Stimulation bleibt ohne Begleitreaktion der unteren Extremität, sie führt zu einer zirkulär betonten Bewegung des analen Sphinkters [8].

Die beschriebenen muskulären Reaktionen des Beckenbodens, des Beins und Fußes variieren individuell. Neben der visuellen Kontrolle der Stimulationsantwort kann deren Auswirkung auf den Analkanalverschlussdruck mit Hilfe eines intraanal platzierten Manometriekatheters quantifiziert werden [9].

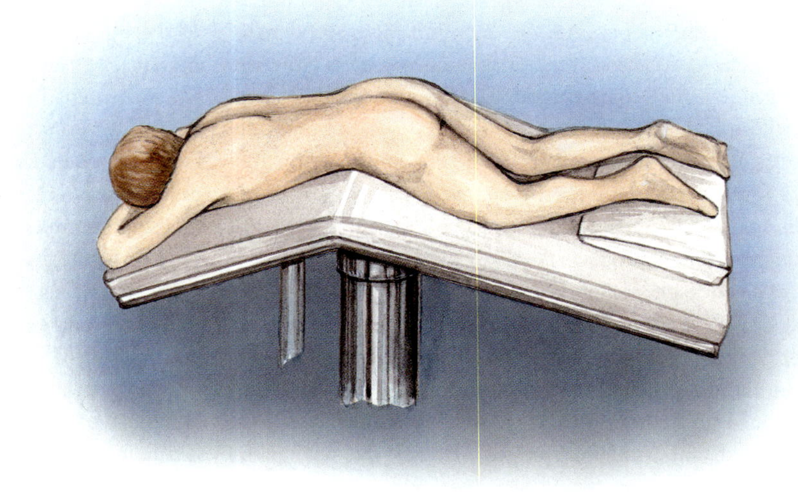

Abb. 8-12. Positionierung des Patienten zur akuten perkutanen Nervevaluation: Bauchlage mit Unterstützung von Becken und Brust, die untere Extremität muss frei beweglich sein. (Nach [12])

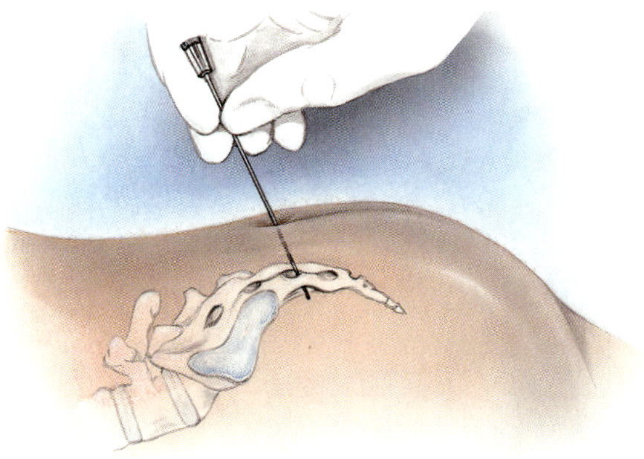

■ **Abb. 8-13.** Stimulationsnadeln während der perkutanen Nervevaluation. Nach [6]

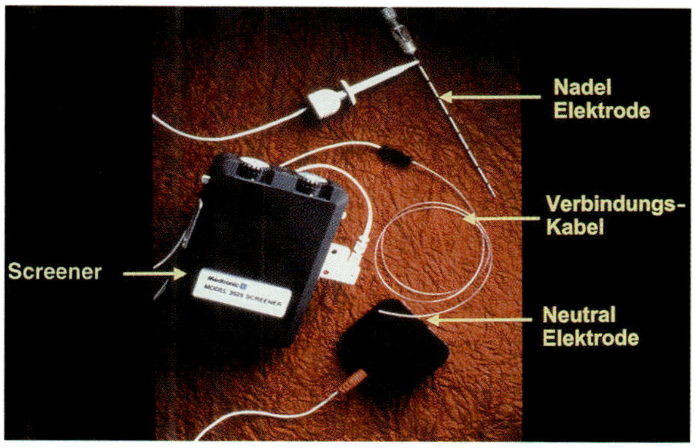

■ **Abb. 8-14.** Ausrüstung zur pekutanen Nervevaluation: Nadelelektrode und Screener

Temporäre perkutane Nervevaluation

Um bei erfolgreicher akuter Teststimulation die funktionelle Relevanz der SNS hinsichtlich der Stuhlinkontinenz zu prüfen, folgt der 2. diagnostische Schritt: eine Phase temporärer Niederfrequenzstimulation.

Nach Entfernung des inneren Trokars der Nadelelektroden folgt die Platzierung flexibler Drahtelektroden (Medtronic 041830, Temporary Screening Lead, Kerkrade, Niederlande) durch die in Position belassenen Nadelelektroden. Nach Bestätigung der adäquaten Platzierung der Drahtelektroden mittels Teststimulation wird die starre als Führung dienende Nadelelektrode entfernt und die Drahtelektrode mit Verbandsmaterial an der Haut fixiert. (Abhängig von dem Ergebnis der Akuttestung kann die Platzierung von Drahtelektroden auch an mehreren Spinalnerven sinnvoll sein.)

Die Drahtelektrode wird mit einem externen Impulsgeber (Medtronic Screener 3625, Medtronic, Minnesota; ■ Abb. 8-14), um den Spinalnerv, der hinsichtlich der Kontraktion des analen Sphinkters am effektivsten war, kontinuierlich niederfrequent zu stimulieren mit folgenden Parametern: Pulsweite 210 µsec, Frequenz 15 Hz, Amplitude 1–10 Volt. Die Einstellung der Amplitude erfolgt entsprechend der Perzeption einer Muskelkontraktion in einem für den Patienten angenehmen Bereich. Die während der Akuttestung zu beobachtenden Begleitreaktionen der unteren Extremität treten aufgrund niedriger Stromstärken in der Regel nicht auf.

Als alternative Technik zur Platzierung der Drahtelektroden kann die unten beschriebene Implantation des Stimulationssystems in 2 Schritten erfolgen: Zunächst die operative Platzierung der Foramenelektrode, die dann mittels einer perkutanen Verlängerung für die Dauer der Teststimulation an einen externen Impulsgeber gekoppelt wird [4], und in einem 2. Schritt (sog. »two-staged-implant«), sofern sich die Teststimulation als effizient erweist, die Implantation des dauerhaften Impulsgebers. Diese Vorgehensweise bietet den Vorteil einer besseren Fixierung der Stimulationselektrode, ist allerdings ein operativer Eingriff, der eine diagnostische Zielsetzung hat und birgt ein erhöhtes Infektionsrisiko.

Während der Phase der temporären perkutanen Teststimulation erfolgt die Dokumentation der Stuhlgewohnheiten mit dem standardisierten Stuhltagebuch. Die Dauer der Teststimulation orientiert sich an der Konstanz der Stimulation, an der Toleranz der perkutan ausgeleiteten Elektroden und am Ausmaß der Inkontinenz. Bei frequenter Inkontinenz ist ein möglicher Therapieeffekt innerhalb kürzerer Zeit nachweisbar als bei weniger häufigen Stuhlinkontinenzepisoden.

Der Vergleich des Ausmaßes der Inkontinenz vor und während der Teststimulation dient als Entscheidungsgrundlage für die Indikation zur operativen Implantation eines permanenten Stimulationssystems.

Permanente Stimulation

Die chronische Stimulation der sakralen Spinalnerven zielt auf eine therapeutische Nutzung funktioneller Reserven des Kontinenzorgans, indem der therapeutische Effekt, der mittels temporärer Teststimulation erzielt wurde, durch den Einsatz eines nunmehr vollständig implantierbaren Neurostimulationssystems dauerhaft reproduziert werden soll.

Der Eingriff wird unter Allgemeinanästhesie ohne den Einsatz von Muskelrelaxanzien durchgeführt. Die Lagerung des Patienten und die Abdeckung des operativen Feldes entsprechen der akuten Nervevaluation.

Vor der Hautinzision ist eine Teststimulation des Zielnervs in der oben dargestellten Form empfehlenswert, um das Foramen zu identifizieren, die muskuläre Antwort zu bestätigen und eine anatomische Orientierung für die optimale Schnittführung zu haben. Die Hautinzision von etwa 10–12 cm Länge erfolgt in der Mittellinie über den Dornfortsätzen [10]. Die lumbodorsale Faszie wird exponiert und etwa 1,5 cm lateral von der Mittellinie (■ Abb. 8-15) auf der angestrebten Seite longitudinal inzidiert. Die paraspinale

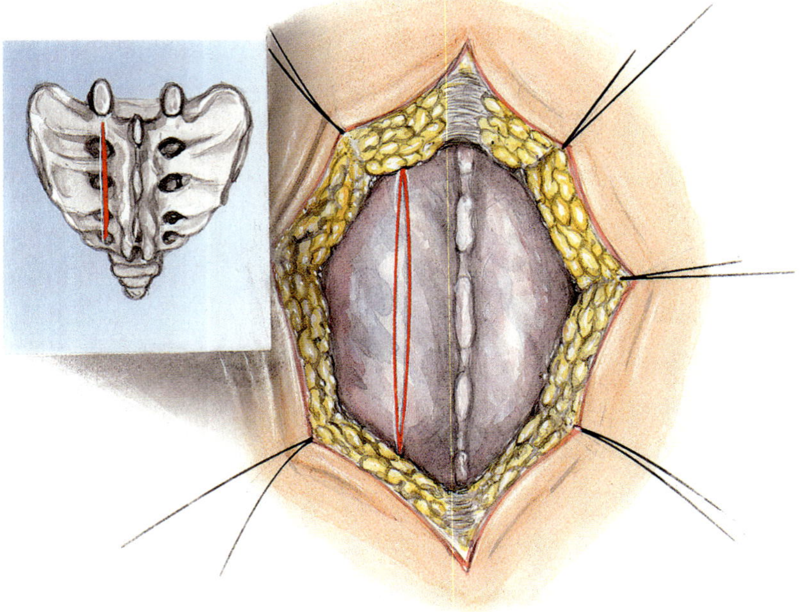

Abb. 8-15. Zugangsweg für die Platzierung der permanenten Foramenelektrode. Nach [6]

8

Muskulatur wird gespalten und die dorsale Oberfläche des Sakrums exponiert, ohne das Periost zu affektieren. Durch erneute Positionierung einer Nadelelektrode lässt sich das Foramen identifizieren. Entlang dieser Nadelelektrode kann die Platzierung der permanenten Elektrode erfolgen (Abb. 8-16).

Die dorsale Öffnung des Foramen überziehenden Faszienanteile können alternativ mit einem Klemmchen perforiert und durch Spreizen des Klemmchens derart auseinandergedrängt werden, dass zwischen den Branchen der Klemmen die permanente Elektrode in das Foramen geschoben werden kann.

Dies sollte möglichst in inferior-lateraler Richtung, der Verlaufsrichtung des Spinalnervs entsprechend, erfolgen (Abb. 8-17).

Die sog. Foramenelektrode (Medtronic Model 3886, Medtronic, Kerkrade, Niederlande), ursprünglich zur epiduralen Positionierung bei einer Schmerzbehandlung entwickelt, besteht aus 4 einzeln ansteuerbaren Kontaktpunkten (Abb. 8-17).

Zur Optimierung der Elektrodenposition empfiehlt sich die intraoperative Teststimulation. Möglichst niedrige Schwellenwerte, um eine muskuläre Antwort auszulösen, an möglichst vielen Elektrodenkontakten sprechen zum einen für große Nähe zum Nerv, zum anderen für eine topographisch adäquate Ausrichtung der Elektrode entlang des Zielnervs. Nachdem die Elektrodenpositionierung optimiert ist, folgt deren Fixierung durch Nähte der an der Elektrode befindlichen Ösen an das Periost oder wenig mobilen ligamentären Strukturen.

Mittels einer subkutan verlaufenden Verlängerung (Medtronic Itrel II/X-Trel, 7495, Extension kit, Medtronic, Kerkrade, Niederlande) wird die Elektrode mit dem permanenten 4-Kanal-Impulsgeber (Medtronic 3023 INTERSTIM Implantable Pulse Generator, Medtronic; Kerkrade, Niederlande), der ebenfalls subkutan entweder im Bereich des Unterbauches oder gluteal platziert wird, konnektiert. Es empfiehlt sich, die Position des Impulsgebers präoperativ mit dem Patienten zu besprechen und zu markieren, um gute Zugänglichkeit für die Auflage des Handprogram-

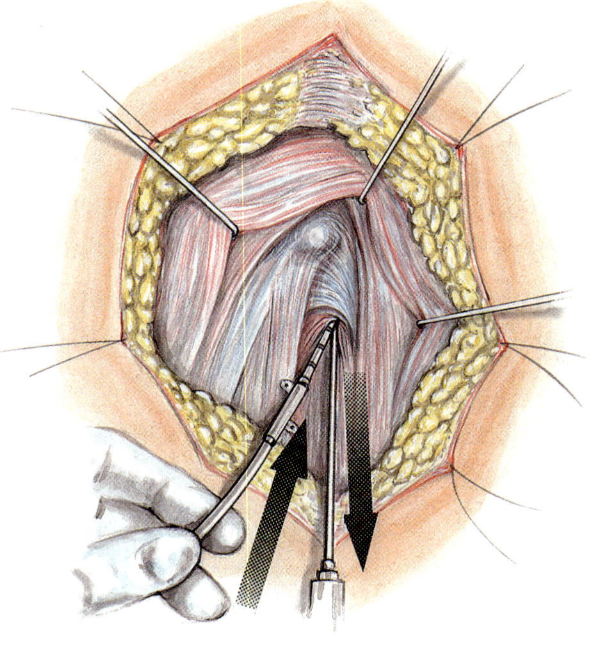

Abb. 8-16. Platzieren der Foramenelektrode. Nach [6]

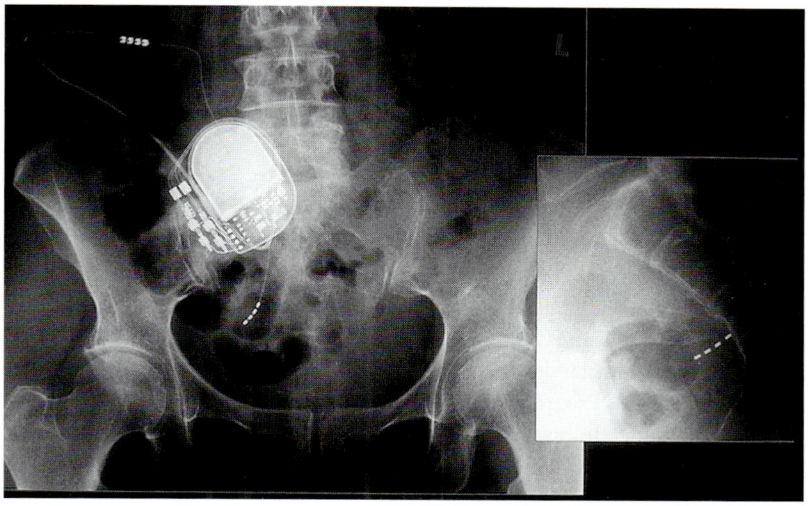

Abb. 8-17. Neurostimulationssystem in situ: a.-p.- und seitlicher Strahlengang

mierers oder Magneten zu gewährleisten. Um Dislokationen zu vermeiden, wird der Impulsgeber bei einer im Unterbauch gewählten Position an der Faszie fixiert oder unter dem vorderen Rektusfaszienblatt platziert.

Die dargestellte Art der Implantation hat in den vergangenen Jahren eine Modifikation erfahren: Aufgrund technischer Weiterentwicklungen ist die Platzierung der Foramenelektrode nunmehr ohne Schnitt über ein Trokarsystem möglich und auch in Lokalanästhesie durchführbar [11]. Die unter Röntgenkontrolle durch den Trokar positionierte Elektrode wird durch sich entfaltenden Ankerhäkchen im Gewebe fixiert (sogenannte »tined lead«) (Medtronic, Model 3093 and 3889, Medtronic, Niederlande) (Abb. 8-17/1a,b). Infolge dieser Entwicklung wird die Foramenelektrode bereits zunehmend vermehrt während der Probestimulation eingesetzt und im Sinne eines Two Stage Impants mittels eines Verbindungskabels für die Dauer der temporären Probestimulation an einen externen Impulsgeber gekoppelt und nach deren Beendigung – sofern erfolgreich – lediglich nur noch der Impulsgeber implantiert.

Die Positionen von Elektrode, Verlängerungskabel und Impulsgeber werden postoperativ durch Röntgenaufnahmen in a.-p.- und lateralem Strahlengang dokumentiert (Abb. 8-17).

Die Aktivierung des Impulsgebers erfolgt im Laufe der ersten postoperativen Tage durch Telemetrie (Medtronic Model 7432 Console Programmer, Medtronic, Kerkrade, Niederlande). Durch monopolare Stimulation wird die Effektivität jedes einzelnen Elektrodenkontaktes in Hinblick auf Schwellenwert der Stromstärke und Wahrnehmung von muskulären Reaktion des Beckenbodens und des analen Sphinkters geprüft und der effektivste Kontakt für die permanente Stimulation gewählt. Stimulationsparameter, die sich als sicher erwiesen haben [12], sind auch in der Behandlung der Stuhlinkontinenz effektiv: Pulsweite

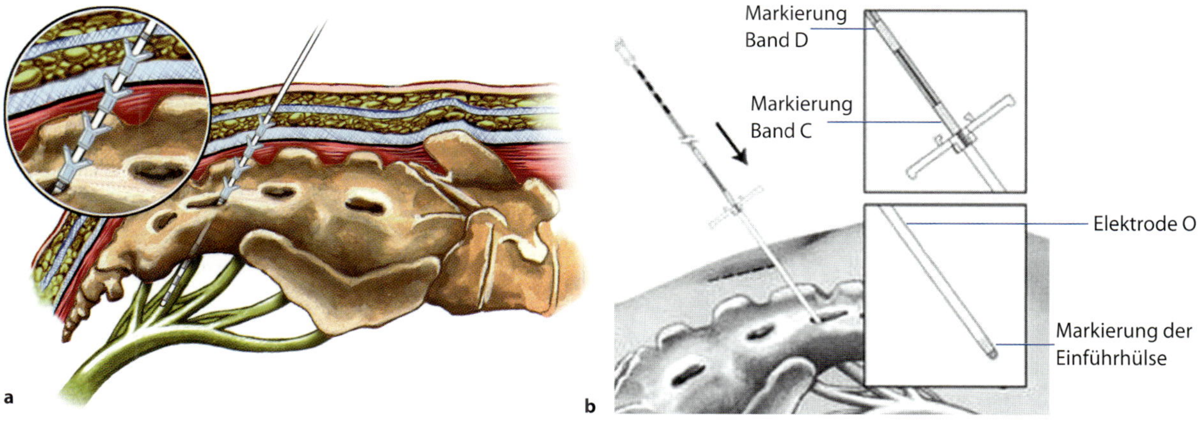

Abb. 8-17/1a, b

210 μs, Frequenz 15 Hz, intermittierende Stimulation an/aus: 5/1 s, Stromamplitude, die an die Perzeption durch den Patienten adaptiert ist. Neuanpassungen der Stimulationsparameter sind aufgrund von Wirkungs- oder Wahrnehmungsverlust in der Regel nur während der ersten 2–3 Monate notwendig.

Der Patient wird instruiert, die Stimulation nur während der Defäkation und wegen potenzieller Nebenwirkungen auf den unteren Harntrakt während der Miktion zu unterbrechen. Dies erfolgt durch Auflegen eines Magneten (Medtronic, Model 7452 Control Magnet, Medtronic, Niederlande) oder eines Handprogrammiergerätes (Medtronic, Model 3031 Patients Programmer, Medtronic, Niederlande) auf den subkutanen Impulsgeber.

Die Stimulation der Sakralnerven ergänzt die therapeutischen Möglichkeiten in der Behandlung der Stuhlinkontinenz. Sie ist effektiv und sicher. Das Spektrum der Indikationen erwickelt sich basierend auf dem Ergebnis der diagnostischen Teststimulation, deren prädiktiver Wert sehr hoch ist. Diese Phase der Teststimulation erlaubt es nicht nur dem Behandelnden die therapeutische Wirkung zu prüfen, sondern ermöglicht auch dem Patienten einen auf therapeutische Erfahrung basierte Entscheidung zur weiteren Behandlung zu treffen.

8.9.11 Dynamische Grazilisplastik

C.G.M.I. Baeten, G. Morren

Die dynamische Grazilisplastik (DGP) ist eine Methode zur Behandlung einer schwergradigen Stuhlinkontinenz. Sie wird angewendet bei Patienten mit fehlendem oder defektem Analsphinkter, der nicht durch andere Methoden wiederhergestellt werden kann. In der Praxis eignen sich Patienten, die überhaupt keinen Analsphinkter haben, wie z. B. nach abdominoperinealer Resektion, nach schwerem Trauma oder bei Sphinkteraplasie, oder Patienten, bei denen die Funktion ihres bestehenden Sphinkters stark beeinträchtigt oder ausgefallen ist (Pudendusneuropathie, Zustand nach fehlgeschlagener analer Sphinkterrekonstruktion).

Pathophysiologie

Die Funktionsweise der dynamischen Grazilisplastik beruht auf einer anhaltenden Kontraktion von autologem Muskelgewebe. Der M. gracilis sitzt am Oberschenkel und ist ein Hilfsmuskel für die Innenrotation und Adduktion des Beines. Seine Funktion wird für das Laufen und beim Sport nicht benötigt, sodass eine Entfernung des M. gracilis kein funktionelles Defizit hinterlässt.

Der Muskel ist lang, seine Hauptarterie, Vene und Nerv treten sehr proximal in den Muskel ein. Einige weitere periphere Arterien, die den Muskel versorgen, sind für sein Überleben nicht notwendig. Der Muskel hat eine distale Sehne, die auf der medialen Seite der Tuberositas tibiae ansetzt. Sie bildet zusammen mit der Sehne des M. adduktor magnus und des M. sartorius die »Pes anserinus«.

Der M. gracilis kann leicht mobilisiert werden, da er der oberflächlichste Muskel des Beins ist. Die einzigen Strukturen, auf die man achten muss, sind die V. saphena magna und die sensiblen Hautnerven an der medialen Seite des Knies. Wenn der Muskel bis zum neurovaskulären Bündel mobilisiert wird, hat er genügend Länge, um den Anus zu umschlingen. Weil der versorgende Nerv bei der Präparation erhalten ist, besteht weiterhin die Möglichkeit, eine willkürliche Kontraktion des M. gracilis mit Verschluss des Analkanals zu erzeugen.

Für die Kontinenzleistung ist jedoch eine andauernde Kontraktion notwendig, welche der willkürliche M. gracilis nicht übernehmen kann. Sein Muskelgewebe besteht in der Mehrzahl aus sehr leicht ermüdbaren Typ-II-Fasern, die sich nur für eine kurze Zeit kontrahieren können. Obwohl der M. gracilis anatomisch ein perfekter Muskel ist, um einen Analsphinkter zu ersetzen, fehlen ihm die intrinsischen Charakteristika, um die Sphinkterfunktion zu übernehmen.

Physiologische Studien haben gezeigt, dass die Morphologie des quergestreiften Muskelgewebes unter dem Einfluss elektrischer Stimulation seines Nervs verändert werden kann. Muskelfasen des Typs II werden dadurch in Typ I-Fasern umgewandelt. Der Typ-I-Fasern sind bekanntlich nicht ermüdbar, durch den erhöhten Anteil von Typ-I-Fasern im M. gracilis nach der Stimulation wird eine Ermüdung des Muskels verhindert.

Wenn ein Muskel kontinuierlich durch einen implantierten Elektrostimulator gereizt wird, kontrahiert er sich ständig, ohne dass eine zerebrale Eingabe für diese Kontraktionen benötigt wird. Wenn der M. gracilis, um den Anus herum gelegt, elektrisch stimuliert wird, übernimmt er die Charakteristika der für die Kontinenz notwendigen Dauerkontraktion.

Therapie

Der um den Anus gelegte Muskel wird sich kontrahieren, solange er stimuliert wird. Wenn der Patient einen Stuhldrang verspürt und eine Darmentleerung gewünscht wird, kann er den Stimulator ausschalten. Der Muskel entspannt sich, und der Anus öffnet sich, um die Stuhlpassage zu ermöglichen. Nach der Defäkation kann der Stimulator wieder eingeschaltet werden, der M. gracilis kontrahiert sich mit Verschluss des Analkanals. Der implantierte Stimulator lässt sich durch eine Fernbedienung, die auf seine Implantationsstelle gehalten wird, steuern. Das Stimulatorgerät hat eine Lebensdauer von 8 Jahren. Zum Ersetzen des Stimulators ist dann nur ein kleiner Eingriff notwendig.

Therapiestrategie

Eine protektive Kolostomie ist bei der DGP nicht notwendig. Studien mit protektiven Kolostomien zeigten vergleichsweise höhere Komplikationsraten. Präoperatives

Abführen ist auch nicht angebracht. Eine Darmlavage kann u. U. zur Flüssigkeitsleakage während der Operation führen. Ein einfacher Einlauf vor der Operation genügt, um das Anorektum zu entleeren. Eine Antibiotikaprophylaxe ist vor Beginn der Operation empfehlenswert. Bei Frauen ist die Desinfektion der Vagina wichtig, bei männlichen Patienten ist die Einlage eines Dauerkatheters ratsam, um die Urethra während der Tunnelierung zu schonen. Die Patienten dürfen während der Narkose keine Muskelrelaxanzien erhalten, weil eine Probe intraoperative Stimulation des M. gracilis vor der Implantation des Stimulators notwendig ist.

Operationstechnik

Die Patient wird in SSL gelagert. Nach dem Rasieren und der Hautdesinfektion wird der Patient so abgedeckt, dass der Oberschenkel, das Gebiet der Tuberositas tibiae, die perineale Region und das untere Abdomen zugänglich sind.

Der Oberschenkel wird an seiner medialen Seite inzidiert (▫ Abb. 8-18). Der erste Muskel, der zu finden ist, ist der M. gracilis. Der distale Teil kann vom M. sartorius bedeckt sein, der intakt bleiben muss. Manchmal findet man Äste der V. saphena magna. Der Hauptast der Vene muss nicht ligiert werden. Nun wird die distale Hälfte des M. gracilis von den darunter liegenden Muskeln stumpf abgehoben, und die peripheren Gefäße zum M. gracilis werden durchtrennt. Der sehnige Anteil des M. gracilis beginnt unter dem M. sartorius und kann mit den Fingern in Richtung der Tuberositas tibiae mobilisiert werden.

▼

Ausläufer der Sehne, die die Pes anserinus bilden, müssen gespalten werden. Dies kann über eine kleine Inzision unterhalb des Knies durchgeführt werden. Die Hauptsehne wird durchtrennt (▫ Abb. 8-19). Nachdem das distale Ende des M. gracilis und seine Sehne freipräpariert sind, wird der proximale Muskelanteil bis zum neurovaskulären Bündel mobilisiert. Dieses Bündel findet sich fast immer 8 cm distal an der posterolateralen Seite des Ursprungs des M. gracilis. Es ist äußerst wichtig, dieses Bündel, das aus dem Nerv (ein anteriorer Zweig des N. obturatorius), der Hauptarterie (ein Zweig der A. femoralis profunda) und den Venen besteht, zu erhalten.

Der Nerv lässt sich auch durch Stimulation des posterolateralen Anteils des M. gracilis lokalisieren, wobei es nicht nötig ist, das gesamte Bündel freizupräparieren (▫ Abb. 8-20). Wenn das neurovaskuläre Bündel von einigen Bindegewebssträngen bedeckt bleibt, ist die Chance einer Nervenverletzung beinahe null. In einer von uns durchgeführten Serie von 250 Grazilisplastiken nach dieser Technik traten keine Verletzungen des Nerven-Gefäß-Bündels auf.

Wenn der M. gracilis vollständig mobilisiert ist, wird die Operation am Perineum fortgesetzt. Anlegen von 2 Hautinzisionen, ca. 5 cm lateral vom Analrand entfernt. Von dort aus erfolgt eine stumpfe Tunnelierung des perianalen Spatiums bis hinter den Anus. Die Steißbeinspitze dient dabei als Bezugspunkt bei der dorsalen Präparation. Es ist wichtig, dass die Tunnelierung distal der Steißbeinspitze durch die Raphe anococcygealis zu liegen kommt, um einen zu oberflächlich verlaufenden Tunnel zu vermeiden.

▼

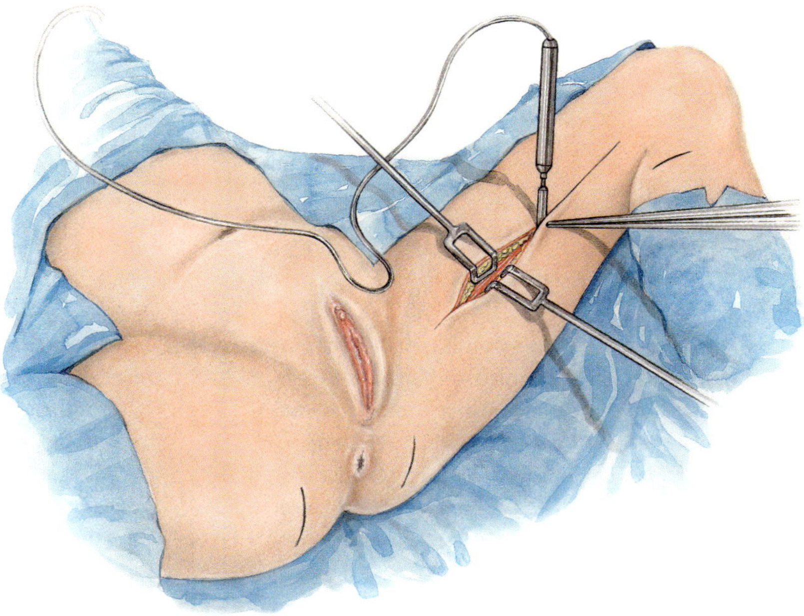

▫ **Abb. 8-18.** Inzisionen für die Grazilisplastik

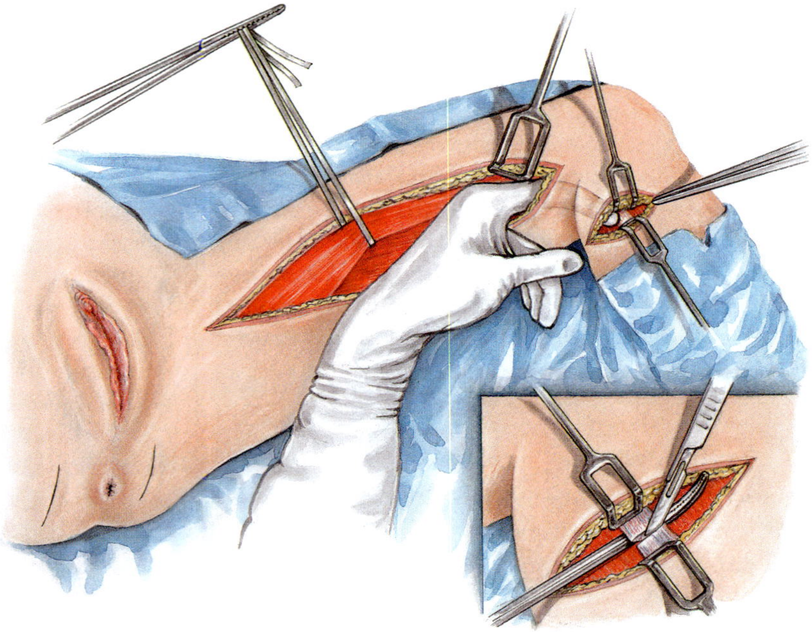

Abb. 8-19. Mobilisation des M. gracilis

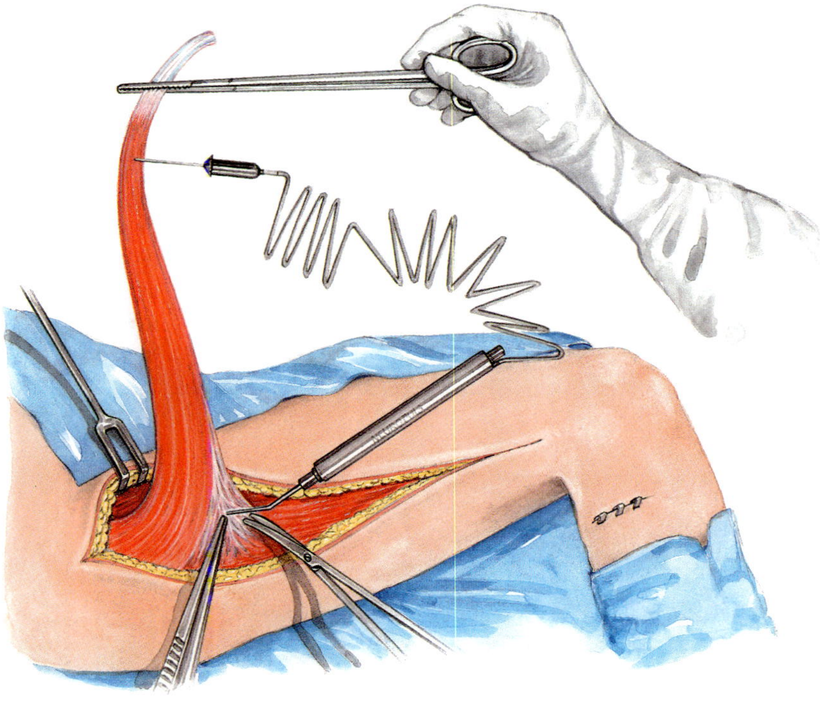

Abb. 8-20. Stimulation des Grazilisnervs

Hiernach wird die Tunnelierung mit beiden Fingern stumpf nach dorsal in Richtung der Vagina (bei weiblichen Patienten) oder der bulbären Urethra (bei männlichen Patienten) fortgesetzt (Abb. 8-21). Da der Raum zwischen Rektum und Vagina oft sehr dünn ist, besteht ein hohes Risiko einer Perforation. Um eine Läsion zu vermeiden, hat es sich bewährt, die Hinterwand der Vagina in Höhe des Introitus ein wenig zu inzidieren und die Vagina seitlich zu mobilisieren.

Danach wird der geschaffene Tunnel stumpf erweitert, um ihn auf die Stärke des M. gracilis anzupassen, der am Oberrand des ursprünglichen Analsphinkters platziert wird. Die Erweiterung kann sich bei starker Vernarbung des Gebietes nach Geburtstraumen oder

Abb. 8-21. Schaffen des perianalen Tunnels

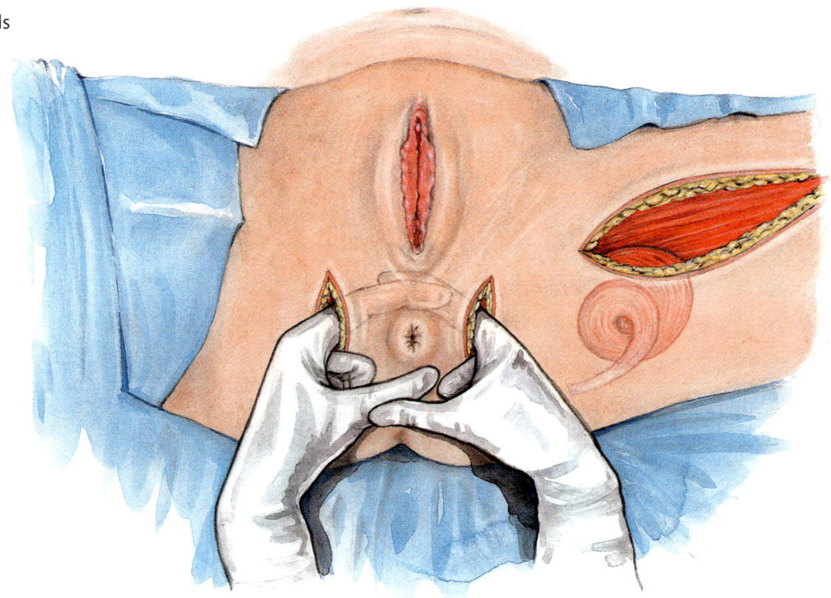

analen Eingriffen schwierig gestalten. Der vordere Teil des Tunnels darf dabei nicht zu oberflächlich verlaufen.

Hiernach wird der geschaffene perineale Tunnel mit der Wunde im Oberschenkel verbunden. Da der transponierte Muskel unterhalb der Fascia lata verlaufen sollte, wird die straffe Faszie weit proximal der Wunde durchbohrt. Die Öffnung wird weit genug gehalten, dass der dickste Anteil des M. Gracilis sie locker durchlaufen kann. Eine Einschnürung des M. gracilis an dieser Stelle ist zu vermeiden, da eine Gefäßabschnürung im Inneren des Muskels zu einer Fibrosierung mit darauf folgendem Funktionsausfall des distalen Muskelanteils führen kann.

Nach Fertigstellung der Tunnelierung erfolgt die Verlagerung des M. gracilis mit einer Gefäßklemme nach perineal. Die Verankerung des transponierten Muskels kann nach verschiedenen Konfigurationen erfolgen.

Es gibt drei Möglichkeiten, den M. Gracilis um den Anus zu führen.

- Die Gammaschleife (γ). Dabei wird der Muskel zuerst durch den ventralen Tunnel, dann durch den dorsalen und wiederum durch den frontalen Tunnel geführt. Die Sehne wird dann am Periost der kontralateralen Seite des Ramus inferior des Schambeins fixiert (Abb. 8-22).
- Die Epsilonschleife (ε). Der Muskel wird durch den dorsalen Tunnel, dann durch den ventralen und wiederum durch den dorsalen Tunnel geführt und seiner Sehne am Periost der kontralateralen Seite des Schambeins befestigt.
- Die Alphaschleife (α). Der Muskel wird zuerst durch den frontalen (oder dorsalen) Tunnel und dann durch den dorsalen (oder frontalen) Tunnel geführt. Dabei kommt die Sehne hinter der dicksten Muskelmasse des M. gracilis zu liegen, um dann auf der ipsilateralen Seite am Periost des Ramus inferior des Os pubis zu fixiert zu werden.

Die Wahl der geeigneten Konfiguration ist von verschiedenen Faktoren abhängig.

Als Grundregel gilt, dass der M. gracilis leicht durch sämtliche Tunnels verlaufen soll, ohne komprimiert zu werden, und dass der Anus komplett von Muskelgewebe (und nicht von Sehne) umgeben wird.

Die Wahl der geeigneten Konfiguration hängt von verschiedenen Faktoren ab:

- Wenn der muskuläre Anteil so lang ist, dass der muskuläre Teil den Anus komplett umschließen kann, empfiehlt sich eine Gamma- oder Epsilonschleife.
- Wenn die Sehne sehr lang und der muskuläre Anteil sehr kurz ist, wird bei der Gamma- oder Epsilonkonfiguration ein größerer Anteil des Analkanals von der bloßen Sehne umgeben. Deshalb empfiehlt sich in dem Fall eine Alphaschleife.
- Wenn der ventrale Tunnel weit genug ist, dass er den mittleren Anteil des M. gracilis aufnehmen kann, entscheidet man sich für die Gammaschleife. Wenn der Muskelanteil kurz ist, wird eine Alphaschleife mit der ersten Windung an der ventralen Seite vorgezogen.

Nachdem man entschieden hat, welche Konfiguration am besten geeignet ist, wird der Muskel wieder in die

▼

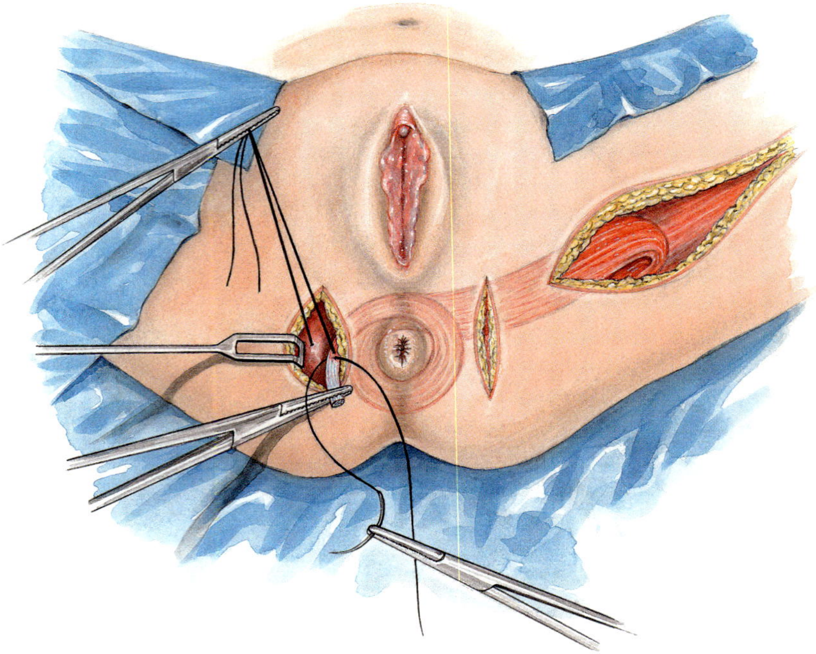

Abb. 8-22. Die Grazilisumschlingung ist vollständig (γ-Konfiguration)

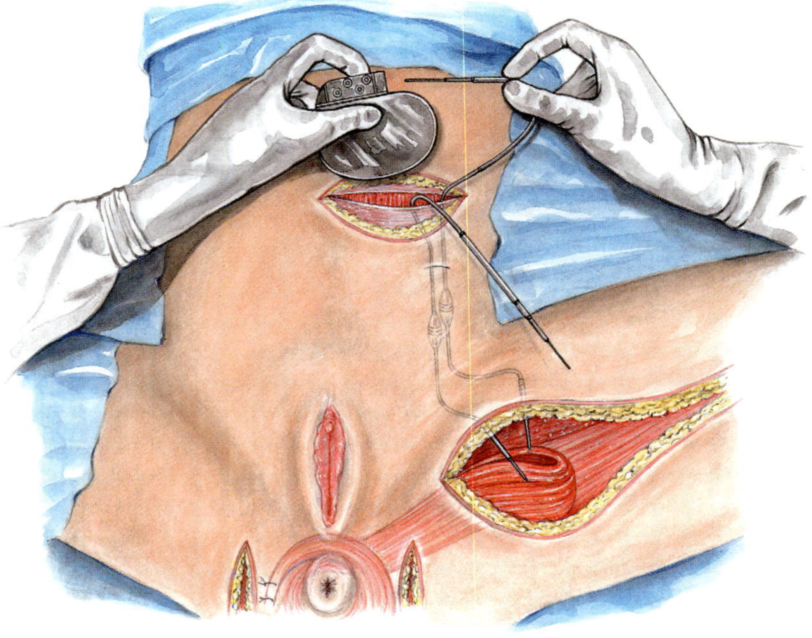

Abb. 8-23. Implantierte Elektroden und Stimulator

Oberschenkelwunde zurückgezogen. Zur Verankerung des Muskels werden nun durch die lateralen Hautinzisionen jeweils eine kontra- oder ipsilaterale Naht mit nicht resorbierbarem Material in Abhängigkeit von der gewählten Konfiguration durch das Periost des Ramus inferior am Os pubis angelegt. Es ist einfacher, die Periostnaht zum jetzigen Zeitpunkt zu legen, wenn die Tunnels noch leer sind.

▼

Nun erfolgt die Anlage der Elektroden. Der zurückgelagerte Muskel am Oberschenkel wird gestreckt gehalten, dann in ca. 4 cm distal des Eintrittspunktes des neurovaskulären Bündels die erste Elektrode tangenzial durch die Muskelmasse gelegt und an der Außenseite des Muskels vernäht. Die Elektrode wird als Anode (positiver Pol) fungieren.

▼

Eine 2. Elektrode wird probeweise durch den Muskel am Eintrittspunkt des Nervenbündels geführt. Während der Platzierung erfolgt eine elektrische Stimulierung des Muskels, damit die optimale Position der Elektrode gefunden wird. Sie soll sehr nahe der intramuskulären Nervenverästelungen liegen. Diese Position wird erreicht, wenn deutliche Muskelkontraktionen bei einer sehr niedrigen Spannung (meist unter 0,5 Volt) auftreten. Diese Elektrode wird anschließend mit 2 Nähten am Muskel fixiert. Diese 2. Elektrode wird künftig als Katode (negativer Pol) dienen.

Die platzierten Elektroden werden mit einer entsprechender Schiene auf die gleiche Seite unter der Haut zum Unterbauch geführt. Nachdem eine Tasche für den Pacemaker unterhalb der Rektusfaszie geschaffen wurde (■ Abb. 8-23), erfolgt die Verbindung der Elektroden mit dem Stimulator (Pacemaker).

Der mit 2 Elektroden versehene M. gracilis wird nun in der vorher gewählten Konfiguration um den Anus geführt und die Sehne mit den bereits platzierten Nähten am Periost so fixiert, dass 2 Finger zwischen die Grazilisumschlingung und den Anus gelegt werden können. Auf diese Weise wird der Anus nicht obstruiert. Die Verschlussfunktion ist eher abhängig von der Kontraktion des Muskels und weniger von der Muskelspannung, die dem relaxierten M. gracilis während der Operation gegeben wird.

Die dynamische Grazilisplastik ist nun fertig, die Wunden können verschlossen werden. Zur Vermeidung von Infektionen um das implantierte Material sollten Gramycinschwämme in die Stimulatortasche und am Oberschenkel in der Nähe der Elektroden eingelegt werden.

Nach der Operation bleibt der implantierte Stimulator für einige Wochen außer Betrieb, um dem Muskel genug Zeit zur Anpassung an die neue Situation zu geben.

Anschließend erfolgt die telemetrische Einstellung des »Schrittmachers« nach Plan auf einen Modus mit intermittierender Reizung, sodass der Muskel schrittweise trainiert werden kann. Damit soll eine Umwandlung des Muskels in einen nicht ermüdbaren Typ-I-Muskel stattfinden. Nach 4 Wochen ansteigender intermittierender Stimulation ist die Muskelumwandlung so weit fortgeschritten, dass der M. gracilis kontinuierlich gebraucht werden kann.

Die Hospitalisierungszeit beträgt 5 Tage. Während der ersten Monate sind regelmäßige Untersuchungen zur Programmierung des Stimulators notwendig.

Komplikationen

Verschiedene Publikationen über diese Methode haben gezeigt, dass gute Resultate in 60–80% der Fälle erzielt werden können. Dabei wird ein gutes Ergebnis definiert, wenn die Möglichkeit besteht, die Wohnung ohne Angst vor unwillkürlichem Stuhlverlust zu verlassen. Um dies zu erreichen, benötigen einige Patienten eine stopfende oder eine abführende Medikation. Bei einer schweren Diarrhö sind Stuhlverluste trotz gut funktionierendem Transplantat immer noch möglich. Auch Patienten mit einer gestörten Sensorik klagen über gehäufte Entleerungen in regelmäßigen Zeitabständen.

Häufige Komplikationen des DPG sind Infektionen, Sehnenerosion durch den Anus, Schmerzzustände. Selten treten eine Retraktion, Subluxation oder Bruch der Elektroden auf.

Beim Auftreten einer Infektion des implantierten Materials müssen Stimulator und Elektroden so gut wie immer entfernt werden. Eine Reimplantation ist nach Ausheilen der infizierten Wunden später möglich.

Die schwierigste Komplikation stellt die Erosion der Sehne durch den After dar. Dies tritt selten auf, jedoch ist es bei allen diesen Patienten notwendig, eine vorübergehende Kolostomie bis zur Wundheilung zu legen. Eine spätere Implantation kann evtl. erfolgen.

Ein im Perineum und in den Beinen auftretender Schmerz lässt sich häufig mit einer Umprogrammierung des Stimulators erfolgreich abstellen.

Komplikationen

- Wundinfektion
- Infektion des Operationsmaterials
- Schmerzzustände
- Sensibilitätsstörungen
- Retraktion, Subluxation, Ruptur der Elektroden

Therapieempfehlungen im Überblick

Die dynamische Grazilisplastik stellt eine geeignete Methode dar zur Behandlung der schwergradigen Inkontinenz, die durch andere Verfahren nicht wiederhergestellt werden kann. Das Verfahren wird empfohlen bei jüngeren, polytraumatischen Patienten mit ausgedehnten Sphinkterläsionen sowie im Fall einer Altersinkontinenz auf der Grundlage einer Bindegewebsschwäche bei Patienten ohne geistige Defizite.

Weniger geeignet erscheint die Methode bei Analatresie, fehlender Sphinktermuskulatur nach Rektumamputation, neurologischen Erkrankungen, Stuhlentleerungsstörungen und bei chronische Diarrhözustände. Zur Operationsentscheidung sollte nicht nur die Analsphinkterfunktion berücksichtigt werden, sondern auch andere wichtige Faktoren der Kontinenzleistung wie Sensorik oder Entleerungsfunktion.

8.9.12 Künstlicher Schließmuskel

P.-A. Lehur

Der voll implantierbare künstliche Sphinkter aus festem Silikonmaterial hat eine halbautomatische Funktion, die einen beinahe kontinuierlichen Verschluss des Anus durch eine unter Druck stehende perianale Manschette gewährleistet. Der Patient kann das Öffnen des Implantats steuern, indem er eine Pumpe bedient, die beim Mann im Scrotum und bei der Frau in den großen Schamlippen zu liegen kommt.

Die Implantationstechnik des Aktikon-Neosphinkters ist inzwischen standardisiert.

Der Erfolg hängt hauptsächlich von bestimmten Vorsichtsmaßregeln ab, die bei der Operation und während des perioperativen Intervalls einzuhalten sind. Damit trägt der Patient durch seine Motivation zur korrekten Bedienung des Implantats entscheidend zur Qualität des Ergebnisses bei. Die derzeitigen veröffentlichten Ergebnisse zeigen eine Erfolgsrate von 60–80% in Abhängigkeit von Indikationsstellung und Implantationszentrum.

Wenn aufgrund einer Infektion oder wegen eines mechanischen Problems eine Explantation des künstlichen Sphinkters erforderlich wird, besteht noch die Möglichkeit, einen neuen künstlichen Sphinkter einzusetzen. Damit wird eine zufriedenstellende anorektale Funktion wieder erreicht ohne größere Schwierigkeiten bei der Darmentleerung. Das gelingt in 60–75% der Fälle mit einer signifikanten Verbesserung der Lebensqualität.

Seit der ersten Beschreibung des Thiersch-Drahtes vor mehr als 100 Jahren wurden verschiedene prothetische, den Anus passiv umschlingende Methoden zur Behandlung der Stuhlinkontinenz angewandt. Diese Behandlungsarten haben nie gute Resultate erzielen können, weil eine Öffnungsfunktion des Anus nicht erreicht wurde. Sie schafften jedoch die Grundlagen für die prothetische Behandlung der Stuhlinkontinenz, die sich erst durch einen Öffnungsmechanismus des Anus als erfolgreich erwies.

In der 1970er- und der 1980er-Jahren haben Urologen verschiedene Sphinktermodelle entwickelt, die um die Urethra oder den Blasenhals gelegt wurden, unter Druck standen und durch eine Pumpe geöffnet werden konnten. 1987 berichtete Jon Christiansen (Kopenhagen, Dänemark) erstmalig vom Gebrauch eines künstlichen perianalen Sphinkters (AMS 800, auch AUS genannt) [4, 5].

In Frankreich wuchs die Erfahrung mit analen Implantaten seit 1989 in unserem Zentrum durch das »know how« von Jean-Marie Bozelin, einem Urologen, der den AUS seit 1985 bei der Harninkontinenz einsetzte [6]. Die Entwicklung eines Implantats, das speziell auf die anale Anwendung ausgerichtet war, dem Aktikon-Neosphinkter (American medical systems, Minneapolis, MN, USA) war ein wichtiger Schritt. Er war vorher als «arteficial bowel sphinkter (ABS) bekannt.

Die erste Implantation wurde in Nantes im Mai 1996 durchgeführt. Ungefähr 5 Jahre später umfasst die klinische Erfahrung mit diesem Implantat mehr als 500 Fälle weltweit. Die Erfahrungen in den Vereinigten Staaten werden derzeit im Rahmen einer prospektiven klinischen Studie unter der Leitung der Food and Drug Administration zusammen mit einigen europäischen Zentren untersucht.

Zur gleichen Zeit entwickelten schottische Chirurgen ein anales Sphinkterimplantat, das in seinem Druckmechanismus ähnlich ist, jedoch ein anderes Design aufweist. Es ist nicht kreisförmig wie der Aktikon-Neosphinkter, sondern halbkreisförmig, um eine anorektale Winkelbildung hervorzurufen, die häufig bei inkontinenten Patienten fehlt [7–9].

Aktikon-Neosphinkter

Der Aktikon-Neosphinkter ist ein vollständig implantierbares Gerät, das aus hartem Silikonmaterial hergestellt wird. Es besteht aus 3 Teilen: der perianalen Verschlussmanschette, einer Kontrollpumpe mit Membran und einem Druckausgleichsballon (▫ Abb. 8-24, 8-25). Diese 3 Komponenten werden durch ein subkutan verlaufendes knickresistentes Schlauchsystem verbunden.

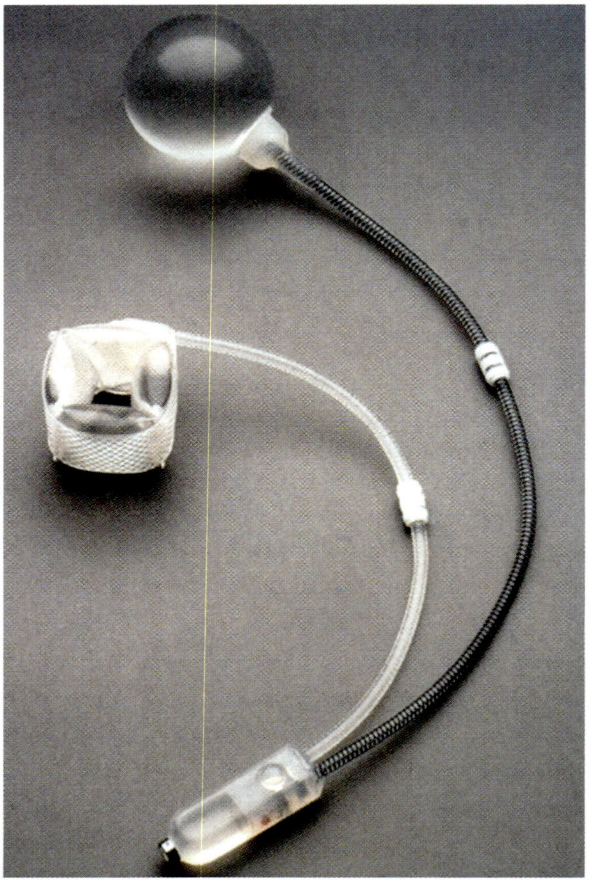

▫ Abb. 8-24. Aktikon-Neosphinkter, der bei der Behandlung schwerer Stuhlinkontinenz verwendet wird

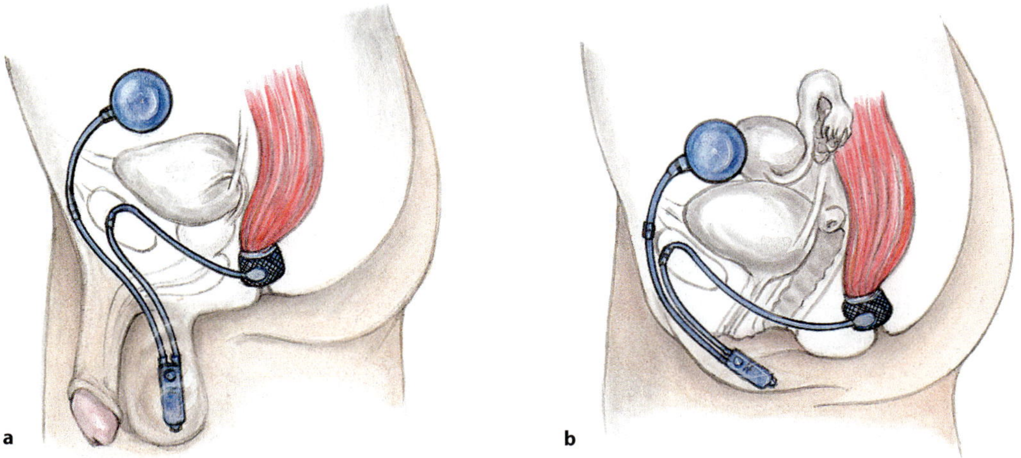

Abb. 8-25a, b. Aktikon-Neosphinkter, der in einen Mann (**a**) und eine Frau (**b**) implantiert ist: Platzierung der unterschiedlichen Komponenten und der Schläuche

- Die Verschlussmanschette wird im oberen Teil des Analkanals implantiert. Das Verschlusssystem, das in die Manschette integriert ist, bildet den Anfangsanteil des Schlauchsystems (Abb. 8-26).
  Es existieren verschiedene Manschettenarten, die sich in Hinblick auf ihre Länge (8–14 cm) und ihre Höhe (3 Größen: 2,0, 2,9 und 3,4 cm) unterscheiden. Die Wahl der richtigen Manschettengröße ist sehr wichtig und wird durch Messungen während der Implantation bestimmt.
- Der Drucksausgleichsballon, der in eine Tasche im subperitonealen Raum implantiert wird, kontrolliert die Höhe des Drucks, der auf den Analkanal beim Manschettenverschluss ausgeübt wird. Die zur Verfügung stehenden Drücke reichen von 80–120 cm H_2O in 10-cm-Schritten.
  Daraus folgt, dass der Verschlusseffekt der Manschette von ihrer Größe (Länge und Höhe) abhängig ist, außerdem davon, wie eng um den Analkanal herum die Manschette liegt sowie von der Höhe des Drucks in Abhängigkeit von der Art des Ballons.
- Die Kontrollpumpe wird in das subkutane Gewebe des Skrotums bei Männern (Abb. 8-27) oder in die großen Schamlippen bei Frauen implantiert. Die Pumpe beinhaltet ein härteres Oberteil, das durch Widerstand die Flussrate des Systems reguliert. Außerdem befindet sich dort ein Deaktivierungsknopf, mit dem man von außen die Flüssigkeitszirkulation stoppen kann. Der weiche untere Teil der Pumpe wird mehrmals gedrückt, um die Flüssigkeit innerhalb des Implantats zu bewegen.
  Eine Membran an der Unterseite des weichen Teils dient zur Regulation, damit postoperativ kleine Flüssigkeitsmengen injiziert oder abgezogen werden können. Das Prinzip dieser Membran funktioniert ähnlich wie bei implantierbaren Port-à-Caths für intravenöse Chemotherapie.

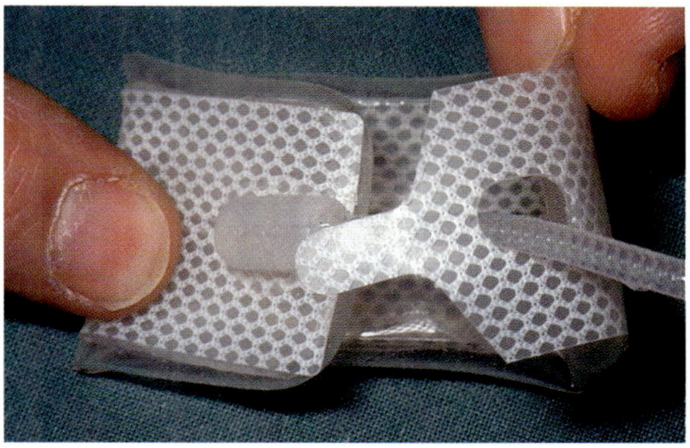

Abb. 8-26. Verschlusssystem der Sphinktermanschette. Die Schläuche laufen durch eine silikonverstärkte Schnalle

Funktionsmechanismus

Der Aktikon-Neosphinkter funktioniert halbautomatisch (Abb. 8-28). Die Manschette bewirkt einen kontinuierlichen Analverschluss bei niedrigen Drücken, die nahe der physiologischen Ruhedruckwerte liegen (Abb. 8-28a). Der Ausgleichsballon überträgt über das Schlauchsystem den Druck auf die Verschlussmanschette, dabei wird der Druck gleichmäßig und fast zirkulär auf den oberen Anteil des Analkanals übertragen und damit eine Barriere wiederhergestellt, die das Rektum von außen abschließt.

Die Defäkation wird durch Öffnung des Analkanals eingeleitet, indem die unter Druck stehende Flüssigkeit von der Manschette in den Ballon geleitet wird. Die Flüssigkeit wird transferiert, indem die Pumpe 5 bis 15-mal betätigt wird. Dabei werden jedes Mal ca. 0,5 ml aus der Manschette entleert, wodurch der Analdruck vermindert wird (Abb. 8-28b). Die Dehnbarkeit des Druckausgleichsballons erlaubt es, die zusätzlichen wenigen cm^3 Flüssigkeit aus der Manschette vorübergehend aufzunehmen.

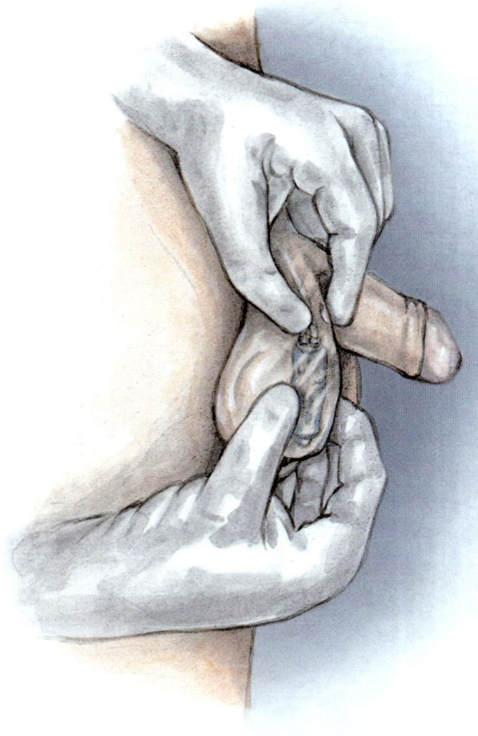

Abb. 8-27. Die Kontrollpumpe (hier in ein Skrotum implantiert) ist die einzige Komponente, die dem Patienten zugänglich ist. Ihre Position sollte optimal sein, um den für die Defäkation nötigen Gebrauch zu vereinfachen

Der Analverschluss tritt automatisch nach 5–8 min durch passiven Rückfluss der Flüssigkeit aus dem elastischen Ausgleichsballon ein mit einer schrittweisen Rückkehr zum ursprünglichen Manschettendruck (Abb. 8-28c). Der Ballon erlangt in dieser Zeit wieder sein ursprüngliches Volumen und stellt dadurch einen Druckausgleich im System her.

Das System kann auch vorübergehend deaktiviert werden, um die Manschette zu entleeren und damit den Analkanal kontinuierlich offen zu halten. Die Möglichkeit der Deaktivierung wurde erst kürzlich eingeführt. Das Fehlen einer Deaktivierung bei früheren Modellen war für einige anfängliche Misserfolge verantwortlich [5]. Diese Einstellung wird z. B. unmittelbar postoperativ benutzt, um nicht während der Heilungsperiode durch Manipulation die Manschette und die Pumpe zu beschädigen.

Um eine gute Einheilung des Implantats zu erreichen, ist eine Deaktivierungszeit von 2 Monaten nach der Implantation sehr erstrebenswert. Das System lässt sich dann durch einen einfachen festen Druck auf die Pumpe aktivieren, was ohne Narkose während eines Sprechstundenbesuchs erfolgen kann.

Eine Deaktivierung der Manschette ist auch bei transanalen endoskopischen Untersuchungen nötig, um eine Erosion oder Beschädigung der Manschette zu vermeiden.

Indikationen und Kontraindikationen

Viele anale und extraanale Faktoren tragen zur Stuhlinkontinenz bei [1]. Es liegt auf der Hand, dass der künstliche Analsphinkter eine Hochdruckzone im Analkanal wiederherstellt, die jedoch statisch ist, ohne die Fähigkeit eines Druckanstiegs bei drohender Inkontinenz zu erzeugen. Der künstliche Analsphinkter korrigiert den Verlust des Ruheanaldrucks. Aus diesem Grund wäre es irreführend anzunehmen, dass mit dieser Methode eine normale Kontinenz wiederhergestellt werden kann, obwohl die bislang erzielten funktionellen Ergebnisse sehr zufriedenstellend sind [2].

Der künstliche Analsphinkter eignet sich für gut motivierte, ausgesuchte Patienten mit einer seit mehr als 1 Jahr bestehenden Stuhlinkontinenz, bei denen dieser Zustand als schwerwiegende persönliche, familiäre und soziale Behinderung angesehen wird. Diese Technik sollte den Patienten als Alternative zur permanenten Kolostomie aufgezeigt werden. Die Patienten müssen in der Lage sein, die Kontrollpumpe zu bedienen und über ausreichende geistige Kapazität verfügen, um die Funktion des Gerätes zu verstehen und regelmäßige Rektumentleerungen sicherzustellen. Der Erfolg dieser innovativen Technik hängt von der sorgfältigen Beachtung dieser Auswahlkriterien ab.

Die beste Indikation für einen künstlichen Analsphinkter stellt die Inkontinenz nach eine Sphinkterverletzung dar, die durch eine Raffung des Analsphinkters nicht zu korrigieren ist.

Indikationen und Kontraindikationen für eine Implantation eines Aktikon-Neosphincter (»artificial bowel sphincter«)

- Indikationen
  - Traumatischer Sphinkterschaden
  - Neurologische Inkontinenz
  - Neurogene (idiopathische) Inkontinenz
- Relative Indikationen
  - Agenesie des Anus
  - Ausgeprägte perianale Narbenbildung
  - Ausgedünntes rektovaginales Spatium
  - Fortgeschrittenes Alter
  - Diabetes mellitus
  - Handdeformitäten
- Kontraindikationen
  - Ausgeprägter pernealer Deszensus
  - Schwerstgradige Obstipation
  - Perineum post radiatio
  - Perineale Sepsis
  - M. Crohn
  - Analer Geschlechtsverkehr

Die guten Ergebnisse in diesem Zusammenhang beruhen auf der Tatsache, dass die restlichen extraanalen Sphinktermechanismen erhalten bleiben. Aus diesem Grund kann

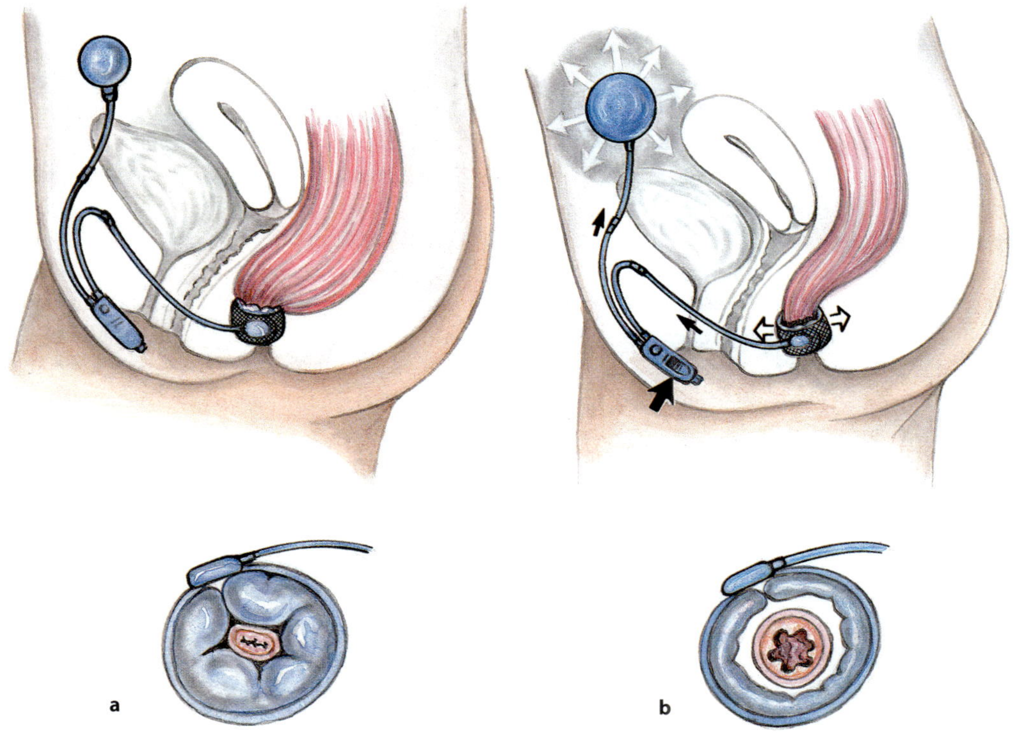

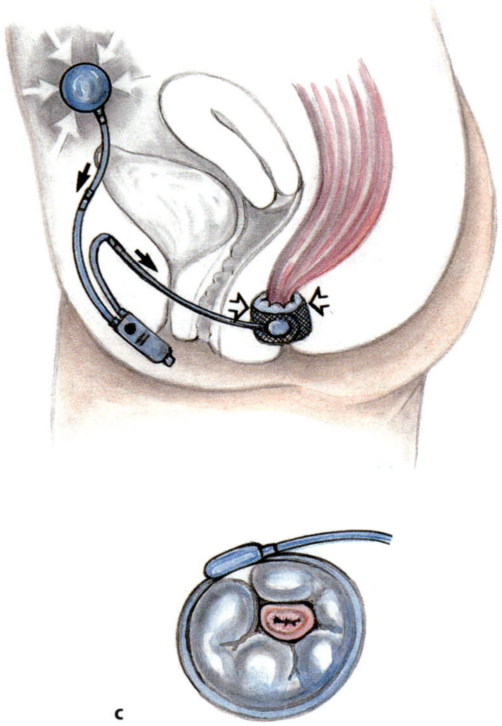

Abb. 8-28a–c. Funktionsweise des Aktikon-Neosphinkters. **a** Analverschluss. Der Druck im gesamten System ist gleich, dadurch wird die Manschette unter Druck gesetzt und der Analkanal automatisch mit einem vorbestimmten Druck verschlossen. **b** Die Öffnung des Analkanals, die durch den Patienten kontrolliert wird, erlaubt eine Rektumevakuation. Das Druckgleichgewicht im System wird durch den aktiven Transfer (Bedienung der Kontrollpumpe) der Flüssigkeit von der Manschette in den Druckausgleichsballon unterbrochen. **c** Schrittweiser Analverschluss (die *Pfeile* zeigen die Richtung des Flüssigkeitstransfers innerhalb des Systems nach der Defäkation an). Die Flüssigkeit fließt schrittweise automatisch (innerhalb von ca. 7 min) in die Manschette zurück und stellt dadurch den Analverschlussdruck wieder her

der künstliche Sphinkter, insbesondere bei jungen Patienten, empfohlen werden, falls die Chancen für eine erfolgreiche lokale Raffung gering sind.

In den Fällen, bei denen die Inkontinenz auf einer Agenesie des Afters beruht, sind die Erfolgschancen wesentlich geringer. Das Fehlen der analen Sensorik und des Rektumreservoirs sowie die Assoziation mit Störungen in der Kolonmotilität machen sämtliche Techniken des Sphinkterersatzes unsicher. Derzeit sind keine Daten über die Erfolgsrate des Aktikon-Neosphinkters bei dieser Indikationsstellung erhältlich. Bessere funktionelle Ergebnisse sind meistens mit der anterograden Kolonlavage zu erzielen.

Im Fall einer neurogenen Stuhlinkontinenz ist es wichtig, nach einer möglichen assoziierten Dyschezie oder nach einem übermäßigen perinealen Deszensus zu suchen. Der künstliche Analsphinkter stellt ein Hindernis bei der Rektumevakuation da, das beträchtliche Entleerungsschwierigkeiten hervorrufen kann.

Allerdings ist eine objektive Beurteilung der präoperativen Stuhlpassage nicht immer einfach. Die Patienten haben häufig ihre Nahrung angepasst, um Schwierigkeiten zu vermeiden, oder sie nehmen häufig stopfende Medikamente ein. Ein vorhandener Rektumprolaps oder eine vorangegangene Prolapsbehandlung sollte sorgfältig vor einer Implantation eines künstlichen Sphinkters evaluiert werden, weil diese häufig auf Störungen der Darmentleerung hinweisen.

Die Kontraindikationen der Implantation eines künstlichen Sphinkters sind offensichtlicher (► s. oben).

Obwohl die Rolle des künstlichen Analsphinkters nach der Rektumamputation noch nicht definiert ist, wird in diesem Zusammenhang vermutlich die Strahlentherapie den abgrenzenden Faktor darstellen. Die Implantation des Aktikon-Neosphinkters nach dem Versagen einer Grazilisplastik ist, wie schon berichtet wurde [14], möglich. Wenn das ganze Implantat oder Teile des Implantats aufgrund eines mechanischen Fehlers entfernt werden müssen, kann das Gerät sofort wieder implantiert werden. Im Fall einer Infektion kann dies zu einem späteren Zeitpunkt, nachdem der Entzündungsprozess abgeheilt ist, erfolgen [11, 12].

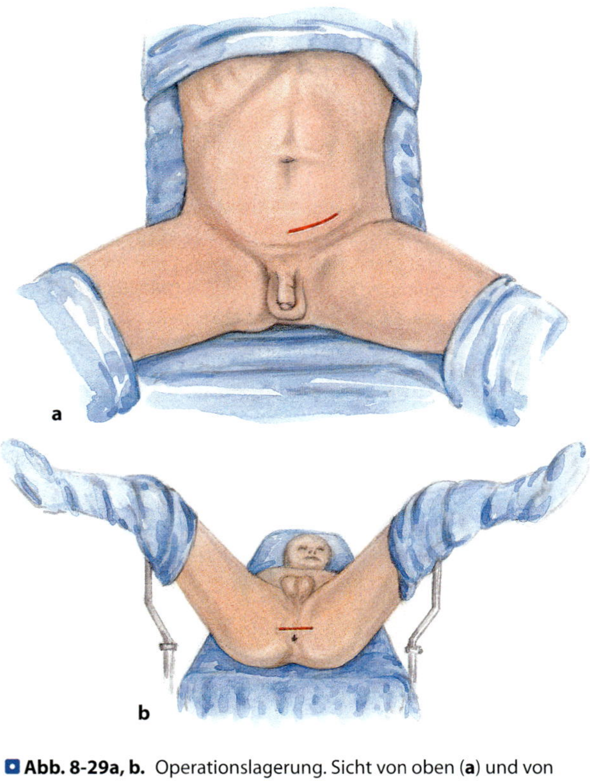

Abb. 8-29a, b. Operationslagerung. Sicht von oben (**a**) und von vorn (**b**)

Operationsverfahren

Die Vorbereitung beinhaltet eine sorgfältige Haut- und Darmbehandlung über 48 h. Die Patienten sollten 2-mal duschen, das Operationsfeld wird mit einer Jodlösung gewaschen. Das Kolon wird vollständig mit X-Prep und Einläufen entleert. Eine Kolostomie ist bei korrekter Darmvorbereitung nur bei Patienten mit starker Diarrhö nötig, weil die perineale Wunde durch eine frühzeitige Stuhlentleerung kontaminiert werden können. Dieser Standpunkt wurde mittlerweile auch von dem Team aus Minneapolis übernommen, das ursprünglich eine systematische Anlage einer Kolostomie empfohlen hatte [6].

Zu Beginn der Operation wird eine Antibiotikaprophylaxe mit einem Cephalosporin der 3. Generation und einem Aminoglykosid in Einmaldosis verabreicht. Je nach Infektionsrisiko und bakteriologischem Umfeld werden auch andere Antibiotika befürwortet.

Die Operationslagerung des Patienten sollte einen doppelten perinealen und abdominalen Zugang erlauben. Die Beine sollten gespreizt und halb gebeugt sein, sodass der Anus, das Skrotum oder die Vulva sowie der Unterbauch frei zugänglich sind (Abb. 8-29).

Im ersten Operationsschritt wird die anale Verschlussmanschette implantiert. Wir bevorzugen eine einfache perineale Inzision, die eine Darstellung von Rektum und Vagina oder Rektum und Urethra erlaubt. Von dort aus (5–6 cm hoch) wird durch stumpfe Dissektion mit dem Finger ein perianaler Tunnel um den Analkanal geschaffen. Andere Autoren ziehen eine laterale Inzision auf beiden Seiten des Anus nach dem Beispiel der Grazilisplastik vor.

Nun wird die Länge der Verschlussmanschette mittels eines speziellen Messgerätes, das mitgeliefert wird, bestimmt. Dies ist ein wichtiger Punkt der Operation, damit der Analkanal durch die Manschette nicht eingeengt wird, da dies die Defäkation behindern würde. Der Durchmesser des Analkanals lässt sich am besten mit einer rektal-digitalen Untersuchung bestimmen.

Sollte die Vagina oder das Rektum bei der stumpfen Präparation lädiert werden, empfiehlt es sich, die Implantation des künstlichen Sphinkters aufzuschieben oder sogar ganz aufzugeben.

Wenn der perianale Tunnel geschaffen worden ist, kann die Vorbereitung des Aktikon-Neosphinkters auf einem sterilen Tisch, der extra für diesen Eingriff hergerichtet worden ist, beginnen. Um eine mögliche Beschädigung des Implantats zu vermeiden, wird das Vorbereitungsfeld frei von Gewebe, Blut und allen potenziell gefährlichen chirurgischen Instrumentarien

▼

gehalten. Alle 3 Komponenten des Systems werden sorgfältigst entlüftet, damit Luftblasen die Zirkulation der Druckflüssigkeit nicht beeinträchtigen. Diese Vorbereitung muß sehr penibel durchgeführt werden und sollte einer OP-Schwester, die in dieser Technik ausgebildet ist, überlassen werden.

Die verwendete Druckflüssigkeit soll isoton und röntgendicht sein, da die Wände des künstlichen Sphinkters semipermeabel sind und so zusätzlich eine postoperative Kontrolle der Flüssigkeitsbewegungen im System möglich ist. Die Flüssigkeit wird vor Ort hergestellt und besteht in unserer Klinik aus Telebrix 12 Natrium (53%) und sterilem Wasser (47%). Weitere mögliche Lösungen werden durch AMS beschrieben.

Zuerst erfolgt die Platzierung der perianalen Manschette. Die Schläuche von der Manschette werden dann tief durch das subkutane Gewebe bis zu der abdominalen Inzision mit einer speziellen atraumatischen langen Nadel geführt (◘ Abb. 8-30, 8-31). Der M. rectus abdominis wird dabei gespalten, um den Zugang in den subperitonealen Raum lateral der Blase zu ermöglichen. In diesem Raum wird eine Tasche geschaffen, um den Druckausgleichsballon aufzunehmen.

Nun wird die Manschette mit dem Ballon, der vorher mit 55 cm^3 gefüllt worden ist, direkt mit der Manschette verbunden und unter Druck gesetzt. Die Flüssigkeitsmenge, die nach dem Druckvorgang in der Manschette bleibt, wird sorgfältig bei der Entleerung des Ballons gemessen. Gewöhnlich sind es zwischen 4 und 8 ml.

Danach erfolgt die Implantation des entleerten Ausgleichsballons in den subperitonealen Raum. Der Ballon wird anschließend mit 40 cm^3 Flüssigkeit gefüllt, ein Volumen, bei dem die Drücke, die durch die Manschette übertragen werden, den Herstellerangaben entsprechen (gewöhnlich 80–100 cm H_2O; ◘ Abb. 8-32). Zu diesem Zeitpunkt wird die Faszie der Rektusscheide sorgfältig verschlossen.

Nun wird die Kontrollpumpe genau positioniert (◘ Abb. 8-33). Weil dies die einzige Komponente ist, die vom Patienten gefühlt und bedient werden kann, muss sie bestens zugänglich sein. Die Verschlussmanschette und der Drucksausgleichsballon werden hiernach mit der Pumpe verbunden. Die knickresistenten Schläuche sind durch Farben kodiert (schwarz vom Ballon und durchsichtig von der Manschette). Die Verbindung wird mit speziellen Quick-Connectors durchgeführt, wodurch ein Eintritt von Luftbläschen in das System vermieden wird. Nachdem die korrekte Flüssigkeitszirkulation überprüft wurde, werden die Inzisionen ohne Einlage von Drainagen verschlossen. Das Implantat wird am Ende des Eingriffs durch festen Druck auf den Deaktivierungsknopf blockiert.

Unserer Erfahrung nach dauert der gesamte Eingriff ca. 90 min. Am besten wird er durch 2 Chirurgenteams, die je die perianalen und die abdominalen Schritte vornehmen, ausgeübt.

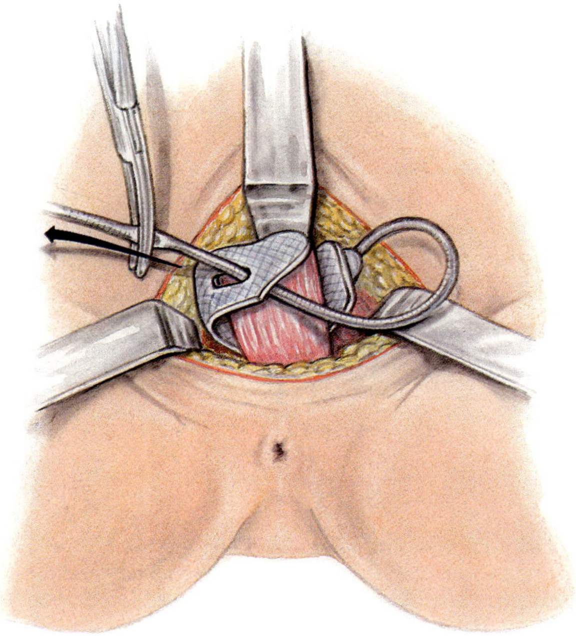

◘ **Abb. 8-30.** Implantation über einen präanalen Zugang. Die Hautinzision wird ventral dem Anus angelegt

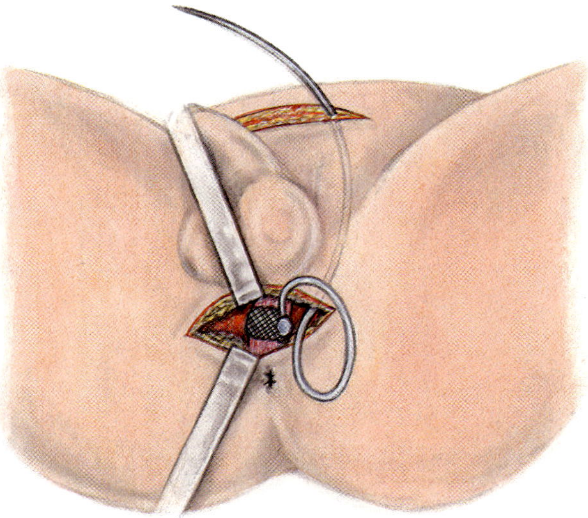

◘ **Abb. 8-31.** Die Manschettenschläuche werden in Richtung der abdominellen Inzision geführt

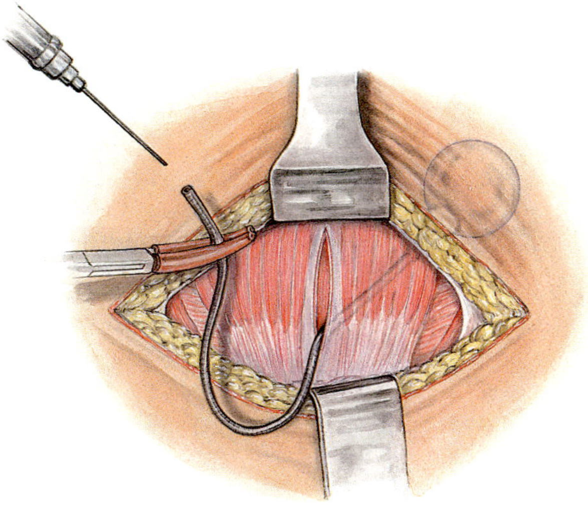

Abb. 8-32. Die Platzierung des Druckausgleichsballons in den laterovesikalen Raum durch den M. rectus abdominis. Ausreichender Platz (40 ml) muss geschaffen werden, um zusätzlichen Druck durch das umgebende Gewebe auf den Ballon zu vermeiden

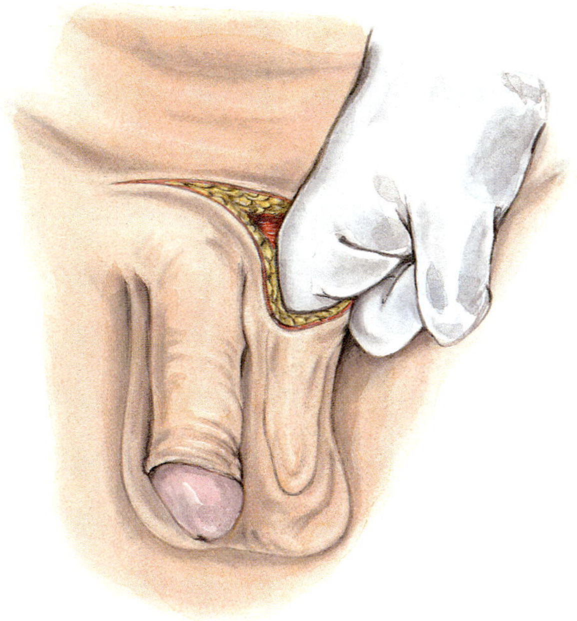

Abb. 8-33. Platzierung der Pumpe in einer Tasche, die im Skrotum oder in den Labien geschaffen wird. Der Gebrauch eines Hegar-Bougies wird empfohlen, um den Raum, in den die Pumpe platziert werden soll, zu schaffen

Um eine zu frühe Stuhlentleerung zu vermeiden, wird unmittelbar postoperativ eine parenterale Ernährung für 3 Tage eingeleitet. Die anale Wunde wird regelmäßig kontrolliert und ggf. gesäubert. Die durchschnittliche Krankenhausaufenthaltsdauer beträgt, wenn keine Komplikationen auftreten, 8–10 Tage. Die Patienten werden entlassen, wenn sich der Stuhlgang normalisiert hat und die Hautinzisionen verheilt sind.

6–8 Wochen später werden die Patienten zur Aktivierung des künstlichen Sphinkters wieder für 1 Tag einbestellt. Ein fester Druck auf die Kontrollpumpe löst den Deaktivierungsknopf, die Manschette füllt sich auf und nimmt nun die Verschlussrolle wahr. Der Patient wird über die Öffnungsfunktion des neuen Sphinkters entsprechend instruiert. Dies erlaubt eine regelmäßige Entleerung des Darms, die u. U. durch kleine Einläufe eingeleitet werden können.

In nur wenigen Jahren wurde der künstliche Sphinkter für Harn- oder Stuhlinkontinenz modifiziert und angepasst, um seine Akzeptanz und die funktionelle Leistung zu verbessern. So wie bei anderen künstlichen Implantaten wird die weitere technologische Entwicklung des Aktikon-Neosphinkters noch zufriedenstellendere Ergebnisse bei der Behandlung der Stuhlinkontinenz bringen.

Ist es notwendig, Patienten mit Implantaten nachzukontrollieren? Über diesen Punkt darf gestritten werden, da das Implantat leicht zu bedienen ist und sein Gebrauch von den Patienten als »natürlich« empfunden wird. Wir verlangen von unseren Patienten regelmäßige Nachkontrollen, nicht nur aus Forschungsgründen, sondern auch, um die richtige Benutzung des Implantats, die Effizienz bei der Wiederherstellung einer zufriedenstellenden anorektalen Funktion und das Auftreten von Komplikationen zu überprüfen. Unsere postoperative Evaluation beruht auf einfachen jährlichen Untersuchungen (klinisch, Röntgenleeraufnahme und anorektale Manometrie).

Die klinische Evaluation in Bezug auf die Stuhlinkontinenz und Rektumentleerung wird am besten mit Hilfe eines Fragebogens durchgeführt [10]. Die derzeit ausgewerteten Fälle scheinen die Kosten, die mit dem Gebrauch eines künstlichen Sphinkters verbunden sind, zu rechtfertigen.

Bei der klinischen Untersuchung wird der korrekte Sitz und die Zugänglichkeit der Kontrollpumpe untersucht sowie die Effizienz des Analverschlusses. Es erfolgt eine vorsichtige rektale Untersuchung, wobei man nicht versuchen sollte, diese mit verschlossener Manschette durchzuführen, um eine Beschädigung des Implantats zu vermeiden. Dabei wird die Analöffnung nach dem Gebrauch der Pumpe durch den Patienten überprüft. Die lokale Verträglichkeit des künstlichen Sphinkters wird ebenso untersucht.

Eine Durchwanderung der Manschette während der ersten postoperativen Monate muss frühzeitig entdeckt werden. Wenn sie zu nahe am Analrand liegt, besteht das Risiko der Hautläsion und Erosion, was zur Kontaminierung des Materials und zur Explantation führt. Wenn sie frühzeitig entdeckt wird, kann diese Komplikation durch Reoperation mit Repositionierung der Manschette weiter oben im Beckenboden behandelt werden. Dabei wird die alte perianale Inzision wieder verwendet, die deaktivierte Manschette geöffnet und tiefer positioniert.

Ähnlich mussten wir eine Kontrollpumpe, die zu oberflächlich lag, korrigieren. Dabei war die Haut entzündlich

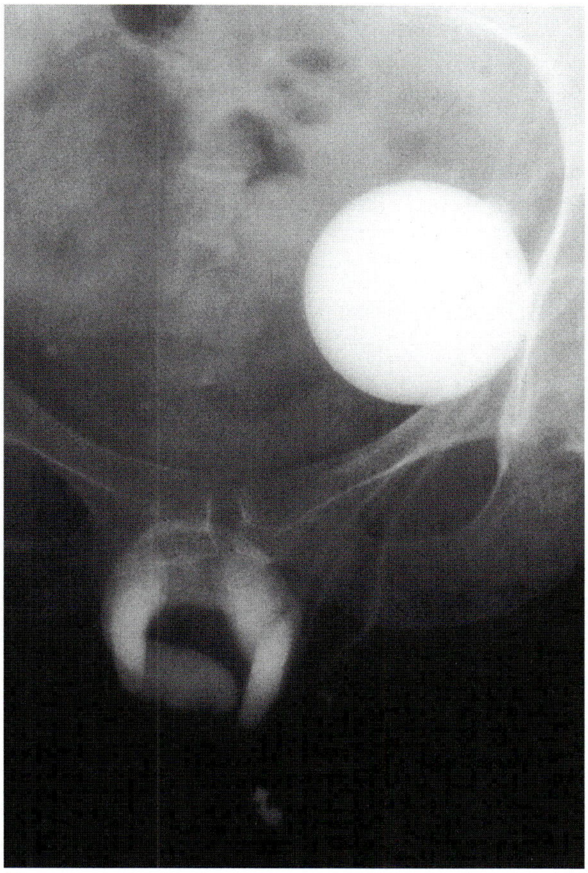

■ **Abb. 8-34.** Röntgenaufnahmen des Aktikon-Neosphinkters. Zu beachten ist die gefüllte Verschlussmanschette, die den Analkanal verschließt

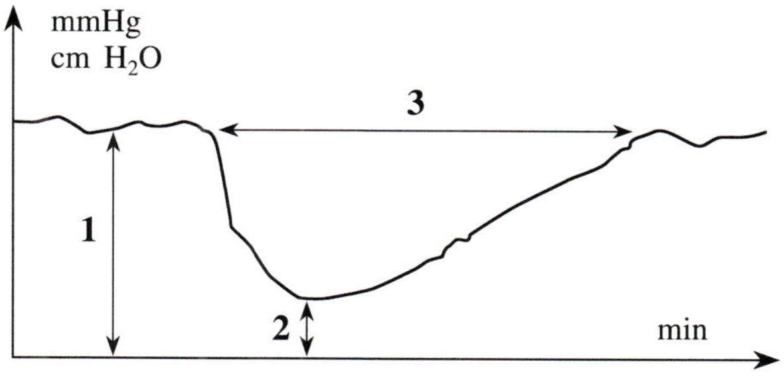

■ **Abb. 8-35.** Analmanometrie: Normale Funktion eines Aktikon-Neosphinkters. Die Messungen während der Untersuchung: *1* analer »Ruhedruck« bei geschlossener Manschette (unter Druck gesetzt), *2* analer »Ruhedruck« bei geöffneter Manschette (leer), *3* Zeit bis zum Analverschluss

verändert und die Betätigung der Pumpe schmerzhaft. Das Problem konnten wir lösen, indem die Pumpe in die kontralaterale Schamlippe versetzt wurde.

Die Füllung des Aktikon-Neosphinkters mit einer röntgendichten Flüssigkeit erlaubt eine einfache Röntgenbeurteilung (■ Abb. 8-34). In der unmittelbaren postoperativen Periode kann die Deaktivierung des Implantats durch einfache Beckenröntgenuntersuchungen überprüft werden, indem der Flüssigkeitstransfer durch das Implantat dargestellt wird. Diese Bilder können auch als Referenz im Fall einer späteren Dysfunktion benutzt werden.

Zur Beurteilung der Gewebedicke um die Manschette sollte außerdem eine endoanale Ultraschalluntersuchung erfolgen. Damit kann eine mögliche Atrophie des umgebenden Gewebes entdeckt werden, was eine Ulzeration des Implantats in den Analkanal vermuten lassen würde. Wir benutzen die endoanale Ultraschalluntersuchung in Kombination mit dem abdominellen Ultraschall, wenn eine Jodallergie die Füllung des Systems mit röntgendichter Flüssigkeit verbietet.

Die Analmanometrie erlaubt eine objektive Abschätzung der Sphinktereffizienz. Dabei wird geprüft, ob die Patienten das Implantat korrekt bedienen können. Wir empfehlen die Bestimmung von 3 manometrischen Parametern (■ Abb. 8-35) [11, 12]:

1. Der basale Druck bei geschlossenem Sphinkter zeigt die Fähigkeit des Implantats, eine Hochdruckzone im Analkanal zu schaffen. Eine Steigerung gegenüber präoperativen Werten trägt zur Wiederherstellung der Stuhlkontinenz bei.
2. Der basale Druck bei geöffnetem Sphinkter entspricht dem residuellen Analdruck. Wenn er niedrig ist, weist er auf eine weite Analöffnung und eine einfache Stuhlentleerung hin, wohingegen ein hoher Residualdruck für eine postoperative Dyschezie verantwortlich sein kann.
3. Die Zeit, die der Sphinkter nach Öffnung benötigt, um sich wieder zu verschließen, weist auf die Qualität der Rektumevakuation hin. Aus bis jetzt noch ungeklärten Gründen verschließt sich der Sphinkter bei einigen Patienten schneller, als für den Aktikon-Neosphinktern vorgesehen ist (ungefähr 7 min), was für eine Dyschezie verantwortlich sein kann.

Komplikationen

Wesentliche Komplikationen der Methode sind die Infektion, die Migration des Implantates, die Ulzeration sowie mechanisches Versagen des Systems wie Manschettenruptur und Druckverluste. Die möglichen peri- und postoperativen Komplikationen und die empfohlene Vorgehensweise sind in ■ Tabelle 8-5 aufgeführt.

Ein Versagen aufgrund von Materialermüdung löste Bedenken in Hinsicht auf die Langzeitergebnisse dieser Technik aus. Materialermüdung wird auch bei den urologischen Implantaten beobachtet und führt zu einem Ersatz mit einer geschätzten Rate von 5–10% in 10 Jahren. Ähnliche oder noch höhere Zahlen werden bei den analen Implantaten erwartet aufgrund der höheren Belastung des Materials durch Pressvorgänge und durch die Passage von Stuhl unterschiedlicher Konsistenz. Dies kann zur Manschettenruptur mit daraus folgender Öffnung des Manschettenringes oder zur Mikroperforationen der dehnbaren

Tabelle 8-5. Komplikationen und deren Therapie

Ursache	Therapie
Intraoperative Komplikationen	
Ungenügende Darmvorbereitung	Geplante Operation verschieben
Perforation der Vagina oder des Rektums	Implantation verschieben
Analstenose führt zu einer falschen Auswahl der Cuffgröße	Auswahl eines Cuff für eine höhere Größe
Leckage eines Komponentenanteils während des Schließung	Auswechslung der entsprechenden Komponente und Entlüftung des gesamten Systems
Postoperative Komplikationen	
Wundinfektion	Reintervention
Erosion eines Komponentenanteils	Implantation verschieben
Inkorrekte Deaktivierung	Röntgenkontrolle und Reintervention
Deplatzierung der Pumpe	Replatzierung und erneute Unterweisung des Patienten
Spätkomplikationen	
Obstipation	Medikamentöse Therapie (Laxanzien, Klysama) Kontrolle der korrekten Bedienung durch den Patienten; falls schwerwiegend, Ersatz durch größere Manschette
Persistierende Inkontinenz	
– Cuffruptur – Niedriger Druck – Falsche Indikation	Auswechseln des Cuffs Wiederauffüllen des Systems Auswahl einer geeigneten Therapie

Manschettenmembran mit daraus folgendem Druckverluste führen. Die Patienten sollten deshalb darüber informiert werden, dass möglicherweise Teile oder das gesamte Implantat nach einiger Zeit ersetzt werden müssen, wobei das Risiko dafür noch unbekannt ist.

8.10 Komplikationen der Therapie

B. Mölle

Die häufigsten Komplikationen sind:
- Keine Verbesserung der Kontinenzleistung,
- Wundinfektion und Abszessbildung,
- Schmerzen,
- Analkanalstenose.

Sollte sich durch die entsprechenden Sphinkterkorrekturoperationen keine wesentliche Besserung einstellen, muss eine andere Option in Betracht gezogen werden. Der Erfolg nach Sphinkterrepairs wird unterschiedlich mit 30–70% angegeben. Nach einer nicht erfolgreichen Sphinkterkorrekturoperation kann evtl. die Anlage eines »artificial bowel sphinkter« (ABS) oder eine dynamische Grazilistransposition eine weitere Möglichkeit sein, die anale Kontinenz zu verbessern.

Sollte es zu einer postoperativen Wundinfektion kommen, sollte immer eine chirurgische Revision erfolgen. Bildet sich z. B. nach einem anterioren oder einem postanalen »repair« ein Abszess, muss dieser drainiert werden. Anschließend ist eine offene Wundbehandlung angezeigt.

Eine Wundinfektion nach ABS-Implantation bedeutet in der Regel ein Entfernen des Fremdmaterials. Als diese Methode zu Beginn der 1990er-Jahre angewandt wurde, zeigten sich Wundinfektionsraten von bis zu 30%. Diese sind heutzutage in spezialisierten Zentren deutlich minimiert.

Eine spezifische Infektionsgefahr existiert bei der dynamischen Grazilisplastik, wenn es zu einer Erosion der Sehne des M. gracilis durch die Rektumwand kommt. In diesen Fällen ist die Anlage einer temporären Kolostomie notwendig.

Anhaltende postoperativ geäußerte Schmerzen müssen ernst genommen werden, und v. a. nach der dynamischen Grazilisplastik, nach ABS und Nervenstimulationsimplantation muss an die methodentypischen Komplikationen gedacht werden.

Eine Analkanalstenose nach Sphinkterrepair tritt auf, wenn mehr als 50% der zirkulären Sphinkteranteile überlappend adaptiert wurden. Dies lässt sich in der Regel gut mit einer vorsichtigen Dilatationstherapie behandeln. Nur in Ausnahmefällen ist eine Anoplastik notwendig.

Eine Stenose nach ABS oder dynamischer Grazilisplastik sollte genau dokumentiert werden, da evtl. die Muskelmanschette oder die Sehne des M. gracilis zu eng am distalen Rektumanteil anliegt.

Literatur

Literatur zu Kap. 8.1–8.9.6

1. Ackroyd R, Nour S (1 994) Long-term faecal continence in infants born with anorectal malformations. J Roy Soc Med 87: 695–696
2. Akervall S, Fasth S, Nordgren S, Oresland T, Hulten L (1989) Rectal reservoir and sensory function studied by graded isobaric distension in normal man. Gut 30: 496–502
3. Ambrose S, Keighley MRB (1986) Outpatient measurement of perineal descent. Ann R Coll Surg Engl 67: 306–308
4. Amu 0, Rajendran S, Bolaji 11 (1998) Maternal choice alone should not determine method of delivery. BMJ 317: 463–464
5. Andreoli F, Ballon F, Bigotti A et al. (1986) Anorectal continence and bladder function. Effects of major sacral resection. Dis Colon Rectum 29: 647–652
6. Andromanakos N, Deen KI, Grant EA, Keighley MRB (1996) Anorectal physiology in the assessment and management of patients with faecal incontinence. Hellenic J Castroenterol 9: 151–154
7. Arhan P, Faverdin C, Devroede G et al. (1994) Biofeedback re-education of faecal continence in children. Int J Colorectal Dis 9: 128–133
8. Arnaud A, Sarles JC, Sielezneff 1, Orsoni P, Joly A (1991) Sphincter repair without overlapping for fecal incontinence. Dis Colon Rectum 34: 744–747
9. Baeten CGM, Konsten J, Spaans F et al. (1991) Dynamic graciloplasty for treatment of faecal incontinence. Lancet 338: 1163–1165
10. Baeten CGMI, Geerdes BP, Adang EMM et al. (1995) Anal dynamic graciloplasty in the treatment of intractable fecal incontinence. N Engl J Med 332: 1600–1605
11. Bannister JJ, Read NW, Donnelly TC, Sun WM (1989) External and internal anal sphincter responses to rectal distension in normal subjects and in patients with idiopathic faecal incontinence. Br J Surg 76: 617–621
12. Barrett JA, Brocklehurst JC, Kiff ES, Ferguson G, Faragher EB (1989) Anal function in geriatric patients with faecal incontinence. Gut 30: 1244–1251
13. Bartolo DCC, Jarratt JA, Read NW (1983a) The use of conventional electromyography to assess external and sphincter neuropathy in man. J Neurol Neurosurg Psychiatry 46: 115–118
14. Bartolo DCC, Jarratt JA, Read MC, Donne!ly fC, Read NW (1983) The role of partial denervation of the puborectalis in idiopathic faecal incontinence. Br J Surg 70: 664–667
15. Bartram A, Sultan AH (1995) Anal endosonography in faecal incontinence. Gut 37: 4–6
16. Beevors MA, Lubowski DZ, King DW, Carlton MA (1991) Pudendal nerve function in women with symptomatic utero-vaginal prolapse. Int J Colorectal Dis 6: 24–28
17. Binnie NR, Kawimbe BM, Papachrysostomou M, Smith AN (1990) Use of the pudendo-anal reflex in the treatment of neurogenic faecal incontinence. Gut 31: 1051–1055
18. Braun JC, Treutner KH, Dreuw B, Klimaszewski M, Schumpelick V (1994) Vectormanometry for differential diagnosis of fecal incontinence. Dis Colon Rect m 37: 989–996
19. Briel JW, Schouten WR, Vlot EA, Smits S, Van Kessel I (1997) Clinical value of colonic irrigation in patients with continence disturbance. Dis Colon Rectum 40: 802–805
20. Browning GGP, Parks AC (1983) Postanal repair for neuropathic faecal incontinence: correlation of clinical results and anal canal pressures. Br J Surg 70: 101–104
21. Browning GGP, Rutter KPR, Motson RW, Neill ME (1983) Postanal repair for idiopathic faecal incontinence. In Sir Alan Parks Memorial Symposium. Ann R Coll Surg Engl 65 (Suppl): 30–33
22. Browning GGP, Henry MM, Motson RW (1 988) Combined sphincter repair and postanal repair for the treatment of complicated injuries to the anal sphincters. Ann R Coll Surg Eng170: 58–59
23. Buchmann P, Mogg GAG, Alexander-Williams J, Allan RN, Keighley MRB (1980) Relationship of proctitis and rectal capacity in Crohn's disease. Gut 21: 137–140
24. Buntzen S, Nordgren S, Delbro D, Hulten L (1995) Anal and rectal motility responses to distension of the urinary bladder in man. Int J Colorectal Dis 10: 148–151
25. Burnett SJD, Bartram CI (1991) Endosonographic variations in the normal internal and sphincter. Int J Colorectal Dis 6: 2–4
26. Cali R, Blatchford Gj, Perry RE, Pitsch RM, Thorson AC, Christensen MA (1992) Normal variation in anorectal manometry. Dis Colon Rectum 35: 1161–1164
27. Carapeti E, Kamm MA, Evans BE, Phillips R (1998) Topical phenylephrine increases anal sphincter resting pressure – a possible treatment for faecal incontinence. Paper presented at the Royal Society for Medicine, London, 25 February 1998. Surgery of the Anus, Rectum and Colon
28. Caro CC, Pedley Tj, Schroter RC, Seed WA (1978) The Mechanics of the Circulation. Oxford: Oxford University Press
29. Castro AF, Pittman RE (1978) Repair of the incontinent sphincter. Dis Colon Rectum 21: 183–187
30. Cavina E, Seccia M, Evangelista C et al. (1990) Perineal colostomy and electrostimulated gracilis neosphincter after abdomino-perineal resection of the colon and anorectum: a surgical experience and follow-up study in 47 cases. Int J Colorectal Dis 5: 6–1 1
31. Chen AS-H, Luchtefeld MA, Senagore AJ, MacKeigan JM, Hoyt C (1998) Pudendal nerve latency: does it predict outcome of anal sphincter repair? Dis Colon Rectum 41: 1005–1009
32. Chia YW, Lee TKY, Kour KH, Tan ES (1996) Microchip implants on the anterior sacral roots in patients with spinal trauma: does it improve bowel function? Dis Colon Rectum 39: 690–694
33. Christiansen J, Lorentzen M (1987) Implantation of artificial sphincter for anal incontinence. Lancet i: 244–245
34. Christiansen J, Roed-Petersen K (1993) Clinical assessment of the anal continence plug. Dis Colon Rectum 36: 740–742.
35. Christiansen J, Skomorowska E (1987) Persisting incontinence after postanal repair treated by anterior perineoplasty. Int J Colorectal Dis 2: 9–11
36. Christiansen J, Sparso B (1992) Treatment of anal incontinence by an implantable prosthetic anal sphincter. Ann Surg 214: 383–386
37. Christiansen J, Sorensen M, Rasrnussen 00 (1990) Gracilis muscle transposition for faecal incontinence. Br J Surg 77: 1039–1040
38. Congilosi SM, Johnson DRE, Medot M et al. (1997) Experimental model of pudendal nerve innervation of a skeletal muscle neosphincter for faecal incontinence. Br J Surg 84: 1269–1273

39. Corman ML (1983) The management of anal incontinence. Surg Clin North Am 63: 177–192
40. Corman ML (1985a) Anal incontinence following obstetrica! injury. Dis Colon Rectum 28: 89
41. Cuesta MA, Meijer S, Derkseü EJ, Boutkan.H, Meuwissen SGM (1992) Anal sphincter imaging in fecal incontinence using endosonography. Dis Colon Rectum 35: 59–63
42. Davies MC, Fulton Gj, Hagen OP (1995) Clinical biology of nitric oxide. Br J Surg 82: 1598–168
43. Davis GR, Brown IT, Schwartz MS, Swash M (1983) A dedicated microcomputer-based instrument for internal analysis of multicomponent waveforms in single fibre EMG. Electroencephalogr Clin Neurophysiol 56: 110–113
44. Deen KI, Kumar D, Williams JG, Olliff J, Keighley MRB (1993) The prevalence of anal sphincter defects in faecal incontinence: a prospective endosonic study. Gut 34: 685–688
45. Deen KI, Kumar D, Williams JG, Olliff j, Keighley MRB (1993) Anal sphincter defects: correlation between endoanal ultrasound and surgery. Ann Surg 281: 201–205
46. Deen KI, Oya M, Ortiz J, Keighley MRB (1993) Randomized trial comparing three forms of pelvic floor repair for neuropathic faecal incontinence. Br J Surg 80: 794–798
47. Deen KI, Williams JG, Kumar D, Keighley MRB (1993) Anal sphincter surgery for faecal incontinence: the role of endosonography. Colo-Proctology 6: 352–355
49. Deen KI, Kumar D, Williams JG, Chir M, Grant EAA, Keighley MRB (1995) Randomized trial of internal anal sphincter plication with pelvic floor repair for neuropathic fecal incontinence. Dis Colon Rectum 38: 14–18
49. Delechenaut P, Leroi AM, Weber J, Touchais JY, Czernichow P, Denis PH (1992) Relationship between clinical symptoms of anal incontinence and the results of anorectal manometry. Dis Colon Rectum 35: 847–849
50. Devesa JM, Vicente E, Enriquez JM et al. (1992) Total fecal incontinence – a new method of gluteus maximus transportation: preliminary results and report of previous experience with similar procedures. Dis Colon Rectum 35: 339–349
51. Devesa JM, Fernandez JM, Gallego BR, Vicente E, Nuno J, Enriquez JM (1997) Bilateral gluteoplasty for fecal incontinence. Dis Colon Rectum 40: 883–888
52. Dick AC, McCallion WA, Brown S, Boston VE (1996) Antegrade colonic enemas. Br J Surg 83: 642
53. Donnelly VS, O'Herlihy C, Campbell DM, O'Connell PR (1998) Postpartum fecal incontinence is more common in women with irritable bowel syndrome. Dis Colon Rectum 41: 586–589
54. Dyke PI (1986) Detection thresholds of cutaneous sensations in health and disease in man. In Yaksh TL (ed.) Spinal Afferent Processing pp 345–362. New York: Plenum Press
55. Eckardt VF, Elmer T (1991) Reliability of anal pressure measurements. Dis Colon Rectum 34: 72–77
56. Eckardt VF, Kinzler C (1993) How reliable is digital examination for the evaluation of anal sphincter tone? Int J Colorectal Dis 8: 95–97
57. Eckardt VF, lung B, Fischer B, Lierse W (1994) Anal endosonography in healthy subjects and patients with idiopathic fecal incontinence. Dis Colon Rectum 37: 235–242
58. Emblem R, Dhaenens C, Stien R, Morkrid L, Aasen AO, Bergin A (1994) The importance of anal endosonography in the evaluation of idiopathic fecal incontinence. Dis Colon Rectum 37: 42–48
59. Enck P, Daublin G, Lubke HJ, Strohmeyer C (1994) Long-term efficacy of biofeedback training for fecal incontinence. Dis Colon Rectum 37: 997–1001
60. Engel AF, Brummelkamp WH (1994) Secondary surgery after failed postanal or anterior sphincter repair. Int J Colorectal Dis 9: 187–190
61. Engel AF, Kamm MA, Sultan AH, Bartram CI, Nicholls RJ (1994) Anterior anal sphincter repair in patients with obstetric trauma. Br J Surg 81: 1231–1234
62. Enriquez-Navascues JM, Devesa-Mugica JM (1994) Traumatic anal incontinence. Role of unilateral gluteus maximus transposition supplementing and supporting direct anal sphincteroplasty. Dis Colon Rectum 37: 766–769
63. Falk PM, Blatchford Gj, Cali RL; Christensen MA, Thorson AC (1994) Transanal ultrasound and manometry in the evaluation of fecal incontinence. Dis Colon Rectum 37: 468–472
64. Farouk R, Bartolo DCC (1994) The use of endoluminal ultrasound in the assessment of patients with faecal incontinence. J R Coll Surg Edinb 39: 312–318
65. Farouk R, Duthie GS, MacGregor AB, Bartolo DCC (1994) Evidence of electromechanical dissociation of the internal anal sphincter in idiopathic fecal incontinence. Dis Colon Rectum 37: 59
66. Faucheron JL, Hannoun L, Theme C, Pare R (1994) Is fecal continence improved by nonstimulated gracilis muscle transposition? Dis Colon Rectum 37: 979–983
67. Felt-Bersrna RJF, Cuesta MA, Koorevaar M (1996) Anal sphincter repair improves anorectal function and endosonographic image. Dis Colon Rectum 39: 878–885
68. Fleshman JW, Peters WR, Shemesh EI, Fry RD, Kodner IJ (1991 a) Anal sphincter reconstruction: anterior overlapping muscle repair. Dis Colon Rectum 34: 739–743
69. Fleshman JW, Dreznick Z, Fry RD, Kodner IJ (1991b) Anal sphincter repair for obstetric injury: manometric evaluation of functional results. Dis Colon Rectum 34: 1061–1067
70. Garcia-Aguilar J, Belmonte C, Wong WD, Loury AC, Maddoff RD (1996) Open vs closed sphincterotomy for chronic anal fissure. Dis Colon Rectum 39: 440–443
71. Gee AS, Durdey P (1995) Urge incontinence of faeces is a marker of severe external anal sphincter dysfunction. Br J Surg 82: 1179–1182
72. Geerdes BP, Heineman E, Konsten J, Soeters PB, Baeten CGMI (1996) Dynamic graciloplasty. Complications and management. Dis Colon Rectum 39: 912–917
73. George BD, Williams NS, Patel J, Swash M, Watkins ES (1993) Physiological and histochemical adaptation of the electrically stimulated gracilis muscle to neoanal sphincter function. Br J Surg 80: 1342–1346
74. Gibbons CP, Trowbridge EA, Bannister JJ, Read NW (1986a) Role of anal cushions in maintaining continence. Lancet i: 886–888
75. Goes RN, Simons Aj, Masri L, Beart RW (1995) Gradient of pressure and time between proximal anal canal and highpressure zone during internal anal sphincter relaxation. Dis Colon Rectum 38: 1043
76. Goke M, Ewe K, Donner K, Meyer zum Buschenfelde (1992) Influence of loperamide and loperamide oxide on the anal sphincter. Dis Colon Rectum 35: 857–861
77. Hajivassiliou CA, Carter KB, Finlay IC (1996) Anorectal angle enhances faecal continence. Br J Surg 83: 53–56
78. Harraf F, Schmulson M, Saba L et al. (1998) Subtypes of constipation predominant irritable bowel syndrome based on rectal perception. Gut 43: 388–394
79. Hasegawa H, Keighley MRB (1998) An audit of seton fistulotomy. Paper presented at the West Midlands Surgical Society, May, Birmingham
80. Hassink EA, Rieu PN, Severijnen RS, Brugman-Boezeman AT, Festen C (1996) Adults born with high anorectal atresia – how do they manage? Dis Colon Rectum 39: 695–699
81. Ho YH, Chiang JM, Tan M, Low JY (1996) Biofeedback therapy for excessive stool frequency and incontinence following anterior resection or total colectomy. Dis Colon Rectum 39: 1289–1292
82. Infantino A, Melega E, Negrin P, Masin A, Carino S, Lise M (1995) Striated anal sphincter electromyography in idiopathic fecal incontinence. Dis Colon Rectum 38: 27–31
83. Jost WH, Schimrigk K (1994) Magnetic stimulation of the pudendal nerve. Dis Colon Rectum 37: 697

84. Keating JP, Stewart PJ, Eyers AA, Warner D, Bokey EL (1997) Are special investigations of value in the management of patients with fecal incontinence? Dis Colon Rectum 40: 896–897
85. Keighley. MRB (1983) Management of faecal incontinence in the elderly. Geriatr Med Today 2: 45–61.
86. Keighley MRB (1984) Postanal repair of faecal incontinence. J R Soc Med 77: 285–288
87. Keighley M RB (1986) Re-routing procedures for ectopic anus in the adult. Br J Surg 73: 974–977
88. Keighley MRB (1987a) latrogenic incontinence. In Gooszen HG, Ten Cate Hoedemaker HO, Weterman IT, Keighley MRB (eds) Disordered Defaecation, pp 125–132. Dordrecht: Martinus Nijhoff
89. Keighley MRB (1 987b) Postanal repair. Int J Colorectal Dis 2: 236–239
90. Keighley MRB (1991) Results of surgery in idiopathic faecal incontinence. S Afr J Surg 29: 87–93
91. Keighley MRB, Fielding JWL (1983) Management of faecal incontinence and results of surgical treatment. Br I Surg 70: 463–468
92. Keighley MRB, Shouler PJ (1984) Abnormalities of colonic function in patients with rectal prolapse and faecal incontinence. Br J Surg 71: 892–895
93. Keighley MRB, Makuria T, Alexander-Williams J, Arabi Y (1980) Clinical and manometric evaluation of rectal prolapse and incontinence. Br J Surg 67: 54–56
94. Keighley MRB, Henry MM, Bartolo DCC, Mortensen NjMcC (1989) Anorectal physiology measurement: report of a working party. Br J Surg 76: 356–357
95. Khanduja KS, Ya mashita HJ, Wise WE, Aguilar PS, Hartmann RE (1994) Delayed repair of obstetric injuries of the anorectum and vagina. Dis Colon Rectum 37: 344–349
96. Kiely EM, Ade-Ajayi N, Wheeler RA (1994) Caecal flap conduit for antegrade continence enemas. Br J Surg 81: 1215
97. Konsten J, Baeten CG, Spaans F, Havenith MG, Soeters PB (1993) graciloplasty for fecal continence. World J Surg 17: 404–409
87. Korsgen S, Deen KI, Keighley MRB (1997) Long-term results of postobstetric fecal incontinence. Dis Colon Rectum 40: 835–839
99. Krogh K, Laurberg S (1998) Malone antegrade continence enema constipation in adults. Br J Surg 85: 974–977
100. Kumar D, Hutchinson R, Grant E (1995) Bilateral gracilis neosphincter construction for treatment of faecal incontinence. Br J Surg 82: 1645–1647
101. Lazorthes F, Camagami R, Cabarrot P, Muhammad S (1998) Is rectal intussusception a cause of idiopathic incontinence? Dis Colon Rectum 41: 602–605
102. Lehur PA, Michot F, Denis P et al. (1996) Results of artificial sphincter in severe anal incontinence. Report of 14 consecutive implantations. Dis Colon Rectum 39: 1352–1355
103. Lehur PA, Glemain P, Bruley des Varannes S, Buzelin JM, Leborgne J (1998) Outcome of patients with an implanted artificial anal sphincter for severe faecal incontinence. Int J Colorect Dis 13: 88–92.
104. Londono-Schimmer EE, Garcia-Duperly R, Nicholls Rj, Ritchie JK, Hawley PR, Thomson JPS (1994) Overlapping anal sphincter repair for faecal incontinence due to sphincter trauma: five year follow-up functional results. Int J Colorectal Dis 9: 110–113
105. Luman W, Pryde A, Heading RC, Palmer KR (1997) Topical glyceryl trinitrate relaxes the sphincter of Oddi. Gut 40: 541–543
106. Mander BI, Wexner BJ, Wexner SD et al. (1997a) Preliminary results of a multicentre trial of the dynamic graciloplasty in faecal incontinence. Int J Colorectal Dis 111: 114
107. Maw A, Eccersley AJ, Ratani RS, Williams NS (1997b) The colonic conduit as a treatment for incontinence after pull through procedures in ano-rectal malformation. Int J Colorectal Dis SO: 129.
108. Morgan R, Patel B, Beynon J, Carr ND (1997) Surgical management of anorectal incontinence due to internal and anal sphincter deficiency. Br J Surg 84: 226–230
109. Mortensen N (1992) Rectal and anal endosonography. Gut 33: 148–149
110. O'Kelly TJ (1996) Nerves that say NO: a new perspective on the human rectoanal inhibitory reflex. Ann R Coll Surg Engl 78: 31–38
111. O'Kelly TJ, Davies J, Mortensen NJMcC, Brading AFB (1994b) The distribution of nitric oxide synthase containing neurones in the human rectal myenteric plexus and anal canal; morphological evidence that nitric oxide mediates the rectoanal inhibitory reflex. Dis Colon Rectum 37: 350–357
112. Oliveira L, Pfeifer J, Wexner SD (1996) Physiological and clinical outcome of anterior sphincteroplasty. Br J Surg 83: 502–505
113. Osterberg A, Graf W, Holmberg A, Pahlman L, Ljung A, Hakelius L (1996) Long-term results of anterior levatorplasty for fecal incontinence. Dis Colon Rectum 39: 671–675
114. Parks AG, Swash M (1979) Denervation of the anal sphincter causing idiopathic anorectal incontinence. J R Coll Surg Edinb 24: 94–96
115. Parks AG, Porter NH, Melzack J (1962) Experimental study of the reflex mechanism controlling the muscles of the pelvic floor. Dis Colon Rectum 5: 407–414
116. Parks TG (1992) The usefulness of tests in anorectal disease. World J Surg 16: 804–81 0
117. Patankar SK, Ferrara A, Larach SW et al. (1997a) Electromyographic assessment of biofeedback training for fecal incontinence and chronic constipation. Dis Colon Rectum 40: 907–911
118. Pearl RK, Prasad ML, Nelson RL, Orsay CP, Abearian H (1991) Bilateral gluteus maximus transposition for anal incontinence. Dis Colon Rectum 34: 478–481
119. Peet SM, Castleden CM, McGrother CW (1995) Prevalence of urinary and faecal incontinence in hospitals and residential and nursing homes for older people. BMJ 311: 1063–1064
120. Penninckx F (1992) Faecal incontinence: indications for repairing the anal sphincter. World J Surg 16: 820–825
121. Perozo SE, Ferrara A, Patankar SK, Larach SW, Williamson PP (1997) Biofeedback with home trainer programme is effective for both incontinence and pelvic floor dysfunction. Techniques Coloproctol 5: 6
122. Pescatori M, Anastasio G, Bottini C, Mentasti A (1992) New grading and scoring for anal incontinence: evaluation of 335 patients. Dis Colon Rectum 35: 482–487
123. Pfeifer J, Salanga VD, Agachan F, Wiss EC, Wexner SD (1997) Variation in pudendal nerve terminal motor latency according to disease. Dis Colon Rectum 40: 79–83
124. Phillips SF, Edwards DAW (1965) Some aspects of anal continence and defaecation. Gut 6: 396–405
125. Pickrell KL, Broadbent TR, Masters FW, Metzger JT (1952) Construction of a rectal sphincter and restoration of anal continence by transplanting the gracilis muscle. Ann Surg 135: 853–862
126. Pinho M, Ortiz J, Oya M, Panagamuwa B, Asperer J, Keighley MRB (1992) Total pelvic floor repair for the treatment of neuropathic fecal incontinence. Am J Surg 163: 340–343
127. Preston DM, Lennard-jones PE, Thomas BM (1984) The balloon proctogram. Br J Surg 71: 29–32
128. Pucciani F, Bologna A, Rottoli ML, Cianchi F, Cortesini C (1997) Idiopathic faecal incontinence and internal anal sphincter dysfunction: role of the rectoanal inhibitory reflex. Techniques Coloproctol 5: 14–18
129. Rasmussen 00, Hansen CR, Zhu BW, Christiansen J (1996) Effect of octreotide on anal pressure and rectal compliance. Dis Colon Recfum 39: 624–627
130. Ratani RS, Yazaki E, Scott M, Pilot MA, Williams NS (1997) Electrically stimulated smooth muscle neosphincter. Br J Surg 84: 1286–1289
131. Read NW, Bartolo DCC, Read MC (1984) Differences in anal function in patients with incontinence to solids and in patients with incontinence to liquids. Br J Surg 71: 39–42

132. Read NW, Abouzekry L, Read MC, Howell P, Ottwell D, Donnelly TC (1985) Anorectal function in elderly patients with fecal impaction. Gastroenterology 89: 959–966
133. Rieger NA, Sweeney JL, Hoffmann DC, Young JF, Hunter A (1996) Investigation of fecal incontinence with endoanal ultrasound. Dis Colon Rectum 39: 860–864
134. Rieger NA, Wattchow DA, Sarre RC et al. (1 997a) Prospective trial of pelvic floor retraining in patients with fecal incontinence. Dis Colon Rectum 40: 821–826
135. Rieger NA, Sarre RG, Saccone GTP, Schloithe AC, Wattchow DA (1997b) Correlation of pudendal nerve terminal motor latency with the results of anal manometry. Int J Colorect Dis 12: 303–307
136. Rosen HR, Novi C, Zoech G, Feil W, Urbarz C, Schiessel R (1998) Restoration of anal sphincter function by single-stage dynamic graciloplasty with a modified (split sling) technique. Am J Surg 175: 187–193
137. Sangwan YP, Coller JA, Barrett RC, Roberts PL, Murray JJ, Schoetz DJ (1995) Can manometric parameters predict response to biofeedback therapy in fecal incontinence? Dis Colon Rectum 38: 1021–1025
138. Sangwan YP, Coller JA, Barrett RC et al. (1996b) Unilateral pudendal neuropathy. Impact on outcome of anal sphincter repair. Dis Colon Rectum 39: 686–689
139. Sato T, Konishi F, Kanazawa K (1997) Functional perineal colostomy with pudendal nerve anastomosis following anorectal resection a cadaver operation study on a new procedure. Surgery 121: 569–574
140. Scheuer M, Kuijpers HC, Bleijenber G (1994) Effect of electrostimulation on sphincter function in neurogenic fecal continence. Dis Colon Rectum 37: 590–594
141. Seccia M, Menconi C, Balestri R, Cavina E (1994) Study protocols and functional results in 86 electrostimulated graciloplasties. Dis Colon Rectum 37: 897–904
142. Sentovich SM, Blatchford Gj, Rivela LJ, Lin K, Thorson AC, Christensen MA (1997) Diagnosing anal sphincter injury with transanal ultrasound and manometry. Dis Colon Rectum 40: 1430–1434
143. Setti-Carraro P, Nicholls R.i (1994) Postanal repair for faecal incontinerice persisting after rectopexy. Br J Surg 81: 305–307
144. Setti-Carraro P, Kamm MA, Nicholls RJ (1994) Long-term results of postanal repair for neurogenic faecal incontinence. Br J Surg 81: 140–144
145. Shafik A (1975) A new concept of the anatomy of the anal sphincter mechanism and the physiology of defaecation. The external sphincter: a triple loop system. Invest Urol 12: 412–419
146. Shafik A (1984) Pelvic double-sphincteric control complex. Theory of pelvic organ continence with clinical application. Urology 23: 611–618
147. Shafik A (1985) A new concept of the anatomy of the anal sphincter. Mechanism and the physiology of defaecation. Coloproctology 7: 107–112
148. Shankar KR, Losty PD, Kenny SE et al. (1998) Functional results following the antegrade continence enema procedure. Br J Surg 85: 980–982
149. Sielezneff, Bauer S, Bulgar JC, Sarles JC (1996) Gracilis muscle transposition in the treatment of faecal incontinence. J Colorectal Dis ll: 15–18
150. Siproudhis L, Bellissant E, Juguet F, Allain H, Bretagne J-F, Cosselin M (1998) Effects of cholinergic agents on anorectal physiology. Aliment Pharmacol Ther 12: 747–754
151. Sitzler PJ, Thomson JPS (1996) Overlap repair of damaged anal sphincter. Dis Colon Rectum 39: 1356–1360
152. Solomon MJ, McLeod RS, Cohen EK, Simons MK, Wilson S (1994) Reliability and validity studies of endoluminal ultrasonography for anorectal disorders. Dis Colon Rectum 37: 546–551
153. Speakman CTM, Hoyle CHV, Kamm MA et al. (1995) Abnormal internal anal sphincter fibrosis and elasticity in fecal incontinence. Dis Colon Rectum 38: 407–410
154. Stebbing JF, Brading AF, Mortensen NJMcC (1996) Nitrergic innervation and relaxant response of rectal circular smooth muscle. Dis Colon Rectum 39: 294–299
155. Stebbing JF, Brading AF, Mortensen NJMcC (1997) Role of nitric oxide in relation of the longitudinal layer of rectal smooth muscle. Dis Colon Rectum 40: 706–78
156. Stewart J, Kumar D, Keighley MRB (1994) Results of anal or low rectal anastomosis and pouch construction for megarectum and megacolon. Br J Surg 81: 1051–1053
157. Sultan AH, Nicholls RJ, Kamn, MA, Hudson CN, Beynon J, Bartram Cl (1993d) Anal endosonography and correlation with in vitro and in vivo anatomy. Br J Surg 80: 508–51 1
158. Sultan AH, Kamm MA, Talbot IC, Nicholls RJ, Bartram Cl (1994a) Anal endosonography for identifying external sphincter defects confirmed histologically. Br J Surg 81: 463–465
159. Tetzschner T, Sorensen M, Rasmussen 0, Lose C, Christiansen J (1997) Reliability of pudendal nerve terminal motor latency. Int J Colorect Dis 12: 280–284
160. The Times (1998) Doctors call for right to choose Caesarean birth. 14 August
161. Thorpe AC, Roberts JP, Williams NS, Blandy JP, Badenoch DF (1995) Pelvic floor physiology in women with faecal incontinence and urinary symptoms. Br J Surg 82: 173–176
162. Vaizey CJ, Kamm MA, Gold DM, Bartram Cl, Halligan S, Nicholls RJ (1998) Clinical, physiological, and radiological study of a new purpose-designed artificial bowel sphincter. Lancet 352: 105–108
163. Versluis Pj, Konsten J, Ceerdes B, Baeten CGMI, Oei KTK (1995) Defecographic evaluation of dynamic graciloplasty for fecal incontinence. Dis Colon Rectum 38: 468–473
164. Watson SJ, Phillips RKS (1995) Non-inflammatory rectovaginal fistula. Br J Surg 82: 1641–1643
165. Wexner SD, Gonzalez-Padron A, Rius J et al. (1996a) Stimulated gracilis neosphincter operation: initial experience, pitfalls, and complications. Dis Colon Rectum 39: 958–964
166. Wexner SD, Conzalez-Padron A, Teoh T-A, Moon HK (1996b) The stimulated gracilis neosphincter for faecal incontinence. A new use for an old concept. Plast Reconstr Surg 98: 693–699
167. Williams N, Barlow J, Hobson A, Scott N, Irving M (1995) Manometric asymmetry in the anal canal in controls and patients with fecal incontinence. Dis Colon Rectum 38: 1275–1280
168. Williams NS, Patel J, George BD, Hallan RI, Watkins ES (1991) Development of an electrically stimulated neoanal sphincter. Lancet 338: 1166–1169
169. Williams NS, Corry DC, Abercrombie JF, Powell J (1996) Transposition of the anorectum to the abdominal wall. Br J Surg 83: 1739–1740
170. Wong WD, jensen LL, Bartolo DCC, Rothenberger DA (1996) Artificial anal sphincter. Dis Colon Rectum 39: 1345–1351
171. Wynne JM, Myles JL, jones I et al. (1996) Disturbed anal sphincter function following vaginal delivery. Gut 39: 120–124
172. Yamamoto T, Kubo H, Honzun-d M (1996) Fecal incontinence successfully managed by antegrade continence enema in children: a report of two cases. Surg Today 26: 1024–1028
173. Yang YK, Wexner SD (1994) Anal pressure vectography is of no apparent benefit for sphincter evaluation. Int J Colorecfal Dis 9: 92–95
174. Yoshioka K, Pinho M, Ortiz J, Oya M, Hyland G, Keighley MRB (1991) How reliable is measurement of the anorectal angle by videoproctography? Dis Colon Rectum 34: 1010–1013
175. Yoshioka K, Ogunbiyi OA, Keighley MRB (1997) Randomized trial of faecal diversion in sphincter repair. Gut 40: A55
176. Yoshioka K, Ogunbiyi OA, Keighley MRB (1998) Comparison of total pelvic floor repair (TPFR) or gluteus maximus transposition (GMT) for faecal incontinence. Dis Colon Rectum (in press)

8

Literatur zu Kap. 8.9.7–8.9.8

1. Baeten C, RJF Flet-Bersma, S van der Hagen (2003) PTP implants injections for passive faecal incontinence associated with internal anal sphincter dysfunction. Confidencial PTP 042002, Uroplasty BV
2. Cerullo MA, Nikoomanesh P, Schuster MM (1979) Progress in biofeedback conditioning of fecal incontinence. Gastroenterology 742–746
3. Chajcher A, Benzaquen I (1989) Fat-grafting injection for soft tissue augmentation. Plast Reconstr Surg 84: 921–925
4. Duthie HL (1971) Progress report: anal continence. Gut 12: 844–852
5. Ellenbogen R (1986) Free autogenous pearl fat grafts in the face – a preliminary report of a rediscovered technique. Ann Plast Surg 16179–182
6. Hopkinson BR, Lightwood R (1966) Electrical treatment of anal incontinence. Lancet i: 344–351
7. Neill ME, Parks AG, Swash M (1981) Physiological studies of the anal sphincter musculature in fecal incontinence and rectal prolapse. Br J Surg 68: 531–536
8. Parks AG (1975) Anorectal incontinence. J R Soc Med 68: 681–890
9. Parks AG, Swash M, Urich M (1977) Sphincter denervation of anorectal incontinence and rectal prolapse. Gut 18: 656–665
10. Shafik A (1991) Puborectoplasty. A new technique for the repair of fecal incontinence. Dig Surg 8: 182–186
11. Shafik A (1992) Uninhibited sphincter refixation syndrome. A new syndrome with report of 4 cases. J Ci Gastroenterol 15: 29–32
12. Shafik A (1993) Polytetrafluoroethylene injection for the treatment of partial fecal incontinence. Int Surg 78: 159–161
13. Shafik A (1995) Perianal injection of autologous fat for treatment of sphincteric incontinence. Dis Colon Rectum 38: 583–587
14. Shafik A, Helmi AA, Abdel-Moneim K, Farrag A (1995) Uninhibited rectal detrusor syndrome. Report of 3 cases. Pract Gastroenterol 19: 36–40, 54
15. Swash M (1982) The neuropathy of idiopathic fecal incontinence. In: Smith WT, Cavanagh JB (eds) Recent advances in neuropathy. Churchill Livingstone, Edinburgh, pp 242–271
16. Williams NS, Patel J, George BD, Hallan RI, Watkins ES (1991) Development of electrically stimulated neoanal sphincter. Lancet 338: 1166–1169
17. Womack NR, Morrison JE, William NS (1988) Prospective study of the effects of postanal repair in neurogenic fecal incontinence. Br J Surg 7548–7552

Literatur zu Kap. 8.9.9

1. Arnaud A, Sarles J C, Sielezneff I, Orsoni P, Joly A (1991) Sphincter Repair Without Overlapping for Fecal Incontinence. Dis Colon Rectum 34: 744–747
2. Buchmann P, De Lorenzi D, Müller A (1996) Reeingriffe bei sekundärer Inkontinenz. Chirurg 8: 491–497
3. Christiansen J, Pedersen I K (1971) Traumatic anal incontinence. Proc R Soc Med 30: 189–191
4. Cormann ML (1983) The management of anal incontinence. Surg Clin North Am 63: 177–192
5. Denkers D, Girona J (1991) Operative Therapie der Stress-Defäkation. Akt Koloprokt 8: 171–174
6. Engel AF, Lunniss PJ, Kamm MA, Phillips RKS (1997) Sphinteroplasty for incontinence after surgery for idiopathic fistula in ano. Int J Colorect Dis 12: 323–325
7. Fang DT, Nivatvongs S, Vermeulen FD, Herman FN, Goldberg SM (1984) Overlapping sphincteroplasty for acquired anal incontinence. Dis Colon Rectum 27: 720–722
8. Feshman J W, Peters W R, Shmesch E I, Fry R D, Kodner I J (1991) Anal sphincter Reconstruction: Anterior Overlapping Muscle Repair. Dis Colon Rectum 34: 739–443
9. Girona J, Denkers D (1991) Innere Schließmuskelraffung zur Behandlung der Streßinkontinenz. Stuhlinkontinenz. Barth, Leipzig 51–57
10. Goldberg SM, Gordon PH, Nivatvongs S (1980) Essencials of Anorectal Surgery. Lippincott, Philadelphia
11. Keighley MRB, Fielding JWL (1983) Management of fecal incontinence and results of surgical treatment. Br J Surg 70: 463–468
12. Keighley MRB, Williams NS (1993) Surgery of the Anus, Rectum and Colon. Saunders, Philadelphia, p 402
12. Kiene S (1991) Technik und Ergebnisse anatomiegerechter Rekonstruktion des Analsphinkters. In: Kiene S. Stuhlinontinenz. Barth, Leipzig 51–57
13. Mann CV, Glass R E (1991) Surgical Treatment of Anal Incontinence. Springer Verlag 127–138
14. Morgan R et al (1997) Surgical management of anorectal incontinence due to internal anal sphincter deficiency. Brit J Surg 84: 226–230
15. Parks A G, Mc Partlin J F (1971) Late repair of injuries of the anal sphincter. Proc R Soc Med 64: 1187–1189
16. Pezim ME, Spencer RJ, Stanhope CR, Beart RW, Ready RL, Ilstrup DM (1987) Sphincter repair for faecal incontinence after obstetrical or iatrogenic injury. Dis Colon Rectum 30: 521–525
18. Raulf F (1994) Chirurgische Therapieverfahren zur Behandlung der erworbenen analen Inkontinenz. Kontinenz 3: 3–11
19. Shafik A (1981) A new concept of the anatomy of the anal sphincter mechanism and the physiology of defecation. XI Anal incontinence: a technique for repair. Am J Proct Gastroent Colorect Surg 32: 8
20. Shafik A (1982) Neues Konzept über den anatomischen Aufbau des analen Sphinctermechanismus und der Physiologie der Defäkation. Colo-Proctology 4 (1): 49–54
21. Shafik A et al. (1990) A new concept of the anatomy of the anal sphincter mechanism and the physiology of defecation. The involontary action of the external anal sphincter: histologic study. Acta Anat 138: 359–363
22. Stelzner F (1991) Die anorektale Inkontinenz – Ursache und Behandlung. Chirurg 62: 17–24
23. Stelzner F (1998) Chirurgie an viszeralen Abschlußsystemen. Thieme, Stuttgart, pp 139–144
24. Winkler R, Otto P (1997) Proktologie. Thieme, Stuttgart, pp 98–116

Literatur zu Kap. 8.9.10

1. Schmidt RA (1988) Application of neurostimulation in Urology. Neurourol Urodyn 7: 585–592
2. Matzel KE, Schmidt RA,Tanagho EA (1990) Neuroanatomy of the striated muscular anal continence mechanism: Implications for the use of neurostimulation, Dis Colon Rectum 33: 666–673
3. Matzel KE, Stadelmaier U, Hohenfellner M et al. (1995) Electrical stimulation for the treatment of faecal incontinence. Lancet 346: 1124–1127
4. Vaizey CJ, Kamm MA, Turner IC et al. (1999) Effects of short term sacral nerve stimulation on anal and rectal function in patients with anal incontinence. Gut 44: 407–412
5. Matzel KE, Stadelmaei U, Hohenberger W (2004) Innovations in fecal incontinence: Sacral nerve stimulation Dis Colon Rectum 47, 1720–1728
6. Tjandra JJ, Lim JF, Matzel KE (2004) Sacral nerve stimulation – an emerging treatment for faecal incontinence ANZ J Surg 74: 1098–1106
7. Matzel KE, Kamm MA, Stösser M, Baeten CGMI, Christiansen J, Madoff R, Mellgren A, Rius J, Rosen H, MDT 301 Study Group (2004) Sacral nerve stimulation for fecal incontinence: a multicenter study. Lancet 363: 1270–1276
8. Schmidt RA, Senn E, Tanagho EA (1990) Functional evaluation of sacral nerve root integrity report of a technique. Urology 35: 388–392
9. Matzel KE, Stadelmaier U, Gall FP (1995) Direkte Elektrostimulation der sakralen Spinalnerven im Rahmen der anorektalen Funktionsdiagnostik. Langenbecks Arch Chir 380: 184–188

10. Siegel SW (1992) Management of voiding dysfunction with an implantable neuroprothesis, Urol Clinics of North America, 163–170
11. Spinelli M, Giardiello G, Arduini A, van den Hombergh U (2002) New percutaneous technique of sacral nerve stimulation has high initial success rate: preliminary results. European Urology 208: 1–5
12. Gleason CA (1991) Electrophysiological fundamentals of neurostimulation. World J Urol 9: 110–113
13. Hohenfellner M, Matzel KE, Schultz-Lampel D, Dahms S, Schmidt RA, Tanagho EA, Thüroff JW (1997) Sacral neuromodulation for treatment of micturition disorders and fecal incontinence. In: Hohenfellner, R., J. Fichtner, A. Novick: Innovations in urologic surgery, 129–138, ISIS Medical Media Ltd., Oxford
14. Matzel KE (1999) Sacral spinal nerve stimulation for fecal incontinence. Colon and Rectal Surgery, Principles and Practice 202–206
15. Matzel KE, Stadelmaier U, Hohenfellner M, Hohenberger W (2001) Chronic sacral spinal nerve stimulation for fecal incontinence: Long term results with foramen and cuff electrode. Dis Colon Rectum 44: 59–66
16. Leroi AM, Michot F, Grise P, Denis P (2001) Effect of sacral nerve stimulation in patients with fecal and urinary incontinence. Dis Colon Rectum 44: 779–789
17. Rosen H, Urbarz C, Holzer B, Novi G, Schiessel R (2001) Sacral nerve stimulation as a treatment for neurogenic and idiopathic fecal incontinence. Gastroenterology 121: 536–541

8

Literatur zu Kap. 8.9.12

1. Baeten CGMI. Surgical treatment of anal incontinence. Br J Surg 1998; 85: 723–4
2. Madoff RD, Baeten CGMI, Christiansen J, Rosen HR, Williams NS, Heine J, Lehur PA, Lowry AC, Lubowski DZ, Matzel KE, Nicholls RJ, Seccia M, Thorson A, Wexner SD, Wong WD. Standards for anal sphincter replacement. Dis Colon Rectum 2000; 43:135–41
3. Vaizey C1, Kamm MA, hlicholls RJ. Recent advances in the surgical treatment of faecal incontinence. Br J Surg 1998; 85: 596–603
4. Christiansen J, Lorentzen M. Implantation of artificial sphincter for anal incontinence. Lancet 1987;1: 244–5
5. Christiansen J, Sparso B. Treatment of anal incontinence by an implantable prosthetic anal sphincter. Ann Surg 1992;215:383–6
6. Lehur PA, Michot F, Denis Ph, Grise Ph, Leborgne J, Teniere P, Buzetin JM. Results of artificial sphincter in severe anal incontinence. Report of 14 consecutive implantations. Dis Colon Rectum 1996; 39:1352–5
7. 1-lajivassiliou CA, Carter KB, Finlay IG. Assessment of a novel implantable artificial anal sphincter. Dis Colon Rectum 1997;40:711–7
8. Hajivassiliou CA, Finlay IG. Attempts to achieve faecal continence artificially: a review. Colorectal Disease 1999;1:64–72
9. Hajivassiliou CA, Finiay IG. Effect of a novel prosthetic anal neosphincter on human colonic blood tow. Br J Surg 1998;85:1703–7
10. Rockivood TH, Church JM, Fleshman JW, Kane RL, Mavrantonis C, Thorson AG, Wexner SD, Bliss D, L,owry AC. Fecal incontinence quality of life scale. Quality of life insrument for patients with fecal incontinence. Dis Colon Rectum 2000;43: 9–17
11. Lehur PA, Roig JV, Duinslaeger M. Artificial anal sphincter: a prospective clinical and manometric evaluation. Dis Colon Rectum 2000; 43:1100–6
12. Lehur PA, Glemain P, Bruley des Varannes S, Buzelin JM, Leborgne J. Outcome of patients with an implanted artificial anal sphincter for severe faecai incontinence. A single institution report. Int J Colorect Dis 1998;13:88–92
13. Wong WD, Rothenberger DA, Jensen LL, Bartolo DC.C. An artificial anal sphincter. Dis Colon Rectum 1996;39:1345–51
14. Christiansen T, Rasmussen 00, Lindorff-Larsen K. Long-term results of artificial anal sphincter implantation for severe anal incontinence. Ann Surg 1999;230:45–8
15. Vaizey CJ, Carapeti E, Cahill JA, Kamm MA. Prospective comparison of faecal incontinence grading systems. Gut 1999;44:77–80
16. Lehur PA, Peltier G, Zerbib F, Glerr, iin P, Brliley S. Comparison of quality of life and anorectal function after artificial sphincter implantation. Dis Co1on Rectum 2000;43: A 13
17. Savoye G, Leroi AM, Denis P, Michot F. Manometric assessment of an artificial bowel sphincter. Br J Surg 2000;87:586–9
18. O'Brien P, Skinner S. Restoring control: the artificial bowel sphincter (ABS) in the treatment of anal incontinence. Dis Colon Rectum 2000;43:1213–6
19. Dodi G, Melega E, Masin A, Infantino A, Cavallari F, Lise M. Artificial bowel sphincter (ABS) for severe faecal incontinence: a clinical and manometric study. Colorectal Disease 2000;2:207
20. Malouf AJ, Vaisey CJ, Kamm MA, Nicholls RJ. Reassassing artificial bowel sphincters. Lancet 2000;355:2219–20
21. Vaisey CJ, Kamm MA, Gold DM, Bartram CI, Halligan S, Nicholls R. Clinical, physiological, and radiological study of the new purpose-designed artificial bowel sphincter. Lancet 1998;352:105–9

9 Obstipation

9.1 **Ätiologie und Pathogenese – 326**
S. Müller-Lissner
9.1.1 Allgemeine Lebensweise und Ernährung – 326
9.1.2 Verzögerter Kolontransit – 326
9.1.3 Funktionelle Obstruktion des Anorektums – 327
9.1.4 Psychische Ursachen – 330

9.2 **Klassifikation – 330**
J. Girona
9.2.1 Klassifikation nach der Funktion – 330
9.2.2 Chirurgische Klassifikation – 330

9.3 **Symptomatik – 332**
S. Müller-Lissner

9.4 **Diagnostik – 332**
S. Müller-Lissner

9.5 **Therapieprinzipien und Therapieziele – 333**
J. Girona, J. Lange, B. Mölle

9.6 **Indikationsorientierte Therapiestrategien – 334**
J. Girona, J. Lange, B. Mölle

9.7 **Konservative Behandlung – 335**
S. Müller-Lissner
9.7.1 Basisbehandlung – 335
9.7.2 Medikamentöse Therapie – 336
9.7.3 Biofeedback-Training – 337

9.8 **Operationsverfahren – 337**
9.8.1 Chirurgische Therapie der Slow-transit-Obstipation – 337
F. Stoß
9.8.2 Rektosigmoidaler Pacemaker – 341
A. Shafik
9.8.3 Levatorplastik – 342
A. Shafik
9.8.4 Sphinkteropexie – 344
J. Hirsig

9.9 **Komplikationen der Obstipationstherapie – 346**
J. Girona
9.9.1 Komplikationen der Slow-transit-Obstipation – 347
9.9.2 Komplikationen der Therapie der Rektuminertia – 347
9.9.3 Komplikationen nach Implantation eines rektosigmoidalen Pacemakers – 348
9.9.4 Komplikationen nach der Levatorplastik – 348
9.9.5 Komplikationen nach der Sphinkteropexie – 348

Literatur – 348

Der Begriff »Obstipation« ist ein Sammeltopf für verschiedene Symptome und insofern unscharf. Die veraltete, aber noch oft benutzte Lehrbuchdefinition für Obstipation lautet »weniger als 3 Stuhlentleerungen pro Woche«. 10–20% der Bevölkerung bezeichnen sich in Umfragen als verstopft, aber nur ¼ von ihnen hat eine niedrige Stuhlfrequenz [1, 2]. Einige Patienten befürchten schädliche Folgen durch die lange Verweildauer des Stuhls im Körper und sind tatsächlich durch die niedrige Stuhlfrequenz beunruhigt. Die meisten aber geben als Hauptbeschwerde die Notwendigkeit zum heftigen Pressen zur Stuhlentleerung an.

9.1 Ätiologie und Pathogenese

S. Müller-Lissner

Zur Obstipation führende Pathomechanismen finden sich auf verschiedenen Ebenen, z. B. der Lebensweise, der Darmmotilität, bei der Defäkation. Da mehrere gleichzeitig vorkommen und sich auch gegenseitig bedingen können, ist die Festlegung der Relevanz eines einzelnen Befundes für die Symptomatik bisweilen schwierig. Der Unterscheidung in organische und funktionelle Formen der chronischen Obstipation kommt wenig praktische Bedeutung zu.

9

Die 4 wesentlichen Einflusswege auf die Kolonpassage

- Luminale Faktoren
  - Distension
  - Stimulation mukosaler Rezeptoren
- Extrinsische Faktoren
  - Nerven
  - Hormone
  - Medikamente
- Intrinsische Motilität
- Defäkationsstörung (funktionelle Obstruktion)

9.1.1 Allgemeine Lebensweise und Ernährung

Bei der Klage über Verstopfung wird der Arzt meist mit der chronischen Obstipation konfrontiert. Die akute funktionelle Obstipation, z. B. auf Reisen oder durch Bettlägerigkeit induziert, ist selten Anlass zur ärztlichen Konsultation. Beim nicht Obstipierten kann körperliche Bewegung einen Stuhlreiz auslösen. Ambulante chronisch Obstipierte sind jedoch nicht weniger körperlich aktiv als Gesunde [3]. Empfehlungen an Obstipierte, sich mehr zu bewegen, sind daher weder logisch noch in ihrer Wirksamkeit belegt.

Dass die Ballaststoffzufuhr beim Gesunden eine wichtige Determinante der Kolonfunktion ist, war schon Hippokrates und dem im 13. Jahrhundert tätigen persischen Arzt Hakim bekannt. Der Versuch, Obstipierte mit Ballaststoffen zu behandeln, datiert aus den 1930er Jahren, die Hypothese, dass die sog. Zivilisationskrankheiten durch den Rückgang des Ballaststoffverzehrs in den letzten 100 Jahren bedingt seien, aus den 1950er-Jahren [4].

Der Ballaststoffverzehr schwankte in der früheren Geschichte der Menschheit allerdings wesentlich stärker als im letzten Jahrhundert: Während Homo habilis als Sammler vor 2 Mio. Jahren mit ca. 90% einen ähnlich großen Anteil seiner Nahrung aus Pflanzen deckte wie die Menschen nach der Etablierung des Ackerbaus, nahm Homo sapiens als Jäger rund die Hälfte seiner Kalorien in Form von Fleisch zu sich. Unsere Nahrung hat einen Anteil von immerhin ca. 80% Vegetabilien.

Zwar ist es möglich, durch faserarme Kost bei Gesunden leichte Obstipationsbeschwerden zu erzeugen [5]. Eine vergleichende Diätanalyse von Obstipierten und Kontrollpersonen zeigt aber keinen Unterschied im Ballaststoffverzehr [3]. Der Vergleich von Stuhlgewicht und Transitzeit zwischen Kontrollpersonen und Obstipierten zeigt, dass Obstipierte im Mittel geringere Stuhlgewichte und längere Transitzeiten haben als Kontrollpersonen, ob sie nun mit faserreicher Kost ernährt werden oder nicht [6]. Diese Befunde lassen die Deutung zu, dass Motilitätsstörungen des Kolons und Anorektums als Grundlage der Obstipation vorkommen, die durch faserarme Kost in ihrer Wirkung verstärkt oder überhaupt erst manifest wird.

9.1.2 Verzögerter Kolontransit

Bei einem Teil der Obstipierten lässt sich ein trotz hoher Ballaststoffzufuhr verzögerter Transit nachweisen. In spezialisierten Zentren betrifft dies rund die Hälfte der Patienten, die Häufigkeit in der Allgemeinpraxis ist unbekannt, dürfte aber um einiges niedriger liegen. Diese Patienten haben weniger häufig Kontraktionswellen im Kolon, die den Darminhalt in Richtung Anus transportieren (sog. »mass movements«) [7] und sprechen auch auf das am Kolon sehr stark wirkende Prokinetikum Bisacodyl nur vermindert an [8]. In manchen Fällen liegt eine Abnormität des intramuralen Nervenplexus zugrunde [9, 10], in anderen liegt eine endokrine oder neurologische Erkrankung vor, oder es handelt sich um eine unerwünschte Arzneimittelwirkung (Tabelle 9-1 und Übersicht) [11]. In den meisten Fällen ist die Ursache unklar.

Die Bedeutung hormoneller Ursachen wird gemeinhin überschätzt [11]. Rund die Hälfte der prämenopausalen Frauen berichtet über selteneren Stuhlgang in der 2. Zyklushälfte, die objektive Transitverzögerung ist jedoch gering [12]. Die häufigste hormonelle Ursache der Obstipation dürfte die Schwangerschaft sein.

Tabelle 9-1. Medikamente, die häufig eine Obstipation verursachen

Obstipierendes Medikament	Maßnahme[a]
Antihypertensiva (Kalziumantagonisten, Clonidin)	Änderung des Wirkprinzips (z. B. ACE-Hemmer, β-Blocker)
Antidepressiva (tri- und tetrazyklische)	Serotoninwiederaufnahmehemmer
Eisenpräparate	i.m.-/i.v.-Applikation oder Laxanzien
Antiepileptika	Laxanzien
Opioide	Laxanzien
Parkinson-Mittel (anticholinerg oder dopaminerg)	Laxanzien

[a] Bei manchen Medikamenten ist ein Präparatewechsel sinnvoll, bei anderen nur die zusätzliche Gabe eines Abführmittels. Natürlich ist zunächst zu prüfen, ob das Medikament abgesetzt oder die Dosis reduziert werden kann

Mögliche endokrine Ursachen der Obstipation

- Hypophysenvorderlappeninsuffizienz
- Hypothyreose
- Hypoparathyroidismus
- Phäochromozytom
- Schwangerschaft

Von den neurologischen Ursachen sind der M. Parkinson und Querschnittslähmungen besonders erwähnenswert. Der M. Parkinson geht sowohl mit einer Transitverzögerung als auch einer Defäkationsstörung durch gestörte Relaxation des Sphinkters einher [13], zusätzlich bremsen die dopaminergen und anticholinergen Parkinson-Medikamente den Darmtransit. Die Bedeutung der viszeralen Neuropathie beim Diabetes mellitus zeigt sich in einer Verdoppelung der Häufigkeit der Obstipation bei Diabetikern mit vs. ohne Neuropathie [14]. Ursächlich liegt dem ein Verlust der nahrungsinduzierten sigmoidalen Motilität (»gastrokolischer Reflex«) zugrunde [15].

Auch nach Querschnittslähmung bleibt dieser »Reflex« aus, da er über die Nn. splanchnici pelvini geleitet wird [16]. Allerdings besteht hier durch die Schädigung des 1. Motoneurons eine zusätzliche Entleerungsstörung durch Spastik des äußeren Sphinkters.

Der Transit in höheren Kolonabschnitten kann auch durch eine gestörte Defäkation verzögert werden [17]. Fraglich ist freilich, ob dies eine dauerhafte Transitstörung verursachen kann, z. B. bei der nach Hysterektomie bisweilen neu auftretenden Obstipation [18]. Nach Ansicht einzelner Autoren ist die Bestimmung der segmentalen Transitzeit zur Differenzierung rektaler Ursachen hilfreich, sie hat sich aber nicht durchsetzen können.

Idiopathisches Megakolon und Megarektum

Bei einer kleinen Untergruppe der Patienten findet sich eine Dilatation des Kolons, des Rektums oder beider, die nicht durch eine fassbare Obstruktion verursacht sind. Die Diagnosestellung erfolgt mittels Röntgendarstellung im Doppelkontrast. Als Grenzweite gelten 6,5 cm, jedoch sind beim Megakolon und Megarektum Durchmesser um oder über 10 cm die Regel [19]. Histologisch ist die Muscularis propria erstaunlicherweise verdickt [20].

9.1.3 Funktionelle Obstruktion des Anorektums

Neoplastische und entzündliche Prozesse im Kolon und Rektum können zur mechanischen Obstruktion des Darmlumens führen. Daneben gibt es Störungen, die zu einer funktionellen Obstruktion des Defäkationsweges und damit zur Obstipation führen (Tabelle 9-2) [21]. Sie können nur mit funktionellen Untersuchungsmethoden erkannt werden (funktionelle proktologische Untersuchung, Defäkographie), nicht aber mit den traditionellen morphologisch orientierten Verfahren (Koloskopie, Kolonkontrasteinlauf).

Innerer Rektumprolaps

Beim Einsatz der Bauchpresse zur Defäkation kann es bei mangelhafter Fixierung des Rektums zum teilweisen Prolaps des Rektums ins Rektumlumen kommen. Dieser innere Prolaps kann zu einer Verlegung des Defäkationsweges führen (Invagination, Intussuszeption).

Bei einem Teil der Patienten besteht das Prolabat vorwiegend oder fast ausschließlich aus Rektumvorderwand. Das invaginierte Darmsegment kann eine Rektumfüllung simulieren, sodass der Patient Stuhldrang verspürt und zu

Tabelle 9-2. Mechanismen und Ursachen der funktionellen anorektalen Obstruktion

Betroffene Struktur	Störung	Pathophysiologischer Mechanismus
Innerer Sphinkter	M. Hirschsprung	Keine Relaxation
Äußerer Sphinkter	Anismus	Paradoxe Kontraktion
Rektumwand, zirkulär	Intussuszeption	Luminale Obstruktion
Rektumwand, meist vorn	Rektozele	Druckverschwendung
Beckenboden	Beckenbodensenkung	Druckverschwendung

defäzieren versucht. Da dieser Versuch erfolglos ist, vermittelt er das Gefühl der Obstipation.

Die mechanische Schädigung der invaginierten Darmwand wird als Ursache des solitären Rektumulkus (▶ s. unten) betrachtet. Manometrische Untersuchungen zeigten eine erhöhte basale rektale Motilität, jedoch eine fehlende Zunahme postprandial [22], was sowohl Folge als auch Ursache des Prolapses sein könnte. Jedenfalls könnte es zur Erklärung der oft unbefriedigenden Operationsergebnisse beitragen (▶ s. unten). Der innere Prolaps kann bei der digitalen Untersuchung vermutet werden, lässt sich bisweilen mit dem Proktoskop bis in den Analkanal verfolgen, ist aber am besten mittels Defäkographie darstellbar [21, 23].

Syndrom des solitären Rektumulkus (SRUS)

Die dauernde Traumatisierung durch den Prolaps verursacht Veränderungen der Darmwand, die bis zum Ulkus führen können, aber nicht müssen. Charakteristisch ist eine Verdickung der Rektumwand, v. a. der inneren zirkulären Muscularis propria. Die beiden Muskelschichten können separiert sein, nodulär verdickt und in Bündeln verlaufen. Zum Teil strahlt Muskulatur zwischen die u. U. zystisch erweiterten Drüsenschläuche ein [24]. Der innere Prolaps gilt als die häufigste Ursache chronischer rektaler Ulzerationen [25]. Die Diagnosestellung erfolgt aufgrund der fehlenden Malignitätszeichen und der genannten histologischen Charakteristika. Der Nachweis des inneren Prolapses in der Defäkographie liefert ein zusätzliches Argument für die Diagnose.

Rektozele

Bei Frauen findet sich häufig eine vordere Rektozele. Größere Zelen leisten einerseits einem Prolaps der Rektumvorderwand Vorschub, andererseits können sie die Defäkation dadurch stören, dass der beim Pressen aufgewendete Druck vollständig zur Dehnung der Rektozele nach außen verbraucht wird und nicht der Aufweitung des Analkanals und der Stuhlaustreibung zugute kommt. Ein Teil des Rektuminhalts bleibt in der Zele. Die Rektozele kann bei der digitalen Untersuchung getastet werden, ihre klinische Relevanz lässt sich aber am besten mittels Defäkographie darstellen [23].

Da Rektozelen auch bei asymptomatischen Personen vorkommen, muss eine Therapieentscheidung immer Klinik und Befund einbeziehen.

Beckenbodensenkung

Auch die abnorme Dehnbarkeit des Beckenbodens verschwendet abdominellen Pressdruck. Ursachen sind Geburtstraumen und chronisches Pressen. Ein Dehnungsschaden des N. pudendus kann zusätzlich eine Stuhlinkontinenz bedingen. Das Ausmaß der Beckenbodensenkung beim Pressen kann bei der Defäkographie mittels eines für die Röntgenstrahlen semitransparenten Lineals quantifiziert werden.

M. Hirschsprung

Das aganglionäre Segment des Kolons ist ein zwar seltenes, aber recht bekanntes pädiatrisches Krankheitsbild (M. Hirschsprung). Durch das Fehlen der intramuralen Ganglien erschlafft das Kolon nicht und hemmt dadurch die Stuhlpassage aus den höheren Kolonabschnitten. Der Defekt manifestiert sich in aller Regel früh in der Kindheit. Das befallene Segment kann aber so kurz sein, dass es nur das untere Rektum mit dem inneren Analsphinkter betrifft und daher in der konventionellen Röntgenuntersuchung des Kolons nicht erkannt werden kann. Da die Funktionsstörung nicht so massiv ist wie beim Befall eines längeren Segmentes, wird die Diagnose u. U. erst spät gestellt.

Ballondehnung des Rektums führt dann nicht wie beim Gesunden zu einem Druckabfall im Sphinkter internus. Bei weitem Rektum (Megarektum) gibt es aber falsch-positive Ergebnisse. Die Diagnose wird daher durch den massiv positiven Ausfall der Acetylcholinesterasereaktion an Frischbiopsien der Rektumschleimhaut gestellt.

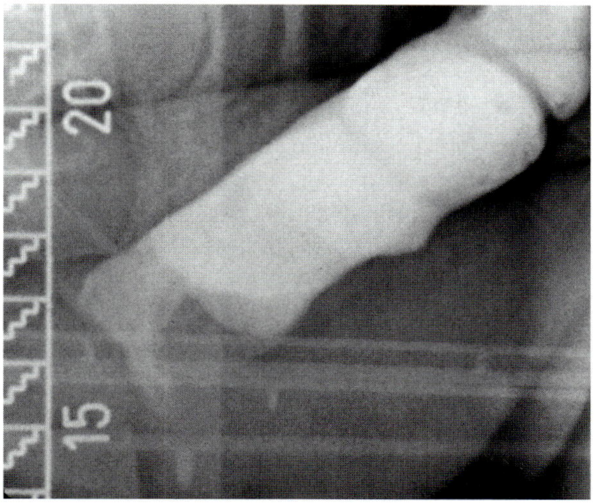

Abb. 9-1. Defäkographisches Bild einer paradoxen Sphinkterkontraktion. Die Puborektalisschlinge kerbt den oberen Analkanal von dorsal ein

Dyssynergie des Beckenbodens

Wenn die Defäkation durch die Bauchpresse unterstützt werden soll, muss der Patient die Bauchmuskulatur kontrahieren, die Beckenbodenmuskeln aber relaxiert halten. Manche Patient(innen) kontrahieren aber beim Betätigen der Bauchpresse auch den äußeren Sphinkter und blockieren dadurch den Defäkationsweg (Anismus) [26].

Es handelt sich somit um den falschen Gebrauch eines gesunden Muskels (Abb. 9-1). Wann oder wodurch dieser fehlerhafte Gebrauch erlernt wird, ist unklar. Der Anismus ist öfter mit einem langsamen Kolontransit kombiniert.

Ein Problem dieser Störung liegt darin, dass es keinen positiven Beweis (keinen »golden standard«) für die Diagnose gibt. Zwar kann die paradoxe Kontraktion des Sphinkter externus auf verschiedene Weise demonstriert werden (Tabelle 9-3), es kann sich aber immer auch um ein Artefakt handeln, weil der Patient sich im Untersuchungslabor nicht so entspannt verhält wie auf der häuslichen Toilette.

Dies wird dadurch unterstrichen, dass sich manometrisch auch bei einem Teil der Patienten mit Inkontinenz und bei Gesunden eine paradoxe Kontraktion findet [27]. Die Störung wird in manchen Zentren selten diagnostiziert, in anderen macht sie ⅓ der Obstipierten aus. Die Verwendung einer ambulanten Druckmesseinheit senkte die Häufigkeit der Diagnose Anismus um 80% [28]!

Es ist daher sicher falsch, aufgrund einer paradoxen Sphinkterkontraktion in einem einzigen Verfahren und ohne Aufklärung über »korrektes Pressen« die Diagnose Anismus zu stellen. Vielmehr sollte diese nur angenommen werden, wenn der Patient auch nach wiederholter Erklärung der verschiedenen Muskelfunktionen während der anorektalen Manometrie beim Pressen den Sphinkter kontrahiert und berichtet, dass er bei der Defäkation zu Hause dieselben Schwierigkeiten habe wie bei der Defäkographie.

Auf die (unwillkürliche) Spastik des äußeren Sphinkters bei M. Parkinson und Schädigung des 1. Motoneurons z. B. bei Querschnittsläsionen wurde bereits hingewiesen.

Hyposensibilität des Rektums

Sowohl die Auslösung des rektoanalen Inhibitionsreflexes als auch die subjektive Wahrnehmung der Rektumfüllung sind Voraussetzungen für eine ungestörte Defäkation. Entsprechend leistet eine Hyposensibilität des Rektums auf Dehnungsreize einen Beitrag zur Obstipation [29]. Dies verschlechtert die Situation beim langsamen Transit, der ja durch die längere Verweildauer zu kleineren Stuhlvolumina härterer Konsistenz führt. Solche Schafskotstühle sind ohnehin schwieriger zu entleeren [30].

Tabelle 9-3. Synopse der anorektalen Funktionstests mit ihren Ergebnissen bei Anismus

Test	Normalbefund beim Pressen	Bei Anismus
Inspektion	Leichte Senkung des Anus	Retraktion
Digitale Untersuchung	Keine Änderung/Erschlaffung	Kontraktion
Manometrie	Relaxation	Kontraktion
EMG	Sistieren der Aktivität	Zunahme
Ballonexpulsionstest	Expulsion	Keine Expulsion
Defäkographie	Öffnung des Analkanals; Zunahme des anorektalen Winkels; Entleerung, praktisch komplett	Analkanal bleibt geschlossen; Winkel gleich oder kleiner; dorsale Inzisur (M. puborectalis); keine oder geringe Entleerung
Fäkoflowmetrie	Kurzdauernder mäßiger Abdominaldruck; zügige Entleerung	Persistierend hoher Abdominaldruck, geringe zögerliche Entleerung

Stuhlimpaktion

Wegen ihrer Häufigkeit insbesondere bei pflegebedürftigen geriatrischen Kranken verdient die Stuhlimpaktion (Koprostase) des Rektums besondere Erwähnung. Vor allem bei immobilen Patienten können sich aus größeren Stuhlmengen feste Klumpen bzw. »Steine« im unteren Kolon bilden.

Die Obstruktion des Darmlumens kann bis zum mechanischen Ileus führen, der eine chirurgische Intervention nötig macht. Im Weiteren kann es aus sterkoralen Ulzera der Rektumschleimhaut nennenswert bluten. Da an den Kotsteinen vorbei breiiger oder flüssiger Stuhl passieren kann (paradoxe Diarrhö), wird dann oft eine Diarrhö vermutet.

Das Rektum kann durch die Kotsteine auch soweit gedehnt werden, dass der rektoanale Inhibitionsreflex ausgelöst wird und der innere Analsphinkter dauerhaft relaxiert bleibt [31]. Die Folge ist eine Stuhlinkontinenz. Deren Ursache wird häufig über längere Zeit nicht erkannt, obwohl eine rektale Austastung des Enddarms eine sichere und einfache Diagnosestellung ermöglicht.

Zustand nach Rektopexie

Die Rektopexie beseitigt zwar zuverlässig den inneren und äußeren Rektumprolaps (► s. unten), ist aber ihrerseits mit schlechten Ergebnissen bezüglich der Stuhlentleerung behaftet [32], indem rund die Hälfte der Patienten postoperativ über eine Defäkationsstörung klagt [33]. Ursächlich könnten Motilitätsstörungen zugrunde liegen [22]. Näherliegend scheint aber eine operativ herbeigeführte Unfähigkeit des Rektums, sich wie gewohnt im Zuge der Entleerung einfalten zu können.

Die Abklärung postoperativer Defäkationsstörungen verlangt neben der proktologischen Untersuchung in der Regel eine Defäkographie.

9.1.4 Psychische Ursachen

Die Studien, die psychische Parameter bei Obstipierten untersuchten, kommen trotz Verwendung unterschiedlicher Skalen zu bemerkenswert ähnlichen Ergebnissen [34, 35]. Danach haben Obstipierte zwar insgesamt eine geringere Lebensqualität als Kontrollpersonen, dies ist aber vornehmlich auf die Patienten mit normalem Transit und Verdacht auf eine Defäkationsstörung zurückzuführen. Entweder beeinträchtigen somit Defäkationsstörungen die Lebensqualität stärker, oder psychisch auffällige Patienten klagen häufiger über Missempfindungen bei der Defäkation. Im Gegensatz zum irritablen Darm liegen bei chronischer Obstipation keine Studien zur Psychotherapie vor, die zur Klärung dieser Frage beitragen könnten.

9.2 Klassifikation

J. Girona

Neben den bekannten Ätiologien gibt es weitere Obstipationsformen, deren Ursachen unbekannt sind. Diese werden unter den Sammelbegriff chronische idiopathische Obstipation (CIO)zusammengefasst. Ihre Diagnose kann sicher erst dann gestellt werden, wenn alle anderen bekannten Ursachen durch umfassende Untersuchungen ausgeschlossen sind.

9.2.1 Klassifikation nach der Funktion

Um zu einer Einteilung dieser Obstipationsformen zu gelangen, werden die unteschiedlichen Funktionen des Defäkationsvorgangs berücksichtigt.

Die Defäkation ist bekanntlich ein aktiver Vorgang koordinierter Funktionen verschiedener Organe des gastrointestinalen Traktes. Die wichtigsten Funktionen sind die Speicherung, der Transport und die Entleerung des Darminhaltes u. a. mit Beteiligung von komplexen motorischen und reflektorischen Abläufen [12, 15]. Die Transportfunktion ist hauptsächlich im Dünndarm und im Kolon zu finden, während die Speicherungs- und die Entleerungsfunktion im Anorektum lokalisiert ist [5].

Transportstörungen können diffus im Bereich des gesamten gastrointestinalen Traktes oder entlang der Kolonwand bzw. auch segmental an verschiedenen Stellen des Kolons auftreten [13]. Wenn also diese im Vordergrund stehen, handelt es sich um eine Obstipation enterokolonischen Ursprungs. Entleerungsstörungen sind dagegen im Bereich des Anorektums lokalisiert. Obwohl Entleerungsstörungen nach unserer Erfahrung bei weitem überwiegen, können beide Obstipationsformen gemeinsam auftreten.

Einteilung der Obstipation nach der Lokalisation der Funktionstörung

- Transportstörungen
  - Dünndarm
  - Kolon
- Entleerungsstörungen
  - Rektum: Inertia
  - Analkanal: distale Obstruktion

Bei den Transportstörungen im Bereich des Dickdarms, auch Slow-transit-Obstipation genannt, handelt es sich häufig um eine *Inertia coli* [26, 30], deren Ätiologie noch unbekannt ist. Die radiologische Transit-time-Bestimmung sowie Studien über die Motilität bzw. Druckmessungen am Kolon liefern häufig diesen Störungsnachweis. Andere bekannte Obstipationsformen sind die *angeborene oder er-*

worbene Aganglionose M. Hirschsprung bzw. der M. Chagas, die intestinale neuronale Dysplasie, die Dysganglionose, die intestinale Myopathie und das Megakolon/Megarektum [2, 20, 27] (Kap. 9.1).

Die Entleerungsstörungen werden im Wesentlichen in eine *Rektal-Inertia-* oder eine *Outlet-Obstruktion* unterteilt. Die primäre Inertia recti ist durch fehlende Propulsion der dilatierten Rektumwand bei normaler Muskelstruktur und regelrechter Innervation gekennzeichnet. Ihre Ätiologie ist unbekannt. Die Erkrankung ist zu unterscheiden von der sekundären Inertia recti. Sie tritt häufig aufgrund der bekannten degenerativen Pathologien im Rahmen einer intestinalen globalen Motilitätsstörung auf oder als Folge morphologischer, neurologischer oder mechanischer Störungen wie z. B. im Verlauf einer langjährigen Analstenose [26].

Bei der distalen Obstruktion (Outlet-Obstruktion) handelt es sich um eine Störung der Öffnungsfunktion des Afters bei der Defäkation. Ihrer Entstehung liegen häufig morphologische und funktionelle Funktionsstörungen zugrunde, welche in der Praxis häufig zusammen vorkommen.

Organische Ursachen wie die *anale Stenose*, der *distale M. Hirschsprung*, die *Rektumintussuszeption* und der *Prolaps recti* sind bekannt und im Kap. 9.1 bereits behandelt [8].

Funktionelle Störungen sind vielseitig, sie werden je nach Lokalisation im Bereich des Afters, der Sphinkteren oder des Rektums unterschieden. Die wesentlichen funktionellen Störungen sind unter den Begriff *Strainodynie* und *Oligofäkorrhö* bekannt [26].

Wesentliche funktionelle Störungen der Outlet Obstruktion

- Oligofäkorrhö
- Strainodynie
  - Anale Strainodynie
  - Sphinktäre Strainodynie
  - Levator-Strainodynie
  - Detrusor-Strainodynie

Bei der Oligofäkorrhö besteht eine mangelnde Öffnungsfähigkeit des Afters bei der Defäkation infolge einer unbekannten Plexusdegeneration im Bereich des M. sphincter ani internus. Klinisch findet sich ein verdickter M. sphincter ani internus mit erhöhten Ruhedruckwerten und fehlender Inhibition des anorektalen Reflexes. Durch die Sphinkterverdickung findet sich eine Stufenbildung des Aftereingangs bei der digitalen Untersuchung. Beim Pressen kommt es, je nach Ausprägung, zur Bildung eines sog. »Konusanus«.

Bei der Strainodynie handelt es sich um obstipierte Patienten, bei denen trotz exzessivem Pressen keine Entleerung erfolgt, obwohl ampullärer Stuhl von weicher Konsistenz zu finden ist. Je nach Lokalisation der funktionellen Störung im Analkanal, im Bereich der Sphinkteren, des M. levator ani oder der Rektumampulle wird die von Shafik beschriebene Strainodynie in 4 Gruppen unterteilt [23].

Bei der *analen Strainodynie* handelt es sich um eine mangelhafte Öffnungsfähigkeit des Afters infolge einer nicht bekannten anlagebedingten oder erworbenen fibrösen Verengung der inneren Schicht des Analkanals mit erhöhten Druckwerten (Laxanzienabusus?).

Bei der *sphinktären Strainodynie* liegt die funktionelle Störungsursache in Höhe der Sphinkteren. Es handelt es sich meistens um eine fehlende Relaxation (Anismus) oder um eine dyssynergische Kontraktion der Sphinkteren bei der Defäkation.

Beim *Anismus* liegt die Störung in einer ausbleibenden Relaxation des M. sphincter ani externus bzw. des M. puborectalis bei der Defäkation [7, 14, 17]. Analmanometrisch finden sich erhöhte Druckwerte beim Pressen. Die sichere Diagnose lässt sich elektromyographisch stellen (Kap. 3.9.3).

In vielen Fällen handelt es sich aber um eine *Dyssynergie zwischen dem Externus bzw. dem Internus und der Rektumampulle*. Die funktionelle Störung besteht in einer Kontraktion statt einer Relaxation des Internus bzw. des Externus nach Dehnungsreiz des Rektums bei der Defäkation. Die anale Manometrie ist meistens unauffällig [4]. Die Differenzialdiagnose zwischen Internus- oder Externusdyssynergie wird durch die EMG-Untersuchung gestellt (Kap. 3.8).

Bei der *Levator-Strainodynie* finden sich unterschiedliche Störungen der Levatorfunktion gegenüber der Rektumampulle im Sinne einer Dysfunktion, einer Dyssynergie oder einer paradoxen Reaktion. Diese Störungen lassen sich hauptsächlich elektromyographisch nachweisen. Nicht selten handelt es sich um eine *Levator-Dysfunktion* infolge einer muskulären Schwäche mit fehlender Aktivität des M. levator ani in Ruhe und nach Kontraktion.

Bei der *Detrusor-Levator-Dyssynergie* findet sich eine Erschlaffung statt einer Kontraktion des M. levator ani nach ampullärem Dehnungsreiz. Das EMG zeigt eine normale Ruheaktivität des Levators, welche verschwindet, sobald die Ampulle stimuliert wird [14].

Eine häufigere Störung der Öffnungsfunktion des Afters beim Pressen ist das *paradoxe Levatorsyndrom*. Analtonometrisch findet sich eine auffallende Druckerhöhung statt einer Erniedrigung beim Pressvorgang. Die EMG-Untersuchung zeigt eine zunehmende Aktivität des Levators beim Kneifen des Afters, während beim Pressen eine verminderte bis fehlende Kontraktion des Levators registriert wird.

Alleinige funktionelle Störungen im Bereich der Rektumampulle sind selten. Bei der *Strainodynie des Detrusors* zeigt sich nach Stimulation eine propulsive Kontraktion des Rektums in umgekehrter Richtung, d. h. von distal nach proximal mit einer Verlagerung des Bolus nach kranial. Die Störung lässt sich radiologisch im Rahmen einer Defäkographie gut erkennen.

9.2.2 Chirurgische Klassifikation

Nach einer Funktionsanalyse der Defäkation besteht vor jeglicher Therapie, insbesondere vor einem möglichen Einsatz der Chirurgie, die Notwendigkeit, eine therapieorientierte Einteilung der unterschiedlichen Defäkationsstörungen zu erstellen.

Auf der Grundlage der Morphologie und der Funktion des Darmtraktes haben wir 1995 die chronische idiopathische Obstipation in Anlehnung an die Arbeitsgruppe um Goldberg in 4 Hauptgruppen unterteilt. 2 wichtige Parameter, der Kolontransport und die anorektale Entleerungsfunktion, bilden die Basis unserer Klassifikation [1, 11, 13].

- Obstipation Typ I:
  Es handelt sich um obstipierte Patienten mit normalem Kolontransport und normaler anorektaler Physiologie.
- Obstipation Typ II:
  Es handelt es sich um obstipierte Patienten mit Transportstörungen, meistens im Bereich des Kolons und mit normaler anorektaler Funktion.
- Obstipation Typ III:
  Es handelt es sich um obstipierte Patienten mit normaler Transitzeit des Kolons, jedoch mit veränderter Physiologie des Anorektums.
  Die Gruppe wird in 2 Subgruppen eingeteilt:
  - Der Obstipationstyp III wird in 2 Subgruppen unterteilt. Beim Typ IIIa handelt es sich um Störungen infolge einer verminderten bzw. fehlenden Kontraktion der Rektumampulle im Rahmen einer primären oder sekundären Inertia recti.
  - Bei Obstipierten des Typ IIIb liegt neben der normalen Transitzeit eine distale Obstruktion als Folge von morphologischen oder funktionellen Störungen der Öffnerfunktion des Enddarms vor.
- Obstipation Typ IV:
  Es handelt es sich um obstipierte Patienten mit Störungen im Bereich des Kolons im Sinne eines »slow transit« und gleichzeitiger Störung der anorektalen Funktion.

Wegen der Komplexität der Veränderungen gelingt es in vielen Fällen nicht, eine subtile Abgrenzung der unterschiedlichen Krankheitsentitäten zu erzielen.

9.3 Symptomatik

S. Müller-Lissner

Die sog. funktionellen Erkrankungen des Gastrointestinaltraktes finden seit dem Internationalen Kongress in Rom 1988 vermehrt Beachtung. Damals wurden diagnostische Kriterien (»Rom-Kriterien«) und Empfehlungen zum diagnostischen und therapeutischen Vorgehen erarbeitet. Diese Kriterien finden zunehmende Verbreitung und wurden 1998 revidiert [56]. Danach sollen für die »Diagnose Obstipation« wenigstens 2 der folgenden Symptome für mindestens 3 Monate innerhalb des vergangenen Jahres vorliegen:

Symptomatik

- Heftiges Pressen bei wenigstens ¼ der Defäkationen
- Knollige oder harte Stühle bei wenigstens ¼ der Defäkationen
- Gefühl der inkompletten Entleerung bei wenigstens ¼ der Defäkationen
- Gefühl der analen Blockierung bei wenigstens ¼ der Defäkationen
- Manuelle Manöver zur Stuhlentleerung bei wenigstens ¼ der Defäkationen
- 2 oder weniger Entleerungen pro Woche

Der Begriff akute Obstipation ist nicht einheitlich definiert. Er umfasst das Ausbleiben des Stuhlgangs über mehrere Tage bei vorher häufigerem Stuhlgang. Bei begleitenden Zeichen eines Ileus sollte man aber nicht von akuter Obstipation sprechen.

9.4 Diagnostik

S. Müller-Lissner

Wichtig ist, dass nach anfänglicher Schilderung der Beschwerden durch den Patienten die Anamnese aktiv erhoben wird, da der Patient manche Symptome nicht spontan schildert. Stets sollte man zu erfahren suchen, warum sich der in der Mehrzahl der Fälle ja seit Jahren unter den Beschwerden leidende Patient gerade jetzt vorstellt (Was ist seine »Agenda«?). Besonderes Augenmerk muss dabei auf eine kürzliche Änderung der Symptomatik und sog. Alarmsymptome gerichtet werden, da beides Hinweise auf eine »organische« Erkrankung sind und eine entsprechende Suche verlangen.

Sonst kann die Diagnostik bei der überwiegenden Mehrzahl der Patienten recht sparsam gehalten werden. Bei der klinischen proktologischen Untersuchung soll der Patient auch angehalten werden, zu pressen und den Sphinkter externus zu kontrahieren (»Zwicken«, »Kneifen«), da hierbei wichtige Informationen über Defäkationsstörungen erhoben werden können. Die Koloskopie ist zum Ausschluss einer organischen Kolonerkrankung (Kolitis, Malignom) indiziert, zur Diagnostik bei chronischer Obstipation trägt sie nichts bei. Auch Laboruntersuchungen sind meist überflüssig.

Die Symptomatik kann Anhaltspunkte dafür liefern, ob es sich eher um einen langsamen Transit oder um eine Defäkationsstörung handelt [37]: Während seltener Stuhlgang und abdominelles Völlegefühl für die Transitstörung sprechen, weisen ein anales Obstruktionsgefühl und v. a. digitale Manipulationen wie eine Unterstützung des Damms, einer Rektozele oder die digitale Ausräumung auf eine Defäkationsstörung hin.

Anamnestische Hinweise auf die unterschiedlichen Formen der chronischen Obstipation

- Mangelnde Kolonfüllung
  - Ballaststoffarme Ernährung bei Diätanalyse
  - »Pseudoobstipation« (als »nicht normal« bewertetes Ausbleiben des Stuhlgangs in den 1–2 Tagen nach laxanzieninduzierter Darmentleerung)
- Langsamer Kolontransit
  - Kein spontaner Stuhldrang
  - Aufgetriebener Bauch, Völlegefühl
  - Lange Anamnese
  - Obstipierendes Arzneimittel (Tabelle 9-1)
  - Neurologische Erkrankung, z. B. diabetische Neuropathie
  - Endokrine Ursache (► s. oben)
- Funktionelle anorektale Obstruktion
  - Gefühl der unvollständigen Entleerung des Rektums
  - Blockierungsgefühl beim Pressen
  - Heftiges Pressen trotz Stuhldrangs und weichen Stuhls
  - Manuelle Unterstützung der Rektozele zur Entleerung
  - Digitale Ausräumung

Der nächste diagnostische Schritt ist die hochdosierte Probebehandlung mit Ballaststoffen. Am besten eignen sich Weizenkleie und Präparate aus z. B. Flohsamen. Kleie ist billiger, Flohsamen werden aber besser vertragen [38]. Wenn darunter die Beschwerden ausreichend gebessert sind, so ist eine weitere Diagnostik nicht sinnvoll [39].

Die Technik der speziellen Untersuchungsmethoden bei Obstipation ist im Kap. 3.5.2 ausführlich beschrieben. Die Transitzeitmessung dient in erster Linie der Objektivierung der Angaben des Patienten, die hinsichtlich der Stuhlfrequenz recht zweifelhaft sein können. Die Behauptung, während der vergangenen Woche »praktisch überhaupt keinen Stuhlgang gehabt« zu haben, kann bei normaler Transitzeit leicht widerlegt werden. Die Messung lässt sich praktischerweise mit der hochdosierten Probebehandlung mit Ballaststoffen kombinieren, da sie ohnehin bei ballaststoffreicher Ernährung durchgeführt werden soll. Das Ergebnis liegt meist entweder eindeutig im Normbereich (d. h. deutlich unter 60 h) oder eindeutig im pathologischen Bereich (d. h. deutlich über 60 h). Grenzfälle um 60 h sind ungewöhnlich [39].

Der Verdacht auf eine Defäkationsstörung wird am besten mittels Defäkographie abgeklärt. Die Strahlenbelastung dieser Methode ist aber zu beachten, v. a. bei jungen Frauen. Sie wird bei der Untersuchung mittels MRT vermieden, die zudem »schönere Bilder« liefert [40]. Ihre Validität ist aber noch schlechter belegt als die der Defäkographie. Wenn sich der Verdacht auf einen Anismus ergibt, so folgt als nächstes die anorektale Manometrie. Wenn sich dabei ein Normalbefund ergibt, ist der Verdacht widerlegt. Findet sich eine paradoxe Kontraktion, so kann jetzt dem Patienten in Ruhe die Funktion der verschiedenen an der Kontinenz und Defäkation beteiligten Muskeln erklärt und ihm wahrnehmbar gemacht werden. Es handelt sich damit bereits um eine erste Biofeedback-Sitzung (► s. unten).

Diagnostisches Vorgehen bei der Obstipation

- Standarddiagnostik
  - Anamnese, »Agenda«
  - Proktologische Untersuchung
  - Koloskopie
  - Probebehandlung
- Zusatzdiagnostik
  - Transitzeitbestimmung
  - Defäkographie/MRT
  - Anale Manometrie

9.5 Therapieprinzipien und Therapieziele

J. Girona, J. Lange, B. Mölle

Die Obstipation stellt bekanntlich ein rein internistisches Problem dar, welches in der Regel keine chirurgische Maßnahme erfordert. Bei einer kleinen Anzahl von Patienten, meist Frauen, versagen alle konservativen Maßnahmen zur Behebung des Leidens. Hiernach besteht die Möglichkeit, die Stuhlträgheit durch eine chirurgische Vorgehensweise günstig zu beeinflussen.

Das eigentliche Ziel jeglicher Therapie der Obstipation liegt in der Normalisierung der Darmentleerung. Eine wirkliche Heilung wird nach allen bislang bekannten Behandlungsmethoden selten erreicht. In der Praxis besteht deshalb der Wunsch der Obstipierten nach einem beschwerdefreien Leben ohne Laxanzien.

Stuhlgewohnheiten sind nicht immer als pathologisch zu bewerten. Exzessives Pressen sollte dagegen vermieden werden. Insbesondere wirkt sich das Pressen bei einer Herzinsuffizienz, bei Bauchwandhernien oder im Fall einer ausgeprägten Beckenbodensenkung sehr ungünstig aus. Im Prinzip sollte die Behandlung der Obstipation mehr der Beseitigung bzw. Linderung der Beschwerden als der Prophylaxe möglicher Komplikationen dienen.

Obstipationsbeschwerden, die im Verlauf einer akuten Erkrankung auftreten, sind i. allg. zu vernachlässigen, da sie später rasch abklingen. Begleitbeschwerden wie Kopfschmerzen oder Schwindelgefühl sind mit Sicherheit nicht als eine Folge der Obstipation zu bewerten.

9.6 Indikationsorientierte Therapiestrategien

J. Girona, J. Lange, B. Mölle

Aufgrund der dargelegten pathogenetischen Mechanismen der Obstipation und in Anlehnung an unsere Klassifikation besteht die Möglichkeit, bei Therapieresistenz in geeigneten Fällen durch chirurgische Maßnahmen ein erfolgreiches Behandlungsergebnis zu erreichen [1–3, 21, 22, 31].

Bei der großen Patientengruppe mit einer *Obstipation Typ I* ist die Behandlung wegen der extrakolonischen Ursachen immer konservativ. Eine Basisbehandlung wird empfohlen.

Bei der *Obstipation Typ II* mit Transportstörungen, aber normaler anorektaler Funktion, führt eine über längere Zeit konsequent vorgenommene konservative Therapie zum Erfolg. Bei Therapieresistenz stellt das idiopathische Megakolon/Megarektum und der M. Hirschsprung des Erwachsenen eine chirurgische Hauptindikation dar [1, 2, 8, 13, 27, 30, 31].

Handelt es sich um eine *Obstipation Typ IIIa,* ist eine konservative Therapie u. a. mit Analdehnungen und Einläufen in den meisten Fällen erfolgreich. Chirurgische Maßnahmen sind mit großer Zurückhaltung zu stellen und u. E. den Patienten vorbehalten, die durch das Krankheitsbild weitgehend invalidisiert sind.

Bei der therapieresistenten *Inertia recti* wird meistens eine subtotale Kolektomie, in manchen Fällen eine Verkleinerung der Rektumampulle empfohlen [24, 30]. Bei einwandfreiem Nachweis einer Inertia recti und fehlenden Begleitstörungen des Transports und der Entleerung sind rektosigmoidale Resektionsverfahren, in dem ein Teil der Mastdarmampulle mit einem distalen Sigmasegment entfernt wird, meistens erfolgreich [29]. Andere Methoden wie die Verkleinerung der Mastdarmampulle oder subtotale Kolektomien sollten wegen höherer Morbidität und häufigen Rezidiven nicht erfolgen. Nach Ampullenverkleinerung haben wir infolge einer erneuten Überdehnung häufig Rezidive nach 1–2 Jahren beobachtet.

Bei einer reinen Rektuminertia ohne Transportstörungen haben wir im Extremfall (wenn Darmentleerungen trotz massivem Laxanzienabusus nur alle 2–3 Wochen stattfinden) mit der Anlage eines Ileuminterponats neben einer rektosigmoidalen Resektion im Sinne eines »Autoenema« [9] gute Erfahrungen gemacht. Falls exzessive Diarrhöen in der postoperativen Phase auftraten (in unserem Krankengut bei 2 Patienten), konnten wir die Durchfälle nach einer Reanastomosierung des terminalen Ileums an der eigenen Ursprungsstelle beseitigen.

Bei Vorhandensein einer Inertia recti mit einer begleitenden distalen Obstruktion sollte zuerst die Obstruktion angegangen und evtl. später die Inertia recti, falls notwendig, durch eine rektosigmoidale Resektion ergänzend behandelt werden.

Eine andere Möglichkeit zur gezielten Steuerung der erschlafften Rektumampulle bietet die Implantation eines Pacemakers in Höhe des Rektosigmas. Die Magnetstimulation könnte in naher Zukunft eine weitere Alternative darstellen.

Bei obstipierten Patienten des *Typs IIIb* handelt es sich nicht selten um *morphologische Veränderungen* des Enddarms wie die anale Stenose, der Rektumprolaps, der distale M. Hirschsprung. Diesen Erkrankungen stehen bei Therapieresistenz bekannte operative Ansätze zur Verfügung [19, 31].

Neben den genannten Veränderungen können Obstipationsbeschwerden bei Vorhandensein einer Sphinkterdysplasie auftreten. Hauptsächlich handelt es sich um Kinder, die unter einer Überlaufinkontinenz leiden. Die Therapie der Wahl ist die Sphinkteropexie. Die Methode ist nach unserer Erfahrung auch bei Erwachsenen, wenn sie an einer distalen Obstruktion leiden, anwendbar.

Infolge exzessiven Pressens kommt es im Lauf der Zeit zu einer deutlichen Überdehnung des anokokzygealen Ligaments, welches beim Pressen tastbar ist und radiologisch gemessen werden kann. Eine Kontraktion des überdehnten Ligamentes beim Pressen kann nicht zu der gewünschten Öffnung des Afters beitragen. Nach einer operativen Raffung der dorsalen Verankerung des Ligaments am Steißbein kommt es beim Pressen während der Defäkation zu einer kontraktionsfähigen Öffnungsfunktion des oberen Analkanals.

Bei *funktionellen Störungen* handelt es sich im Wesentlichen um 2 Krankheitsbilder, die in den letzten Jahren unter den Bezeichnungen *Oligofäkorrhö und Strainodynie* bekannt geworden sind [23].

Die Therapie der Oligofäkorrhö gestaltet sich in den meisten Fällen konservativ mit Einläufen, faserreicher Kost und Analdehnungen. Bei anhaltener Symptomatik und in ausgeprägten Fällen mit einem »Konusanus« wird eine Einkerbung des verdickten Internus empfohlen.

Die Therapie der Wahl der *analen* Strainodynie ist die sog. Bandotomie.

Bei der *sphinktären* Strainodynie liegt die Störung in Höhe der Sphinkteren.

Die Therapie der Wahl des Anismus ist konservativ mit Hilfe eines Biofeedback-Trainings. Die Erfolgsquote liegt je nach Literaturstelle zwischen 35 und 90%. Unserer Erfahrung nach war die Trainingsmethode in 43% der Fälle erfolgreich [10].

Im Falle einer *Dyssynergie zwischen dem Externus bzw. dem Internus und der Rektumampulle* empfiehlt sich nach

Tabelle 9-4. Klassifikationsbedingte Strategie der chronischen idiopathischen Obstipation aus chirurgischer Sicht

Obstipation Typ		Therapieindikationen		
		Diagnose		Maßnahme
I				Konservative Behandlung
II				Konservative Maßnahmen, Resektionsverfahren
III	a	Organische Störungen		Konservative Behandlung, operative Korrektur
			Inertia recti	Konservative Maßnahmen, Resektionsverfahren, Ileuminterponat, Pacemaker
	b	Funktionelle Störungen	Oligofäkorrhö	Konservativ, Myotomie des Internus
			Anale Strainodynie	Konservativ, Bandotomie
		Sphinkter-Strainodynie	Anismus	Biofeedback-Training
			Detrusor-Analkanal-Dyssynergie	Sphinkterotomie des Internus
			Detrusor-Sphinkter-Dyssynergie	Sphinkterotomie des Externus
		Levator-Strainodynie	Levatordysfunktion	Levatorplastik
			Detrusor-Levator-Dyssynergie	Biofeedback-Training
			Paradoxes Levatorsyndrom	Biofeedback-Training
			Detrusor-Strainodynie	Biofeedback-Training

erfolglosen konservativen Maßnahmen, u. a. mit analen Dehnungen, chirurgischerseits jeweils eine interne oder eine externe Sphinkterotomie [26]. In der letzten Zeit sind neue erfolgversprechende Therapieansätze dazu gekommen, u. a. durch Anwendung des Botulinumtoxins (Kap. 5.6.2).

Handelt es sich um eine *Levator-Strainodynie*, empfiehlt sich die Durchführung einer Levatorplastik. Durch Verankerung der erschlafften Levatorschenkel an der lateralen Rektumwand wird eine Straffung des Levators erzielt. Die neu angespannte Muskulatur kann ihre Funktion wieder aufnehmen. Nach eigener Erfahrung wurde damit von 1985–1989 bei insgesamt 80 operierten Patienten in ⅔ der Fälle eine regelrechte Entleerungsfunktion wiederhergestellt [5].

Die Behandlung der *Detrusor-Levator-Dyssynergie* ist konservativ, ein Biofeedback-Training wird empfohlen. Chirurgische Maßnahmen sind bislang nicht erfolgversprechend. Zur Behandlung des *paradoxen Levatorsyndroms* empfiehlt sich ein Biofeedback-Training sowie diätetische Maßnahmen und die Gabe von milden Laxanzien.

Als Therapiemöglichkeit der selten vorkommenden *Strainodynie des Detrusors* steht ein konsequent durchgeführtes Biofeedback-Training zur Verfügung (Tabelle 9-4).

Bei der Obstipation *Typ IV* handelt es sich um die schwierigsten Obstipationsfälle im Hinblick auf die Diagnose und Therapie. Wegen der sehr unterschiedlichen Störungen im Bereich der Transport- und Entleerungsfunktion gelingt eine Diagnoseabgrenzung in manchen Fällen nicht. Bei der Therapie dieser Patientengruppe sollte grundsätzlich die Entleerungsstörung des Anorektums gegenüber der Transportstörung des Kolons bevorzugt behandelt werden. Nach diesem Prinzip konnten wir in ausgewählten Fällen eine deutliche Besserung der Defäkation erzielen [11].

9.7 Konservative Behandlung

S. Müller-Lissner

Die chronische Obstipation ist harmlos, wenn auch u. U. lästig. Sie ist insofern nur dann abklärungs- und/oder behandlungsbedürftig, wenn ein Leidensdruck besteht.

9.7.1 Basisbehandlung

Die wichtigste Maßnahme ist die Aufklärung darüber, dass es keine minimal erforderliche Stuhlfrequenz gibt und dass durch seltenen Stuhlgang keine Nachteile für die Gesundheit zu erwarten sind. Die Ernährung soll reich sein an Pflanzenfasern, also viel Obst, Gemüse, Vollkornbrot, Müsli u. ä. enthalten (Tabelle 9-5).

Effektiver sind Ballaststoffe mit schlechter bakterieller Spaltbarkeit, da sie ihre Wasserbindungsfähigkeit über die gesamte Darmpassage beibehalten. Die Wasserbindungsfähigkeit in vitro hat dagegen wenig Aussagekraft (Abb. 9-2). Für die initiale Behandlung und wenn die Diät nicht ausreicht, sind Faserpräparate wie Weizenkleie oder Plantago-ovata-Samenschalen angezeigt. Wenn es gelingt, mit diesen Mitteln das Pressen zu vermeiden, so ist oft auch die Voraussetzung für das Auftreten einer funktionellen Obstruk-

Tabelle 9-5. Ballaststoffgehalt verschiedener Nahrungsmittel. Sehr viel Ballast enthält die Getreidehülle. Daher sind Vollkornprodukte besonders ballaststoffreich, Obst und Gemüse deutlich weniger. Will man etwa durch Obst gleich viele Ballaststoffe zuführen wie durch Weizenkleie, so nimmt man auch nennenswerte Mengen an Kalorien zu sich

Nahrungsmittel	Ballaststoffe: g/100 g	Ballaststoffe: g/100 kcal
Weizenkleie	44,0	21,4
Vollkornbrot	8,5	4,2
Mischbrot	5,1	2,2
Erbsen	6,0	7,5
Bohnen	3,4	37,5
Kartoffeln	3,5	2,1
Äpfel	2,3	3,9
Bananen	1,8	3,4

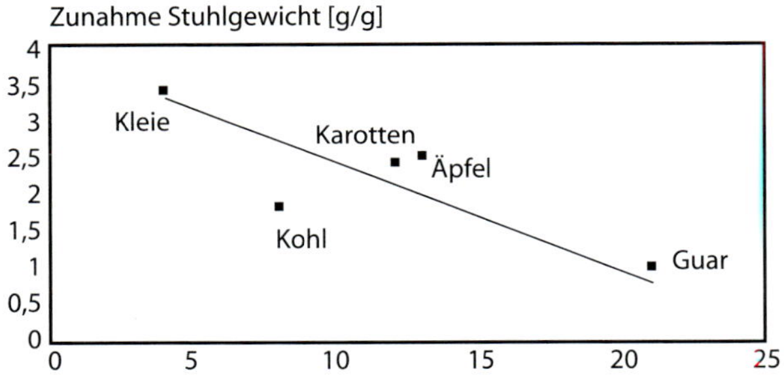

Abb. 9-2. Beziehung zwischen Wasserbindungsfähigkeit in vitro und Zunahme des Stuhlgewichts verschiedener Ballaststoffe. Man würde eine positive Beziehung erwarten. Die tatsächlich bestehende negative Beziehung kommt dadurch zustande, dass die in vitro viel Wasser bindenden Substanzen wie Guar oder Pectin durch die Kolonflora weitgehend gespalten werden und dadurch ihre Wasserbindungsfähigkeit verlieren. Schlecht spaltbare Ballaststoffe wie die Weizenkleie dagegen behalten ihr Wasserbindungsvermögen bei

tion beseitigt, und es sind auch beim Nachweis struktureller Veränderungen wie Rektozele oder innerem Prolaps keine weiteren Maßnahmen notwendig [39]. Selbst solitäre Rektumulzera können unter Ballaststofftherapie heilen [41].

9.7.2 Medikamentöse Therapie

Wie viele Patienten mit den oben genannten Maßnahmen ausreichend behandelbar sind, ist unbekannt. Eine Selbstmedikation mit Laxanzien ist weit verbreitet und wird vermutlich oft zu Unrecht betrieben. Nach Ausschöpfen der Basistherapie ist gegen ihre auch langfristige Anwendung aber nichts einzuwenden [57].

Da die chronische Obstipation in erster Linie eine hypomotile Störung ist, erscheint es logisch, eine Besserung durch Prokinetika zu versuchen. Dafür kommen nach bisherigem Wissen in erster Linie 5-HT_4-Agonisten in Betracht. Das erste wirksame Medikament dieser Gruppe war Cisaprid [42]. Seine Wirksamkeit beschränkte sich allerdings auf unkomplizierte Patienten in Praxen und betraf nicht schwierige Patienten in spezialisierten Zentren [43]. Leider ist die Substanz wegen kardialer Begleiteffekte nicht mehr im Handel. Das neuere 5-HT_4-Agonist Tegaserod (12 mg/Tag) ist vermutlich ähnlich wirksam wie Cisaprid, ohne bisher problematische Nebenwirkungen erkennen zu lassen [44, 45].

Unter Laxantien im engeren Sinne versteht man neben den schlecht resorbierbaren und daher osmotisch wirkenden Salzen v. a. »Kontaktlaxantien« oder »stimulierende Laxantien« genannte Substanzen. Die heute erhältlichen Präparate dieser Gruppen gehören entweder den Anthrachinonen (z. B. Sennoside 20–40 mg/Tag) oder den Diphenylmethanen an (z. B. Bisacodyl 10–20 mg/Tag). Wegen ihrer zuverlässigen Wirksamkeit und guten Verträglichkeit werden sie von den Patienten auch gegen den Rat großer Teile der Ärzteschaft gekauft und eingenommen.

Neuerdings hat sich das schon seit Jahren für die Darmreinigung vor diagnostischen und therapeutischen Eingriffen eingesetzte Polyethylenglycol 4000 (Macrogol) zur Dauerbehandlung der Obstipation bewährt, sogar bei schwierigen Patienten mit langsamem Transit (1–2 Beutel à 10 g/Tag) [46–48]. Auch der Zuckeralkohol Sorbit und das Disaccharid Lactulose (10–30 g/Tag) erfreuen sich großer Beliebtheit. Sie führen aber zu erheblichen Blähungen und sind bei langsamem Transit schlecht wirksam. Die zusätzliche Gabe einer dieser Substanzen (Tabelle 9-6) ist bei ungenügender Wirksamkeit der Ballaststofftherapie gerechtfertigt.

Beim idiopathischen Megakolon und Megarektum steht die regelmäßige Gabe von Laxantien im Vordergrund der Behandlung [19]. Bei rektalen Formen der Obstipation können Bisacodyl und z. B. Glycerin als Suppositorien gegeben werden. Der in der englischsprachigen Literatur verwendete Begriff »therapierefraktäre Obstipation« ist angesichts der genannten wirksamen Präparate unverständlich.

Die Behandlung der Stuhlimpaktion erfolgt durch hohe Einläufe und v. a. die manuelle Ausräumung, die oft eine i.v. Sedierung des Patienten erforderlich macht. Neuerdings wurde gezeigt, dass auch die orale Gabe von Macrogol (ca. 100 g in 1 l pro Tag) das Problem innerhalb von 2–3 Tagen zu beheben vermag [49, 50]. Wichtig ist die anschließende Rezidivprophylaxe der Koprostase durch regelmäßige Behandlung der zugrunde liegenden chronischen Obstipation mit geeigneten Laxanzien.

Nebenwirkungen dieser Laxantien sind bei chronischer Überdosierung zu erwarten, die eine Variante des Münchhausen-Syndroms darstellt. Bei vernünftiger Dosierung

Tabelle 9-6. Die wichtigsten Laxanzien mit ihren wesentlichen Vor- und Nachteilen

Gruppe	Beispiel	Nachteil
Salze	Glaubersalz, Bittersalz, MgOH	Elektrolytstörung, evtl. Bauchgrimmen, keine Daueranwendung
Lösliche Makromoleküle	Macrogol, Methylcellulose	Eventuell Geschmack bei Dauertherapie
Zuckerstoffe	Laktulose, Sorbit	Bei schwerer Obstipation schlecht wirksam; Blähungen
»Stimulanzien«	Natriumpicosulphat, Bisacodyl, Senna	Eventuell Bauchgrimmen, teilweise Gewöhnung, bei Abusus Elektrolytstörung

wurden sie nie beschrieben [51]. Die Hypothese, dass die langzeitige Einnahme das autonome Nervensystem des Kolons schädige und dadurch die Obstipation verschlimmere, ist wahrscheinlich falsch. Die Neuropathie des Kolons ist Ursache der gestörten Motilität und damit Grund für die Laxanzieneinnahme und nicht deren Folge.

Das durch sein charakteristisches Röntgenbild gekennzeichnete »Laxantienkolon« (»cathartic Kolon«) wurde in den 1940er und 1950er Jahren mehrfach beschrieben, nicht mehr jedoch in den letzten Jahrzehnten. Es könnte Folge heute nicht mehr gebräuchlicher Laxanzien sein [52]. Ein Zusammenhang zwischen der Einnahme von Anthrachinonen und Kolonkarzinom war in mehreren gut kontrollierten epidemiologischen Studien nicht zu finden.

9.7.3 Biofeedback-Training

Seit der Beschreibung des Anismus im Jahre 1985 [26] sind mehr als 10 Studien zum Biofeedback-Training bei dieser Störung publiziert worden. Sie sind recht heterogen, sowohl was die Anzahl und Charakterisierung der Patienten, die Technik und Intensität des Trainings, die Nachbeobachtung als auch die Ergebnisse betrifft.

Eine zusammenfassende Bewertung fällt schwer, da sich mehr Fragen als Antworten ergeben. So verwundern nicht nur die extrem unterschiedlichen Erfolgsraten zwischen unter 10% und nahe 90%, sondern auch die Diskrepanz zwischen manometrischem und klinischem Therapieerfolg [53]. Höhere Erfolgsraten korrelieren dabei nicht mit der Komplexität oder Intensität der Technik.

Auch ist verblüffend, welch große Zahlen von Patienten von einzelnen Zentren publiziert werden, während die Störung in anderen ebenfalls spezialisierten Zentren selten gefunden wird. Nicht einmal die Behandlung der Therapieversager ist ähnlich: In einem Zentrum wurde fast der Hälfte von diesen ein Kolostoma angelegt [54]! Es sei daher nochmals an den fehlenden »golden standard« zur Diagnose und den verblüffenden Effekt einer neuen Messmethode auf die Prävalenz der Erkrankung erinnert [28]. In einer weiteren unkontrollierten Studie war das Biofeedback-Training auch bei der Behandlung des solitären Rektumulkus hilfreich [55].

Zum Biofeedback bedient man sich meist der Geräte, die eigentlich zum Sphinktertraining bei Stuhlinkontinenz entwickelt wurden. Auf einem pilzförmigen Stöpsel, der in den Analkanal eingebracht wird, befinden sich Elektroden, mit denen ein Oberflächen-EMG der quergestreiften Beckenbodenmuskulatur abgeleitet werden kann. Eine Aktivierung führt zu einem Signal, das optisch und/oder akustisch angezeigt wird. Während beim Training gegen Inkontinenz eine möglichst große Aktivität erzielt werden soll, ist beim Anismus das Gegenteil erwünscht. Während der Betätigung der Bauchpresse soll keine Aktivierung der Beckenbodenmuskulatur erfolgen, also die Ruheaktivität nicht verstärkt werden.

Wie gesagt, sind die Daten bezüglich des Krankheitsbildes und seiner Therapie aber nicht derart überzeugend, dass die Anwendung des Biofeedbacks empfohlen werden kann.

9.8 Operationsverfahren

9.8.1 Chirurgische Therapie der Slow-transit-Obstipation

F. Stoß

Nach Ausschöpfung aller konservativen Maßnahmen und nach Versagen einer über Jahre konsequent durchgeführten Therapie soll bei Kolonmotilitätsstörungen die Indikation zur chirurgischen Intervention als »Ultima ratio« erwogen werden. Bei streng selektionierten Patienten mit entsprechendem Leidensdruck führt die Operation meist zu einem guten Ergebnis.

Bei entsprechendem klinischem Verlauf, Nachweis der intestinalen neuronalen Dysplasie (IND) in allen entnommenen Stufenbiopsien, bei abnormaler Irrigoskopie und bei verlängerter Kolontransitzeit sind *resezierende Verfahren* indiziert. Über das erforderliche Resektionsausmaß herrscht immer noch Unklarheit. Es ist schwierig, exakte Richtlinien zu erstellen. Die Indikation zu einer linksseitigen Kolonsegmentresektion kann bei einer segmental auf das linke Hemikolon beschränkten Transitzeitstörung mit Sigma elongatum oder Sigmoideozele (Cul-de-sac-Phänomen) gestellt werden. Insgesamt resultieren nach Segmentresektionen wegen Slow-transit-Obstipation jedoch schlechte postoperative Ergebnisse mit Dilatation des verbliebenen Kolons und anhaltenden Beschwerden der betroffenen Patienten [9, 12].

Vor etwa 90 Jahren empfahl Sir Arbuthnot Lane ohne vorherige differenzierte Abklärung die Kolektomie mit ileorektaler Anastomose zur Behandlung der chronischen Obstipation bei jungen Frauen.

Aus empirischen Erfahrungen der letzten Jahre weiß man, dass nach differenzierter Patientenselektion, bei der Beckenbodenfunktionsstörung als Ursache für die Obstipation ausgeschlossen wird [4], die Behandlung der Slow-transit-Obstipation durch subtotale Kolektomie mit Zäkorektostomie oder Ileorektostomie die höchsten Erfolgsraten aufweist und die Operationsmethode der Wahl darstellt [3, 6, 8, 9–12, 18].

Bis vor kurzem wurden diese Eingriffe in konventioneller Operationstechnik per laparotomiam durchgeführt, in den letzten Jahren werden subtotale Kolektomien auch laparoskopisch assistiert vorgenommen, wobei der objektiv nachzuweisende Vorteil in der besseren Kosmetik liegt.

Trotz standardisierter Diagnostik in der Abklärung der Slow-transit-Obstipation hängt die Indikation zur operativen Behandlung vom Leidensdruck des Patienten ab. Nachdem in der Regel bereits alle konservativen und diätetischen Maßnahmen erfolglos versucht worden sind, muss man sich je nach Dauer und Schweregrad der Symptome zur chirurgischen Intervention entschließen. Es fällt sicher schwer, einen Patienten mit einem gutartigen und nicht dramatisch verlaufenden Leiden zur Kolonresektion bzw. zur subtotalen Kolektomie zu bewegen. Am wichtigsten ist die strenge Patientenselektion!

Operationstechnik

Die Technik der subtotalen oder totalen Kolektomie stellt ein standardisiertes Verfahren dar und ist jedem Abdominal- oder Viszeralchirurgen bekannt. Es handelt sich praktisch um eine kombinierte Hemikolektomie rechts und Hemikolektomie links.

Der operative Zugang erfolgt über eine mediane Unterbauchlaparotomie mit Linksumschneidung des Nabels und fakultativer Schnitterweiterung in den Oberbauch.

Nach Eröffnung des Peritoneums findet sich bei der Inspektion des Abdomens meist ein elongiertes und/oder dilatiertes Kolon, das Colon transversum hängt oft ptotisch ins kleine Becken. Das Omentum majus soll erhalten werden, es lässt sich in der Regel gut vom Querkolon nahe an der Kolonwand in der gefäßarmen Schicht scharf durchtrennen und nach kranial hochschlagen. Die Mobilisierung des Kolons beginnt am rektosigmoidalen Übergang.

Der rektosigmoidale Übergang stellt einen funktionellen Verschlussmechanismus des Verdauungstraktes dar. Er liegt im Bereich des Kalibersprungs zwischen engem Colon pelvinum und weiter Rektumampulle. Im Bereich der Vorderwand des rektosigmoidalen Übergangs verschmelzen die Taenia libera und Taenia omentalis des Kolons zu einer gemeinsamen vorderen Taenia des Rektums, die sich fächerförmig über die gesamte vordere Zirkumferenz der Rektumampulle ausbreitet. Der rektosigmoidale Übergang liegt je nach Füllungszustand des Darms als gebogene Schlinge oder als Kinking distal des Promontoriums im kleinen Becken.

Der rektosigmoidale Übergang muss bei der subtotalen Kolektomie auf jeden Fall reseziert werden, um den Patienten mit hartnäckiger Slow-transit-Obstipation zu ihrem erhofften chirurgischen Therapieerfolg zu verhelfen.

Das obere Rektumdrittel wird teils scharf, teils stumpf unter Schonung der präsakralen Nerven und Gefäße mobilisiert, die Paraproktien (Lig. lateralia recti) werden erhalten. Die Präparation der Blutgefäße erfolgt darmwandnah, sie werden nur im kranialen Anteil durchtrennt, die kaudal zum Rektum ziehenden Gefäße werden erhalten. Die schrittweise Mobilisierung des Kolons erfolgt durch Inzision der peritonealen Umschlagsfalte links lateral des Sigma.

In kleinen Schritten lässt sich das Kolon nach oralwärts durch Inzision und stumpfes Abschieben der lateral gelegenen peritonealen Umschlagsfalte mobilisieren. Zur Mobilisierung der linken Kolonflexur muss das Lig. splenocolicum scharf zwischen Klemmen durchtrennt werden. Die darin liegenden Gefäße werden ligiert, um unangenehme Blutungen zu vermeiden. Bei diesem Schritt darf man das Lig. splenocolicum nicht zu stark anspannen, es muss besonders auf den kaudalen Milzpol geachtet werden.

(**Cave:** Kapseleinriss).

In weiterer Folge wird das Lig. gastrocolicum schrittweise disseziert, die Gefäße werden ligiert; man muss besonders auf die Erhaltung der Vasa gastroepiploica achten! Die rechte Kolonflexur lässt sich nach scharfer Durchtrennung und Ligatur des Lig. hepatocolicum normalerweise leichter mobilisieren als die linke Kolonflexur. Das dorsal der rechten Flexur gelegene Duodenum wird stumpf abgeschoben. Das Colon ascendens und Zäkum werden durch Inzision und

▼

stumpfes Abschieben der peritonealen Umschlagsfalte mobilisiert und frei präpariert.

Nach vollständiger Mobilisierung des Kolonrahmens erfolgt die kolonnahe Durchtrennung des Mesenteriums. Dabei empfiehlt es sich, die Gefäße jeweils mittels Durchstechungsligaturen zu versorgen, um ein Retrahieren der Gefäße mit damit verbundenen unangenehmen Blutungen zu vermeiden. Das Rektum wird aboral des rektosigmoidalen Übergangs durchtrennt und zur Anastomose vorbereitet.

Zäkorektostomie

Der Vorteil dieser Anastomose liegt im Erhalt der Ileozäkalklappe (Bauhin-Valvula), wodurch bei der Anastomosierung kaum Kongruenzprobleme auftreten. Nach vollständiger Mobilisierung des gesamten Kolons wird die Appendektomie vorgenommen.

Das Zäkum wird etwa 1–2 Querfinger aboral der Ileozäkalklappe unter sorgfältiger Schonung der Vasa ileocolica durchtrennt (◘ Abb. 9-3) und dann gegen den Uhrzeigersinn um 180° gedreht, sodass die Bauhin-Valvula rechts liegt und das terminale Ileum von rechts einmündet (◘ Abb. 9-4).

Die Anastomose zwischen dem um 180° rotierten Zäkum und dem mittleren Rektumdrittel erfolgt in einreihiger oder zweireihiger Einzelknopfnahttechnik mit resorbierbarem Nahtmaterial 3/0 oder 4/0. Die maschinelle Nahttechnik mit zirkulären Staplern ist technisch möglich. Auf die Anwendung einer maschinellen Anastomosierung mittels Staplern kann aber verzichtet werden. Die Reserosierung des kleinen Beckens erfolgt wie bei einer vorderen tiefen Rektumresektion, um das Hineinrutschen des Darms ins kleine Becken zu verhindern (**Cave:** Ileusfalle). Die Anastomose wird durch eine Drainage »gesichert«.

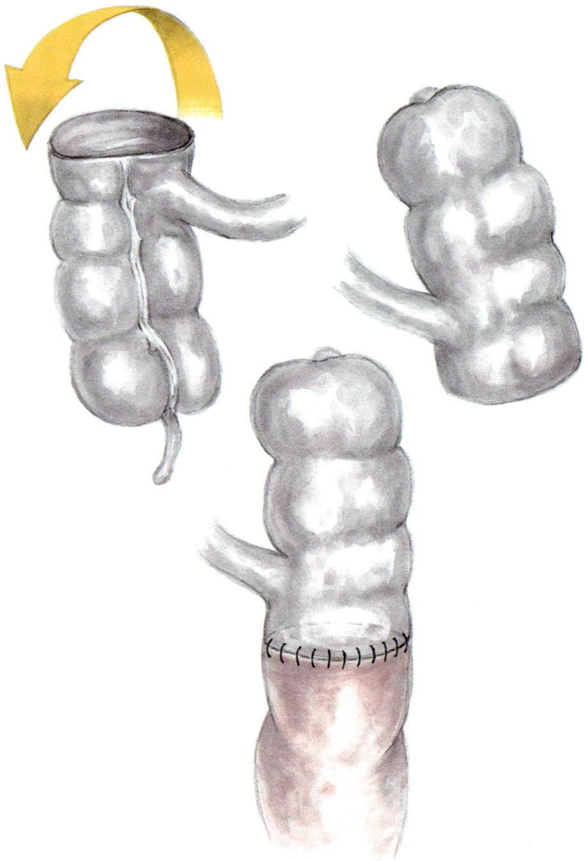

◘ Abb. 9-4. Das Zäkum wird gegen den Uhrzeigersinn um 180° gedreht, sodass das terminale Ileum von rechts einmündet

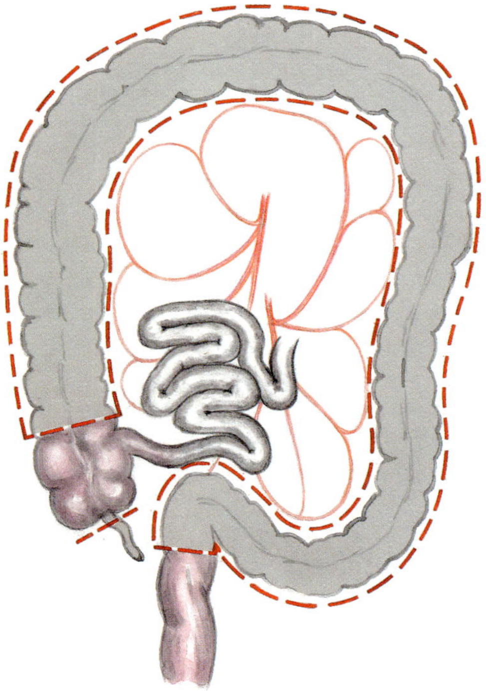

◘ Abb. 9-3. Resektionsausmaß bei subtotaler Kolektomie mit Zäkorektostomie

Ileorektostomie

Die Präparation und Mobilisierung des Kolorektums erfolgt in derselben Weise wie bei der Zäkorektostomie. Im Gegensatz dazu wird das Zäkum jedoch vollständig mobilisiert und das terminale Ileum wie bei einer typischen Hemikolektomie rechts etwa 10 cm oralwärts der Ileozäkalklappe (Bauhin-Valvula) durchtrennt (◘ Abb. 9-5).

Die Anastomose zwischen Ileum und Rektum erfolgt in einreihiger oder zweireihiger Nahttechnik. Um Kongruenzproblemen aus dem Weg zu gehen, soll das Ileum antimesenteriell angeschrägt oder halbovalär exzidiert werden (◘ Abb. 9-6). Dadurch wird das zu anastomosierende Lumen deutlich weiter, auch diese Anastomose wird mit resorbierbarem Nahtmaterial 3/0 oder 4/0 angelegt.

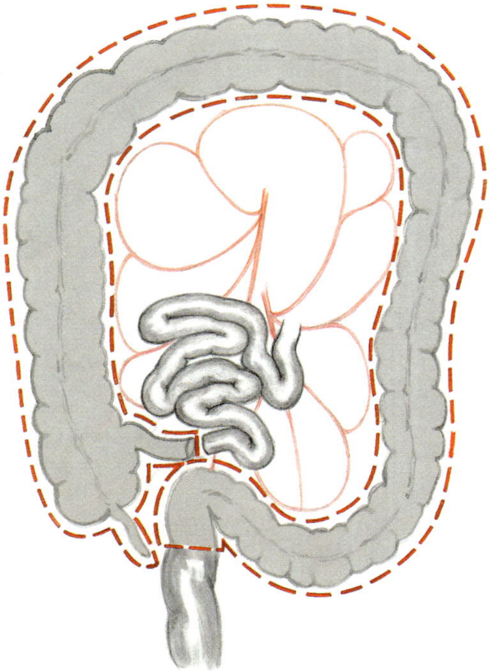

Abb. 9-5. Resektionsausmaß bei subtotaler Kolektomie mit Ileorektostomie

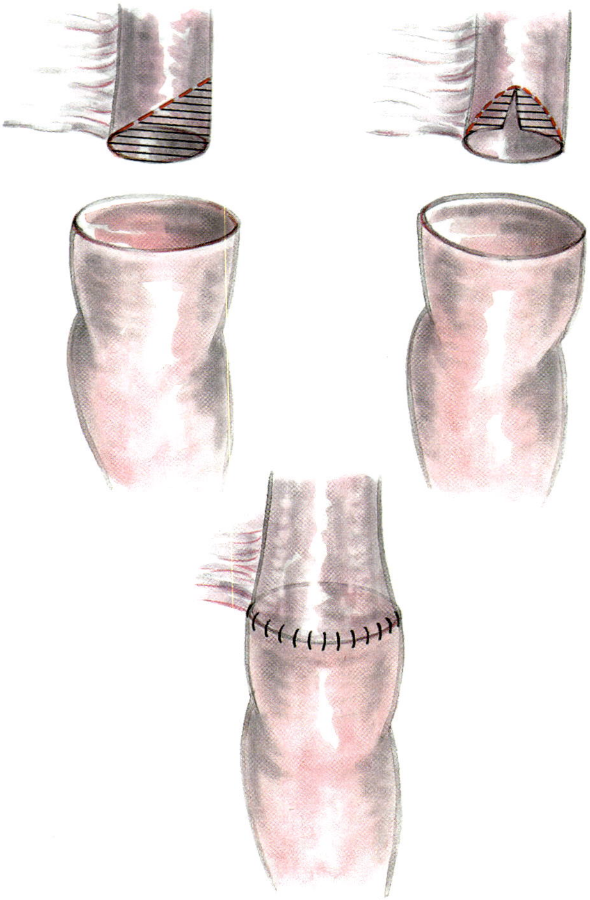

Abb. 9-6. Ausgleichen der Kaliberdifferenzen zwischen engem Ileum und weitem Rektum: Antimesenterielles Anschrägen oder halbovaläres Ausschneiden mit keilförmiger Exzision der antimesenteriellen Ileumwand

Die Reserosierung des kleinen Beckens erfolgt in üblicher Weise (**Cave:** Ileusfalle). Auch diese Anastomose wird durch eine Drainage »gesichert«.

Die in der Literatur angegebenen Erfolgsraten der chirurgischen Intervention wegen Slow-transit-Obstipation sind nach strenger Patientenselektion sehr hoch. Im eigenen Patientengut (18 subtotale Kolektomien mit Zäkorektostomie) mussten wir keinen Patienten wegen postoperativer Komplikationen relaparotomieren.

Die Vor- und Nachteile stellen sich folgendermaßen dar:

Es wird immer wieder darauf hingewiesen, dass die Zäkorektostomie durch eine postoperative Überdehnung des Zäkumpols mit häufigen Beschwerden und hohen Obstipationsrezidivraten behaftet ist [4, 12]. Das trifft besonders in Fällen zu, in denen durch unzureichende Diagnosenstellung andere begleitende Veränderungen – meistens sind dies Entleerungsstörungen – bei der Therapieentscheidung nicht berücksichtigt worden sind. Da bei der Obstipation eine Kombination von Transport- und Entleerungsstörungen in der Praxis häufig vorkommt, ist eine genaue Diagnosestellung aller vorkommenden Störungen unbedingt notwendig, um ein Versagen der chirurgischen Therapie zu vermeiden.

Unserer Meinung nach liegt der Vorteil des Verfahrens in der Erhaltung der Ileozäkalklappe in einem geringeren Flüssigkeitsverlust mit weniger postoperativen Durchfällen. Außerdem treten geringere Kongruenzprobleme zwischen den Darmlumina auf, wir haben keine Anastomosendehiszenz beobachtet. Bei unserem eigenen Patientengut konnten wir postoperativ keine Überdehnung des in situ belassenen Zäkumpols feststellen.

Das »Geheimnis des Erfolges« liegt sicher in der Resektion des rektosigmoidalen Übergangs bzw. in einer möglichst tiefen Rektumresektion [13, 16].

Therapieempfehlungen im Überblick

Bei der Therapie der Slow-transit-Obstipation bietet die subtotale Kolektomie mit Zäkorektostomie oder Ileorektostomie die besten funktionellen Ergebnisse. Die konventionelle Operationstechnik ist standardisiert, die laparoskopisch assistierte Operation ergibt v. a. einen kosmetischen Vorteil. Die operierten Patienten müssen postoperativ unbedingt einer interdisziplinären Langzeitbetreuung zugeführt werden.

9.8.2 Rektosigmoidaler Pacemaker

A. Shafik

Die Therapie der Obstipation auf der Grundlage einer Inertia recti ist problematisch. Die Ergebnisse der medizinischen und chirurgischen Behandlungen sind in der Mehrzahl nicht zufriedenstellend [1–5].

In vorausgegangenen Studien wurde das Vorhandensein eines Schrittmacherzentrums in der Höhe des rektosigmoidalen Überganges postuliert [6–9]. Es konnte gezeigt werden, dass die elektrischen Wellen im Rektum am rektosigmoidalen Übergang beginnen und sich nach kaudal entlang des Rektums ausbreiten [6–9]. Man glaubt, dass der Schrittmacher am rektosigmoidalen Übergang die elektrische Aktivität im Rektum initiiert und reguliert.

Wir untersuchten den Einfluss einer rektalen Schrittmacherstimulation im Sinne einer Stimulation der glatten Rektummuskulatur bei Patienten mit Obstipation aufgrund einer Inertia recti. Dabei waren die Ergebnisse zufriedenstellend [10–12]. In einer kürzlich durchgeführten Untersuchung konnten wir die geeigneten Parameter einer Rektumstimulation bestimmen, die bei 10 Patienten mit Inertia recti zu einer Stuhlentleerung führten [13, 14]. Wir untersuchten die Einflüsse einer Rektumschrittmacherstimulation auf die myoelektrische Aktivität, Motilität und Evakuation des Rektums bei Inertia recti.

Einbringen des Schrittmachers und der Elektroden

Der Schrittmacher (Prevaile, Medtronic, Minneapolis, MN) wurde in eine subkutane Tasche im Inguinalbereich implantiert. Zwei Elektroden wurden von diesem Gebiet subkutan bis zur Analöffnung und weiter in der analen und rektalen Submukosa entlanggeführt, um dann im rektosigmoidalen Übergang verankert zu werden.

In Vollnarkose wurde eine 4 cm lange Inzision, 2 cm oberhalb parallel zum mittleren Drittel des Leistenbandes durchgeführt.

Das subkutane Bindegewebe wurde gespalten, um eine Tasche für den Schrittmacher zu schaffen. Es wurde anschließend ein subkutaner Tunnel geschaffen, indem man eine Pinzette subkutan von der Tasche entlang des Skrotums oder der großen Schamlippe zum After führte, wo eine 1 cm große Inzision an der mukokutanen Grenze gemacht wurde.

Eine lange Arterienpinzette wurde subkutan von dieser Inzision aus bis in die Tasche geführt, die Elektrodenspitze gefasst und subkutan bis zur analen Inzision durchgezogen. Anschließend wurde ein Tunnel im submukösen Raum des Rektumhalses (Analkanal) und des Rektums geschaffen, indem man eine lange Arterienpinzette durch die anale Inzision führte. Die Elektrode wurde dann durch diesen Tunnel geführt, bis ihre Spitze knapp oberhalb des rektosigmoidalen Übergangs zu liegen kam. Dann wurde sie ein kurzes Stück zurückgezogen, um die Spitze im rektosigmoidalen Übergang verankern zu können. Das submuköse Durchführen und Verankern der Elektrode wurde unter sigmoidoskopischer und Bildwandlerkontrolle durchgeführt.

Der Patient verließ das Krankenhaus 24 h nach der Operation. Ein Schmerzmittel wurde am 1. postoperativen Tag zusammen mit einem Quinolonantibiotikum für 2 Tage gegeben.

Schrittmacherstimulation zu Hause

Den Patienten wurde der Umgang mit dem Schrittmacher für zu Hause genau erklärt. Die rektale Stimulation sollte 30–60 min nach dem Frühstück und nach dem Mittagessen erfolgen. Die Patienten sollten täglich die Anzahl der induzierten oder spontanen Stuhlentleerungen sowie den Gebrauch von Laxanzien oder Einläufen notieren oder die Notwendigkeit einer digitalen Ausräumung festhalten. Die Wiedervorstellung der Patienten zur Verlaufskontrolle geschah alle 2 Monate. Die klinische Evaluation erfolgte unter Berücksichtigung dieser Patientenprotokolle. Außerdem wurden der Schrittmacher und die implantierten Elektroden untersucht.

Auswirkungen auf die Stuhlentleerung

Die Rektumstimulation induzierte die Rektumentleerung bei 7 der 10 untersuchten Patienten mit Obstipation wegen Rektuminertia. Die Anzahl der wöchentlichen Stuhlentleerungen schwankte zwischen 4 und 12. Alle Patienten führten die Rektumstimulation 2-mal täglich durch. Allerdings wurde nicht nach jeder Stimulation eine Stuhlentleerung erreicht. Die Höchstzahl stimulierter Defäkationen war 12 pro Woche.

3 Patienten zeigten keine signifikante Verbesserung gegenüber der vorangegangenen Situation. Ihre Anzahl der wöchentlichen Defäkationen betrug 0–1. Als wir die Aufzeichnungen der Schrittmacherpotenziale dieser 3 Patienten untersuchten, fanden wir, dass die aufgezeichneten Wellen im Vergleich zu denen der anderen Patienten eine niedrigere Frequenz, Amplitude und Leitungsgeschwindigkeit hatten.

Die Technik wurde gut toleriert und von den Patienten gut angenommen. Bei keinem der 10 Patienten kam es zu einer Infektion der Schrittmacher oder der Elektroden. Keiner der 7 Patienten wünschte sich eine Schrittmacherentfernung.

Interessanterweise zeigten 3 der 7 Patienten nach 3, 4 bzw. 5 Monaten täglicher Stimulation eine Steigerung der wöchentlichen Stuhlentleerungen auch ohne Rektumstimulation (spontane Defäkation). Die Schrittmacher dieser 3 Patienten wurden 3 Monate nach Beginn der spontanen Evakuation entfernt. Die Elektroden wurden vorsichtig angezogen, um sie aus der Rektumwand zu lösen. Der implantierte Schrittmacher wurde unter Lokalanästhesie entfernt, der Hautschnitt wurde vernäht. Bei der Schrittmacherentfernung traten keine Komplikationen auf.

Bei insgesamt 6 Patienten – 3 ohne Verbesserung der Stuhlentleerung und 3 mit spontanen Stuhlentleerungen – wurden die Schrittmacher entfernt.

Bewertung

Bei 70% der Patienten mit Obstipation aufgrund Inertia recti konnte durch rektale Schrittmacherimplantation eine Rektumentleerung erreicht werden. Die fehlende basale elektrische Aktivität bei diesen Patienten scheint auf eine fehlende Motilität, die wahrscheinlich für die Nichtkontraktibilität des Rektums und für die Inertia verantwortlich ist, zurückzuführen zu sein. In vorangegangenen Studien konnte gezeigt werden, dass elektrische Wellen am rektosigmoidalen Übergang initiiert werden und sich nach kaudal ausbreiten [15–17].

Eine lokale Anästhesie des rektosigmoidalen Übergangs bewirkte ein Verschwinden dieser rektalen Wellen. Es wurde postuliert, dass im rektosigmoidalen Übergang ein Schrittmacherzentrum sitzt und dass bei einer Obstipation aufgrund von Inertia recti eine Dysfunktion dieses rektosigmoidalen Schrittmachers vorliegt [10–12].

9

Das Ziel unserer Studie war, dieses gestörte Schrittmacherzentrum zu reaktivieren. Nach der Implantation eines artifiziellen Schrittmachers im rektosigmoidalen Übergang erfolgte eine rektale Stimulation, indem elektrische Wellen von 2 Elektroden, die in der Rektummukosa platziert waren, erzeugt wurden. Obwohl alle diese Patienten eine elektrische Aktivität aufwiesen, zeigte sich, dass die Wellenparameter von Patient zu Patient unterschiedlich waren und zu Abweichungen in der Auswirkung der rektalen Stimulation und auch der Stuhlentleerung führten.

Bei 3 Patienten trat eine spontane Defäkation nach einigen Monaten rektaler Stimulation auf. Wahrscheinlich trainierte die wiederholte elektrische Stimulation des Rektums die Muskulatur oder reaktivierte den rektosigmoidalen Schrittmacher, sodass eine spontane Stuhlentleerungen auch ohne Stimulation erreicht werden konnte.

Man kann daraus folgern, dass die rektale Stimulation bei 70% der Patienten mit Inertia recti zu einer Rektumentleerung geführt hat. Es traten keine Komplikationen auf.

Wir empfehlen eine Schrittmacherstimulation des Rektums als Behandlungsmethode für Obstipation aufgrund einer Inertia recti, wenn andere, einfachere Methoden bei der Behandlung dieses Zustandes versagt haben.

Als neue Methode haben wir in jüngster Zeit eine sakrale Magnetstimulation zur Behandlung der Rektuminertia und des paradoxen Puborektalissyndroms angewandt. Das Verfahren ist nichtinvasiv, von leichter Applikation und für ambulante Patienten geeignet [18].

In Anlehnung an die Erfahrung der Elektrostimulationsmethode bei der Magenatonie verspricht die Elektrostimulation bzw. die Magnetstimulation des erschlafften Mastdarms in schonender Weise die Lösung der Entleerungsprobleme in näherer Zukunft.

9.8.3 Levatorplastik

A. Shafik

Pathologische Veränderungen der Levatorplatte und ihrer Ligamente führen zu einer Störung der Mechanismen der Defäkation und schließlich zur Entwicklung einer distalen Obstruktion (Kap. 1.4.5).

Therapieziele

Das oberste Ziel der Behandlung des Levatordysfunktionssyndroms ist es, die Levatorfunktion zu verbessern. Alle fassbaren Gründe für das vermehrte Pressen sollten ausgeschaltet bzw. vermieden werden. Übungen der Levatorenmuskulatur und elektrische Stimulation können zwar den Muskeltonus erhöhen, haben aber oft nur einen vorübergehenden Effekt. Eine chirurgische Korrektur des erkrankten Levators ist angezeigt [3].

Operationstechnik: Levatorplastik

Das Prinzip des Verfahrens besteht in einer Anhebung und einer Straffung des M. levator ani durch eine Anheftung der Levatorplatte am unteren Rektum.

In Steinschnittlage wird die Basis der ischiorektalen Grube mit einer senkrechten paraanalen Inzision eröffnet [4] (◘ Abb. 9-7a).

Nach Spaltung des Fettgewebes wird palpatorisch der ischiorektale Raum bis zur Unterseite der Levatorplatte dargestellt. Der Levatormuskel liegt erschlafft in einer schräg-vertikalen Ebene, der mediale Muskelrand ist niedriger als normal und näher an der perinealen Haut gelegen (◘ Abb. 9-7b). Die Unterseite des Levators wird von Fett befreit und der mediale Levatorrand stumpf präpariert.

Nun wird die schwache Levatorplatte angehoben und in Höhe des oberen Analkanals, ca. 3,5 cm von der perinealen Haut entfernt, am Rektum fixiert. Es erfolgt von dorsal beginnend eine Nahtreihe (3–4 Nähte) zwischen der Levatorplatte, 0,75 cm von ihrem medialen Rand entfernt, und dem oberen Teil des Rektumhalses (◘ Abb. 9-7c).

Durch das Verknoten der angelegten Nähte kommt es zu einer Anhebung und Straffung der Levatorplatte, sodass sie horizontal in gleicher Ebene mit dem oberen Rektumhals zu liegen kommt (◘ Abb. 9-7d).

Anschließend wird eine Drainage in die Fossa ischiorectalis eingebracht und die Haut verschlossen. Auf der kontralateralen Seite wird in gleicher Weise vorgegangen.

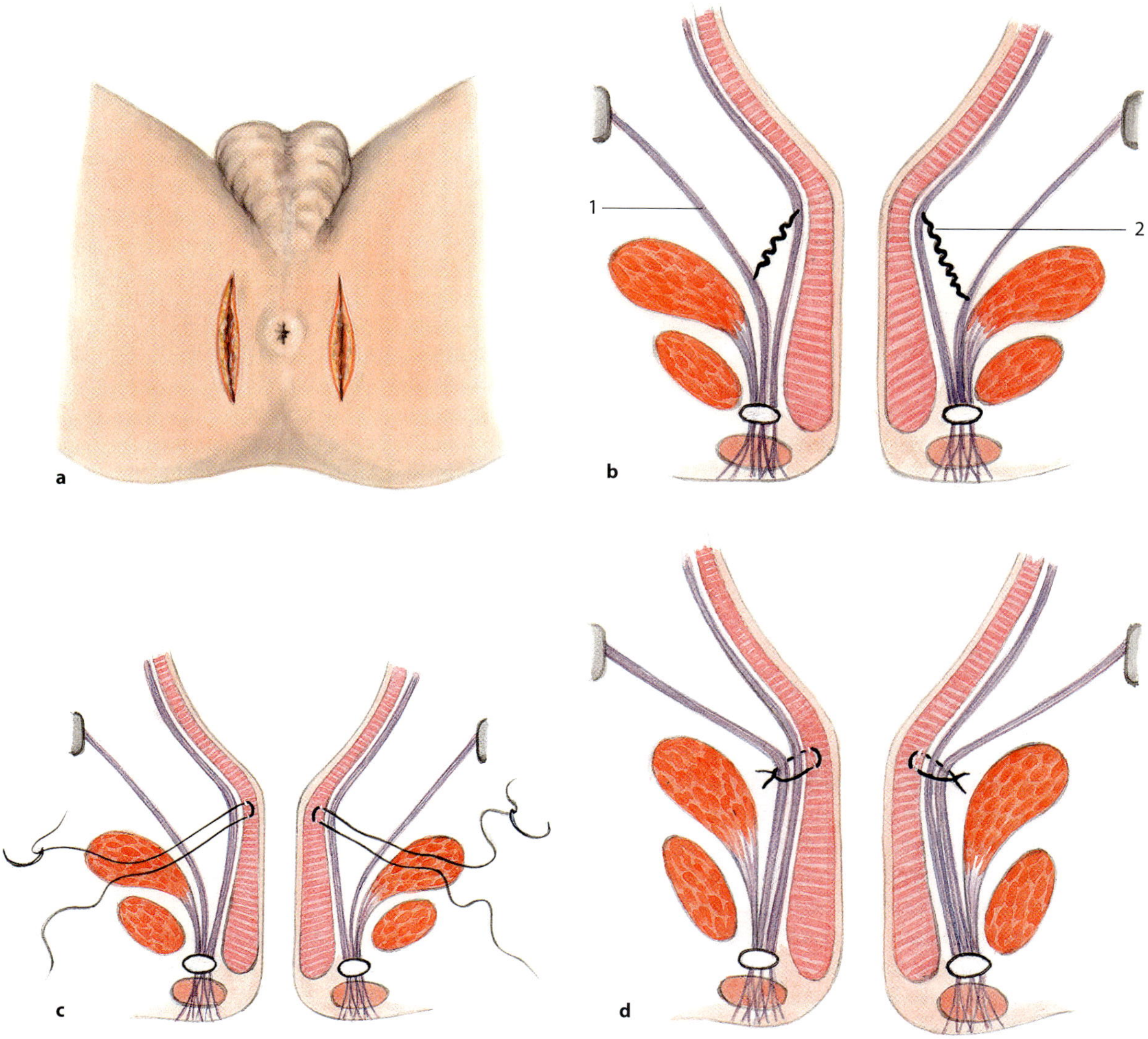

Abb. 9-7a–d. Technik der Levatorenmuskelplastik beim Levatordysfunktionssyndrom. **a** Paraanale Inzision. **b** Operationssitus; die Levatorplatte *(1)* liegt schräg vertikal, die Aufhängungsschlinge und das hiatale Ligament *(2)* sind subluxiert. Der Hiatus des M. levator ani ist erweitert. **c** Die Levatorenplatte wird am Rektumhals vernäht. **d** Endergebnis. (Nach [3])

Postoperativ verbessert sich die Defäkation schrittweise. Der Patient hat durchschnittlich 2 Stuhlgänge pro Tag und kann seinen Darm vollständig und ohne übermäßiges Pressen oder Obstruktionsgefühl entleeren [3]. Die digitalanale Untersuchung zeigt eine normale Ausdehnung des oberen Analkanals beim Pressen. Der erhöhte Analdruck beim Pressen normalisiert sich. Die myoelektrische Aktivität des Levators zeigt auch eine Verbesserung, weist jedoch kein normales Muster auf.

Bewertung

Die positiven Auswirkungen des Eingriffs bei der Behandlung des Levatordysfunktionssyndroms können auf viele Faktoren zurückgeführt werden [5]: Die Stellungsänderung der Levatorplatte von einer vertikal-schrägen in eine normale flache horizontale Position wirkt sich positiv auf die Öffnungsfunktion des Rektumhalses bei der Levatorkontraktion aus.

Die Vernähung der Levatorenplatte mit dem oberen Anteil des Rektumhalses schafft ein künstliches fibröses Hiatusligament anstelle des funktionslosen, subluxierten Bandes. Als Folge wird die Levatorplatte bei der Kontraktion angehoben und nach lateral gezogen. Da der Muskel am hiatalen Ligament zieht, kommt es zu einer Öffnung des oberen Rektumhalses (Analkanal) [7].

Die jetzt korrigierte, flach transversal verlaufende Levatorposition kann einem erhöhten intraabdominalen Druck beim Pressen effizienter widerstehen (Abb. 9-7d). Die Erhöhung der Levatorplatte korrigiert zusätzlich die Subluxation der Aufhängungsschlinge und führt zu einer Einengung des abnormal weiten Levatorenhiatus. Der intraabdominelle Druck kann sich nicht mehr direkt auf den

Rektumhals auswirken und ihn damit nicht mehr obstruieren [6].

Die Resultate sind:

- Stellungsänderung der Levatorplatte,
- Straffung des M. levator ani durch Verankerung des Muskels am unteren Rektum,
- Wiederherstellung des Hiatusligaments,
- Einengung des Levatorhiatus.

9.8.4 Sphinkteropexie

J. Hirsig

Zur Behandlung der Obstipation bei Kindern und Jugendlichen mit Überlaufinkontinenz der sog. Enkopresis haben wir aufgrund unserer Beobachtungen mit bildgebenden Verfahren wie Ultraschall, Defäkographie, Beckenboden-CT und zuletzt durch Untersuchungen im MRI ein eigenes therapeutisches Konzept entwickelt.

Analsphinkterdysplasie

Das Hauptcharakteristikum der Sphinkterdysplasie besteht im Fehlen der dorsalen knöchernen Insertion des Analsphinkterkomplexes. 1985 erscheint der Begriff der Analsphinkterdysplasie erstmals in der medizinischen Literatur, Upadhyaya [1] weist in seiner Arbeit darauf hin, dass die Obstipation bei Kindern mit anteriorem Anus durch die Malformation des analen Sphinkterkomplexes bedingt ist. Hendren [2] hat 1978 ein therapeutisches Konzept bei der chronischen Obstipation bei Kindern mit anteriorem Anus veröffentlicht.

Nachdem wir initial bei unseren Patienten eine nach Upathyaya modifizierte Schmetterlingsplastik mit Sphinkteropexie durchgeführt haben, sind wir aufgrund der bildgebenden Untersuchungen und der intraoperativen Befunde zur Überzeugung gelangt, dass die fehlende dorsale Insertion des analen Sphinkterkomplexes (Fehlen oder nur rudimentäre Anlage des Lig. anococcygeum) bei der Sphinkterdysplasie verantwortlich ist für die Funktionsstörung (◘ Abb. 9-8 und 9-9).

Besonders eindrücklich gelingt es, beim Versuch der Ballonexpulsion im MRI mit schnellen Sequenzen nachzuweisen, dass beim vollständigen Fehlen der dorsalen knöchernen Insertion des Sphinkterkomplexes der anorektale Winkel während der Defäkation nicht aktiv verändert werden kann. Beim Pressversuch im MRI und bei der Defäkographie kommt es deswegen zur Bildung einer Rektozele, und die Defäkation gelingt nur unvollständig oder überhaupt nicht. Die Folge ist die zunehmende Dilatation mit Bildung eines Megarektums (◘ Abb. 9-10).

Bei der Sphinkterdysplasie ist wegen der fehlenden dorsalen Insertion nicht nur die Evakuation der Fäzes erschwert, sondern besonders bei Koprostase ist die Kontinenz infolge Überfließen der Fäzes stark eingeschränkt. Da die mangelhafte oder fehlende dorsale Insertion des Sphinkterkomplexes relativ häufig mit bildgebenden Untersuchungen nachgewiesen werden kann, neigen einige Radiologen dazu, dies als Normvariante zu interpretieren (◘ Abb. 9-11).

Indikationen

Eine Sphinkteropexie ist indiziert bei Kindern und Jugenlichen nach Fehlschlagen von konservativen Maßnahmen. Beim Vorliegen von sekundären Pathologien wie Hämorrhoiden, Zelenbildungen und dem Anorektalprolaps muss deshalb in vielen Fällen die Sphinkteropexie mit anderen

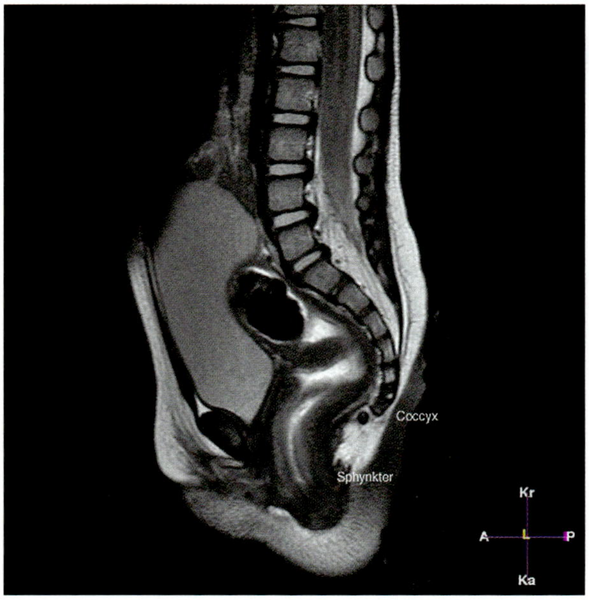

◘ **Abb. 9-8.** Das Lig. anococcygeum ist nicht nachweisbar

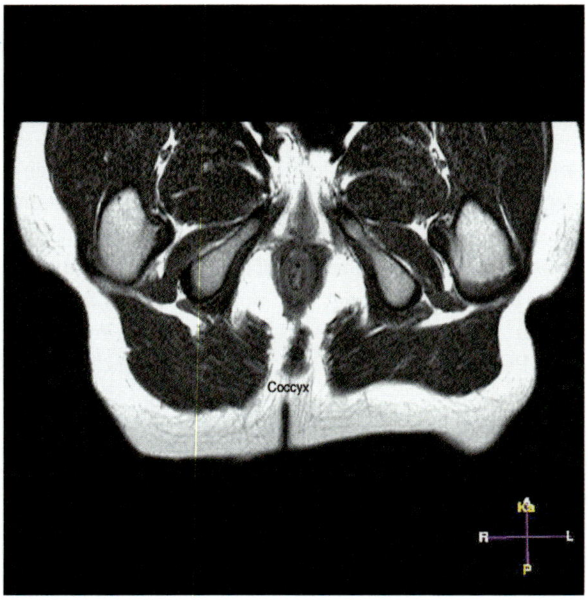

◘ **Abb. 9-9.** Man erkennt lediglich eine mangelhafte muskuläre Verbindung zwischen Sphinkter und Steißbein

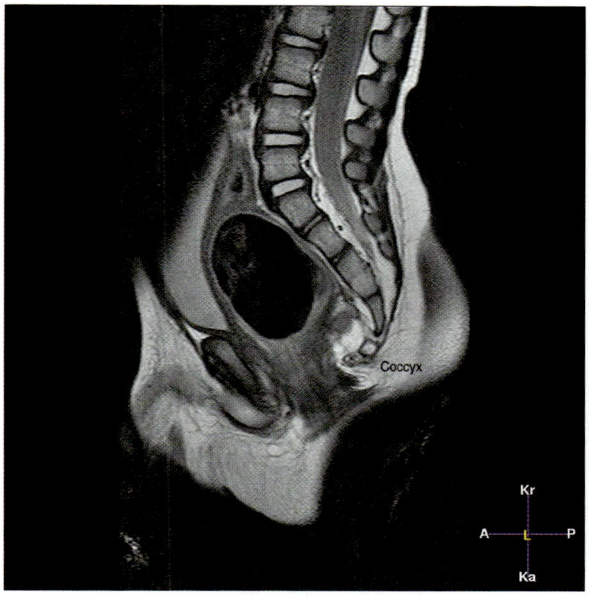

Abb. 9-10. Es ist keine Verbindung zwischen Sphinkter und Steißbein nachweisbar. Zudem besteht ein Megarektum

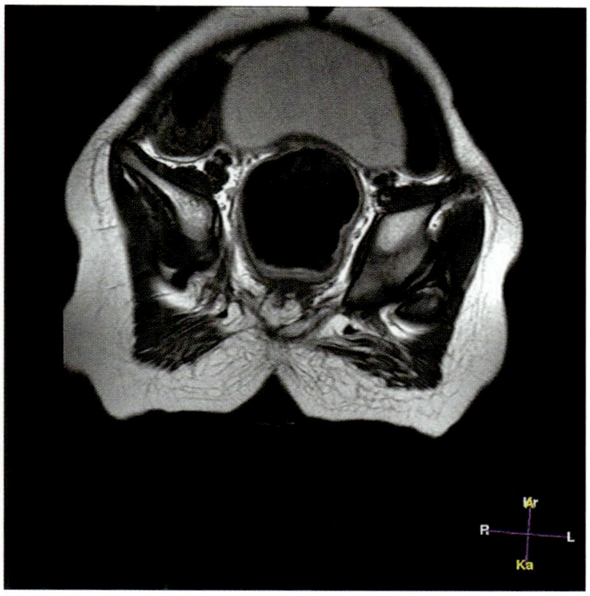

Abb. 9-11. Im axialen Bild kommt die enorme Erweiterung des Rektums besonders eindrücklich zur Darstellung

proktologischen Eingriffen kombiniert werden. So eignet sich der Eingriff auch sehr gut zur Behebung eines rezidivierenden Rektumprolapses, der oft bei Patienten mit einer Sphinkterdysplasie anzutreffen ist. Die Sphinkteropexie mit gleichzeitiger dorsalen Ampullenplastik durch einen dorsalen sagitalen Zugang führt zu guten Resultaten.

Eine weitere Indikation besteht bei obstipierten Erwachsenen mit einer Überdehnung der Insertion des Analsphinkterkomplexes nach exzessivem Pressen. Durch die Sphinkteropexie wird die Aufhängung der Sphinkteren wieder gestrafft mit folgender Eröffnung und Entleerung des Enddarmes beim Pressen.

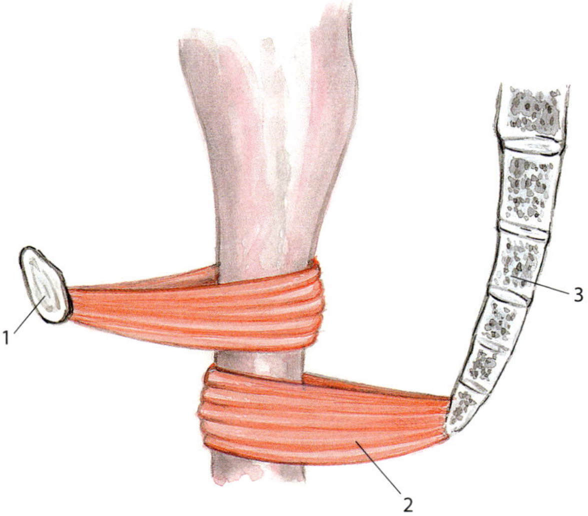

Abb. 9-12. Normale anatomische Verhältnisse (*1* Schambein, *2* M. sphincter ani externus, *3* Steißbein)

Bei Frauen besteht häufig eine anteriore Rektozele, die, v. a. wenn sie in der Defäkographie nicht entleert werden kann, immer gleichzeitig saniert werden sollte. Wir empfehlen die gleichzeitige Durchführung der Kolporrhaphie mit Levatorenplastik.

Operationstechnik: Sphinkteropexie

Die Operationstechnik, die hier beschrieben wird, haben wir im Lauf der vergangenen 10 Jahre schrittweise entwickelt (Abb. 9-12). Wir bevorzugen den dorsalen sagittalen Zugang. Das Coccyx, das entweder lang und nach ventral geknickt ist oder aber nur rudimentär angelegt, wird partiell reseziert (Abb. 9-13). Damit verbessern wir die operative Übersicht und erreichen eine bessere knöcherne Neoinsertion des Muskelkomplexes nach der Pexie. Nach Spreizen von parasagittalen Muskelfasern, die dem Sphinkterkomplex zugeordnet werden können, kann die Rektumampulle, die immer erweitert, ist gut dargestellt werden.

Durch Fassen des Rektum beidseits möglichst lateral und Legen von 2 dorsalen Falten, die mit einem monofilen, resorbierbaren 4–0-Faden fixiert werden, erreichen wir eine signifikante Einengung des ausgedehnte Rektums, was postoperativ zu einer rascheren Entleerung führt (Abb. 9-14).

Anschließend werden je nach Alter und Gewicht des Patienten 4–6 monofile, resorbierbare 2–0- oder 0-er Fäden U-förmig durch den immer gut entwickelten externen, superfiziellen M. sphincter ani gelegt. 1–2 Fä-

▼

den fassen die plikierte dorsale Rektumhinterwand möglichst tief mit. Diese Fäden werden nun durch das distale Sakrum seitlich durchgestochen und dorsal einzeln verknotet. Damit erreichen wir eine gute dorsale Verankerung des Rektums und des Sphinkterkomplexes (◘ Abb. 9-15). Postoperativ verabreichen wir für 5 Tage Antibiotika, meist Cotrimoxazol und Tiberal oder Flagyl.

Mit regelmäßigem Stuhltraining mittels Klistiers oder Suppositorien beginnen wir am 2. postoperativen Tag, meist für mindestens 3 Monate – gilt es doch, meist ein inertes, dilatiertes Rektum wieder neu zu konditionieren.

9.9 Komplikationen der Obstipationstherapie

J. Girona

Die Behandlung der schweren idiopathischen Obstipation stellt ein großes Problem der Chirurgie dar und ist nicht immer zufriedenstellend. Unter dem Begriff Komplikationen der Obstipationstherapie verstehen wir wesentliche Störungen, die nach einer operativen Behandlung auftreten. Diese werden in Früh- und Spätkomplikationen sowie nach Lokalisation und Verfahrensweise unterteilt.

Außer den lokalen und den allgemeinen postoperativen Störungen, die meistens nach den Regeln der Chirurgie gut zu beherrschen sind, handelt es sich in diesem Kapitel

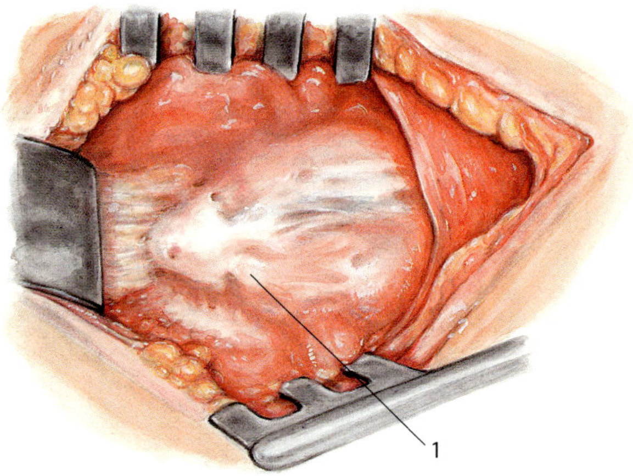

◘ **Abb. 9-13.** Das Steißbein ist operativ freigelegt (*1* Coccyx)

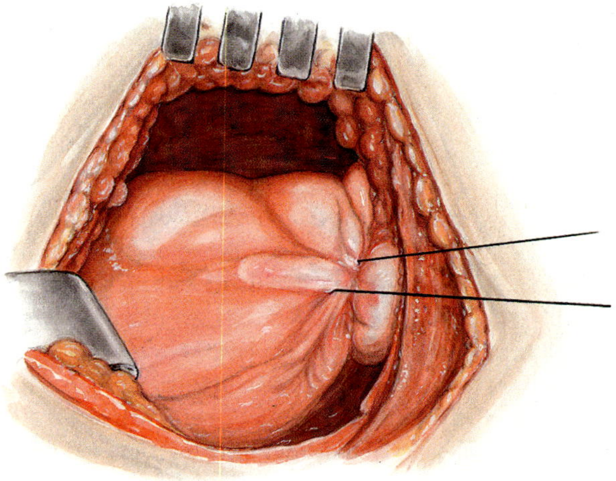

◘ **Abb. 9-14.** Um das Rektum möglichst zu verengen, wird eine Plikationsampullenplastik durchgeführt. Das Rektum wird beidseits möglichst weit lateral gefasst

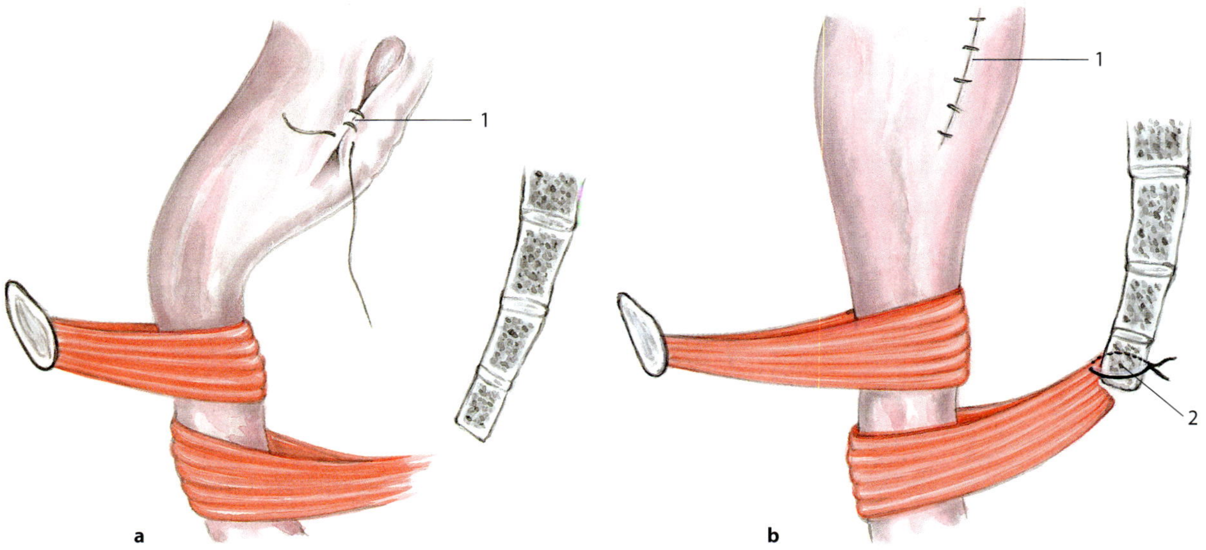

◘ **Abb. 9-15. a, b.** Operation mit **a** Ampullenplikationsplastik (*1*) und Sphinkteropexie (*2*); **b** Endresultat

hauptsächlich um schwerwiegenden Komplikationen wie die Ileusneigung und die Obstipationsrezidive, die häufig nach Kolonresektionen auftreten.

9.9.1 Komplikationen der Slow-transit-Obstipation

Die postoperativen Komplikationen der Slow-transit-Obstipation sind in Kap. 9.8.1 bereits dargelegt. Die Komplikationsraten schwanken in der Literatur zwischen 3 und 37% [1, 5, 13, 19]. An Frühkomplikationen werden Anastomosendehiszenzen und lokale Abszesse beschrieben, als Spätkomplikationen werden Adhäsionsileus, persistierende Obstipation und Diarrhöen angegeben [5, 6, 13, 19, 24]. Die Spätkomplikationen zwingen oft zur Relaparotomie.

Segmentale Kolonresektionen haben in 30–40% enttäuschende Ergebnisse und sind deshalb nicht zu empfehlen. Auch ausgedehnte Kolonresektionen haben auf lange Sicht eine zweifelhafte Prognose. Selbst nach einer radikalen Kolektomie mit Ileorektostomie werden in 10% der Fälle *Obstipationsrezidive* mitgeteilt, und 44% der Fälle sind mit adhäsionsbedingten Beschwerden bis zum revisionspflichtigen Ileus belastet. Gut ⅓ der Obstipierten benötigen postoperativ wieder Laxanzien [19, 31].

Um Komplikationen zu vermeiden bzw. auf ein Minimum zu reduzieren, wird immer wieder eine strenge Selektierung des Krankengutes empfohlen. Bekannte Untersuchungsverfahren haben aber bislang eine Typisierung der chronischen Obstipation nicht erbringen können. Das liegt z. T. an der Verquickung unterschiedlicher Entstehungsmechanismen der idiopathischen Obstipation, aber auch an der Unsicherheit der funktionellen Untersuchungen und der Morphologie des Kolons.

Um subtile, meistens funktionelle Entleerungsstörungen zu erfassen, empfehlen wir die Durchführung sämtlicher Verfahren, die in Kap. 3.5 systematisch aufgeführt sind. Damit gelingt es in vielen Fällen, eine Typisierung der Erkrankung zu erreichen. Enttäuschende Ergebnisse können somit vermieden werden. Das gilt besonders beim irritablen Darmsyndrom, welches bekanntlich von einem resezierenden Verfahren nicht profitieren kann.

Neben einer nachgewiesenen Transportverzögerung bestehen häufig im Hintergrund der Beschwerden Anzeichen für eine Outlet-Obstruktion, die unerkannt und unbehandelt bleiben kann. Deshalb wird bei Transportstörungen, wenn eine Erschlaffung der Ampulle vorliegt, eine zusätzliche Teilresektion des Rektums empfohlen [28]. Nach unserer Erfahrung sind bei der idiopathischen Obstipation Entleerungsstörungen im Sinne einer Outlet-Obstruktion oder einer Rektuminertia weit häufiger als Transportstörungen anzutreffen. Aufgrund dieser Aussage sind im Fall einer Slow-transit-Obstipation immer mögliche Entleerungsstörungen vor resezierenden Verfahren auszuschließen. Sie sollten sinnvollerweise zuerst behoben werden, bevor anderen Maßnahmen erfolgen.

Auch die Wirksamkeit konservativer Maßnahmen bei einer Transportverzögerung kann erst nach der Beseitigung der distalen Obstruktion beurteilt werden. In vielen Fällen können somit geplante Kolonresektionen ausfallen.

Reine Störungen des Darmtransports oder alleinige Entleerungsstörungen liegen bei Patienten, die über chronische Obstipationsbeschwerden klagen, in der Praxis selten vor [25]. Meistens handelt es sich um Kombinationsformen, bei denen größere oder kleinere Anteile von Transport- bzw. Entleerungsstörungen häufig vorhanden sind.

Neben der subtotalen Kolonresektion wird in einem therapierefraktären Rezidivfall die Kolektomie mit ileoanalem Pouch empfohlen. Wir verfügen hier über keine eigene Erfahrung. Als Ultima ratio kommt die Anlage eines Ileostomas in Betracht.

Die Häufigkeit des *Adhäsionsileus* steht offensichtlich in Abhängigkeit zur Ausdehnung der Resektion. Je mehr Kolon reseziert wird, desto häufiger entwickelt sich nachfolgend der Dünndarmileus [3, 33]. Bei der darauf folgenden »operationspflichtigen« Adhäsiolyse findet sich in den seltensten Fällen ein mechanisches Hindernis. Meistens handelt es sich um funktionelle Passagestörungen im Rahmen eines Adhäsionsbauchs.

Zur Unterscheidung eines mechanischen von einem funktionellen Dünndarmileus hat sich ein Gastrografinschluck vor dem Entschluss zur Relaparotomie in der Praxis gut bewährt. Als Ursache der relativ hohen Ileusinzidenz werden neuropathische extraintestinale Störungsdefekte des Plexus myentericus des gesamten Gastrointestinaltraktes mit Pseudoobstruktion des Dünndarms angenomen [28].

Bei 10–15% der Obstipierten finden sich außerdem periphere oder zentrale neurologische Störungen, die auf ein neurologisches Geschehen hinweisen [3, 33]. Bei rezidivierenden Ileuszuständen empfiehlt es sich deshalb, möglichst konservativ vorzugehen.

Postoperative Durchfälle kommen relativ selten vor. Sollten bei wiederholten Untersuchungen Transportstörungen im Bereich des Kolons nicht eindeutig feststehen, empfehlen wir besonders bei jüngeren Patienten, eine Ileorektostomie ohne Mitresektion des Kolonrahmens vorzunehmen. Somit werden oft exzessive Diarrhöen, die nach einer unnötigen Resektion auftreten, vermieden. Als letzter Ausweg bleibt bei nicht therapierbaren Durchfällen die Anlage eines Ileostomas.

9.9.2 Komplikationen der Therapie der Rektuminertia

Häufige Komplikationen bei der Behandlung der Inertia recti sind in Kap. 9.6 und 9.8.2 bereits behandelt. Neben häufigen Obstipationsrezidiven wegen Erfolglosigkeit der Therapie treten in der unmittelbaren postoperativen Phase exzessive Diarrhöen auf. Mit einer sorgfältigen Diagnosestellung des gesamten Obstipationskomplexes und nachfolgenden Therapieplanung lassen sich wesentliche Komplikationen und Rezidive vermeiden.

9.9.3 Komplikationen nach Implantation eines rektosigmoidalen Pacemakers

Über die möglichen Komplikationen des Verfahrens können wir wegen mangelnder eigener Erfahrung nicht berichten. Näheres in Kap. 9.8.2.

9.9.4 Komplikationen nach der Levatorplastik

Ihre Komplikationen sind im Wesentlichen durch die technische Vorgehensweise bestimmt. Wichtige lokale Störungen nach der Durchführung der Levatorfixation sind Ödem, Abszedierung, Blutung und sekundäre Wundheilung im Bereich des perianalen Operationszugangs. Wegen anhaltender Beschwerden bzw. Schmerzen durch Narben im Bereich der operierten Sitzfläche sollte eine sekundäre Wundheilung unbedingt vermieden werden.

Neben der Erfolglosigkeit der Behandlung infolge mangelhafter Raffung oder unzureichender Verankerung der ausgedünnten Muskelmasse haben wir lästige Sensibilitätsstörungen der Analregion bis zu Inkontinenzerscheinungen in einzelnen Fällen beobachten können. Um unnötige Läsionen zu vermeiden, sollte die stumpfe Präparation des Levatorrandes nach vorheriger schonender Darstellung des überkreuzenden N. pudendus durch das Wundgebiet vorsichtig erfolgen [5].

Bei Erfolglosigkeit der Levatorplastik wegen unzureichender bzw. mangelhafter Suspension kann der Eingriff später wiederholt werden. So konnten wir durch eine erneute Straffung des Levatorschenkels ca. 2 Jahre nach dem 1. Eingriff eine geregelte Darmentleerung ohne vermehrtes Pressen erreichen.

9.9.5 Komplikationen nach der Sphinkteropexie

Neben Wundheilungsstörungen sind postoperative Schmerzzustände und Obstipationsrezidive als Komplikationen zu nennen. Wundinfekte nach der Raffung des anokokzygealen Ligaments kommen selten vor, sie sollten aber frühzeitig behandelt werden wegen der sonst zu erwartenden Narbenbeschwerden beim Sitzen.

Operationstechnisch ist eine Resektion der Steißbeinspitze nur bei einer starken knöchernden Verkrümmung derselben notwendig. Die Verankerungsnähte des anokokzygealen Ligaments sollten jeweils lateral der Steißbeinspitze erfolgen. Nach einer übermäßigen Spannung der Nähte oder nach einer sehr medialen Durchstechung der Raffungsnähte treten häufig therapieresistente Schmerzzustände auf, sodass in manchen Fällen zur Schmerzlinderung die Entfernung der Raffungsnähte notwendig wird.

Um eine angemessene Anspannung bei der Fixation des Ligaments zu erreichen, sollte die Pexie in Bauchlage und nicht in Steinschnittlage und gemessen an der vorhandenen Überdehnungslänge erfolgen. So haben wir einen Misserfolg der Pexie gesehen bei einer Patientin, bei der aufgrund von vertebralen Störungen der Eingriff in SSL durchgeführt werden musste. Nach einer erneuten Verankerung wenige Monate später in Bauchlage konnte eine erleichtete Darmentleerung wegen der funktionsfähigen Straffung des Ligaments wieder erfolgen.

Andere Rezidive werden durch ein Abreißen der angelegten Straffungsnähte nach übermäßigen Pressen unmittelbar postoperativ berichtet. Auch in Fällen, in denen zu wenig Material beim Verankerungsvorgang erfasst wurde, kam es zum Abreißen der Straffungsnähte. Selbst in solchen Fällen lässt sich durch einen erneuten Eingriff wieder eine beschwerdefreie Darmentleerung erreichen.

Literatur

Literatur zu Kap. 9.1, 9.3, 9.4, 9.7

1. Drossman DA, Sandler AS, McKee DC, Lovitz AJ: Bowel patterns among subjects not seeking health care. Gastroenterology 83 (1982) 529–534
2. Everhart JE, Go VLW, Johannes RS, Fitzsimmons SC, Roth HP, White LR: A longitudinal survey of self-reported bowel habits in the United States. Dig Dis Sci 34 (1989) 1153–1162
3. Klauser AG, Peyerl C, Schindlbeck NE, Müller-Lissner SA: Nutrition and physical activity in chronic constipation. Eur J Gastroent Hepatol 4 (1992) 227–233
4. Burkitt DP. Foreword. In: Vahouny GV, Kritchevsky D (eds) Dietary Fiber. Plenum Press, New York London (1986)
5. Cowgill GR, Anderson WE. Laxative effects of wheat bran and »washed« bran in healthy men. JAMA 1932, 98, 1866–1871
6. Müller-Lissner SA: The effect of wheat bran on stool weight and gastrointestinal transit time. A meta-analysis. Br med J 296 (1988) 615–617
7. Bassotti G, Gaburri M, Imbimbo BP, Rossi L, Farroni F, Pelli MA, Morelli A: Colonic mass movements in idiopathic chronic constipation. Gut 29 (1988) 1173–1179
8. Kamm M, Lennard-Jones JE, Thompson DG, Sobnack R, Garvie NW, Granowska M: Dynamic scanning defines a colonic defect in severe idiopathic constipation. Gut 29 (1988) 1085–1092
9. Klück P, ten Kate FJW, Schouten WR, Bartels KCM, Tibboel D, van der Kamp AWM, Molenaar JC, van Blankenstein M: Efficacy of antibody NF2F11 staining in the investigation of severe long-standing constipation. Gastroenterology 93 (1987) 872–875
10. Krishnamurthy S, Shuffler MD, Rohrmann CA, Pope CE: Severe idiopathic constipation is associated with a distinctive abnormality of the colonic myenteric plexus. Gastroenterology 88 (1985) 26–31
11. Kruis W: Obstipation als Begleitsymptom und als unerwünschte Arzneimittelwirkung. In: Müller-Lissner SA, Akkermans LMA (Hrsg): Chronische Obstipation und Stuhlinkontinenz. Springer, Berlin Heidelberg New York (1989) 201–214

9

12. Kamm MA, Farthing MJG, Lennard-Jones JE: Bowel function and transit rate during the menstrual cycle. Gut 30 (1989) 605–608
13. Edwards LL, Quigley EMM, Harned RK, Hofman R, Pfeiffer RF: Characterisation of swallowing and defecation in Parkinson´s disease. Am J Gastroenterol 89 (1994) 15–25
14. Maxton DG, Whorwell PJ: Functional bowel symptoms in diabetes – the role of autonomic neuropathy. Postgrad Med J 67 (1991) 991–993
15. Battle WM, Snape WJ, Alavi A, Cohen S, Braunstein S: Colonic dysfunction in diabetes mellitus. Gastroenterology 79(1980) 1271–1221
16. Aaronson MJ, Freed MM, Burakoff R: Colonic myoelectric activity in persons with spinal cord injury. Dig Dis Sci 30 (1985) 295–300
17. Klauser AG, Voderholzer W, Heinrich C, Schindlbeck NE, Müller-Lissner SA: Behavioral modification of Kolonic function. Can constipation be learned? Dig Dis Sci 35 (1990) 1271–1275
18. Roe Am, Bartolo DCC, Mortensen NJMc: Slow transit constipation. Comparison between patients with and without previous hysterectomy. Dig Dis Sci 33 (1988) 1159–1163
19. Gattuso JM, Kamm MA: Clinical features of idiopathic megarectum and idiopathic megakolon. Gut 41 (1997) 93–99
20. Gattuso JM, Kamm MA, Talbot IC: Pathology of idiopathic megarectum and megakolon. Gut 41 (1997) 252–257
21. Bartolo DC, Roe Am, Virjee J, Mortensen NJ: Evacuation proctography in obstructed defaecation and rectal intussusception. Br J Surg 72 (1985) 111–116
22. Brown AJ, Horgan AF, Anderson JH, McKee RF, Finlay EG: Colonic motility is abnormal before surgery for rectal prolaspe. Br J Surg 86 (1999) 263–266
23. Ekberg O, Mahieu PHG, Bartram CI, Piloni V: Defaecography: dynamic radiological imaging in proctology. Gastroenterol Int 3 (1990) 63–69
24. Kang YS, Kamm MA, Engel AF, Talbot IC: Pathology of the rectal wall in solitary rectal ulcer syndrome and complete rectal prolapse. Gut 38 (1996) 587–590
25. Levine DS: «Solitary» rectal ulcer syndrome. Gastroenterology 92 (1987) 243–253
26. Bartolo DCC, Roe AM, Mortensen NJMcC: The relationship between perineal descent and denervation of the puborectalis in continent patients. Int J Colorect Dis 1 (1986) 91–95
27. Preston DM, Lennard-Jones JE: Anismus in chronic constipation. Dig Dis Sci 30 (1985) 413–418
28. Voderholzer WA, Neuhaus DA, Klauser AG, Tzavella K, Müller-Lissner SA, Schindlbeck NE: Paradoxical sphincter contraction is rarely indicative of anismus. Gut 41 (1997) 258–262
29. Duthie GS, Bartolo DCC: Anismus. The cause of constipation? Results of investigation and treatment. World J Surg 16 (1992) 831–835
30. DeMedici A, Badiali D Corazziari E, Bausano G, Anzini F: Rectal sensitivity in chronic constipation. Dig Dis Sci 34 (1989) 747–753
31. Bannister JJ, Davison P, Timms JM, Gibbons C, Read NW: Effect of stool size and consistency on defaecation. Gut 28 (1987) 1246–1250
32. Read NW, Abouzekry L: Why do patients with faecal impaction have faecal incontinence? Gut 27 (1986) 283–287
33. Kuijpers HC: Treatment of complete rectal prolapse: to narrow, to wrap, to suspend, to fix, to encircle, to plicate or to resect? World J Surg 16 (1992) 826–830
34. Mann CV, Hoffman C: Complete rectal prolapse. The anatomical and functional results of treatment by an extended abdominal rectopexy. Br J Surg 75 (1988) 34–37
35. Chattat R, Bazzocchi G, Balloni M. Conti E, Ercolani M, Zaccaroni S, Grilli T, Trombini G: Illness behaviour, affective disturbance and intestinal transit time in idiopathic constipation. J Psychosom Res 42 (1997) 95–100
36. Glia A, Lindberg G: Quality of life in patients with different types of functional constipation. Scand J Gastroenterol 32 (1997) 1083–1089
37. Koch A, Voderholzer WA, Klauser AG, Müller-Lissner SA: Symptoms in chronic constipation. Dis Kolon Rectum 40 (1997) 902–906
38. Francis CY, Whorwell P: Bran and irritable bowel syndrome: time for reappraisal. Lancet 344 (1994) 39–40
39. Voderholzer WA, Schatke W, Mühldorfer BE, Klauser AG, Birkner B, Müller-Lissner SA: Clinical response to dietary fiber treatment in chronic constipation. Am J Gastroenterol 92 (1997) 95–98
40. Lörcher U, Tiebert B: Radiologische Diagnostik bei der Obstipation. Verdauungskrankheiten 19 (2001) 50–57
41. Brandt-Grädel van den V, Huibregtse K, Tytgat GNJ: Treatment of solitary rectal ulcer syndrome with high-fiber diet and abstention from straining at defecation. Dig Dis Sci 29 (1984) 1005–1008
42. Müller-Lissner SA: Bavarian Constipation Study Group. Treatment of chronic constipation with cisapride and placebo. Gut 28 (1987) 1033–1038
43. Müller-Lissner SA: Prokinetic drugs. In: Kamm MA, Lennard-Jones JE (eds) Constipation. Wrightson´s Biomedical Publ, Hampshire (1994)
44. Müller-Lissner SA, Fumagalli I, Bardhan KD, Pace F, Pecher E, Nault B, Rüegg P: Tegaserod, a 5-HT4 receptor partial agonist, relieves symptoms in irritable bowel syndrome patients with abdominal pain, bloating and constipation. Aliment Pharmacol Ther 15 (2001) 1655–1666
45. Kamm MA, Mueller-Lissner S, Talley NJ, Tack J, Boeckxstaens G, Minushkin ON, Kalinin A, Dzieniszewski J, Haeck P, Fordham F, Hugot-Cournez S, Nault B. Tegaserod for the treatment of chronic constipation: a randomized, double-blind, placebo-controlled multinational study. Am J Gastroenterol 2005, 100: 362–372
46. Attar A, Lémann M, Ferguson A, Halphen M, Boutron MC, Flourié B, Alix E, Salmeron M, Guillemot F, Chaussade S, Ménard AM, Moreau J, Naudin G, Barthet M: Comparison of a low dose polyethylene glycol electrolyte solution with lactulose for treatment of chronic constipation. Gut 44 (1999) 226–230
47. Corazziari E, Badiali D, Habib FI, Reboa G, Pitto G, Mazzacca G, Sabbatini F, Galeazzi R, Cilluffo T, Vantini I, Bardelli E, Baldi F: Small volume isosmotic polyethylene glycol electrolyte balanced solution in treatment of chronic nonorganic constipation. Dig Dis Sci 41 (1996) 1636–1642
48. Klauser AG, Mühldorfer BE, Voderholzer WA, Wenzel G, Müller-Lissner SA: Polyethylene glycol 4000 for slow transit constipation. Z Gastroenterol 33 (1995) 5–8
49. Culbert P, Gillett H, Ferguson A: Highly effective new oral therapy for faecal impaction. Br J Gen Pract 48 (1998) 1599–1600
50. Puxty JAH, Fox RA: Golytely: A new approach to faecal impaction in old age. Age Ageing 15 (1986) 182–184
51. Müller-Lissner SA: Nebenwirkungen von Laxantien. Z Gastroenterol 30 (1992) 218–227
52. Müller-Lissner SA: What has happened to the cathartic colon? Gut 39 (1996) 486–488
53. Keck JO, Staniunas RJ, Coller JA, Barrett RC, Oster ME, Schoetz DJ, Roberts PL, Murray JJ, Veidenheimer MC: Biofeedback training is useful in fecal incontinence but disappointing in constipation. Dis Colon Rectum 37 (1994) 127–176
54. McKee RF, McEnroe L, Anderson JH, Finlay IG: Identification of patients likely to benefit from biofeedback for outlet obstruction constipation. Br J Surg 86 (1999) 355–359
55. Vaizey CJ, Roy AJ, Kamm MA: Prospective evaluation of the treatment of solitary rectal ulcer syndrome with biofeedback. Gut 41 (1997) 817–820
56. Thomson WG, Longstreth GF, Drossmann DA et al.: Functional bowel disorders and functional abdominal pain. Gut (1999) Suppl II: II43–II47
57. Müller-Lissner SA, Kamm MA, Scarpignato C, Wald A. Myths and misconceptions about chronic constipation. Amer J Gastroenterol 2005, 100: 232–242

Literatur zu Kap. 9.8.1

1. Ammann, K.H., Stoß, F., Meier-Ruge, W. (1999) Intestinale neuronale Dysplasie des Erwachsenen als Ursache der chronischen Obstipation. Morphometrische Charakterisierung der Coloninnervation. Chirurg 70: 771
2. Ammann, K.H., Stoß, F., Meier-Ruge, W. (1999) Morphomertrie der Ganglien und Nervenzellen des Plexus submucosus bei der intestinalen neuronalen Dysplasie des Erwachsenen. Coloproctology 21: 155
3. Christiansen, J., Rasmussen, O. (1996) Colectomy for severe slow-transit constipation in strictly selected patients. Scand J Gastroenterol 31: 770
4. Kamm, M.A., Hawley, P. R., Lennard-Jones, J. E. (1988) Outcome of colectomy for severe idiopathic constipation. Gut 29: 969
5. Lane, W. A. (1908) Results of the operative treatment of chronic constipation. Br Med J 1: 126
6. Lubowski, D.Z., Chen, F.C., Kennedy, M.L., King, D.W. (1996) Results of colectomy for severe slow transit constipation. Dis Colon Rectum 39: 23
7. Mortensen, N. (1994) Surgical treatment for severe idiopathic constipation. In: Kamm, M.A., Lennard-Jones, J.E. (Hrsg) Constipation. Wrightson, Petersfield, UK, Bristol, PA, USA, S 173
8. Nyam, D.C., Pemberton, J.H., Ilstrup, D.M., Rath, D.M. (1997) Long-term results of surgery for chronic constipation. Dis Colon Rectum 40: 273
9. Pfeifer, J., Agachan, F., Wexner, S. D. (1996) Surgery for constipation. A review. Dis Colon Rectum 39: 444
10. Piccirillo, M.F., Reissmann, P., Wexner, S.D. (1995) Colectomy as treatment for constipation in selected patients. Br J Surg 82: 898
11. Pluta, H., Bowes, K.L., Jewell, L.D. (1996) Long-term results of total abdominal colectomy for chronic idiopathic constipation. Dis Colon Rectum 39: 160
12. Preston, D.M., Hawley, P.R., Lennard-Jones, J.E., Todd, I.P. (1984) Results of colectomy for severe idiopathic constipation in women. Br J Surg 71: 547
13. Stelzner, F., Hansen, H. (1999) Pathophysiologie der chronischen Obstipation und ein neuer Therapievorschlag. Zentralbl Chir 124: 804
14. Stoß, F. (1990) Investigations of the muscular architecture of the rectosigmoid junction in humans. Dis Colon Rectum 33: 378
15. Stoß, F. (1990) Neuronal dysplasia – Considerations for the pathogenesis and treatment of primary chronic constipation in adults. Int J Colorect Dis 5: 106
16. Stoß, F., Ammann, K.H., Blaßnig, H., Meier-Ruge, W. (1999) Intestinale neuronale Dysplasie – eine Krankheit von chirurgischer Relevanz. Coloproctology 21: 263
17. Stoß, F., Meier-Ruge, W. (1994) Experience with neuronal intestinal dysplasia in adults. Eur J Pediatr Surg 4: 298
18. Wexner, S.D., Daniel, N., Jagelman, D.G. (1991) Colectomy for constipation: physiologic investigation is the key to success. Dis Colon Rectum 34: 851

Literatur zu Kap. 9.8.2

1. Schang J-C, Devroede G, Pilote M (1993) Effects of trimebutane on colonic function in patients with chronic idiopathic constipation. Evidence for the need of a physiologic rather than clinical selection. Dis Colon Rectum 36: 330–333
2. Keighley MRB, Williams NS (1993) Constipation. In: Keighley MRB, Williams NS (eds) Surgery of the anus, rectum and colon. Saunders, Philadelphia London, pp 609–638
3. Hill J, Stott S, MacLennan I (1994) Antegrade enemas for the treatment of severe idiopathic constipation. B J Surg 81: 1490–1493
4. Turnbull GK, Rivo PG (1992) Anal sphincter biofeedback relaxation treatment for women with intractable constipation symptoms. Dis Colon Rectum 35: 530–536
5. Loening-Baucke V (1991) Persistence of chronic constipation in children after biofeedback treatment. Dig Dis Sci 36: 153–160
6. Shafik A (1996) Functional activity of the sigmoid colon and rectum. A study during fecal storage in the sigmoid. Gut Suppl. 3, 39: A264, No. 1584 (abstr)
   Shafik A (1996) Sigmoido-rectal junction reflex: Role in defecation mechanism. Clin Anat 9: 391–394
8. Shafik A (1999) A study of the effect of distension of the rectosigmoid junction on the rectum and anal canal with evidence of a rectosigmoid-rectal reflex. J Surg Res 82: 73–77
9. Shafik A. Rectosigmoid junction. Anatomical and physiological considerations with identification of rectosigmoid pacemaker and sigmoidorectal junction reflex and the role in constipation and incontinence. Coloproctology 1998, 20: 45–57
10. Shafik A. Artificial pacemaker for rectal evacuation. Coloproctology 1992,14: 96–98
11. Shafik A. Rectosigmoid pacemaker. Role in defecation mechanism and constipation. Dis Colon Rectum 1992, 35: 5, P29/30 (abstr)
12. Shafik A. Rectosigmoid pacemaker. Role in defecation mechanism and constipation. Dig Surg 1993, 10: 95–100
13. Shafik A, el-Sibai 0. Pacing parameters required for rectal evacuation of normal and constipated subjects. J Surg Res 2000: 88(2): 181–185
14. Shafik A, el-Sibai 0, Shafik AA. Rectal pacing in patients with constipation due to rectal inertia: Technique and results. (to be published)
15. Shafik A. Study of the electrical and mechanical activity of the rectum. Experimental study. Eur Surg Res 1994, 26: 87–93
16. Shafik A. Study of the electromechanical activity of the rectum. II. Human study. Coloproctology 1993, 15: 215–218
17. Shafik A. Nour A, Abdel-Fattah A. Transcutaneous electrorectography. Human electrorectogram from surface electrodes. Digestion 1995, 56: 479–482
18. Shafik A. Sacral magnetic stimulation in paradoxical puborectalis syndrome. Dig Surg (2000) 3: 268–273

Literatur zu Kap. 9.8.3

1. Shafik A (1975) A new concept of the anatomy of the anal sphincter mechanism and the physiology of defecation. II. Anatomy of the levator ani muscle with special reference to puborectalis. Invest Urol 13: 175–182
2. Shafik A (1979) A new concept of the anatomy of the anal sphincter mechanism and the physiology of defecation. VIII. Levator hiatus and tunnel: anatomy and function. Dis Colon Rectum 22: 539–549
3. Shafik A (1983) A new concept of the anatomy of the anal sphincter mechanism and the physiology of defecation. XVIII. Levator dysfunction syndrome. Coloproctology 5: 158–165
4. Shafik A (1990) A new concept of the anatomy of the anal sphincter mechanism and the physiology of defecation. Detrusor-levator dyssynergia syndrome. A new syndrome with report of 8 cases. Coloproctology 12: 369–373
5. Shafik A (1994) Levator paradoxical syndrome. A new syndrome. Proc 3rd Meeting Coloproctology, Ivrea, Italy, pp 48–54
6. Shafik A, Sharkawi AG, Shuaraf WM (1997) Direct measurement of the intraabdominal pressure in normal subjects and pathologic conditions. Eur J Surg 163: 883–887
7. Shafik A (1980) A new concept of the anatomy of the anal sphincter mechanism and the physiology of defecation. IX. Single loop continence. A new theory of the mechanism of anal continence. Dis Colon Rectum 23: 37–43

Literatur zu Kap. 9.8.4

1. Upadhyaya P (1985) Mid-anal sphincteric malformation, cause of constipation in anterior perianal Anus. J Pediatr Surg 19: 1183–186
2. Hendren H (1978) Constipation caused by anterior location of the anus and its surgical correction. J Pediatr Surg 13: 505–512
3. Zorzi A, Schinzel A, Hirsig J (1980) Analsphinkterdysplasie als Ursache chronischer Defäkationsstörungen. Eine klinische und genetische Studie. Dissertation, Univ Zurich

9

Literatur zu Kap. 9.9

1. Abcarian MD (1997) Surgical Treatment of Constipation. Updates in Coloproctology. IV Int Symposium der CAP, Recklinghausen, S61–69
2. Battaglia E, Serra Am, Buonafede G et al (2004) Long term study on the effects of visual biofeedback and muscle training as a therapeutic modality in pelvic floor dyssinbergia and slow-transit constipation. Dis Colon Rectum 47: 90–95
3. Braun J, Pfingsten FP, Faß J, Schumpelick V (1991) Chirurgische Therapie der chronischen Obstipation. Chirurg 62: 103–109
4. Denkers D (1994) Welche Untersuchungsmethoden sind bei Funktionsstörungen des Beckenbodens empfehlenswert? Coloproctology 64: 263–269
5. Denkers D, Girona J (1995) Das Levator-Dysfunktionssyndrom – differentialdiagnostische Abgrenzung und therapeutische Möglichkeiten. Kontinenz 3: 127–130
6. Devroede G, Soffie M (1992) Colonic absortion in idiopathic constipation. Gastroenterology 64: 552–561
7. Duthie GS, Bartolo DCC (1992) Anismus: the cause of constipation?. Results of investigation and treatment. World J Surg 16: 831–835
8. Fuchs KH, Stein HJ, Thiede A (1997) Obstipation. In Gastrointestinale Funktionsstörungen. Springer Verlag: 826–856
9. Girona J, Denkers D (1995) Differenzierte Diagnostik der chronischen Obstipation. Kontinenz 3: 131–134
10. Girona J, Berg E, Broß I (1997) Biofeedback. Langenbecks Arch Chir Suppl II Kongreßbericht: 921–923
11. Girona J (1997) Therapieorientierte Klassifikation der chronischen Obstipation. Updates in Coloproctology. IV Int Symposium der CAP, Recklinghausen ;49–61
12. Glia A, Ärkerlund JE, Lindberg G (2004) Ourcome for Slow-transit Constipation in Relation to Presence of Small-Bowel Dysmotility. Dis Colon Rectum 47: 96–107
13. Heine JA, Douglas Wong W, Goldberg M (1993) Surgical treatment for constipation. Collective Review. Surg Gyn Obstet 1/6: 403–410
14. Jones PN, Lubowski DZ, Swash M, Path MRC, Herny MM (1987) Is paradoxical contraction of puborectalis muscle of functional importance?. Dis Colon Rectum 30: 667–670
15. Lennard-Jones JE (1985) Pathophysiology of constipation. Br J Surg: 727–728
16. Keighley MFB, Williams NS (1993) Constipation. In Surgery of the Anus Rectum and Colon. Saunders London Philadelphia Toronto Sydney Tokyo: 609–638
17. Lubowski DZ, King DW, Finlay IG (1992) Electromyography of the pubococcygeus muscle in patients with chronic constipation with paradoxical anal sphincter contraction. Dis Colon Rectum 7: 184–187
18. Marteih H, Devroede G, Arhan P, Duguay C (1978) Mechanism of idiopathic constipation. Gastroenterology 75: 623–631
19. Nicholls RJ, Kamm MA (1988) Proctocolectomie with restorative ileioanal reservoir for severe idiopathic constipation: report of two cases. Dis Colon Rectum 3: 968–969
20. Pemberton JM, Rath DM, Ilstrup DM (1991) Evaluation und surgical treatment of severe constipation. Ann Surg 214: 403–411
21. Pfeifer J, Agachan F, Wexner SD (1996) Surgery for constipation: a review. Dis Colon Rectum 39: 444–460
22. Piccirillo MF, Reissmann P, Wexner SD (1995) Colectomy as treatment for constipation in selected patients. Br J Surg 82: 899–901
23. Shafik A (1988) A new concept of the anatomy of the sphincter mechanism and the physiology of defecation. XXXI. Strainodynia: an ethiologic study. J Clin Gastroenterology 10: 179–184
24. Shafik A (1992) Partial rectal resection. Proceedings of the 2nd Int Meeting of Coloproctology, Ivrea: 58–68
25. Shafik A, Kahlid Abdel-Monheim MCh (1993) Faecoflowmetry: A new Parameter Assessing Rectal Function in Normal and Constipated Subjects. Dis Colon Rectum 36: 35–42
26. Shafik A (1993) Constipation. Pathogenesis and Management. Drugs 45: 528–540
27. Shouler P, Keighley MR (1986) Changes in colorectal fuction in severe idiopathic chronic constipation. Gastroenterology 90: 414
28. Stelzner F (1998) Die Chirurgie an den viszeralen Abschlusssystemen. Thieme, Stuttgart
29. Stelzner F Hansen H (1999) Pathophysiologie der chronischen Obstipation und ein neuer Therapievorschlag. Zentralbl Chir 124: 804
30. Tod I (1971) Some aspects of adult megacolon. Proc Roy Soc Med 74: 561–565
31. Wexner SD, Bartob DCC (1995) Chronic Constipation: Etiology, Evaluation and Management. Butterworth Heinemann, Oxford
32. Beck DE, Jagelman DG, Fazio VW (1987) The surgery of idiopathic constipation. Gastroenterol Clin North Am 16: 143–156
33. Brown SR, Donati D, Seow-Choen F, Ho F (2001) Biofeedback avoids surgery in patients with slow-transit constipation: report of four cases. Dis Colon Rectum 44: 739–740
34. Herold A (2001) Systematik der chronischen Obstipation.Colo-Proctology 6: 317–321

10 Rektumprolaps

10.1 Ätiologie und Pathogenese – 354
J.-C. Givel, A. D'Ambrogio

10.2 Klassifikation – 355
J. Girona

10.3 Symptomatik – 355
J.-C. Givel, A. D'Ambrogio

10.4 Diagnostik – 356
J.-C. Givel, A. D'Ambrogio

10.5 Differenzialdiagnose – 357
J. Girona

10.6 Therapieprinzipien und Therapieziele – 357
J. Girona, J. Lange, B. Mölle

10.7 Indikationsorientierte Therapiestrategien – 358
J. Girona, J. Lange, B. Mölle

10.8 Perineale Operationsverfahren – 359
J.-C. Givel, A. D'Ambrogio

10.9 Abdominale Operationsverfahren – 360
10.9.1 Rektopexie – 361
J.-C. Givel, A. D'Ambrogio
10.9.2 Rektopexie und Resektion – 367
J.-C. Givel, A. D'Ambrogio
10.9.3 Laparoskopische Rektopexie – 367
H.P. Bruch, U.J. Roblick, S. Farke

10.10 Kombination der perinealen und abdominalen Verfahren – 371
J.-C. Givel, A. D'Ambrogio

10.11 Komplikationen der chirurgischen Therapie – 371
J.-C. Givel, A. D'Ambrogio

Literatur – 372

Der Rektumprolaps oder Procidentia recti entspricht einer Invagination oder Intussuszeption der gesamten Rektumwand durch den Analkanal nach außen (Abb. 10-1). Der Rektumprolaps enthält demnach alle Darmwandschichten und ist klinisch durch die eindeutig zirkuläre Anordnung der Schleimhautfalten am prolabierenden Darmanteil zu erkennen. Zusätzlich finden sich häufig eine tiefe rektovaginale oder rektovesikale Peritonealtasche sowie lockere laterale Ligamente mit einem Verlust der Aufhängung des Rektums am Sakrum. Es kommt zur signifikanten Beckenbodensenkung. Der Beckenboden wird gedehnt, durch den Zug werden oft die Nn. pudendi geschädigt (Abb. 10-1).

Ein Prolaps der Genitalorgane ist häufig anzutreffen und kann mit einer Harninkontinenz einhergehen [16]. Patienten mit Rektumprolaps haben einen hohen Leidensdruck. Ein Prolaps tritt hauptsächlich bei Frauen auf und ist bei 50–70% der Patienten mit einer Stuhlinkontinenz vergesellschaftet [6].

10.1 Ätiologie und Pathogenese

J.-C. Givel, A. D'Ambrogio

Über die Ätiologie des Rektumprolapses ist wenig bekannt. Es herrscht immer noch Unklarheit darüber, ob es sich dabei um eine Gleithernie, eine Intussuszeption oder um eine Kombination beider Mechanismen handelt. Anatomische Veränderungen, die mit der Intussuszeption einhergehen, sind eher eine Folge als der Grund für die Entstehung des Prolapses.

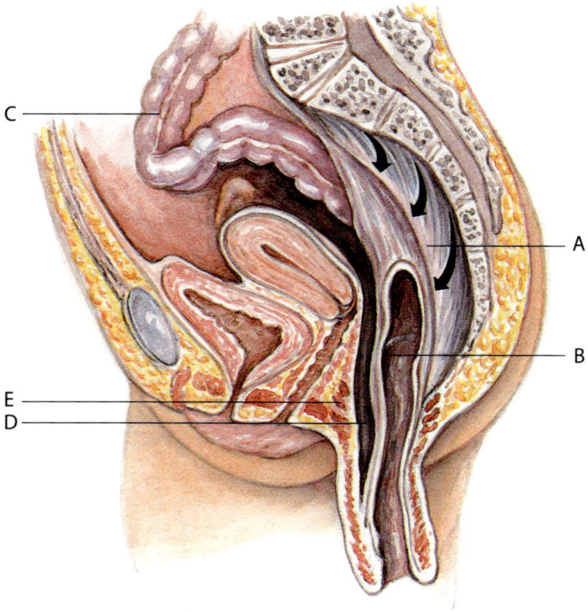

Abb. 10-1. Anatomie des Rektumprolapses (*A* lose hintere Befestigung an der endopelvinen Faszie, *B* Verlust der horizontalen Lage des Rektums, *C* überlanges Rektosigmoid, *D* tiefe rektovaginale Tasche, *E* Überdehnung des Analsphinkters)

Wesentliche sekundäre Veränderungen sind ein überzähliges Rektosigmoid, eine Rektusdiastase, ein tiefer peritonealer »cul-de-sac«, eine lose ligamentärte Aufhängung des Mastdarms, eine Levatordiastase, eine Dehnung und Denervation des Analsphinkters sowie eine horizontale Verlagerung des Rektums mit Belastung der sakralen und pelvinen Aufhängung und eine Beckenbodensenkung. Weitere Störungen, die beim Rektumprolaps auftreten, sind eine Senkung des Uterus, insbesondere bei älteren Patientinnen [48], eine Harninkontinenz, häufig mit einer Zystozele verbunden, sowie eine Stuhlinkontinenz.

Beim inneren Prolaps handelt es sich aus pathophysiologischer Sicht um ein vielseitiges Krankheitsbild. Einerseits entsteht er als Auswirkung einer mechanischen Outlet-Obstruktion oder als Folge einer funktionellen Obstruktion, welche mit starkem Pressen, Proktitis und einer Beckenbodensenkung einhergeht. Andererseits kann auch der interne Prolaps das Frühstadium eines äußeren Prolapses darstellen.

Im Hinblick auf die Inzidenz sind Frauen insbesondere in höherem Alter häufiger vom Prolaps betroffen [28]. Inkontinenz ist unabhängig vom Alter, in Kombination mit einem Prolaps tritt sie bei Frauen, die vaginal entbunden haben signifikant häufiger auf [18]. Der Rektumprolaps betrifft gewöhnlich den jungen Mann, unter 50 Jahre, häufiger bei einer noch normalen Beckenbodenfunktion. Eine Inkontinenz tritt äußerst selten auf. Der Mastdarmvorfall des jungen Mannes kommt in Ländern, in denen die Schistosomiasis oder Amöbenruhr häufig auftreten, vermehrt vor. [1].

Prädisponierende Faktoren für einen Rektumprolaps sind u. a. Obstipation, ein hypermobiles Colon sigmoideum, neurologische Krankheiten, vaginale Geburten, Schistosomiasis, Amöbenruhr und senile Demenz.

Ätiologie des Rektumprolapses

- Primäre Ätiologien
  - Intussuszeption/Gleithernie
- Sekundäre Anzeichen
  - »Cul-de-sac«
  - Überzähliges Rektosigmoid
  - Verlagerung und lose Aufhängung des Rektums
  - Levatordiastase
  - Beckenbodensenkung
  - Sphinkterdenervation
  - Stuhlinkontinenz
  - Uterussenkung
  - Harninkontinenz

Prädisponierende Faktoren

- Obstipation
- Hypermobiles Sigma
- Neurologische Erkrankungen
- Geburten
- Schistosomiasis/Amöbenruhr
- Senile Demenz

10.2 Klassifikation

J. Girona

Grundlage jeder Therapie ist eine pathogenetisch orientierte Einteilung der Erkrankung. Der Rektumprolaps wird nach sehr unterschiedlichen Kriterien eingeteilt [1]. Obwohl er in jedem Lebensalter auftreten kann, wird der Mastdarmvorfall im Wesentlichen nach *Alter, Entstehungsmechanismus* und nach Erscheinungsform klassifiziert. So ist der Prolaps bei Neugeborenen und Kleinkindern von dem Prolaps des Erwachsenen und von dem Vorfall des alten Menschen zu unterscheiden.

Nach dem *Erscheinungsbild* tritt der Rektumprolaps in 3 Stufen auf.

Stufe 1: Innerer Prolaps, der auch als Rektumintussuszeption bezeichnet wird.
Stufe 2: Beginnender Vorfall.
Stufe 3: Der äußere Vorfall mit zirkulärer Ausstülpung sämtlicher Darmschichten [9].

Andere Autoren teilen den Prolaps in Anlehnung an die Klassifikation des Hämorrhoidalleidens in 4 Grade ein. Grad 1 entspricht der inneren unsichtbaren Intussuszeption, Grad 2 dem sichtbaren Prolaps mit Spontanreposition, Grad 3 dem manuell reponierbaren Prolaps und Grad 4 dem Spontanprolaps im Stehen, bei dem eine Reposition nicht mehr gelingt [1, 7]. In der englischen Literatur wird zwischen partiellem Vorfall und komplettem Vorfall differenziert [4].

Bezüglich des *Entstehungsmechanismus* ist der angeborene Mastdarmvorfall von dem erworbenen, u. U. auch traumatisch/iatrogen bedingten Prolaps abzugrenzen.

Beim Säugling und Kleinkind ist der Mastdarmvorfall relativ selten, am häufigsten tritt er bei Kindern vor dem 3. Lebensjahr auf. Jungen scheinen etwas häufiger betroffen als Mädchen. Prädisponierende Faktoren sind ihrer Häufigkeit nach respiratorische Erkrankungen, Malnutrition, Diarrhö bei Amöbiasis oder Askariasis und die Obstipation. Bei Kleinkindern, die an einer zystischen Lungenfibrose leiden, tritt der Prolaps in 18% vor der eigentlichen Lungendiagnose in Erscheinung [8]. Auch aus anatomischen Gründen kann ein Vorfall entstehen, wenn die entwicklungsmäßige Angulation des Kreuz-/Steißbeines noch nicht ausgebildet ist [2]. Bei der Defäkation findet der steil gestellte Mastdarm keinen Wiederhalt im kleinen Becken.

Im Erwachsenenalter zwischen den 3. und 5. Lebensjahrzehnt tritt überwiegend bei männlichen Patienten ein ausgeprägter Vorfall des Mastdarms auf. Die Patienten klagen über eine hartnäckige Obstipation. Die Funktionsuntersuchung zeigt als Grundlage der Erkrankung eine distale Obstruktion [14].

Beim Prolaps des alternden Menschen ab dem 50./60. Lebensjahr dagegen dominiert das weibliche Geschlecht im Verhältnis 5 : 1. Die Ätiologie ist noch weitgehend unklar; häufig wird die Erkrankung von einer Inkontinenz begleitet [16]. Bezüglich der Faktoren, die eine wesentliche Rolle für ihre Entstehung spielen, wird auf Kap. 10.1 verwiesen.

Bei der Ätiologie des erworbenen Rektumprolapses findet sich auch der traumatische bzw. der iatrogene Vorfall, der nach ausgeprägten Pfählunsverletzungen oder nach einem operativen Eingriff auftreten kann. So haben wir einen Rektumprolaps beobachten können, der nach wiederholter Spaltung einer sehr hohen Fistel mit Durchtrenung des M. levator ani aufgetreten war.

Klassifikation

- Nach Alter des Patienten
  - Prolaps des Säuglings/Kleinkindes
  - Prolaps des Erwachsenen
  - Prolaps im Senium
- Nach dem Entstehungsmechanismus
  - Angeborener Vorfall
  - Erworbener Vorfall
- Nach dem Erscheinungsbild
  - Grad 1–4
  - Stufe 1–3
  - Partieller/kompletter Prolaps

10.3 Symptomatik

J.-C. Givel, A. D'Ambrogio

Bei der Mehrzahl der Patienten tritt der Vorfall während der Defäkation auf, der prolabierende Mastdarm wird sichtbar. Bei einigen Patienten kommt er bei jeder Art von Anstrengung vor und nur bei wenigen als dauerhafter Zustand. Weitere typische Symptome sind schleimiger Ausfluss, Blutung, Diarrhö oder starke Obstipation. In der Anamnese geben Patienten häufig das Gefühl einer inkompletten Entleerung, ein unangenehmes Gefühl oder Schmerzen im Becken an. Nicht selten besteht eine Inkontinenz für flüssigen, breiigen oder festen Stuhl. Häufige Defäkationen werden durch den Verlust der Reservoirfunktion des Rektums erklärt.

Ein Stuhlschmieren oder eine Inkontinenz können auch Hauptsymptome sein. Die Angaben hierzu sind unterschiedlich, jedoch zeigen 50–70% der Patienten präoperativ einen gewissen Inkontinenzgrad [23, 49]. Dieses Symptom kann sowohl durch einen schwachen inneren Analsphinkter als auch durch einen Defekt der Nn. pudendi mit einer erhöhten Faserdichte des externen Sphinkters bedingt sein [26]. Wegen der Beckenbodenneuropathie oder des Verlustes der normalen Rektumsensorik können die Patienten nicht mehr zwischen Stuhl und Vorfall unterscheiden [44].

Der Prolaps sezerniert hohe Schleimmengen, was häufig als Inkontinenz interpretiert wird. Diese führt zur perianalen Exkoriation mit starkem Pruritus ani. Anale Blutungen können durch Verletzungen oder durch einen starken Venenstau in der Mukosa nach starkem Pressen oder durch behinderte Darmentleerung bzw. Obstipation hervorgerufen werden.

Patienten mit einer Intussuszeption oder einem okkulten Prolaps klagen häufig über das Gefühl einer unvollständigen Darmentleerung sowie Tenesmen, rektale Schmerzen, Schleimabsonderung und Blutungen.

Symptomatik

- Vorfall
- Schleimiger Ausfluss
- Blutung
- Obstipation
- Diarrhö
- Gefühl der unvollständigen Entleerung
- Tenesmen/Schmerzen
- Inkontinenz

10

10.4 Diagnostik

J.-C. Givel, A. D'Ambrogio

Klinische Evaluation

Die Diagnose eines Rektumprolapses kann leicht übersehen werden, wenn der Betroffene ein starkes Pressen während der Untersuchung vor Scham nicht ausführen kann. Um den Prolaps nachzuweisen, muss die Untersuchung evtl. in Hockstellung oder sogar auf dem Toilettenstuhl erfolgen. Häufig tritt ein äußerer Vorfall erst nach mehreren Pressversuchen auf. Der komplette Rektumprolaps ist zirkulär. Für einen Mukosaprolaps spricht ein Vorfall von Schleimhaut ohne Intussuszeption. Sind hyperplastische Polypen auf den Mukosafalten vorhanden, handelt es sich nicht um einen richtigen Mukosaprolaps, sondern eher um eine traumatisch-reaktive Proktitis.

Eine Rektumintussuszeption bzw. ein innerer Prolaps kann durch Palpation und endoskopische Untersuchung festgestellt werden. Zusätzlich findet sich nicht selten eine Rektozele bei Patienten, die beim Stuhlgang digital oft nachhelfen müssen. Ein solitäres Rektumgeschwür wird aufgrund von verdickten Schleimhautarealen vermutet und in den meisten Fällen durch die Endoskopie bestätigt.

Außerdem findet sich häufig bei der rektal-digitalen Untersuchung ein hervorstehender oder invaginierter Douglas-Pouch. Bei der Proktoskopie wölbt sich die vordere Rektumwand durch den Analkanal hervor.

Radiologie

Im Prinzip ist die Defäkographie für die Diagnose eines äußeren Rektumprolapses nicht notwendig. Aber beim inneren Vorfall kann die Untersuchung wegen der begleitenden pathologischen Störungen hilfreich sein.

Bei Patienten mit Rektumprolaps ist der anorektale Winkel stumpfer und der Analkanal kürzer als bei gesunden Personen. Häufig findet man einen Tiefstand des Perineums und des Beckenbodens [53]. Ein abnormales Absinken des Perineums, d. h. unter die Ebene der beiden Tubera ischiadica während des Pressens oder unter die pubokokzygeale Linie bei der Defäkographie, weist auf einen schwachen Beckenboden hin. Dies wird häufig bei Patienten mit Inkontinenz und Prolaps beobachtet [14, 36]. Die Schwäche des Beckenbodens und des externen Sphinkters kann durch eine Schädigung der versorgenden Nerven hervorgerufen werden (Traktionsneuropathie). Das Descending-perineum-Syndrom weist auf einen internen Rektumprolaps mit Proktitis, ein solitäres Rektumulkus und Obstruktion hin [32].

Wenn radiologisch ein stumpfer anorektaler Winkel sowie ein kurzer Analkanal und eine starke Beckenbodensenkung in Ruhe oder beim Pressen vorliegen, wird diese Patientengruppe nach einer Rektopexie erfahrungsgemäß sehr wahrscheinlich inkontinent bleiben [54]. Bei Patienten, bei denen eine gestörte Entleerung der Rektumampulle und schwache Beckenbodenbewegungen vorliegen, ist postoperativ mit einem Fortbestehen der Obstipation zu rechnen.

Mit der Videodefäkographie lassen sich zusätzliche Veränderungen, u. a. eine inkomplette Intussuszeption, erkennen. Weiterführende Untersuchungen wie Bariumeinlauf, Transitzeitbestimmung oder Ultraschalluntersuchungen sind außerdem bei unklarer Diagnose bzw. bei Begleiterkrankungen indiziert.

Funktionelle Untersuchungen

Funktionsuntersuchungen sollten beim Mastdarmvorfall routinemäßig durchgeführt werden. Abgesehen von ihrer Evaluation in Hinsicht auf die Kontinenz lassen sich Patienten selektieren, die mit hoher Wahrscheinlichkeit nach der Rektopexie inkontinent bleiben oder funktionelle Defizite aufweisen werden. Auf diese Weise kann die beste operative Vorgehensweise für die Patienten bestimmt werden.

Die anorektale Manometrie ergibt bei inkontinenten Patienten mit Rektumprolaps niedrigere Ruhe- und Kontraktionsdrücke. In diesem Fall sind sowohl der innere als auch der äußere Sphinkter in ihrer Funktion gestört [14]. Weiterführende Untersuchungen, wie die Evaluation der Rektumsensorik, eine Elektromyographie und Nervenleitgeschwindigkeit sowie Kolonfunktionsstudien können in besonderen Fällen hilfreich sein.

Endoskopie

Präoperativ sollte eine Koloskopie zur Untersuchung der kolorektalen Topographie und zum Ausschluss anderer Krankheiten durchgeführt werden. Eine distale Proktitis, die segmental am anorektalen Übergang auftritt und abrupt bei 10–12 cm ab ano aufhört, wird häufig von einem Rektumprolaps begleitet. Die Mukosa ist diffus entzündet, zeigt Kontaktblutungen, hat jedoch keine spezifischen histologischen Veränderungen. Bei einigen Patienten finden sich Anzeichen eines solitären Rektumulkussyndroms.

Befunde

- Zirkulärer Vorfall des Rektums
- Tastbare Douglas-Invagination
- Überzähliges Sigma
- Tiefstand des Rektums/Beckenbodens
- Inkomplette Rektumintussuszeption
- Beckenbodensenkung
- Rektozele/Zystozele
- Klaffender Anus
- Inkarzeration
- Solitäres Ulcus recti
- Proktitis/Polypen

Diagnostik

- Standarddiagnostik
  - Anamnese, Inspektion, äußere Palpation
  - Pressversuch
  - Digitale Untersuchung
  - Endoskopie
- Zusatzdiagnostik
  - Funktionsuntersuchungen
  - Defäkographie/Videodefäkographie

10.5 Differenzialdiagnose

J. Girona

Die Differenzialdiagnose des Mastdarmvorfalls umfasst insbesondere prolabierende Hämorrhoiden, Schleimhaut- bzw. Analprolapse, größere vorfallende Polypen oder Tumoren, eine Beckenbodeninsuffizienz und u. U. pathologische Veränderungen im Bereich des äußeren Analrings, eine Proktitis, solitäre Ulzera und psychosomatische Störungen [6].

Der Analprolaps ist lediglich ein Mukosavorfall, klinisch eindeutig erkennbar an der immer radiären Fältelung. Der Rektumprolaps enthält hingegen alle Darmwandschichten und ist klinisch durch die zirkuläre Anordnung der Schleimhautfalten am prolabierenden Darmteil zu erkennen. Der Übergang von Hämorrhoiden 3. Grades zum Anal- oder Mukosaprolaps ist fließend. Man bezeichnet das Vortreten der Analschleimhaut in ihrer ganzen Zirkumferenz als Analprolaps. Beim Hämorrhoidalvorfall prolabieren nur Teile der Analmukosa mit dem Plexus haemorrhoidalis internus, wodurch die Linea dentata sichtbar wird.

Die richtige Diagnose lässt sich nach einer sorgfältigen klinischen Untersuchung mit mehrfacher Aufforderung zum Pressen im Liegen und auch im Sitzen sicher stellen. Eine Unsicherheit wird durch eine Biopsie und die histologische Untersuchung der veränderten Schleimhaut- bzw. pathologischen Strukturen, die durch den After austreten, endgültig ausgeräumt.

Differenzialdiagnose

- Schleimhautanalprolaps
- Hämorrhoidalprolaps
- Vorfallende Polypen bzw. Tumoren
- Beckenbodeninsuffizienz
- Analtumoren
- Condyloma acuminata
- Proktitis
- Solitärulkus
- Psychosomatische Störungen

10.6 Therapieprinzipien und Therapieziele

J. Girona, J. Lange, B. Mölle

Ziel der Behandlung des Mastdarmvorfalls ist die Beseitigung des Prolapses sowie die Wiederherstellung des Defäkations- und des Kontinenzverhaltens. Bei der Wahl des Therapieverfahrens für den Rektumprolaps müssen Schweregrad, begleitende Symptome sowie das Alter des Patienten berücksichtigt werden. Eine Stuhlregulierung sollte immer als erste Maßnahme erfolgen. Alternativ dazu stehen eine Vielzahl von operativen Möglichkeiten zur Verfügung, wobei die Operationsbelastung sehr unterschiedlich ausfallen kann.

Therapeutisch versucht man heute, kausal vorzugehen, mit dem Ziel, die pathogenetisch wirksamen Mechanismen günstig zu beeinflussen und die sekundären pathologisch-anatomischen Veränderungen nach Möglichkeit mit zu korrigieren.

Das transabdominale Vorgehen scheint oft sinnvoll, dabei wird auf eine vollständige, hintere Mobilisation des Rektums unter Erhalt der Aufhängungsbänder großen Wert gelegt. Der Eingriff sollte ohne Verwendung von fremden Materialien erfolgen. Wegen der Infektionsgefahr sollten auch bei der Rektumfixation keine durchstechenden Nähte am Promontorium vorgenommen werden [17].

Bei jüngeren Männern wird auf eine ausgiebige Mobilisation des Rektums wegen einer möglichen Plexusschädigung verzichtet. Im Fall einer Kolonresektion ist die Mitentfernung der Kalibersprungstelle am rektosigmoidalen Übergang zu empfehlen. Alternativ werden in dieser Altersgruppe perianale Verfahren angewandt, wobei die Altemeier-Operation wegen des niedrigeren Rezidivrisikos dem Delorme-Verfahren vorzuziehen ist.

Kombinationstechniken werden häufig bevorzugt, um bei Notwendigkeit pathologische Begleitveränderungen mitzubehandeln. So ist z. B. zum dauerhaften Verschluss des prärektalen Raums eine Suspension der Rektumvorderwand mit den Rundmutterbändern bzw. ihren Resten oder die Fixation eines prolabierenden Vaginalstumpfes als Zusatzmaßnahme durchzuführen. Zur Verbesserung der Kontinenzleistung kommen außerdem posteriore bzw. transanale Verfahren häufig zur Anwendung.

10.7 Indikationsorientierte Therapiestrategien

J. Girona, J. Lange, B. Mölle

Die Behandlung des Rektumprolapses wird nach den oben erwähnten Kriterien unterteilt. Im Bezug auf das *Alter* ist die Behandlung des Prolapses beim Säugling und Kleinkind grunsätzlich konservativ. Notwendig sind abführende Maßnahmen wie Gabe von Milchzucker o. ä. über 6 Monate sowie die Durchführung einer konsequenten manuellen Reposition des Vorfalls nach jeder Darmentleerung. »Lange Sitzungen« sollen vermieden werden. Nach wiederholten Repositionen kommt es in dem meisten Fällen zur einer Vernarbung und Fixation des unteren Mastdarms [6].

Bei Misserfolg kann eine Sklerotherapie mit 1- oder 2-maliger Injektion eines sklerosierenden Mittels in einer mit der hämorrhoidalen Sklerotherapie vergleichbaren Technik Abhilfe schaffen [5]. Zur Stabilisierung des reponierten Vorfalls bietet die Cerclage für 3–6 Monate eine weitere Möglichkeit [10]. Bei Vorhandensein von anderen Begleitstörungen bzw. Missbildungen sind operative Verfahren angezeigt. Hierzu zählen die perineale Rektopexie, die Levatorplastik oder eine perineale Rektosigmoidostomie [2].

Der Rektumprolaps des *jungen Erwachsenen* bedarf einer besonderen Aufmerksamkeit. Umfangreiche funktionsanalytische Untersuchungen sind wegen der gehäuften Begleitstörungen erforderlich. Die Therapie richtet sich danach, ob zu dem bestehenden Prolaps eine distale Obstruktion vorliegt bzw. welche. Nach unserer Erfahrung liegt in vielen Fälle eine Dysfunktion des Levators zugrunde [12] (Kap. 1.4.5). Einen Anismus oder eine Strainodynie des Internus oder des Externus haben wir bei Prolapsrezidiven nicht selten beobachten können [13].

Bei jüngeren Männern findet sich dagegen eine Rektuminertia selten (Kap. 9.2). Um Rezidive zu vermeiden, wird in solchen Fällen die Beseitigung der festgestellten distalen Obstruktion die erste und die wichtigste Maßnahme sein. Eine Rektopexie sollte, falls erforderlich, in einer weiteren Sitzung, nach unserer Erfahrung in wenigen Fällen, durchgeführt werden. Bei Vorhandensein einer Koloninertia empfiehlt es sich, neben der Pexie eine Kolonresektion durchzuführen [6]

Auch im *Senium* besteht beim Prolaps die Notwendigkeit einer sorgfältigen Untersuchung wegen der bestehenden Begleitstörungen. So findet sich beim Prolaps im Alter gehäuft eine Inertia recti; die Therapiemaßnahmen sollten diese berücksichtigen, sonst sind Rezidive vorprogrammiert. Ältere Risikopatienten überstehen eine abdominale Rektopexie überraschend gut. Alternativ hat auch die Delorme-Operation trotz der signifikanten Rezidivgefahr bei dieser Patientengruppe einen hohen Stellenwert.

Wegen der Altersinvolution wird der Mastdarmvorfall oft von einer Inkontinenz begleitet. Erfahrungsgemäß ist aber bei 50% der Patienten eine Besserung der Kontinenzleistung nach Beseitigung des Prolapses innerhalb des 1. Jahres zu beobachten [11]. Deshalb ist eine abwartende Haltung angebracht und wird auch von den meisten Autoren empfohlen. Bei Vorhandensein eines klaffenden Anus, der schon bei der Anfangsuntersuchung für 3 Querfinger durchgängig ist, empfehlen wir neben der Rektopexie die gleichzeitige Behandlung der Inkontinenz. Die adäquaten Therapiemethoden sind im Kap. 8.9 ausführlich dargestellt.

In Bezug auf das *Erscheinungsbild* des Prolapses stellt sich die Frage nach der Therapie des inneren Rektumvorfalls bzw. der Behandlung der rektalen Intussuszeption. Wenn diese nur einen Zufallsbefund darstellt, sollte sie grundsätzlich bei der Therapie keine Berücksichtigung finden.

Zur Behandlung des inneren Vorfalls wurde in den letzten Jahren gehäuft die Empfehlung propagiert, eine abdominale Rektopexie vorzunehmen. Erfahrungsgemäß ist postopertativ aber eine weitere Intussuszeption nicht selten – zumindest radiologisch – zu beobachten. Die operative Entscheidung sollte deshalb nach genauer Betrachtung des Gesamtbildes getroffen werden. Dabei ist die Frage nach den eigentlichen Beschwerden zu stellen, die auf die Intussuszeption zurückzuführen sind.

In der Praxis findet sich neben der Intussuszeption nicht selten eine distale Obstruktion u. a. im Sinne eines Anismus oder einer Levatordysynergie, welche als behandlungspflichtig zu betrachten ist [13]. Bei zusätzlichem Vorhandensein einer therapiepflichtigen Rektozele würde eine transanale Raffung des unteren Mastdarms im Sinne eines Delorme-Verfahrens zur Beseitigung beider Störungen die

Therapie der Wahl sein [3]. Im Fall einer vorhandenen Rektuminertia wird eine Rektopexie mit einer rektosigmoidalen Resektion Abhilfe schaffen [15]

Die Therapie des traumatischen Rektumprolapses besteht in der Rekonstruktion des durchtrennten M. levator ani. Der Vorfall ist durch eine Zerstörung der Verankerung des Rektums am Levator zu erklären. Die Durchtrennung der Schließmuskulatur hat im Tierexperiment eine Inkontinenz zu Folge, ein Rektumprolaps aber nur, wenn eine Spaltung des Levators zugefügt wird [14].

Beim Rektumprolapsrezidiv hängt die Wahl des Eingriffs weitgehend ab von den ursprünglich festgestellten Störungen, die zu dem Vorfall geführt haben. Nur durch eine kausal gerichtete Therapie können Rezidive vermieden werden. Zusätzlich ist diese Entscheidung vom Allgemeinzustand und den Präferenzen des Patienten abhängig sowie von der Frage, welche Operation zuvor durchgeführt wurde. Wenn eine abdominale Rektopexie bzw. eine Delorme-Operation zuerst durchgeführt wurde, ist es technisch meist nicht allzu schwer, die gleiche Operation, falls erforderlich, zu wiederholen. Es gibt bislang keine sicheren Daten über das Risiko eines Rezidivs nach einer erneuten Rektopexie bzw. Delorme-Operation.

Therapieempfehlungen im Überblick

- Therapie nach Alter
  - Säugling und Kleinkind:
    Konservativ
    Sklerotherapie, Cerclage
    evtl. perineale Rektopexie bzw. Rektosigmoidostomie
    Sphinkteropexie und Ampullenplastik
    Levatorplastik
  - Junge Erwachsene:
    bei Anismus: Biofeedback
    bei Strainodynie/Dyssynergie: Bandotomie, Sphinkterotomie
    bei Levatordysfunktion: Levatorplastik
    bei Koloninertia: abdominale Rektopexie und Kolonresektion (alternativ. Altemeier-Operation)
  - Senium:
    abdominale Rektopexie/Delorme-Operation
    bei Inertia recti: evtl. Kolonresektion
    bei Inkontinenz:
    - abwarten (bis ein Jahr)
    - Silastikband
    - »postanal repair«
    - Puborektalisplastik
- Therapie nach Erscheinungsbild
  - Rektumintussuszeption:
    Biofeedback bei Anismus
    Levatorplastik bei Levatordysynergie
  - Intussuszeption und Rektozele:
    transanale Raffung (Delorme), selten abdominale Rektopexie
  - Intussuszeption und Rektum-Inertia:
    abdominale Rektopexie und Kolonresektion

10.8 Perineale Operationsverfahren

J.-C. Givel, A. D'Ambrogio

Die einzige kurative Therapie eines Rektumprolapses ist die chirurgische Behandlung. Zahlreiche operative Methoden zur Korrektur der anatomischen und funktionellen Veränderungen – mehr als 100 – wurden beschrieben. Dies zeigt mangelnde Übereinstimmung in der Chirurgie.

Insgesamt können die Eingriffe in 2 Hauptkategorien – perineale und abdominale Methoden – eingeteilt werden. Erstere Zugangswege sind weniger invasiv und mit einem geringeren Operationsrisiko behaftet. Letztere haben ein geringeres Rezidivrisiko. Seit den 1990er-Jahren wurde durch die laparoskopische Chirurgie ein alternativer Behandlungsweg eröffnet.

Es wurden zahlreiche perineale Vorgehensweisen beschrieben, die von sehr einfachen Operationen in Lokalanästhesie bis zu größeren Eingriffen mit Darmresektion reichen. Beim perinealen Zugang können 5 chirurgische Alternativen in Betracht gezogen werden.

Perineale Verfahren

- Anale Cerclage
- Mukosareduktionsplastik
- Rektosigmoidektomie
- Beckenbodenraffung
- Perineale Rektopexie mit oder ohne Beckenbodenraffung

Analcerclagen werden mittlerweile kaum mehr durchgeführt. Wenn der Sphinkter erweitert ist und eine anorektale Ausstülpung vorliegt, wird ein Einengungsverfahren mit einem Silastikband empfohlen (▫ Abb. 10-2). Mit dem Eingriff kann die Kontinenz wiederhergestellt und die anale Ausstülpung beseitig werden [42]. Der Eingriff ist nicht lebensgefährdend, außerdem wiederholbar. Verschiedene Materialien kommen zur Anwendung, u. a. Draht, Gummibänder, implantierbare Silikonringe, Muskel- oder synthetisches Material.

Komplikationen nach diesen Eingriffen sind häufig und bestehen zumeist in ungenügender Behebung des Prolapses bzw. im Auftreten von Rezidiven sowie einer behinderten Defäkation.

Delorme-Methode

Zu den *Mukosareduktionsplastiken* gehört die ursprüngliche Delorme-Operation. Diese Operation ist für ältere,

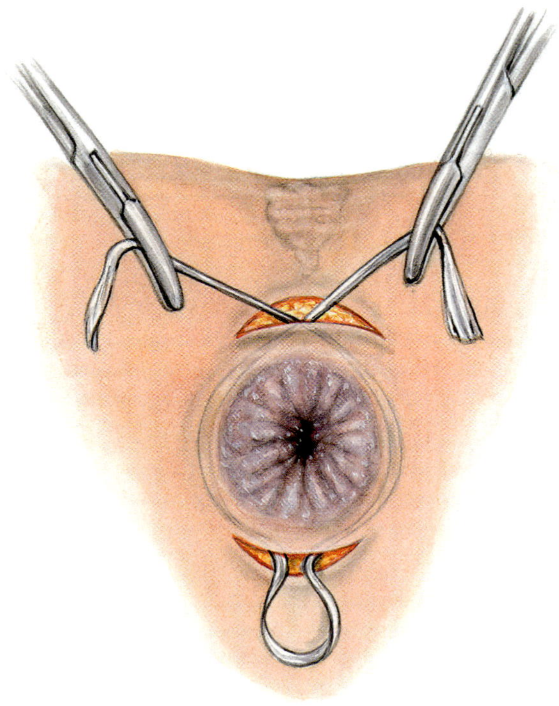

Abb. 10-2. Anale Cerclage

polymorbide Patienten mit hohem Operationsrisiko geeignet [21, 41]. Die Vorteile liegen darin, dass keine Darmresektion vorgenommen wird und dass sie vom Perineum aus und unter Lokalanästhesie durchgeführt werden kann. Bei der Operation wird zunächst die Submukosa des unteren Rektums mit Lidocain und Adrenalin infiltriert. Die Schleimhaut wird dann ca. 1 cm proximal der Linea dentata im ganzen Umfang mit Pinzette und Schere abgelöst. Die freiliegende Muskelschicht wird nun durch longitudinale Nähte gedoppelt und verkürzt und schließlich durch eine mukomukosale Naht gedeckt (Abb. 10-3) [11].

Normalerweise haben die Patienten anfangs eine erhöhte Stuhlfrequenz, vermutlich aufgrund des verkleinerten rektalen Reservoirs. Dieser Eingriff sollte deswegen nur zurückhaltend bei Patienten mit Colon irritabile und Diarrhö durchgeführt werden.

Die Rezidivrate variiert stark und wird mit 5–25% angegeben [2, 47]. Sie ist höher bei älteren Patienten im schlechten Zustand. Der Eingriff kann aber im Fall eines Rezidivs wiederholt werden [27]. Die Hauptkomplikation besteht in einer Nachblutung. Gelegentlich kann später eine Stenose auftreten. Die Inkontinenzsymptome verbessern sich häufig [41]. Postoperative Stuhlentleerungsstörungen sind selten [33]. Außerdem ist dieser Eingriff mit einer äußerst geringen Mortalitätsrate behaftet.

Rektosigmoidektomie (Altemeier)

Bei der Rektosigmoidektomie wird der Prolaps peranal exzidiert und der Dickdarm in Höhe der Linea dentata anastomosiert (Abb. 10-4). Außerdem werden der vertiefte Douglas-Raum obliteriert und gelegentlich auch die Beckenbodenmuskeln gerafft.

Die Hauptindikation des Eingriffes liegt insbesondere bei Patienten, die für einen abdominalen Eingriff nicht geeignet sind [5, 34]. Die Operation hat eine sehr geringe Morbidität. Die Rezidivrate schwankt beträchtlich von 3–43%. Ausgezeichnete Resultate in Kombination mit einem Beckenboden-Repair liegen vor [12, 34]. Die Inkontinenz kann teilweise aufgrund des Verlustes der rektalen Reservoirfunktion und durch Funktionsstörung im Sphinkterruhetonus fortbestehen [8].

Beckenbodenraffung

Einige Autoren favorisieren die alleinige Beckenbodenraffung zur Behandlung des Rektumprolapses. Dieser Eingriff sollte eigentlich eine Korrektur des weiten anorektalen Winkels bewirken mit einer Erhöhung der funktionellen Analkanallänge. Diesem operativen Vorgehen liegen Theorien zugrunde, bei denen der Prolaps aufgrund einer Beckenbodenschwäche entstanden ist. Mittlerweile glauben nur wenige an diese Theorie, weil die alleinige Beckenbodenraffung einen Prolaps nicht korrigieren kann. Parks berichtetet von einer 50%igen Rezidivrate nach dieser Methode. Erst mit einer Kombination von »post anal repair« und einer perinealen Rektopexie hatte er den Rektumprolaps beheben können [31, 37] (Abb. 10-5).

Perineale Rektopexie mit oder ohne »Post Anal Repair«

Normalerweise wird die Rektopexie nach abdominaler Mobilisation des Rektums durchgeführt. Eine Fixierung des Rektums an das Sakrum kann auch über den perinealen Zugang erreicht werden, wenn das Rektum, wie beim »post anal repair«, retrorektal mobilisiert wird. Das Mesorektum kann entweder an die präsakrale Faszie angenäht [45] oder durch fremdes Material fixiert [37, 52] werden. In vielen Fällen wird die perineale Rektopexie mit einer posterioren Muskelraffung kombiniert (Abb. 10-6).

Insgesamt sind die Ergebnisse der perinealen Rektopexie aufgrund der geringen Fallzahlen und der verschiedenen zusätzlichen Eingriffe schwierig zu beurteilen [29]. Die Rezidivraten nach unterschiedlichen perinealen Eingriffen wurden retrospektiv untersucht [3]. Agachan et al. geben eine Rezidivrate von 37% bei der Delorme-Operation, von 12% bei der Rektosigmoidektomie allein und von 4% in Kombination mit der Beckenbodenraffung an.

10.9 Abdominale Operationsverfahren

Aufgrund der Theorie, dass der Rektumprolaps infolge einer unzureichenden Fixation des Mastdarms entsteht, scheint der abdominale Zugangsweg gerechtfertigt. Bei dem Verfahren wird das Rektum voll mobilisiert und so fixiert, dass eine Ausstülpung nicht mehr möglich ist. Eine

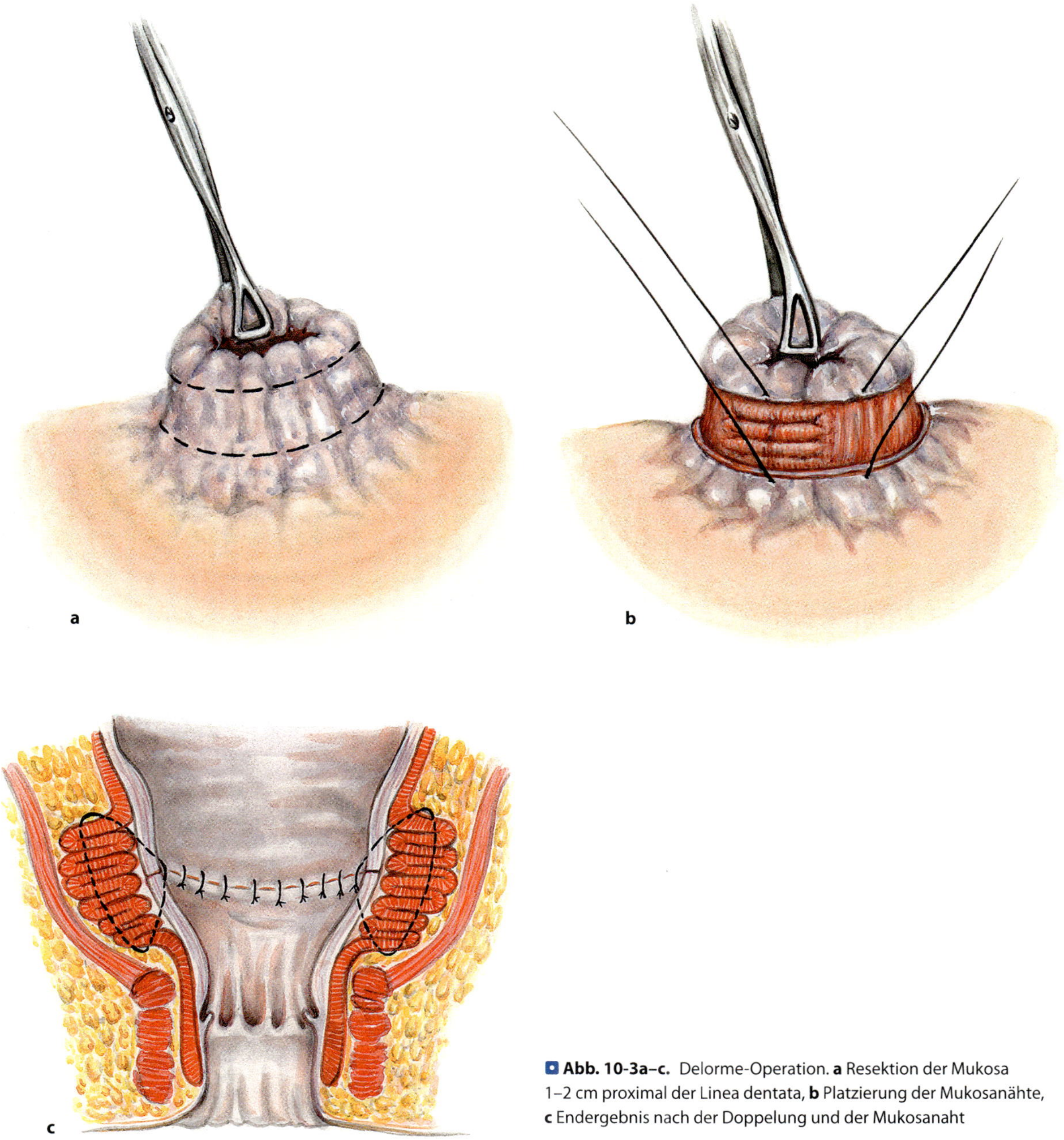

Abb. 10-3a–c. Delorme-Operation. **a** Resektion der Mukosa 1–2 cm proximal der Linea dentata, **b** Platzierung der Mukosanähte, **c** Endergebnis nach der Doppelung und der Mukosanaht

peritoneale Gleithernie kann somit verschlossen oder reseziert werden. Insgesamt sind die Langzeitresultate der abdominalen Eingriffe exzellent und den perinealen Verfahren überlegen. Die Mortalitäts- und Morbiditätsraten sind selbst bei alten Patienten mittlerweile niedrig.

10.9.1 Rektopexie

J.-C. Givel, A. D'Ambrogio

Die Rektopexie ist die Operation der Wahl, um einen Rektumprolaps zu sanieren [51]. In der Literatur sind die Rezidivraten nach einer Rektopexie gewöhnlich unter 2% angegeben [17, 19, 24, 39]. Bei 60–80% der Patienten kann die Kontinenz wiederhergestellt werden [13]. Dieser Eingriff sollte bei allen Patienten, bei denen ein vollwandiger Rektumprolaps oder ein solitäres Rektumulkus mit inkompletter rektaler Intussuszeption und mit Begleitsymptomen vorliegt, in Betracht gezogen werden, vorausgesetzt, die Patienten eignen sich für einen abdominalen Eingriff. Dabei wird das mobilisierte Rektum mit oder ohne Hilfe von Fremdmaterial an der präsakralen Faszie fixiert. Dieser Eingriff kann durch einfache Naht, durch einen vorderen Rektumzügel (Rippstein) oder eine hintere Rektumschlinge (Wells) vorgenommen werden.

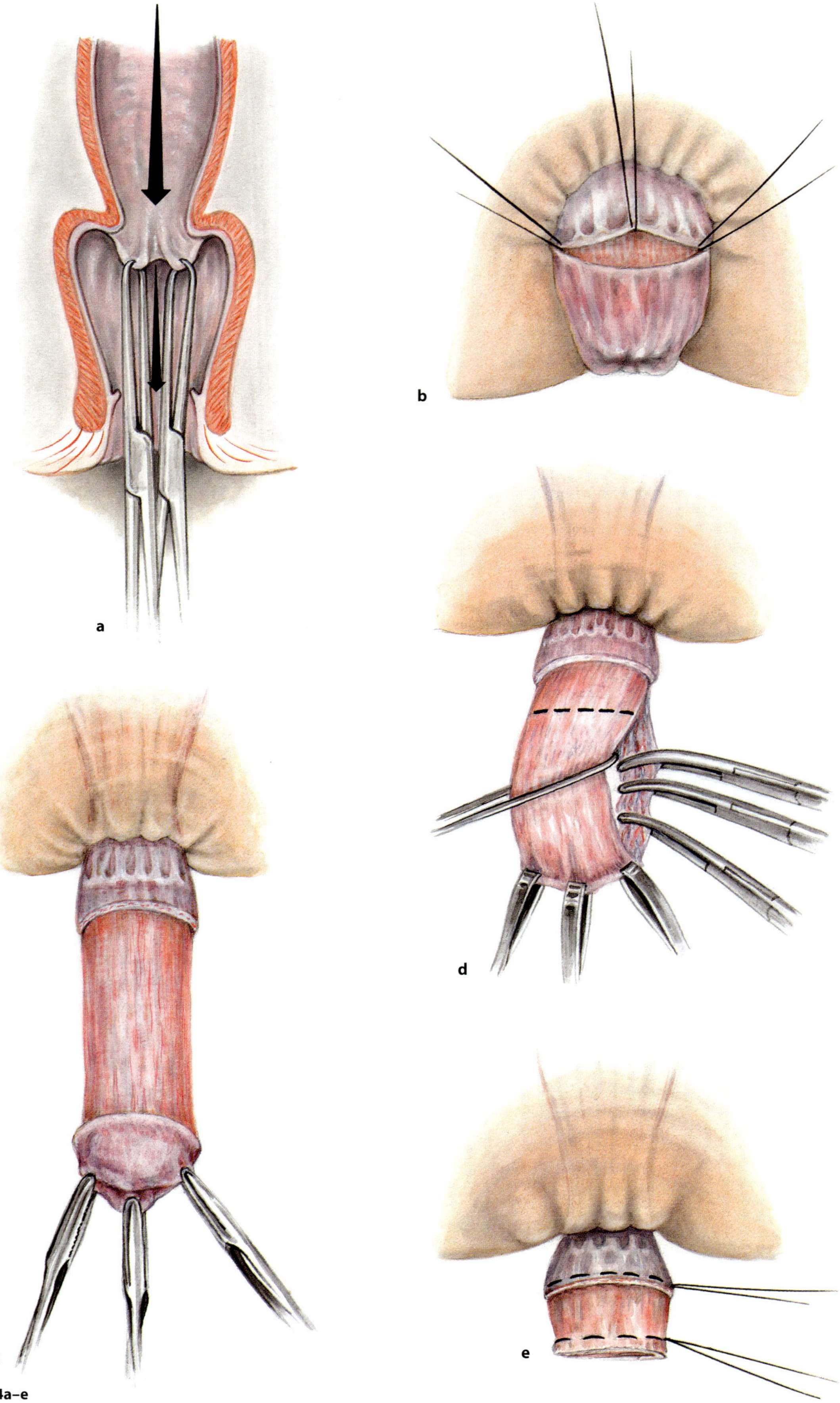

Abb. 10-4a–e

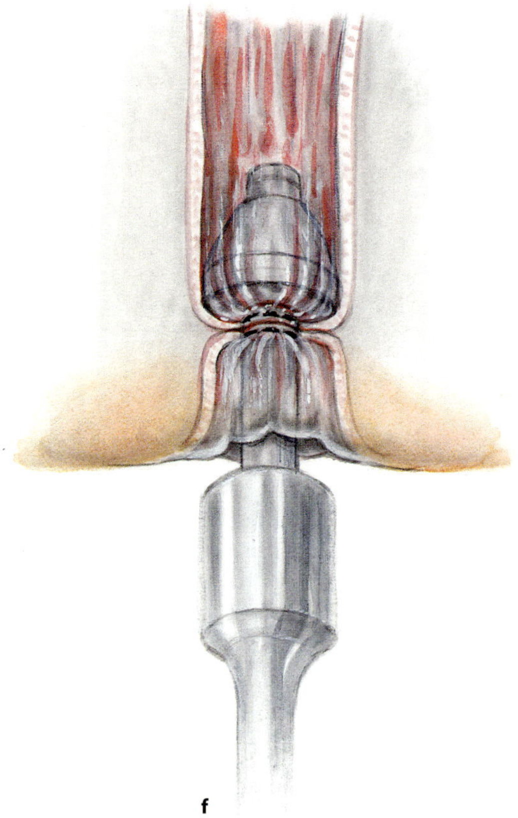

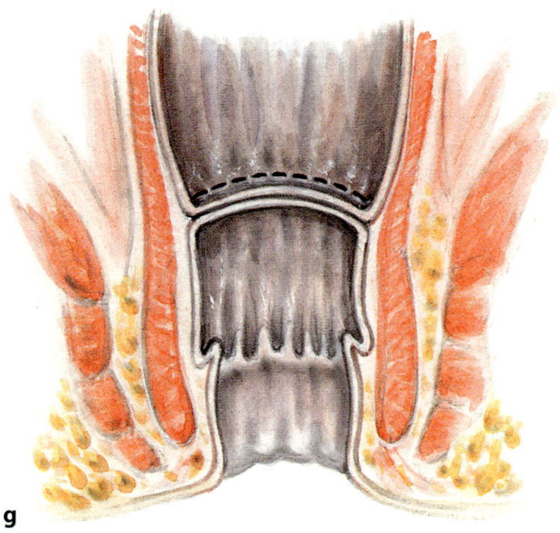

Abb. 10-4a–g. Perineale Rektosigmoidektomie. **a** Der Rektumprolaps wird nach außen gestülpt. **b** Durch eine transverse Inzision wird die Mukosa in Höhe der Linea dentata gespalten und die prolabierte Rektumwand durchtrennt. **c** Mobilisation des ausgestülpten Rektosigmoids. **d** Ligatur der versorgenden Blutgefäße des Rektums. **e** Tabaksbeutelnaht am proximalen Darmabschnitt und Exzision des überschüssigen Darmanteils. **f** Stapler-Anastomosierung. Die proximale Tabaksbeutelnaht wird um den zentralen Schaft geknüpft. Der proximale Darm wird dann durch den Anus nach außen verlagert. Nach Anlegen einer 2. Tabaksbeutelnaht am distalen Darmabschnitt wird die Tabaksbeutelnaht entsprechend zugezogen. **g** Geklammerte Anastomose

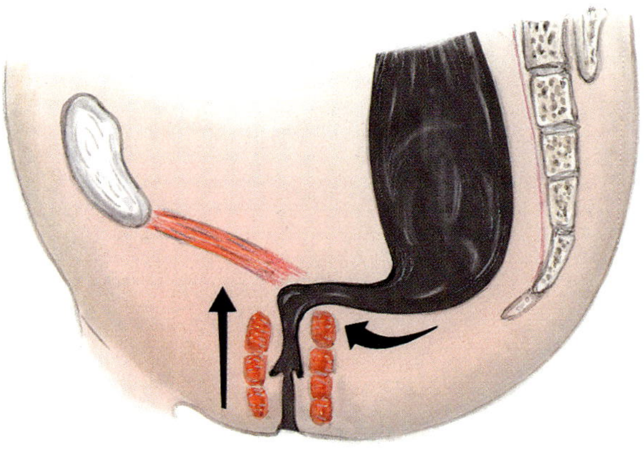

Abb. 10-5. Auswirkung der Beckenbodenraffung: Wiederherstellung des anorektalen Winkels und Verlängerung des Analkanals

Operationstechniken

Das Colon sigmoideum wird entlang der Toldt-Linie mobilisiert. Am rektosigmoidalen Übergang wird der linke, danach der rechte peritoneale Umschlag ca. 1 cm von der Darmwand eingeschnitten. Hiernach wird der präsakrale Raum in Höhe des Promontoriums dargestellt. Die hintere Mobilisation des Rektums wird unter Sicht in der avaskulären Ebene fortgeführt (Abb. 10-7).

Die Mobilisation ist vollständig, wenn die Waldeyer-Faszie durchtrennt und die Levatorenmuskulatur erreicht ist. Die vordere Dissektion erfolgt bei weiblichen Patienten bis zum oberen Drittel der Vagina oder bis zu den Samenbläschen bei männlichen Patienten. Die lateralen Ligamente mit den mittleren Hämorrhoidalgefäßen werden nicht durchtrennt. Der autonome pelvine Plexus und die somatischen supralevatorischen Nerven werden bei diesem Eingriff ebenfalls geschont.

Die Fixierung des angehobenen Rektums kann durch folgende Maßnahmen erreicht werden:

- Einfache Nahtfixation:
  Das Rektum wird an der präsakralen Faszie fixiert, indem das seitliche pelvine Peritoneum sowie die mesorektale Faszie beiderseits miterfasst wird (Abb. 10-8). Auf die A. sacralis mediana muss geachtet werden, die Disci intervertebrales sollten nicht involviert werden, da sie sehr infektionsgefährdet sind. Die Nähte werden durch die präsakrale Faszie und das Mesorektum in der Mittellinie gelegt, da dort die geringste Gefahr besteht, präsakrale Venen oder pelvine Nerven zu verletzen. Außerdem werden die oberen Hämorrhoidalgefäße, die sich auf dieser Höhe in 2 Äste aufgespalten haben, gemieden.

▼

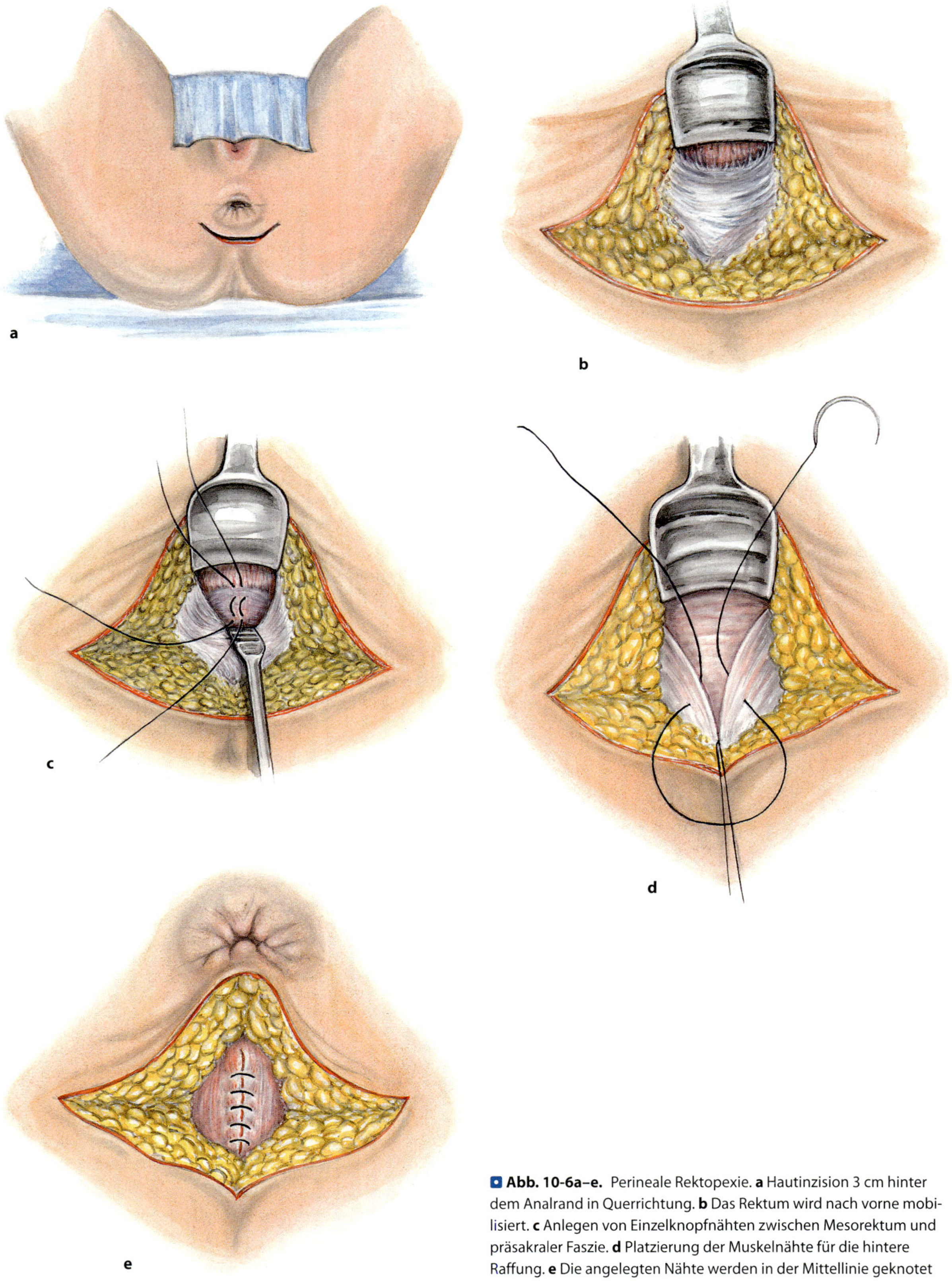

Abb. 10-6a–e. Perineale Rektopexie. **a** Hautinzision 3 cm hinter dem Analrand in Querrichtung. **b** Das Rektum wird nach vorne mobilisiert. **c** Anlegen von Einzelknopfnähten zwischen Mesorektum und präsakraler Faszie. **d** Platzierung der Muskelnähte für die hintere Raffung. **e** Die angelegten Nähte werden in der Mittellinie geknotet

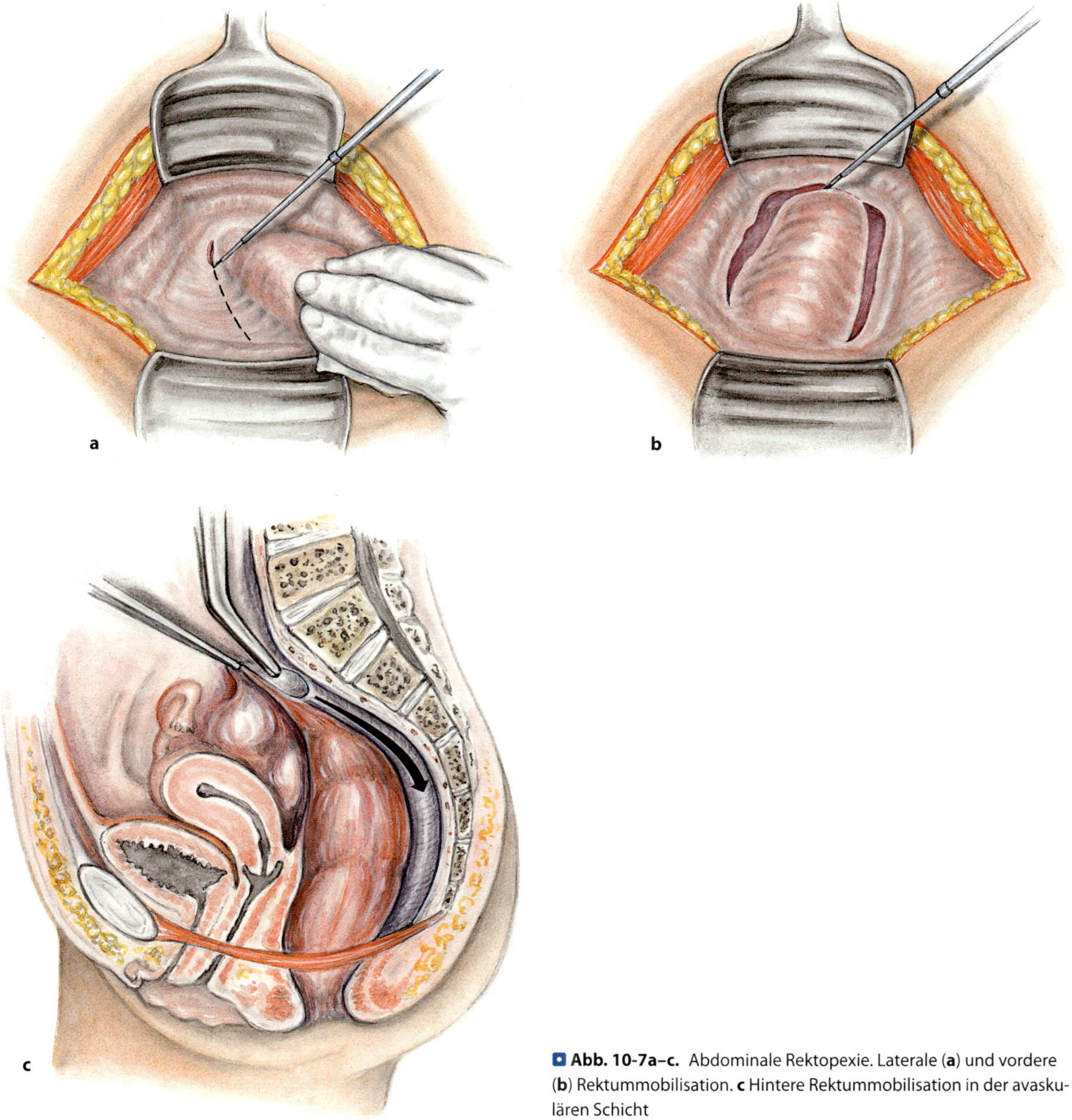

Abb. 10-7a–c. Abdominale Rektopexie. Laterale (**a**) und vordere (**b**) Rektummobilisation. **c** Hintere Rektummobilisation in der avaskulären Schicht

- Anteriore Rektopexie (Ripstein):
  Das vollständig mobilisierte Rektum wird mit einer Schlinge aus Fremdmaterial so angeheftet, dass es nach vorn hin und an seinen Seiten an das Sakrum fixiert wird. Der Nachteil dieser Vorgehensweise besteht darin, dass die Vorderseite des Rektums durch die Schlinge eingeengt werden kann (Abb. 10-9).
  Durch überschießende Fibrosierung kann es zu einer Stenosierung des Rektums mit nachfolgender Obstipation kommen. Daher ist diese Operationsmethode heute nicht mehr empfehlenswert.

▼

- Posteriore Rektopexie (Wells):
  Bei dieser Operation wird das Rektum in der Sakralhöhle fixiert mit Hilfe eines Ivalonschwamms, der zwischen der präsakralen Faszie und dem mobilisierten Rektum angelegt wird. Dabei wird das Rektum nicht von vorn eingeengt und kann sich während der Defäkation ausdehnen (Abb. 10-10) [10]. Alternative Befestigungsmethoden mit Materialien wie Polytetrafluoräthylen (Teflon) wurden auch erfolgreich angewendet.
  Benutzt man Netzmaterial, so wird es zu einem kleinen Rechteck geschnitten; man setzt 3 Nähte durch

▼

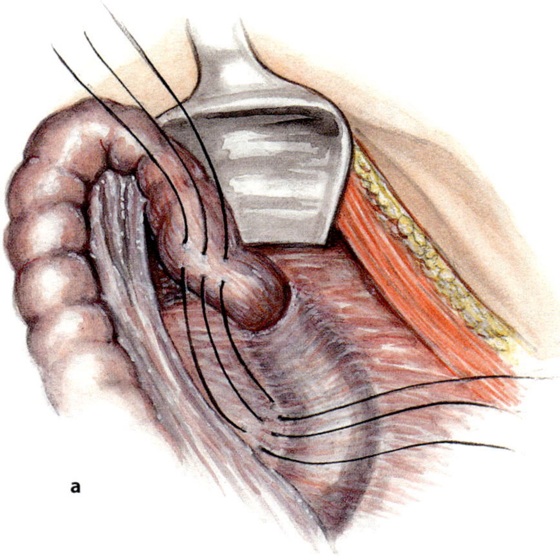

a

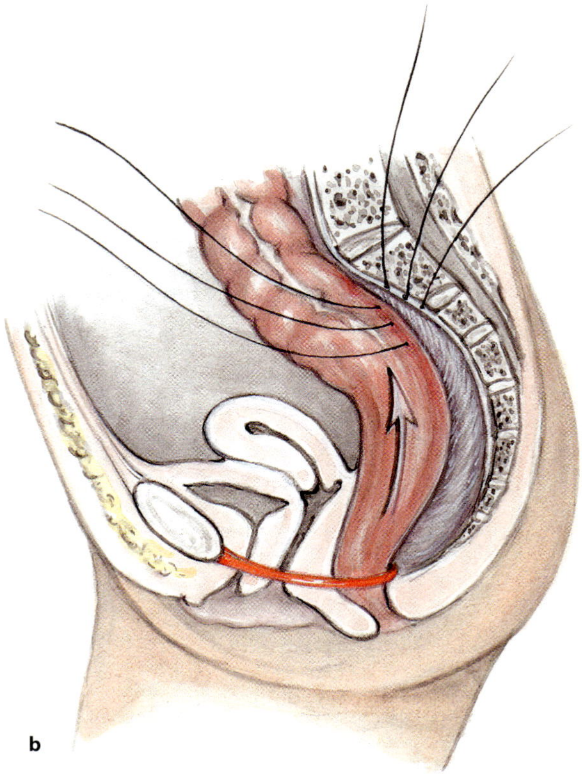

b

Abb. 10-8a, b. Abdominale Rektopexie durch Direktnaht. **a** 3–4 Einzelknopfnähte werden zwischen der präsakralen Faszie und dem Mesorektum gelegt. **b** Das mobilisierte Rektum wird an der präsakralen Faszie fixiert

die Mitte des Netzes und an die präsakrale Faszie in ihrer Mittellinie. Anschließend werden die lateralen freien Enden des Netzes genommen und an den lateralen Anteilen des Mesorektums fixiert.

Es gibt auch Hinweise dafür, dass ein Fremdmaterial nicht unbedingt notwendig ist und sogar zu den Komplikationen dieser Operationsmethode wie Obstipation und chronische Sepsis beitragen kann. Aus diesem Grund wird die einfache Rektopexie ohne Fremdmaterial immer häufiger vorgezogen.

Die standardmäßige posteriore Rektopexie sollte besonders bei männlichen Patienten wegen des Risikos einer Impotenz so durchgeführt werden, dass die präsakralen Nerven geschont bleiben und die anteriore Denonvilliers-Faszie nicht beschädigt wird [1].

Über die Notwendigkeit, Zusatzeingriffe wie Wiederherstellung des rektovaginalen Septums, Exzision und Verschluss des anterioren rektovaginalen Peritonealraums sowie die Verstärkung der lateralen Ligamente oder eine Raffung der Levatorenmuskulatur durchzuführen, herrscht noch große Meinungsverschiedenheit, da bisher der Nutzen nicht klar gezeigt werden konnte.

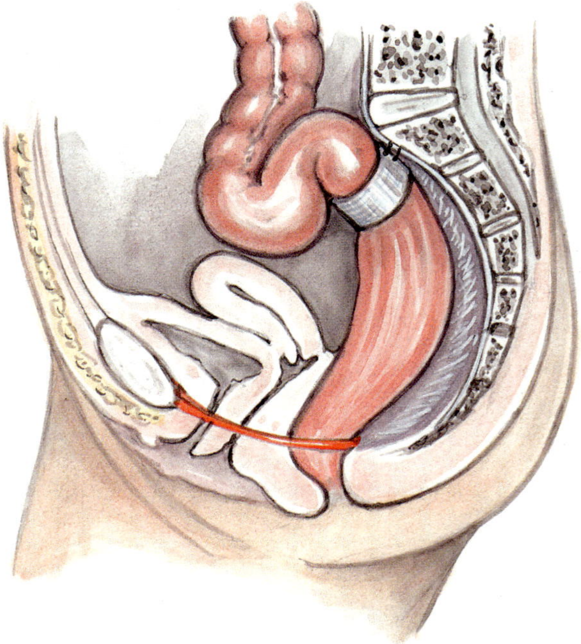

Abb. 10-9. Anteriore abdominale Rektopexie. Nach der Rektummobilisation wird ein Streifen aus Netzmaterial um den oberen Teil des Rektums gelegt

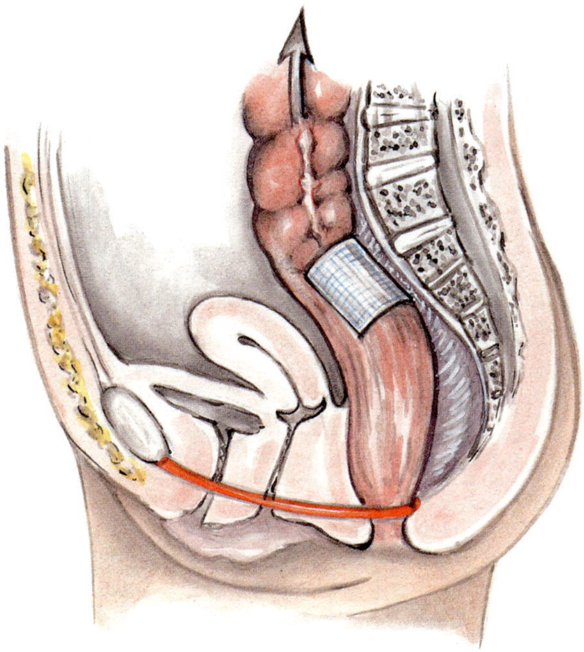

Abb. 10-10. Posteriore abdominale Rektopexie. Das Rektum wird mit einem Netz am Sakrum befestigt. Das vordere Drittel bleibt frei

10.9.2 Rektopexie und Resektion

J.-C. Givel, A. D'Ambrogio

Eine Resektion des oberen Rektums und des Sigmoids kann zusätzlich zur Rektopexie durchgeführt werden. Dabei werden das Mesocolon sigmoideum durchtrennt, die zugehörenden Gefäße ligiert und anschließend eine End-zu-End-kolorektale Anastomose dicht oberhalb der Rektopexiestelle durchgeführt (Abb. 10-11).

Durch Anhebung des mobilisierten Rektums entsteht häufig ein zu langes, stark bewegliches pelvines und sigmoidales Kolon mit kurzer Mesenterialwurzel, worauf bereits Sudeck 1922 hingewiesen hat. Die genannte Resektion kann einen Volvolus verhindern und die funktionellen Ergebnisse verbessern [11]. Die Indikation für eine Resektion wird deshalb bei einem überlangen Sigmoid nach kompletter rektaler Mobilisation und Rektopexie oder aber bei erheblicher präoperativer Obstipation gestellt. Verschiedene Autoren haben gezeigt, dass bei jungen Patienten, die eher eine Obstipation entwickeln, eine Rektopexie mit Resektion bessere funktionelle Ergebnisse bringen kann [9, 22, 40, 46].

10.9.3 Laparoskopische Rektopexie

H.P. Bruch, U.J. Roblick, S. Farke

Zur Behandlung des Rektumprolapses wurden verschiedene chirurgische Strategien vorgeschlagen und eine Vielzahl abdomineller oder perinealer Eingriffe eingeführt. Alle Techniken und Vorgehensweisen beruhen auf dem Versuch, die normale Anatomie und Physiologie wiederherzustellen.

Operationsindikation/Kontraindikation

Die Indikationen für die laparoskopische Vorgehensweise entsprechen denen für die offene/konventionelle Technik [2].

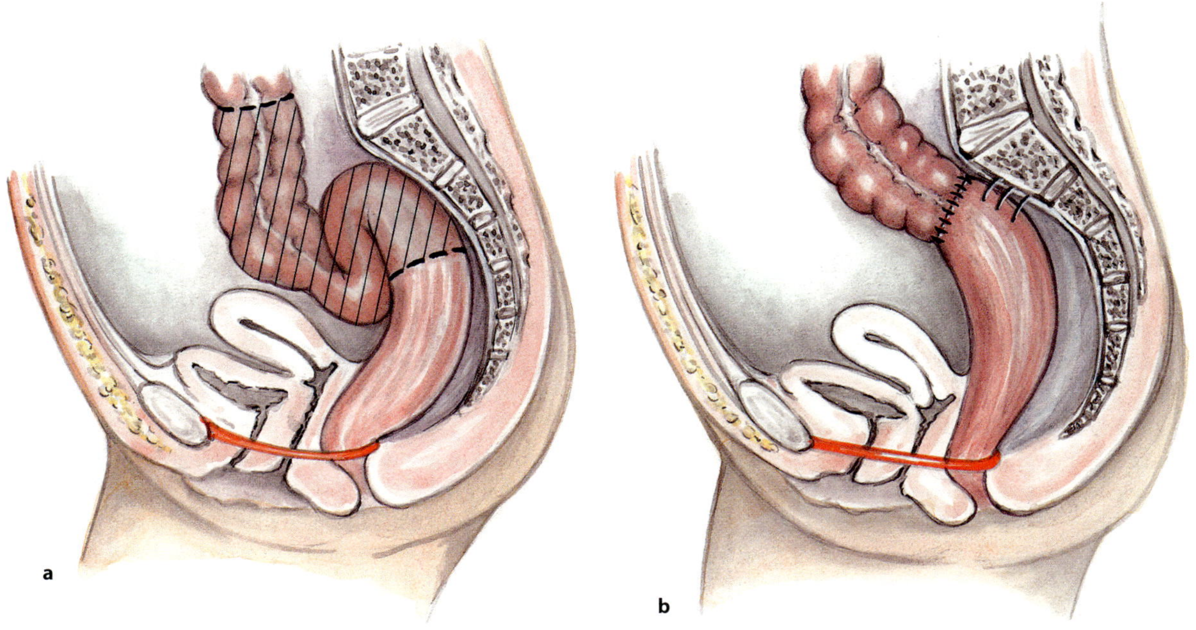

Abb. 10-11. Rektopexie und Resektion. **a** Markierte Resektionsstellen am Sigma. **b** Fixiertes Rektum am Sakrum und Klammernaht der kolorektalen Anastomose nach Sigmoidektomie

Der drittgradige äußere Prolaps stellt die Standardindikation für die laparoskopische Behandlung dar. Eine weitere Indikation besteht, wenn die Patienten neben einem Rektumprolaps unterschiedlichen Ausmaßes eine morphologische Outlet-Obstuktion aufweisen. Im Gegensatz dazu müssen jedoch Patienten mit einer funktionellen Outlet-Obstruktion, wie z. B. paradoxem Puborektalissyndrom oder Anismus, von der Indikationsstellung für die Operation ausgeschlossen werden.

Allgemeine Kontraindikationen des laparoskopischen Zugangs gelten wie bei anderen minimal-invasiven Eingriffen: Gerinnungsanomalien, das Aortenaneurysma, die chronische respiratorische Insuffizienz, intraabdominelle Infektionen oder Bauchwandabszesse [2–4].

Anästhesiologische Probleme können den Chirurgen zu einem Umstieg auf ein offenes Verfahren zwingen. Abdominale Adhäsionen bei voroperierten Patienten sind per se keine Kontraindikation für den minimal-invasiven Zugang. Mit wachsender Erfahrung in der laparoskopischen Technik nötigen nur extreme Adhäsionen (Grad III) den Chirurgen zur Konversion auf einen konventionellen Zugang.

Operationsverfahren

1992 wurde von Berman die erste laparoskopische Rektopexie publiziert [1]. Zwischenzeitlich sind viele minimalinvasive Eingriffe beschrieben worden:

- einfache Nahtrektopexie mit posteriorer Fixation nach Sudeck,
- dorsale Fixierung des Rektums mit synthetischen Materialien nach Wells,
- ventrale Rektumaufhängung mit Fremdmaterial in Abwandlung der Rektopexie nach Ripstein,
- laterale Fixierung mit synthetischen Streifen nach Orr-Loygue,
- kombinierte Rektopexie und Sigmaresektion nach Frykman u. Goldberg.

Leider fehlt immer noch eine allgemein akzeptierte Standardtechnik bei der chirurgischen Behandlung des Rektumprolapses.

Therapieprinzipien und Therapieziele

Die Prolapschirurgie muss sich an den ätiologischen und morphologischen Faktoren der zu Grunde liegenden Krankheit orientieren (Obstipation, Beckenbodeninsuffizienz). Folglich wird eine vollständige Mobilisierung des Rektums bis zum Beckenboden vorgenommen, um eine genügende Elevation des Mastdarmes zur erreichen. Eine zeitgleiche Sigmaresektion ist insbesondere bei Patienten mit einer Obstipationsanamnese oder einer Stenose aufgrund einer chronischen Divertikulitis angezeigt [3, 5, 6].

Präoperative Diagnostik und Vorbereitung

Neben der Primärdiagnostik mit Anamnese, Prokto-Rektoskopie und digitaler Untersuchung können durch eine Defäkographie bzw. heute ein dynamisches Beckenboden-MRT funktionelle Störungen des Beckenbodens wie Outlet-Obstruktionen durch Enterozele oder Sigmoidozele, oder kombinierte Veränderungen wie »descending perineum« oder Rektozelen festgestellt werden.

Alle Patienten, bei denen eine elektive, laparoskopische Sigmaresektion wegen eines manifesten Rektumprolapses geplant ist, werden koloskopiert, um ein kolorektales Karzinom auszuschließen. Bei einer Divertikulose mit entzündlichen Veränderungen wird eine weitergehende Diagnostik (CT mit rektalem Kontrastmittel, Kolon-KE) durchgeführt, um die Ausdehnung zu beurteilen bzw. um eine Stenose oder gedeckte Perforationen festzustellen.

Die Operationsvorbereitung erfolgt mittels orthograder Darmlavage und präoperativer Antibiotikagabe (Cephotaxin, Metronidazol) [2, 3, 5, 6].

Laparoskopische Operationstechnik

Obwohl die laparoskopische Rektopexie nur einen abdominellen Zugang benötigt, ist es ratsam, auch auf einen perinealen Zugang vorbereitet zu sein. Der Patient wird in Steinschnittlage gebracht, in der das Gesäß an der unteren Tischkante zu liegen kommt und die Beine in Lloyd-Davis-Beinhalterungen gelagert werden. Die Schultern sollten gestützt werden, sodass der Operationstisch auf jede Seite gekippt werden kann. Der laparoskopische Eingriff wird durch die Trendelenburg-Lagerung vereinfacht.

Drei 12-mm-Trokare und ein 5-mm -Trokar werden eingebracht (■ Abb. 10-12). Der Kameratrokar wird in der Mittellinie 3 cm oberhalb des Bauchnabels platziert [2, 4]. Dadurch erhält man eine gute Übersicht über das Colon sigmoideum, und die intraabdominale Nahttechnik wird erleichtert. 2 Trokare werden im rechten Abdomen eingebracht, ein Trokar wird im linken unteren Quadranten, lateral des Rectus abdominis, platziert, um die epigastrischen Gefäße nicht zu verletzen.

Ein Kapnoperitoneum mit einem Standarddruck von 12 mm Hg und einer Temperatur von 37° wird angelegt. Die Vermeidung von traumatischen Halteinstrumenten und der Gebrauch der bipolaren Koagulation und des Ultraschallskalpells helfen, Darmverletzungen zu vermeiden. Sehr selten erfolgt bei ausgeprägten Adhäsionen nach Voroperationen eine Ureterschienung.

Zu Beginn wird die Abdominalhöhle inspiziert und einengende Adhäsionen werden vorsichtig durchtrennt. Die laparoskopische Darstellung des Colon sigmoideum und des Rektums kann mit Hilfe der Schwerkraft erleichtert werden. Der Dünndarm verlagert sich aus dem kleinen Becken, wenn der Operationstisch kopftief und nach rechts gekippt wird. Mit 2 atraumati-

▼

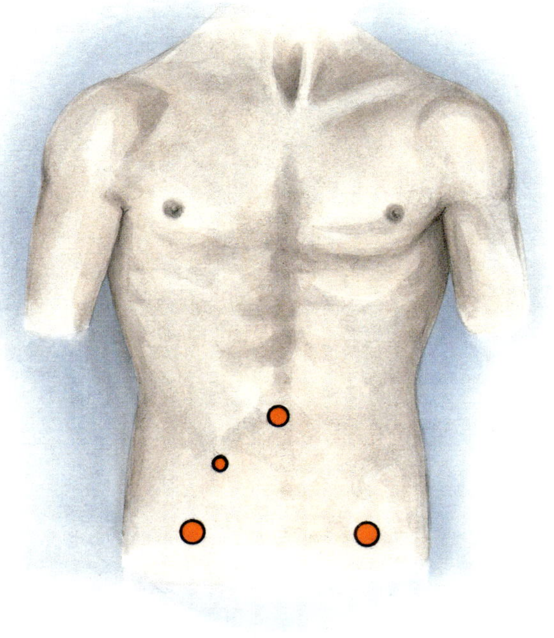

Abb. 10-12. Trokareinstichstellen für die laparokopische Rektopexie

schen Tupfern können die Dünndarmschlingen leicht in den oberen Quadranten gebracht werden.

Die Präparation wird mit bipolaren Koagulationsklemmen und Scheren, die durch die Ultraschallschere ersetzt werden können, durchgeführt. Das Colon sigmoideum wird mit atraumatischen Tupfern unter leichter Spannung nach rechts gehalten.

Zuerst werden die lateralen Anheftungen entfernt. Dafür wird die sekundäre Adhäsionslinie des Colon sigmoideum durchtrennt, wobei darauf geachtet wird, die Fascia gerota, die den Ureter und den Plexus hypogastricus bedeckt, zu schonen. Der linke Ureter muss identifiziert werden, es ist jedoch nicht notwendig oder ratsam, den Ureter zu skelettieren. Die linke Kolonflexur sollte nicht routinemäßig mobilisiert werden.

Jetzt wird das Colon sigmoideum zur linken Abdominalwand verzogen, und in einem weiteren Schritt wird das Peritoneum des Mesosigmoids inzidiert. Der retromesenterische und der retrorektale Raum können durch einen kranialen Zug am Colon sigmoideum mit Tupfern leicht dargestellt werden. Das erleichtert die Tunnelierung des Mesosigmoids und die Schonung der hypogastrischen Nervenfasern.

Nun schafft man ein Fenster in der Ebene des retrorektalen Raums zwischen der Fascia gerota und dem Mesenterium. Ein spezieller atraumatischer Winkelretraktor wird über den linken Trokar durch das Fenster hinter dem Mesosigmoid eingebracht, um das Kolon zur anterioren Abdominalwand zu heben. Anschließend wird der retrorektale Raum bis zum Beckenboden durch scharfe Präparation geöffnet. Die A. rektalis media-Gefäße werden identifiziert und geschont, um die Rektuminnervation zu erhalten und damit eine postoperative Inertia recti zu vermeiden.

Weil Intussuszeption und Rektumprolaps häufig aufgrund eines unzureichend aufgehängten Rektums auftreten, muss das gesamte Rektum mobilisiert werden. Falls eine perineale Gleithernie (Perineozele) ausgemacht wird, kann eine Plikatur des M. puborectalis und der Levatormuskulatur auf der posterioren Seite in laparoskopischer Nahttechnik durchgeführt werden.

Bei Frauen sollte das prärektale Peritoneum immer inzidiert werden um das Rektum bis zum Beckenboden zu präparieren und zu strecken. Insbesondere bei männlichen Patienten muss der Chirurg subtil präparieren, da das Risiko einer Beeinträchtigung der Sexualfunktion durch Verletzung des Nervenplexus bei der prärektalen Dissektion sehr hoch ist.

Es gibt nach der laparoskopischen Präparation des Rektosigmoids die folgenden Möglichkeiten der Rektumfixation:

- Rektopexie in Verbindung mit einer Sigmaresektion (Frykman u. Goldberg)
  Bei Patienten mit einer lange bestehenden Obstipation oder mit weiteren pathologischen Befunden des Colon sigmoideum sollte eine Resektion in Betracht gezogen werden. Die Kombination einer Rektopexie mit einer Resektion wurde erstmals von Frykman u. Goldberg 1969 beschrieben [7]. Um eine laparoskopisch assistierte Resektion mit Stapler-Anastomose durchzuführen, wird zuerst das Mesenterium des Colon sigmoideum skelettiert. Danach erfolgt die Absetzung des Rektums mit dem Endostapler nach vorherigem posterioren wash out des Mastdarms. Die Absetzung des Rektums sollte unterhalb des rektosigmoidalen Übergangs erfolgen, um die Hochdruckzone zu entfernen und um die Anastomose unterhalb des Promontoriums anzulegen.
  Nun wird das Sigmoid und das Colon descendens über eine 3–6 cm große Inzision an der Trokarstelle im linken Unterbauch hervorluxiert. Nach der Resektion wird der Kopf des Staplers in das Colon descendens eingeführt und mit einer Tabaksbeutelnaht befestigt. Nach Rückverlagerung des Kolons erfolgt der Verschluss der Minilaparotomie. Danach wird unter laparoskopischer Sicht die Anastomose, nach Durchstoßen der Klammernahtreihe des Rektumstumpfes und konnektieren des Kopfes, vervollständigt.

▼

- Rektopexie ohne Resektion
  - Laparoskopische Rektopexie nach Sudeck
    Wenn keine Indikation für eine gleichzeitige Sigmaresektion besteht, kann die Rektopexie ausschließlich laparoskopisch vorgenommen werden. Wie das ursprüngliche Sudeck-Verfahren wird das mobilisierte und gestreckte Rektum mit 2–3 Einzelnähten an das Sakrum fixiert [3–5, 8, 9]. Hierdurch kann die Verwendung von Fremdmaterial vermieden werden.
    In unserer Klinik wird der Rektumprolaps nach einem modifizierten Sudeck-Verfahren behandelt. Nach Mobilisation und Streckung des Rektums erfolgt dessen Fixation, indem das prärektale Peritoneum mit der Präsakralfaszie und den runden Ligamenten der Blasenrückseite vernäht wird. Bei dieser Vorgehensweise wird der Douglas-Pouch 5–15 cm eleviert. Dazu werden die angeschnittenen Ränder des parietalen Peritoneums an das Rektum und an das Colon descendens angeheftet, um das Rektum in einer gestreckten Position zu halten. Das Sigma wird zusätzlich schleifenförmig mit einer fortlaufenden Naht befestigt (▪ Abb. 10-13). Nach ausgiebiger Abdominallavage erfolgt die Anlage einer Easyflow-Drainage. Alle Inzisionen ≥10 mm werden schichtweise verschlossen.
  - Laparoskopische Rektopexie mit Netzimplantation: anteriore Rektopexie nach Ripstein.
    Das ursprüngliche Verfahren mit Einbringen eines Ivalon-Schwamms wurde wegen der Infektionsgefahr verlassen [11, 10]. Alternativ kommen jetzt Netz-Materialien wie Prolene oder Marlex zur Anwendung [5, 12, 13].
    Die laparoskopische Mobilisation des Rektosigmoids erfolgt wie zuvor beschrieben. Über den 12-mm -Trokar wird der Netzstreifen in das Abdomen eingebracht und zum Sakrum hin ausgewickelt. Anschließend erfolgt die Fixation des Netzes am Sakrum/der präsakralen Faszie. Alternativ kann das Netz auch mit einzelnen Nähten befestigt werden (▪ Abb. 10-14). Die Fixierung des Netzes an das Sakrum wird durch leichten Zug überprüft. In einem weiteren Schritt wird das Netz um das Kolon gelegt, wobei darauf geachtet wird, dass das Sigma nicht unter Spannung steht. Zusätzlich empfehlen wir eine Fixierung des Netzmaterials an die anterolaterale und ventrale Kolonwand mit einem Staplergerät oder mit laparoskopischen Nähten, ohne das Kolon zu verletzen.

▼

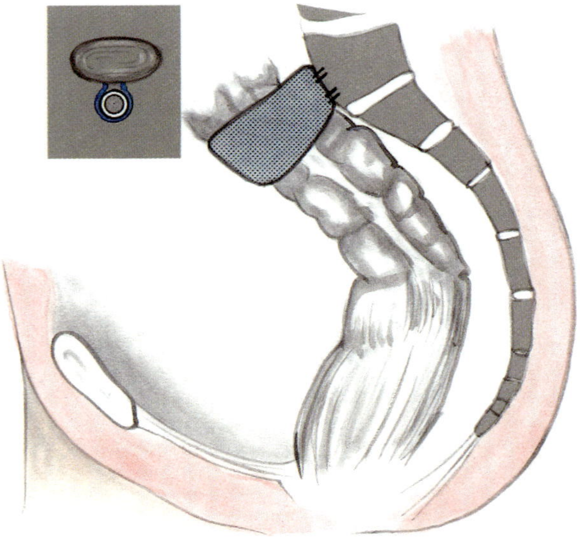

▪ **Abb. 10-13.** Anteriore Ripstein-Rektopexie beim Rektumprolaps. Die Schlinge (Prolene oder Marlexnetz) wird beideseits an das Sakrum fixiert

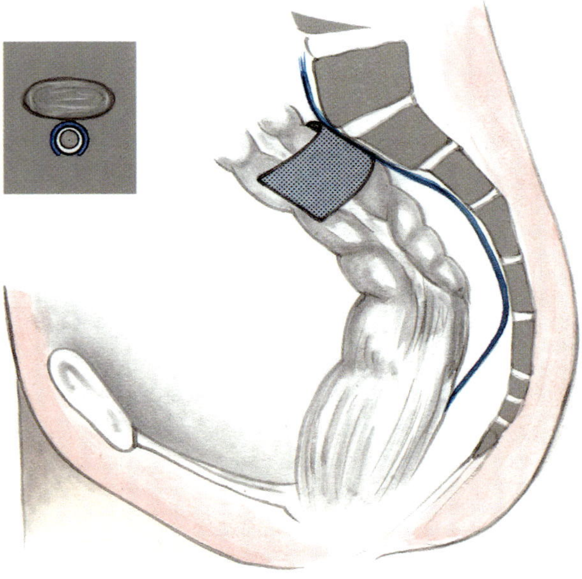

▪ **Abb. 10-14.** Rektopexie nach Wells. Die posteriore Fixierung des Netzes an der Waldeyer-Faszie, 1/3 der Rektumzirkumferenz bleibt frei

Nachteile des Verfahrens sind Narbenbildung und Elastizitätsverlust des Netzmaterials sowie die hohe postoperative Obstipationsrate.

- Wells-Operation
  Bei dem Verfahren wird ein T-förmiges Polypropylennetz verwendet [14]. Über den 12-mm-Trokar wird das Netz hinter dem Rektum platziert [15] und am Promontorium befestigt. Die freien Schenkel des Netzes werden an der anterolateralen Rektumwand mit jeweils 3–4 Einzelknopfnähten befestigt. Die Höhe der Nahtreihe sollte mit dem Sakralpromotorium übereinstimmen (◘ Abb. 10-15).
  Die Nähte werden tief bis an die Submukosa gelegt, um das Lumen zu perforieren. 1/3 des Rektumumfangs sollte bei der Netzfixation wegen des Stenoserisikos ausgespart bleiben.
  Der Verschluss des Peritoneums erfolgt mit einer fortlaufenden Naht, wobei eine Abwinkelung zum fixierten Rektum vermieden werden sollte. Vorteil der Methode ist eine geringe Rezidivrate [16].
- Orr-Loygue-Verfahren
  Bei der Orr-Loygue-Operation [17] wird das Rektum an das sakrale Promontorium durch 2 Nylonnetzstreifen fixiert. Bei der Präparation des Rektums wird auf eine Schonung der hypogastrischen und pelvinen Nerven Wert gelegt. Die Mersilenestreifen kommen spannungsfrei zwischen der anterolateralen Rektumwand und dem Promontorium zu liegen. Der Eingriff hat eine niedrige Letalitäts- und Morbiditätsrate, Infektionen treten sehr selten auf.

Die Vorteile der laparoskopischen Rektopexie sind die geringe Rezidivquote und die niedrige Infektionsgefahr, wenn keine Darmresektion notwendig ist, bei der Resektionsrektopexie sind es die bekannten Vorteile der minimal invasiven Chirurgie (u.a. Vermeidung der großen Laparotomie, schnellere Rekonvaleszens, weniger Adhäsionen).

Als nachteilig zu werten sind die hohe postoperative Infektionsneigung und die Unverträglichkeit von Fremdmaterial, wenn dies eingebracht wird sowie Komplikationen als Folge einer Nahtinsuffizienz nach Resektion. Dies gilt aber in gleichem Maß für die offene Operation.

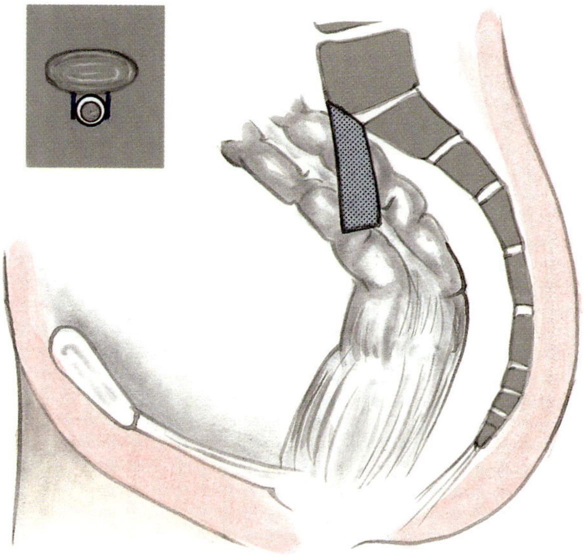

◘ **Abb. 10-15.** Rektopexie nach Orr-Loygue, bei der mit lateralen Netzstreifen zur Fixierung des mobilisierten und gestreckt elevierten Rektums pexiert wird

10.10 Kombination der perinealen und abdominalen Verfahren

J.-C. Givel, A. D'Ambrogio

Manchmal kann es sinnvoll sein, abdominale und perineale Zugangswege zu kombinieren, weil eine Raffung des Beckenbodens oder eine Rektozelenkorrektur leichter von unten durchzuführen ist. Dies ist besonders der Fall, wenn neben dem Prolaps eine anale Inkontinenz besteht. Patienten, die einen niedrigen analen Ruhedruck mit einem sehr weiten anorektalen Winkel aufweisen und eine ausgeprägte Senkung haben, können von einer Rektopexie und Resektion in Kombination mit einer Rekonstruktion des Beckenbodens profitieren.

10.11 Komplikationen der chirurgischen Therapie

J.-C. Givel, A. D'Ambrogio

Hauptrisiken der Prolapschirurgie

- Rezidivprolaps
- Postoperative Obstipation
- Persistierende Stuhlinkontinenz
- Beckenbodensepsis

Rezidivprolaps

Die abdominale Rektopexie hat, je nach Autor, eine Rezidivrate von 0–10% [21, 25, 50]. Die Rezidivraten nach der Delorme-Operation schwanken zwischen 12 und 25% [30, 41]. Die perineale Proktosigmoidektomie (Altemeier-Operation) hat vermutlich eine geringere Rezidivrate (5–10%) [35].

Postoperative Obstipation

Dies ist mit bis zu 50% nach abdomineller Rektopexie ein häufiges Problem [4]. Die Komplikationsrate könnte vielleicht gesenkt werden, wenn die Resektion des Kolonsegments in ihrer Länge individuell angepasst würde, jedoch existieren hierzu nur wenig zuverlässige Daten [7, 15, 23].

Persistierende Stuhlinkontinenz

Mindestens 50% der Patienten mit präoperativer Inkontinenz behalten postoperativ eine gewisse Restinkontinenz [13, 38, 50]. Mit der Abklärung in Hinblick auf eine chirurgische Sphinkterkorrektur sollte jedoch 3–6 Monate nach einer Prolapsoperation gewartet werden.

Beckenbodensepsis

Obwohl es in der Praxis nur sehr selten vorkommt, ist die Sepsis ein klares Risiko, wenn bei der Rektopexie fremdes Material verwendet wird. Es ist schwierig, eine Sepsis in den Griff zu bekommen, meistens muss das Fremdmaterial entfernt werden [20].

10

Literatur

Literatur zu Kap. 10.2, 10.5–10.7

1. Buchmann P, Keighley MRB (1982) Darmprolaps und/oder Stuhlinkontinenz: Therapiemoglichkeiten. Schw Med Wochenschr 112: 648–652
2. Corman ML (1985) Rectal prolapse in children. Dis Colon Rectum 28: 535–539
3. Dorner A, Winkler R, Seifart K (1991) Die Rehn-Delorme'sche Muskularisraffung. Eine Alternative zur abdominellen Rektumprolaps-Operation. Coloproctology 13: 266-268
4. Goligher JC (1984) in Surgery of the anus, rectum and colon, 5th edn. Bailliere Tindall, London, pp 267–279
5. Kay NR, Zachary RB (1970) The treatment of rectal prolapse in children with injections of 30 percent saline solutions. J Pediatr Surg 5: 334–337
6. Keighley MRB Williams NS (1993) Surgery of the anus, rectum and colon. Sauders, Philadelphia London, pp 675–719
7. Kiene S (1989) Operationsmethoden bei Anal- und Rektumprolaps. Langenbeck's Arch Chir Supp, II Kongress, Bericht
8. Kulczycki LL, Shwachman (1958) Studies in cystic fibrosis of the pancreas: occurrence of rectal prolapse. N Engl J Med 259: 409–412
9. Lingemann B, Bunte H (1979/80) Proktologie für die Praxis. Rektumprolaps. Chir Praxis 26: 69–75
10. Narasanagi SS (1972) Rectal prolaps in children. Ind Med Assoc 62: 378–380
11. Narro JL, Girona J, Lutfi T (1991) Der Stellenwert der Rektopexie nach Wells mit dem Ivalon-Schwamm beim Rektumprolaps. Coloproctology 13: 304–309
12. Shafik A (1987) Ein neues Konzept der Anatomie des analen Sphinktermechanismus und der Physiologie der Defäkation. Der komplette Rektumprolaps: Eine Technik zur Wiederherstellung. Coloproctology 11: 345–352
13. Shafik A (1995) Electrorectography in chronic constipation World J Surg 19: 772–5
14. Shafik A (1998) Straining and constipation. Dis Colon Rectum 41: 1463
15. Stelzner F (2003) Anatomie- und Evolutionsmorphologie als eine Grundlage der Chirurgie. Chirurg 74: 937–943
16. Thiede A, Kraemer M, Fuchs KH (Hrsg) (1997) Rektumprolaps. In: Gastrointestinale Funktionsstörungen. Springer, Berlin Heidelberg New York, S 880–890
17. Wedell J, Scjlageter M, Meier zu Eissen P, Benzhaf G, Castrup W, van Calker H (1987) Die Problematik der pelvinen Sepsis nach Rektopexie mittels Kunststoff und ihre Behandlung. Chirurg 58: 423–427

Literatur zu Kap. 10.9.3

1. Berman IR (1992) Sutureless laparoscopic rectopexy for procidentia. Technique and implications. Dis Colon Rectum 35: 689–693
2. Bruch HP, Herold A, Schiedeck T, Schwandner 0 (1999) Laparoscopic surgery for rectal prolapse and outlet obstruction. Dis Colon Rectum 42: 1189–94–1; discussion 1194–1195
3. Herold A, Bruch HP (1997) Laparoscopic rectopexy. Zentralbl Chir 122: 578
4. Schiedeck TH, Schwandner 0, Bruch HP (1999) Laparoscopic therapy of chronic constipation. Zentralbl Chir 124: 818–824
5. Kockerling F, Schneider C, Hohenberger VV (1996) Rectal prolapse – choice of procedure and minimai invasive possibilities. Chirurg 67: 471–482
6. Senagore AJ, Luchtefeld MA, MacKeigan JM (1993) Rectopexy. J Laparoendosc Surg 3: 339–343
7. Frykman HM, Goldberg SM (1969) The surgical treatment of rectal procidentia. Surg Gynecol Obstet 129: 1225–1230
8. Kessier H, Jerby BL, Milsom JW. Successful treatment of rectal prolapse by laparoscopic suture rectopexy. Surg Endosc (1999) 13: 858–861
9. Heah SM, Hartley JE, Hurley J et al. (2000) Laparoscopic suture rectopexy without resection is effective treatment for full-thickness rectal prolapse. Dis Colon Rectum 43: 638–643
10. Ripstein CB (1967) Surgical treatment of rectal prolapse. Pac Med Surg 75: 329–332
11. Ripstein CB, Lanter B (1963) Etiology and surgical therapy of massive prolapse of the rectum. Ann Surg 157: 259–264
12. Kusminsky RE, Tiley EH, Boland JP (1992) Laparoscopic Ripstein procedure. Surg Laparosc Endosc 2: 346–347
13. Tjandra JJ, Fazio VVV, Church JM et al. (1993) Ripstein procedure is an effective treatment for rectal prolapse without constipation. Dis Colon Rectum 36: 501–507
14. Wells C (1959) New operation for rectal prolapse. Proc R Soc Med 52: 602
15. Cuschieri A, Shimi SM, Vander Velpen G et al. (1994) Laparoscopic prothesis fixation rectopexy for complete rectal prolapse. Br J Surg 1 81: 138–139
16. Himpens J, Cadiere GB, Bruyns J, Vertruyen M (1999) Laparoscopic rectopexy according to Weils. Surg Endosc 13: 139–141
17. Loygue J, Hugier M, Malafosse M, Biotois H (1971) Complete prolapse of the rectum. A report of 140 cases treated by rectopexy. Br J Surg 58: 847–848

Literatur zu Kap. 10.1, 10.3, 10.4, 10.8, 10.9.1, 10.9.2, 10.10, 10.11

1. Abou-Enein A (1978) Prolapse of the rectum in young men: treatment with a modified Roscoe Graham operation. Dis Colon Rectum 22: 117–119
2. Abulafi AM, Sherman IW, Fiddian RV, Rothwell-Jackson RL (1990) Delorme's operation for rectal prolapse. Ann R Coll Surg Engl 72: 3 82–3 85

3. Agachan F, Nogueras JJ, Wexner SD (1996) The comparison of three perineal procedures for the treatment of rectal prolapse (RP). Int J Colorect Dis 11: 13 8
4. Allen-Mersh TG, Turner MJ, Mann CV (1990) Effect of abdominal Ivalon rectopexy on bowel habit and rectal wall. Dis Colon Rectum 33 (7): 550–553
5. Altemeier WA (1972) One stage perineal surgery for complete rectal prolapse. Hosp Pract 7: 102–108
6. Andrews NJ, Jones DJ (1992) Rectal prolapse and associated conditions. BMJ 305: 243–245
7. Athanasiadis S, Heiligers J, Kuprian A, Heumuller L (1995) Surgical therapy of rectal prolapse using rectopexy and resection. Effect of resection treatment on postoperative constipation and sphincter muscle function – a follow-up of 112 patients. Chirurg 66 (1): 27–33
8. Deen KI, Grant E, Billingham C, Keighley MRB (1994) Abdominal resection rectopexy with pelvic floor repair versus perineal rectosigmoidectomy and pelvic floor repair for full-thickness rectal prolapse. Br J Surg 81: 3 02–3 04
9. Duthie GS, Bartolo DCC (1992) Abdominal rectopexy for rectal prolapse: a comparison of techniques. Br J Surg 79: 107–113
10. Efron G (1977) A simple method of posterior rectopexy for rectal procidentia. Surg Gynecol Obstet 145: 75–76
11. Fengler SA, Pearl RK (1996) Perineal approaches in the repair of rectal prolapse. Perspect Colon Rectal Surg 9: 31–42
12. Gopal KA, Amshel AL, Shonberg IL, Eftaiha M (1984) Rectal prolapse in elderly and debilitated patients: experience with the Altemeier procedure. Dis Colon Rectum 21: 376381
13. Hiltunen KM, Matikainen M (1992) Improvement of continence after abdominal rectopexy for rectal prolapse. Int J Colorectal Dis 7: 8–10
14. Hiltunen KM, Matikainen M, Auvinen 0, Hietanen P (1986) Clinical and manometric evaluation of anal sphincter function in patients with rectal prolapse. Am J Surg 151: 489492
15. Huber FT, Stein H, Siewert JR (1995) Functional results after treatment of rectal prolapse with rectopexy and sigmoid resection. World J Surg 19: 138–143
16. Hudson CN (1988) Female genital prolapse and pelvic floor deficiency. Int J Colorectal Dis 3: 181185
17. Keighley MRB, Fielding JWL (1983) Management of faecal incontinence and results of surgical treatment. Br J Surg 70: 463–468
18. Keighley MRB, Williams NS (eds) (1999) Surgery of the anus, rectum and colon. Second edition. Saunders, London
19. Kuijpers JHC, Morree H de (1988) Toward a selection of the most appropriate procedure in the treatment of complete rectal prolapse. Dis Colon Rectum 31: 355–357
20. Lake SP, Hancock BD, Lewis AAM (1984) Management of pelvic sepsis after Ivalon rectopexy. Dis Colon Rectum 27: 589–590
21. Lechaux JP, Lechaux D, Perez M (1995) Results of Delonne's procedure for rectal prolapse. Advantages of modified technique. Dis Colon Rectum 38 (3): 301–307
22. Luukkonen P, Mikkonen V, Jarvinen H (1992) Abdominal rectopexy with sigmoidectomy vs. rectopexy alone for rectal prolapse: A prospective, randomised study. Int J Colorectal Dis 7: 219–222
23. Madoff RD, Williams JG, Wong WD, Rothenberger DA, Goldberg SM (1992) Longterm functional results of colon resection and rectopexy for overt rectal prolapse. Am J Gastroenterol 87: 101–104
24. Mann CV, Hoffman C (1988) Complete rectal prolapse: the anatomical and functional results of treatment by an extended abdominal rectopexy. Br J Surg 75: 34–3 7
25. McCue JL, Thomson JPS (1991) Clinical and functional results of abdominal rectopexy for complete rectal prolapse. Br J Surg 78: 921–923
26. Metcalf AM, Loening-Baucke V (1988) Anorectal function and defacation dynamics in patients with rectal prolapse. Am J Surg 155: 206–210
27. Monson JRT, Jones NAG, Vowden P, Brennan TG (1986) Delorme's operation: the first choice in complete rectal prolapse? Ann R Coll Surg Engl 68: 143–145
28. Mortensen NJ McC, Vellacott KD, Wilson MG (1984) Lahaut's operation for rectal prolapse. Ann R Coll Surg Engl 66: 17–18
29. Nichols DH (1982) Retrorectal levatorplasty for anal and perineal prolapse. Surg Gynecol Obstet 154: 251–254
30. Oliver GC, Vachon D, Eisenstat TE, Rubin RJ, Salvati EP (1994) Delonne's procedure for complete rectal prolapse in severely debilitated patients. Dis Colon Rectum 37: 461467
31. Parks AG (1975) Anorectal incontinence. Proc R Soc Med 68: 681–690
32. Parks AG, Porter NH, Hardcastle J (1966) The syndrome of the descending perineum. Proc R Soc Med 59: 477–479
33. Plusa SM, Charig JA, Balaji V, Watts A, Thompson MR (1995) Physiological changes after Delorme's procedure for full-thickness rectal prolapse. Br J Surg 82: 1475–1478
34. Prasad ML, Pearl RK, Abcarian H, Orsay C, Nelson R (1986) Perineal proctectomy, posterior rectopexy and postanal levator repair for the treatment of rectal prolapse. Dis Colon Rectum 29: 541552
35. Ramanujam PS, Venkatesh KS, Fietz MJ (1994) Perineal excision of rectal procidentia in elderly high-risk patients. Dis Colon Rectum 37: 1027–1030
36. Read NW, Bannister JJ (1985) Anorectal manometry: techniques in health and anorectal disease. In: Henry MM, Swash M (eds) Coloproctology and the pelvic floor. Butterworth, London, pp 65–87
37. Rogers J, Jeffery PJ (1987) Post anal repair and intersphincteric Ivalodsponge rectopexy for the treatment of rectal prolapse. Br JSurg 74: 384–386
38. Sainio AP, Halme LE, Husa AI (1991b) Anal encirclement with polypropylene mesh for rectal prolapse and incontinence. Dis Colon Rectum 34: 905–908
39. Sayfan J, Koltun L, Orda R (1997) Constipation in rectal prolapse – the key to choosing the appropriate rectopexy. Tech Coloproctol 5: 38–41
40. Sayfan J, Pinho M, Alexander-Williams J, Keighley MRB (1990) Sutured posterior abdominal rectopexy with sigmoidectomy compared with Marlex rectopexy for rectal prolapse. Br J Surg 77: 143–145
41. Senapati A, Nicholls RJ, Thomson JP, Phillips RKS (1994) Results of Delorme's procedure for rectal prolapse. Dis Colon Rectum 37: 456–460
42. Stelzner F (1991) Die anorectale Inkontinenz – Ursache und Behandlung. Chirurg 62: 1721
43. Sudeck P (1922) Rektumprolapsoperation durch Auslösung des Rektum aus der excavatio sacralis. Zentralbl Chir 20: 698–699
44. Sun WM, Read NW, Camel Donelly T, Bannister JJ, Shorthouse AJ (1989) A common pathophysiology for full thickness rectal prolapse and solitary rectal ulcer. Br J Surg 76: 290–295
45. Thomas CG (1975) Procidentia of the rectum. Transsacral repair. Dis Colon Rectum 18: 473–477
46. Tj andra JJ, Fazio VW, Church JM, Milsom JW, Oakley JR, Lavery IC (1993) Ripstein procedure is an effective treatment for rectal prolapse without constipation. Dis Colon Rectum 36: 501507
47. Tobin SA, Scott IHK (1994) Delorme operation for rectal prolapse. Br J Surgery 81 (11): 1681–1684
48. Vongsangnak V, Varma JS, Watters D, Smith AN (1985a) Clinical, manometric and surgical aspects of complete prolapse of the rectum. J R Coll Surg Edinb 30: 251–254
49. Williams NS, Patel J, Georges BD, Hallam RI, Watkins ES (1991) Development of an electrically stimulated neoanal sphincter. Lancet 338: 1166–1169
50. Winde G, Reers B, Nottberg H, Bems T, Meyer J, Bunte H (1993) Clinical and functional results of abdominal rectopexy with absorbable mesh-graft for treatment of complete rectal prolapse. Eur J Surg 159 (5): 301–305

51. Wise WE Jr, Padmanabhan A, Meesig DM, Arnold MW, Aguilar PS, Stewart WRC (1991) Abdominal colon and rectal operations in the elderly. Dis Colon Rectum 34: 959–963
52. Wyatt AP (1981) Perineal rectopexy for rectal prolapse. Br J Surg 68: 717–719
53. Yoshioka K, Heyen F, Keighley MRB (1989b) Functional results after posterior abdominal rectopexy for rectal prolapse. Dis Colon Rectum 32: 835–838
54. Yoshioka K, Hyland G, Keighley MRB (1989a) Anorectal function after abdominal rectopexy: parameters of predictive value in identifying return of continence. Br J Surg 76: 64–68

11 Anal- und Rektumtumoren

11.1 Ätiologie und Pathogenese – 376
P. Hermanek

11.2 Klassifikation – 376
P. Hermanek
11.2.1 Tumoren des Rektums – 379
11.2.2 Tumoren des Analkanals – 384
11.2.3 Perianale Tumoren (Analrandtumoren) – 385

11.3 Klinik und Diagnostik – 387
J. Lange

11.4 Therapieprinzipien und Therapieziele – 388
J. Lange, B. Mölle, J. Girona

11.5 Indikationsorientierte Therapiestrategien – 388
J. Lange, B. Mölle, J. Girona

11.6 Therapieverfahren – 389
11.6.1 Polypektomie – 389
J. Girona, B. Mölle
11.6.2 Transanale Tumorabtragung – 391
J. Girona, B. Mölle
11.6.3 Transanale endoskopische Mikrochirurgie (TEM) – 392
H. Raestrup, G. Buess
11.6.4 Therapie des analen Plattenepithelkarzinoms – 397
J. Lange

Literatur – 398

Unter den Anal- und Rektumtumoren ist der bei weitem am häufigsten auftretende Tumor das Rektumkarzinom. Es soll allerdings nur insofern besprochen werden, wie es im Rahmen der chirurgischen Proktologie von Bedeutung ist. In diesem Kapitel wird nur die transanale Therapie beschrieben, eine allumfassende Darstellung der Therapiemethoden würde den Rahmen dieses Buches sprengen. Im Folgenden wird in erster Linie auf die Diagnose und Therapie der benignen Tumoren des Anorektums sowie auf das Analkarzinom und auf kleine Rektumkarzinome eingegangen, da diese Tumoren einer lokalen Therapie zugänglich sind.

11.1 Ätiologie und Pathogenese

P. Hermanek

Unter den anorektalen malignen Tumoren steht das Rektumkarzinom weit im Vordergrund. Nur etwa 2–4% aller maligner Tumoren sind im Analbereich (Analkanal und perianale Region) lokalisiert [20].

Die Inzidenz des *Rektumkarzinoms* beträgt in den westlichen Ländern bei Männern 15–20/100.000, bei Frauen 8–12/100.000 [2]. Dabei ergeben sich infolge unterschiedlicher Abgrenzung zwischen Kolon und Rektum gewisse Unsicherheiten. Das männliche Geschlecht überwiegt mit einer Relation von 1,5–2,0 : 1. Das Durchschnittsalter liegt zwischen 60 und 70 Jahren, der Altersgipfel im 6. und 7. Lebensjahrzehnt. Mit zunehmendem Lebensalter ist ab dem 50. Lebensjahr ein steiler Inzidenzanstieg zu beobachten, wie die Zahlen zeigen (Tabelle 11-1) [10].

In Deutschland betrug die altersstandardisierte Mortalitätsrate im Jahr 1996 für Männer 7,3/100.000, bei Frauen 3,9/100.000. Das Rektumkarzinom stand damit bei Männern mit 4,3% aller Krebstodesfälle an 7. Stelle, bei Frauen mit 3,8% an 8. Stelle [1].

Zuverlässige epidemiologische Daten zu *benignen Neoplasien und tumorähnlichen Veränderungen des Rektums* gibt es nicht. Publizierte Zahlen unterscheiden meist nicht zwischen Kolon und Rektum, überdies variieren die Zahlen auch innerhalb gleicher geographischer Regionen und innerhalb definierter Kollektive (klinisch/autoptisch, asymptomatisch/symptopmatisch). Jedenfalls aber ist der adenomatöse Polyp (polypöses Adenom) in den westlichen Ländern häufig und tritt durchschnittlich 4–10 Jahre früher auf als das Karzinom.

Tabelle 11-1. Inzidenz des Rektumkarzinoms bezogen auf das Lebensalter

Altersgruppe (Jahre)	Inzidenz bei Männern	Inzidenz bei Frauen
40–44	8/100.000	12/100.000
50–54	43/100.000	30/100.000
60–64	115/100.000	72/100.000
70–74	197/100.000	114/100.000

Unter den *Karzinomen des Analkanals und der perianalen Haut* stehen Plattenepithelkarzinome ganz im Vordergrund. Die Inzidenz liegt bei 0,5–1/100.000 [12], wobei eine steigende Tendenz zu beobachten.ist.

Bevorzugt sind das 6. und 7. Lebensjahrzehnt, das Geschlechtsverhältnis beträgt etwa 2 : 1 zugunsten der Frauen. Etwa 3/4 der Karzinome sind im Analkanal, etwa 1/4 perianal lokalisiert. Alle proliferativen und neoplastischen Läsionen des Plattenepithels, insbesondere auch Plattenepithelkarzinome, sind HPV (»human papilloma virus«)-assoziiert (besonders Typ 16) und finden sich vermehrt bei Patienten mit HIV-Infektion.

Bis zu 2,5% aller malignen Tumoren der Analregion sind *maligne Melanome.* In der Analregion (dabei meist im Analkanal) finden sich 1–3% aller malignen Melanome. Das Durchschnittslater liegt bei 60 Jahren, Männer und Frauen sind gleich häufig betroffen.

11.2 Klassifikation

P. Hermanek

Neoplasie vs. tumorähnliche Veränderung

Als Tumoren werden hier und im Folgenden Neoplasien bezeichnet, d. h. Gewebsneubildungen, die irreversibel sind und dem physiologischen Regulationsmechanismus nicht oder nur eingeschränkt unterliegen (autonomes Wachstum). Neoplasien sind gegenüber tumorähnlichen Veränderungen (»tumorlike lesions«) abzugrenzen, die klinisch und histologisch beträchtliche Ähnlichkeit mit (benignen oder malignen) Neoplasien aufweisen, daher von differenzialdiagnostischer Bedeutung sind und in der Regel nur durch histologische Untersuchung sicher von Neoplasien zu unterscheiden sind. Daher werden sie in Übersichten über die Klassifikation von Tumoren in einem Anhang mit aufgelistet.

Klassifikationsebenen

Innerhalb der Tumoren einer bestimmten Lokalisation steht im Vordergrund jeder Klassifikation die Beurteilung des klinisch-biologischen Verhaltens.

Tumoren sind weiterhin zu klassifizieren nach der *Histomorphologie.* Der *histologische Typ* wird in der Regel nach der Ähnlichkeit mit Normalgewebe bestimmt, z. B. Adenom und Adenokarzinom ähnlich Drüsengewebe, Plattenepithelkarzinom ähnlich Plattenepithel oder Leiomyom ähnlich glatter Muskulatur.

Beurteilung des klinisch-biologischen Verhaltens

- Benigner Tumor
- Ausnahmsweise Kategorie des Tumors fraglicher Dignität (unsicher, ob benigne oder maligne); auch Tumor intermediären Verhaltens
- Intraepitheliale Neoplasie (Carcinoma in situ, nichtinvasives Karzinom)
- Maligner Tumor (infiltratives Wachstum und Fähigkeit zur Metastasierung!)

Bei malignen Tumoren wird zusätzlich der *histologische Differenzierungsgrad* angegeben. Er zeigt an, wie ausgeprägt innerhalb eines bestimmten Tumortyps die Ähnlichkeit mit Normalgewebe ist. Früher wurde meist zwischen 4 Graden (G1: gut differenziert, G2: mäßiggradig differenziert, G3: schlecht differenziert, G4: undifferenziert), zunehmend nur mehr zwischen 2 Graden (»low grade« = G1, 2, »high grade« = G3, 4) unterschieden. Das zweistufige Grading ist besser reproduzierbar und für klinische Zwecke ausreichend (▶ s. unten).

Bei allen malignen Tumoren ist die Bestimmung *der anatomischen Ausbreitung vor Therapie* von größter Bedeutung. Sie erfolgt nach dem TNM-System entweder prätherapeutisch (TNM) oder nach pathologischer Untersuchung in der Regel des resezierten Tumors (pTNM). Dabei werden Primärtumor (T/pT), regionäre Lymphknoten (N/pN) und Fernmetastasen (M/pM) gesondert beurteilt. Zusammenfassend ergibt sich daraus das sog. *Stadium*. Im Allgemeinen werden die Stadien I–IV unterschieden, fallweise kommen noch Substadien (z. B. IIA, IIB, IIIA, IIIB, IIIC, IVA, IVB) hinzu. Intraepitheliale Neoplasien werden als Stadium 0 bezeichnet.

Schließlich wird nach Therapie der Tumorstatus durch die *Residualtumor(R-)klassifikation* beschrieben. Deren Kategorien sind in ◻ Tabelle 11-2 aufgelistet.

Für die R-Klassifikation sind klinische prä- und intraoperative Befunde (insbesondere bezüglich etwaig zurückgelassener Fernmetastasen) und nach Tumorresektion die histologische Untersuchung der Resektionslinien erforderlich.

Für die Klassifikation der Histomorphologie maßgeblich ist die von der WHO herausgegebene internationale histologische Klassifikation der Tumoren, für Rektum und Analkanal jene für Tumoren des Verdauungssystems [6] und bezüglich Tumoren der Perianalregion jene für Hauttumoren [7].

In der ICD-O [5] ist eine international einheitliche Kodierung von Tumorlokalisation, Tumortyp, biologischem Verhalten und Differenzierungsgrad festgelegt (◻ Tabelle 11-3).

◻ Tabelle 11-2. Kategorien des Tumorstatus durch die Residualtumorklassifikation (R-Klassifikation)

R0	Kein Residualtumor
R1(is)	Mikroskopischer nichtinvasiver Residualtumor
R1	Mikroskopischer invasiver Residualtumor
R2a	Makroskopischer Residualtumor, mikroskopisch nicht gesichert
R2b	Makroskopischer Residualtumor, mikroskopisch gesichert

◻ Tabelle 11-3. Beispiel Tumorkodierung nach ICD-O

C20.9	Rektum	Parameter
M 8140/32	Stelle 1–4: Stelle 5: Stelle 6:	Tumortyp Biologisches Verhalten Differenzierungsgrad

Topographische Unterteilung

Für die Zuordnung von Tumoren zu den 3 Abschnitten des Anorektalbereichs gelten folgende Definitionen [4, 5, 16, 18, 19] (◻ Abb. 11-1):

Zuordnung von Tumoren zu den 3 Abschnitten des Anorektalbereichs

- *Rektum (C20.9):*
- Als Rektumtumoren gelten solche, deren distaler makroskopischer Rand bei Messung mit dem starren Rektosigmoidoskop 16 cm oder weniger von der Anokutanlinie und deren Zentrum oberhalb der Linea anorectalis (Levatorring, Anorektalring, Hiatus analis) gelegen ist.
- *Analkanal (C21.1):*
- Tumoren des Analkanals sind solche, deren Zentrum im Bereich des sog. chirurgischen Analkanals liegt, d. h. zwischen Linea anorectalis und Linea anocutanea (Übergang zur behaarten Haut).
- *Perianalregion (C.44.55):*
- Als perianale Tumoren (Tumoren des Analrandes und der perianalen Haut) gelten solche, deren Zentrum peripher der Linea anocutanea liegt und die nicht weiter als 5 cm von der Linea anocutanea zu finden sind.

(Bisweilen werden andere Definitionen verwendet, z. B. wird als Analkanal nur das Areal an und oberhalb der Linea dentata oder als Analrand nur das Gebiet zwischen Linea dentata und Linea anocutanea bezeichnet und dann von der

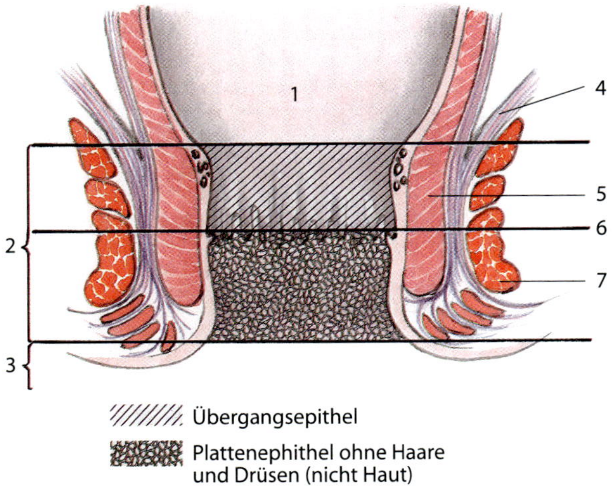

Abb. 11-1. Abgrenzung zwischen Rektum, Analkanal und perianaler Haut [*1* Rektum C20.9, *2* Analkanal C21.1, *3* Perianalregion (Analrand, perianale Haut) C44.55, *4* M. levator ani, *5* M. sphincter ani internus, *6* Linea dentata, *7* M. sphincter ani externus] (Mod. nach [17])

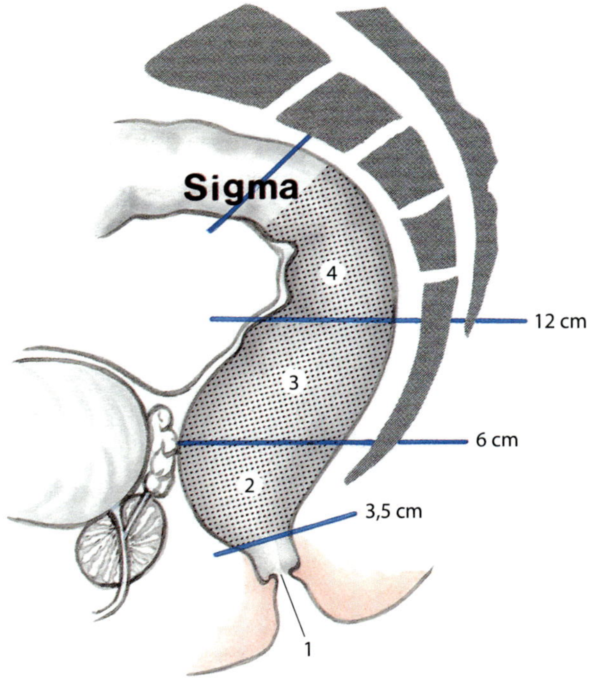

Abb. 11-2. Unterteilung des Rektums in Rektumdrittel: *1* Analkanal, *2* unteres Drittel (<6 cm), *3* mittleres Drittel (6 bis <12 cm), *4* oberes Drittel (12–16 cm)

Perianalregion abgegrenzt; auch wird bisweilen das Rektum gegenüber dem Kolon anders abgegrenzt, z. B. wird als Rektumkarzinom nur ein unterhalb der Peritonealumschlagsfalte gelegenes Karzinom klassifiziert. Daher sollte – um Vergleiche zu ermöglichen – stets die verwendete Definition zur Lokalisatiosnangabe angegeben werden.)

Innerhalb der Rektumkarzinome kann zwischen solchen des oberen, mittleren und unteren Drittels unterschieden werden (Abb. 11-2, Tabelle 11-4) [15, 18].

Tabelle 11-4. Entfernung des distalen makroskopischen Tumorrandes von der Anokutanlinie

Rektumdrittel	Entfernung von der Anokutanlinie
oberes	12–16 cm
mittleres	6 bis weniger als 12 cm
unteres	<6 cm

Entwicklung maligner Tumoren/präkanzeröse Bedingungen und Läsionen

Bei bestimmten klinisch definierten Patientengruppen und bei Trägern bestimmter histologischer Veränderungen treten maligne Tumoren häufiger auf als bei Personen, die derartige Kriterien nicht erfüllen. Man sprach von Krebsrisikogruppen, Krebsrisikosituationen, Präkanzerosen oder Präneoplasien. Aus klinischen Gründen empfiehlt sich eine Unterteilung in präkanzeröse Bedingungen und präkanzeröse Läsionen (Vorläuferläsion) [8, 9].

Präkanzeröse Bedingungen und Läsionen

- Präkanzeröse Bedingung
  Klinisch oder anamnestisch definierter Zustand, bei dem mit erhöhter Häufigkeit präkanzeröse Läsionen und maligne Tumoren auftreten
  Beispiele:
  - Kolorektum
    - familiäre adenomatsöe Polypose (FAP)
    - HNPCC-Syndrom (»hereditary non-polyposis colorectal carcinoma«)
    - familiäres Auftreten kolorektaler Karzinome
  - Plattenepitehlkarzinom des Analkanals
    - angeborene oder erworbene Immundefizienzsyndrome (z. B. HIV-Infektion)
- Präkanzeröse Läsion (Vorläuferläsion)
  Histopathologische Gewebsveränderung, in der maligne Tumoren sich häufiger entwickeln als im entsprechenden Normalgewebe: intraepitheliale Neoplasie oder Dysplasie, niedrig- und hochgradig (letztere einschließlich Carcinoma in situ)

Die Entwicklung kolorektaler Karzinome erfolgt schrittweise im Rahmen der sog. Dysplasie-Karzinom-Sequenz (früher Adenom-Karzinom-Sequenz). Dabei treten anfänglich niedriggradige Dysplasien in Form flacher oder polypöser Adenome bzw. entsprechender Veränderungen auf dem Boden chronischer entzündlicher Darmerkrankungen oder in Adenomen einer familiären adenomatösen Polypose auf. Sie wandeln sich dann in hochgradige Dysplasien und schließlich in invasive Karzinome um (Abb. 11-3). Diese

a

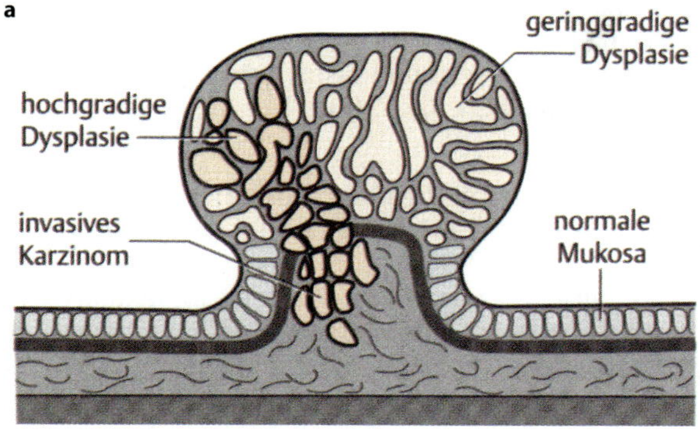

b

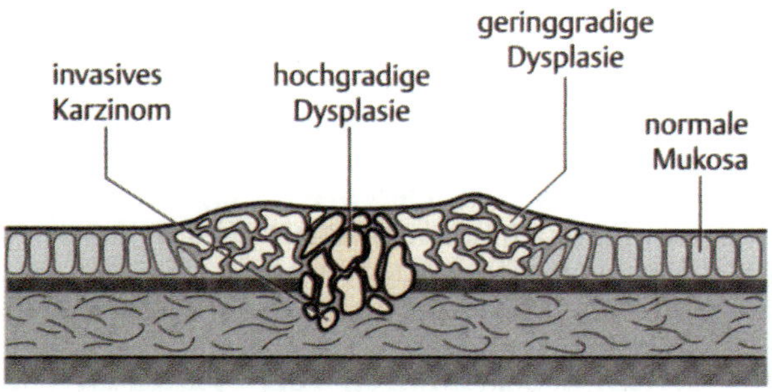

Abb. 11-3a, b. Dysplasie-Karzinom-Sequenz im Kolon und Rektum. **a** Ausgang in polypösem Adenom. **b** Ausgang in flachem Adenom (früher als Carcinoma de novo bezeichnet) (Mod. nach [9])

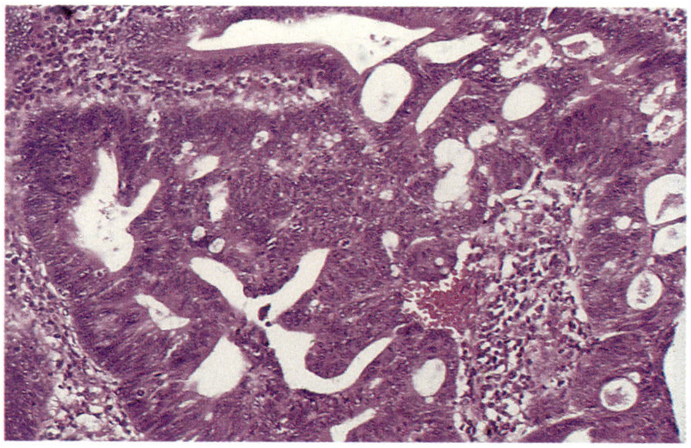

Abb. 11-5. Hochgradige intraepitheliale Neoplasie (Dysplasie). Veränderung auf die Schleimhaut begrenzt

aufgrund histologischer und klinischer Beobachtungen entwickelte Vorstellung wurde durch die moderne Molekularpathologie untermauert und durch ein genetisches Mehrschrittmodell im Molekularbereich vertieft [6, 7].

11.2.1 Tumoren des Rektums

Karzinombegriff im Rektum

Von Karzinom sollte im Rektum nur gesprochen werden, wenn atypische epitheliale Formationen durch die Muscularis mucosae in die Submukosa infiltriert sind! Das sog. Carcinoma in situ (pTis) hat keine Fähigkeit zur Metastasierung, entspricht einer hochgradigen intraepithelialen Neoplasie (Dysplasie) einschließlich einer Infiltration in die Lamina propria mucosae (Abb. 11-4 bis 11-6, Tabelle 11-5),

Abb. 11-4. Karzinomvorstufen (»precursor lesions«) und invasives Karzinom

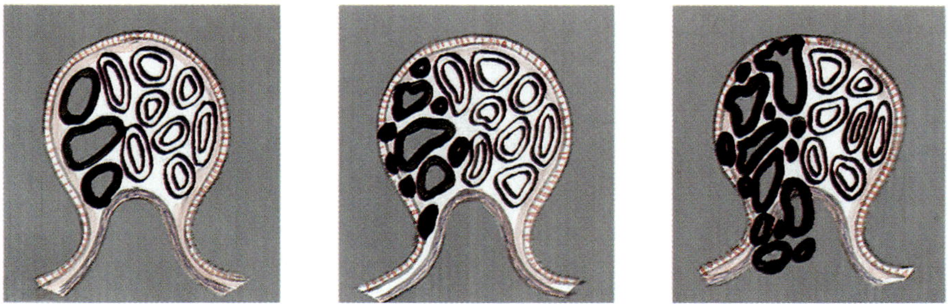

Definition	Keine Invasion	Invasion der Lamina propria mucosae und/oder Muscularis mucosae	Invasion der Submukosa
Metastasierfähigkeit	Nein	Nein	Ja
Aktuelle Internationale Bezeichnung	**Hochgradige glanduläre intraepitheliale Neoplasie (hochgradige Dysplasie)**		**Invasives Karzinom**
Synonyme	Adenom mit schwerer Dysplasie		
	Intraepitheliales Karzinom	Intramuköses Karzinom	
pT-Klassifikation	pTis		pT1

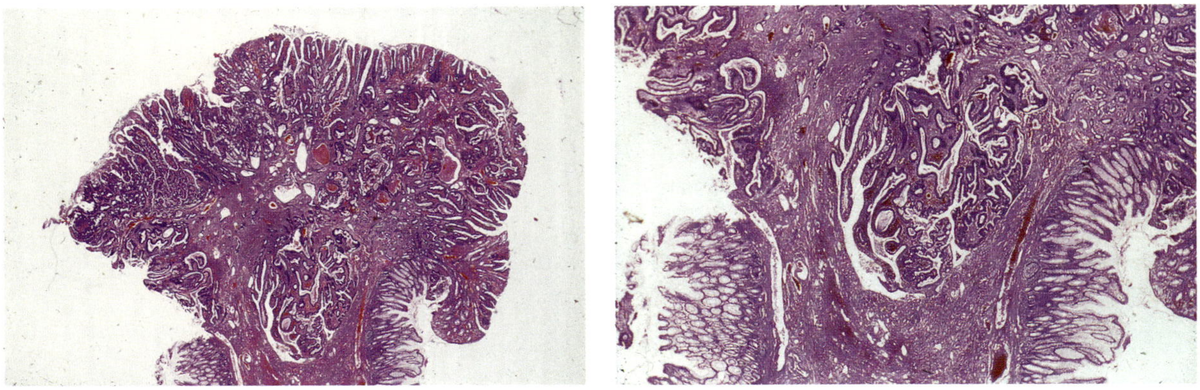

Abb. 11-6a, b. Invasives Karzinom, in polypösem Adenom entstanden. **a** Übersicht. **b** Ausschnitt: Invasion der Submukosa im Bereich des Polypenstiels

Tabelle 11-5. Histologische Klassifikation der Tumoren des Rektums (häufigste Tumoren durch *Kursivdruck* gekennzeichnet)

	Benigne	Maligne
Epitheliale Tumoren (ausgenommen endokrine Tumoren)	*Adenome, tubuläres Adenom* (8211/0), *tubulovillöses Adenom* (8263/0), villöses Adenom (8261/0), Adenoma serratum (8213/0), Adenomatosis coli (familiäre adenomatöse Polypose, FAP; 8220/0)	*Adenokarzinom* (8140/3 (1)), *muzinöses Adenokarzinom* (8480/3 (2)), Siegelringzellkarzinom (8490/3 (3)), Plattenepithelkarzinom (8070/3 (4)), adenosquamöses Karzinom (8560/3 (5)), medulläres Karzinom (8510/3 (6)), undifferenziertes Karzinom (8020/3 (7))
Intraepitheliale glanduläre Neoplasie (Dysplasie): niedriggradig; hochgradig		
Endokrine Tumoren	Gut differenzierter endokriner Tumor (Karzinoid (8)): L-Zelltumor (8157/1), EC-Zelltumor 8240/1[a]), benignes Verhalten, wenn kein hormonelles Überfunktionssyndrom, beschränkt auf Mukosa/Submukosa, ≤2 cm und nicht angioinvasiv; unsicheres Verhalten wenn >2 cm oder angioinvasiv	
		Gut differenziertes L-Zellkarzinom (8157/3 (8)), gut differenziertes EC-Zellkarzinom 88241/3 (8)), kleinzelliges Karzinom (schlecht differenziertes endokrines Karzinom; 8041/3 (9)), großzelliges neuroendokrines Karzinom (8013/3), gemischt exokrin-endokrines Karzinom (8244/3 (10))
Nicht-epitheliale Tumoren	Lipom (8850/0), Leiomyom (8890/0), benigner gastrointestinaler Stromatumor (8936/0), Hämangiom (9020/0), Lymphangiom (9170/0), Neurofibrom (9540/0)	Maligner gastrointestinaler Stromatumor (8936/3), Leiomyosarkom (8890/3), Angiosarkom (9120/3), Kaposi-Sarkom (9140/3), malignes Melanom (8720/3 (11)), maligne Lymphome (vorwiegend B-Lymphome)
Tumorähnliche Läsionen	*Hyperplastischer (metaplastischer) Polyp*/Polypose, Peutz-Jeghers-Polyp/Polypose, juveniler Polyp/juvenile Polypose, entzündlicher Polyp, lymphoider Polyp, kloakogener Polyp, solitäres Rektumulkus (bei Prolaps), Colitis cystica profunda	

[a] In WHO-Klassifikation endokriner Tumoren (8241/1 [14]), jedoch in ICD-O-3 [5] in 8240/1 geändert.

ist allein durch lokale Exzision im Gesunden (endoskopisch oder chirurgisch) zu therapieren und sollte nicht in die Statistik der Karzinome einbezogen werden.

Hinweise zur Klinik

(1) Organotypisches Karzinom, 85–90% aller Rektumkarzinome.
(2) 5–10% aller Rektumkarzinome, bei Diagnose meist weiter fortgeschritten als Adenokarzinome, bei gleichem Stadium und gleichem Grading gleiche Prognose wie Adenokarzinome, Therapie wie bei Adenokarzinomen.
(3) Sehr selten, außer bei Colitis ulcerosa, hoch aggressiv.
(4) Sehr selten, bei Vorkommen im unteren Rektum Therapie wie bei Analkanalkarzinom zu diskutieren, sonst Therapie wie bei Adenokarzinom.
(5) Sehr selten, biologisches Verhalten wie Adenokarzinom.
(6) Meist beim hereditären kolorektalen Karzinom ohne Polyposis (HNPCC), relativ günstige Prognose.
(7) Bei pleomorphem Subtyp Prognose ungünstiger als bei monomorphem Subtyp (bei letzterem entsprechend schlecht differenziertem Adenokarzinom).
(8) Endokrine Tumoren im Rektum am häufigsten von L-Zellen, nur selten von EC-Zellen ausgehend.
(9) Sehr selten, hoch aggressiv, schlechte Prognose, Therapie wie bei kleinzelligen Lungenkarzinomen.
(10) Sehr selten, biologisches Verhalten wird vom Differenzierungsgrad des exokrinen Karzinoms bestimmt.
(11) Sehr selten, primär im Rektum, meistens maligne Melanome des Anorektalbereiches, primär im Analkanal.

Grading

- Vierstufiges Grading:
  - G1 (gut differenziert)
  - G2 (mäßiggradig differenziert)
  - G3 (schlecht differenziert)
  - G4 (undifferenziert)
- Zweistufiges Grading:
  - »low grade« (= G1, G2)
  - »high grade« (= G3, G4)

Das 2-stufige Grading ist besser reproduzierbar und für klinische Zwecke ausreichend!

Tumoren, bei denen derzeit ein Grading nicht vorgesehen ist

Medulläres Karzinom (rein morphologisch undifferenziert, jedoch günstigere Prognose als bei undifferenziertem Karzinom oder schlecht differenziertem Adenokarzinom).

Tumoren, deren Differenzierungsgrad sich aus dem Tumortyp ergibt

Die Tumoren, deren Differenzierungsgrad sich aus dem Tumortyp ergibt, zeigt ◘ Tabelle 11-6.

Konventionelles Grading für Karzinome (ausgenommen endokrine Karzinome)

G1 Histologische und zytologische Charakteristika, die normalem Epithel sehr ähnlich sind
G2 Weder Charakteristika von G1 noch von G3
G3 Histologische und zytologische Charakteristika, deren Ähnlichkeit mit normalem Epithel nur mit Mühe erkennbar ist

Semiquantitatives Grading für Adenokarzinome

Ein semiquantitatives Grading für Adenokarzinome zeigt ◘ Tabelle 11-7.

Grading für GIST und Leiomyosarkom

Das Grading für GIST und Leiomyosarkom ist in ◘ Tabelle 11-8 aufgeführt.

Risiko bereits vorhandener regionärer Lymphknotenmetastasen bei pT1

- Niedriges Risiko (»low risk«), d. h. < 3%:
  Wenn »low grade« (G1, G2) und keine Lymphgefäßinvasion (L0).

◘ Tabelle 11-6. Tumoren, deren Differenzierungsgrad sich aus dem Tumortyp ergibt

	Vierstufig	Zweistufig
Gut differenziertes EC-Zellkarzinom	–	»Low grade«
Gut differenziertes L-Zellkarzinom	–	»Low grade«
Siegelringzellkarzinom	G3	»High grade«
Kleinzelliges Karzinom	G4	»High grade«
Undifferenziertes Karzinom	G4	»High grade«
Großzelliges neuroendokrines Karzinom	–	»High grade«

Tabelle 11-7. Semiquantitatives Grading für Adenokarzinome

Anteil Drüsen	Hamilton u. Aaltonen 2000 [6]	Compton 2000 [3]
>95%	G1	»Low grade«
50–95%	G2	
5–50%	G3	»High grade«
<5%	G4	

Tabelle 11-8. Zahl der Mitosen pro 10 Gesichtsfelder bei starker Vergrößerung

Anzahl	Grading
1–5	»Low grade«
>5–10	»Intermediate grade«
>10	»High grade«

- Hohes Risiko (»high risk«), d.h. >10–20%:
  Wenn »high grade« (G3, G4) oder Lymphgefäßinvasion (L1) [8].

11

TNM/pTNM-Klassifikation

Für Karzinome (einschließlich kleinzelligem Karzinom, ausschließlich gut differenzierte endokrine Karzinome) gilt die TNM-Klassifikation in ihrer 6. Auflage [16, 17]. Für Sarkome (ausgenommen Kaposi-Sarkom) ist eine TNM-Klassifikation zur weiteren Testung vorgeschlagen [18].

TNM/pTNM-Klassifikation für Karzinome

Primärtumor

Tabelle 11-9 und 11-10 zeigen die Klassifikation für Karzinome.

Regionäre Lymphknoten

Regionäre Lymphknoten sind die Lymphknoten an Aa. rectalis superior, media und inferior, mesenterica inferior, iliaca interna, mesorektale (paraproktale), laterale sakrale und präsakrale Lymphknoten sowie sakrale Lymphknoten am Promontorium (Gerota). Die pathologische Diagnose pN0 erfordert die histologische Untersuchung üblicherweise von 12 oder mehr regionären Lymphknoten.

Wenn die untersuchten Lymphknoten tumorfrei sind, aber die Zahl der üblicherweise untersuchten Lymphknoten nicht erreicht wird, soll pN0 klassifiziert werden (Tabelle 11-11).

Tabelle 11-9. TNM- und pTNM-Klassifikation (Karzinome)

Klassifikation	
(p)TX	Primärtumor kann nicht beurteilt werden
(p)T0	Kein Anhalt für Primärtumor
(p)T1	Submukosa
(p)T2	Muscularis propria
(p)T3	Subserosa/nicht peritonealisiertes perirektales Gewebe
(p)T4	Andere Organe/Strukturen und/oder Perforation viszeralen Peritoneums

Tabelle 11-10. Vorschläge für fakultative Unterteilungen (Ramifikationen) (Karzinome) (Nach [18])

Fakultative Unterteilung		
pT3	Histologisch gemessenes Ausmaß der Invasion jenseits Muscularis propria	
	pT3a (minimal)	≤1 mm
	pT3b (gering)	>1–5 mm
	pT3c (mäßiggradig)	>5–15 mm
	pT3d (ausgedehnt)	>15 mm
pT4	Perforation des viszeralen Peritoneums	
	pT4a	Nicht nachweisbar
	pT4b	Nachweisbar

Tabelle 11-11. Klassifikation der regionären Lymphknoten (Karzinome)

Klassifikation	
(p)NX	Regionäre Lymphknoten können nicht beurteilt werden
(p)N0	Keine regionären Lymphknotenmetastasen
(p)N1	Metastasen in 1–3 regionären Lymphknoten
(p)N2	Metastasen in 4 oder mehr regionären Lymphknoten

Tabelle 11-12. Klassifikation der Fernmetastasen (Karzinome)

Klassifikation	
(p)MX	Fernmetastasen können nicht beurteilt werden
(p)M0	Keine Fernmetastasen
(p)M1	Fernmetastasen

Tabelle 11-13. TNM-Klassifikation und Stadiengruppierung (Karzinome)

TNM-Klassifikation			Stadium
M1			IV
M0	(p)N2		IIIC
	(p)N1	(p)T3,4 (p)T1,2	IIIB IIIA
	(p)N0:	(p)T4 (p)T3 (p)T1,2	IIB IIA I

Tabelle 11-14. Klassifikation der Primärtumoren (Sarkome)

Klassifikation	
(p)TX	Primärtumor kann nicht beurteilt werden
(p)T0	Kein Anhalt für Pirmärtumor
(p)T1	≤5 cm
(p)T2	>5 cm

Fernmetastasen

Die Fernmetastasen zeigt Tabelle 11-12.

Stadiengruppierung

Die Stadiengruppierung zeigt Tabelle 11-13.

TNM/pTNM-Klassifikation für Sarkome

Vorschlag zur Testung [18].

Primärtumor

Tabelle 11-14 zeigt die Klassifikation für Sarkome.

Regionäre Lymphknoten

Die Einteilung der regionären Lymphknoten zeigt Tabelle 11-15.

Fernmetastasen

Die Einteilung entspricht derjenigen von Karzinomen (▶ s. oben).

Histopathologisches Grading

Das histopathologische Grading ist in Tabelle 11-16 dargestellt.

Stadiengruppierung

Die Stadiengruppierung zeigt Tabelle 11-17.

Tabelle 11-15. Klassifikation der regionären Lymphknoten (Sarkome)

Klassifikation	
(p)NX	Regionäre Lymphknoten können nicht beurteilt werden
(p)N0	Keine regionäre Lymphknotenmetastasen
(p)N1	Regionäre Lymphknotenmetastasen

Tabelle 11-16. Histopathologisches Grading (Sarkome)

Histopathologisches Grading	
G1	Gut differenziert/«Low grade«
G2	Mäßiggradig differenziert/«Intermediate grade«
G3	Schlecht differenziert/«High grade«
G4	Undifferenziert/«High grade«

Tabelle 11-17. Stadiengruppierung (Sarkome)

TNM-Klassifikation				Stadium
M1				IVB
M0	N1			IVA
	N0	G3,4	T2	IIIB
			T1	IIIA
		G2	T2	IIB
			T1	IIA
		G1	T2	IB
			T1	IA

Tabelle 11-18. Histologische Klassifikation der Tumoren des Analkanals (häufigste Tumoren durch *Kursivdruck* gekennzeichnet)

	Benigne	Maligne
Epitheliale Tumoren[a]	Plattenepithelpapillom (8052/0)	*Plattenepithelkarzinom* (8070/3 (1)), verruköses Karzinom (8051/3 (2)), Adenokarzinom (8140/3 (3)), muzinöses Adenokarzinom (8480/3 (4)), undifferenziertes Karzinom (8020/3)
	Anale intraepitheliale Neoplasie (AIN (5)), niedriggradig/hochgradig (Carcinoma in situ): plattenepithelial (8077/2), übergangsepithelial (8120/2), glandulär (8148/2)	
Melanozytäre Tumoren	–	Malignes Melanom (8720/3), (lentiginöses Schleimhautmelanom; 8746/2)
Nichtepitheliale Tumoren	Leiomyom (8890/0	Malignes fibröses Histiozytom (8830/3), Leiomyosarkom (8890/3), Kaposi-Sarkom 9140/3 (6)), maligne Lymphome (7)
Tumorähnliche Läsionen	Condyloma acuminatum (8), entzündlicher kloakogener Polyp, Oleogranulom	

[a] Endokrine Tumoren kommen perianal selten vor, sie werden konventionellerweise den Rektumtumoren zugeordnet [6]

11.2.2 Tumoren des Analkanals

Einen Überblick über die Tumoren des Analkanals gibt Tabelle 11-18.

Hinweise zur Klinik

(1) Organotypischer und häufigster maligner Tumor des Analkanals (etwa 75% aller invasiven Tumoren sind Plattenepithelkarzinome [11]; meist HPV- (»human papilloma virus«) assoziiert, wenn bei jungen Personen auftretend, fast immer Immuninkompetenz (HIV-Infektion, Nierentransplantation); Frauen überwiegen (2 : 1).

(2) Vor allem durch lokale destruktive Invasion ohne Metastasierung gekennzeichnet, früher malignes Riesenkondylom Buschke-Löwenstein; spricht im Gegensatz zu üblichem Condyloma acuminatum nicht auf konservative Therapie an.

(3) Meist in oberen Abschnitten des Analkanals, Ausgangspunkte: kolorektale Zone des Analkanals, Analdrüsen, anorektale Fisteln.

(4) Sehr selten, noch am ehesten in anorektalen Fisteln, manchmal assoziiert mit M. Crohn.

(5) Zum Teil in direktem Anschluss an invasives Karzinom. (»Vorläufer« oder »Ausläufer«), zum Teil getrennt hiervon (»Mitläufer«); ohne begleitendes Karzinom oft Zufallsbefund bei histologischer Untersuchung benigner analer Läsionen; nicht selten multipel.

(6) In erster Linie bei HIV-Infektion.

(7) Selten in allgemeiner Bevölkerung, viel häufiger bei Aids-Patienten, insbesondere bei homosexuellen Männern; durchwegs Lymphome vom B-Zelltyp, am häufigsten großzelliger immunoblastischer und pleomorpher Typ.

(8) Bedingt durch chronische HPV-Infektion; bei Frauen mit HPV-Infektion oft assoziiert mit zervikaler intraepithelialer Neoplasie (CIN). In bis zu 20% der Kondylome anale intraepitheliale Neoplasie, gelegentlich auch M. Bowen, daher nach Exzision stets histologische Untersuchung.

Zusätzliche Angaben bei Plattenepithelkarzinomen

In Plattenepithelkarzinomen des Analkanals können 3 unterschiedliche Differenzierungen in unterschiedlichen Anteilen vorkommen:
- plattenepitheliale Differenzierung,
- basaloide Differenzierung,
- duktale Differenzierung.

Selten findet sich nur eine, meist jedoch 2 oder alle 3 Differenzierungen. Im histologischen Bericht soll beschrieben werden, welche Differenzierungen in welchen prozentualen Anteilen vorhanden sind [6]. Des Weiteren soll angegeben werden, ob einer der nachfolgenden »Subtypen« mit ungünstiger Prognose vorliegt:
- Plattenepithelkarzinom mit muzinösen Mikrozysten (früher als Mukoepidermoidkarzinom beschrieben; keine eigene Codenummer),
- kleinzelliges nicht verhornendes Plattenepithelkarzinom (8073/3), auch als kleinzelliges (anaplastisches) Karzinom bezeichnet, aber zu unterscheiden vom kleinzelligen endokrinen Karzinom.

Grading

Bei Biopsien wird ein Grading nicht empfohlen [6]. An Tumorresektaten wird für Plattenepithelkarzinome ein zweistufiges Grading vorgeschlagen [19]. Plattenepithelkarzinome mit muzinösen Mikrozysten und kleinzellige nicht verhornende Plattenepithelkarzinome werden als High-grade-Karzinome eingeordnet. Für das Grading von Adenokarzinomen und muzinösen Adenokarzinomen gilt gleiches wie beim Rektumkarzinom. Das undifferenzierte Karzinom entspricht per definitionem G4/»high grade«. Beim malignen Melanom ist ein Grading nicht vorgesehen.

TNM/pTNM-Klassifikation für Analkanalkarzinome

Siehe auch [16, 17].

Primärtumor

Tabelle 11-19 zeigt die Klassifikation der Primärtumoren für Analkanalkarzinome.

Regionäre Lmyphknoten

- perirektale Lymphknoten,
- Lymphknoten an den Aa. iliacae internae,
- Leistenlymphknoten.

Die pathologische Diagnose pN0 erfordert die histologische Untersuchung üblicherweise von 12 oder mehr perirektalpelvinen Lymphknoten und/oder von 6 oder mehr inguinalen Lymphknoten.

Wenn die untersuchten Lymphknoten tumorfrei sind, aber die Zahl der üblicherweise untersuchten Lymphknoten nicht erreicht wird, soll pN0 klassifiziert werden (Tabelle 11-20).

Tabelle 11-19. Klassifikation der Primärtumoren (Analkanalkarzinome)

Klassifikation	
(p)TX	Primärtumor kann nicht beurteilt werden
(p)T0	Kein Anhalt für Primärtumor
(p)Tis	Carcinoma in situ
(p)T1	≤2 cm
(p)T2	>2 bis 5 cm
(p)T3	>5 cm
(p)T4	Infiltration benachbarter Organe, z. B. Vagina, Urethra oder Harnblase [die direkte Infiltration der Rektumwand, der perirektalen Haut oder Subkutis oder allein der Sphinktermuskulatur wird nicht als (p)T4 klassifiziert]

Fernmetastasen

Tabelle 11-21 zeigt die Klassifikation der Fernmetastasen für Analkanalkarzinome.

Stadiengruppierung

Die Stadiengruppierung für Analkanalkarzinome zeigt Tabelle 11-22.

11.2.3 Perianale Tumoren (Analrandtumoren)

Einen Überblick über die perianalen Tumoren (Analrandtumoren) gibt Tabelle 11-23.

Tabelle 11-20. Klassifikation der regionären Lymphknoten (Analkanalkarzinome)

Klassifikation	
(p)N0	Keine regionären Lymphknotenmetastasen
(p)N1	Perirektale Lymphknotenmetastasen
(p)N2	Unilaterale inguinale Lymphknotenmetastasen und/oder unilaterale Lymphknotenmetastasen an A. iliaca interna
(p)N3	Perirektale und inguinale Lymphknotenmetastasen und/oder Lymphknotenmetastasen an A. iliaca interna beidseits und/oder bilaterale inguinale Lymphknotenmetastasen

Tabelle 11-21. Klassifikation der Fernmetastasen (Analkanalkarzinome)

Klassifikation	
(p)MX	Fernmetastasen können nicht beurteilt werden
(p)M0	Keine Fernmetastasen
(p)M1	Fernmetastasen

Tabelle 11-22. Stadiengruppierung (Analkanalkarzinome)

TNM-Klassifikation			Stadium
M1			IV
M0	(p)N2, (p)N3		IIIB
	(p)N1	(p)T4	IIIB
		(p)T1, 2, 3	IIIA
	(p) N0	(p)T4	IIIA
		(p)T2,3	II
		(p)T1	I
		(p)Tis	0

Tabelle 11-23. Histologische Klassifikation von perianalen Tumoren (Analrandtumoren; häufigste Tumoren durch *Kursivdruck* gekennzeichnet)

	Benigne	Maligne
Epitheliale Tumoren[a]	Papilläres Hidradenom (Hidradenoma papilliferum) (8405/0), Plattenepithelpapillom (8052/0)	*Plattenepithelkarzinom* (8070/3 (1)), Basalzellkarzinom (8090/3 (2)), verruköses Karzinom (8051/3 (3)), apokrines Adenokarzinom (8401/3
	M. Bowen (8081/2 (4)), M. Paget (extramammär) (8542/3 (5)), *anale intraepitheliale Neoplasie* (AIN; (5)), niedriggradig/hochgradig (Carcinoma in situ), plattenepitehlial (nicht bowenoid (8077/2 (6))	
Melanozytäre, Tumoren	–	Malignes Melanom (8720/3)
Nichtepitheliale, Tumoren	Leiomyom (8890/0)	Leiomyosarkom (8890/3), embryonales Rhabdomyosarkom (8910/3)
Tumorähnliche Läsionen (7)	Condyloma acuminatum (8), bowenoide Papulose (9), Keratoakanthom, fibroepithelialer Polyp (»anal tag«, fibröser Polyp, Vorpostenfalte, Analpolyp, Analzipfel, Analfibrom)	

[a] Endokrine Tumoren kommen perianal selten vor, sie werden konventionellerweise den Rektumtumoren zugeordnet [6].

Hinweise zur Klinik

(1) Die Prognose des perianalen Plattenepithelkarzinoms ist i. allg günstiger als jene des Plattenepithelkarzinoms des Analkanals. Befall regionärer Lymphknoten ist beim perianalen Plattenepithelkarzinom seltener.
(2) Beim Basalzellkarzinom sind Metastasen extrem selten, daher ist eine lokale Entfernung im Gesunden ausreichend.
(3) Vor allem durch lokale destruktive Invasion ohne Metastasierung gekennzeichnet; früher als malignes Riesenkondylom Buschke-Löwenstein bezeichnet, spricht im Gegensatz zum üblichen Condyloma acuminatum nicht auf konservative Therapie an.
(4) Intraepitheliales Karzinom mit hoher Rezidivneigung, das aber nur selten in ein infiltratives Karzinom übergeht; oft assoziiert mit genitalen Neoplasien, doch nach neueren Daten dabei nicht (wie früher angegeben) häufiger maligne Tumoren anderer innerer Organe [13].
(5) Entweder ausschließlich intraepitheliale Neoplasie oder assoziiert mit infiltrativem Karzinom; dabei infiltratives Wachstum der primär intraepithelialen Veränderung oder intraepitheliale Ausbreitung eines Analkanal- oder auch Rektumkarzinoms.
(6) Vor allem bei Condyloma acuminatum.
(7) Alle aufgelisteten Veränderungen wurden in der WHO-Klassifikation der Hauttumoren [7] als benigne Tumoren angeführt; jedoch sind sie nach der ICD-O-3 [5] als nicht neoplastische Läsionen einzuordnen.
(8) Vorkommen bei chronischer HPV-Infektion. In bis zu 20% dabei anale intraepitheliale Noeplasie, gelegentlich auch M. Bowen; nach Exzison stets histologische Untersuchung!
(9) Ekzemähnliches Aussehen, HPV-bedingt, meist bei jüngeren Personen, keine Progression zu Karzinom, histologisch schwierige Differenzialdiagnose zu M. Bowen.

Grading

Plattenepithelkarzinome werden wie jene des Analkanals graduiert (► s. oben). Beim Basalzellkarzinom ist ein Grading nicht vorgesehen, es ist stets ein Low-grade-Tumor.

TNM/pTNM-Klassifikation

Für perianale Karzinome findet die TNM-Klassifikation der Hautkarzinome Anwendung [16, 17].

Primärtumor

Die Klassifikation der Primärtumoren zeigt Tabelle 11-24.

Regionäre Lymphknoten

Als regionär gelten die ipsilateralen inguinalen Lymphknoten.

Die pathologische Diagnose pN0 erfordert die histologische Untersuchung üblicherweise von 6 oder mehr inguinalen Lymphknoten. Wenn die untersuchten Lymphknoten tumorfrei sind, aber die Zahl der üblicherweise untersuchten Lymphknoten nicht erreicht wird, soll pN0 klassifiziert werden (Tabelle 11-25).

Tabelle 11-24. Klassifikation der Primärtumoren (perianale Tumoren – Analrandtumoren)

Klassifikation	
(p)TX	Primärtumor kann nicht beurteilt werden
(p)T0	Kein Anhalt für Primärtumor
(p) Tis	Carcinoma in situ
(p)T1	≤2 cm
(p) T2	>2 bis 5 cm
(p)T3	>5 cm
(p)T4	Invasion tiefer extradermaler Strukturen (Knorpel, Skelettmuskulatur, Knochen)

Tabelle 11-25. Klassifikation der regionären Lymphknoten (perianale Tumoren – Analrandtumoren)

Klassifikation	
(p)NX	Regionäre Lymphknoten können nicht beurteilt werden
(p)N0	Keine regionäre Lymphknotenmetastasen
(p)N1	Regionäre Lymphknotenmetastasen

Tabelle 11-26. Klassifikation der Fernmetastasen (perianale Tumoren – Analrandtumoren)

Klassifikation	
(p)MX	Fernmetastasen können nicht beurteilt werden
(p)M0	Keine Fernmetastasen
(p)M1	Fernmetastasen

Tabelle 11-27. Stadiengruppierung (perianale Tumoren – Analrandtumoren)

TNM-Klassifikation			Stadium
MI			IV
M0	(p)N1		III
	(p)N0	(p)T4	III
		(p)T2,3	II
		(p)TI	I
		(p)Tis	0

Fernmetastasen

Tabelle 11-26 zeigt die Klassifikation der Fernmetastasen für perianale Tumoren (Analrandtumoren).

Stadiengruppierung

Die Stadiengruppierung zeigt Tabelle 11-27.

11.3 Klinik und Diagnostik

J. Lange

Die häufigsten Symptome von Tumoren des Anorektums sind unspezifisch. Es erstaunt daher nicht, dass sie meist mit einer erheblichen Latenz diagnostiziert werden. Eines der wesentlichen Zeichen ist die rektale Blutung bzw. Blutauflagerung auf dem Stuhl in bis zu 50% der Fälle, was leider in aller Regel zunächst mit Hämorrhoiden assoziiert wird. Des Weiteren finden sich Pruritus ani, unwillkürlicher Schleimabgang, Stuhlschmieren bis zur Inkontinenz oder auch ein Fremdkörpergefühl. Änderungen der Stuhlgewohnheiten, Schmerzen beim Sitzen, perianale Schwellung oder palpable inguinale Lymphknoten sind bereits als Zeichen von fortgeschrittenen Tumoren zu werten.

In der Anamnese sollte insbesondere dem Sexualverhalten Beachtung geschenkt werden, da bei Homosexuellen bzw. bei Personen mit häufig wechselndem Geschlechtsverkehr HPV-Infektionen (humanes Papillomavirus) auftreten können und damit die Gefahr eines Analkarzinoms erhöht ist.

Die klinischen und proktologischen Untersuchungen sind im Kap. 3 beschrieben. Wichtig ist es, hierbei die Ausdehnung des Tumors und die genaue Lokalisation festzulegen, sei es im Rektum, Analkanal oder perianal. Es muss überprüft werden, inwieweit die Neoplasie zur Unterlage verschieblich oder fixiert ist, insbesondere wenn sie sich nach vorne zur Prostata oder zur Vagina ausdehnt. Bei Frauen ist in diesen Fällen eine gynäkologische Untersuchung erforderlich, da eine Infiltration in die Vagina bei geplanter Radio-Chemotherapie zu einer Vaginalfistel führen kann und dann die Vorschaltung eines protektiven Stomas erforderlich ist.

Bei fortgeschrittenen Tumoren können die Schmerzen so stark sein, dass eine Untersuchung nur in Narkose möglich ist. Während bei kleinen Adenomen und gestielten Polypen die Entnahme der histologischon Probe gleichbedeutend mit der Tumorentfernung ist, indem der Polyp als Ganzes abgetragen wird (Kap. 11.6.1), sollte bei Verdacht auf Analkarzinom nur eine diagnostische Biopsie vorgenommen werden. Der Versuch einer kompletten Exzision führt häufig zu schlechten funktionellen Ergebnissen, wenn anschließend eine Radio-Chemotherapie erforderlich ist.

Die Histologie und damit definitive Diagnose muss durch eine Biopsie gesichert werden. Beim Staging hat die Endosonographie einen ganz besonderen Stellenwert, da durch sie die Eindringtiefe, also das T-Stadium, und eine eventuelle Sphinkterinfiltration hervorragend beurteilt werden können. Zur Evaluation der umliegenden Strukturen des Beckens sowie eventueller Lymphknotenmetastasen eignet sich die Kernspintomographie besser als das Computertomogramm. Neben der lokoregionalen Bildgebung muss bei malignen Tumoren selbstverständlich auch ein systemisches Staging zum Ausschluss von Lungen- und Lebermetastasen erfolgen.

Das 18 FDG PET hat seinen Stellenwert weniger bei der Erstdiagnose des Primärtumors als vielmehr bei Rezidiven, bei Zustand nach Radio-Chemotherapie oder bei der Suche nach systemischen Metastasen.

11.4 Therapieprinzipien und Therapieziele

J. Lange, B. Mölle, J. Girona

Therapieziel bei allen Neoplasien des Rektums und des Analkanals ist die radikale Tumorentfernung. Voraussetzung ist die in Kap. 3 sowie Kap. 11.3 beschriebene Diagnostik, wobei neben der histologischen Sicherung der Endosonographie eine entscheidende Bedeutung zukommt, insbesondere zur Beurteilung des Sphinkterapparates, aber auch zum Staging. In diesem Buch werden von den vorhandenen Therapiemöglichkeiten des Rektumkarzinoms nur die Techniken der lokalen Therapieverfahren, die transanal durchgeführt werden können, beleuchtet. Die abdominale oder abdominoperineale Resektion sind in anderen Lehrbüchern oft genug beschrieben.

Ganz wesentlich ist die exakte pathohistologische Diagnose, da die Therapieprinzipien ganz entscheidend davon abhängen, ob es sich um ein Adenokarzinom, ein Plattenepithelkarzinom oder evtl. ein malignes Melanom handelt. Ebenso wichtig ist das Tumorstaging in Hinsicht auf eine allfällige Therapie. So wird je nach TNM-Stadium des Adenokarzinoms des Rektums eine neoadjuvante Radio-Chemotherapie vorgenommen oder die Neoplasie primär reseziert, transanal, abdominal oder abdominoperineal.

Neben der exakten Diagnose ist die Tumorlokalisation in Bezug auf die Höhe, d. h. Analkanal, distales, mittleres oder proximales Rektumdrittel für die Therapieentscheidung und das Vorgehen von Bedeutung. Ähnlich gilt dies für die Infiltration in die Umgebung wie Sphinkterapparat, Vagina oder Prostata, diese Faktoren beeinflussen die erzielbare Radikalität entscheidend.

11.5 Indikationsorientierte Therapiestrategien

J. Lange, B. Mölle, J. Girona

Die Therapiestrategien bei Anal- und Rektumtumoren hängen ab von der Histologie, dem TNM-Stadium sowie von der Höhenlokalisation und dem Bezug zum Sphinkterapparat. Die häufigste Diagnose ist das Rektumkarzinom, gefolgt von benignen Neoplasien des Anorektums, dem analem Plattenepithelkarzinom und dem malignen Melanom.

Therapiestrategie beim Rektumkarzinom

Als Rektumtumoren gelten solche, deren distaler makroskopischer Rand bei Messung mit dem starren Rektoskop 16 cm oder weniger von der Anokutanlinie entfernt ist (Tabelle 11-28, Kap. 11.2).

Tabelle 11-28. Therapiestrategien bei Anal- und Rektumtumoren

Tumorstadium	Therapie
Carcinoma in situ pTis	Lokale Exzision Bis 10–12 cm transanale Tumorabtragung Ab 10–12 cm transanale endoskopische Mikrochirurgie (TEM)
T1 »Low grade« (G1, G2) keine Lymphgefäßinvasion (L0) = Risiko von Lymphknotenmetastasen <3%	Bis 10–12 cm transanale Tumorabtragung mit Vollwandexzision Ab 10–12 cm transanale endoskopische Mikrochirurgie (TEM) mit Vollwandexzision
T1 »High grade« (G3, G4) oder Lymphgefäßinvasion (L1) = Risiko von Lymphknotenmetastasen >10–20%	Abdominale kontinenzerhaltende Resektion Tumor in Höhe des Sphinkterapparates: intersphinktere Resektion
T2 N0	Primäre chirurgische Resektion Kein Sphinkterbefall: kontinenzerhaltende abdominale Resektion Sphinkterbefall: adominoperineale Exstirpation
T3, T4, N0, T1–T4, N1	Neoadjuvante Radio-/chemotherapie, anschließend Resektion Kein Sphinkterbefall: kontinenzerhaltende abdominale Resektion Sphinkterbefall: adominoperineale Exstirpation

■ Tabelle 11-29. Therapiestrategie bei benignen Neoplasien des Anorektums

Höhenlokalisation	Therapie
Bis 10–12 cm	
Polypen <5 mm	Abtragen mit Koagulationszange
Polypen >5 mm	Abtragen mit Polypektomieschlinge
Sehr große Polypen, tubulovillöse Adenome	Transanale Resektion nach Parks
Breitbasige zirkuläre Adenome	Transanale Resektion nach Parks
Ab 10–12 cm	
Polypen <5 mm	Abtragung mit Koagulationszange
Polypen <5 mm	Abtragung mit Polypektomieschlinge
Sehr große Polypen, tubulovillöse Adenome	Transanale, endoskopische Mikrochirurgie (TEM)
Breitbasige zirkuläre Adenome	Transanale, endoskopische Mikrochirurgie (TEM)

In Ausnahmefällen können auch High-grade-Rektumkarzinome transanal reseziert werden, z. B. bei hohem Operationsrisiko oder wenn der Patient einen abdominalen Eingriff ablehnt. Ob in diesen Fällen die Prognose durch eine adjuvante oder neoadjuvante Radio-Chemotherapie verbessert werden kann, wird derzeit in verschiedenen Studien evaluiert.

Therapiestrategie bei benignen Neoplasien des Anorektums

Benigne Neoplasien werden grundsätzlich transanal abgetragen, die Technik hängt von der Läsion und der Höhenlokalisation ab (■ Tabelle 11-29).

Therapiestrategie beim analen Plattenepithelkarzinom

Die Therapie der Wahl beim analen Plattenepithelkarzinom ist die Radio-Chemotherapie. Die chirurgische Resektion in Form der abdominoperinealen Exstirpation mit permanenter Sigmoideostomie kommt nur zum Einsatz, wenn trotz Radio-Chemotherapie Residualtumor verbleibt oder beim Auftreten von Rezidiven. Eine prophylaktische inguinale Lymphknotendissektion ist nicht indiziert, sie wird nur bei nachgewiesenen positiven Lymphknoten vorgenommen.

Therapiestrategie beim malignen Melanom

Die Therapie der Wahl beim malignen Melanom des Anorektums ist immer die Resektion. Je nach Sphinkterbeteiligung ist eine kontinenzerhaltende anteriore Resektion möglich oder eine abdominoperineale Exstirpation erforderlich.

11.6 Therapieverfahren

11.6.1 Polypektomie

J. Girona, B. Mölle

Um eine zuverlässige Diagnose über einen Rektumpolypen zu erhalten, muss grundsätzlich der ganze Polyp entfernt und histologisch untersucht werden. Die Polypektomie ist zunächst ein diagnostischer Eingriff und bei allen Dickdarmpolypen indiziert.

Operationstechnik

Vor jeder endoskopischen Polypenabtragung mit Hochfrequenzdiathermie ist eine optimale Reinigung des Darms Voraussetzung. Dadurch wird nicht nur die Abtragung erleichtert, sondern auch das Risiko bei einer evtl. notwendigen Chirurgie wesentlich gemindert. Ein intaktes Blutgerinnungssystem ist außerdem notwendig.

Die Polypektomie ist grundsätzlich schmerzlos, weil die Darmschleimhaut nicht sensibel innerviert wird. Ihre Abtragung bedarf deshalb keiner Prämedikation. Lediglich sedative Maßnahmen werden bei unruhigen Patienten empfohlen.

Eine Polypektomie erfolgt in der Regel mit Diathermiezangen und -schlingen. Koagulationszangen werden nur bei einer Polypenabtragung bis zu 5 mm Größe bevorzugt. Man gewinnt damit genügend Gewebe zur histologischen Beurteilung. Unter den verschiedenen Diathermieschlingen haben sich sowohl die symmetrischen als auch die asymmetrischen Schlingen in der Praxis gut bewährt.

Zur Stromapplikation bevorzugen wir die Anwendung eines Mischstroms aus gleichen Teilen von Schneide- und Koagulationsstrom. Schneidender Strom allein erzeugt eine zu dünne Koagulationsschicht, sodass die Gefahr der postinterventionellen Nachblutung besteht.

Gestielte Polypen werden im Stielbereich, in ca. 1 cm von der Darmwand entfernt, abgetragen. Bei einer wandnahen Abtragung besteht die Gefahr einer Darmperforation. Im Falle einer Blutung kann die Nachkoagulation bei nun fehlendem Stielgewebe u. U. schwierig sein.

▼

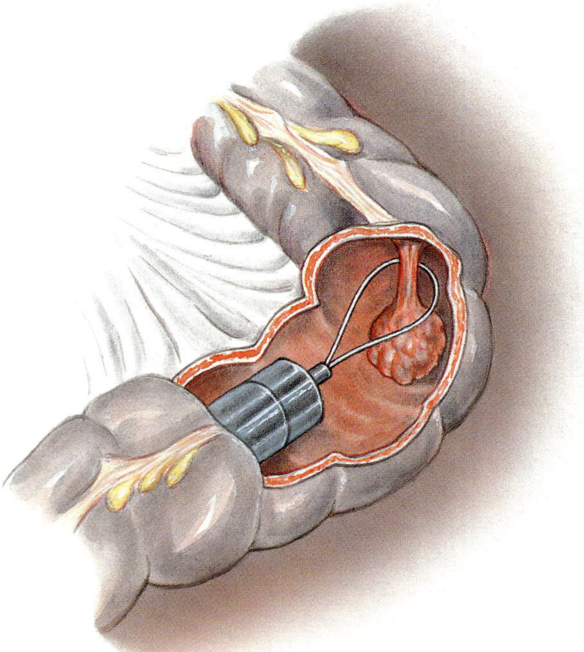

a

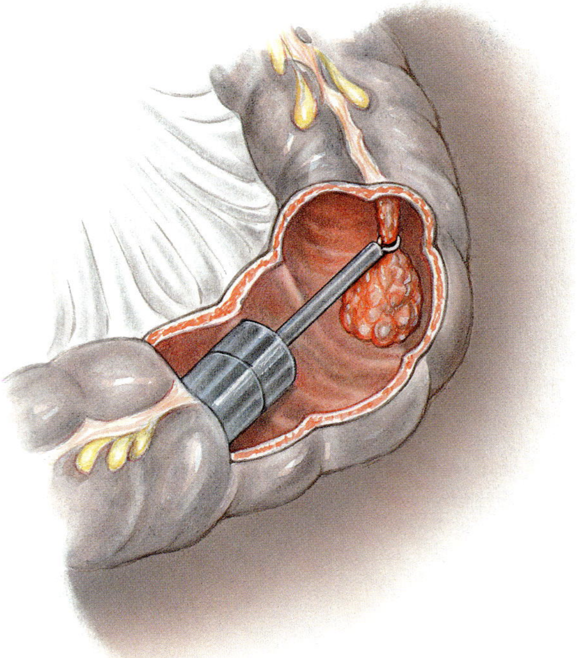

b

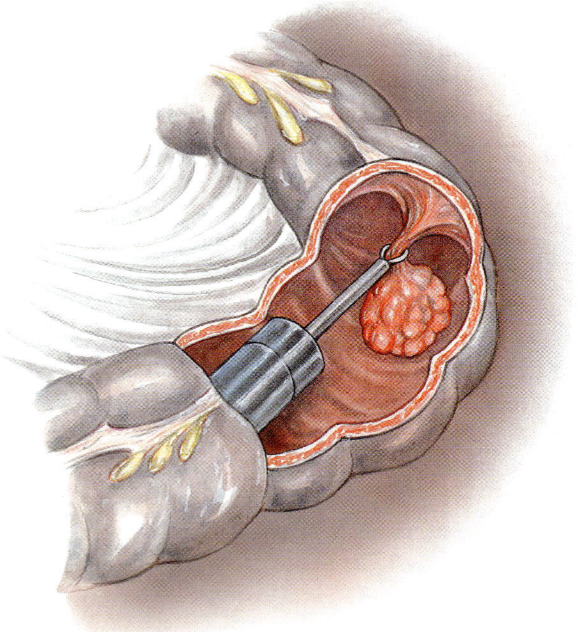

c

Abb. 11-7a–c. Abtragung eines größeren Polypen mit der Polypektomieschlinge. **a** Anschlingen des Polypen. **b** Zuziehen der Schlinge. **c** Abheben des Polypen von der Darmwand

Sessile Polypen bis 5 mm Größe werden in der Regel mit der Koagulationszange abgetragen und evtl. zurückgebliebene Polypenreste mit der Zange anschließend elektrokoaguliert.

Größere Polypen sind mit einer Polypektomieschlinge abzutragen. Der Polyp wird mit einem progressiven Zuziehen der Schlinge an der Basis angeschlungen, bis ein leichter Widerstand zu spüren ist. Danach erfolgt ein leichtes Abheben des Polypen von der Darmwand zur Vermeidung von Hitzeschäden. Bei der Abtragung wird der Strom in einzelnen, Sekunden dauernden Stößen oder kontinuierlich gegeben und evtl. so weit erhöht, dass die Schlinge ohne spürbaren Widerstand unter Stromgabe langsam geschlossen werden kann. Erst nach Bildung einer »weißlichen« Koagulationsschicht im Schlingenbereich darf die Schlinge zugeschlossen werden (Abb. 11-7).

Zeigen sich sessile Polypen mit einem Basisdurchmesser von mehr als 2 cm, empfiehlt es sich, aus Sicherheitsgründe eine Schlingenabtragung in mehreren Fragmenten durchzuführen. Alle gewonnenen Polypenanteile müssen geborgen und histologisch untersucht werden.

Komplikationen

Wesentliche Gefahren der Polypektomie sind die Blutung und die Darmperforation.

Blutung

Die meisten Blutungen können endoskopisch während der Polypektomie gestillt werden, oder sie sistieren spontan nach einer kurzen Zeit. Spätere Nachblutungen sind selten. Der Bedarf einer chirurgischen Therapie liegt bei unter 10%.

Die Blutungsursachen sind hauptsächlich auf ein zu schnelles Schließen der Schlinge oder durch zu schwache Stromabgabe bei der Polypenabtragung zurückzuführen. Der Polyp wird in solchen Fällen überwiegend mechanisch entfernt. Außerdem besteht ein direkter Zusammenhang zwischen Blutungsgefahr und Polypengröße.

Als erste Maßnahme bei Blutungen nach Abtragung gestielter Polypen wird versucht, den blutenden Polypenstiel endoskopisch mit der Schlinge zu fassen. Dabei darf der Stumpf auf keine Fall durchgeschnitten werden. Mit dieser Maßnahme erfolgt zunächst eine mechanische Blutstillung durch die Schlingenkompression. Wenn die Blutung sistiert, wird ohne weiteres Zuschließen der Schlinge Strom appliziert und das Gewebe langsam koaguliert.

Die Blutstillung breitbasiger Polypen gestaltet sich dagegen schwierig. Oft gelingt es, die Blutungstelle durch Aufträufeln oder Unterspritzung mit einer Adrenalinlösung (Suprarenin 1 : 1000) zum Stehen zu bringen. Zusätzlich kann eine Applikation eines schwachen Koagulationsstroms notwendig werden.

Perforation

Eine Darmperforation entsteht oft durch unsachgemäße Handhabung der Schlinge. Ein sicherer Hinweis darauf ist die Schmerzangabe während der Polypenabtragung. Massive Luftsicheln bei der Röntgenabdomenübersicht bestätigen die Diagnose.

Freie Perforationen müssen grundsätzlich chirurgisch behandelt werden. Ihre Prognose ist meistens sehr gut, da das Kolon vor der Polypektomie gereinigt wurde. Gedeckte Perforationen können in vielen Fällen, abhängig von der persönlichen Erfahrung, konservativ behandelt werden. Engmaschigen Kontrollen des Patienten sind hierzu notwendig. In diesen Fällen empfehlen wir eine stationäre Einweisung zur optimalen Überwachung des Patienten.

Eine *Gasexplosion* nach Polypektomie wurde früher in der Literatur in einzeln Fällen beschrieben und deshalb das Verwenden von inertem Gas empfohlen. Nach einer gründlichen Darmreinigung und wiederholtem Absaugen und Insufflieren während der Koloskopie besteht heutzutage eine Explosionsgefahr nicht mehr.

11.6.2 Transanale Tumorabtragung

J. Girona, B. Mölle

Operationstechnik

Die transanale Tumorabtragung wird wie die Polypektomie sowohl diagnostisch als auch therapeutisch angewandt. Die Methode eignet sich besonders bei tubulären, tubulovillösen und villösen Adenome des Rektums sowie beim Vorliegen von Adenomen mit schweren Dysplasien und bei kleinen Tumoren mit geeigneten Tumorstadien (Kap. 11.5).

Mit entsprechender Erfahrung lassen sich mit dieser von Parks inaugurierten Technik breitbasige, zirkuläre Adenome sowie kleine Tumoren bis zu einer Höhe von 10–12 cm im Rektum erfolgreich behandeln.

Die transanale Methode wird sowohl im Sinne einer submukösen Abtragung als auch als Vollwandexzision des Rektums angewandt. Den Eingriff führen wir unabhängig von der Tumorlokalisation in Steinschnittlage durch. Mit Narkoseeinleitung erhält der Patient, wenn eine Vollwandexzison vorgesehen ist, eine Antibiotikaprophylaxe.

▼

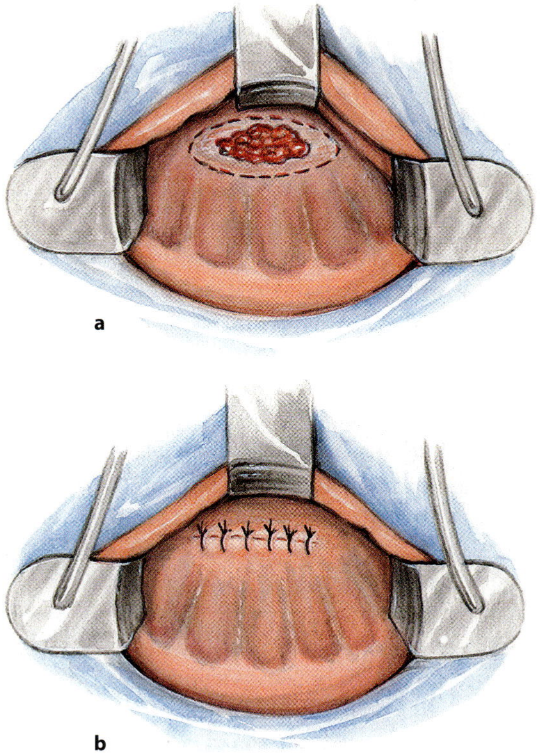

Abb. 11-8a, b. Adenokarzinom des Rektums. **a** Intraanale Darstellung mit markierter Inzisionslinie, **b** Status nach Tumorexzision mit Verschluss der Operationswunde in Querrichtung

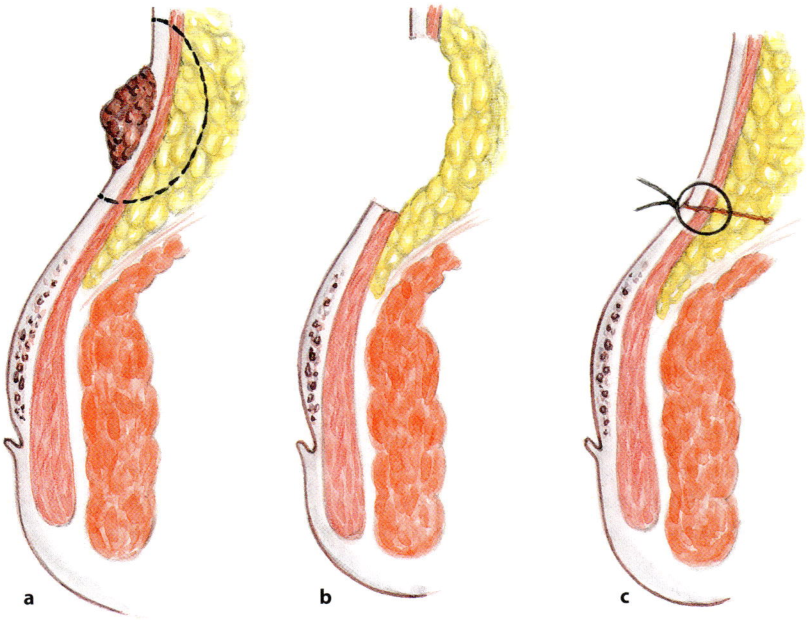

Abb. 11-9a–c. Tiefsitzendes Adenokarzinom des Rektums. **a** Sagitalschnitt ohne Infiltration der Muscularis propia. Verlauf der Exzisionslinie unter Mitnahme der Rektumwand. **b** Operationssitus des bis an das Fettgewebe entfernten Tumors. **c** Zustand nach allschichtiger Wundadaptation

Nach manueller Dehnung wird der Analkanal und der zu entfernende Tumor mit einem Parks-Retraktor eingestellt (Abb. 11-8). Zur Erleichterung der anschließenden Präparation wird das Operationsgebiet mit Suprarenin-Kochsalz-Lösung (1 : 200.000) infiltriert. Handelt es sich um Adenome ohne Dysplasien, erfolgt eine submuköse Präparation mit Anhebung der Schleimhaut von der Rektummuskulatur. Die Mukosa wird in genügendem Abstand von ca. 0,5–1 cm vom Polypen inzidiert und der Polyp anschließend unter Sicht abgetragen.

Beim Rektumkarzinom (T1) und bei großen Adenomen, je nach präoperativem Staging, wird eine Vollwandexzision des Tumors vorgenommen, indem die Rektumwand mit einem 1–2 cm großen Sicherheitssaum zirkulär bis in das perirektale Fettgewebe reseziert wird (Abb. 11-9). Während der Präparation werden größere arterielle Gefäße ligiert und kleinere Blutungen elektrokoaguliert. Anschließend erfolgt die Entfernung des Präparates in toto.

Das so im Gesunden entfernte Exzidat wird nach Fixierung und Markierung auf einer Korkplatte oder Pappe unverzüglich dem Pathologen übersandt. In Abhängigkeit des histologischen Ergebnisses muss entschieden werden, ob weitere chirurgische Therapien nötig sind.

Vor Verschluss des entstandenen Darmdefektes spülen wir das Rektum und die Wundhöhle. Damit soll eine Wundsäuberung erfolgen. Zusätzlich dient diese Spülung als Prophylaxe für eine potenzielle Tumorzellimplantation.

▼

Die komplette Tumorexzision wird nach den allgemein gültigen Richtlinien der onkologischen Chirurgie durchgeführt. Dies bedeutet, dass der Tumor in toto ohne Einriss und ohne ihn zu berühren (No-touch-Technik) mit einem ausreichenden Sicherheitsabstand reseziert werden muss.

Der Eingriff wird mit einer zweischichtigen nicht lumeneinengenden Naht beendet.

Postoperativ sollte nach Vollwandexzision eine Nahrungskarenz von 2–3 Tagen eingehalten werden. Nach Kostaufbau und Kontrolle des Wundheilungsverlaufes durch Palpation, evtl. Endoskopie, kann der Patient nach wenigen Tagen in die ambulante Betreuung entlassen werden.

11.6.3 Transanale endoskopische Mikrochirurgie (TEM)

H. Raestrup, G. Buess

Die oben beschriebene Operationsmethode, die transanale Tumorabtragung nach Parks, erlaubt einen chirurgischen Eingriff nur im Abstand von höchstens 10–12 cm von der Linea anocutanea. Der Überblick zwischen den Retraktorenschenkeln ist oft eingeschränkt. Rezidive von Adenomen sind häufig (bis 21% [10]). Dorsale transsphinktere Zugänge haben heutzutage nur noch eine geringe Verbreitung.

1980 wurde von der Arbeitsgruppe G. Buess, R. Theis, F. Hutterer, S. Said [4] zusammen mit Fa. Wolf, Knittlingen (S. Hildebrand und M. Böbel) die Entwicklung der transanalen endoskopischen Mikrochirurgie (TEM) begonnen. Chirurgische Resektionstechniken einschließlich Hochfrequenzdissektion und Nähen sollten mit den Vorteilen der Endoskopie, nämlich gute optische Sicht bei Gasdilatation, verbunden werden. Folgende Prinzipien für das Arbeiten im engen rektalen Raum wurden entwickelt.

Prinzipien für das Arbeiten im engen rektalen Raum

- Gasinsufflationsgerät mit hoher Flussgeschwindigkeit
- Kontinuierliche Gasdruckmessung
- Saugmöglichkeit durch Rollerpumpe anstelle von Vakuumsaugung
- Steroskopische Sicht, dreidimensional
- Neuentwicklung von endoskopischen starren Instrumenten für das Arbeiten im TEM-Rektoskop
- Spülmechanismus für die Optik zur Verhinderung von Sichtbehinderung durch Blut
- Neuentwicklung von Clips zur Befestigung der Fadenenden anstelle von Knoten
- Entwicklung von Trainingsphantomen; im Tierversuch TEM wegen zu engen Rektums schlecht praktikabel

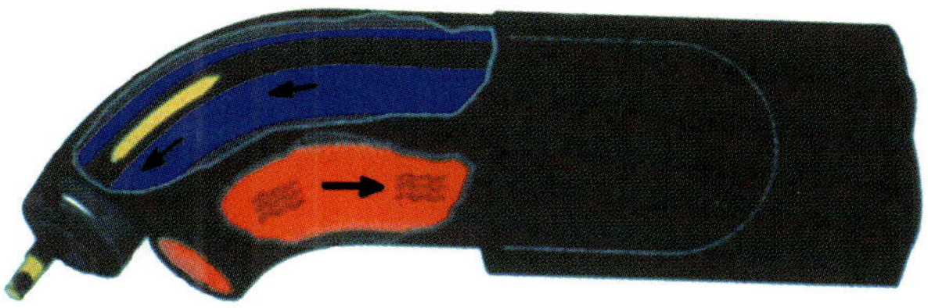

Abb. 11-10. TEM-Rektoskop mit Tubus, Handstück, Mandrin, Arbeitseinsatz, Dichtungstüllen

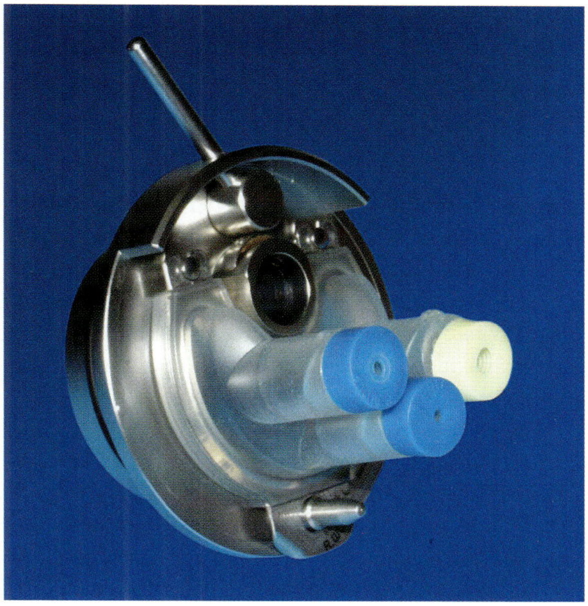

Abb. 11-11. Neuentwickelter Arbeitseinsatz aus einem Stück mit Silikondichtungsklappen

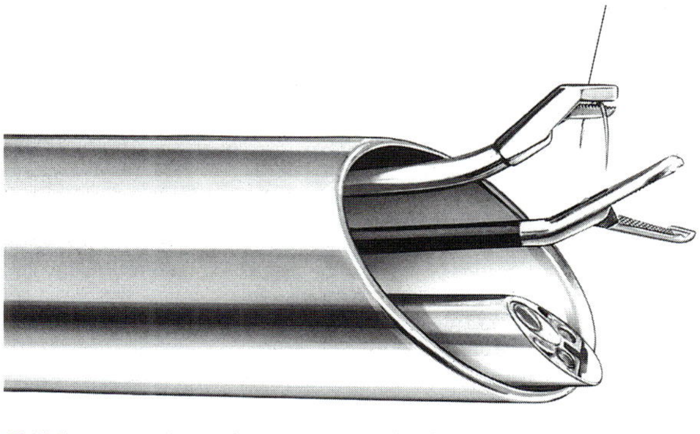

Abb. 11-12. Spitze des Operationsrektoskopes mit stereoskopischer Optik, Nadelhalter und Fasszange; Bajonetteinsatz für das Arbeitsteil

TEM-Instrumentarium

Operationsrektoskop

Der Rektoskoptubus hat einen Durchmesser von 40 mm bei einer Länge von 12 oder 20 cm (Abb. 11-10). Über einen Bajonettmechanismus wird ein Handstück aufgesetzt, das zunächst Obturator, dann Glasfenster mit Lichtkabel, schließlich den endgültigen Einsatz für Optiken und Instrumente aufnimmt.

Eine feste Fixation des ganzen Systems am Operationstisch ist unbedingt erforderlich, dafür wird ein sog. Martin-Arm über 3 Gelenke festgeschraubt. Der Arbeitseinsatz enthält mit Silikontüllen abgedichtete Eingänge für die Operationsinstrumente und die Optik. Seit 2001/02 wird der Arbeitseinsatz mit Silikontüllen aus einem Teil einschließlich Ventilklappen geliefert, der größere Beweglichkeit der Instrumente ermöglicht (Abb. 11-11).

Endoskopische Instrumente

Alle Instrumente wurden für das Arbeiten im engen TEM-Rektoskop speziell entwickelt und weisen eine bestimmte Abwinkelung auf (Abb. 11-12).

Die Optik mit 2 getrennten Kanälen ermöglichst stereoskopische Sicht, der Operateur kann auf den individuellen Augenabstand justieren. Zusätzlich wird eine starre Staboptik für den Anschluss einer Videokamera eingeführt, sodass Instrumentierschwester und evtl. Assistent über Videomonitor die Operation verfolgen können und Aufzeichnungsmöglichkeiten gegeben sind. Die dreidimensionale Sicht für den Operateur ist sinnvoll zur besseren räumlichen Einschätzung der Resektion.

Instrumente

Der abgewinkelte Nadelhalter wurde speziell für die TEM entwickelt und erlaubt ein automatisches Aufrichten

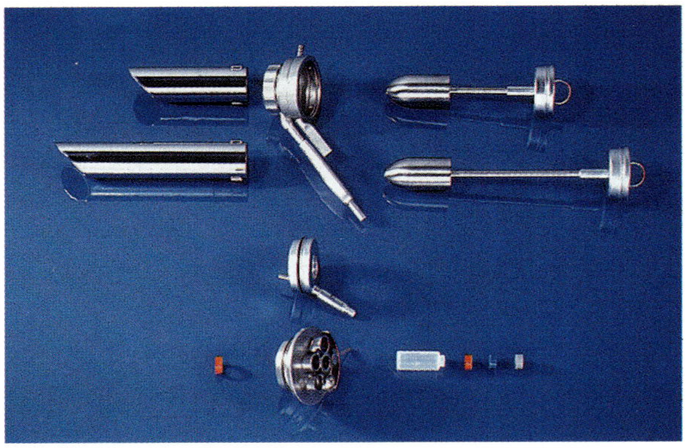

Abb. 11-13. Multifunktionelles Kombiinstrument quasi-bipolar (Fa. Erbe)

der Nadel durch die Maulteile. Der Griff ermöglicht Arretierung der Nadel in rechtwinkliger Position im Nadelhalter. Zur Fadenarretierung werden spezielle Silberclips verwandt, die eine Clipzange verformen kann. Andere resorbierbare oder nicht resorbierbare Clips erwiesen sich als nicht fest genug. Knoten im Rektoskop ist sehr mühsam.

Die Fasszangen (Ausführung mit Rechts- oder Linksbiegung) ermöglichen sowohl Fassen des Gewebes durch Aussparungen an der Spitze als auch Fassen der Nadel durch Abflachung in der Mitte. Eine Schere ist notwendig zum Fadenschneiden.

Ein abgewinkelter Sauger ermöglicht über eine Rollerpumpe das ständige Absaugen des Operationsgebietes, bei Bedarf kann er direkt an den Ort der Blutung vorgebracht werden. Eine Kochsalzspülung ist mit dem Operationssystem so konnektiert, dass die Optik auf Fußschaltung bespült werden kann.

Als Dissektionsinstrument wurde ein monopolares Hochfrequenzmesser entwickelt, das über Pistolengriff und Abwinklung an der Spitze ein ergonomisches Arbeiten ermöglicht.

Funktionen des Kombinationsinstruments der Fa. Erbe, Tübingen

- Schneiden
  Mit einer durch pneumatischen Druck ausfahrbaren Nadel, die quasi bipolaren Strom verwendet
- Koagulieren
  Monopolar durch Druck des Metallrings am Saugerende auf das Gewebe, die Nadel wird dazu automatisch in das Instrument eingefahren
- NaCl-Spülung
  Durch kontinuierlichen Fluss an der Nadel entlang, um Verkleben bei der Dissektion zu vermeiden
- Saugen
  Durch das kontinierliche Saugen über eine Rollerpumpe wird das Ablagern von Rauchpartikeln auf der Optik reduziert.

Kombinationsinstrument

In Zusammenarbeit mit der Fa. Erbe, Tübingen, entstand 1993 das Kombinationsinstrument (Abb. 11-13) für 4 verschiedene Funktionen. Somit entfällt die Notwendigkeit eines Instrumentenwechsels; die TEM-Operation wird nur mit 2 Instrumenten gleichzeitig vorgenommen.

Im Vergleich zum bisherigen Dissektionsinstrument bietet das Kombinationsinstrument eine Reihe von Vorteilen.

Vergleich des Kombinationsinstrumentes

- Exakteres Schneiden durch die dünne Nadel
- Schneller Wechsel zwischen Schneiden und Koagulieren durch Betätigung des Fußpedals ohne Instrumentenwechsel
- Verhinderung von Verkleben der Nadelspitze mit Koageln und Karbonisation durch ständige Kochsalzspülung
- Größere Freiheit der Bewegung durch Reduzierung auf nur 2 Arbeitsinstrumente im Arbeitskanal

Geräte für die endoskopische Chirurgie

TEM verlangt für den Insufflator eine hohe Flussrate und für den Sauger die Rollerpumpe. Bis zum Jahr 2000 musste deswegen ein eigenes Insufflationsgerät eingesetzt werden, die übliche Ausrüstung für die laparoskopische Chirurgie war nicht ausreichend. Jetzt steht mit dem neuen Insufflationsgerät der Fa. Wolf jedoch ein Gerät zur Verfügung, das sowohl für die laparoskopische als auch für die TEM-Chirurgie genutzt werden kann. Neue gesetzliche Vorschriften für Insufflatoren und Sauger in Deutschland und Skandinavien verlangen spezielle Filtersysteme und Einmalschläuche, die passend geliefert werden.

Konstanter Gasfluss wird durch ständige Zufuhr über einen Kanal in der Optik erreicht, ein anderer Kanal nimmt ständig die Druckmessung vor (maximal 15 mm Hg wie in der Laparoskopie). Die Geschwindigkeit der Rollerpumpe für ständiges Absaugen kann variiert werden, der Gasfluss wird entsprechend reguliert, sodass der gewünschte intrarektale Druck ständig konstant gehalten wird.

Indikation für TEM, präoperative Vorbereitungen

Die TEM wurde entwickelt für große Polypen im gesamten Rektum, die nicht durch eine Schlinge abgetragen werden können bzw. bei denen eine intakte Vollwandresektion zur histologischen Beurteilung gewünscht wird. Onkologische lokale Resektionen befinden sich in ständiger Diskussion. Folgende Indikationen werden bei uns zur Zeit gestellt:

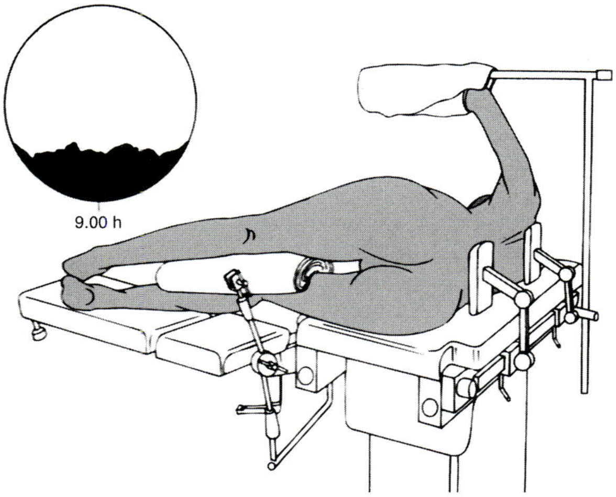

Abb. 11-14. Rechtsseitenlagerung des Patienten für Tumoren von 6–12 Uhr in Steinschnittlage

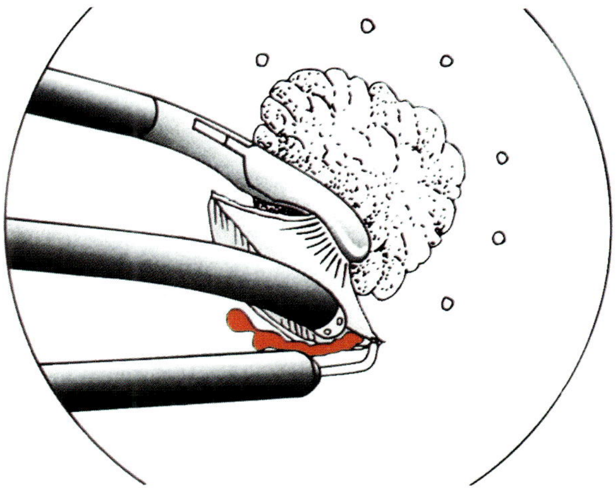

Abb. 11-15. Vollwandresektion, dissezierte Wand ist angehoben

Indikationen zur TEM

- Große gestielte Polypen, die technisch nur schwer mit der Schlinge abzutragen sind
- Breitbasige Polypen, wenn alle Voruntersuchungen (digitale sowie makroskopische Beurteilung, Endosonographie, Probebiopsien) keinen Anhalt für Malignität ergeben haben
- T1-Adenokarzinome G1 und G2, wenn Vollwandresektion möglich ist (eingeschränkt oberhalb der peritonealen Umschlagfalte und an der Vorderwand bei Frauen), wegen der geringen Wahrscheinlichkeit von Lymphknotenmetastasierung
- Karzinome >T1, wenn eine radikale Chirurgie wegen fortgeschrittenen Alters, Begleiterkrankungen oder Ablehnung des Patienten nicht möglich ist. Prä- oder postoperative Radiatio und Chemotherapie wird derzeit in Studien untersucht
- Andere Tumoren des Rektums wie Karzinoid, Lymphom, Melanom zum Staging oder palliativ
- Resektion von Stenosen, Verschluss von Fisteln

Präoperative Vorbereitung

Der Patient wird entsprechend den im jeweiligen Haus üblichen Regeln für Rektumchirurgie vorbereitet (Abklärung des Restkolons, präoperative Darmreinigung, Single-shot-Antibiose). Eine präoperative starre Rektoskopie sollte von dem Operateur selbst vorgenommen werden, um nicht nur den Tumor hinsichtlich Dignität, Abstand zur Linea dentata und Größe zu beurteilen, sondern um die Lagerung des Patienten während der Operation zu bestimmen. Da alle TEM-Instrumente eine Abwinkelung aufweisen, sollte der Tumor bei der Operation unten liegen. Der Patient muss entsprechend in Steinschnitt-, Bauchlage, Links- oder Rechtsseitenlage gebracht werden (Abb. 11-14).

Wir führen die Operation immer in Vollnarkose durch, um ein Pressen des Patienten zu verhindern. In Allgemeinanästhesie sollte der Sphinkter optimal relaxiert sein.

Operationstechnik

Entsprechend der Höhenlage des Tumors wird das kurze oder lange Rektoskop benutzt. Die Einführung muss bei Patienten mit engem Analkanal besonders behutsam und unter vollständiger Muskelrelaxation erfolgen. Mit eingesetztem Glasfenster, manueller Luftpumpung und Beleuchtung kann verifiziert werden, ob der Tumor mit dem 40-mm-Rektoskop auch wirklich erreicht werden kann.

Das gesamte TEM-System wird mit den Geräten des Endoskopiewagens in geeigneter Weise verbunden (Hochfrequenzkabel, ggf. bipolares Kabel und Pneumatik, NaCl-Spülung, Rollerpumpensauger, Gasinsufflation, Gasdruckmessung, Kameraverbindung). Mit dem am Operationstisch befestigten Martin-Arm wird der Griff des Rektoskopes in geeigneter Position fixiert, dann der Arbeitseinsatz fixiert und die benötigten Instrumente gasdicht eingeführt.

Um den Tumor herum werden Koagulationspunkte im beabsichtigten Resektionsabstand gesetzt, um die Dissektionslinie besser einhalten zu können. Rechts und am aboralen Rand beginnt die Umschneidung, die bei Vollwandresektion nach Durchtrennung der Mukosa sofort senkrecht in die Tiefe erfolgen soll. Mit der Fasszange kann dann das Gewebe um den Tumor gegriffen und zur Seite gezogen werden (Abb. 11-15).

Sichtbare Blutgefäße können entweder prophylaktisch koaguliert, oder die Blutung kann durch den Saugerspitzenring oder gezieltes Greifen mit der Fass-

▼

zange elektrisch gestillt werden. Das perirektale Fettgewebe ist außerhalb der Muscularis propria in der Regel gut sichtbar und kann teilweise mitreseziert werden (◘ Abb. 11-16).

Sollte der Tumor intraperitoneal bzw. sphinkternah oder bei der Frau an der Vorderwand liegen, ist die Vollwandexzision nicht unbedingt sinnvoll. Ist der Tumor mit Sicherheitsabstand zirkulär, nach Wechseln von Inzision des Randes und Abpräparation von der Unterlage, exzidiert, muss er durch Herausnehmen des Arbeitseinsatzes geborgen werden (◘ Abb. 11-17).

Der Defekt wird gespült, die weitere Blutstillung kann vorgenommen werden, dann beginnt der Defektverschluss durch fortlaufende einreihige Naht 3–0 mit resorbierbarem monofilem Faden. Die Naht erfolgt von rechts nach links, bei großem Defekt können Haltenähte nützlich sein. Anfang und Ende der Naht werden jeweils durch einen verformbaren Silberclip gesichert (◘ Abb. 11-18).

Sollte während der Operation das Peritoneum eröffnet worden sein, was in der Regel durch Gasverlust in das Abdomen bemerkt wird, muss der Defekt durch eine extra Naht verschlossen werden.

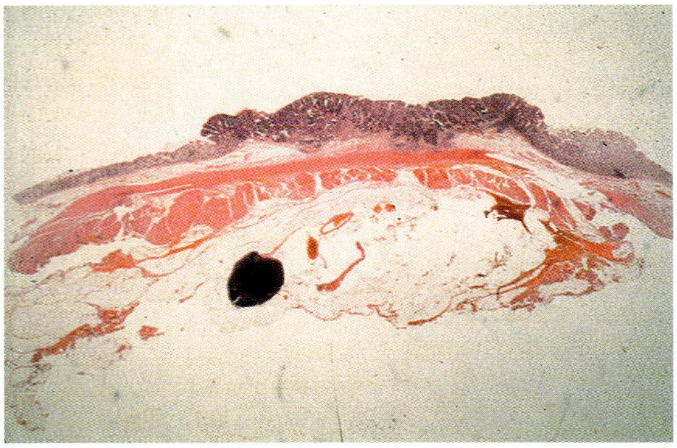

◘ Abb. 11-16. T1-Karzinom mit perirektalem Fettgewebe einschließlich tumorfreiem Lymphknoten

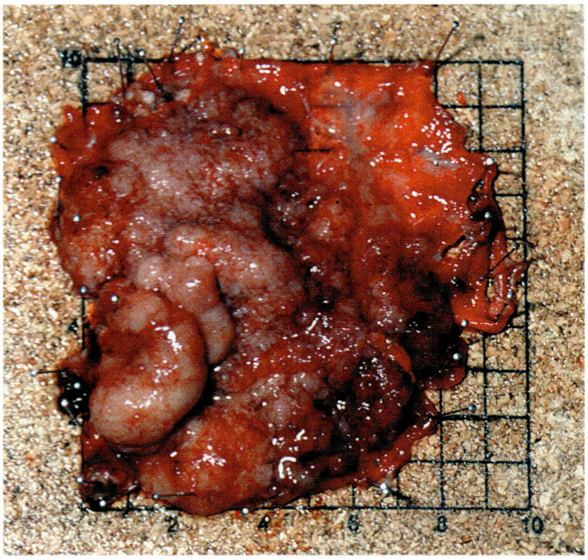

◘ Abb. 11-17. Großes breitbasiges Adenom als zirkuläre Segmentresektion

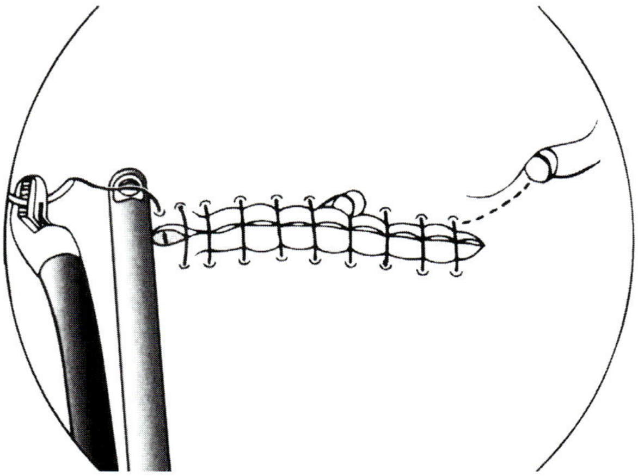

◘ Abb. 11-18. Fortlaufende Naht mit Silberclip zur Fadenfixierung

11

Postoperativer Verlauf

In der Regel beginnen wir mit dem Kostaufbau ab dem 3. postoperativen Tag, wobei der Stuhl anfangs flüssig bzw. breiig gehalten werden sollte. Wir entlassen die Patienten durchschnittlich am 5. postoperativen Tag. Für 1 Tag belassen wir den intraoperativ gelegten Blasenkatheter, da eine Anzahl von Patienten eine kurzfristige Harnentleerungsstörung aufwiesen.

Bis zum 3.–5. postoperativen Tag tritt bei bis zu 30% der Patienten ein geringer Blutabgang auf bzw. ist eine Temperaturerhöhung zu beobachten. Dies erklären wir durch den Verschluss eines Darmdefektes über einer potenziell infizierten Höhle. Bei einem Teil der Patienten kommt es zu einer kleineren oder größeren Nahtdehiszenz, die in der Regel problemlos abheilt.

Ergebnisse

TEM wurde 1983 von G. Buess et al. [1] an der Universitätsklinik Köln, 1985 in Mainz und 1989 in Tübingen eingeführt. Von Kollegen fortgeführt, wurde über 226 Operationen in Mainz aus den Jahren 1986–1995 und 355 Operationen in Tübingen aus den Jahren 1989–1994 berichtet [2–6]. In Tübingen erhielten 11% der Patienten eine Mukosektomie, 73% eine Vollwandresektion, davon 4% eine zirkuläre Resektion, bei 16% wurde zusätzlich perirektales Fett mitentfernt. Die Tumorgröße reichte bis 95 cm^2, Resektionsgröße bis 140 cm^2.

Komplikationen

Bei 5,5% der Adenompatienten trat eine behandlungswürdige Komplikation auf (13/236). 3 Patienten erhielten einen vorübergehenden Anus praeter, 3 entwickelten eine rektovaginale Fistel, 7 benötigten eine interventionelle Blutstillung. Bei 98 Patienten mit der endgültigen Diagnose Karzinom trat in 8% eine Komplikation auf, 3-mal wurde ein Anus praeter nötig, 3-mal eine Rektumexstirpation durchgeführt, 1-mal wegen perinealer Phlegmone, 2-mal wegen rektovaginaler Fistel und der onkologischen Problematik. 2-mal wurde eine transanale Durchstechung zur Blutstillung vorgenommen. Eine Patientin mit Adenom starb an kardiopulmonaler Insuffizienz, Mortalitätsrate 0,3%.

In der Mainzer Gruppe betrug die Komplikationsrate 2,9% mit ähnlichen Diagnosen. Die Mortalitätsrate betrug 1,2% (3/226) bei Auftreten von 1 Myokardinfarkt, 1 Lungenembolie und 1 letalen Sepsis nach Nahtinsuffizienz.

Berücksichtigt man, dass das Durchschnittsalter von TEM-Patienten höher liegt als bei Patienten, die einer radikalen Rektumresektion zugeführt werden, sowie die Tatsache, dass auch Patienten mit hohem kardialem und pulmonalem Risiko zur Operation gelangen, so fällt besonders die niedrige Komplikationsrate auf. Studien zum funktionellen Ergebnis (Kontinenz, manometrische Ergebnisse) konnten einen deutlichen Vorteil gegenüber der tiefen anterioren Rektumresektion belegen.

Follow-up bei Adenomen

Die Follow-up-Rate bei 362 Patienten, die in Tübingen operiert wurden, betrug 95%, im Durchschnitt 34 Monate. Es traten lediglich 6 rektale Adenome in der Nähe der Naht wieder auf (1,7%). Demgegenüber wurden 26 neue Adenome im Rektum diagnostiziert. Wir halten deswegen eine engmaschige Nachsorge auch bei Patienten mit Adenomen für wichtig.

Follow-up bei Karzinomen

Bei 98 Patienten, die 1989–1994 in Tübingen mit TEM operiert wurden, lautete die Diagnose Adenokarzinom. Gemäß der Klassifikation nach Hermanek traten auf: T1 »low risk« 54-mal, T1 »high risk« 2-mal, T2 »low risk« 25-mal, T2 »high risk« 2-mal, T3 »low risk« 13-mal und »high risk« 2-mal. Wurde die kurative Behandlung des Karzinoms angestrebt, wurde in Fällen von zweifelhafter Vollständigkeit der Resektion und bei High-risk-Karzinom bzw. >T1 die radikale Nachoperation angestrebt (tiefe anteriore Rektumresektion oder Rektumexstirpation). Bei den Patienten, die nur mit TEM operiert wurden, betrug die Follow-up-Rate 96%, Durchschnitt 24 Monate.

In diesem Nachbeobachtungszeitraum kam es bei 2 von 48 T1-Karzinompatienten, 0 von 9 T2-Karzinompatienten und 1 von 6 T3-Karzinompatienten zu einem Lokalrezidiv, und zwar 3–15 Monate nach TEM. Alle Patienten wurden radikal nachoperiert.

T1-Karzinome

1996 wurde von Winde [11] eine randomisierte Studie über den Vergleich TEM- gegen radikale Resektion bei T1-Karzinompatienten publiziert. Im jeweiligen Arm befanden sich 24 TEM- bzw. 26 radikal operierte Patienten, die 40–45 Monate im Durchschnitt nachbeobachtet wurden. In jeder Gruppe starb 1 Patient an seiner Karzinomerkrankung. Die klinischen Ergebnisse der TEM-Patienten (Blutverlust, Operationsdauer, Komplikationsrate, Krankenhausaufenthalt) waren deutlich besser.

T2, T3-Karzinome

Aus palliativen Gründen kann die alleinige TEM-Resektion bei Rektumkarzinomen vom erfahrenen TEM-Operateur nach entsprechender Beachtung der onkologischen Problematik mit guter Indikation durchgeführt werden. Bei einer Beobachtungsdauer von 5–10 Jahren zeigten sich in der Tübinger Gruppe von palliativ operierten kleinen Karzinomen 0 Rezidive bei 16 T2-Patienten, 2 Rezidive bei 6 T3-Patienten. Die Rezidive traten bei den T3-Patienten erst nach über 15 Monaten auf und ermöglichten den Patienten bis dahin ein Leben ohne Funktionseinschränkung oder Blutung.

Laufende Studien zur präoperativen Radio-Chemotherapie bei vermuteten T2-Karzinompatienten und anschließender alleiniger TEM-Operation zeigen ermutigende Ergebnisse [7–9].

11.6.4 Therapie des analen Plattenepithelkarzinoms

J. Lange

Das anale Plattenepithelkarzinom gehört zu den seltenen Tumoren des Anorektums mit einer Inzidenz von 0,5–1/100.000 Einwohner [21] und macht ca. 2–4% der malignen Tumoren des unteren Gastrointestinaltraktes aus. In den meisten Fällen wird es durch eine sexuell übertragene Infektion mit dem humanen Papillomavirus (HPV) verursacht [22]. Die HPV-Infektion führt zu einer analen intraepithelialen Neoplasie, die sich schließlich zur Low-grade- und dann High-grade-Dysplasie wandeln kann und letztendlich zum Analkarzinom. In einer dänischen Studie [23] konnte gezeigt werden, dass 88% aller Patienten mit Analkarzinom HPV-positiv waren. Mehrere Untersuchungen haben gezeigt, dass auch Raucher ein statistisch signifikant erhöhtes Risiko haben, an einem Analkarzinom zu erkranken, wobei bei aktiven Rauchern das Risiko erhöht ist [24].

Chirurgie des Analkarzinoms

Bis zur Einführung der Radio-Chemotherapie in den 1980er-Jahren war die Resektion des Analkarzinoms durch abdominoperineale Exstirpation mit permanenter Kolostomie die Therapie der Wahl. Je nach Stadium betrug die 5-Jahres-

Überlebensrate 40–70%, wobei positive inguinale Lymphknoten die Prognose wesentlich verschlechterten [25].

Heutzutage hat die Chirurgie neben der Diagnosesicherung durch Biopsie ihren Stellenwert nur dann, wenn trotz Radio-Chemotherapie Resttumor verbleibt oder es nach Vorbehandlung zum Rezidiv kommt. Es erfolgt dann die abdominoperineale Exstirpation mit Anlage eines Anus praeter. Bei ausgedehnten Tumoren, die stenosieren, in die Vagina einwachsen oder durch Infiltration des Sphinkterapparates zu einer Störung der Kontinenz führen, empfiehlt es sich, vor der Radio-Chemotherapie ein protektives Stoma anzulegen

Finden sich positive Lymphknoten in der Leiste, sollte eine inguinale Lymphknotendissektion vorgenommen werden. Die prophylaktische Lymphknotendissektion hat sich aufgrund der Komplikationen wie Lymphfistel und Lymphödem der betroffenen Extremität und wegen der häufigen Wundheilungsstörungen nicht bewährt.

Radio-Chemotherapie des analen Plattenepithelkarzinoms

Nigro et al. konnten in den 1970er-Jahren zeigen, dass durch eine präoperative Radio-Chemotherapie mit 30 Gy in Kombination mit 5 FU und Mitomycin in Operationspräparaten nach abdominoperinealer Exstirpation histologisch kein Tumor mehr nachweisbar war [26].

In einer Folgeuntersuchung fand sich bei 28 Patienten, die mittels Radio-Chemotherapie vorbehandelt waren, in 81% eine komplette Remission. Auf diese ersten Erfahrungen folgten zahlreichen Studien, die diese Ergebnisse bestätigten mit Remissionsraten zwischen 70 und 85% und 5-Jahres-Überlebensraten bis zu 90%. Daraus ergab sich, dass beim Analkarzinom die Radio-Chemotherapie die Therapie der Wahl ist und Chirurgie nur zur Anwendung kommt bei den oben genannten Indikationen.

In zwei großen randomisierten Studien wurde evaluiert, ob bessere Erfolge beim Analkarzinom durch die Radiotherapie allein oder durch die Kombination mit Chemotherapie erzielt werden können. So führte das UK Coordinating Comitee on Cancer Research (UKCCCR) an 585 Patienten eine randomisierte Studie durch, in der Radiotherapie mit Radio-Chemotherapie verglichen wurde [27]. Das 3-Jahres-Ergebnis war eindeutig, die lokale Kontrolle betrug bei der Kombinationstherapie 61%, bei der alleinigen Radiotherapie dagegen nur 39% ($p<0{,}0001$).

Zum selben Ergebnis kam eine randomisierte Studie der European Organisation for Research and Treatment of Cancer (EORTC) [28]. Die lokale Kontrolle der Kombinationstherapie war nach 3 Jahren 68% gegenüber 55% bei alleiniger Strahlentherapie. Somit war klar, dass die Therapie der Wahl des analen Plattenepithelkarzinoms die Radio-Chemotherapie ist.

In weiteren Studien wurde nun die wirksamste Dosis der Strahlentherapie sowie die geeignete Chemotherapie evaluiert, wobei 5 FU, Mitomycin und Cisplatin zur Anwendung kamen. Das von uns derzeit durchgeführte Therapiekonzept beim Analkarzinom sieht folgendermaßen aus:

- 1. Serie Radiotherapie mit 13×2 Gy des kleinen Beckens, inklusive der Leisten a.-p./p.-a. (=26 Gy).
- 2. Serie Radiotherapie mit 12×2 Gy unter Feldverkleinerung, bei inguinalem Lymphknotenbefall inklusive der Leiste (=14 Gy), Gesamtdosis 40 Gy.
- Es folgt ein Boost der Analregion mit Elektronen in Steinschnittlagerung nach ca. 6 Wochen mit 10–12 Gy. Somit ergibt sich eine Tumordosis von 60–62 Gy.
- In der 1. und 5. Behandlungswoche erhält der Patient jeweils montags 10 mg Mitomycin C/m^2 Körperoberfläche und jeweils über 96 h (4 Tage) 1500 mg 5-FU/Tag als kontinuierliche Infusion unter stationären Bedingungen. Die Therapie erfolgt auf der Station der Radioonkologie.

Literatur

Literatur zu Kap. 11.1, 11.2, 11.6.5

1. Becker N (2000) Epidemiologie bösartiger Neubildungen. In: Siewert JR (Hrsg) Onkologische Chirurgie. Springer, Berlin Heidelberg New York
2. Boyle P (1998) Some recent developments in the epidemiology of colorectal cancer. In: Bleiberg H, Rougier P, Wilke HJ (eds) Management of colorectal cancer. Martin Dunitz, London
3. Compton CC for the members of the Cancer Committee, College of American Pathologists (2000) Updated protocol for the examination of specimens removed from patients with carcinomas of the colon and rectum excluding carcinoid tumors, lymphomas , sarcomas, and tumors of the vermiform appendix. Arch Pathol Lab Med 124: 1016–1025
4. Fielding LP, Arsenault PA, Chapuis PH, Dent O, Gatright B, Hardcastle JD, Hermanek P, Jass JR, Newland RC (1991) Clinicopathologic staging for colorectal cancer: an internatioanl documentation system (IDS) and an international comprehensive anatomic terminology (ICAT). J Gastroenterol Hepatol 6: 325–344
5. Fritz A, Percy C, Jack A, Shanmugaratnam K, Sobin L, Parkin DM, Whelan S (eds) (2000) International classification of diseases for oncology, 3rd edn. WHO, Geneva
6. Hamilton SR, Aaltonen LA (eds) (2000) Pathology and genetics of tumours of the digestive system. World Health Organization Classification of Tumours. IARC Press, Lyon
7. Heenan PJ, Elder DE, Sobin LH (1996) Histological typing of skin tumours, 2nd edn. WHO International Histological Classification of Tumours. Springer, Berlin Heidelberg New York
8. Hermanek P (2000) Pathology of colorectal cancer and premalignant lesions. In: Mc Ardle CS, Kerr DJ, Boyle P (eds) Colorectal cancer. Isis Medical Media Ltd, Oxford
9. Hermanek P, Wittekind Ch (1996) Präkanzeröse Bedingungen und Läsionen des Gastrointestinaltraktes . In: Hahn EG, Riemann JF (Hrsg) Klinische Gastroenterologie, 3. Aufl. Thieme, Stuttgart New York
10. Kayser K, Burkhardt H-U, Bleyl U, Diezel PB, Doerr W, Gusek W, Holch P, Schneider W, Wolfmüller W (1984) Bevölkerungsbezogene Daten in Nordbaden über bösartige Geschwülste des Magen-Darm-Traktes. Onkologie 7: 4–12

11

11. Klas V, Rothenberger DA, Wong WD, Madoff RD (1999) Malignant tumors of the anal canal. Cancer 85:1686–1693
12. Melbye M, Ratkin C, Firsch M, Biggar RJ (1994) Changing patterns of anal cancer incidence in the United States, 1940–1989. Am J Epidemiol 139:772–780
13. Sarmiento JM, Wolff BG, Burgart LJ, Frizelle FA, Ilstrup DM (1997) Perianal Bowen's disease: associated tumors, human papillomavirus, surgery, and other controversies. Dis Colon Rectum 40: 912–918
14. Solcia E, Klöppel G, Sobin LH (2000) Histological typing of endocrine tumours, 2nd edn. WHO International Histological Classification of Tumours. Springer, Berlin Heidelberg New York
15. Soreide O, Norstein J, Fielding LP, Silen W (1997) International standardization and documentation of the treatment of rectal cancer. In: Soreide O, Norstein J (eds) Rectal cancer surgery. Optimisation – standardisation – documentation. Springer, Berlin Heidelberg New York
16. UICC (2003) TNM-Klassifikation maligner Tumoren. 5.Aufl. 2002. Wittekind Ch, Meyer H-J, Bootz F (Hrsg) Springer, Berlin Heidelberg New York
17. UICC (2005) TNM-Atlas. Illustrierter Leitfaden zur TNM; /pTNM-Klassifikation maligner Tumoren. 5. Aufl. Wittekind Ch, Klimpfinger M, Sobin L (Hrsg) Springer, Medizin, Heidelberg
18. UICC (2003) TNM Supplement. 3nd ed. A commentary on uniform use (Wittekind Ch, Greene FL, Henson DE, Hutter RVP, Sobin LH (eds). John Wiley & Sons, New York
19. Wagner G, Hermanek P, Wittekind Ch, Sinn H-P (2001) Organspezifische Tumordokumentation, 2.Aufl./Internetfassung (OTD-2-Internet). Deutsche Krebsgesellschaft, Frankfurt (Main). http://www.krebsgesellschaft.de
20. Weinstock MA (1993) Epidemiology and prognosis of anorectal melanoma. Gastroenterology 104: 174–178
21. Greenlee RT, Murray T, Bolden S et al. (2000) Cancer statistics, 2000. CA Cancer J Clin 50: 7–33
22. Beckmann AM, Daling JR, Sherman KJ et al. (1989) Human papillomavirus infection and anal cancer. Int J Cancer 43: 1042–49
23. Frisch M, Glimelius B, van den Brule AJ et al. (1997) Sexually transmitted infection as a cause of anal cancer. N Engl J Med 337:1350–1358
24. Daling JR, Sherman KJ, Hislop TG et al. (1992) Cigarette smoking and the risk of anogenital cancer. Am J Epidemiol 135:180–189
25. Northover JMA (1994) Management of anal cancer: past and present policy at St Mark's hospital. Acta Chirurgica Austriaca 26:361–365
26. Nigro ND, Vaitkevicius VK, Considine B Jr (1974) Combined therapy for cancer of the anal canal: a preliminary report. Dis Colon Rectum 173: 354–56
27. Arnott SJ, Cunningham D, Gallagher J et al. (1996) Epidermoid anal cancer: results from the UKCCR randomised trial of radiotherapy alone versus radiotherapy, 5-fluorouracil, and mitomycin. Lancet 348: 1049–54
28. Bartelink H, Roelofsen F, Eschwege F et al. (1997) Concomitant radiotherapy and chemotherapy is superior to radiotherapy alone in the treatment of locally advanced anal cancer: results of a phase III randomized trial of the European Organization for Research and Treatment of Cancer Radiotherapy and Gastrointestinal Cooperative Groups. J Clin Oncol 15 2040–49

Literatur zu Kap. 11.6.1, 11.6.2

1. Girona, J., Denkers, D (1997) The role of mesorectum in surgical therapy of carcinomas of the middle and lower third of the rectum. Int J Colorect Dis 12: 165
2. Heberer G, Wiebecke B, Zumtobel V, Hamperl D (1978) Maligne Polypen und früherfaßte Karzinome des Rektums. Münchener Med Wochenschr 120, 206–210
3. Keighley MRB, Williams NS (1993) Surgery of the anus, rectum and colon. Saunders, Philadelphia 760–800
4. Parks AG, Stuart AE (1973) The management of villous tumors of the large bowel. Br J Surg 60: 688–695
5. Siewert JR, Harder F et al. (1990) Chirurgische Gastroenterologie 2. Springer, Berlin Heidelberg New York, S 1081–1096
6. Smith LE (1976) Fiberoptic colonoscopy: Complication of colonoscopy and polypectomy. Dis Colon Rectum 19: 407–411
7. Von Flüe M, Harder F (1997) Rektumchirurgie. Springer, Berlin Heidelberg New York, S 139–148

Literatur zu Kap. 11.6.3

1. Buess G, Theiss R, Hutterer F, Pichlmaier H, Pelz C, Holfeld T, Said S, Isselhard W (1983) Transanal endoscopic surgery of the rectum – testing a new method in animal experiments. Leber Magen Darm 13(2): 73–77
2. Buess G, Mentges B, Manncke K, Starlinger M, Becker HD (1992) Technique and results of transanal endoscopic microsurgery in early rectal cancer. Am J Surg 163 (1): 63–69; discussion 69–70
3. Buess G, Kipfmuller K, Ibald R, Heintz A, Hack D, Braunstein S, Gabbert H, Junginger T (1988) Clinical results of transanal endoscopic microsurgery. Surg Endosc 4: 245–50
4. Buess G, Hutterer F, Theiss J et al. (1984) Das System für die transanale endoskopische Rectumoperation. Chirurg 55: 677–680
5. Buess GF (1995) Local surgical treatment of rectal cancer. Eur J Cancer 31A (7–8): 1233–1237
6. Buess GF, Raestrup H (2001) Transanal endoscopic microsurgery. Surg Oncol Clin North Am 10 (3): 709–731, xi
7. Lezoche E, Guerrieri M, Paganini AM, Feliciotti F (2002) Long-term results of patients with pT2 rectal cancer treated with radiotherapy and transanal endoscopic microsurgical excision. World J Surg 26 (9): 1170–1174
8. Lezoche E, Guerrieri M, Feliciotti F, Paganini A, Zenobi P, Grillo Ruggeri FG (2000) Local excision of rectal cancer by transanal endoscopic microsurgery (TEM) combined with radiotherapy: new concept of therapeutic approach. Przegl Lek 57 Suppl 5: 72–74
9. Lezoche E, Guerrieri M, Paganini AM, Feliciotti F (1998) Transanal endoscopic microsurgical excision of irradiated and nonirradiated rectal cancer. A 5-year experience. Surg Laparosc Endosc 8 (4): 249–256
10. Wedell J, Fischer R, Meier zu Eissen P, Banzhaf G (1989) Results of 10 years' experience with peranal Parks and Stuart extirpation of villous and tubulo-villous adenomas of the rectum. Chirurg 60 (3): 168–171
11. Winde G, Nottberg H, Keller R, Schmid KW, Bunte H (1996) Surgical cure for early rectal carcinomas (T1). Transanal endoscopic microsurgery vs. anterior resection. Dis Colon Rectum 39 (9): 969–976

12 Dermatologische Erkrankungen des Anorektums

12.1 Analekzem – 403
V. Wienert
12.1.1 Ätiopathogenese – 403
12.1.2 Klinik – 403
12.1.3 Indikationsorientierte Therapiestrategien – 406

12.2 Anorektale Herpes-simplex-Virusinfektion – 406
V. Wienert
12.2.1 Ätiopathogenese – 406
12.2.2 Klinik – 406
12.2.3 Diagnostik und Differenzialdiagnostik – 407
12.2.4 Indikationsorientierte Therapiestrategien – 407

12.3 Anorektale Varicella-zoster-Infektion – 408
V. Wienert
12.3.1 Ätiopathogenese – 408
12.3.2 Klinik – 408
12.3.3 Diagnostik und Differenzialdiagnostik – 408
12.3.4 Indikationsorientierte Therapiestrategien – 408

12.4 Anorektale Feigwarzen – 409
V. Wienert
12.4.1 Ätiopathogenese – 409
12.4.2 Klinik – 409
12.4.3 Diagnostik und Differenzialdiagnostik – 410
12.4.4 Indikationsorientierte Therapiestrategien – 410

12.5 Analer Morbus Bowen – 412
V. Wienert
12.5.1 Ätiopathogenese – 412
12.5.2 Klinik – 412
12.5.3 Diagnostik und Differenzialdiagnostik – 412
12.5.4 Indikationsorientierte Therapiestrategien – 412

12.6 Anale bowenoide Papulose – 413
V. Wienert
12.6.1 Ätiopathogenese – 413
12.6.2 Klinik – 413
12.6.3 Diagnostik und Differenzialdiagnostik – 413
12.6.4 Indikationsorientierte Therapiestrategien – 414

12.7 Analer Morbus Paget – 414
V. Wienert
12.7.1 Klinik – 414
12.7.2 Diagnostik und Differenzialdiagnostik – 414
12.7.3 Indikationsorientierte Therapiestrategie – 414

12.8 Anorektaler Ergotismus – 415
V. Wienert
12.8.1 Ätiopathogenese – 415
12.8.2 Klinik – 415
12.8.3 Diagnostik und Differenzialdiagnostik – 415
12.8.4 Indikationsorientierte Therapiestrategien – 415

12.9 Perianale und perineale Acne inversa – 415
V. Wienert
12.9.1 Ätiopathogenese – 416
12.9.2 Klinik – 416
12.9.3 Diagnostik und Differenzialdiagnostik – 417
12.9.4 Indikationsorientierte Therapiestrategien – 417

12.10 Pilonidalsinus – 418
V. Wienert
12.10.1 Ätiopathogenese – 418
12.10.2 Klinik – 419
12.10.3 Diagnostik und Differenzialdiagnostik – 419
12.10.4 Indikationsorientierte Therapiestrategien – 420

12.11 Perirektales Dermoid – 422
F. Stelzner
12.11.1 Ätiologie – 422
12.11.2 Klinik – 423
12.11.3 Operative Therapie – 423

Literatur – 424

Dermatologische Erkrankungen des Anorektums gehören mit zu den häufigsten Beschwerdebildern, mit denen der Proktologe, insbesondere in der Praxis, konfrontiert wird. In der Regel ist der Juckreiz das Hauptsymptom, da eine Vielzahl von Analekzemen unterschiedlichster Ursache ihn auslösen können. Hier ist die Kenntnis der verschiedenen Differenzialdiagnosen entscheidend für die erfolgreiche Therapie. Es muss das allergische Ekzem von den diversen Infektionen abgegrenzt werden, wobei durch Geschlechtsverkehr übertragene Erkrankungen eine nicht unwesentliche Rolle spielen, wie Herpesinfektionen oder auch die Condylomata acuminata.

Die meisten dermatologischen Erkrankungen des Anorektums sind einer konservativen, topischen oder auch systemischen Therapie zugänglich. Ausnahmen bilden die malignen bzw. prämalignen Erkrankungen und jene Krankheiten, die unter dem Oberbegriff anale Abszesse subsumiert werden können, wie die Acne inversa oder der Pilonidalsinus.

12.1 Analekzem

V. Wienert

Das Analekzem ist eine der *häufigsten proktologischen Erkrankungen*. Es ist keine Krankheit sui generis, sondern Folgeerscheinung verschiedener dermatologischer, allergologischer, mikrobiologischer oder proktologischer Vorgänge.

12.1.1 Ätiopathogenese

Die Analregion zeichnet sich durch *anatomische Besonderheiten* aus, die das Entstehen des Analekzems begünstigen: zum einen die quasi ständig geschlossene Analspalte und zum anderen die Retention des Sekrets der ekkrinen und apokrinen Schweißdrüsen, die zur sog. *feuchten Kammer* führen. Die unterschiedlichen Ekzemformen sind in Kap. 12.1.2 genannt.

12.1.2 Klinik

Irritativ-toxisches oder kumulativ-toxisches Ekzem

Es handelt sich um die Reaktion der Haut auf externe Irritanzien ohne Entwicklung spezifischer Immunreaktionen. Bei länger andauernder Einwirkung der Noxe geht das irritativ-toxische (◘ Abb. 12-1) allmählich in das kumulativ-toxische Ekzem über. *Irritativ-toxische Faktoren* sind beispielsweise ammoniakalische bzw. fäkulente Absonderungen infolge

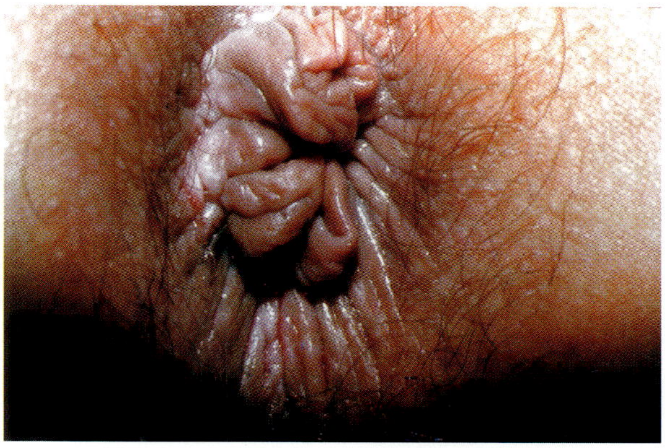

◘ Abb. 12-1. Analekzem, irritativ-toxisch (hier: bei übermäßiger Analhygiene wegen großer Marisken, unscharf begrenzt, erythematös)

proktologischer Erkrankungen, die den Feinschluss des Afters beeinträchtigen (Hämorrhoidalleiden, Prolaps) oder die muskuläre Stuhlhaltefähigkeit mindern (Sphinkterinsuffizienz, postoperative Zustände), die aber auch direkt in die Perianalregion sekretiert werden (Fistelleiden, Kondylome). Das irritativ-toxische Ekzem kann aber auch mögliche Konsequenz einer *Hautschädigung durch mechanische Traumen* (z. B. raues Toilettenpapier) sein. Das Ausmaß der Hautschädigung ist abhängig von der Konzentration, der Einwirkungsdauer der Noxe und der individuellen Disposition der Haut (z. B. atopische Diathese).

Diagnose

Zunächst sollten proktologische Erkrankungen, wie z. B. Prolaps, Inkontinenz, Hämorrhoidalleiden, Fistelleiden, chronisch entzündliche Darmerkrankungen, Kondylome, die Hygiene störende Marisken, ausgeschlossen werden. Potenziell irritative Stoffe, wie z. B. Metallsalze oder Toilettenpapier, können im sog. Reibetest am Unterarm festgestellt werden.

Therapie

> Das ermittelte Irritans wird eliminiert; eine Sanierung begleitender proktologischer Leiden ist zwingend notwendig.

Atopisches Ekzem (Neurodermitis, endogenes Ekzem)

Die Perianalregion ist eine typische Prädilektionsstelle für dieses Ekzem, das in engem Zusammenhang mit der sog. *atopischen Diathese* steht. »*Atopie*« bezeichnet eine genetisch bedingte Anlage zur Entwicklung bestimmter Krankheiten. Hier entsteht allmählich auf der Basis einer Überempfindlichkeit von Haut und Schleimhaut gegenüber Umweltstoffen (Typ-I-Allergie), assoziiert mit erhöhter IgE-Bildung, das atopische Ekzem der Analregion (◘ Abb. 12-2).

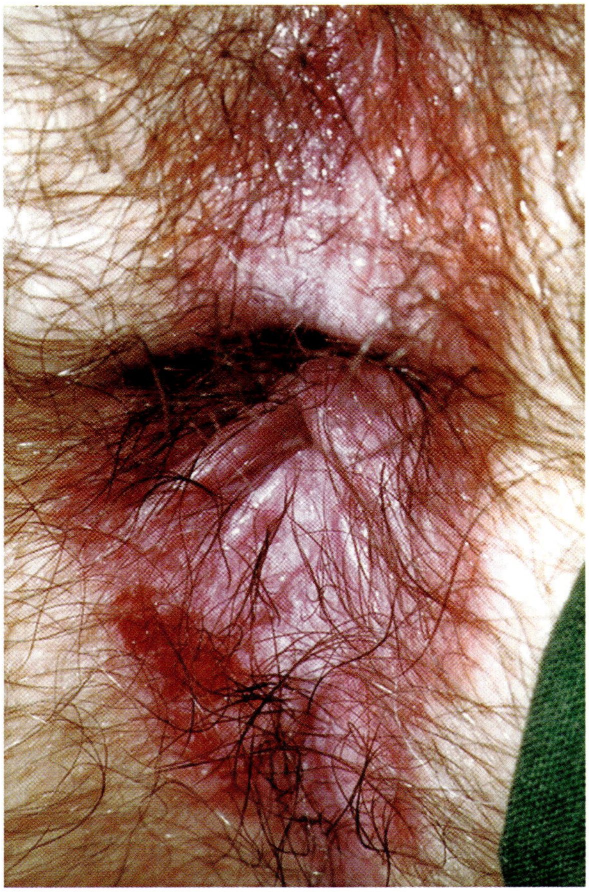

Abb. 12-2. Analekzem, atopisch (endogenes Ekzem, Neurodermitis; hier: rötliche Hautverdickung, feucht)

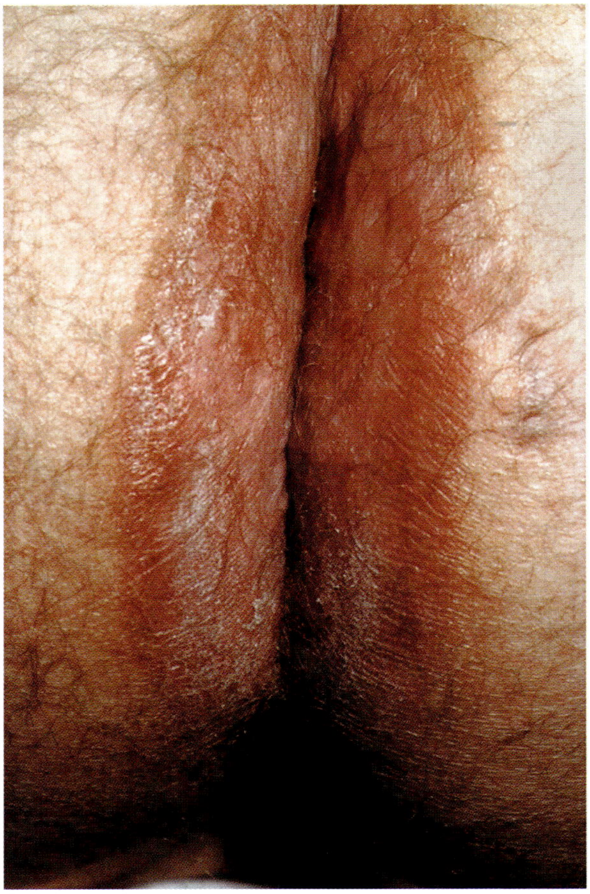

Abb. 12-3. Analekzem, kontaktallergisch (hier: starke flächenhafte Rötung mit kleinlamellärer Schuppung)

Diagnose

Die Diagnose gestaltet sich einfach, wenn andere Prädilektionsstellen wie Knie- und Ellenbeugen gleichermaßen befallen sind. Liegt lediglich eine anale Manifestation vor, wird die klinische Diagnostik schwieriger. Es müssen weitere Untersuchungsverfahren eingesetzt werden.

Der Nachweis einer atopischen Hautdiathese kann mit Hilfe des »Erlanger Punkteschemas zur Erhebung eines erhöhten Ekzemrisikos« erbracht werden [4]. Dieses Schema erfasst positive Eigen- und Familienanamnesedaten bezüglich atopischer Erkrankungen sowie mit Atopie assoziierter Hautbefunde, wie weißer Dermographismus, Sebostase, palmare Hyperlinearität, Hertoghe-Zeichen, Keratosis pilaris oder doppelte Infraorbitalfalte (Dennie-Morgan-Falte). Das Auslösen des weißen Dermographismus z. B. hat sich als hilfreicher, zuverlässiger Marker in der Diagnostik des atopischen Ekzems erwiesen. Fast 80% aller Atopiker weisen dieses Zeichen auf, im Gegensatz zu nur 7% der Normalbevölkerung [8].

Ein entscheidender Hinweis kann auch mit Hilfe des Atopie-Patchtests gelingen: Nach epikutaner Applikation von IgE-induzierenden Aeroallergenen, wie z. B. Pollen und Hausstaubmilben, kommt es zu einer dosisabhängigen Ekzemreaktion [2]. Es handelt sich um eine TH_2-Reaktion mit Beteiligung von APC (Langerhans)-Zellen, die u. a. für die ekzematöse Komponente verantwortlich sind.

Therapie

Therapeutisch empfiehlt sich zunächst die kurzfristige lokale Applikation eines Kortikoids (Betnesol-Creme), später die einer teerhaltigen Zubereitung. Auch Bestrahlungen mit hochenergetischem UVA-Licht bringen vielfach dieses Ekzem zur Abheilung. Aufgrund des chronisch-rezidivierenden Verlaufs muss der Patient in eine Intervalltherapie eingewiesen werden.

Allergisches Kontaktekzem

Bei dieser Form des Ekzems reagiert die Haut mit einer *spezifischen immunologisch vermittelten Entzündung (sog. Typ-IV-Allergie, Hypersensitivitätsreaktion)* auf externe Fremdstoffe (Abb. 12-3). Es handelt sich meist um Inhaltsstoffe von Hautpflegemitteln, Intimsprays, Proktologika und feuchten Toilettenpapieren, die mitunter schon jahrelang problemlos benutzt wurden. Nachgewiesene Allergene sind Duftstoffe, Cinchocain, Mafenid, Hexylresorcin, Lidocain, Albothyl, Kamillenextrakt, Chininsulfat und Menthol. Eine allergische Reaktion bei Verwendung von trockenem Toilettenpapier ist selten; mögliche Ekzematogene sind hier Kathon C6 und Euxyl K400 [1, 3].

Diagnose

Der Nachweis des Allergens erfolgt mit Hilfe des Epikutantests, und zwar mit den Standardsubstanzen, den Salbengrundlagen, dem Analblock und ggf. mit suspekten Substanzen. Nach Kontakt des Fremdstoffes mit der Epidermis entwickelt sich innerhalb von 48–72 h die charakteristische Testreaktion.

Therapie

Bei Verdacht auf Kontaktallergie werden sofort alle Externa abgesetzt. Bis zur allergologischen Testung sollten nur indifferente Topika, wie Pasta zinci mollis (DAB 10) und Unguentum emulsificans aquosum, verwendet werden, ggf. nur kurzfristig Kortikosteroidexterna (ohne Konservierungsstoffe), z. B. Betnesol-Creme.

Differenzialdiagnose

Unter differenzialdiagnostischen Aspekten müssen folgende Erkrankungen berücksichtigt werden: Psoriasis inversa, Erythrasma, perianale Streptokokkendermatitis, anale Kandidose, M. Bowen, M. Paget, Lichen ruber planus und Lichen sclerosus et atrophicus (»white-spot-disease«).

Psoriasis inversa oder intertriginöse Schuppenflechte

Sie imponiert in der Analregion als juckende, hochrote, niemals schuppende Dermatitis, häufig begleitet von der pathognomonischen Rhagade in der Rima ani (▫ Abb. 12-4). Bestimmte Faktoren, wie beispielsweise fäkulentes Sekret und Schweiß, provozieren eine Psoriasis; sie lösen den isomorphen Reizeffekt aus (Köbner-Phänomen).

Diagnose

Die Diagnose gestaltet sich insbesondere dann schwierig, wenn die psoriatischen Stigmata, wie Kopfschuppen über den Haaransatz (Psoriasis capitis) hinaus, Befall der Ellbogen oder Knie (Streckseiten) und Tüpfelnägel (Psoriasis ungium), fehlen. Die Diagnose wird ggf. durch eine histologische Untersuchung abgesichert.

Therapie

Zur Behandlung kommen Calcipotriol-Salbe (Psorcutan-Salbe), Farber-Harris-Paste Stärke I oder Farbstoffe in Frage. Kortikoidzubereitungen dürfen wegen Rebound-Gefahr nur kurzfristig appliziert werden.

Erythrasma

Das Erythrasma ist eine *Infektion der perianalen Haut mit einem pigmentproduzierenden Coryne-Bacterium (minutissimum)*. Meist zeigt sich ein großflächiger, trockener, schuppender, scharf umschriebener Herd von hell- bis dunkelbrauner, manchmal sogar rötlicher Farbe (▫ Abb. 12-5). Das Erythrasma verursacht oft Pruritus und Brennen. Nach längerem Bestehen finden sich infolge ständigen Kratzens Mazeration, Exkoriation und Lichenifikation. Unbehandelt breiten sich die Hautveränderungen über Monate und Jahre kontinuierlich aus.

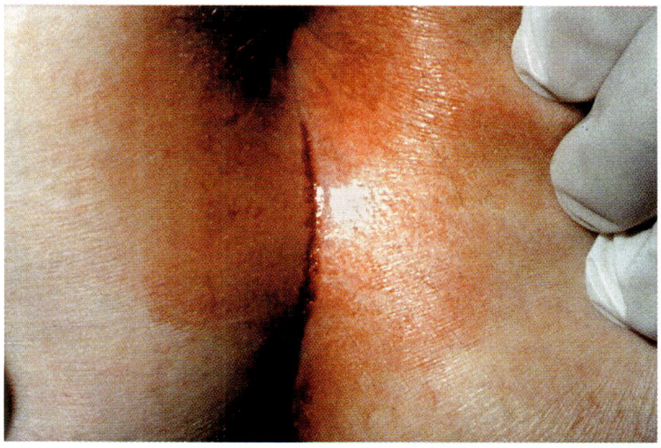

▫ Abb. 12-4. Psoriasis intertriginosa sive perianalis (hier: mittelständige Rhagade, jedoch ohne Schuppung)

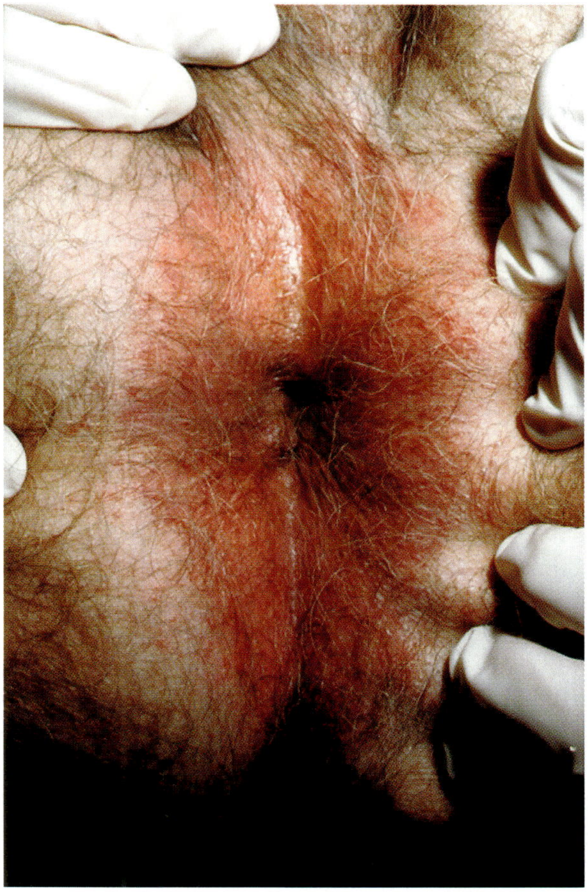

▫ Abb. 12-5. Erythrasma (hier: scharf begrenzter, trockener, dunkelbrauner, juckender Bezirk)

Diagnose

Unter der Wood-Lampe (UVA-Licht, 366 nm) kommt es zur charakteristischen korallen- oder lachsroten Fluoreszenz des Porphyrins in der Haut. Bei Patienten, die eine gründliche Analhygiene praktizieren, kann die Fluoreszenz fehlen, wenn die wasserlöslichen Porphyrine abgewaschen wurden [7].

Therapie

Die Behandlung des Erythrasmas besteht im Auftragen eines erythromycinhaltigen Gels 2-mal täglich über 7 Tage (Erydermec-Gel) oder einer imidazolhaltigen Creme. Beim Rezidiv empfiehlt sich die systemische Gabe von Erythromycin 500 mg 2-mal täglich über 14 Tage (Erythromycin-Wolff).

Anale Candidose (Hefedermatitis, Soorekzem)

Beim Vorhandensein einer *intestinalen Candidose*, mit Nachweis von Candida albicans, tropicalis oder glabrata, kann es auf vorgeschädigter Haut bei Gesunden gelegentlich, bei Inkontinenten sehr viel häufiger zur Candida-Überlagerung und Verschlimmerung des Analekzems und zur analen Candidose kommen.

Perianale Streptokokkendermatitis (perianale Zellulitis, perianale streptogene Dermatitis)

Sie imponiert als perianales, scharf begrenztes Erythem, manchmal exsudativ einhergehend mit Pustelbildung in der Peripherie. Auslöser der perianalen Streptokokkendermatitis sind *β-hämolysierende Streptokokken der Gruppe A*.

12

Diagnose

Der Erregernachweis wird in der Kultur geführt. Symptome sind Brennen und Juckreiz, manchmal auch Schmerzen beim Stuhlgang. Im Gegensatz zum Erysipel ist beim Vorliegen der Streptokokkendermatitis das Allgemeinbefinden des Patienten nicht gestört.

Therapie

Penicillin V, 100.000 IE/kgKG oral über 10–14 Tage gegeben, ist die Therapie der Wahl (Megacillin oral 1,5 Mega); bei einer Penicillinallergie ist Erythromyzin angezeigt [6].

Das Analekzem manifestiert sich zirkum- und intraanal; nur gelegentlich ist es auf ein Segment der Perianalhaut beschränkt. Je nach Akuität (akut, subakut, chronisch) zeigen sich ein Erythem, Papeln, Seropapeln, Bläschen, Erosionen oder eine Lichenifikation, aber nahezu nie Schuppen. Eine Differenzialdiagnostik des Analekzems lediglich anhand der Morphe ist kaum möglich; es müssen wie oben gezeigt weitere Untersuchungen erfolgen.

Hauptsymptom aller Analekzemformen ist der anhaltende, quälende Pruritus. Weitere Beschwerden sind Brennen und Nässen. In der Regel sind die Symptome nachts intensiver, sodass die Patienten keine Ruhe finden.

12.1.3 Indikationsorientierte Therapiestrategien

Das unterschiedlich lange Bestehen eines Analekzems verlangt klinisch eine Differenzierung zwischen akutem, subakutem und chronischem Ekzem. Je länger ein Analekzem besteht, desto wahrscheinlicher ist eine polyätiologische Ursache. Existiert z. B. primär ein irritativ-toxisches oder atopisches Ekzem, pfropft sich leicht ein allergisches Kontaktekzem infolge Sensibilisierung bei verminderter Barrierefunktion auf, oder es manifestiert sich sekundär ein Soorekzem.

12.2 Anorektale Herpes-simplex-Virusinfektion

V. Wienert

Der Herpes simplex ist eine virusbedingte Infektion der perianalen Haut oder der intrarektalen Schleimhaut.

HSV-1- und HSV-2-Infektionen sind weltweit verbreitet und kommen oft vor. Die Seroprävalenz von HSV-2 beträgt durchschnittlich 20 bis 40% bei den 20- bis 30-Jährigen. Weit höhere Prävalenzraten zeigen sich unter Homosexuellen und Prostituierten. So fanden Goodell et al. [1] unter 102 homosexuellen Männern 23, die an einer Proktitis erkrankt waren, und da Rosa Santos et al. [2] sahen unter 85 HIV-Patienten 73% HSV-2-Infektionen.

12.2.1 Ätiopathogenese

Es werden zwei antigendifferente Typen unterschieden: das *HSV-1* (humanes Herpesvirus 1, HHV-1) und das *HSV-2* (humanes Herpesvirus 2, HHV-2). HSV-2-Infektionen finden sich vorzugsweise im Anorektal-Genital-Bereich, zunehmend werden auch hier HSV-1-Infektionen diagnostiziert. Durch Austrocknung werden die Viren inaktiviert.

Infektionswege

Im anorektalen Bereich erfolgt die Übertragung der Viren akut Erkrankter oder von klinisch gesunden Virusträgern beim Geschlechtsverkehr über kleine Läsionen der Haut oder Schleimhaut. Die Inkubationszeit beträgt 2–12 Tage. Es wird zwischen primären und rekurrierenden Infektionen unterschieden. Durch Reinfektion oder durch Aktivierung eines latenten HS-Virus bedingte Rezidive sind häufig anzutreffen.

12.2.2 Klinik

An der perianalen Haut stellen sich Herpes-simplex-Virusinfektionen anfänglich als gruppiert stehende bis reiskorngroße gedellte Bläschen dar, im späteren Verlauf als multiple,

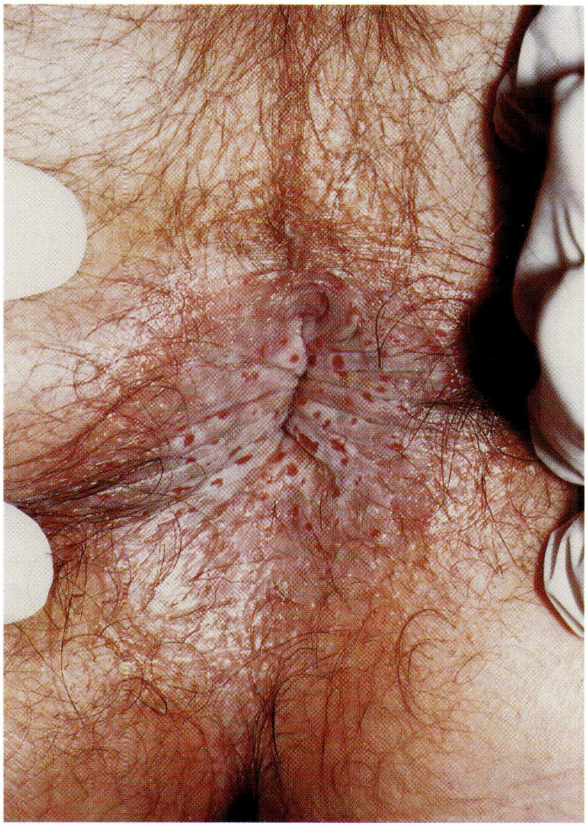

Abb. 12-6. Herpes-simplex-analis-Infektion (hier: multiple, perianale Erosionen)

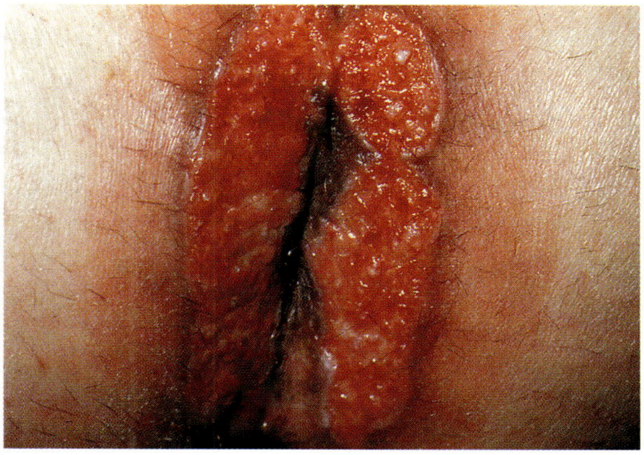

Abb. 12-7. Herpes-simplex-analis-Infektion (hier: flächige Ulzerationen bei erworbener Immunschwäche)

ausgestanzte, oft konfluierende Erosionen oder flache Ulzerationen, die außerordentlich schmerzhaft sind und in der Regel innerhalb von 2–4 Wochen abheilen (*Herpes analis*; Abb. 12-6). Die Infektion kann sich ebenso an der distalen Rektumschleimhaut manifestieren: Endoskopisch sieht man erosive und ulzeröse Läsionen, die teils bluten und teils Eiterauflagerungen tragen (*Herpesproktitis, Proctitis herpetica*).

Etliche Infektionen verlaufen atypisch, d. h. die Infizierten haben keine oder nur minimale Beschwerden und nehmen deshalb ihre Erkrankung nicht wahr. Bei der Erstmanifestation klagen die Patienten über Kopfschmerz, Fieber, Myalgien, Schmerzen im Bereich der Läsion oder schmerzhafte inguinale Lymphdrüsenschwellungen. Der Verlauf des Rezidivs zeigt geringer ausgeprägte Symptome. Beim Vorliegen der Herpesproktitis geben die Patienten anorektale Schmerzen, Tenesmen, schleimig-eitrigen blutigen Ausfluss, Harnverhaltung [3], Arthralgien in den Beinen oder sakrale Parästhesien an [4].

Verlauf und Komplikationen

Die HSV-Infektionen beider Typen 1 und 2 können häufig rezidivieren. Bei gleichzeitiger *HIV-Infektion* kann es zu schwerem Krankheitsverlauf kommen (Abb. 12-7). Beim Befund der Proktitis wurde von einigen Autoren eine *aseptische Meningitis* gesehen [4–6], die hämatogen erfolgt. Eine Enzephalitis mit hoher Letalitätsrate ist sehr selten, kommt aber vor. Bei der Diagnose Meningoenzephalitis besteht Meldepflicht.

12.2.3 Diagnostik und Differenzialdiagnostik

HSV-Infektionen an der Haut werden in der Regel per Inspektion gestellt, im Rektum mittels Endoskopie. Bei atypischen klinischen Erscheinungsbildern sollte *serologisch der Antigennachweis* erfolgen oder im Bläscheninhalt die Virusisolierung auf Zellkulturen. Bei schon älteren Effloreszenzen lässt sich der Nachweis mittels PCR führen.

Beim Herpes analis muss ein Herpes zoster oder eine Impetigo contagiosa ausgeschlossen werden. Die herpetische Proctitis muss gegenüber anderen Proktitiden, wie der Proktitis ulcerosa et granulomatosa, der Strahlen- und Antibiotika-, der gonorrhöischen Proktitis und der Chlamydienproktitis, abgegrenzt werden.

12.2.4 Indikationsorientierte Therapiestrategien

Für die Behandlung anorektaler Herpes-simplex-Infektionen stehen *Aciclovir (Zovirax), Famciclovir (Famvir) und Valaciclovir (Valtrex)* zur Verfügung. Hautinfektionen werden topisch oder mit Tabletten behandelt. Bei schweren Infektionen, insbesondere bei Immundefizienten, werden dagegen Infusionen verabreicht [7]. Bleibt der Therapieerfolg aus, sollte ein Virusisolat zur Resistenzbestimmung entnommen werden. Die Resistenz gegenüber den oben genannten Pharmaka kann zu lebensbedrohlichen Situationen führen, insbesondere bei Aids-Kranken. In diesen Fällen sollte *Foscarnet* systemisch verabreicht werden [8].

12.3 Anorektale Varicella-zoster-Infektion

V. Wienert

Der Herpes zoster ist eine *akut auftretende neurodermale Virose*, die sich an der perianalen Haut im Bereich eines Hautnervensegmentes (sakrales Dermatom) manifestiert.

Das Varizella-zoster-Virus ist weltweit verbreitet und infiziert ab dem Kindesalter praktisch die gesamte Bevölkerung. Der Herpes zoster nimmt mit steigendem Lebensalter linear zu: Während er im Kindesalter selten auftritt, hat er seinen Gipfel bei Erwachsenen beiderlei Geschlechts zwischen dem 50. und 70. Lebensjahr. Kinder mit Leukämie erkranken 122-mal öfter an Herpes zoster als gesunde Kinder [3].

12.3.1 Ätiopathogenese

Der Erreger ist das *neurotrope Varizella-zoster-Virus (VZV)*, das nach einer Varizellaerkrankung im Nervengewebe persistiert. Es kann dort zur Reaktivierung kommen, es entwickelt sich ein Herpes zoster.

Infektionswege

Die primäre Varizelleninfektion hat eine *Inkubationszeit von 10–23 Tagen*; sie führt zur *latenten Infektion der Spinalganglien* [1]. Aufgrund einer reduzierten Immunlage, z. B. altersbedingt, bei Immundefizienz (z. B. Aids), bei vorhandenen Lymphomen und Karzinomen, nach Chemo- oder Radiotherapie oder bei Graviden, wird u. U. die Virussynthese wieder aufgenommen, die Reaktivierung setzt ein, es entsteht der Herpes zoster. Während die Varizellen hoch kontagiös sind, ist der Herpes zoster nur geringfügig über einen virusreichen Bläscheninhalt infektiös. So ist die Infektion eines Kindes nach sexuellem Missbrauch – wie sie beschrieben wurde [2] – eher die Ausnahme.

12

12.3.2 Klinik

Anfänglich stellt sich der Herpes zoster an der *perianalen Haut unilateral im Bereich des sakralen Dermatoms* als umschriebenes Erythem dar. Es geht dann über in gruppiert stehende Papeln, die sich rasch in stecknadel- bis reiskorngroße Bläschen umwandeln und schließlich Pusteln mit gelblichem Inhalt bilden. Nach ca. 1 Woche trocknen die Pusteln ein, es entstehen gelblich-bräunliche Borken und Krusten. In der Regel ist der Befall des Segmentbereiches einseitig, d. h. die Medianlinie des Körpers wird nicht überschritten. Die inguinalen Lymphknoten können vergrößert und druckschmerzhaft sein.

Noch vor dem Auftreten von Hautveränderungen geben die Patienten *neuralgiforme Schmerzen* (akute Zosterschmerzen), Berührungsempfindlichkeit und Hyper- und Parästhesien im Sakralbereich an. Die Schmerzen bleiben in der Eruptionsphase bestehen. Im Prodromalstadium klagen die Patienten nur vereinzelt über Mattigkeit und Fieber.

Verlauf und Komplikationen

Der Herpes zoster heilt in der Regel nach 2–3 Wochen narbenlos ab, und die Schmerzen verlieren sich.

Es kann zu einzelnen nekrotischen Herden kommen, manchmal sogar zur Nekrose der gesamten Läsion (*Zoster gangraenosus*), die narbig abheilt. Besonders bei Patienten im hohen Alter entwickelt sich u. U. eine *postzosterische Neuralgie*, die über Wochen, Monate und Jahre persistieren kann. Es handelt sich um Dauerschmerzen oder auch Schmerzattacken, die z. B. durch Berührung ausgelöst werden. Der *sakrale Herpes zoster* kann eine Zystitis [4] oder eine zeitweilige Lähmung der Harnblase [5] oder Schmerzen in der Analregion mit Tenesmen [6] verursachen. Im Kolon werden evtl. endoskopisch und röntgenologisch multiple flache Ulzerationen gesehen [7]. Es besteht keine Meldepflicht.

12.3.3 Diagnostik und Differenzialdiagnostik

In den meisten Fällen wird die Diagnose aufgrund der Anamnese (Schmerz) und des typischen klinischen Bildes gestellt. Bei atypischem Krankheitsverlauf sollte der Nachweis der VZV-DNA aus Bläschenmaterial mittels Polymerasekettenreaktion erfolgen. Im Vergleich zur PCR haben konventionelle virologische und serologische Untersuchungsmethoden eine viel geringere Sensitivität [8].

Es müssen ein Herpes simplex, eine Impetigo bullosa und ein Erysipel ausgeschlossen werden. Die Zosterproktitis muss gegenüber anderen Proktitiden, wie der Herpes-simplex-Proktitis, der Proctitis ulcerosa et granulomatosa, der Strahlen- und Antibiotikaproktitis sowie der Proktitis bei Gonorröe oder Chlamydienbefall, abgegrenzt werden.

12.3.4 Indikationsorientierte Therapiestrategien

Zur lokalen Therapie kommen beispielsweise Vioform-Lotio und Aciclovirzubereitungen in Frage. Zur systemischen antiviralen Behandlung des Herpes zoster sind Aciclovir (Zovirax i.v. p.o.), Famciclovir (Famvir p.o.), Valaciclovir (Valtrex p.o.) und Brivudin (Helpin p.o.) zugelassen. Bei einem Therapiebeginn innerhalb von 72 h nach Auftreten der Hautläsionen kann neben der schnellen Abheilung der Effloreszenzen auch eine Reduktion der Schmerzen erreicht werden. Zur Schmerzbehandlung sind Analgetika und Antirheumatika, selten Opioide indiziert.

Die Prognose ist günstig einzuschätzen, da in weniger als 1% der Fälle ein Zoster-Rezidiv zu erwarten ist. Mehrmalige Rezidive sind äußerst selten.

12.4 Anorektale Feigwarzen

V. Wienert

Feigwarzen (Condylomata acuminata, spitze Kondylome) stellen sich in verschiedenen Ausprägungsformen dar: als stecknadelkopfgroße rötlich- bis grau-gelb-braune oder weißliche Papeln, die sowohl solitär als auch multipel, gelegentlich beetartig konfluierend auftreten können oder auch als große blumenkohlartige Tumoren *(destruierend: Buschke-Löwenstein-Tumor oder nicht destruierend: Condylomata gigantea)*. Seltener finden sich flächige, weißlich verfärbte Infiltrationen *(Condylomata plana)*; bei ihnen handelt es sich um eine Phänokopie des Analekzems [19].

12.4.1 Ätiopathogenese

Kondylome sind *virusinduziert*; in der Regel enthalten sie *HPV-6- oder HPV-11-DNA* (HPV = humanes Papillomavirus), manchmal auch das onkogene HPV-16. Bei Kindern wurden auch HPV-1, -2, -3, -16 und -18 nachgewiesen. Die Durchseuchung der sexuell aktiven Bevölkerung mit verschiedenen HPV-Typen im anogenitalen Bereich ist hoch. So sollen 60% der Menschen HPV-Antikörper haben. In der Regel ist die Infektion vorübergehend; bisweilen bleibt sie jedoch latent, nimmt aber im Alter ab.

Infektionswege

Im anorektalen Bereich manifestieren sich die Kondylome i. allg. aufgrund prädisponierender Faktoren, wie z. B. Feuchtigkeit (Fluor), Mazeration (Ekzem) und Epithelläsionen (Kratzeffekte, Analverkehr). Neben der *vorwiegend sexuellen Übertragung* gibt es in seltenen Fällen andere Infektionswege, wie gemeinsames Baden oder das gemeinschaftliche Benutzen von Handtüchern [22]. Bei Neugeborenen ist eine Übertragung während der Geburt auch dann möglich, wenn die Mutter nur latent infiziert ist [7].

Sexueller Missbrauch als Ursache der Feigwarzen bei Kindern kommt vor, aber bei weitem nicht so häufig wie früher angenommen. Cohen et al. [5] konnten bei 7 von 73 erkrankten Kindern den Nachweis des Abusus führen, Herrera Saval et al. [15] in 2 von 14 und Obalek et al. [22] in 6 von 25 Fällen. Bei den Kindern – Mädchen erkranken häufiger als Jungen – liegen oft auch HPV-2-Infektionen vor, deren Ursache möglicherweise in Hautwarzen an den Fingern liegt: Durch Übertragung von Viruspartikeln aus den Fingerwarzen kommt es zur Entwicklung von Feigwarzen im Analbereich [22].

12.4.2 Klinik

Feigwarzen zählen zu den weitest verbreiteten sexuell erworbenen Krankheiten. Der Häufigkeitsgipfel liegt zwischen dem 20. und 40. Lebensjahr. In den USA beträgt die Inzidenz aller manifesten Kondylome ca. 0,1% der Bevölkerung. Weltweit steigt die Zahl der Neuerkrankungen kontinuierlich an. Während bei Männern anale Kondylome häufiger als bei Frauen gesehen werden, stellen sich intraanale Kondylome nach Analverkehr etwa gleich oft bei beiden Geschlechtern dar. Bei alten Menschen und Kindern sind Kondylome eher selten. Cohen et al. [5] berichten allerdings über 73 betroffene Kinder, die sie in ihrer Sprechstunde im Zeitraum von 2 Jahren sahen.

Immunsupprimierte Patienten sind besonders prädisponiert für die Kondylomerkrankung. Rüdlinger et al. [27] diagnostizierten bei 10% der untersuchten nierentransplantierten Frauen eine anogenitale HPV-Infektion. Schöfer [30] berichtet von 18% Erkrankten in einem Kollektiv von 267 HIV-Patienten. Patientinnen mit vulvärem Kondylombefall zeigen in 18–30% auch anale Feigwarzen [21, 26].

Kondylome finden sich perianal, intraanal, selten intrarektal.

Erscheinungsformen

- Condylomata plana imponieren als flächige Rötungen mit Infiltrationen, die teilweise weißlich verfärbt sind und dann ein Analekzem vortäuschen [9, 10].
- Condylomata acuminata stellen sich als stecknadelkopfgroße Papeln dar, die zu Beeten konfluieren können.
- Condylomata gigantea treten als blumenkohlartige Tumoren (Buschke-Löwenstein-Tumor) in Erscheinung (Abb. 12-8).

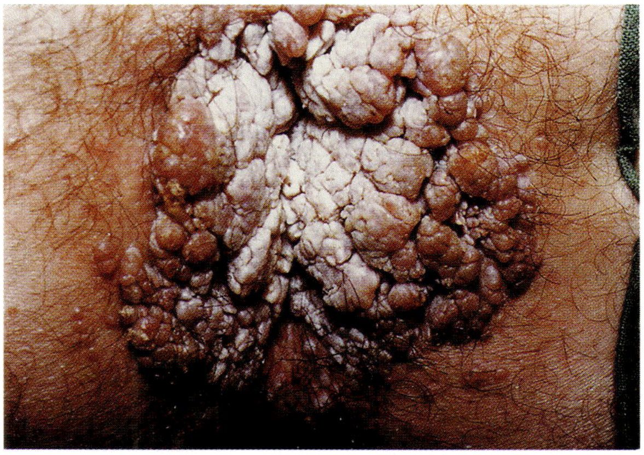

Abb. 12-8. Condylomata acuminata (hier: tumorartig)

Die Kondylome sondern mitunter ein übelriechendes Sekret ab, das zu einem ständig feuchten Anus führt. Sie verursachen keine Schmerzen, führen aber häufig zu Juckreiz und geringen Blutungen, die nur als Spuren am Toilettenpapier registriert werden. Manchmal werden die Kondylome überhaupt nicht bemerkt, v. a. bei intraanaler und/oder intrarektaler Manifestation.

Verlauf und Komplikationen

Es besteht eine nicht vorhersehbare Wachstumstendenz; Schonfield et al. [32] beschrieben bis zu 30% Spontanremissionen. Bei immunsupprimierten, beispielsweise organtransplantierten und HIV-Patienten, vollzieht sich das Wachstum in der Regel schneller als bei anderen Betroffenen; bei ihnen besteht darüber hinaus ein Entartungsrisiko. Trotz zunächst erfolgreicher Therapie gibt es bei diesen Patienten auch häufiger Rezidive als sonst.

Bei langer Manifestationsdauer der Kondylome, u. U. aber auch bei De-novo-Kondylomen, entwickelt sich in äußerst seltenen Fällen ein *Buschke-Löwenstein-Tumor*, in dem HPV-6- oder -11-DNA nachweisbar sind [16]. Selten bildet sich aus Kondylomen ein *Analkarzinom*, das sog. perianale Plattenepithelkarzinom [11]. Palmer et al. [24] wiesen bei 23 (56%) ihrer 41 Analkarzinompatienten HPV-16-DNA nach. Bei analer Manifestation wird in Analogie zu der vulvären intraepithelialen Neoplasie (VIN) der Begriff der *analen intraepithelialen Neoplasie* (AIN) verwendet [31]. In den Abstrichen finden sich bei der Neoplasie AIN-I HPV-6/-11, bei den schweren Formen AIN-III HPV-16 [23].

Zur Entartung der Kondylome bedarf es Risikofaktoren, wie vermutlich hohe Anzahl von Sexualpartnern, Nikotinabusus, chronische Entzündungen und Immunsuppression.

12

12.4.3 Diagnostik und Differenzialdiagnostik

Kondylome werden mittels Inspektion und Palpation diagnostiziert. Zum Ausschluss eines intraanalen oder intrarektalen Kondylombefalls sind eine Spekulumuntersuchung und/oder eine Proktoskopie bzw. Rektoskopie zum Zeitpunkt der Erstuntersuchung indiziert [36]. Bei flachen Kondylomen im perianalen Bereich ist die *Essigprobe* hilfreich: Durch Betupfen mit verdünnter Essigsäure (5%ig, 5 min Einwirkzeit) lassen sich die betroffenen Bezirke weiß anfärben und können dann besser biopsiert werden. Falsch-positive Weißfärbungen sind auch bei anderen Dermatosen möglich, wie z. B. beim Analekzem und der Psoriasis.

Eine Lues, Gonorrhö oder HIV-Infektion sollten ggf. serologisch ausgeschlossen werden, jedoch sind eine virologische Differenzierung und eine In-situ-Hybridisierung für die Praxis nicht notwendig. Eine Untersuchung und evtl. eine Behandlung des Sexualpartners sind indiziert.

Histologie

Bei den Kondylomen handelt es sich um *Fibroepitheliome*. Sie bilden einen verzweigten bindegewebigen Grundstock, der von verhorntem oder auch unverhorntem Plattenepithel bedeckt ist. In den oberen Retelagen finden sich Foci vakuolisierter Zellen (Koilozyten, Hohlzellen) als Folge des zytopathogenen Viruseffektes.

In-situ-Hybridisierung

Die Methode der nukleotidsequenzspezifischen Markierung ermöglicht an histologischen Schnitten eine genaue Lokalisation und die mikroskopische Darstellung der Virus-DNA.

Die *Diagnose Condylomata lata bei der Lues (Stadium II)* erfolgt *serologisch*.

12.4.4 Indikationsorientierte Therapiestrategien

Die Therapie richtet sich nach der Morphologie und der Ausdehnung der Kondylome. Die nachfolgend zitierten Studien beinhalten Ergebnisse, die die Autoren zwar bei der Therapie der Kondylome im Genitalbereich erzielt haben, die sich aber durchaus auf den proktologisch relevanten Bereich übertragen lassen.

Behandlung der perianal singulär stehenden Kondylome

Zur topischen Behandlung von kleinen umschriebenen, nicht entzündeten oder blutenden Feigwarzen eignet sich besonders das Pharmakon *Podophyllotoxin*. Es sollte eine 3-Tage-Therapie (2-mal tgl.) je Woche über maximal 4 Wochen erfolgen. Wartec-Creme ist zur Therapie von Feigwarzen (maximal 10 Kondylome = 1,5 cm^2 Hautfläche) im äußeren Genitalbereich bei Männern und Frauen zugelassen, während Condylox-Lösung für die entsprechende Behandlung nur bei Männern genehmigt ist. Für die Dauer der Therapie ist dem Patienten der Konsum von Alkohol untersagt. *Kontraindiziert* ist die Behandlung bei Kindern und Jugendlichen, bei Schwangeren und stillenden Müttern.

Mazurkiewicz u. Jablonska [20] berichten über Erfolge in 68% der Fälle nach Anwendung von Podophyllotoxin und über eine nur 38%ige Heilungsrate nach Podophyllintherapie. Bei der Behandlung der vulvären und analen Kondylome mit Podophyllotoxin-Creme beläuft sich die Clearing-Rate auf 60–80% [4, 28, 35], beim Gebrauch von Podophyllotoxin liegt die Rezidivquote zwischen 7 und 38% [2, 3 13, 17]. Etwa die Hälfte der mit Podophyllotoxin-Lösung behandelten Patienten verspürt ein leichtes Brennen; es werden Erytheme und auch oberflächliche Erosionen gesehen.

Die Therapie mit *Podophyllin* ist aus mehreren Gründen *nicht empfehlenswert*. Podophyllin ist keine reine oder standardisierte Verbindung. Die Chargen variieren beträchtlich in Bezug auf die biologisch aktiven Lignane und anderen Derivate, von denen einige mutagene Eigenschaften besitzen, z. B. Quercitin und Kaempherol [2, 3, 28]; auch teratogene Effekte wurden beobachtet. Ein weiterer Nachteil ist die geringe Stabilität der Lösung; das biologisch aktive Podophyllotoxin wird in der Gesamtlösung des Podophyllins schnell in das unwirksame Pikropodophyllin umgewandelt.

Wegen des *noch nicht erbrachten Wirkungsnachweises* kann der Einsatz der *5-Fluorouracil-Salbe* (New Zealand HPV project) oder von *Interferonen nicht empfohlen* werden.

Zur topischen Behandlung der kleinen, umschriebenen Feigwarzen im Perianalbereich des Erwachsenen steht *Imiquimod (Aldara 5% Creme)* zur Verfügung. Die Creme ist in dünner Schicht 3-mal wöchentlich vor dem Zubettgehen aufzutragen und 6–10 h lang auf der Haut zu belassen. Die Behandlung wird fortgesetzt, bis alle sichtbaren Feigwarzen verschwunden sind; sie sollte jedoch die Dauer von 16 Wochen nicht überschreiten. Als Folge sind lokale Hautreizungen wie Erytheme und Erosionen möglich.

Edwards et al. [6] behandelten 311 Patienten mit anogenitalen Feigwarzen in einer randomisierten, doppelblinden Placebo-kontrollierten Studie. Die Clearance-Rate nach 16-wöchiger Behandlung betrug bei den Frauen 72% in der Imiquimod-Gruppe und 20% in der Placebo-Gruppe; bei den Männern belief sie sich auf 33% in der Verum- und 5% in der Placebo-Gruppe. Die Rezidivquote war mit 13% gering.

Auch *Trichloressigsäure (80–90% in Ethanol)* wird zur Behandlung kleiner, vereinzelt stehender Kondylome eingesetzt. Einmal wöchentlich wird sie unter Lokalanästhesie mittels Wattetupfer appliziert. Der anfängliche Therapieeffekt ist mit 64–80% hoch, die Rezidivquote beträgt jedoch bis zu 30% [1, 8–10, 12]. Diese Therapie wird *wegen z. T. exzessiver Schmerzen nicht toleriert.* Zudem können sich kutistiefe Ulzerationen bilden, die unter Narbenbildung abheilen.

Behandlung ausgedehnter Kondylombeete, blumenkohlartiger Tumoren sowie intraanaler und intrarektaler Kondylome

Hier ist ein operatives destruktives Vorgehen angezeigt.

Die Exzision von Kondylomen mit anschließender Naht ist kontraindiziert, da es sich bei Feigwarzen um rein epidermal wachsende Tumoren handelt. Auch die Abtragung mit der Schere oder dem Skalpell sollte aus diesem Grund unterbleiben. Nach Probeentnahme zwecks histologischer Untersuchung auf Malignität werden die Kondylome *mittels flüssigkeitsunterstützter Koagulation,* d. h. mit einer Kugelelektrode unter simultaner Wasserapplikation [36], oder unter *Einsatz des Lasers (z. B. CO_2 oder NdYAG)* zerstört und anschließend ggf. mit dem scharfen Löffel entfernt (▫ Abb. 12-9).

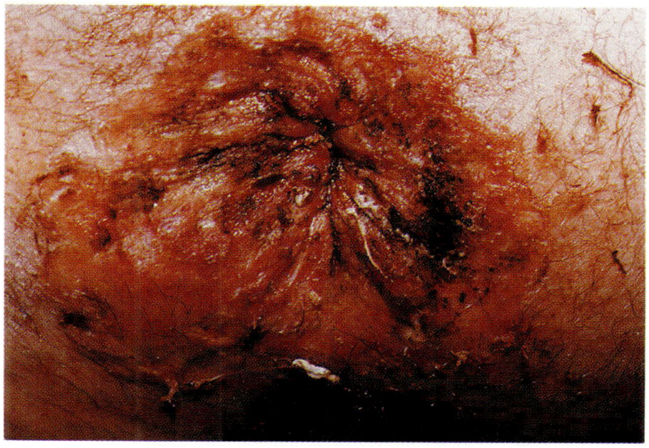

▫ **Abb. 12-9.** Condylomata acuminata (hier: postoperativ)

Bei der Elektrokoagulation ist mit einer Sanierungsrate von 72–99% und mit einer Rezidivquote von 25–51% zu rechnen [8–10]. Bezüglich der Lasertherapie berichtet Landthaler [18] über eine Heilungsrate von 43–90%, die Rezidivquote beträgt 5–10%; Ferenczy et al. [8–10] ermittelten eine Clearing-Rate von 72–97% und eine Rezidivquote von 6–49%.

Insbesondere bei der Laserbehandlung werden infolge der Vaporisierung, selbst beim Gebrauch einer Absauganlage, infektiöse Viruspartikel in die Raumluft abgegeben [8–10]. Deshalb sollten Patient, Therapeut und Hilfspersonal Mund- und Nasenschutz sowie Schutzbrillen tragen. Bei entsprechender Technik, also ohne Traumatisierung des subepithelialen Gewebes, ist nicht mit einer sichtbaren Narbenbildung zu rechnen. Kondylomrezidive müssen in gleicher Weise rechtzeitig angegangen werden. Neben der Behandlung der Kondylome sollte auch die Therapie prädisponierender sonstiger anorektaler Erkrankungen, wie z. B. Hämorrhoidal- und Fistelleiden, durchgeführt werden.

Die *Kryotherapie* von größeren Kondylomen, d. h. die Behandlung mit flüssigem Stickstoff einmal pro Woche, hat sich trotz guter Resultate in Europa nicht durchgesetzt. Klinische Studien berichten über eine Heilungsrate von 70–96% und eine Rezidivquote von 25–39% [33, 34]. Der Nachteil der Kryobehandlung liegt in der nicht beeinflussbaren Ausdehnung der Nekrose.

Die photodynamische Therapie ist noch in der *klinischen Erprobung.*

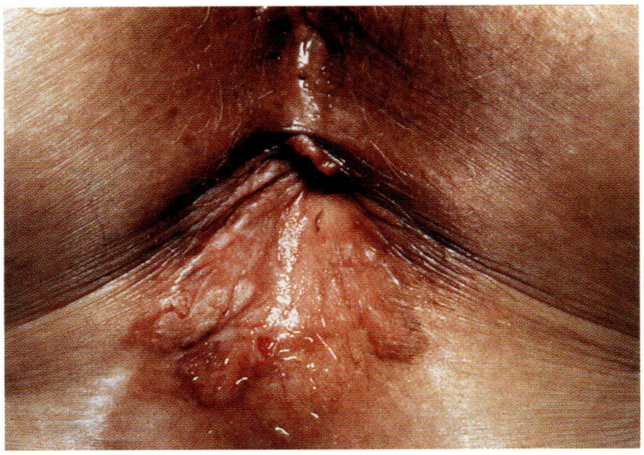

Abb. 12-10. M. Bowen: scharf begrenzte, schuppende Herde, randbetont, von bräunlicher Farbe, ein Ekzem vortäuschend

12.5 Analer Morbus Bowen

V. Wienert

Das Krankheitsbild wurde erstmals 1912 von Bowen [1] als *obligate Präkanzerose (epidermales In-situ-Karzinom)* beschrieben. In der Regel tritt es als Solitärläsion auf, es werden aber ebenso multiple Herde gesehen, die auch hyperkeratotisch und pigmentiert sein können (Abb. 12-10).

Der M. Bowen kommt relativ häufig vor, *bei Frauen öfter als bei Männern*. Beck et al. [3] sahen in einem Kollektiv von 33 Patienten 21 Frauen und 12 Männer, Sarmiento et al. [4] unter 19 Patienten 15 weibliche und 4 männliche, Kreydon et al. [5] bei 11 Patienten 8 Frauen und 3 Männer und Foust et al. [6] bei 19 Patienten 12 Frauen und 7 Männer. Es handelte sich um Patienten im Alter von 34–75 Jahren [5], von 30–69 Jahren [3] und von 21–74 Jahren [6]. Anders als bisher angenommen, tritt das Krankheitsbild durchaus nicht nur im höheren Lebensalter auf.

12

12.5.1 Ätiopathogenese

Ätiologische Faktoren sind neben dem UV-Licht ganz allgemein Strahlenschäden, chemische Kanzerogene (Arsen) und humane Papillomaviren (HPV-16, -18, -58) [2].

12.5.2 Klinik

Der M. Bowen manifestiert sich perianal und intraanal. Es werden Schmerzen, Jucken und Blutung angegeben [5].

Verlauf und Komplikationen

Der Verlauf ist immer *chronisch, es gibt keine Spontanregression*. Die Läsion dehnt sich zunächst sehr langsam peripher aus, nach jahrelangem Bestehen kommt es zu endophytisch und exophytisch destruierendem Wachstum, es entsteht ein *Stachelzellkarzinom (knotiges Bowen-Karzinom)*, das u. U. auch ulzeriert. Eine solche Entartung sahen Marfing et al. [7] in 5,7% der Fälle. Das Bowen-Karzinom kann lymphogen und hämatogen metastasieren.

1959 berichteten Graham u. Helwig [8], dass 80% ihrer Bowen-Patienten ein kutanes oder viszerales Karzinom entwickelten. In ihrem Krankengut von 106 Patienten konnten Marfing et al. [7] nur 4,7% registrieren, während Sarmiento et al. [4] bei 19 Patienten kein einziges Karzinom fanden.

12.5.3 Diagnostik und Differenzialdiagnostik

Klinisch werden perianal unscharf begrenzte, braun-rote, nicht oder geringgradig erhabene, erosiv nässende Herde von wenigen Zentimetern Durchmesser gesehen. *Die eindeutige Diagnose wird anhand einer Probeexzision mit anschließender histologischer Untersuchung gestellt.*

Der histologische Befund ähnelt dem der bowenoiden Papulose. Es stellt sich eine *hyperkeratotische, akanthotische Epidermis* dar mit starker Kernpolymorphie, reichlich vorhandenen Mitosen und dyskeratotischen Zellen. Im Papillarkörper zeigt sich eine starke Stromareaktion.

Intraanal erscheint der M. Bowen als scharf begrenzte, rote, samtartige Läsion (erythroplasieähnlich), vielfach durchzogen von leukoplakieartigen Ablagerungen. Diese Manifestationsform wird in der Regel klinisch nicht diagnostiziert; sie wird erst vom Pathologen an Hämorrhoidektomiepräparaten gesehen [6].

Hinsichtlich der Therapie müssen die bowenoide Papulose, das Analekzem, der M. Paget und die anale Psoriasis differenzialdiagnostisch abgegrenzt werden.

12.5.4 Indikationsorientierte Therapiestrategien

Die Methode der Wahl ist die Exzision des betroffenen Bereiches weit im Gesunden mit evtl. Defektdeckung.

Nach dieser Therapie fanden Marchesa et al. [9] bei 23,1% der 46 Patienten lokale Rezidive bei einer Verlaufsbeobachtung von durchschnittlich 9 Jahren, nach nur lokaler Exzision bildeten sich 53,3% und nach CO_2-Lasertherapie 80% Rezidive. Einige Autoren sahen vereinzelt auch Erfolge nach Kryobehandlung oder Applikation von Fluorouracilsalbe [10], nach Gabe von Etretinat (oral) in Kombination mit Fluorouracilsalbe [11] und nach Laserkoagulation [12].

In jedem Fall müssen regelmäßig Nachkontrollen erfolgen, damit Rezidive frühzeitig erkannt und behandelt werden können.

12.6 Anale bowenoide Papulose

V. Wienert

Es handelt sich um eine *virusinduzierte Krankheit*, die 1970 erstmals von Lloyd [1] beschrieben wurde. 1978 wurde der Begriff »bowenoide Papulose« von Kopf u. Bart [2] eingeführt. Die relativ häufig anzutreffende bowenoide Papulose tritt vorzugsweise bei jüngeren Männern und Frauen zwischen dem 20. und 40. Lebensjahr auf.

12.6.1 Ätiopathogenese

Die bowenoide Papulose ist virusbedingt; in der Regel enthalten die papulösen Veränderungen *Papillomviren* (HPV-16/-18; HPV = humanes Papillomavirus). Böcking et al. [3] fanden bei 10 Patienten in einem Kollektiv von 12 Patienten HPV-16-DNA; sie bezeichneten die bowenoide Papulose als »Low grade« In-situ-Karzinom der Epidermis. Auch von Olemans et al. [4] wird die bowenoide Papulose als *Carcinoma in situ* gesehen.

Risikofaktoren für eine Infektion sind *Promiskuität, Immunsuppression* und *HIV-Infektion.*

Infektionswege

Die Krankheit wird *vorwiegend durch sexuellen Kontakt übertragen*, aber es scheint auch andere Infektionswege zu geben. So berichten Halasz et al. [5] von einem 3-jährigen Mädchen mit analer bowenoider Papulose.

12.6.2 Klinik

Die anale bowenoide Papulose manifestiert sich perianal und intraanal. Es zeigen sich flach erhabene, multipel stehende, scharf begrenzte grau-braune bis braun-rötliche Papeln mit einem Durchmesser von etwa 2–8 mm, die in der Regel eine glatte samtartige oder feinverruköse Oberfläche haben, aber auch mazeriert sein können (Abb. 12-11). Meist sind die Patienten frei von subjektiven Beschwerden. Vereinzelt wird über leichten Juckreiz geklagt [6].

Verlauf

Die Papeln können sich innerhalb kurzer Zeit entwickeln, die Ausbreitung erfolgt durch Neubildung und/oder Konfluenz der Herde. Andererseits wird auch über ein langsames Wachstum über Jahre hinweg berichtet. Spontanheilungen sind möglich. Halasz et al. [5] berichten über einen Fall, in dem sich die bowenoide Papulose innerhalb von 8 Monaten ohne jede Therapie zurückgebildet hat.

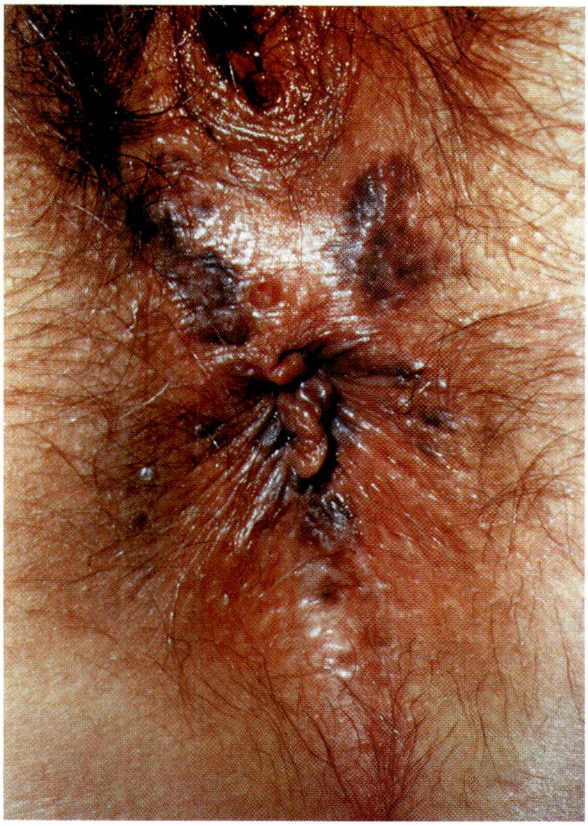

Abb. 12-11. Bowenoide Papulose: multiple, disserminiert stehende, flache, bräunlich-schwarz pigmentierte Papeln

12.6.3 Diagnostik und Differenzialdiagnostik

Die bowenoide Papulose wird mittels Inspektion und Palpation bei Spreizung der Nates diagnostiziert. Zum Ausschluss eines intraanalen Befalls sind darüber hinaus eine Analspekulumuntersuchung und eine Proktoskopie indiziert.

Bei analem Befall sind der M. Bowen, plane Kondylome, Verrucae planae und der Lichen ruber planus inspektatorisch, notfalls histologisch auszuschließen.

Histologie

Das histologische Bild ist dem des M. Bowen weitgehend entsprechend, insofern kann die bowenoide Papulose histomorphologisch nicht von einem M. Bowen abgegrenzt werden [7]. Elektronenmikroskopisch finden sich intranukleäre Viruspartikel, die entweder aggregiert oder solitär in den Kernen der oberflächlichen Epidermisschichten gelagert sind.

In-situ-Hybridisierung

Sie ermöglicht in der obersten Epidermis eine sichtbare Darstellung der HPV-16-DNA in bandförmiger Anordnung.

12.6.4 Indikationsorientierte Therapiestrategien

Wegen der hohen Spontanremission des meist gutartigen Verhaltens und wegen des sehr geringen Risikos des Übergangs in ein invasives Karzinom sollte zunächst *bis zu 2 Jahre abgewartet* werden. Alternativ hat sich die lokale Applikation von *Fluorouracil-Salbe* bewährt, die bei graviden Frauen allerdings kontraindiziert ist [8].

Als Methode der 2. Wahl oder bei Versagen der Therapie empfiehlt sich die oberflächliche Elektro- oder Laserkoagulation der Papeln. Regelmäßige klinische Nachuntersuchungen zur Früherkennung eines Rezidivs sind angezeigt.

12.7 Analer Morbus Paget

V. Wienert

1874 beschrieb Sir James Paget [1] erstmalig dieses Krankheitsbild, das er an der weiblichen Brust diagnostiziert hatte. Jahre später stellte man fest, dass sich der M. Paget auch an anderen Hautregionen (extramammär) manifestieren kann: in der Anogenitalregion, Achselhöhle, Nabelgegend, im äußeren Gehörgang, am Augenlid und am Oberschenkel. *Sowohl beim mammären als auch beim extramammären M. Paget handelt es sich um ein epidermotropes apokrines Schweißdrüsenkarzinom.* Es wird der mit einem Rektumkarzinom assoziierte *M. Paget (Typ 1)* von jenem M. Paget unterschieden, der sich nur kutan perianal ausbreitet *(Typ 2)*. Es wurde auch ein multilokuläres Auftreten beobachtet.

12

Das perianale Paget-Karzinom ist ein eher *seltener Tumor*. Chang et al. [2] sahen in 14 Jahren 22 Patienten mit einem analen M. Paget, Marchesa et al. [3] 14 Patienten, Sarmiento et al. [4] in der Mayo-Klinik in 25 Jahren 13 Patienten und Beck et al. [5] in 11 Jahren 10 Patienten. Das durchschnittliche Erkrankungsalter lag im Patientenkollektiv von Beck [5] bei 64, in dem von Sarmiento [4] bei 68 Jahren; die Geschlechtsverteilung war nicht einheitlich: Chang [2] sah nur Männer und Sarmiento et al. [4] 5 Männer und 8 Frauen.

12.7.1 Klinik

Das extramammäre Paget-Karzinom manifestiert sich perianal und intraanal. Es zeigt sich eine ekzemähnliche Läsion: ein scharf und unregelmäßig begrenzter (geographische Konfiguration), rosa bis rötlicher, leicht infiltrierter Bezirk, der teils mit Schuppen belegt ist und teils Erosionen aufweist. Die Mehrzahl der Patienten (73%) klagt über einen persistierenden Juckreiz [6].

Verlauf und Komplikationen

Der Paget-Bezirk breitet sich langsam flächenhaft aus.

> Das Paget-Karzinom ist häufig mit anderen Karzinomen, meist mit einem Rektumkarzinom, assoziiert.

Jensen et al. [6] fanden bei ihren Patienten in 59% der Fälle viszerale Karzinome und Goldblum et al. [7] unter 11 Patienten 5 Rektumkarzinome.

12.7.2 Diagnostik und Differenzialdiagnostik

Bei ekzemähnlichen Läsionen im Perianalbereich, die sich therapieresistent zeigen, ist an einen M. Paget zu denken. Letzlich kann die Diagnose nur anhand einer Probeexzision mit anschließender histologischer Untersuchung erfolgen.

Das histologische Bild ist charakteristisch: eine akanthotisch verbreiterte Epidermis mit diffuser Durchsetzung von zahlreichen, vorwiegend in Nestern angeordneten, großen, hellen, vakuolisierten Zellen mit atypischen pyknotischen, meist ovalen Kernen (sog. *Paget-Zellen*). Histochemisch ist beim analen M. Paget die Borohydridkalium-hydroxid-PAS-Reaktion positiv [8].

Es werden 2 Arten des perianalen Morbus Paget unterschieden:

- *Typ 1* zeigt eine endodermale Differenzierung mit gastrointestinaltypischen Drüsen, verbunden mit intraluminaler Nekrose. Die Paget-Zellen sind Cytokeratin-20-(CK20-)positiv und gross-cystic-disease-fluid-proteine-(GCDFP-15-)negativ. In der Regel ist Typ 1 assoziiert mit einem Rektumkarzinom (primär oder sekundär) [7].
- *Typ 2* ist das primär kutane intraepitheliale Karzinom, in dem sich GCDFP-15-positive Paget-Zellen finden.

Bei positivem Befund ist eine Endoskopie zum Ausschluss eines Rektumkarzinoms unbedingt erforderlich.

Differenzialdiagnostisch müssen in erster Linie das Analekzem, aber auch eine Psoriasis inversa und ein M. Bowen abgeklärt werden.

12.7.3 Indikationsorientierte Therapiestrategie

> Die Methode der Wahl ist eine großzügige Exzision weit im Gesunden unter histologischer Kontrolle der Exzisionsränder, da in der Regel der Herd wesentlich ausgedehnter als klinisch zu erkennen ist.

Marchesa et al. [3] konnten nachweisen, dass Patientenkollektive, die diese Behandlung erfuhren, eine geringere Rezidivrate aufwiesen als solche, bei denen nur eine lokale Exzision durchgeführt worden war. Größere Defekte können plastisch rekonstruktiv gedeckt werden [9]. Alternative Methoden, die jedoch nicht evaluiert sind, sind die Bestrahlungstherapie mit mehr als 50 Gy [10] und die kombinierte Chemo-Bestrahlungs-Therapie (5000 cGy, Fluorouracil, Mitomycin C) [11, 12].

Regelmäßige klinische onkologische Kontrolluntersuchungen zur rechtzeitigen Erkennung der Rezidive sind unverzichtbar.

Nach Jensen et al. [6] beträgt die postoperative 5-Jahres-Überlebensrate 54%, nach Sarmiento [4] 67%. Die Rezidivrate liegt nach Sarmiento et al. [4] bei 61%.

12.8 Anorektaler Ergotismus

V. Wienert

Der anorektale Ergotismus ist eine *Ulzeration infolge des Abusus von ergotaminhaltigen Suppositorien*. Die Krankheit wurde erstmals 1980 von Wienert u. Grußendorf [1] beschrieben.

Das Krankheitsbild tritt fast ausschließlich bei Frauen auf, die im Rahmen einer Migränebehandlung ergotaminhaltige Suppositorien in hoher Dosierung seit mehreren Jahren einnehmen. Jost [2] sah in seinem Krankengut innerhalb von 11 Jahren 15 Patienten mit anorektalem Ergotismus.

12.8.1 Ätiopathogenese

Aufgrund kutaner oder mukosaler Resorption von Ergotamintartrat kommt es zur *Gefäßkonstriktion und lokalen Ischämie*, die Ulzerationen verursachen. Diese heilen entweder narbig ab oder führen zu Stenosen im Analkanal und unteren Rektum.

12.8.2 Klinik

Es werden 3 Erscheinungsformen des Ergotismus unterschieden, die auch in Kombination miteinander vorkommen:

- die *anokutane Ulzeration* [1, 3–6],
- die *rektale Ulzeration* mit oder ohne begleitende Rektitis oder Rektovaginalfistel [7–10],
- die *distale Rektumstenose* [11–13].

Die Beschwerden sind vom Erscheinungsbild abhängig: Der *anokutane Ergotismus*, der sich perianal und intraanal manifestiert, bewirkt Schmerzen und Blutungen während der Defäkation. Die Patienten mit *Ulcus simplex recti* und begleitender Rektitis klagen über blutig-schleimigen Durchfall mit Tenesmen, die Patienten mit *Rektumstenose* über Schmerzen bei der Defäkation, über vermehrten Stuhldrang und Absetzen von bleistiftdünnen Stühlen.

Die Krankheit ist progredient, d. h. die Ulzera nehmen an Größe zu. Nach Absetzen der ergotaminhaltigen Suppositorien heilen sie unter Narbenbildung ab.

12.8.3 Diagnostik und Differenzialdiagnostik

Die jahrelange Einnahme von ergotaminhaltigen Suppositorien in hoher Dosierung wird in der Regel von der Patientin anamnestisch nicht angegeben. Bei der Inspektion sieht man perianal und intraanal große Ulzera, die ein mukopurulentes Sekret absondern. Die Ränder sind scharf begrenzt und nicht verfärbt, weder infiltriert noch unterminiert. Die Läsionen sind stark berührungsempfindlich. Die distale zirkuläre Rektumstenose unmittelbar jenseits der Linea dentata ist stets mit dem Finger tastbar, oft nicht passierbar. Das solitäre Rektumulkus wird mit Hilfe der Endoskopie diagnostiziert, die rektovaginale Fistel mittels Sondierung.

Histologisch zeigen sich in den Hautbiopsaten in der gesamten Kutis an nahezu allen Gefäßen pathologische Veränderungen. Die Gefäßwände sind teils verdickt, teils kleinzellig infiltriert, in den Lumina der kleinen Gefäße finden sich Endothelwucherungen und Obliterationen.

Es muss an einen *M. Crohn* gedacht werden, bei analem Befall auch an ein *Plattenepithelkarzinom*.

12.8.4 Indikationsorientierte Therapiestrategien

Nach sofortigem Absetzen des Medikamentes als auslösende Noxe kommt es nach einigen Wochen ohne spezielle Behandlung zur vollständigen Abheilung der Ulzeration und der Rektitis.

Die Rektumstenose kann durch behutsames Bougieren, z. B. mit einem Ballonkatheter, aufgedehnt werden. In seltenen Fällen wird sie operativ angegangen. Die rektovaginale Fistel wird in jedem Fall saniert.

12.9 Perianale und perineale Acne inversa

V. Wienert

Die Acne inversa (AI) ist eine Entzündung der Talgdrüsen und Terminalhaarfollikel, die sich vorzugsweise in den intertriginösen Arealen, d. h. perianal, inguinal und/oder axillär, manifestiert. Der Befall des Nackens, der submammären oder periumbilikalen Region ist seltener.

1839 wurde das Krankheitsbild erstmals von Velpeau [56] beschrieben. 1854 veröffentlichte Verneuil [57] seine Auffassung, die AI sei Folge entzündeter Schweißdrüsen. Rund 70 Jahre später vermutete Schiefferdecker [51] einen Zusammenhang mit den apokrinen Drüsen, Lane [34] und Brunsting [10] sahen eine Abhängigkeit von der Akne. So entstanden die Namen M. Verneuil, Hidradenitis suppurativa, apokrine Akne, Aknetriade, Aknetetrade und Pyodermia fistulans sinifica [32].

Gahlen et al. [19] bezeichnete die AI als schwere Akne. 1989 prägten dann Plewig u. Steger [49] den Begriff *Acne inversa*, der aufgrund der nunmehr bekannten pathogenetischen Vorgänge der korrekte ist. Die v. a. im angloamerikanischen Sprachraum verwendete Bezeichnung *Hidradenitis suppurativa* ist *unzutreffend*, da es sich nur sekundär um eine Erkrankung der ekkrinen und apokrinen Schweißdrüsen handelt.

Die Punktprävalenz beträgt 4,1%, die 1-Jahres-Prävalenz 1,0% [29, 30]. Die Krankheit kommt bei Männern wie bei Frauen vor. Thornton et al. [54] fanden in ihrem Krankengut 71% Männer und 29% Frauen, wir selbst [36] 61% männliche und 39% weibliche Patienten. Dagegen konstatierten Breitkopf et al. [9] 64% Frauen und nur 36% Männer, und auch Jemec et al. [29, 30] ermittelten einen signifikant höheren Anteil der Frauen. Es kann also nicht von einer Androtropie gesprochen werden; bei den Männern tritt die AI allerdings häufiger im perianalen Bereich auf [3]. Die Erstmanifestation kann von der Pubertät an bis ins hohe Alter erfolgen. Nach Breitkopf et al. [9] liegt das Altersspektrum zwischen 12 und 88 Jahren.

12

12.9.1 Ätiopathogenese

Zunächst bildet sich aufgrund einer Hyperkeratose der Follikelöffnung ein Komedo, der eine Superinfektion erfährt, mit anschließender Ruptur des verschlossenen Follikelkanals. Die Folge ist eine granulomatös-entzündliche Reaktion des Bindegewebes mit Ausbildung subkutaner Knoten und Fisteln und konsekutiver Fibrose. Plewig u. Steger [49] konnten diesen Mechanismus erstmals histologisch zeigen. Sie wiesen nach, dass die apokrinen Drüsen nicht primär, sondern sekundär betroffen sind. Attanoos et al. [3] und Boer et al. [7] bestätigten diesen Pathomechanismus. Sie bewiesen des Gleichen an Primäreffloreszenzen, dass es sich zunächst um eine Akne handelt und sich die apokrinen und apoekkrinen Drüsen erst später pathologisch verändern.

Die Bedeutung der Streptokokken und Staphylokokken bei der Infektion ist noch nicht hinreichend geklärt. Jemec et al. [29, 30] konnten bei AI-Patienten den äußerst seltenen Keim *Streptococcus milleri* isolieren und beschrieben eine Befundbesserung nach adäquater Antibiotikatherapie. Kurzen et al. [33] fanden präoperativ in den meisten Fällen *Staphylococcus aureus*.

Offensichtlich existiert auch eine *genetisch bedingte Form der Acne inversa* mit einer einzigen Gentransformation. So ermittelte Jemec [29, 30] in einem Kollektiv von 70 Patienten 18 (26%) mit einer positiven Familienanamnese. Fitzsimmons et al. [18] entdeckten in einer Gruppe von 23 Aknefamilien 11 mit Gendefekten.

Eine nicht geringe pathogenetische Bedeutung scheint der Nikotinabusus zu haben. Wiltz et al. [59] konnten erstmalig nachweisen, dass 70% ihrer Acne-inversa-Patienten mit perianalem Befall Zigarettenraucher waren; im entsprechenden Patientengut von Breitkopf et al. [9] waren es 85% der Männer und 84% der Frauen. Demgegenüber betrug der Anteil der Raucher in der Durchschnittsbevölkerung der betreffenden Region bei den Männern lediglich 36% und bei den Frauen 23%. Ein statistisch signifikanter Risikofaktor ist auch die Adipositas [33].

Ebenso wird ein *Einfluss der Androgene* auf die Genese der Krankheit diskutiert. Bei Frauen wird ein erhöhter Testosteronspiegel oder eine erhöhte Östrogen-Gestagen-Ratio im Serum als prädisponierend angesehen, obwohl die erkrankten Patientinnen in der Regel keine erhöhten Serumspiegel aufweisen. Kontrovers wird dagegen die *Bedeutung des Immunsystems* beurteilt. Einige Autoren beobachteten keine immunologischen Abnormitäten [15], andere dagegen einen Anstieg der Suppressor-T-Lymphozytenaktivität [40] oder einen Anstieg des Verhältnisses von T-Helfer- und T-Suppressorlymphozyten [45].

Gupta [22] und Marinella [38] beschrieben das Auftreten einer Acne inversa nach *Lithiumtherapie*.

12.9.2 Klinik

Anfänglich sieht man Riesenkomedonen (Frühstadium) und tastet derbe, subkutan gelegene indolente, erbsgroße Knoten. Diese können in der Tiefe zu wulstartigen Abszessen konfluieren und akut abszedieren. In ihrer Vollausprägung (Spätstadium) ist die Acne inversa charakterisiert durch großflächige, dunkelverfärbte, indurierte, infiltrierte Areale, die von Knoten und Abszessen und mit Epithel ausgekleideten Fistelgängen durchzogen sind (▣ Abb. 12-12). Es entleert sich auf Druck, der als schmerzhaft empfunden wird, ein trüb seröses, übelriechendes, blutig-eitriges, talgiges Sekret; in der Umgebung zeigen sich Narben als Folge ausgebrannter Entzündungsherde. Die Patienten klagen über Schmerzen, insbesondere beim Sitzen; Fieber ist selten. Sie fühlen sich krank und in schweren Fällen wegen der Geruchsbelästigung nicht gesellschaftsfähig.

Verlauf und Komplikationen

Die Acne inversa kann nach längerem Verlauf entarten. So berichten einige Autoren über die Entstehung von Platten-

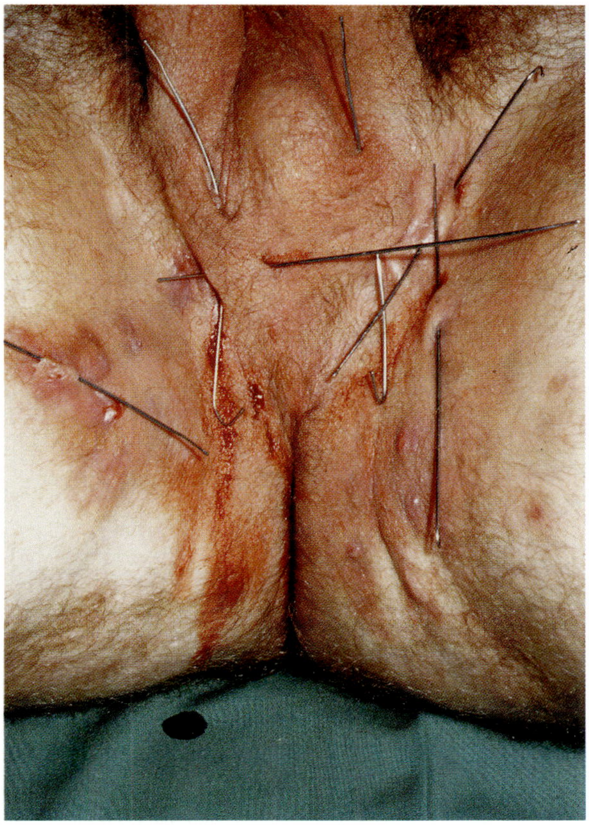

Abb. 12-12. Acne inversa (hier: mit Sonden markierte Fisteln)

epithelkarzinomen [3, 14, 37, 48, 52]. Es wird auch die Assoziation mit einem Morbus Crohn beschrieben [3, 50, 55]. Die Begleitumstände seronegative Arthropathie [16, 25], Feigwarzen [46] oder gar eine Sepsis mit Exitus letalis [24, 58] sind eher selten. Die Krankheit zeigt ein weites Spektrum hinsichtlich ihrer Verlaufsmöglichkeiten. Bestenfalls kommt es nur zur solitären Knotenbildung. Unbehandelt verläuft die Acne inversa in der Regel chronisch progredient, d. h. sie greift auch auf andere Regionen über.

12.9.3 Diagnostik und Differenzialdiagnostik

Die Diagnose wird anhand des klinischen Befundes durch Inspektion, Palpation und Sondierung der Fistelgänge gestellt. Laboruntersuchungen (Entzündungsparameter, Blutbild etc.) sind nur bei ausgedehnten, chronischen Erkrankungen notwendig.

Differenzialdiagnostisch kommen im Frühstadium Furunkel und Karbunkel in Frage, im Spätstadium mit Fistelbildung einhergehende granulomatöse Prozesse, wie z. B. Tuberculosis cutis colliquativa, tiefe Trichophytien, Anal- und Crohn-Fisteln.

12.9.4 Indikationsorientierte Therapiestrategien

Konservative Maßnahmen, wie z. B. die Gabe von Antibiotika, Kortikosteroiden, Metronidazol, Cyclosporin, Retinoiden, sowohl lokal als auch systemisch, und die Röntgentherapie, haben sich monotherapeutisch als nicht kurativ erwiesen. Mortimer et al. [43] konnten bei Frauen mit Hilfe einer Antiandrogentherapie nur in 25% der Fälle eine völlige Ausheilung erzielen. Auch Inzisionen und/oder Fistelspaltungen bringen keinen dauerhaften Erfolg.

> Methode der Wahl ist die Operation möglichst im Frühstadium.

Um die Hautveränderungen komplett zu erfassen, werden diese zunächst palpiert und mit Fettstift markiert. Die pathologisch veränderte Haut und auch das subkutane Gewebe müssen weit im Gesunden, notfalls bis zur Faszie, exzidiert werden. Dies kann mit dem Skalpell, elektrochirurgisch [54] oder auch mit dem Laser erfolgen [17, 35] (Abb. 12-13).

Leider gibt es keine kontrollierten, proktologischen Studien zu der Frage, ob perianal eine Deckung des Defektes vorteilhafter ist als die Sekundärheilung. Morgan et al. [42] legten eine an 10 Patienten mit axillärer AI durchgeführte Vergleichsstudie vor: Nach Exzision wurde eine Seite mit Spalthaut gedeckt, die andere Seite der Sekundärheilung überlassen. In beiden Fällen traten keine Rezidive auf, das kosmetische Ergebnis war gut. Die Mehrheit der Patienten favorisierte jedoch die sekundäre Wundheilung, da sie postoperativ in der Beweglichkeit des betroffenen Armes nicht eingeschränkt waren [42].

Wiltz et al. [59], Masson [39] und Thornton et al. [54] empfehlen die sekundäre Wundheilung. Die Granulations- und Epithelisationsphase dauert je nach Befund bis zu 8 Wochen und ist auch bei perianaler Lokalisation in der

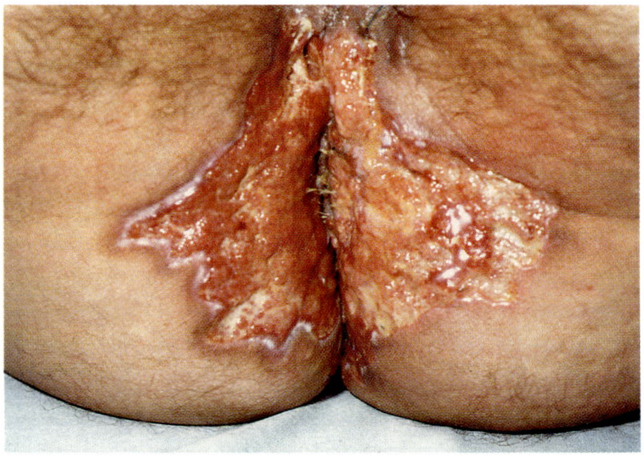

Abb. 12-13. Acne inversa (hier: postoperativ)

Regel problemlos ambulant durchführbar. Es resultieren gute kosmetische und funktionelle Ergebnisse; die Rezidivquote ist gering.

Von einigen Autoren wird die Defektdeckung mit Lappenplastiken favorisiert. Dieses Verfahren ist jedoch mit dem Risiko der intraoperativen Kontamination und der konsekutiven Infektion behaftet. Da mit den regionären Lappenplastiken wiederum haartragende Haut, von der eine Neuerkrankung ausgehen kann, an die vormals erkrankte Stelle kommt, ist mit Rezidiven zu rechnen.

Harrison et al. [23] beobachteten aber auch ein Wiederauftreten nach radikaler Operation mit sekundärer Wundheilung. 6 Monate bis zu 7,5 Jahre nach der Operation sahen sie in ihrem Kollektiv von 82 Patienten perianal keine, axillär in 5%, inguinal in 37% und submammär sogar in 50% der Fälle Rezidive. Die Ergebnisse lassen Zweifel an echten (de novo) Rezidiven aufkommen. Neumanifestationen der Acne inversa im nichtbehandelten haartragenden Randbereich des Operationsfeldes oder aufgrund zu oberflächlicher Resektion des pathologischen Gewebes wären denkbar. Auf diese Möglichkeit müssen die Patienten hingewiesen werden. Eine erneut auftretende Acne inversa bedarf wiederum der adäquaten chirurgischen Therapie.

12.10 Pilonidalsinus

V. Wienert

Der Pilonidalsinus oder Sinus pilonidalis (pilus = Haar, nidus = Nest) ist eine akut wie auch chronisch verlaufende Entzündung im subkutanen Fettgewebe, ausgehend von der Mittellinie der Kreuzbeinregion. Der Begriff wurde 1880 von Hodges [13] geprägt. Synonyme sind Pilonidalzyste, Sakrokokkzygealzyste, Haarnestgrübchen, Haarnestfistel und »jeep disease«; unzutreffend sind die Bezeichnungen Steißbeindermoid, Sakraldermoid, Dermoidzyste, Steißbeinfistel und Raphefistel.

Es werden 3 Erscheinungsbilder des Pilonidalsinus unterschieden:

- die *asymptomatische Form,*
- die *akut abszedierende Form,*
- die *chronische Form.*

In jedem Fall finden sich im Sinus Granulationsgewebe, Haare und Zelldetritus (Abb. 12-14).

Das Krankheitsbild tritt hauptsächlich im 2.–3. Lebensjahrzehnt auf, vorwiegend bei Männern. Menzel et al. [20] berichten über 103 Patienten, von denen 84 Männer und 19 Frauen waren. Die Erkrankung ist relativ häufig; während des II. Weltkrieges mussten insgesamt 77.637 amerikanische Soldaten an einem Pilonidalsinus operiert werden, bei weiteren 9.000 wurde die Diagnose als Zweitbefund erhoben [7].

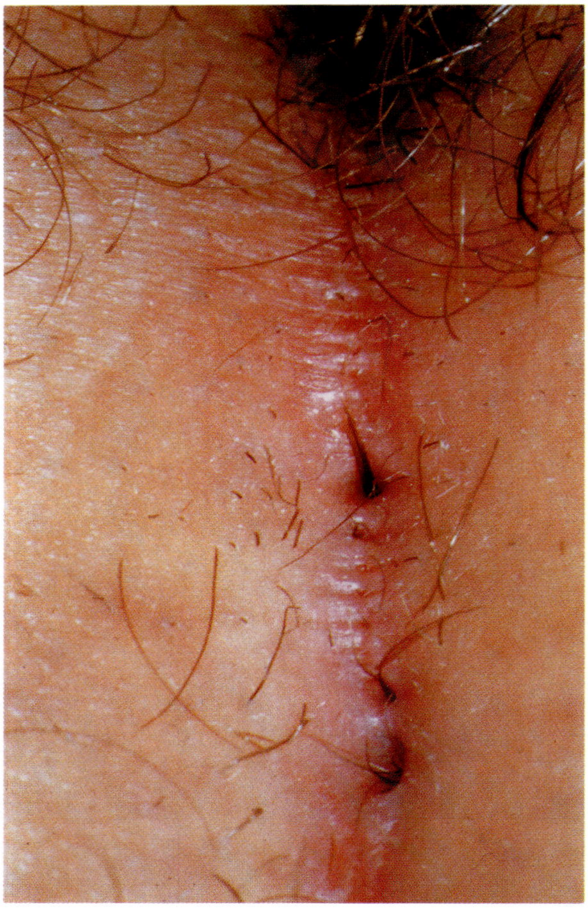

Abb. 12-14. Pilonidalsinus, symptomlos (hier: abgebrochene Haare in der Rima ani, in den sog. Primäröffnungen)

12.10.1 Ätiopathogenese

Der Pilonidalsinus wird als eine erworbene Erkrankung angesehen bei möglicherweise genetischer Disposition. Der Krankheitsentstehung scheint ein multifaktorielles Geschehen zugrunde zu liegen, ausgelöst durch einen bestimmten Mechanismus: Die Reibebewegungen der Nates drücken abgebrochene Haare mit ihren wurzelnahen Enden in die Haut hinein (Abb. 12-15). Da die Hornschuppen der Haare wie Widerhaken fungieren, dringt das Haar immer tiefer in die Haut ein bis in das subkutane Fettgewebe [27]. Dort entwickelt sich ein Fremdkörpergranulom, das nicht spontan heilt *(asymptomatische Form)*, sich aber infizieren kann *(abszedierende und chronische Form)*. Unseres Erachtens begünstigen die Faktoren starke Behaarung, Adipositas, übermäßige Schweißsekretion und unzureichende Körperhygiene die Entstehung des Pilonidalsinus. Häufig ist die Manifestation auch im Rahmen einer Acne inversa anzutreffen.

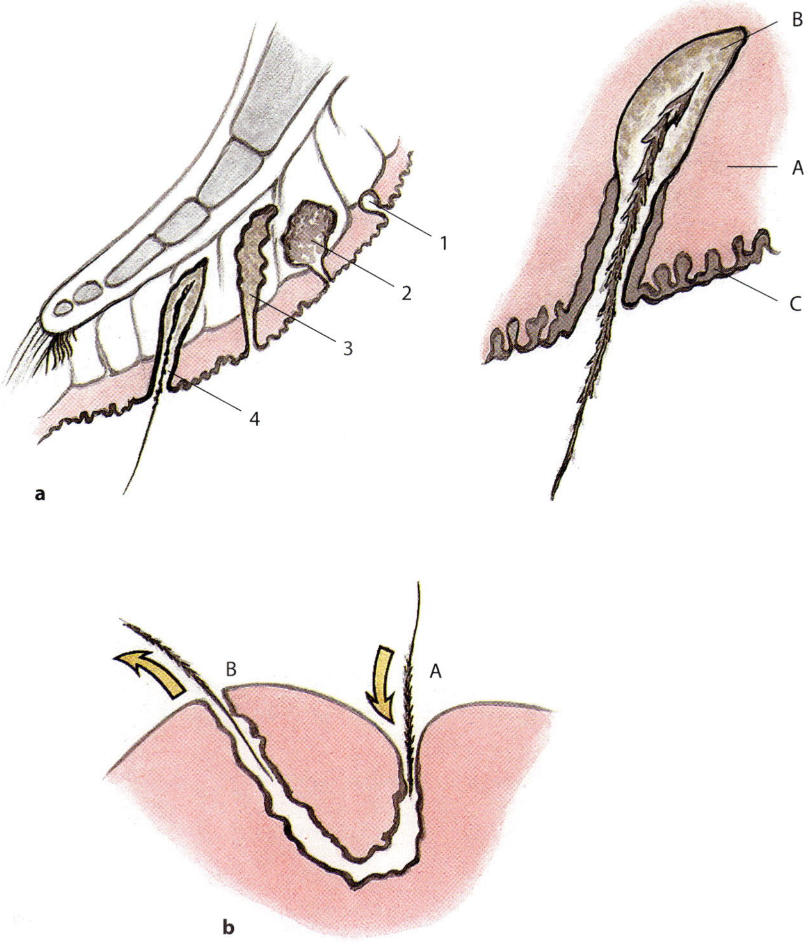

Abb. 12-15a, b. Grobes Schema der Entwicklung eines Sinus pilonidalis als Retentionsdermatopathie oder Retentionsdermatitis (*1* tiefe Hautfalte mit intakter Epithelauskleidung und Retention von Detritus und Keimen, *2* Verstopfung der Oberfläche, Abszessbildung, granulierende Abszesshöhle, *3* epithelisierte Eiterfistel, *4* Einwanderung von abgebrochenen Haaren in die von der Hautoberfläche epithelisierten Eiterfisteln – Fremdkörpergranulom). Die Haare hebeln sich mit Hilfe ihrer widerhakenförmigen Schuppen in die Tiefe primärer und sekundärer Hautfalten und Hautöffnungen (*A* Epithel, *B* Granulationsgewebe, *C* Afterschweißband). **b** Querschnitt durch die Haut der Nates (*A* epithelisierte Eingangsfistel eines Pilonidalsinus. Dachziegelschuppen des Haares nach außen weisend. *B* aus Granulationsgewebe gebildeter Fistelgang mit einem durchgewanderten Haar an der seitlich des Primärsinus gelegenen Perforationsfistel. Die Schuppen des durchwandernden Haares weisen nach innen)

12.10.2 Klinik

Der Pilonidalsinus tritt vornehmlich in der Rima ani auf, wird aber auch im Nabelbereich [9], am Penis [14] und interdigital bei Friseuren gesehen [11]. Die Beschwerden sind vom Erscheinungsbild abhängig: Die *asymptomatische Form* ist durch eine oder mehrere reizlose Primäröffnungen in der Rima ani gekennzeichnet und wird nur zufällig diagnostiziert. Die *akut abszedierende Form* imponiert durch Schwellung und Schmerzen in der paramedianen Region nach Spontanperforation, gelegentlich mit Fieber und Eiterabgang einhergehend. Im *chronischen Stadium* leiden die Patienten unter serös-eitrigen Absonderungen aus dem Sinus (Primäröffnung) selbst oder aus den lateralen Sekundäröffnungen.

Verlauf

Es gibt keine Spontanheilung. Ein asymptomatischer Pilonidalsinus persistiert lebenslang, kann aber auch akut in eine abszedierende Form und dann in ein chronisches Stadium übergehen. Nach längerem Bestehen ist eine maligne Entartung möglich. Davis et al. [2] fanden in der Literatur 44 Fälle von maligne entartetem Pilonidalsinus, 36 davon waren Plattenepithelkarzinome. Es wurde auch das gleichzeitige Auftreten von Pilonidalsinus und toxischem Schocksyndrom [24] sowie von Pilonidalsinus und einer Meningitis [6] beschrieben, wobei jeweils die Genesen unklar blieben.

12.10.3 Diagnostik und Differenzialdiagnostik

Die Diagnostik erfolgt mittels Inspektion, Palpation und ggf. Sondierung. Bei Fingerdruck auf den abszedierenden Pilonidalsinus tritt in der Regel Eiter oder seröse Flüssigkeit aus dem in der Rima ani gelegenen Primärporus aus. Die Injektion von Farbstoffen oder Röntgenkontrastmitteln in das Fistelsystem ist nicht hilfreich; ebenso entbehrlich sind bildgebende Verfahren wie Sonographie, CT und NMR.

Differenzialdiagnostisch müssen Anal- und Crohn-Fisteln ausgeschlossen werden.

Histologie

Dahl u. Henrich [1] fanden in dem partiell mit Epithel ausgekleideten Sinus Haarfragmente und Granulationsgewebe mit Fremdkörperriesenzellen. Elektronenmikroskopisch ließen sich Haaranteile nachweisen, die wie Dornen und Widerhaken geformt waren.

12.10.4 Indikationsorientierte Therapiestrategien

Eine der konservativen Methoden in der Behandlung des chronischen Sinus ist die *Injektion von Phenollösung* (80%ig) in alle Fistelgänge und Abszesshöhlen. Sie wurde erstmals 1938 von Block [5] beschrieben und 1964 von Maurice u. Greenwood [19] wieder entdeckt. Das Phenol zerstört die Epithelauskleidung und das Granulationsgewebe durch Verätzung. Hegge et al. [12] ermittelten eine Rezidivquote von 6,3%, Vara-Thorbeck et al. [29] von 16,1%, während Schneider et al. [23] Rezidive in 40% der Fälle sahen. *Wegen der hohen Toxizität und der möglichen Resorption des Phenols sollte die Methode nicht mehr angewandt werden.* Auch von anderen konservativen Behandlungen, wie der lokalen oder systemischen Gabe von Antibiotika, ist abzuraten, da sie letztlich keine Wirkung haben.

Die Methode der Wahl bei der akut abszedierenden Form ist die Operation.

Nach völliger Enthaarung der Region wird der Abszess abgedeckelt, um eine wirksame Drainage einzuleiten. Eine radikale Exzision sollte noch nicht erfolgen, da die Rezidivquote in diesem Stadium bei 41% liegt [18].

12

Operationstechnik

Ist die Entzündung vollständig abgeklungen, wird nach einem der folgenden Verfahren weiterbehandelt.

1. Es wird eine wetzsteinförmige komplette Exzision des Herdes (En-bloc-Exzision) mit allen Seitengängen, notfalls bis zur Sakralfaszie vorgenommen. Die Wundränder werden abgeschrägt, damit eine möglichst große Narbe (= haarfreie Zone) im Hinblick auf die erwünschte Sekundärheilung entstehen kann. Bascom [4] konnte nachweisen, dass auf follikelfreier Haut der Entstehungsmechanismus der Krankheit nicht mehr greift (◘ Abb. 12-16).
2. Nach der Exzision wird die Wunde primär mit Naht oder mittels plastisch rekonstruktiver Eingriffe versorgt (◘ Abb. 12-17, 12-18). Wegen einer möglichen Infektion ist eine Antibiose durchzuführen; Panov et al. [22] beschrieben das Auftreten einer lebensbedrohlichen Myonekrose.

▼

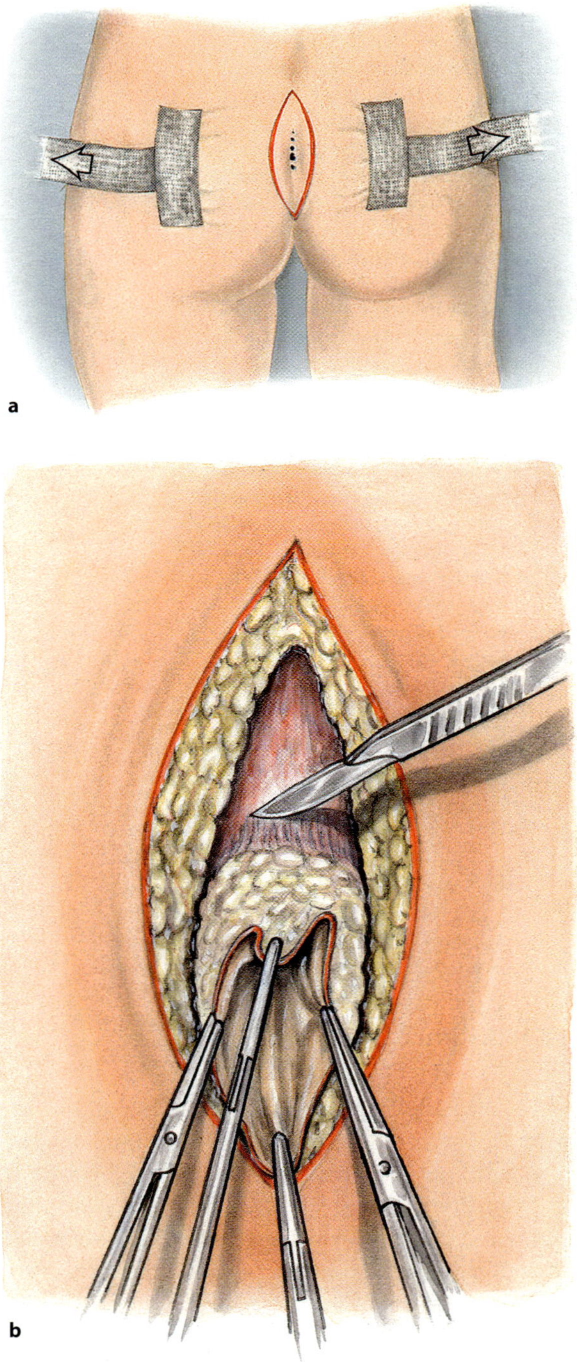

a

b

◘ **Abb. 12-16a, b.** Pilonidalsinus. **a** längsovalärer Hautschnitt. **b** Das ganze Fistelgebiet wird nach Blauinjektion in kleinen Schritten (stets außerhalb des angefärbten Fistelsystems) und unter ständiger Wundabdeckung (kein Kontakt zum Fistelsystem) vollständig und unter Mitnahme der präsakralen Faszie exzidiert

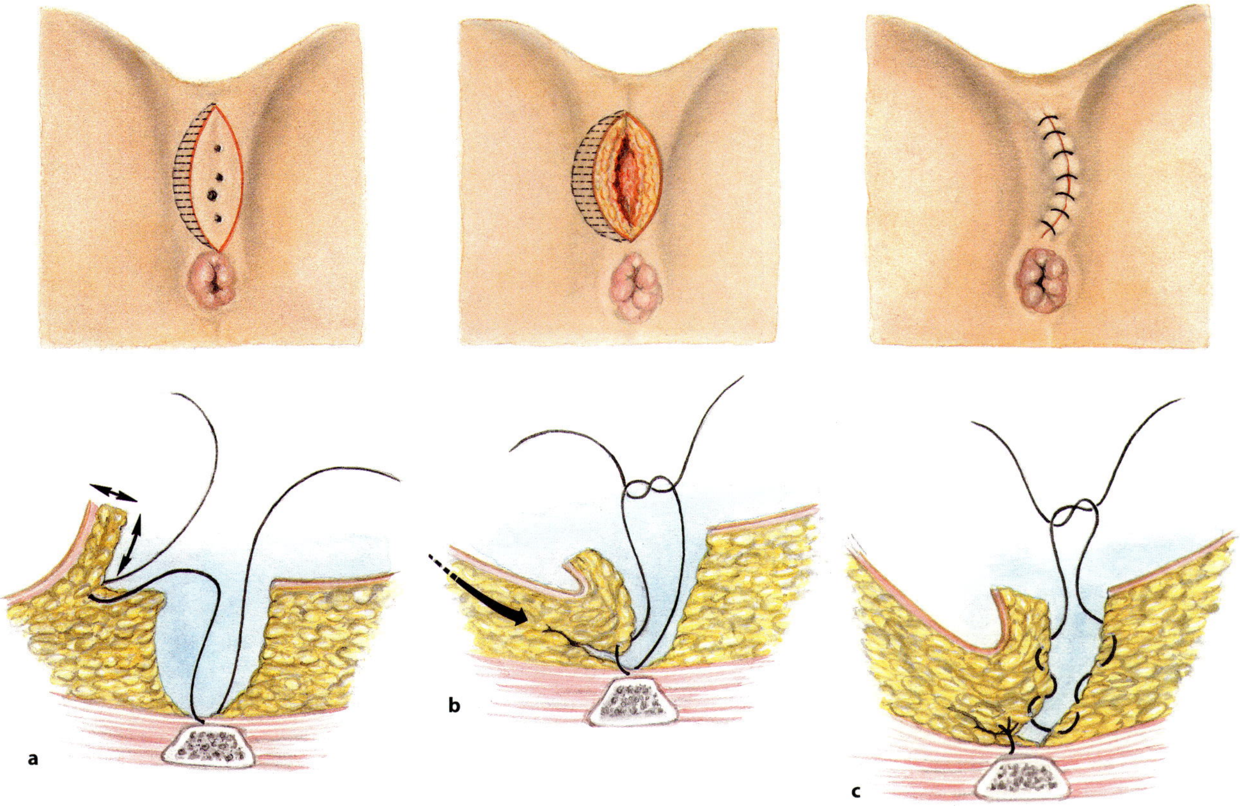

Abb. 12-17a–c. Exzision und primärer Verschluss eines Pilonidalsinus. **a** Karydakis-Lappen. **b** Die bikonkave Inzision liegt leicht seitlich der Mittellinie und schließt die primäre Öffnung und den gesamten Pilonidalsinus mit allen vorhandenen Sekundäröffnungen ein. Haut und Pilonidalsinus werden exzidiert. Der mediale Lappen mit Haut und Subkutangewebe wird mobilisiert, um einen primären Verschluss zu erreichen. **c** Darstellung des tiefen Gewebes und Adaptation, Hautnaht

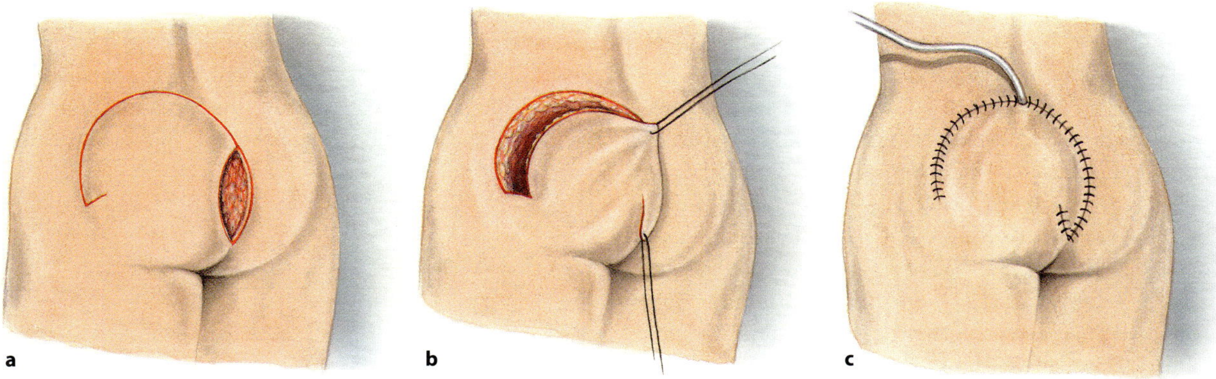

Abb. 12-18a–c. Myokutaner Gluteus-maximus-Schwenklappen. **a** Hautinzision um den myokutanen Lappen, nachdem der Pilonidalsinus vollständig exzidiert worden ist. **b** Der myokutane Lappen wird nach medial rotiert, um den pilonidalen Defekt zu decken. **c** Kompletter Verschluss des Defektes und geschlossene Saugdrainage

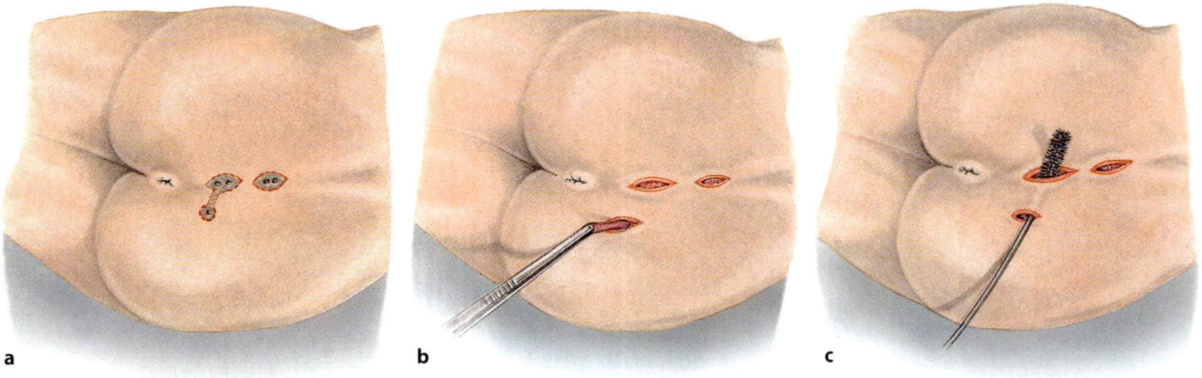

Abb. 12-19a–c. Exzision eines Pilonidalsinus mit Seitengängen. **a** Inzision um die Öffnungen entlang der Mittellinie und um alle lateralen Seitenöffnungen. **b** Der laterale Anteil des Pilonidalsinus wird wie eine Analfistel exzidiert. **c** Um sämtliches Granulationsgewebe und Haare aus dem seitlichen Gang zu entfernen, kann eine feine Bürste durch 2 Inzisionen gezogen werden, nachdem der mittlere Sinus exzidiert worden ist

3. Nach der Technik von Lord u. Millar [17] werden zunächst die primären und sekundären Öffnungen durch Zirkumzision vergrößert, dann das gesamte fibrotische Gewebe exzidiert und die subkutanen Gänge mittels Flaschenbürstchen kürettiert, d. h. gesäubert (Abb. 12-19). Die prophylaktische Gabe eines Breitbandantibiotikums ist hier unbedingt erforderlich.

Ergebnisse

Füzün et al. [10] operierten 100 Pilonidalsinuspatienten. An 50 Patienten wurde lediglich eine Exzision durchgeführt, an den anderen 50 eine Exzision mit primärem Wundverschluss. In der Gruppe I war die Rezidivquote 0%, in der Gruppe II 4,4%, bezogen auf eine Nachbeobachtungszeit von 0,4 bis zu 3 Jahren. Söndenaa et al. [26] sahen nach durchschnittlich 4,2 Jahren bei »offener« Technik 5% Rezidive, bei »geschlossener« Vorgehensweise 10%. Kronberg et al. [15] sahen nach Exzision eine Rezidivquote innerhalb von 3 Jahren von 13%, nach Exzision und Wundverschluss von 25%. Mueller et al. [21] operierten insgesamt 69 Patienten mit Pilonidalsinus, 37 mittels Exzision und 32 nach der Operationsmethode von Lord u. Millar [17]. Es gab in der erstgenannten Gruppe 16%, in der zweiten 24% Rezidive.

Wir fanden insgesamt 4 randomisierte kontrollierte Studien, in denen die Rezidivquoten nach Operation mit sekundärer und primärer Wundheilung verglichen wurden. Die Rezidivquote nach Exzision mit primärer Naht ist doppelt so hoch wie nach Exzision mit sekundärer Wundheilung. Randomisierte, kontrollierte Studien, die über den Vergleich nach Operation mit primärer Naht zu plastischen Deckungen berichten, wurden nicht gefunden [31].

Die geringste Rezidivquote von 0–13% wird bei Exzisionen und sekundärer Wundheilung erzielt. Es muss jedoch erwähnt werden, dass bei diesem Verfahren eine längere, u. U. mehrmonatige Heilungsdauer mit entsprechenden Arbeitsunfähigkeitszeiten toleriert werden muss [15].

Nach Abheilen der Wunde empfiehlt sich neben der konsequenten ständigen Enthaarung v. a. die Optimierung der Körperhygiene [28].

12.11 Perirektales Dermoid

F. Stelzner

Das perirektale Dermoid steht mit der Proktologie eigentlich in keinem Zusammenhang. Nichtsdestotrotz wird es aber in diesem Fachgebiet behandelt, denn es bildet auch perianale Fisteln aus. Es lässt sich auch unter dem Oberbegriff Retentionsdermopathie einordnen. Die Berücksichtigung dieser Systematik ist die Voraussetzung für eine sinnvolle und deshalb erfolgreiche Therapie. Zu beachten sind auch Kap. 1.3 und 6.1.

12.11.1 Ätiologie

Beim perirektalen Dermoid handelt es sich um Folgen einer Hautverwerfung, die schon in der Embryonalzeit zustande gekommen ist. Die Prozesse sind mit Grützbeuteln oder Atheromen zu vergleichen. Sie sind in der Regel mit einem Stiel an der Außenhaut verankert, gehen sie doch von dort in die Tiefe. Bei einer Operation sollte man diesen Stiel als Leitgebilde handhaben. Meist ist die Haut an dem Stiel etwas eingezogen. Hier sitzt auch die Hauptfistel, und hier wird der Eingriff begonnen.

Diese Dermoidzysten enthalten verhorntes Plattenepithel und Talg wie ein Atherom, nur ist ihre Lage komplizierter als die Grützbeutel der Haut. *Wichtig für die Entfernung ist, dass die Geschwülste immer außerhalb der Fascia diaphragmatis pelvis entwickelt sind und diese mit dem Rektum*

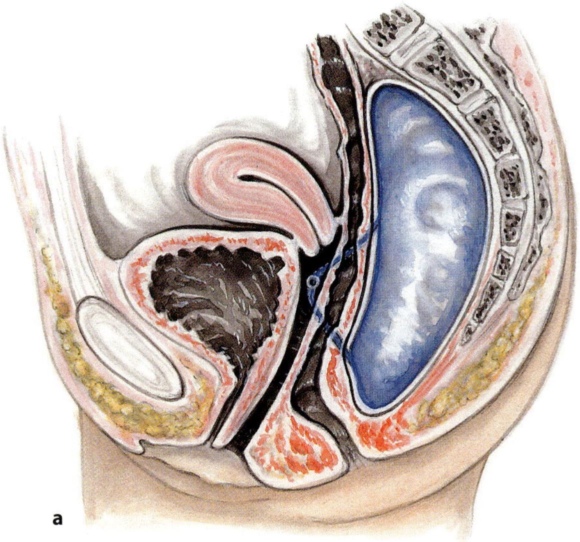

a

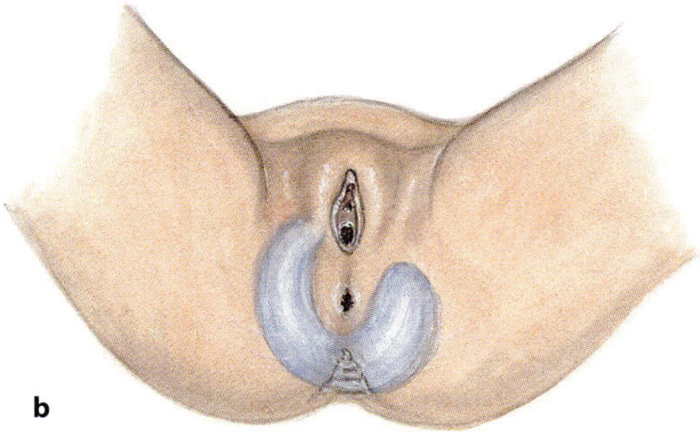

b

Abb. 12-20. 31-jährige Patientin. **a** Großes präsakrales Dermoid, das, den Mastdarm stark verdrängend, rechts in die Scheide eiternd eingebrochen ist. **b** Situs von perineal. (Nach [3])

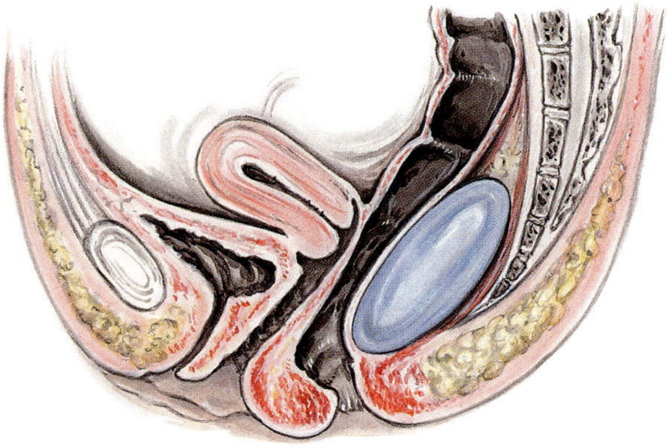

Abb. 12-21. Dermoidzyste im präsakralen Raum, symptomlos. (Nach [2])

nach vorn drängen. Da diese Faszie beim Menschen besonders stark ausgebildet ist, gehört es zu den Ausnahmen, dass ein Dermoid in das Rektum perforiert. Eine fistelnde Perforation in die Scheide ist auch möglich (Abb. 12-20) [3].

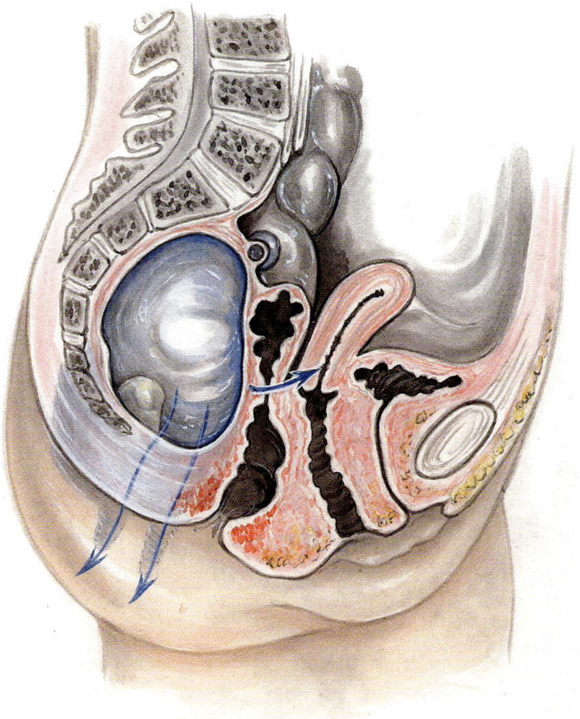

Abb. 12-22. Dermoidzyste präsakral. (Nach [2])

12.11.2 Klinik

Dermoide können symptomlos bleiben und zufällig entdeckt werden (Abb. 12-21) [2]. Diese Patienten haben meist seit ihrer Kindheit kleine Fisteln perikokzygeal, die manchmal Detritus absondern oder Abszesse ausbilden. Sie sind oft vergeblich operiert worden. Untersuchen wir die Kranken, so finden wir um das Steißbein herum neben den Fisteln oft Inzisionsnarben. Ist eine Fistel offen, so gelangt die Sonde ohne Schwierigkeiten unter das Steißbein, evtl. sogar bis unter das Kreuzbein in das Dermoid. Vom After aus tastet man bisweilen einen großen, extrarektalen, schmerzlosen prallelastischen Tumor (Abb. 12-22) [1].

Diese extrarektalen oder retrorektalen, manchmal nach perirektal entwickelten Geschwülste können so groß werden, dass sie das Rektum weit nach vorn drängen. Dabei ist die Mastdarmwand immer gut mobil und nie mit der Geschwulst verwachsen. Ist jedoch durch offene Fistelung eine starke Entzündung über den Tumor hinweggelaufen, so sind dessen Konturen verwischt und die Rektumwand steif (Abb. 12-23).

12.11.3 Operative Therapie

> Der Operateur muss das Bestreben haben, die Zysten vollständig zu entfernen.

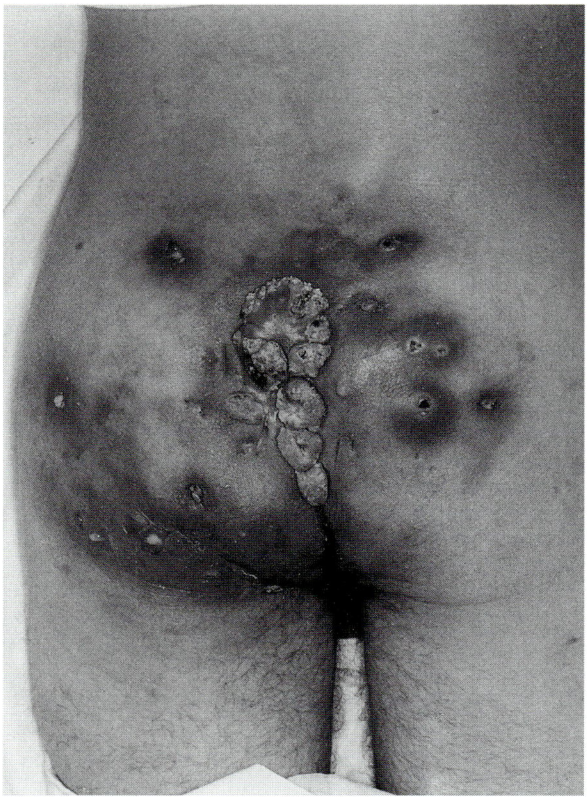

Abb. 12-23. 47-jähriger Patient. Entfernung des seit 3 Jahren fistelnden, mehrfach inzidierten präsakralen Dermoids

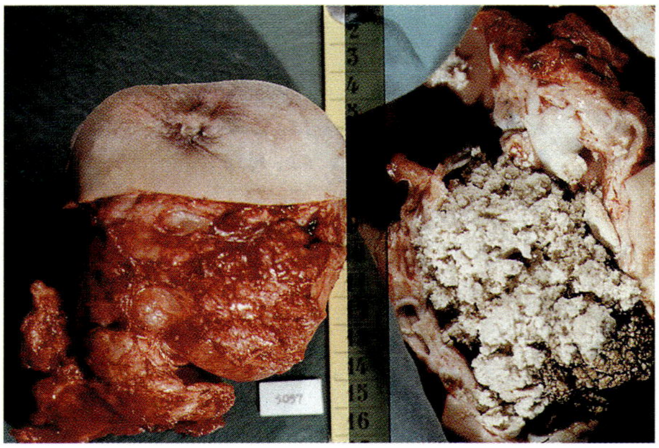

Abb. 12-24. Präsakral gewachsenes riesiges Steißbeindermoid, mit dem fistelnden Hautareal exzidiert. Bild um 1930 von Prof. G.E. Konjetzny, Universitätsklinik Hamburg-Eppendorf

In manchen Fällen ist das von einem einfachen Längsschnitt parakokzygeal und parasakral möglich. Man umschneidet die Fistel, klemmt sich die umschnittene Haut fest, verlängert den Schnitt, exzidiert das Steißbein, manchmal auch ein Stück des Kreuzbeins. Am Steißbein hängt dann die derbe Zyste und kann mit der Schere, die auf ihrer Oberfläche vorwärtsgeschoben wird, gut herausgenommen werden. So gewinnt man derbwandige Zysten, die hühnereigroß, evtl. prallelastisch und mit schuppigen Massen angefüllt sind (Abb. 12-24).

Schwierig wird der Eingriff, wenn sich die Zyste hufeisenförmig um das Rektum herum entwickelt hat, dann verankert sie sich in den unzähligen Fasern des Ganglion pelvinum des vegetativ gemischten Nervensystems des Beckens rechts und links. Zu allem Unglück sind gerade solche Fälle oft anoperiert, haben multiple Fisteln und viele Schwarten.

Im Gegensatz zu pelvirektalen Abszessen und Fisteln, die kaum einmal das Ganglion pelvinum behelligen, ist das bei Dermoiden die Regel.

Wäre eine solche Zyste beim Mann rechts und links bis in die Gegend der Fascia praerectalis, der Denonvilliers-Faszie, entwickelt, so könnte ein Herauslösen an beiden Seiten eine Potenzschädigung bedingen. Einseitige Läsionen des Ganglions führen nicht zu bleibenden Schäden. Bei beiden Geschlechtern macht sich postoperativ nach einer Entfernung einer so komplizierten Zyste eine Blasenlähmung bemerkbar, die aber höchstens 14 Tage dauert, dann stellt sich ein zureichender Blasenautomatismus ein, während zuvor eine hartnäckige Harnverhaltung bestehen kann (Kap. 1.3).

Manchmal ist es bei anoperierten Fällen nicht möglich, das gesamte Zystenwandgebiet zu entfernen. Bei diesen wenigen Fällen habe ich aber keinen Rückfall gesehen, wenn nur der Großteil der Zyste herausgenommen werden konnte. Alle kamen zu einer klaglosen Heilung. Die in der Regel sehr große Wunde wird für 3 Tage mit einem Drain versorgt und heilt ohne Störung [4].

Literatur

Literatur zu Kap. 12.1

1. Blecher T, Korting HC: Tolerance to different toilet paper preparations: toxicological and allergological aspects. Dermatology 191 (1995) 299–304
2. Darsow U, Vieluf D, Ring J: Atopy Patch Test with different vehicles and allergen concentrations – an approach to standardisation. J. Allergy Clin. Immunol. 95 (1995) 677–684
3. DeGroot AC, Baar TJM, Terpstra H et al.: Contact allergy to moist toilet paper. Contact Dermatitis 24 (1991) 135–136
4. Diepgen TL, Fartasch M, Hornstein OP: Kriterien zur Beurteilung der atopischen Hautdiathese. Dermatosen 39 (1991) 79–83
5. Paradisi M, Cianchini G, Angelo C et al.: Efficacy of topical erythromycin in treatment of perianal streptococcal dermatitis. Pediatr. Dermatol. 10 (1993) 297–298
6. Paradisi M, Cianchini G, Angelo C et al.: Perianal streptococcal dermatitis. Two familial cases. Cutis 54 (1994) 341–342
7. Sindhuphak KW, Mac Donald E, Smith EB: Erythrasma. Overlooked or misdiagnosed? Int. J. Dermatol. 24 (1995) 95–96
8. Wein S, Blecher P, Ruzicka T: Die Rolle der Atopie in der Pathogenese des Analekzems. Z. Hautkr. 69 (1994) 113–119

Literatur zu Kap. 12.2

1. Goodell SE, Quinn TC, Mkritichian E et al.: Herpes simplex virus proctitis in homosexual men. Clinical, sigmoidoscopic and histopathological features. N. Engl. J. Med. 308 (1983) 868–871

2. Da Rosa Santos OL, Goncalves Da Silva H, Pereira AC: Herpes simplex virus type 2 in Brazil: seroepidemiologic survey. Int. J. Dermatol. 35 (1996) 794–796
3. Oates JK, Greenhouse PR: Retention of urine in anogenital herpetic infection. Lancet 8086 (1978) 691–692
4. White WB, Hanna M, Stewart JA: Systemic herpes simplex virus type 2 infection. Proctitis, urinary retention, arthralgias and meningitis in the absence of primary mucocutaneous lesions. Arch. Intern. Med. 144 (1984) 826–827
5. Atia WA, Ratnatunga GS, Greenfield C et al.: Aseptic meningitis and herpes simplex proctitis. Br. J. Vener. Dis. 58 (1982) 52–53
6. Heller M, Dix RD, Baringer JR et al.: Herpetic proctitis and meningitis: recovery of two strains of herpes simplex virus type 1 from cerebrospinal fluid. J. Infect. Dis. 146 (1982) 584–588
7. Engel JP, Englund JA, Fletcher CV et al.: Treatment of resistant herpes simplex virus with continous infusion acyclovir. JAMA 263 (1990) 1662–1664
8. Bratzke B, Orfanos CE, Stavermann T et al.: Chronisch erosiver therapieresistenter perianaler Herpes (Typ II) mit Herpes Proctitis bei einem AIDS-Kranken. Hautarzt 42 (1991) 96–100

Literatur zu Kap. 12.3

1. Mahalingam R, Wellish MC, Dueland AN et al.: Localization of herpes simplex virus and varicella-zoster-virus DNA in human ganglia. Ann. Neurol. 31 (1992) 444–448
2. Christian CW, Singer ML, Crawford JE et al.: Perianal herpes zoster presenting as suspected child abuse. Pediatrics 88 (1997) 608–610
3. Guess HA, Broughton DD, Melton LJ et al.: Epidemiology of herpes zoster in children and adolescents: a population-based study. Pediatrics 76 (1985) 512–517
4. Weber H, Wolfram S: Zoster sacralis mit Beteiligung der Harnblase. Wien. Med. Wochenschr. 117 (1967) 670
5. Jellinek EH, Selby Tulloch W: Herpes zoster with dysfunction of bladder and anus. Lancet 2 (1976) 1219–1222
6. Reichardt F, Vogt HJ: Anorektaler Symptomenkomplex bei Zoster sacralis. Hautarzt 26 (1975) 383–384
7. Menuck LS, Brahme F, Amberg J et al.: Colonic changes of herpes zoster. Am. J. Roentgenol. 127 (1976) 273–276
8. Sauerbrei A, Sommer M, Wutzler P: Virologische Diagnostik bei Herpes zoster. Hautarzt 50 (1999) 873–878

Literatur zu Kap. 12.4

1. Abdullah AN, Walzman M, Wade A: Treatment of external genital warts comparing cryotherapy (liquid nitrogen) and trichloracetic acid. Sex. Transm. Dis. 20 (1993) 344–345
2. Beutner KR, Conant MA, Friedman-Kien A: Patient applied podofilox for treatment of genital warts. Lancet 334 (1989) 831–834
3. Beutner KR, Ferenczy A: Therapeutic approaches to genital warts. Am. J. Med. 102 (1997) 28–37
4. Claesson U, Lassus A, Happonen H et al.: Topical treatment of venereal warts: a comparative open study of podophyllotoxin cream versus solution. Int. J. STD AIDS 7 (1996) 429–434
5. Cohen BA, Honig P, Androphy E: Anogenital warts in children: clinical and virologic evaluation for sexual abuse. Arch. Dermatol. 126 (1990) 1575–1580
6. Edwards L, Ferenczy A, Eron L et al.: Self-administered topical 5% Imiquimod Cream of external anogenital warts. Arch. Dermatol. 134 (1998) 25–30
7. Eftaiha MS, Amshel AL, Shonberg IL: Condylomata acuminata in an infant and mother: report of a case. Dis. Colon Rectum 21 (1978) 369–371
8. Ferenczy A, Bergeron C, Richart RM: Human papillomavirus DNA in CO_2 laser-generated plume of smoke and its consequences to the surgeon. Obstet. Gynecol. 75 (1990) 114–118
9. Ferenczy A, von Krogh G: External genital warts: current and new therapies. In: Eurogin (Hrsg.): Genital infections and neoplasia (2000) 21–27
10. Ferenczy A: Comparison of cryo- and carbon dioxide laser therapy for cervical intraepithelial neoplasia. Obstet. Gynecol. 66 (1985) 793–796
11. Gillat DA, Teasdale C: Squamous cell carcinoma of the anus arising within condylomata acuminata. Eur. J. Surg. Oncol. 11 (1985) 369–371
12. Godley M, Bradbeer CS, Gellan M et al.: Cryotherapy compared with trichloracetic acid in treating genital warts. Genitourin. Med. 63 (1987) 390–392
13. Greenberg MD, Rutledge LH, Reid B et al.: A double blind randomized trial of 0,5% podofilox and placebo in the treatment of genital warts in women. Obstet. Gynecol. 77 (1991) 735–739
15. Herrera Saval A, Rodriguez Pichardo A, Garcia Bravo B et al.: Verruces ano-génitales chez les enfants. Ann. Dermatol. Venereol. 117 (1990) 523–526
16. Kiehl P, Vakilzadeh F: Condylomata acuminata gigantea (Buschke-Löwenstein). Nachweis von HPV-6/11 und Anergie im zellulären Immunstatus. In Wolff HH, Schmeller W (Hrsg.): Infektionen an Haut und Schleimhaut. Grosse Verlag Berlin 1989
17. Kirby P, Dunne A, King DH et al.: Double-blind randomized clinical trial of self-administered podofilox solution vehicle in the treatment of genital warts. Am. J. Med. 88 (1990) 465–470
18. Landthaler M: Laser therapy of anogenital papillomavirus-infection – The view of the dermatologist. In: Gross G, Jablonska S, Pfister H, Stegner HE (Eds.): Genital papillomavirus infections. Berlin, Heidelberg, New York, Springer Verlag 1990
19. Lentner A, Wienert V: Plane Kondylome. Z. Hautkr. 71 (1996) 630–632
20. Mazurkiewicz W, Jablonska S: Clinical efficacy of condyline solution and cream vs. podophyllin in the treatment of external condylomata acuminata. Dermatol. Treatment 3 (1990) 123–125
21. Monsonega J, Almeida G, Dachez R et al.: Vulvar epithelial neoplasm, grade 3, associated with multicentric lower genital tract neoplasm. J. Reproduc. Med. 43 (1998) 609–610
22. Obalek S, Misiewicz J, Jablonska S et al.: Childhood condylomata acuminata: association with genital and cutaneous human papilloma viruses. Pediatr. Dermatol. 10 (1993) 101–106
23. Palefsky JM, Holly EA, Gonzalez J et al.: Detection of human papilloma virus DNA in anal intraepithelial neoplasia and anal cancer. Cancer Res. 51 (1991) 1014–1019
24. Palmer JC, Scholefield JH, Coates PJ et al.: Anal cancer and human papillomaviruses. Dis. Colon Rectum 32 (1989) 1016–1022
25. Professional advisory board of the New Zealand HPV project: Guidelines for the medical management of genital warts and/or genital HPV in New Zealand. Web Version, 1st edn 1999
26. Reid K, Greenberg MD: Human papilloma virus-related diseases of the vulva. Clin. Obstet. Gynecol. 34 (1991) 630–650
27. Rüdlinger R, Smith IW, Bunney MH et al.: Human papilloma virus infections in a group of renal transplant recipients. Br. J. Dermatol. 115 (1986) 681–692
28. Sand Peterson C, Agner T, Ottevanger V et al.: A single-blind study of podophyllotoxin cream 0,5% and podophyllotoxin solution 0,5% in male patients with genital warts. Genitourin. Med. 71 (1995) 391–392
29. Sand Peterson C, Weissmann K: Quercetin and Kaempherol; an argument against the use of podophyllin? Genitourin. Med. 71 (1995) 92–93
30. Schöfer H: Hauterkrankungen bei HIV-Infektionen und AIDS. Schwer Verlag Stuttgart 1989
31. Scholefield JH, Sonnex C, Talbot JC et al.: Anal and cervical intraepithelial neoplasia: possible parallel. Lancet 334 (1989) 765–769
32. Schonfeld A, Schattner A, Crespi M et al.: Intramuscular human-interferon-beta-injections in treatment of condylomata acuminata. Lancet (1984) 1038–1042

33. Simmonds PD, Langlet F, Thin RN: Cryotherapy versus electrocautery in the treatment of genital warts. Br. J. Vener. Dis. 57 (1981) 273–278
34. Stone KM, Becker TM, Hagdu A et al.: Treatment of external genital warts: a randomized clinical trial comparing podophyllin, cryotherapy and electrodessication. Genitourin. Med. 66 (1990) 16–19
35. Strand A, Brinkeborn RM, Siboulet A: Topical treatment of genital warts in men, an open study of podophyllotoxin cream compared with solution. Genitourin. Med. 71 (1995) 387–390
36. Wienert, V: Therapeutische Möglichkeiten bei virusinduzierten anorektalen Tumoren. In: Mahlke G, Mann CV, Willital GH (Hrsg.): Aktuelle Koloproktologie, Edition Nymphenburg München (1987) 173–177

Literatur zu Kap. 12.5

1. Bowen JT: Precancerous dermatoses: A study of two cases of chronic atypical epithelial proliferation. J. Cutan. Dis. 30 (1912) 241–245
2. Uezato H, Hagiwara K, Muruno M et al.: Detection of human papilloma virus type 58 in a case of perianal Bowen's disease coexistent with T-cell leukemia. J. Dermatol. 26 (1999) 168–173
3. Beck DE, Fazio VW, Jagelman DG et al.: Perianal Bowen's disease. Dis. Col. Rect. 31 (1988) 419–422
4. Sarmiento JM, Wolff BG, Burgart LJ et al.: Perianal Bowen's disease: associated tumors, human papilloma virus, surgery and other controversies. Dis. Col. Rect. 40 (1997) 912–918
5. Kreydon OP, Herzog U, Ackermann C et al.: 11 cases of anal Bowen's disease. Schweiz. Med. Wochenschr. 126 (1996) 1536–1540
6. Foust RL, Dean TJ, Stoler MH et al.: Intraepithelial neoplasie of the anal canal in hemorrhoidal tissue: a study of 19 cases. Hum. Pathol. 22 (1991) 528–534
7. Marfing TE, Abel ME, Gallagher DM: Perianal Bowen's disease and associated malignancies. Results of a survey. Dis. Col. Rect. 30 (1987) 782–785
8. Graham JH, Helwig EB: Bowen's disease and its relationship to systemic cancer. Arch. Derm. Syph. (Chicago) 80 (1959) 133–136
9. Marchesa P, Fazio VW, Oliart S et al.: Perianal Bowen's disease: a clinico-pathologic study of 47 patients. Dis. Col. Rect. 40 (1997) 1283–1293
10. Papageorgiou PP, Koumarianou AA, Chu AC: Pigmented Bowen's disease. Br. J. Dermatol. 138 (1998) 515–518
11. Schmidt KK, Wiskemann A, Mensing H: Etretinat und 5-Fluorouracil bei intraanalem Morbus Bowen. Hautarzt 37 (1986) 278–280
12. Boynton KK, Bjorkman DJ: Argon laser therapy for perianal Bowen's disease: a case report. Lasers Surg. Med. 11 (1991) 385–387

Literatur zu Kap. 12.6

1. Lloyd KM: Multicentric pigmented Bowen's disease of the groin. Arch. Derm. 101 (1970) 48–51
2. Kopf AW, Bart RS: Multiple bowenoid papules of the penis: a new entity? J. Derm. Surg. Oncol. 3 (1978) 265–269
3. Böcking A, Chatelain R, Salterberg H et al.: Bowenoid papulosis. Classification as a low-grade in situ carcinoma of the epidermis on the basis of histomorphologic and DNA ploidy studies. Anal. Quant. Cytol. Histol. 11 (1989) 419–425
4. Olemans C, Pierard Franchimont C, Delvenne P et al.: Comparative karyometry in Bowen's disease and bowenoid papulosis. Derivation of a nuclear atypia index. Anal. Quant. Cytol. Histol. 16 (1994) 284–286
5. Halasz C, Silvers D, Crum CP: Bowenoid papulosis in a three-year-old girl. J. Am. Acad. Dermatol. 14 (1986) 326–330
6. Stevens HP, Ostlere LS, Rustin MH: Perianal bowenoid papulosis presenting with pruritus ani. Br. J. Dermatol. 129 (1993) 648–649
7. Faber M, Hagedorn M: A light and electron microscopic study of bowenoid papulosis. Acta Derm. Venereol. 61 (1981) 397–403
8. La Voo JW: Bowenoid papulosis. Dis. Col. Rect. 30 (1987) 62–64

Literatur zu Kap. 12.7

1. Paget J: One disease of the mammary areola proceeding cancer of the mammary gland. St. Bart. Hosp. Rep. 10 (1874) 87–91
2. Chang YT, Liu HN, Wong CK: Extramammary Paget's disease: a report of 22 cases in Chinese male. J. Dermatol. 23 (1996) 320–324
3. Marchesa P, Fazio VW, Oliart S et al.: Long-term outcome of patients with perianal Paget's disease. Ann. Surg. Oncol. 4 (1997) 475–480
4. Sarmiento JM, Wolff BG, Burgart LJ et al.: Paget's disease of the perianal regions – an aggressive disease? Dis. Col. Rect. 40 (1997) 1187–1190
5. Beck DE, Fazio VW: Perianal Paget's disease. Dis. Col. Rect. 30 (1987) 263–266
6. Jensen SL, Sjölin KE, Shokouh Amiri MH et al.: Paget's disease of the anal margin. Br. J. Surg. 75 (1988) 1089–1092
7. Goldblum JR, Hart WR: Perianal Paget's disease: a histological and immunohistochemical study of 11 cases with and without associated rectal adenocarcinoma. Am. J. Surg. Pathol. 22 (1998) 170–179
8. Wood WS, Culling CF: Perianal Paget's disease: Histochemical differentiation utilizing the borohydride-KOH-PAS reaction. Arch. Pathol. 99 (1975) 442–445
9. Murakami K, Tanimura H, Ishimoto K et al.: Reconstruction with bilateral gluteus maximus myocutaneous rotation flap after wide local excision for perianal extramammary Paget's disease. Dis. Col. Rect. 39 (1996) 227–231
10. Besa P, Rich TA, Delclos L et al.: Extramammary Paget's disease of the perineal skin: role of radiotherapy. Int. J. Radiat. Oncol. Biol. Phys. 24 (1992) 73–78
11. Thirlby RC, Hammer CJ, Galagan KA et al.: Perianal Paget's disease: successful treatment with combined chemoradiotherapy. Dis. Col. Rect. 33 (1990) 150–152
12. Secco GB, Lapertosa G, Sertoli MR et al.: Perianal Paget's disease: case report of an elderly patient treated with polychemotherapy and radiotherapy. Tumori 70 (1984) 381–383

Literatur zu Kap. 12.8

1. Wienert V, Grußendorf EI: Anokutaner Ergotismus gangraenosus. Hautarzt 31 (1980) 668–670
2. Jost WH: Ergotamininduzierte Rektumläsionen. Coloproctology 21 (1999) 255–258
3. Strohal R, Diem E: Progressive perianal ulceration. Ergotism. Arch. Dermatol. 128 (1992) 1117–1120
4. Schaarschmidt K, Richter H-J, Gross E et al.: Ergotaminbedingte Analulzera. Chirurg 55 (1984) 584–588
5. Brandt O, Abeck D, Breitbart E et al.: Perianaler Ergotismus gangraenosus. Hautarzt 48 (1997) 199–202
6. Eigler FW, Schaarschmidt K, Gross E et al.: Anorectal ulcers as a complication of migraine therapy. J. Roy. Soc. Med. 79 (1986) 424–426
7. Eckardt VF, Kanzler G, Remmele W: Anorectal Ergotism: Another Cause of Solitary Rectal ulcers. Gastroenterology 91 (1986) 1123–1127
8. Schwab A, Werthmann K, Merkle P et al.: Proktomucosektomie und coloanale Anastomose bei recto-vaginaler Fistel nach Anwendung ergotaminhaltiger Suppositorien. Chirurg 59 (1988) 432–434
9. Wörmann B, Höchter W, Seib HJ et al.: Ergotamine-induced colitis. Endoscopy 17 (1985) 165–166
10. Stühmeier B, Eisele R: Rectovaginale Fistel unter lokaler Ergotamineinwirkung. Chir. Praxis 35 (1985) 589–592
11. Himmelreich G, Riess H, Kretschmer R.: Nicht-tropische Sprue und chronisch-entzündliche Rektumstenose bei einer Patientin mit Abusus von ergotaminhaltigen Suppositorien. Z. Gastroenterol. 29 (1991) 31–34
12. Machnig Th, May A, Steiniger H et al.: Ergotamin-induzierte Rektumstenose bei einer Patientin mit langjähriger Migräne. Leber Magen Darm 23 (1993) 166–168

13. Ontyd J, Erckenbrecht JF, Berges W: Rektumstenosen bei Langzeittherapie mit Ergotamin. Dtsch. Med. Wochenschr. 114 (1989) 1702–1705

Literatur zu Kap. 12.9

1. Alexander SJ: Squamous cell carcinoma in chronic hidradenitis suppurativa. Cancer 43 (1979) 745–748
2. Anstey AV, Wilkinson JD, Lord P: Squamous cell carcinoma complicating hidradenitis suppurativa. Br. J. Dermatol. 123 (1990) 527–531
3. Attanoos RL, Appleton MAC, Douglas-Jones AG: The pathogenesis of hidradenitis suppurativa: a closer look at apocrine and apoeccrine glands. Br. J. Dermatol. 133 (1995) 254–258
4. Attanoos RL: Granulomatous hidradenitis suppurativa and cutaneous Crohn's disease. Histopathology 23 (1993) 111–115
5. Bennet RE, Wilke WS, Murphy DT: Spondyloarthropathy and hidradenitis suppurativa. Ann. Intern. Med. 97 (1983) 112
6. Black SB, Woods JE: Squamous cell carcinoma complicating hidradenitis suppurativa. J. Surg. Onc. 19 (1982) 25–26
7. Boer J, Weltevreden EF: Hidradenitis suppurativa or acne inversa. A clinicopathological study of early lesions. Br. J. Dermatol. 135 (1996) 721–725
8. Bratschi HU, Altermatt HJ, Dreher E: Die Therapie der Hidradenitis suppurativa mit dem CO_2-Laser. Schweiz. Rundsch. Med. Praxis 82 (1993) 941–950
9. Breitkopf C, Bockhorst J, Lippold A, et al.: Pyodermia fistulans sinifica (Akne inversa) und Rauchgewohnheiten. Z. Hautkr. 70 (1995) 332–334
10. Brunsting HA: Hidradenitis suppurativa: abscess of the apocrine sweat glands. Arch. Derm. Syphil. 39 (1939) 108–120
11. Burrows NP, Russel Jones R: Crohn›s disease in association with hidradenitis suppurativa. Br. J. Dermatol. 126 (1992) 523
12. Dalrymple JC, Monoghan JM: Treatment of hidradenitis suppurativa with the carbon dioxide laser. Br. J. Surg. 74 (1987) 420
13. Donsky HJ, Mendelson CG: Squamous cell carcinoma as a complication of hidradenitis suppurativa. Arch. Dermatol. 90 (1964) 488–491
14. Dufresne RG, Ratz JL, Bergfeld WF: Squamous cell carcinoma arising from the follicular occlusion triad. J. Am. Acad. Dermatol. 35 (1996) 475–477
15. Dvorak VC, Root RK, Mac Gregor RR: Host defense mechanism in hidradenitis suppurativa. Arch. Dermatol. 113 (1977) 450–453
16. Ellis BJ: Acne-associated spondylarthropathy: radiographic features. Radiology 162 (1987) 541–545
17. Finley EM, Ratz JL: Treatment of hidradenitis suppurativa with carbon dioxide laser excision and second intention healing. J. Am. Acad. Dermatol. 34 (1996) 465–469
18. Fitzsimmons JS, Guilbert PR, Fitzsimmons EM: Evidence of genetic factors in hidradenitis suppurativa. Br. J. Dermatol. 113 (1985) 1–8
19. Gahlen W, Grussendorf EI, Wienert V: Histologischer Beitrag zum Krankheitsbild der sogenannten Pyodermia fistulans sinifica als Ausdruck einer schweren Akne (=Akne conglobata et sinifica). Z. Hautkr. 51 (1976) 621–626
20. Gordon SW: Squamous cell carcinoma arising in hidradenitis suppurativa: case report. Plast. Reconstr. Surg. 60 (1977) 800–802
21. Gower-Rousseau C, Maunoury V, Colombel JF: Hidradenitis suppurativa and Crohn's disease in two families: A significant association? Am. J. Gastroent. 87 (1992) 928
22. Gupta AK: Lithium therapy associated with hidradenitis suppurativa. J. Am. Acad. Dermatol. 32 (1995) 382–386
23. Harrison BJ, Mudge M, Hughes LE: Recurrence after surgical treatment of hidradenitis suppurativa. Br. Med. J. 294 (1987) 487–489
24. Heilberger P, Galli KH, Kreuzpaintner KH: Pyodermia sinifica fistulans mit letalem Ausgang. Chirurg 65 (1994) 395–398
25. Hellmann DB: Spondyloarthropathy with hidradenitis suppurativa. JAMA 267 (1992) 2363–2365
26. Highet AS: Streptococcus milleri causing treatable infection in perianal hidradenitis suppurativa. Br. J. Dermatol. 103 (1980) 375–382
27. Hilker O: Die Pyodermia fistulans sinifica und ihre Beziehungen zu anderen Entzündungsreaktionen. Akt. Dermatol. 12 (1986) 188–193
28. Humphrey LJ, Playforth H, Leavell UW: Squamous cell carcinoma as a complication arising in hidradenitis suppurativa. Arch. Dermatol. 100 (1969) 59–62
29. Jemec GBE, Faber M, Gutschik E et al.: The bacteriology of hidradenitis suppurativa. Dermatology 193 (1996) 203–206
30. Jemec GBE: The prevalence of hidradenitis suppurativa and its potential precursor lesions. J. Am. Acad. Dermatol. 35 (1996) 191–194
31. Jemec GBE, Hansen U: The histology of hidradenitis suppurativa. J. Am. Acad. Dermatol. 34 (1996) 994–999
32. Krauspe C, Stelzner F: Die Pyodermia fistulans sinifica. Chirurg 33 (1962) 534–538
33. Kurzen H, Schönfelder-Funcke S, Hartschuh W: Surgical treatment of acne inversa at the university of Heidelberg. Coloproctology 22 (2000) 76–80
34. Lane JE: Hidradenitis axillaris of Verneuil. Arch. Derm. Syph. 28 (1933) 609–614
35. Lapins J, Marcusson JA, Emtestam L: Surgical treatment of chronic hidradenitis suppurativa: CO_2 laser stripping – secondary intention technique. Br. J. Dermatol. 131 (1994) 551–556
36. Lentner A, Rübben A, Wienert V.: Klinisches Erscheinungsbild und Therapie der Pyodermia fistulans sinifica (Acne inversa). Z. Hautkr. 67 (1992) 988–992
37. Malaguarnera M, Pontillo T, Pistone G: Squamous cell carcinoma in Verneuil's disease. Lancet 348 (1996) 1449
38. Marinella MA: Lithium therapy associated with hidradenitis suppurativa. Acta Derm. Venereol. 77(1997) 483
39. Masson JK: Surgical treatment for hidradenitis suppurativa. Surg. Clin. North Am. 49 (1969) 1043–1052
40. Mc Daniel DH, Welton WA: Furunculosis and hidradenitis suppurativa response. Arch. Dermatol. 120 (1984) 437
41. Mendonca H, Rebelo C, Fernandez A et al.: Squamous cell carcinoma arising in hidradenitis suppurativa. J. Dermatol. Surg. Oncol. 17 (1991) 830–832
42. Morgan WT, Harding KG, Hughes LE: A comparison of skin grafting and healing by granulations following axillary excision for hidradenitis suppurativa. Ann. Roy. Coll. Surg. 65 (1983) 235–236
43. Mortimer PS, Dawber RPR, Gales M et al.: A double-blind controlled cross-over trial of cyproterone acetate in females with hidradenitis suppurativa. Br. J. Dermatol. 115 (1986) 263–268
44. Moschella SL: Hidradenitis suppurativa: complications resulting in death. JAMA 198 (1966) 201–203
45. Norris JFB, Cunliffe WJ: A histological and immunocytochemical study of early acne lesions. Br. J. Dermatol. 118 (1988) 651–659
46. Noster U, Schlosser GA, Jänner M: Condylomata acuminata gigantea (Buschke-Löwenstein) auf dem Boden einer Pyodermia fistulans sinifica. Z. Hautkr. 52 (1977) 45–49
47. Ostlere LS, Langtry JAA, Mortimer PS et al.: Hidradenitis suppurativa in Crohn's disease. Br. J. Dermatol. 125 (1991) 384–386
48. Pérez Diaz D, Calvo SM, Martinez HE et al.: Squamous cell carcinoma complicating perianal hidradenitis suppurativa. Int. J. Colorectal. Dis. 10 (1995) 225–228
49. Plewig G, Steger M: Acne inversa in: Acne and related disorders. Eds: Marks R, Plewig G, Martin Dunitz Ltd. London, (1989) 345–347
50. Roy MK, Appleton MAC, Delicata RJ: Probable association between hidradenitis suppurativa and Crohn's disease: significance of epitheloid granuloma. Br. J. Surg. 84 (1997) 375–376
51. Schiefferdecker B: Die Hautdrüsen der Menschen und der Säugetiere, ihre histologische und rassenanatomische Bedeutung sowie die muscularis sexualis. In: Hrsg: Schweizerbart E (1922) Stuttgart

52. Shukla VK, Hughes LE: A case of squamous cell carcinoma complicating hidradenitis suppurativa. Eur. J. Surg. Oncol. 21 (1995) 106–109
53. Sparks MK, Kahlmann DS, Prietro A et al.: Hypercalcemia in association with cutaneous squamous cell carcinoma. Occurrence as a late complication of hidradenitis suppurativa. Arch. Dermatol. 121 (1985) 243–246
54. Thornton JP, Abcarian H: Surgical treatment of perianal hidradenitis suppurativa. Dis. Colon Rectum 21 (1978) 573–577
55. Tsianos EV, Dalekos GN, Tzermias C et al.: Hidradenitis suppurativa in Crohn's disease. J. Clin. Gastroenterol. 20 (1995) 151–153
56. Velpeau A: Aissele. In: Behcet, Jeune (eds) Dictionnaire de médicine, un répertoire général des sciences médicales sons la rapport théorétique et pratique, vol II (1839), p 91
57. Verneuil AS: Etudes sur les tumours de la peau et quelques maladies de glandes sudoripares. Arch. Gen. Med. 94 (1854) 693–705
58. Wölbling RH, Milbradt R: Acne conglobata et sinifica sive Pyodermia fistulans sinifica. Akt. Dermatol. 11 (1985) 198
59. Wiltz O, Schoetz DJ, Murray JJ et al.: Perianal hidradenitis suppurativa. The Lahey experience. Dis. Colon Rectum 33 (1990) 731–734
60. Yu CCW, Cook MG: Hidradenitis suppurativa: a disease of follicular epithelium, rather than apocrine glands. Br. J. Dermatol. 122 (1990) 763–769
61. Zachary LS, Robson MC, Rachmaninoff N: Squamous cell carcinoma occurring in hidradenitis suppurativa. Ann. Plast. Surg. 18 (1987) 71–73

Literatur zu Kap. 12.10

1. Dahl HD, Henrich MH: Light and scanning electron microscopy study of the pathogenesis of pilonidal sinus and anal fistula. Langenbeck Arch. Chir. 377 (1992) 118–124
2. Davis KA, Mock CN, Versaci A et al.: Malignant degeneration of pilonidal cysts. Am. Surg. 60 (1994) 200–204
3. Al Hassan HK, Francis IM, Neglen P: Primary closure or secondary granulation after excision of pilonidalsinus? Acta Chir. Scand. 156 (1990) 695–699
4. Bascom J: Pilonidal disease: long-term results of follicle removal. Dis. Colon Rectum 12 (1983) 800–807
5. Block LH: Pilonidalsinus sclerosing method treatment. Arch. Surg. 37 (1938) 112–114
6. Brook J: Anaerobic meningitis in an infant associated with pilonidal cyst abscess. Clin. Neurol. Neurosurg. 87 (1985) 131–132
7. Casberg MA: Infected pilonidal cysts and sinuses. Bull. US-Army M. Dept. 9 (1949) 493–496
8. Cobb WB, Helms CM, Moosley PL: Toxic-shock syndrome in a young man with a pilonidal abscess. N. Engl. J. Med. 306 (1982) 1422–1423
9. Colapinto ND: Umbilicial pilonidal sinus. Br. J. Surg. 64 (1977) 494–495
10. Füzün M, Bakir H, Soylu M et al.: Which technique for treatment of pilonidal-sinus – open or closed? Dis. Colon Rectum 37 (1994) 1148–1150
11. Grobe JW: Pilonidalsinus bei einem Friseur. Derm. Beruf Umwelt 26 (1978) 190–191
12. Hegge HG, Vos GA, Patka P et al.: Treatment of complicated or infected pilonidal sinus disease by local application of phenol. Surgery 102 (1987) 52–54
13. Hodges RM: Pilonidal sinus. Bost. Med. Surg. 103 (1880) 485–488
14. Khan AB, Scott RN: Pilonidal abscess in penis. Br. J. Urol. 69 (1992) 437–438
15. Kronberg O, Christensen K, Zimmermann-Nielson C: Chronic pilonidal disease: a randomized trial with a complete 3-year follow-up. Br. J. Surg. 72 (1985) 303–304
16. Kulaylat MN, Gong M, Doerr RJ: Multimodality treatment of squamous cell carcinoma complicating pilonidal disease. Am. Surg. 62 (1996) 922–929
17. Lord PH, Millar DM: Pilonidal sinus: a simple treatment. Br. J. Surg. 52 (1965) 298–300
18. Matter J, Kunin J, Schein M et al.: Total excision versus non-resectional methods in the treatment of acute and chronic pilonidal sinus. Br. J. Surg. 82 (1995) 752–753
19. Maurice BA, Greenwood RK: A conservative treatment of pilonidal sinus. Br. J. Surg. 51 (1964) 510–512
20. Menzel T, Dörner A, Cremer J: Exzision und offene Wundbehandlung des Pilonidalsinus. Dtsch. Med. Wochenschr. 122 (1997) 1447–1451
21. Mueller X, Rothenbuehler JM, Frede K: Sacrococcygeal cysts. Is Lord Millar's procedure an alternative to exeresis? J. Chir. (Paris) 128 (1991) 487–490
22. Panov TA, Kjossev KT, Losanoff JE: Life-threatening streptococcal myonecrosis complicating primary wound closure after pilonidal sinus excision. J.R. Army Med. Corps. 140 (1994) 141–142
23. Schneider IH, Thaler K, Köckerling F: Treatment of pilonidal sinuses by phenol injection. Int. J. Colorectal. Dis. 9 (1994) 200–202
24. Shlasko E, Harris MT, Benjamin E et al.: Toxic shock syndrome after pilonidal cystectomy. Dis. Colon Rectum 34 (1991) 502–505
25. Shorey BA: Pilonidal sinus treated by phenol injection. Br. J. Surg. 62 (1975) 407–408
26. Söndenaa K, Nesvik I, Andersen E et al.: Recurrent pilonidalsinus after excision with closed or open treatment: final results of a randomized trial. Eur. J. Surg. 162 (1996) 237–240
27. Stelzner F: Die Ursache des Pilonidalsinus und der Pyodermia fistulans sinifica. Langenbecks Arch. Chir. 362 (1984) 105–118
28. Stephan FO, Stephen RB: Pilonidal sinus: management objectives. Aust. NZ J. Surg. 65 (1995) 558–560
29. Vara-Thorbeck R, Mekinassi K, Berchid S: Phenol treatment of pilonidal sinuses. Zentralbl. Chir. 115 (1990) 777–780
30. Velitchkov N, Diedjev M, Kirov G et al.: Toxic shock syndrome and necrotizing fasciitis complicating neglected sacrococcygeal pilonidal sinus disease. Dis. Colon Rectum 40 (1997) 1386–1390
31. Wienert V: Knowledge-based therapy of the pilonidalsinus. Eur. Surg. 36 (2004) 166–167
32. Wolff H: Carcinoma auf dem Boden des Dermoids. Arch. Klin. Chir. 17 (1900) 731–738

Literatur zu Kap. 12.11

1. Bacon HE (1949) Anus Rectum Sigmoidcolon, vol II: Lippincott, p 942 (aus: Masson, Surg Clin North Am 5: 740)
2. Hanley PH (1969) Retrorectal tumors. In: Turell R (ed) Diseases of the colon and anorectum. Saunders, Philadelphia, p 1144
3. Stelzner F (1981) Die anorectalen Fisteln, 3. Aufl. Springer, Berlin Heidelberg New York
4. Stelzner F (1998) Die Chirurgie an den visceralen Abschlußsystemen. Thieme, Stuttgart

12

13 Anale Schmerzen

13.1 Anale Schmerzen aus neurologischer Sicht – 430
W.H. Jost
13.1.1 Indikation zur neurologischen Diagnostik – 430
13.1.2 Inhalte einer neurologischen Untersuchung – 430
13.1.3 Pudenduskanalsyndrom – 431

13.2 Anale Schmerzen aus proktologischer Sicht – 431
J. Girona, B. Mölle
13.2.1 Ätiologie und Pathogenese – 431
13.2.2 Proctalgia fugax – 432
13.2.3 Kokzygodynie – 433
13.2.4 Beckenbodeninsuffizienz – 434
13.2.5 Pudenduskanalsyndrom – 438

13.3 Perineale Schmerzen aus urologischer Sicht – 438
A. Bachmann, T. Sulser, J. Zumbé
13.3.1 Organbezogene Schmerzcharakteristik – 440
13.3.2 Krankheitsbilder – 442

13.4 Pudendusneuropathie – 444
A. Shafik
13.4.1 Anatomische Grundlagen – 444
13.4.2 Ätiologie und Pathogenese – 445
13.4.3 Klinik – 446
13.4.4 Diagnostik – 446
13.4.5 Therapieprinzipien und Therapieziele – 446
13.4.6 Therapieergebnis – 448

Literatur – 450

Das Krankheitsbild perianale Schmerzen ist nicht einheitlich definiert, häufig wird es auch als anorektal-perianale Neuralgie, Neuralgia pudendoanalis oder als paroxysmale Proktalgie bezeichnet. Die Ätiologie ist in vielen Fällen bis dato ungeklärt. Vor einer symptomatischen Therapie muss eine organbezogene Ursache ausgeschlossen werden. Aufgrund der Anatomie des Beckenbodens sollte gerade dieses Krankheitsbild interdisziplinär, d. h. in enger Kooperation von einem Proktologen, Urologen, Gynäkologen, Neurologen und Schmerztherapeuten behandelt werden. Nur mit einem exakt definierten Diagose- und Therapiepfad kann diesen häufig äußerst schmerzgeplagten Patienten geholfen werden.

13.1 Anale Schmerzen aus neurologischer Sicht

W.H. Jost

Patienten mit Schmerzen im Analbereich werden nur sehr selten direkt an einen Neurologen überwiesen. Häufig erfolgt eine Vorstellung dieser Patienten zur Ausschlussdiagnostik oder wenn sich in den anderen Fachdisziplinen kein Korrelat für die Beschwerden finden lässt. In den meisten Fällen kann keine neurologische Ursache gefunden werden.

13.1.1 Indikation zur neurologischen Diagnostik

Eine neurologische Untersuchung ist sinnvoll, wenn die Schmerzsymptomatik nicht durch einen Lokalbefund erklärt ist. Hier sind alle symptomatischen Ursachen und proktologischen Erkrankungen, wie beispielsweise eine Analfissur, zu nennen [1]. Abzugrenzen sind auch alle myofaszialen Schmerzen, z. B. Triggerpunkte des Beckenbodens und des M. adductor magnus.

Wann muss zum Neurologen überwiesen werden

Überwiesen werden sollte, wenn eine Nervenläsion oder eine andere neurologische Erkrankung als Ursache der Beschwerden vermutet wird, sowie beim Verdacht auf einen neuropathischen Schmerz. Bei einer Proctalgia fugax [2, 3] sowie dem Verdacht auf eine Psychogenese kann eine neurologische Stellungnahme differenzialdiagnostisch wichtig sein.

Weitere Indikationen sind u. a. eine Reithosenanästhesie, andere Sensibilitätsstörungen oder Lähmungen, aber auch Gehbeschwerden, Beinmuskelatrophien oder -hypertrophien und Reflexdifferenzen. Folgerichtig genügt es nicht, bei unklaren Beschwerden nur proktologisch zu untersuchen. Eine körperliche Untersuchung, einschließlich Motorik, Sensibilität und Reflexen gehört dazu.

Liegen zusätzlich neurologische Defizite vor, ist eine neurologische Ursache nicht nur möglich, sondern auch wahrscheinlich. Bei analen Schmerzen ohne sonstige neurologische Defizite wird der Neurologe nur sehr selten den entscheidenden Befund finden.

Eine Pflicht zur neurologischen Untersuchung sollte auch dann bestehen, wenn eine neurologische Ursache vermutet wird und entsprechende therapeutische Maßnahmen geplant sind. Hier ist v. a. das sog. Pudenduskanalsyndrom zu nennen (► s. unten).

13.1.2 Inhalte einer neurologischen Untersuchung

Eine neurogene Ursache der Schmerzen kann zentral, spinal, radikulär oder peripher lokalisiert sein. Dementsprechend sollte sich die neurologische Untersuchung nicht auf die Neurophysiologie des Beckenbodens beschränken. Zur Untersuchung gehört die gründliche Anamnese, der komplette Neurostatus und, falls erforderlich, weiterführende elektrophysiologische Untersuchungen. Bei unauffälliger Anamnese und klinischem Befund wird sich nur in seltenen Fällen eine neurologische Ursache der Schmerzen finden lassen.

Werden zentrale, spinale oder radikuläre Ursachen vermutet, kommen neben den neurophysiologischen Untersuchungen auch bildgebende Verfahren zum Einsatz. Bei vermuteten peripheren Nervenläsionen helfen v. a. neurophysiologische Untersuchungen weiter.

Neurologische Diagnostik bei analen Schmerzen

- Obligat:
  - Anamnese mit gezielter Schmerzanamnese
  - Kompletter Neurostatus
- Fakultativ:
  - Neurophysiologie
    - Elektromyographie
    - Elektroneurographie
    - Evozierte Potenziale (SSEP, MEP)
    - Spezielle Untersuchungen
  - Bildgebende Verfahren
    - Röntgen
    - CT
    - MRT

Einschränkend muss gesagt werden, dass durch die neurologische Untersuchung nur ein Großteil der möglichen Ursachen erfasst werden kann. Etliche Nervenläsionen entgehen auch umfangreichster Diagnostik.

Interdisziplinäre Zusammenarbeit

Sinnvollerweise sollte eine Überweisung bei jedem Verdacht auf eine neurologische Ursache erfolgen. Der Verdacht ergibt sich aus der Anamnese oder dem klinischen Befund (neurologische Defizite). Dem Neurologen sollten die bisherigen Untersuchungsbefunde zur Verfügung gestellt werden, damit das diagnostische Procedere vereinfacht wird und unnötige Untersuchungen vermieden werden können. Patienten mit unklaren analen Schmerzen sind häufig Problemfälle, weswegen in vielen Fällen eine kurze Besprechung erforderlich ist. Für den diagnostischen und therapeutischen Ablauf erweist sich eine interdisziplinäre Vorgehensweise als überlegen.

13.1.3 Pudenduskanalsyndrom

Engpasssyndrome sind für eine Vielzahl peripherer Nerven beschrieben. Am bekanntesten dürften das Karpaltunnel- und das Sulcus-ulnaris-Syndrom sein. Ein Engpasssyndrom des N. pudendus ist möglich (▶ s. unten), bezüglich der Häufigkeit liegen keine Daten vor [2, 4, 5]. Erst weitere gezielte Untersuchungen werden zeigen, ob es diese Erkrankung in der bisher dargestellten Form gibt und welche klinische Relevanz sie hat.

Unstrittig müsste sein, dass vor einer operativen Therapie (Spaltung des Alcock-Kanals) eine adäquate Diagnostik einschließlich neurologischer Untersuchung erfolgen sollte.

Die Diagnostik eines Pudenduskanalsyndroms ist nie ganz zuverlässig. Am sichersten ist das EMG mit Nadelelektroden.

Zu fordern ist Spontanaktivität (nicht zu verwechseln mit Ruheaktivität!) und/oder ein Umbau oder sogar Ausfall motorischer Einheiten im EMG. Ohne diese Auffälligkeiten ist ein Pudenduskanalsyndrom wenig wahrscheinlich. Der Nachweis einer neurogenen Schädigung beweist jedoch im Umkehrschluss keinesfalls ein Pudenduskanalsyndrom, sondern kann auch die Folge einer Nervenläsion sein.

Bezüglich der Neurographie lassen sich auch keine verbindlichen Aussagen treffen. Die PNTML (»pudendal nerv terminal motor latency«), also eine elektrisch stimulierte Pudenduslatenz, ist unzureichend [5, 7–9]. Wegen dieser methodischen Mängel wurde die sog. MEPuL (»magnetical evoked pudendal latency«) entwickelt. Diese Untersuchung ist der elektrisch stimulierten Pudenduslatenz überlegen, jedoch wissen wir auch hier nicht genau, ob die Nervenwurzel im Bereich des Foramens oder weiter distal gereizt wird [6, 7].

Als relativ zuverlässig darf die SNS-PNE (»sacral nerve root stimulation – percutaneous nerve evaluation«), also die direkte Wurzelstimulation angesehen werden [9]. Durch die Einführung einer Elektrode im Bereich des Foramens der Nervenwurzel S3 oder S4 und Ableitung über dem ipsilateralen Analsphinkter kann die Gesamtstrecke der Nervenwurzel gemessen werden. Diese Untersuchung ist invasiv und zeitaufwändig und daher als Routinediagnostik nicht einsetzbar.

Zusammenfassend darf der Beckenbodenschmerz als *interdisziplinäres Problem* angesehen werden. Ein analer Schmerz ohne weitere neurologischen Symptome ist nur äußerst selten neurogener Genese. Bei Verdacht auf eine neurologische Ursache sollte der Neurologe hinzugezogen werden. Die Ursachen können vielgestaltig und auf allen Ebenen des Nervensystems lokalisiert sein. Die Diagnose einer Proctalgia fugax ist nach wie vor unscharf. Ein Pudenduskanalsyndrom ist – setzen wir dessen Existenz voraus – selten und bedarf immer einer neurophysiologischen Diagnostik. Häufig wird eine symptomatische Therapie erfolgen, ohne dass eine definitive Diagnose gestellt wurde.

13.2 Anale Schmerzen aus proktologischer Sicht

J. Girona, B. Mölle

Missempfindungen bis anfallsartige Schmerzzustände der Analregion kommen in der täglichen Praxis häufig vor. Rund 5% aller proktologischen Patienten klagen über unklare, periodisch auftretende, stechende, ziehende oder dumpfe Schmerzen im Afterbereich, welche bis in die Hüft- und Lumbalregion ausstrahlen können. Wegen ihrer Intensität und Therapieresistenz bereiten diese nicht selten große Probleme in der proktologischen Sprechstunde. Für die Patienten ist meistens ein jahrenlanger Leidensweg vorprogrammiert. Eine psychische Überlagerung infolge der noch vorhandenen Tabuisierung der Afterregion ist häufig anzutreffen [10, 16, 39, 44].

Anfallsartige Schmerzen im Bereich des Beckenbodens wurden von Myrtle 1883 erstmalig beschrieben [26].

13.2.1 Ätiologie und Pathogenese

Afterschmerzen unklarer Ätiologie werden als »*chronischer idiopathischer Analschm*erz« bezeichnet oder unter dem Sammelbegriff »*Analschmerzsyndrom*« zusammengefasst [3, 27, 37]. Es handelt sich meistens um emotional belastete Patienten, die häufig unbewusst eine anale bzw. urologische oder gynäkologische Erkrankung vortäuschen. Aufgrund dessen besteht bei Unkenntnis der Sachlage die Gefahr des Auftretens von schwerwiegenden Komplikationen wie z. B. die einer Inkontinenz infolge einer unsachgemäßigen Behandlung.

Andere Erscheinungsbilder der chronischen Analschmerzen werden dem neurovegetativen Formenkreis zugeordnet [30]. Eine diagnostische Abgrenzung ergibt sich aus dem undefinierten Schmerzcharakter in der Anamnese bei fehlendem Organbefund bzw. morphologischem Substrat und unsicherem Therapieerfolg.

Die genannten Schmerzen sind von denen, die bekannte Ursachen haben, grundsätzlich zu unterscheiden. Bei letzteren handelt es sich um Patienten, die an einer analen oder anorektalen Pathologie leiden oder urologische, gynäkologische, neurologische bzw. orthopädische Krankheitsbilder aufweisen. Ihre Behandlung wurde in den entprechenden Kapiteln des Lehrbuches ausführlich behandelt.

Ätiologie der analen Schmerzen

- Unklare Genese
- Neurovegetativer Formenkreis
- Bekannte anorektale Pathologie

Die Ursache der chronischen Analschmerzen ist bislang ungeklärt. In der gängigen Literatur finden sich zahlreiche Hypothesen und z. T. überholte Synonyme wie nervöse Rektalgie, Neuralgia pudendoanalis, paroxysmale Proktalgie oder Levatorsyndrom, welche die uneinheitliche Ätiologie widerspiegeln.

Es wird angenommen, dass es sich in der Regel um projektionsbedingte Schmerzen handelt, deren Endpunkt im Anorektum bzw. im Beckenbodenbereich lokalisiert sind. Hiernach werden die neuralen Impulse durch sensible Schaltstellen im Rückenmark auf andere Innervationsbereiche abgeleitet [14, 36]. Dieser Vorgang erklärt, warum betroffene Patienten den Schmerz nicht genau lokalisieren können.

Pathogenese der analen Schmerzen

- Unklar
- Projektionsschmerz

13

In der Zwischenzeit haben sich unter den bislang unbekannten Schmerzpathologien einige wohl definierte Krankheitsbilder herauskristallisiert wie die Proctalgia fugax, die Kokzygodynie, das Pudenduskanalsyndrom und die Beckenbodeninsuffizienz.

13.2.2 Proctalgia fugax

Die Proctalgia fugax ist eine äußerst schmerzhafte anorektale Erkrankung, an der ca. 4% der proktologischen Patienten leiden [21]. Es handelt sich um ein Krankheitsbild, das nur anamnestisch durch Schmerzanfälle zu definieren ist.

Die Patienten klagen über krampfartige Schmerzen im Anal- oder Beckenbodenbereich, die plötzlich, häufig nachts, auftreten, nach ein paar Minuten wieder spontan abklingen und in unregelmäßigen Abständen wiederkehren. Die Bezeichnung stammt von Thaysen, der im Jahr 1935 eine genaue Beschreibung des Krankheitsbildes veröffentlichte [38].

Ätiologie, Pathogenese und Symptomatik

Die Ätiologie der Proctalgia fugax ist bislang noch unbekannt. Wegen des häufigen Auftretens als Begleitsymptomatik einer vegetativen Dystonie, einer Beckenbodeninsuffizienz oder bei hormonellen Störungen wird die Erkrankung von vielen Autoren als multifaktoriell betrachtet [16, 17]. Andere Autoren haben das Schmerzleiden aufgrund der vasovagalen bzw. psychosomatischen Funktionsstörungen der überwiegend ängstlichen und perfektionistischen Patienten als ein nicht eigenständiges Krankheitsbild beschrieben [41].

Nach dem zeitlichen Auftreten der Schmerzen wird die Erkrankung in 2 verschiedene Anfallstypen unterschieden. *Der Tagesanfall* ist ein ohne Vorwarnung auftretender krampfartiger, zuerst erträglicher, dann aber sehr heftiger Schmerz in der Afterregion, welcher mit wechselnder Lokalisation im Analkanal bis zum Beckenboden und in das Abdomen ausstrahlen kann. Die starken Anfälle werden nicht selten von Schwindel, Schweißausbruch, Übelkeit, Brechreiz, sogar Kollapszuständen begleitet. Wenige Minuten bis zu ½ Stunde später klingt der Anfall spontan ab.

Bei dem *nächtlichen Anfall* dagegen handelt es sich um einen gleichmäßig anhaltenden Schmerz über der gesamten Analregion. Beide Anfallsarten treten in unregelmäßigen Abständen von Tagen bis zu mehreren Wochen auf [45].

Wegen der relativ geringen Frequenz der Anfälle werden diese zwar als unangenehm und hartnäckig empfunden, aber nicht als Krankheit bewertet. Die Geschlechtsverteilung zwischen Männern und Frauen beträgt nach Literaturangaben etwa 1 : 2 [8]. Das Leiden tritt selten vor der Pubertät auf. Die Häufigkeit und Dauer der Anfälle erreichen ihren Gipfel zwischen dem 40. und 50. Lebensjahr und nehmen mit zunehmendem Alter ab [30].

Symptomatik des Proctalgia fugax

- Plötzlich auftretende, krampfartige Afterschmerzen
- Überwiegend nachts
- Rezidivierend mit identischer Lokalisation
- Begleitende psychosomatische Überlagerung
- Kurze Dauer
- Häufigkeit Männer/Frauen 1 : 2

In den angelsächsischen Ländern wird diese Erkrankung auch Levatorsyndrom genannt. Der Begriff wird durch die Auslösbarkeit der Schmerzen nach der digitalen Palpation des Levators und Schmerzlinderung nach Massage des Levators begründet [12].

Diagnostik

Bei der *proktologischen Untersuchung* ist häufig eine Druck- bzw. Schmerzempfindlichkeit im anorektalen Bereich zu finden, jedoch ohne nachweisbares pathologisches Substrat [15, 16, 21]. Eine sofort nach der schmerzhaften Attacke oder noch im Intervall durchgeführte Untersuchung konnte palpatorisch in einzelnen Fällen einen leichten Krampf der Sphinktermuskulatur oder des M. levator ani nachweisen, jedoch ohne elektromyographisches Korrelat [41]. Die übrigen Befunde einschließlich der Endoskopie zeigten sonst keine Auffälligkeiten. Die Laboruntersuchungen ergaben bis auf einen erniedrigten Kalziumspiegel in 67% einer untersuchten Patientenreihe keine pathologischen Werte [5].

Differenzialdiagnose

Differenzialdiagnostisch kommen rektale Schmerzanfälle unterschiedlicher Ätiologie wie z. B. bei einer Analfissur oder entzündlichen bzw. tumorösen Darmerkrankungen häufig vor. Verlegenheitsdiagnosen wie eine bei Frauen nicht selten festgestellte Parametriopathie oder bei Männern eine chronische Prostatitis/Epididymitis sollten grundsätzlich vermieden werden.

Differenzialdiagnostik der Proctalgia fugax

- Proctalgia fugax
- Kokzygodynie
- Pudenduskanalsyndrom
- Descending-perineum-Syndrom
- Analthrombose
- Intersphinktärabszess
- Akute Kryptitis
- Analverletzungen
- Herpes simplex
- Tabes dorsalis
- Ulcus molle
- Darmparasitosen
- Ulkus bei HIV-Infektion
- Analergotismus
- Amöbiasis
- Artefakte

Therapie

Die Behandlung der Proctalgia fugax wird wegen der unbekannten Ätiologie auf symptomatische Maßnahmen beschränkt sein, welche die Schmerzen während des Anfalls lindern und ihre Dauer evtl. verkürzen.

Eine sublinguale oder anale Applikation von Nitroglyzerin oder die Inhalation des Sympathomimetikums Salbutamol [4, 9, 25, 44] während des Anfalls hat sich öfters bewährt. Da beide Substanzen gefäßerweitende Eigenschaften besitzen und gleichzeitig muskelrelaxierend wirken, führen sie zu einer besseren Durchblutung und Entspannung des Beckenbodens.

Bei Patienten mit Vasovagal- und Zerebralinsuffizienz oder mit Ventilationsstörungen konnten die Schmerzanfälle nach Gabe von Sedativa und Hypnotika und sogar nach Implantation eines Herzschrittmachers erfolgreich behandelt werden [42]. Bei Vorliegen einer Hypokalzämie hat sich die orale Kalziumtherapie gut bewährt [5].

Eine Objektivierung der Arzneimitteltherapie gestaltet sich oft schwierig, da der Schmerzanfall bereits vor dem Wirkungseintritt spontan abgeklungen ist.

Weitere Maßnahmen, welche Patienten aus eigener Erfahrung anwenden, werden empfohlen. So sind im Wesentlichen der Druck mit der Faust auf das Perineum, die Wärmeapplikation auf den Anus, eine vorsichtige digitale Sphinkterdehnung, heiße Sitzbäder, die Durchführung eines Einlaufes oder auch das Einnehmen einer bestimmten Körperstellung (Knie-Ellbogen-Lage) u. U. wirkungsvoll [3, 10, 14, 19, 23].

Therapie der Proctalgia fugax

- Nitroglycerin
- Sedativa/Hypnoptika
- Psychosomatische Behandlung
- Kalzium
- Entspannte Körperhaltung
- Wärme-/Kälteapplikation
- Lokaler Druck auf das Perineum
- Anale Manipulation

13.2.3 Kokzygodynie

Es handelt es sich um Schmerzen, die hauptsächlich im Bereich des Os sacrum bzw. des Steißbeins lokalisiert sind. Die Patienten klagen meistens über brennende Schmerzen in der Steißbeinregion. Die Ursache dieser für die Betroffenen äußerst unangenehmen Schmerzen ist unklar.

Die Erkrankung wurde erstmalig 1859 von James Y. Simpson beschrieben [31].

Es handelte es sich in 85% der Fälle um 50- bis 60-jährige Frauen, die über sehr unangenehme, schubweise auftretende Schmerzen klagen. *Charakteristisch* für das Leiden sind ziehende und stechende Schmerzen in der Steißbeinregion, die unter Belastung, häufig nach längerem Sitzen, aber auch bei der Defäkation sowie beim Koitus auftreten und sowohl in das Perineum, Rektum oder auch oberflächlich in das Os sacrum ausstrahlen können.

Ätiologie und Pathogenese

Ätiologisch wird die Druckschmerzhaftigkeit des Steißbeines als Folge schmerzhafter Bandinsertionen insbesondere des Lig. sacrococcygeale sowie schmerzauslösender Muskelansätze des M. levator ani oder M. gluteus maximus interpretiert [15, 27].

Häufiger ist der Steißbeinschmerz der Begleiter eines radikulären Lumbalsyndroms oder Ausdruck entzündlicher Vorgänge des Beckens nach gynäkologischen bzw. urologischen Affektionen. Außerdem wird ursächlich eine Hypermotilität des Steißbeinspitze, ein rheumatoides oder neurologisches Leiden beobachtet. Deshalb sollte bei der Anamneserhebung von Patienten mit einer Kokzygodynie nach anderen Schmerztopiken untersucht werden. Ein isolierter Steißbeinschmerz scheint selten vorzuliegen. Häufiger finden sich einseitige Lumboischialgien mit ausstrahlenden Schmerzen in die Beine als Hinweis auf eine radikuläre Läsion [17, 19].

Diagnostik

Bei der klinischen Untersuchung findet sich ein lokaler Druckschmerz an der Steißbeinspitze, der palpatorisch sowohl von außen als auch von rektal ausgelöst wird. Die Weichteilbedeckung der Knochenspitze und deren Umgebung sind in der Regel unauffällig. In einigen Fälle finden sich in unmittelbarer Nähe ligamentäre und muskuläre Schmerzpunkte, welche den muskulären Ansätzen des Steißbeines entsprechen [11, 16, 17, 27].

Röntgenzielaufnahmen liefern nur ausnahmsweise pathologische Befunde wie z. B. eine periostale Verdickung der Steißspitze, eine Exostose oder eine starke Abwinkelung des sakrokokzygealen Übergangs.

Symptomatik der Kokzygodynie

- Kontinuierliche, stechende Schmerzen am Steißbein
- Meist nur tagsüber
- Ausstrahlung in Perineum, Analkanal, Hüfte/Wirbelsäule
- Häufig Frauen im mittleren Lebensalter
- Depressionsneigung
- Seltene pathologische Röntgenbefunde

Therapie

Die Therapie der Kokzygodynie bleibt vielfach unbefriedigend. Nach Ausschluss ernsthafter Erkrankungen des Rektums sowie des kleinen Beckens wird eine manuelle Lockerung der Steißpitze als Probebehandlung im Sinne einer sog. Steißbeinmobilisierung empfohlen. Mit dem Daumen und dem intrarektal positioniertern Zeigerfinger wird die so umfasste Steißbeinspitze mehrfach hin und her bewegt.

Eine weitere therapeutische Möglichkeit, oft nur zeitlich befristet, bietet die lokale Infiltration von Anästhetika und evtl. auch von Kortikoiden. Die Infiltration sollte v. a. im präkokzygealen Raum und an den palpatorisch festgestellten maximalen Schmerzpunkten erfolgen.

Zusätzliche therapeutische Maßnahmen sind die isometrische Relaxation der Beckenmuskulatur im Rahmen von krankengymnastichen Übungen sowie unterstützend die Gabe von Spasmolytika bzw. Antirheumatika und Psychopharmaka in der üblichen Dosierung [20, 40].

Operative Eingriffe wie die Steißknochenresektion sind in der Regel wegen des zu erwartenden Misserfolges zu vermeiden. Lediglich in sehr verzweifelten oder bei therapieresistenten Fällen wird eine Umschneidung der Steißbeinspitze mit dem Ziel der Ablösung des angespannten myoligamentären Apparates empfohlen [1, 31].

In den übrigen Fällen sollte eine kausale Therapie des Wirbelleidens bzw. eines urogenitalen Prozesses erfolgen.

Therapie der Kokzygodynie

- *Konservativ*
  - Physiotherapie
  - Lokale Injektion
  - Massage
  - Kokzygeale Mobilisation
  - Elektrostimulation
- *Medikamentös*
  - Lokalanästhetika
  - Kortikoide
  - Spasmolytika
  - Antiphlogistika
  - Sedativa
  - Antidepressiva
- *Operativ*
  - Kokzygotomie
  - Kokzygektomie

13.2.4 Beckenbodeninsuffizienz

Die Beckenbodeninsuffizienz ist ein funktioneller Sammelbegriff unterschiedlicher morphologischer und funktioneller Veränderungen im Bereich des Beckenbodens und des Anorektums mit charakteristischen Beschwerden. Eigentlich wird der Begriff als Versagen des Beckenbodens definiert.

Es handelt sich um ein Krankheitsbild, das in der proktologischen Praxis häufig gesehen wird. In Spezialambulanzen zeigt sich etwa ⅓ der Patienten davon betroffen [39, 45].

Das Leitsymptom ist ein Druckgefühl im Bereich des Enddarms, welches charakteristischerweise mit analen Schmerzen, einer unvollständigen Darmentleerung und einer Senkung des Beckenbodens verbunden ist.

Die Erkrankung wurde erstmalig von Parks, Porter u. Hartcastle 1966 als »descending perineum syndrome« beschrieben [28]. Der Begriff Beckenbodeninsuffizienz beinhaltet unterschiedliche morphologische und funktionelle Störungen des kleinen Beckens, deren Ursachen nicht vollständig geklärt sind [2, 15, 16, 18, 23, 45].

Veränderungen bei Beckenbodeninsuffizienz

- Morphologische Veränderungen
  - Beckenbodensenkung
  - Rektozele/Enterozele
  - Schleimhautprolaps
  - Innerer, äußerer Rektumprolaps
  - Ulcus recti
  - Unterleibssenkung
  - Blasensenkung
- Funktionelle Veränderungen
  - Sphinkterschwäche
  - Inkontinenz
  - Sensibilitätsstörungen
  - Obstipation

Ätiologie und Pathogenese

Die vielfältigen ätiologischen Vorstellungen über das Krankheitsbild belegen, dass viele Aspekte noch heute unklar sind. Am häufigsten wird die chronische Obstipation mit einer reflektorischen Insuffizienz der Beckenbodenmuskulatur, mit neurologischen Störungen sowie mit einer hormonell bedingten Gewebsatrophie, wie sie in der Menopause auftreten kann, in Beziehung gebracht. Durch den Tonusverlust der Beckenmuskulatur kommt es zu einer Senkung des Beckenbodens mit einer Streckung der versorgenden Nn. pudendi, wobei eine irreversible Nervenschädigung bereits bei einer Dehnung von über 12% eintritt. Da der Pudendusnerv auch aus sensiblen Fasern besteht, erklären sich hierdurch der brennende und stechende Schmerz im Analbereich sowie ebenso die nicht selten geklagten Gefühlsstörungen und die später auftretende Inkontinenz [18, 19, 33, 39].

Prädisponiert sind v. a. Frauen (9 : 1) mittleren Alters, da die anatomischen Verhältnisse des Beckenbodens sowie geburtstraumatische Schädigungen begünstigend wirken. Überproportional hoch ist auch der Anteil an Frauen mit einem Zustand nach Hysterektomie. Die Rolle des Uterus bei der Stabilisierung des Beckenbodens ist diesbezüglich noch nicht ausreichend geklärt. Es treten jedoch insbesondere nach Uterusexstirpation durch einen vaginalen Zugang vielfach schwerwiegende Probleme zu Tage, obwohl der Eingriff gerade wegen Beschwerden im Rahmen einer Beckenbodeninsuffizienz durchgeführt wurde.

Ätiologische Faktoren

- Primäre neurogene Schädigung
- Altersinvolution von muskulären und neurogenen Strukturen
- Hormonabhängige Störungen
- Geschlecht
- Zahl der Geburten
- Geburtstraumen
- Hysterektomie
- Chronische Obstipation
- Neurologische Erkrankungen
- Pfählungsverletzungen

Symptomatik

Charakteristisch für die Erkrankung ist ein nach innen projizierter, brennender, bei der Untersuchung nicht genau zu lokalisierender Afterschmerz, der besonders nach längerem Sitzen und nach der Defäkation auftritt. In anderen Fällen besteht ein mit Druckgefühl verbundener dumpfer Schmerz im Enddarm, welcher sich nach der Stuhlentleerung oft verstärkt und über den ganzen Tag anhalten kann. Der Schmerz wird besonders im Sitzen, weniger beim Stehen und Laufen angegeben und lässt nach längerem Liegen nach. Außerdem klagen die Patienten nicht selten über eine unvollständige Darmentleerung und manchmal über ein typisches Sperrgefühl im After während der Defäkation.

Weitere Merkmale der Erkrankung sind Blutungen und Schleimabgang, wenn Prolapssymptome oder ein Ulcus recti hinzutreten, und eine Inkontinenz. Auch die Kombination mit einer Harnstressinkontinenz infolge Descensus vesicae tritt nicht selten auf. Vielfach besteht eine Colon-irritabile-Symptomatik und eine chronische Obstipation mit intensivem Pressen und häufigem Laxanzienabusus, der u. U. eine latente Inkontinenz erst manifest werden lässt. Auch schwere körperliche Belastungen, neurologische Affektionen, z. B. eine diabetische Neuropathie und eine Überdehnungsdegeneration des N. pudendus, können fördernd wirken [29, 43].

Symptomatik der Beckenbodeninsuffizienz

- Schmerzsymptome
  - Dumpfer Schmerz
  - Stechender Schmerz
  - Druckschmerz
  - Brennender Schmerz
- Druckgefühl
- Stuhldrang
- Tenesmen
- Obstipation
- Inkontinenz
- Blutungen
- Schleimabgang
- Fremdkörpergefühl
- Psychische Überlagerung

Diagnostik

Bei der Inspektion erkennt man beim Pressen eine Vorwölbung des Beckenbodens und des Afters mit einer trichterförmigen Gestaltung der Nates nach außen. In ausgepräg-

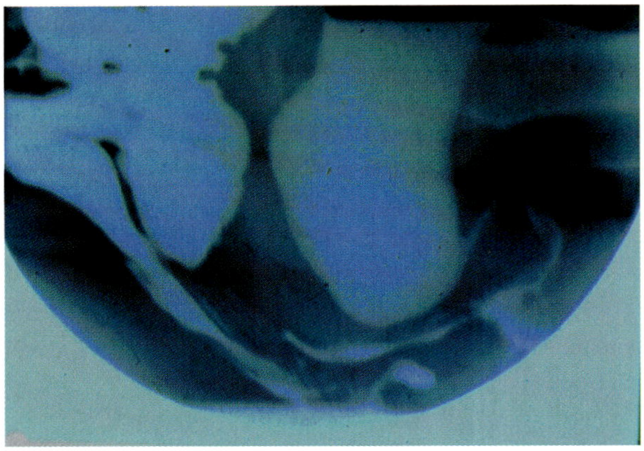

Abb. 13-1. Beckenboden- und Blasensenkung mit Ausbildung einer Sigmoidozele

ten Fällen findet sich eine Rektozele sowie fallweise spontaner Stuhl- und Urinabgang.

Die digitale Untersuchung des Afters ergibt einen verminderten Sphinktertonus und eine stuhlgefüllte Rektumampulle. Typisch für die Erkrankung ist der nicht gut lokalisierbare Schmerz sowie eine rektale Invaginationsneigung beim Pressen der meistens erweiterten Rektumampulle. Daneben finden sich palpable Unregelmäßigkeiten bzw. Lücken im Bereich der lateralen und hinteren Beckenmuskelanteile. Die Sphinkterkraft des Externus und Puborektalis ist je nach Ausprägung gemindert, ein Sphinkterdefekt evtl. fühlbar. Den inneren Prolaps der vorderen Rektumwand kann man oft deutlich tasten und auch endoskopisch sehen.

Die klinische Diagnose der Beckenbodeninsuffizienz wird durch eine Defäkographie bzw. eine Videodefäkographie gesichert. Diese führt zu einer Objektivierung von Veränderungen wie einer Beckenbodensenkung, einer Intussuszeption des Rektums, Enterozelenbildung, einer funktionslosen Rektozele oder sogar einer rektalen Inertia. Zusätzliche Informationen kann die gleichzeitige Kontrastfüllung der Vagina, des Dünndarms und ggf. der Harnblase erbringen (Abb. 13-1).

Ergänzend werden die Analtonometrie, das EMG, die Defäkomyographie sowie die PNTLM-Bestimmung und die endorektale Sonographie eingesetzt. Sie dienen der Feststellung einer Sphinkterschwäche, von Sphinkterdefekten sowie von Innervations-, Reflex- bzw. Entleerungsstörungen. Zum Ausschluss organischer Kolonprozesse bzw. funktioneller Veränderungen der Beckenorgane werden eine Röntgenkontrasteinlaufuntersuchung, ein Abdomen-CT oder am besten eine dynamische MRT empfohlen [14, 34, 43].

Diagnostik der Beckenbodeninsuffizienz

- Standarddiagnostik
  - Inspektion
  - Digitale Untersuchung des Anus und der Rektumampulle
  - Endoskopie
  - Defäkographie
- Zusatzdiagnostik
  - Anale Manometrie
  - Kontinenztests
  - Elektromyographie
  - Endosonographie
  - Röntgenkontrasteinlauf
  - Transitzeitbestimmung
  - Abdomen-CT
  - MRT

Differenzialdiagnostik

Grundsätzlich muss ein Rektumkarzinom bei der Diagnose von Senkungsbeschwerden und analen Schmerzen ausgeschlossen werden. Prolapssyndrome wie das vorfallende Hämorrhoidalleiden, das Ulcus recti, der Rektumprolaps, die Rektozelen-/Enterozelenbildung sowie Lageveränderungen der weiblichen Genitalien, wie der Descensus uteri und Senkungen der vorderen und hinteren Vaginalwand, sind oft Begleitveränderungen und häufig von einer Beckenbodensenkung schwierig abzugrenzen. Schmerzzustände infolge einer Kryptitis, Proctalgia fugax oder einer Kokzygodynie, bei der die Schmerzen durch Druck auf die Steißbeinspitze auslösbar sind, sollten ebenfalls herausdifferenziert werden. Beim Mann ist die Beckenbodenschwäche von einer Prostatitis abzugrenzen, welche durch eine isolierte, nicht lageabhängige Druckschmerzhaftigkeit der Prostataloge gekennzeichnet ist.

Differenzialdiagnostisch sind weiter das Pudenduskompressionssyndrom (Kap. 13.4 »Pudendusneuropathie«) und fernerhin retrorektale Tumoren bzw. Dermoidzysten und Rückenmarktumoren auszuschließen.

Therapieziele

Eine Dauerheilung der degenerativen Erkrankung mit progedienter Tendenz ist nicht zu erwarten. Eine erreichbare Verbesserung für die Betroffenen wird aber häufig als Behandlungserfolg gewertet, wobei konservative Maßnahmen nicht mit einer chirurgischen Therapie in Konkurrenz stehen sollten.

Therapie

In Anbetracht der noch unklaren Ätiologie ist die Behandlung der Beckenbodeninsuffizienz unbefriedigend. Die Behandlung dürfte sich grundsätzlich nach den auslösenden Ursachen der Erkrankung richten und weniger an den Erscheinungsformen oder Folgezuständen orientieren. Das Behandlungskonzept wird in Abhängigkeit von dem Schweregrad des Krankheitsbildes und dem Leidensdruck des Patienten erfolgen.

Zur Indikationsstellung des jeweiligen Behandlungsmodus haben wir 1986 das Krankheitsbild anhand erkenn-

Tabelle 13-1. Eigene klinische Einteilung der Beckenbodeninsuffizienz. (Nach [13])

Klinische Einteilung		Grad I	Grad II	Grad III
Anamnesedauer		Wochen/Monate	Monate/1–2 Jahre	Jahre
Druckgefühl		Nach Defäkation	und im Sitzen	Ständig
Afterbrennen		(+)	++	+++
Blutungen		+	+	+
Stuhlentleerungsstörungen		+	++	+++
Inkontinenz		–	(+)	+
Analmanometrie		Normal	Erniedrigt	Pathologisch
EMG		Normal	Pathologisch	Denervation
Röntgen	Rektozele	(+)	+	+
	Intussuszeption	(+)	+	+
	Beckenbodensenkung	3–6 cm	>6 cm	>8–10 cm

barer Ursachen und der wesentlichen Symptome in 3 Schweregrade eingeteilt [13] (Tabelle 13-1).

Therapie der leicht- und mittelgradigen Beckenbodeninsuffizienz (Grad I–II)

Die Therapie der Wahl im Stadium Grad I besteht an erster Stelle in der Änderung der Stuhlgewohnheiten und der grundsätzlichen Vermeidung von starker Betätigung der Bauchpresse bei der Defäkation. Außerdem ist eine konsequente Stuhlregulierung mit diätetischen Maßnahmen und zusätzlichen Ballaststoffen und Quellmitteln vorzunehmmen. Isometrische krankengymnastische Übungsbehandlungen und eine über längere Zeit durchgeführte Schwellstromtherapie leisten zusätzliche Hilfe. Mit der Einleitung eines Biofeedback-Trainingsprogramms kann in günstigeren Fällen eine physiologische Defäkation neu erlernt werden.

Eine Sanierung des Analbereiches, falls notwendig, sollte durchgeführt werden, d. h. dass symptomatische Hämorrhoiden, Fissuren, Fisteln, aber auch schmerzhafte Krypten und die hierdurch ausgelösten Beschwerden zu beseitigen sind. Manuelle Dehnungen sowie Sphinktereinkerbungen sollte man dagegen unterlassen, sie können eine latente Inkontinenz in eine manifeste überführen.

Die erstmals von uns aufgegriffene *hohe Sklerosierung* der erschlafften unteren Rektumwand ergab bei ca. 80% unserer Patienten eine anhaltende Besserung der Senkungsbeschwerden. Wir verwenden ein 16 cm langes gefenstertes Proktoskop (Spezialanfertigung) und verabreichen bei jeder Sitzung intramural 1–2 ml einer 20–25%igen Thesitlösung auf die jeweils zahlreichen Einstichstellen der erschlafften Rektumvorderwand, kranial beginnend und fächerförmig zu den Seiten nach distal verlaufend. Die Behandlung kann sich in 1- bis 2-wöchentlichen Abständen in gleicher Weise wiederholen, bis sich eine Besserung einstellt. Die Applikation des sklerosierenden Mittels außerhalb der Rektumwand soll wegen der zu erwartenden Unterleibsbeschwerden und Miktionsstörungen vermieden werden.

Als Ersatz für die hohe Sklerotherapie wird die Baron-Ligatur oder evtl. eine Kryotherapie empfohlen. Wir verfügen jedoch über keine ausreichende Erfahrung damit. In Ausnahmefällen wird auch eine Pudendusblockade oder eine Sakralanästhesie zur Schmerzbekämpfung vorgenommen.

Bei Senkungsbeschwerden mit analen Blutungen empfiehlt sich wegen der guten Ergebnisse zuerst eine hohe Sklerotherapie. Bei Versagen der Methode, insbesondere bei Vorhandensein eines solitären Ulkus und häufig bei

Therapie bei Beckenbodeninsuffizienz Grad I und Grad II

- Änderung der Stuhlgewohnheiten
- Exzessives Pressen vermeiden
- Stuhlregulierung
- Beckenbodengymnastik
- Schwellstromtherapie
- Biofeedbacktraining
- Bei Bedarf:
  - Anale Sanierung
  - Hohe Sklerotherapie/Baron-Ligatur/Kryotherapie
- Mukosektomie/Analplastik

jüngeren Patientinnen, wird eine Exzision mit Analplastik empfohlen. Es erfolgt eine Mukosektomie der prolabierenden anterioren Rektumwand mit anschließender Raffung derselben.

Therapie der schwergradigen Beckenbodeninsuffizienz

Erweist sich die Erkrankung als therapieresistent oder handelt es sich bereits um Senkungsbeschwerden mittleren bis schweren Grades, ist eine operative Therapie angezeigt. Die Indikation richtet sich nach den die Leitsymptome verursachenden Veränderungen wie z. B. andauerndes Druck- oder Sperrgefühl und anhaltende brennende, schwer lokalisierbare Schmerzen infolge einer Invagination oder Intussuszeption des Rektums, einer Enterozele oder funktionslosen Rektozele. Auch können entsprechende Beschwerden bei einer nachgewiesenen Senkung des Beckenbodens von mehr als 6–8 cm und bei hartnäckigen Blutungen ausschlaggebend sein.

Nach einem Zusammentreffen mehrerer der genannten Faktoren ist eine chirurgische Behandlung neben den konservativen Maßnahmen indiziert.

Das nach innen prolabierende Rektum (rektale Invagination/Sigmoidozele) wird durch eine abdominelle oder perianale Fixation, evtl. sogar durch eine Resektion, saniert. Als schonendes Verfahren bei Patienten mit erhöhtem Operationsrisiko empfiehlt es sich, eine transanale submukosale Plikatur der prolabierenden Rektumwand nach dem Verfahren von Rehn-Delorme durchzuführen [6, 7, 13, 39]. Gleichzeitig kann eine Rekonstruktion der erschlafften Beckenbodenmuskulatur beispielsweise durch eine vordere und/oder hintere Plastik erforderlich werden. Auch die Durchführung einer Sphinkteropexie nach Hirsig oder eine Levatorplastik nach Shafik kommt je nach bestehender Veränderung häufig simultan vor [32]. Eine Inkontinenz macht in seltenen Fällen ein »post anal repair« nach Parks notwendig [28]. Bei entsprechenden Symptomen ist auch die Beseitigung einer funktionslosen Rektozele, am besten durch analen bzw. perianalen Zugang, angezeigt. In den jeweiligen Kapiteln ist Näheres erläutert.

Übersicht der einzelnen oder häufig kombiniert angewandten chirurgischen Verfahren zur Behandlung der schwergradigen Beckenbodeninsuffizienz

- Abdomen
  - Rektopexie
  - Darmresektion
  - Rektumsuspension
- Anus
  - »Anal Repair«
  - Levatorplastik
  - Sphinkteropexie
  - Plikatur der Rektumwand
  - »Post Anal Repair«
  - Kolporrhaphie

Durch die genannten Verfahren, welche nicht selten kombiniert angewandt werden, konnten wir bei einer früheren Auswertung in über der Hälfte der Fälle (54,5%) Beschwerdefreiheit erzielen, in weiteren 22% war eine deutliche Besserung der Beschwerden zu verzeichnen [13, 15].

13.2.5 Pudenduskanalsyndrom

Hinsichtlich des Pudenduskanalsyndroms wird auf das gesonderte Kap. 13.4 (»Pudendusneuropathie«) hingewiesen.

13.3 Perineale Schmerzen aus urologischer Sicht

A. Bachmann, T. Sulser, J. Zumbé

Die im *Perineum zu lokalisierenden Schmerzen* entstehen zum einen *lokal*, z. B. durch Entzündungen, Tumoren oder Traumen in Folge lokaler Schädigung des Gewebes. Zum anderen stellen sie das *Resultat von efferenten Sensationen* wie bei der distalen Harnleiterkolik oder der Prostatitis dar. Häufig sind zudem *Entzündungen der urogenitalen Organe*, die durch pathophysiologische Veränderungen am Urogenitaltrakt hervorgerufen werden, Ursache der Schmerzen.

Neben dem retrograd aszendierenden Harnwegsinfekt stellen funktionelle Hindernisse mit resultierender subvesikaler Obstruktion wie Harnröhrenstrikturen oder Harnröhrensteine, Prostatahyperplasie, Harnblasenpseudodivertikel oder iatrogene invasive Untersuchungen (z. B. Prostatastanzbiopsie) die häufigste Ursache für perineale Schmerzen dar. Infolge der Obstruktion mit konsekutiver Verlangsamung des Urinflusses erfolgt nur eine insuffiziente Protektion, sodass eine aszendierende pathologische Keimbesiedlung des Urothels erfolgen kann.

Schmerzen, verursacht durch Verletzungen oder Entzündungen des Urothels, werden durch vegetative Nervenplexus zu zentralen Nervenzentren weitergeleitet. Ursachen sind neben lokal irritativen Faktoren (z. B. transurethraler Dauerkatheter, Blasensteine) bakterielle Entzündungen oder Medikamente (z. B. Vinblastin), die eine chemisch-toxische Zystitis im Rahmen einer Chemotherapie hervorrufen können. Eine radiogene Belastung im Rahmen adjuvanter oder kurativer Therapieansätze bei malignen Erkrankungen im kleinen Becken führt im Verlauf zu der bekannten »Strahlenzystitis« sowie »Strahlenproktitis«.

Ätiologisch ungeklärt ist die Pathogenese der sog. »interstitiellen Zystitis« (IC), die zu einer massiven Einschränkung der Lebensqualität der häufig ca. 40-jährigen Frauen führt. Sichere diagnostische Kriterien stellen hierbei nur

Tabelle 13-2. Urologische Aspekte perinealer Schmerzen

Erkrankung	Hauptsymptom	Primäre diagnostische/ therapeutische Maßnahmen	Primäre Therapieoption	Bemerkung
Urosepsis (unklarer Ätiologie)	Hochseptisches Krankheitsbild (Temperatur >40°C) mit Schmerzlokalisation im Bereich der Nierenlogen, perineal, skrotal, penil, suprapubisch, perianal	Klinischer Befund: Rötung, Schmerzen? Sonographie, CT Abdomen, ggf. mit anschließender Abdomenleeraufnahme (Abflussbild!); intensivmedizinische Überwachung!	Anlage suprapubischer Harnableitung (!) bei gefüllter Blase, Breitbandantibiose	Der Übergang in einen (uro)septischen Schock kann innerhalb von Minuten eintreten!
	Hinweise für obstruktive Urolithiasis	Sonographisch gesteuerte perkutane Nierenfistelung oder Anlage eines Doppel-J-Katheters mit gleichzeitiger Anlage eines Dauerkatheters oder suprapubischen Katheters		Das Grundprinzip besteht in einer Druckentlastung des obstruierten Hohlraums (Nierenbeckenkelchsystem, Harnblase)
Akute Prostatitis	Perineale Schmerzen, Defäkationsschmerzen, ggf. mit Obstipation, septisches Krankheitsbild, Harnwegsinfekt	Urinsediment, Sonographie, CT zum Ausschluss eines Prostataabszesses, intensivmedizinische Überwachung	Anlage suprapubischer Harnableitung, i.v. Antibiose (z. B. Ciproxin 400 2-mal 1 + Clont 500 3-mal 1 oder Refobacin 120 1-mal 1)	Meist koinzident seit längerem obstruktive Miktionsbeschwerden, ggf. Zustand Prostatastanzbiopsie
Chronische Prostatitis	Diffuser, teils intermittierend auftretender perinealer Schmerz, dysurische Miktionsbeschwerden, ggf. glasiger urethraler Ausfluss, Defäkationsbeschwerden, saisonale Schmerzsymptomatik; kein Fieber	Urinsediment, bakteriologische Untersuchung, rektale Untersuchung, 2(4)-Gläserprobe, TRUS: teils multiple intraprostatische Verkalkungen (primär gestautes, sekundär kalzifiziertes Prostatasekret)	Bei nachgewiesenem Harnwegsinfekts antibiogrammgerechte Chemotherapie für 3 Wochen (Chinolone bevorzugen, aufgrund ihrer hohen Anreicherung im Prostatagewebe); adjuvante symptomatische Therapie ist wichtiger Bestandteil der Therapie	Oft langwieriger Verlauf, auffallende Diskrepanz zwischen subjektiven Symptomen und objektivem Befund. Ein akuter exazerbierter Schub einer chronischen Prostatitis kann mit hohem Fieber einhergehen!
Perineales/skrotales Hämatom – extraperitoneale Blasenruptur, proximale Harnröhrenverletzung	Trauma? Vorgängiger diagnostischer oder Therapeutischer Eingriff (Operation), mögliche Automanipulation?	Anamnese, CT, ggf. MRT, retrogrades Urethrogramm, Urethrozystoskopie, Urethrographie	Entsprechend Befund: Blasenperforation: extraperitoneal: Urindrainage, Antibiose; intraperitoneal: meist operativer Verschluss notwendig	Meist kombiniert mit skrotalem Hämatom
	Typische Traumaanamnese, ggf. Automanipulation, Blutaustritt am Meatus externus urethraea, Harnverhalt		Urethraverletzung; Anlage eins suprapubischen Katheters, definitive Versorgung nach 3–6 Wochen	Transurethrale Manipulationen bei Verdacht auf Ha rnröhrenverletzung sind kontraindiziert!
Priapismus	Ungewollte vollständige oder partielle penile Erektion, anamnestische Angaben (SKIT), Antikoagulation, Tumorerkrankungen, typischerweise ist die Glans penis nicht rigide!	Palpation, Sonographie; sekundär Kavernosogramm, MRT oder CT	Notfallbehandlung! Entsprechend Befund: »low-flow«: Reoxigenisation des kavernösen Blutes (beidseitige Abpunktion des hypoxischen Blutes); »high-flow«: Druckentlastung mittels kavernöser Punktion	Bei rezidivierenden »idiopathischen Priapismen« sollte eine detaillierte Abklärung (Tumorsuche) erfolgen

wenige klinische Befunde wie der endoskopische Nachweis von urothelialen Glomerulationen (sog. Hunner-Ulzera) in Verbindung mit chronischen Schmerzen im Bereich der Harnblase dar. Histologisch lässt sich eine Mastzellinfiltration als Hinweis auf eine mögliche immunologische Ursache der Erkrankung nachweisen.

Neben diesen wenigen echten Einschlusskriterien existieren zahlreiche Ausschlusskriterien für eine IC. Die Schmerzcharakteristik ist nicht eindeutig lokalisierbar. Neben irritativen Miktionsbeschwerden mit persistierendem Drang zum Wasserlassen werden diffuse Schmerzen im kleinen Becken, Ausstrahlung der Schmerzen nach perineal und rektal angegeben, basierend auf der komplexen vegetativen Innervation aller im kleinen Becken befindlichen Organsysteme.

Die perinealen Schmerzen aus urologischer Sicht zeigt ◘ Tabelle 13-2 im Überblick.

13.3.1 Organbezogene Schmerzcharakteristik

Prostata

Prostatische Schmerzen werden in der Regel als dumpfer, diffuser, gewöhnlich nicht genau lokalisierbarer Schmerz unmittelbar perineal wahrgenommen. Ursache ist häufig eine akute oder chronische Prostatitis mit konsekutiv entzündlichen Veränderungen des Prostataparenchyms. Infolge der entzündlich bedingten ödematösen Schwellung der paraurethralen Prostataadenomanteile kommt es zum einen zur Obstruktion der prostatischen Harnröhre und zum anderen zum intrakapsulären Druckanstieg mit Reizung von Rezeptoren des vegetativen Nervensystems. Die anatomische Prostatakapsel ist die äußere derbe bindegewebige Begrenzung der Prostata, im Gegensatz zur chirurgischen Kapsel, welche die – nur endoskopisch erkennbare – »äußere Begrenzung« der inneren Prostatazone darstellt.

Der innere Prostataanteil, der die prostatische Harnröhre umschließt, ist östrogenabhängig, der äußere Prostataanteil, der die anatomische Prostatakapsel auskleidet, ist testosteronabhängig. Das Prostatakarzinom ist in der überwiegenden Anzahl der Fälle im testosteronabhängigen, äußeren Prostatagewebeanteil lokalisiert und daher durch eine digitale rektale Untersuchung frühzeitig zugängig.

Entzündungen (z. B. Harnwegsinfekte) werden über die auf dem Colliculus seminalis mündenden Ductus ejaculatorius und Utriculus prostaticus in die Samenblasen, das Prostatagewebe oder bis in das Nebenhoden-/Hodengewebe fortgeleitet und imponieren hier als eine meist akute Epididymoorchitis. Aufgrund der unelastischen bindegewebigen Prostatakapsel kommt es infolge der intraprostatischen Druckerhöhung zur Reizung vegetativer Nervenbahnen und funktioneller Einengung der Pars prostatica urethrae im Sinne einer subvesikalen Obstruktion mit folgendem Harnverhalt.

Die efferenten Fasern des Plexus hypogastricus ziehen über die Gefäße des kleinen Beckens zu den Beckenorganen. Hier werden die einzelnen Nervengeflechte entsprechend des Erfolgsorgans benannt. Über ein dichtes vegetatives Nervengeflecht werden beim Mann Rektum, Prostata, Samenblasen, Samenleiter und Harnblase und bei der Frau Rektum, Harnblase, Gebärmutter und Scheide innerviert. Die Endungen versorgen vegetativ die penilen oder klitoralen Schwellkörper. Aus diesem Grund sind Schmerzen der Prostata (z. B. Entzündungen oder maligne Infiltrationen) häufig mit Ausstrahlungen nach gluteal, inguinal, rektal (Defäkationsschmerzen), penil oder skrotal verbunden.

Irritative Miktionsbeschwerden sind im Rahmen einer akuten oder chronischen Prostatitis so gut wie immer nachweisbar und stellen in Verbindung mit nicht näher lokalisierbaren perinealen Schmerzen, die unmittelbar vor, während oder nach der Miktion auftreten können, die größten Probleme für den Patienten dar. Im Gegensatz zum septischen Krankheitsbild der akuten Prostatitis, bei welchem praktisch immer ein signifikanter Harnwegsinfekt nachgewiesen wird, kann sich der Erregernachweis bei chronischen Verlaufsformen der Prostatitis schwierig gestalten (Kap. 14.3.2 und 14.3.3).

Samenblasen

Aufgrund der engen funktionellen und anatomischen Nähe zur Prostata stellt die anatomisch isolierte Samenblasenentzündung eine klinische Seltenheit dar. Die über den vegetativen Plexus seminalis fortgeleiteten Reize werden hauptsächlich durch Entzündungen, überfüllte Samenblasen (Kongestion), obstruktive Faktoren wie seltene Samenblasentumoren oder Samenblasensteine hervorgerufen. Sehr selten sind Berichte über ektope Harnleiterendigungen in den Samenblasen [1].

Häufig hingegen sind (externe) Samenblaseninfiltrationen durch maligne extraprostatisch fortgeschrittene Prostatakarzinome. Bei diesen anhand der TNM-Klassifikation (1997) als pT3b (◘ Abb. 13-2) klassifizierten Tumo-

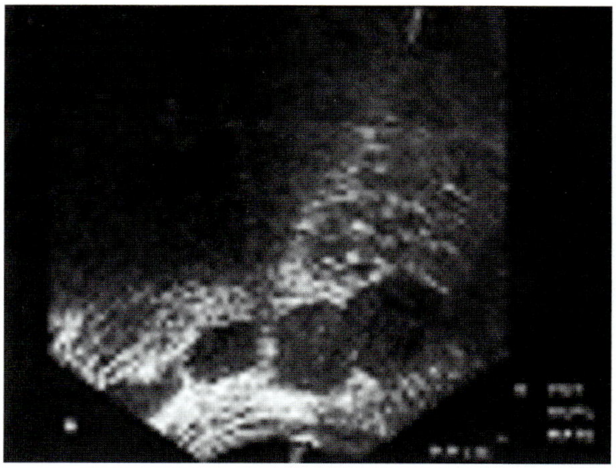

◘ **Abb. 13-2.** Kongestionierte Samenblasen im transrektalen Ultraschallbild ren ist klinisch eine schmerzhafte Erektion bzw. Emission, Hämatospermie und Mikrohämaturie im Urinsediment nachweisbar. Chronische Samenblaseninfektionen, die oft mit/durch chronische Verlaufsformen der Prostatitis auftreten, müssen differenzialdiagnostisch an eine Urogenitaltuberkulose denken lassen.

Harnblase/Harnröhre

Die häufigste Ursache von »Blasenschmerzen« stellt ein akuter Harnwegsinfekt oder ein Harnverhalt dar. Koinzident sind meist wellenartige Kontraktionen, die ein typisches Reaktionsmuster von Hohlraumorganen gegen einen verschließenden Widerstand sind. Das Punctum maximum wird dabei median im Unterbauch lokalisiert. Konstante suprapubische Schmerzen werden selten isoliert im Rahmen eines Harnverhaltes gesehen. Die erkennbare Vorwölbung der Harnblase oberhalb des Bauchnabels kann als Hinweis auf große Füllungsvolumina sein.

Akute Infektionen der Harnblase führen immer zum klassischen Symptomenkomplex Dysurie, Bakteriurie, teilweise mit Makrohämaturie- und Fieberepisoden.

Im Rahmen einer obstruktiven Miktionssymptomatik mit entsprechender Schmerzausstrahlung im Beckenboden kommen Zystozelen, Urethralkarbunkel (ektop prolabierende Urethralschleimhaut; häufig bei älteren Frauen), urethrale Tumoren oder ektope Ureterozelen in Betracht. Submuköse Bindegewebsschwäche, östrogenbedingter zellulärer Tugorverlust (Klimakterium) oder entzündlich bedingte hypertrophe Urethalschleimhaut bilden die pathologischen Voraussetzungen für eine mögliche Schleimhautprotrusion urethral, die v. a. während intraabdomineller Druckerhöhung (Pressen während Miktion oder Stuhlgang) auftritt.

Zwischen den Trabekeln der Harnblase, am Ort des geringsten Widerstandes, prolabiert bei der Zystozele die Blasenschleimhaut nach vaginal. Klinisch imponiert eine prall-elastische, rundliche, häufig indolente Raumforderung am Scheideneingang, die beim Pressen (Valsalva) deutlicher hervortreten kann und vielfach als stechende Schmerzen im Unterbauch beschrieben werden. Eine anschließende Zystoskopie mit Urethrozystogramm führt zur definitiven Diagnose.

Die Schmerzempfindung kann bei Patienten mit Diabetes mellitus oder polyneuropathischer Erkrankungen (z. B. Alkoholabusus) stark herabgesetzt sein.

Die akute Urethritis der Frau ist aufgrund der nur geringen anatomischen Länge der weiblichen Harnröhre nur im Ausnahmefall als eigenes klinisches Krankheitsbild zu betrachten. Zum sog. Urethralsyndrom der Frau wird ein multifaktorielles Auftreten unterschiedlicher Symptome gezählt, häufig ohne pathoanatomisches Korrelat (dysurische und teils obstruktive Miktionsbeschwerden, Drangsymptomatik, nicht näher lokalisierbare suprapubische, urethrale oder vaginale Schmerzen).

Ursächlich werden chronische Entzündungen der Urethalschleimhaut, psychosomatische Erkrankungen, allergische und hormonelle Faktoren und funktionelle Störungen der Miktion vermutet. Eine bedeutende Ursache scheint, v. a. durch die fehlende örtliche Möglichkeit der Miktion bedingt, die chronische habituelle Urinretention der Frau zu sein, bei der es zu einer – antrainierten – Hyperthrophie des äußeren Schließmuskels mit konsekutiven Beckenbodenspasmen kommen kann. Zusätzlich können Erreger des NGU (Non-Gonokokken-Urethritis; ► s. unten) sowie eine fehlerhafte Stuhlhygiene nachgewiesen werden. Daneben führt die chronische Retention von Urin zum Anstieg der Harninfektinzidenz.

Die harnwegsinfektbedingte schmerzhafte perineale Sensation wird durch entzündliche Schleimhautveränderungen hervorgerufen, die diffus median im Unterbauch lokalisiert angegeben werden. Bei Ausbreitung der Entzündung unter Einbeziehung der inneren weiblichen Geschlechtsorgane sowie des Parakolpiums besteht ein febriles Krankheitsbild mit diffuser Schmerzangabe im kleinen Becken.

Ein febriler Harnwegsinfekt ist immer ein Zeichen für die Beteiligung parenchymatöser Organe an der Infektion. Bezugnehmend auf die weibliche Harnröhre müssen die tubulösen Schleimdrüsen – Glandulae urethrales – erwähnt werden. Einige Drüsenpaare münden durch eigene Ausführungsgänge, Ductus paraurethrales, neben der äußeren weiblichen Harnröhrenöffnung. Beim Mann werden die paraurethralen Schleimdrüsen als Littré-Drüsen, die Glandulae bulbourethrales als Cowper-Drüsen bezeichnet.

Diese kleine Drüsenformationen bilden ein wichtiges Reservoir für Erreger der Gonorrhö (Neisseria gonorrhoeae) und der sog. Non-Gonokokken-Urethritis (NGU) wie Mycoplasma spp., Ureaplasma urealyticum und Clamydia trachomatis. Die Urinsedimentdiagnostik ist aufgrund der z. T. intrazellulären Lebensweise der Erreger in diesen Fällen oft nicht in der Lage, den Nachweis für einen Harnwegsinfekt zu erbringen. Klinische Verlaufsformen der chronischen Urethritis der Frau (Urethritis posterior, Urethralsyndrom) sind zum Formenkreis des Chronic-pelvic-pain-Syndroms zu zählen und häufig schwierig zu behandeln (► s. oben).

Penis

Eine akute oder chronische Entzündung der Harnröhre des Mannes führt zu penilen Schmerzen, die häufig allein im Bereich der Harnröhre durch Juckreiz auftreten. Begleitet wird die Urethritis acuta des Mannes mit gelblichem (eitrigem) oder weißlich-schleimigem Ausfluss. Der Ausfluss kann bei chronischen Verlaufsformen gänzlich fehlen. Hier persistiert, z. T. sehr hartnäckig, allein die sehr störende irritative Miktionssymtomatik mit starkem Brennen während und nach der Miktion sowie einem fast regelmäßig bestehenden Restharngefühl.

Stärkere proximale wellenartige Schmerzen, die z. T. über das Perineum nach anal ausstrahlen, treten bei intermittierenden Spasmen des M. bulbosspongiosus (♀ = bulbocavernosus) auf. Gleiche Muskelkontraktionen werden auch bei der rhythmischen Kontraktion des Muskels während der Ejakulation nachgewiesen. Dieser den Bulbus corporis spongiosus penis umschließende Muskel, der sich dorsolateral in den M. transversus peritonei superficialis fortsetzt und das Corpus spongiosum penis medial an die Faszien des Beckenbodens fixiert, hat zusammen mit dem lateral gelegenen M. ischiocavernosus (fixiert die lateral auslaufenden proximalen Enden der Corpora cavernosa penis faszial und ossär) wichtige Funktion für die Initiierung und Aufrechterhaltung der penilen Erektion (Tumeszenz und Rigidität), der penilen Traktion sowie der Ejakulation.

Paroxysmale Sensationen aus der Umgebung – anale Schmerzen bei der Defäkation, prostatische Beschwerden, Entzündungen, maligne Infiltrationen oder Traumen – können zur isolierten Reizung dieser Muskeln mit folgenden wellenförmigen starken stechenden Schmerzen führen, die unmittelbar perineal, auf Höhe des Bulbus penis, lokalisiert werden können. Eine ungewollte schmerzhafte Dauerkontraktion des M. ischiocavernosus wird beim venookklusiven Priapismus nachgewiesen.

13.3.2 Krankheitsbilder

Fournier-Gangrän

Eines der schwerwiegendsten septischen urologischen Krankheitsbilder stellt die sog. Fournier-Gangrän dar. Pathogenetisch handelt es sich hierbei um eine per continuitatem fortschreitende lebensbedrohende nekrotisierende Fasziitis der perineoskrotalen, genitalen und perianalen Region dar.

Ursächlich werden Mischinfektionen mit E. coli, Staphylokokken, Streptokokken oder anderen Keimen der genitokutanen/analen Flora nachgewiesen. Als initiale Infektion wird häufig ein unkomplizierter HWI, ein oberflächlicher Skrotalabszess (Furunkel, infiziertes Atherom) oder ein länger liegender transurethraler Katheter eruiert. Auch postoperative Komplikationen (infizierte Hämatome, Fisteln) kommen ursächlich in Betracht.

Infolge des elastischen Bindegewebes urologischer Organsysteme wird die entzündliche Umgebungsreaktion nicht durch anatomische Strukturen wie Faszien oder Bänder abgegrenzt. Bei reduzierter Abwehrlage (z. B. Zustand nach Chemotherapie, Radiotherapie) oder Störungen der mechanischen Abwehr (z. B. periphere Polyneuropathien bei Äthylabusus, Diabetes mellitus) können pathologische Erreger ohne entzündungschemische oder immunologische Gegenreaktion eine generalisierte systemische Entzündung auslösen.

Durch histologisch nachweisbare entzündungsbedingte Mikrothrombosierungen oberflächlicher Hautschichten wird ein lokaler Circulus vitiosus in Gang gesetzt, der zu einer Verstärkung der lokal destruierenden Faktoren (Proteasen, Kollagenasen, Toxine) führt, die wiederum die kutane Mikrothrombenbildung unterstützen.

Die Diagnose der Fournier-Gangrän wird anhand des klinischen Befundes gestellt. Sie muss schnell, ohne diagnostische Verzögerung erfolgen. Mit fortschreitendem Verlauf ist mit einer hohen Letalität zu rechnen. Die Therapie besteht in einer unverzüglichen und ausgedehnten Abtragung der Nekrosen und protektiven Fasziotomie, teils notwendigen Skrotektomie, Lavage und Drainage. Meist ist, aufgrund der Einbeziehung des Penis in die entzündliche Destruktion, die Anlage einer suprapubischen Harnableitung notwendig. Gleichzeitig erfolgt eine Breitbandantibiose (z. B. Flourchinolone plus Metronidazol). Der Patient muss intensivmedizinisch betreut werden. Resultiernde Hautdefekte dürfen erst nach vollständiger Abheilung zu einem späteren Zeitpunkt plastisch gedeckt werden.

Hämatome/Abzesse

Aufgrund der engen anatomischen Beziehung der skrotalen, analen und perinealen Region können sich Nachblutungen oder entzündliche Prozesse ohne vorgegebene »Schranken« ausbreiten und zu komplexen, teils schwerwiegenden Krankeitsbildern und -verläufen führen. So sind Transfusionen infolge einer Nachblutung nach Vasektomie oder Hydrozelenoperation nicht so selten, wie der doch eher wenig traumatisierende Eingriff vermuten lässt.

Nach einer orientierenden transvesikalen, perinealen oder transrektalen sonographischen Untersuchung (Raumforderung, liquide Raumforderung) bringen das pelvine Computertomogramm oder das pelvine MRT weitere diagnostische Hinweise. Neben dem klinischen Verlauf richtet sich die Indikation des CT oder MRT nach anamnestischen Angaben wie rezidivierende Hautinfekte, perineale Abzesse, Diabetes mellitus, Immundefizit oder M. Crohn. Mit diagnostischen Schwierigkeiten ist immer bei symptomarmem klinischem Verlauf trotz ausgeprägter pathologischer Befunde, fehlender Compliance des Patienten oder kommunikativen Schwierigkeiten zu rechnen. Gerade bei diesen Patienten sollte frühzeitig eine umfassende Darstellung des kleinen Beckens (CT, MRT) erfolgen, um die meist notwendige operative Behandlung nicht zu verzögern (Abb. 13-3).

Priapismus

Der Priapismus kennzeichnet eine meist schmerzhafte Dauererektion des Penis bei fehlender Libido. Pathophysiologisch unterscheidet man einen *High-flow-Priapismus*, der durch einen erhöhten arteriellen Inflow in die Corpora cavernosa charakterisiert ist, und den *Low-flow-Priapismus*, der durch eine Stase des venösen Abflusses verursacht wird. Der High-flow-Priapismus ist häufig durch pathologische arterielle Shunts verursacht.

Für den Patienten folgenschwerer ist jedoch die venookklusive Form des Priapismus. Aufgrund der stasebedingten hypoxischen Gewebestoffwechsellage kommt es

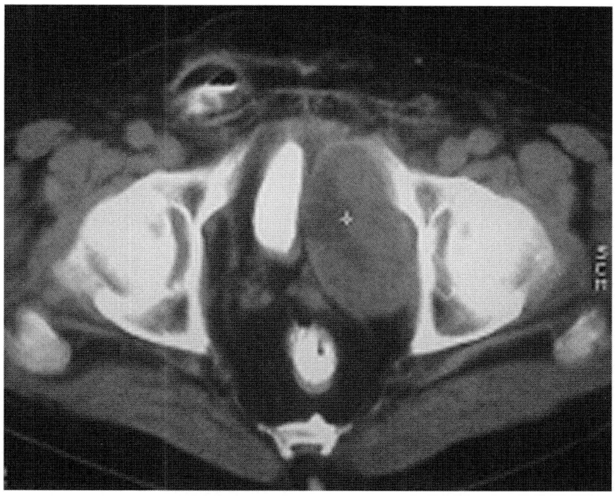

Abb. 13-3. Ausgeprägter skrotal-perineal-paraanaler Abszess nach abgebrochener offener Adenomektomie infolge Prostatahyperplasie

zu regressiven zellulären und Gewebeveränderungen, die eine vermehrte Kollagensynthese induzieren, mit konsekutiver Fibrosierung der elastischen Anteile der Corpora cavernosa. Diese strukturellen Veränderungen bedingen eine veränderte Funktion der Corpora cavernosa (Elastizitätsverlust = erektile Dysfunktion). Der arterielle Priapismus ist im Vergleich zum venösen Priapismus weicher und weniger schmerzhaft als die venookklusive Form, die häufig infolge von Thrombosierungen des Corpus cavernosa sehr hart und schmerzhaft ist.

Nicht immer lässt sich eine Ursache für den Priapismus nachweisen. Neben psychischen Alterationen kommen lokal-entzündliche schmerzhafte Prozesse wie Proktitis, Analfissuren, Defäkationsschmerzen oder Proktalgien, Zystitis, Prostatitis oder Medikamente (v. a. blutdrucksenkende Mittel) ursächlich in Frage. Neben zahlreichen anderen Ursachen ist die tumoröse Infiltration von Penis-, Urothel-, Prostata- oder Rektumkarzinomen zu erwähnen. Lymphome müssen differenzialdiagnostisch bei rezidivierendem Priapismus ausgeschlossen werden.

Weiterführende diagnostische Hinweise zeigen die CT, MRT-Untersuchung des kleinen Beckens oder die superselektive Angiographie der A. penis über die A. pudenda. Die A. penis teilt sich nahe dem Arcus pubis in die A. profunda penis und die A. dorsalis penis. Neben zahlreichen arteriellen Anastomosen besitzt die A. profunda penis den für die Füllung der Corpora cavernosa penis (Tumeszenz, Rigidität) wichtigsten Anteil.

Eine seltene Schmerzursache stellt die meist idiopathisch auftretende partielle oder totale Thrombosierung der Corpora cavernosa dar, die typischerweise bei jungen, gesunden Männern auftritt [2, 3]. Die Schmerzen weisen eine lokalisierbare, dumpfe Charakteristik auf, von anal-perineal hinter die Symphyse ziehend. Gleichzeitig ist eine harte, prall-elastische indolente Schwellung bulbär tastbar.

Die Ursache dieser Thrombosierung ist unklar. Diskutiert werden unmittelbar abgelaufene urogenitale Infektionen (Zustand nach Epididymoorchitis oder Prostatitis) oder exzessive mechanische penile Belastungen mit Mikrotraumatisierung (Transmissionverletzung während des Geschlechtsverkehrs, äußere traumatische Einwirkung) oder sportliche Dauerbelastung (z. B. Fahrradfahren). Des Weiteren kommen hämatologische Erkrankungen, Antikoagulanzienblutungen und die Schwellkörperinjektionstherapie bei erektiler Dysfunktion (SKIT) als Ursache einer Thrombosierung der Corpora cavernosa in Betracht.

Die Therapie besteht, wie im oben dargestellten Fall, in einer Kavernosotomie mit Embolektomie und anschließender Thrombozytenaggregationshemmung (z. B. mit Aspirin). Ein Hauptargument der sofortigen operativen Intervention, insbesondere bei jungen Patienten, ist die Gefahr des durch hypoxische Stoffwechselprozesse hervorgerufenen irreversiblen Elastizitätsverlustes. Demgegenüber nehmen andere Autoren eine operativ abwartende Haltung ein, die von den Autoren bei klarem Befund nicht empfohlen werden kann.

In diesem Zusammenhang sollte erwähnt werden, dass auch die sog. »Penisfraktur« – eine Ruptur der Corpora cavernosa – aus diesem Grund, bei ausgeprägtem Hämatom oder Schwellung, insbesondere bei jungen sexuell aktiven Patienten, eine frühzeitige Operationsindikation darstellt. Die Therapie besteht im Herausspülen des Hämatoms und der Naht der Corpora cavernosa kombiniert mit perioperativer antibiotischer Abschirmung, um eine verstärkte entzündliche Reaktion mit folgender Narbenbildung vorzubeugen.

Ein Priapismus, verursacht durch Infiltrationen maligner Tumoren, stellt infolge der chronischen Schmerzen eine Indikation zur Bestrahlung dar. Ursächlich für die venookklusive Form ist meist eine obstruierende Infiltration mit Kompromittierung des venösen Abstroms.

Tumoren

Praktisch alle Tumoren des urologischen Fachgebietes können durch Schmerzen oder andere Symptome (tumoröse Infiltation bzw. lokal fortschreitender Tumor) eine klinische Beziehung zu perinealen Beschwerden aufweisen. Jedoch sind eindeutig perineal ausstrahlende Schmerzen infolge eines Blasen- oder Prostatakarzinoms nur im Rahmen lokal weit fortgeschrittener Tumoren zu beobachten.

Bei kurativer Therapie des Peniskarzinoms erfolgt in der Regel eine partielle oder totale Penektomie mit perinealer Verlagerung des Orifizium externum urethrae. Bei lokaler Rezidivierung können infolge der primär lymphatischen Metastasierung perineale Tumoren imponieren.

13.4 Pudendusneuropathie

A. Shafik

Das Pudenduskanalsyndrom stellt ein neues klinisches und pathologisches Krankheitsbild dar. Das Syndrom entwickelt sich auf der Grundlage einer Kompression des N. pudendus im Pudenduskanal infolge einer Subluxation und Absenkung des M. levator ani [3]. Das Beschwerdebild dieses Syndroms ist sehr vielfältig und wird oft unter dem Begriff Pudendusneuropathie genannt.

13.4.1 Anatomische Grundlagen

N. pudendus

Wir haben die chirurgische Anatomie des N. pudendus an 20 Leichen untersucht [1]. Der N. pudendus setzte sich aus 3 Ästen zusammen, die aus den 2., 3. und 4. ventralen Sakralwurzeln stammen (S2, S3, S4). Bei 5 Leichen enthielten diese Äste außerdem Wurzelanteile aus S1 und bei einer Leiche aus S5. Die 3 Äste laufen zu 2 Strängen zusammen (Abb. 13-4).

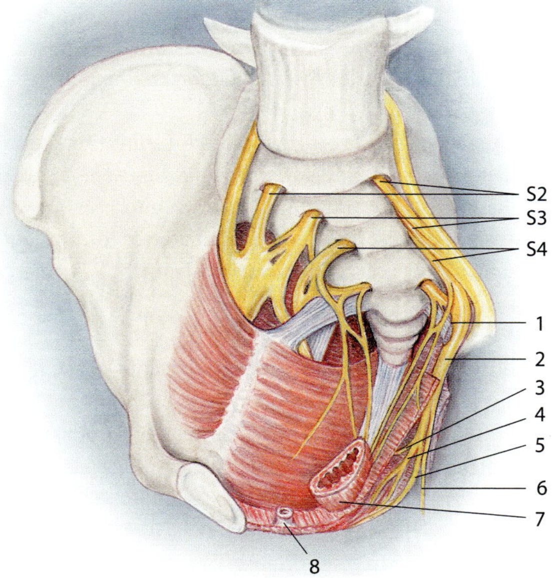

Abb. 13-4. Entstehung und Verlauf des N. pudendus. Die Abbildung zeigt die 3 Äste des N. pudendus beiderseits. Der obere Ast *(S2)* verläuft als oberer Strang nach unten lateral. Der 2. Ast *(S3)* führt nach unten, um sich mit dem 3. Ast *(S4)* zum unteren Strang zu verbinden. Beide Stränge verschmelzen sich gerade in Höhe des Lig. sacrospinale *(1)*, um den Pudendusnerv *(2)* zu bilden. Auf der rechten Seite wird der Verlauf des freigelegten N. pudendus schematisch dargestellt. Aus dem Pudenduskanal entspringen 3 Äste: der N. rectalis inferior *(4)*, der N. perinealis *(5)* und der N. dorsalis penis *(6)* sowie der akzessorische N. rectalis *(3)*, der hinter dem Lig. sacrospinale und der Tuberositas ischiatica entspringt (*7* Mastdarm, *8* Urethra). (Nach [14])

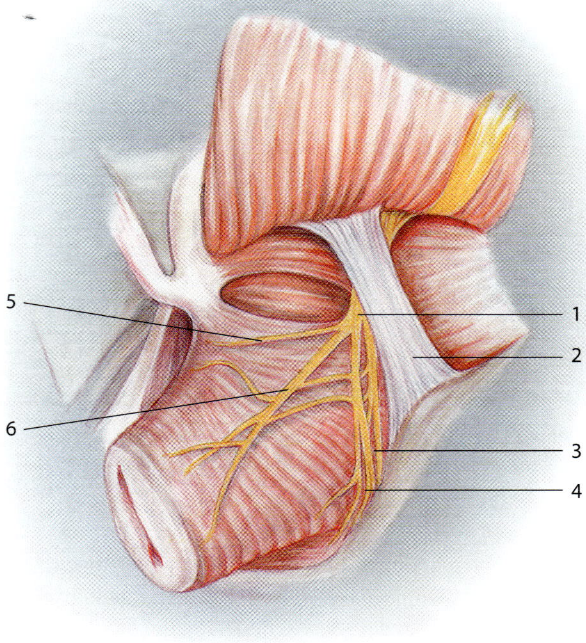

Abb. 13-5. Aus dem Pudenduskanal herauspräparierter N. pudendus *(1)*. Aus dem Pudendusnerv entspringen 3 Äste: der N. rectalis inferior *(5)* mit seinen Ästen zur Versorgung des M. levator ani und der äußeren Sphinkteren, der perineale Nerv *(4)* für den M. sphincter urethrae und der penile oder klitorale Nerv *(3)* für den Penis oder die Klitoris (*2* Lig. sacrospinale, *6* akzessorischer N. rectalis)

Der 1. Nervenast verläuft als oberer Strang weiter, wohingegen der 2. und 3. Ast zu dem unteren Strang zusammenlaufen. Der N. pudendus entsteht durch die Vereinigung der 2 Stränge kurz vor dem Lig. sacrospinale und verläuft hinter dem Ligament [1]. Bei 18 Leichen entsprang der N. rectalis inferior innerhalb des Pudenduskanals, bei 2 Leichen oberhalb (proximal) des Kanals. Den beiden letzteren Fällen würde eine Manifestation des Kompressionssydroms erspart bleiben. An der Stelle, wo der N. pudendus die Rückseite des Lig. sacrospinale überkreuzt, gibt er einen Zweig ab, der den Levatormuskel versorgt. Wir nennen diesen Ast den »akzessorischen N. rectalis« (Abb. 13-5) [1].

Aus dem Pudendusnerv entspringen 3 Äste: Der N. rectalis inferior zur Versorgung des M. sphincter ani, der perineale Nerv für den M. sphincter urethrae und der penile oder klitorale Nerv für den Penis oder die Klitoris. Eine Übersicht über die anatomischen Verhältnisse gibt Abb. 13-6.

Canalis pudendus

Der Pudenduskanal (CP) wurde an 26 Leichen untersucht, 10 Neugeborene und 16 Erwachsene mit einem Durchschnittsalter von 48,2 Jahren [2]. Es fand sich eine schräg verlaufende Röhre mit einer durchschnittlichen Länge von 0,8 cm bei Neugeborenen und 1,6 cm bei erwachsenen

N. pudendus

Ursprung

Der N. pudendus entsteht durch die Vereinigung zweier Stränge, die sich aus den 3 Ästen (S2, S3 und S4) bilden

Verlauf

Der N. pudendus verläuft durch den Pudenduskanal hinter dem Lig. sacrospinale

Aus dem N. pudendus entspringen 3 Äste:

N. rectalis inferior

N. perinealis

N. dorsalis penis/clitoris

Somatische Innervation

N. rectalis inferior:

M. levator ani und äußere Sphinkteren (motorische Äste)

perianale Region und Skrotum/Vulva (sensorische Äste)

N. perinealis:

M. bulbocavernosus, M. sphincter urethrae und Skrotalregion

N. dorsalis penis/clitoris:

Penis und Klitoris

Abb. 13-6. Anatomie des N. pudendus

Leichen. Der Eingang des CP lag durchschnittlich 0,8 cm von der Spina ischiadica entfernt bei den neugeborenen und 1,6 cm bei den erwachsenen Leichen und endete in einem Abstand von durchschnittlich 0,7 cm bzw. 2,6 cm zu der unteren Grenze der Symphyse.

Die Wand des CP wird entgegen anderen geltenden Meinungen durch eine Doppelung der Fascia obturatoria und nicht von der Fascia lunata gebildet. Die Wand besteht aus kollagenen und elastischen Fasern, die Fascia obturatoria wird sonst nur von festen kollagenen Fasern gebildet.

Der Kanal beinhaltet den N. pudendus und Blutgefäße, welche von losem Bindegewebe umgeben sind. Die 3 Äste des neurovaskulären Bündels entspringen im Inneren des Kanals.

Die festgestellte anatomische Struktur des CP erlaubt eine maximale funktionelle Leistungsfähigkeit für den Pudendusnerv [2]. Das lockere Bindegewebe, in das das neurovaskuläre Bündel eingebettet ist, gewährleistet unterschiedliche Veränderungen im Gefäßdurchmesser als Antwort auf die Aktivität der Beckenorgane, insbesondere während sexueller Erregung und Erektion, ohne jedoch dabei die Blutversorgung zu beeinträchtigen. Auch durch die histologische Bauweise des CP kann sich der Pudendusnerv funktionell anpassen.

Eine gitterartige Anordnung der Kollagenfasern verleiht der CP-Wand eine gewebselastische Natur, die dem Kanal ermöglicht, seine Form je nach Druckunterschied der pudendalen Gefäße zu verändern. Offensichtlich wirkt sich der CP als Umlenkungstruktur für das pudendale neurovaskuläre Bündel aus [2]. Da der N. pudendus im Becken entspringt und durch den CP bis zur Fossa ischiorectalis verläuft, dient diese Umlenkung nicht nur zur Fixation des Bündels in ihrem Verlauf durch die Beckenbodenmuskulatur, sondern schützt auch vor eventuellen Verletzungen durch unablässige Bewegungen dieser Muskeln.

13.4.2 Ätiologie und Pathogenese

Als Ursache des Kompressionssyndroms wird eine Subluxation des Levators angenommen, welche nach schwierigen Geburten mit verlängerten Wehen entstanden oder aufgrund einer chronischen Obstipation mit starkem Pressen aufgetreten ist. Es handelt es sich also um Patienten,

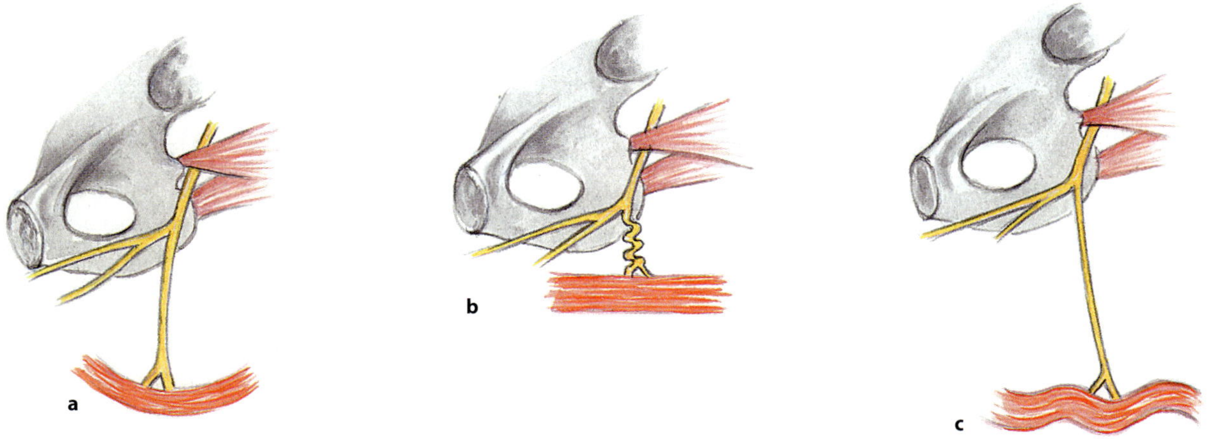

Abb. 13-7a–c. Mechanismus der N.-pudendus-Überstreckung. **a** Im Ruhezustand ist der M. levator entspannt und weist eine Kegelform auf. **b** Bei der Kontraktion während der Defäkation weist der Levatormuskel eine angehobene und abgeflachte Form auf. **c** Schwere Geburten oder chronisches Pressen während des Stuhlgangs haben zu einer Subluxation mit einem Durchhängen des M. levator und nachfolgender Überstreckung des N. pudendus geführt. (Nach [3])

die unter einer Strainodynie leiden [4]. Ständiges Pressen beim Stuhlgang oder akutes Pressen während der Wehen mit einer verlängerten Austreibungsphase können schließlich zu einer Subluxation und einer Absenkung des M. levator ani führen [13] (◘ Abb. 13-7). Wenn der Levatormuskel absinkt, gerät der N. pudendus unter Zug, insbesondere an seinem letzten Anteil, wo der Nerv vor seinem Eintritt in die Fossa ischiorectalis sich um das Lig. sacrospinale windet.

Eine kontinuierliche Dehnung des N. pudendus führt bekanntlich zu einer Pudendusneuropathie und schließlich zu einer Nerveneinklemmung im CP infolge eines Ödems [2, 3, 5–11].

13.4.3 Klinik

Diese Patienten klagen über unterschiedliche Beschwerden, je nachdem, welcher Ast oder Äste des N. pudendus durch die Kompression betroffen sind. Diese Störungen treten in verschiedenen Formen auf, die als klinische Manifestationen des Syndroms zu betrachten sind. Im Wesentlichen handelt es sich um Proktalgien [3], Stuhlinkontinenz [5], Stressurininkontinenz [6] oder um eine erektile Dysfunktion [7], eine Skrotalgie [8], eine Vulvodynie [9] oder um eine Prostatadynie [10]. Eine ischiämische Proktitis kann [12] aufgrund einer Kompression der A. pudenda [11] auch zusätzlich vorkommen.

13.4.4 Diagnostik

Bei der klinischen Untersuchung finden sich sensorische und motorische Störungen als Folge der Nervenkompression [3, 5–11]. Die Untersuchung zeigt eine perineale Hypo- oder Anästhesie, einen schwachen oder fehlenden Analreflex und einen erniedrigten Ruhedruck sowie eine verringerte EMG-Aktivität des M. sphincter ani externus, des M. sphincter urethrae und des M. levator ani.

13

Befunde

- Perineale Hypoanästhesie
- Abgeschwächter bzw. fehlender Analreflex
- Niedriger analer Ruhedruck (Manometrie)
- Verminderte EMG-Aktivität im Bereich des M. sphincter ani externus, des M. levator und des M. sphincter urethrae

Die Grunddiagnostik besteht aus einer Prüfung der perinealen Sensibilität mit einer Nadel sowie einer Untersuchung der EMG-Aktivität des M. sphincter ani externus, des M. sphincter urethrae und des M. levator ani und der Messung der motorischen Latenz (PNTML) des terminalen N. pudendus.

Diagnostik

- Standarddiagnostik
  - Prüfung der perinealen Sensorik
  - Analreflexprüfung
  - Pudendusblockadetest
- Zusatzdiagnostik
  - Anale Manometrie
  - EMG-Untersuchung
  - PNTML des N. pudendus

N.-pudendus-Blockadetest

Zur Sicherung der Diagnose sollte man eine Nervenblockade im Pudenduskanal durchführen, bevor eine Dekompression eingeplant wird. Dieser Test ist indiziert v. a. bei Patienten, die an einem Analschmerzsyndrom leiden und über eine Proktalgie, Skrotalgie, Prostatodynie oder Vulvodynie klagen. Als Nervenblock wird Xylocain in die Fossa ischiorectalis beiderseits eingespritzt. Wenn der Schmerz verschwindet, hat sich die Diagnose bestätigt. Eine Pudenduskanaldekompression kann dann vorgenommen werden.

13.4.5 Therapieprinzipien und Therapieziele

Ziel der Behandlung des Pudendussyndroms besteht in einer Dekompression des Nervs innerhalb des Pudenduskanals. Der Eingriff kann durch drei verschiedene Zugangswege perineal, posterior und endoskopisch vorgenommen werden [3, 5–11, 14, 15].

Normalerweise wird zuerst der perineale Zugangsweg wegen der Einfachheit der Methode bevorzugt. Wegen der schwierigen Präparation des N. pudendus im Pudenduskanal beim posterioren Zugang wird diese Technik bei Rezidiven bzw. dann, wenn die anteriore Freilegung des Pudendus fehlgeschlagen ist, empfohlen. Der laparoskopische Weg ist für den Geübten eine leichte und sehr sichere Methode.

Operationstechnik

- Perianaler Zugangsweg
  Der N. pudendus wird durch einen perinealen Zugang freigelegt [3, 5–11]. Die Anlage einer paraanalen Inzision erfolgt ca. 2 Querfinger vom After entfernt (◘ Abb. 13-8a).
  Nach Spaltung der Subkutis wird die Fossa ischiorectalis dargestellt. Der untere N. rectalis wird durch leichten Fingerdruck als überkreuzender Nervenstrang identifiziert und bis zum N. pudendus am Eingang des Kanals palpatorisch verfolgt (◘ Abb. 13-8c, d).

▼

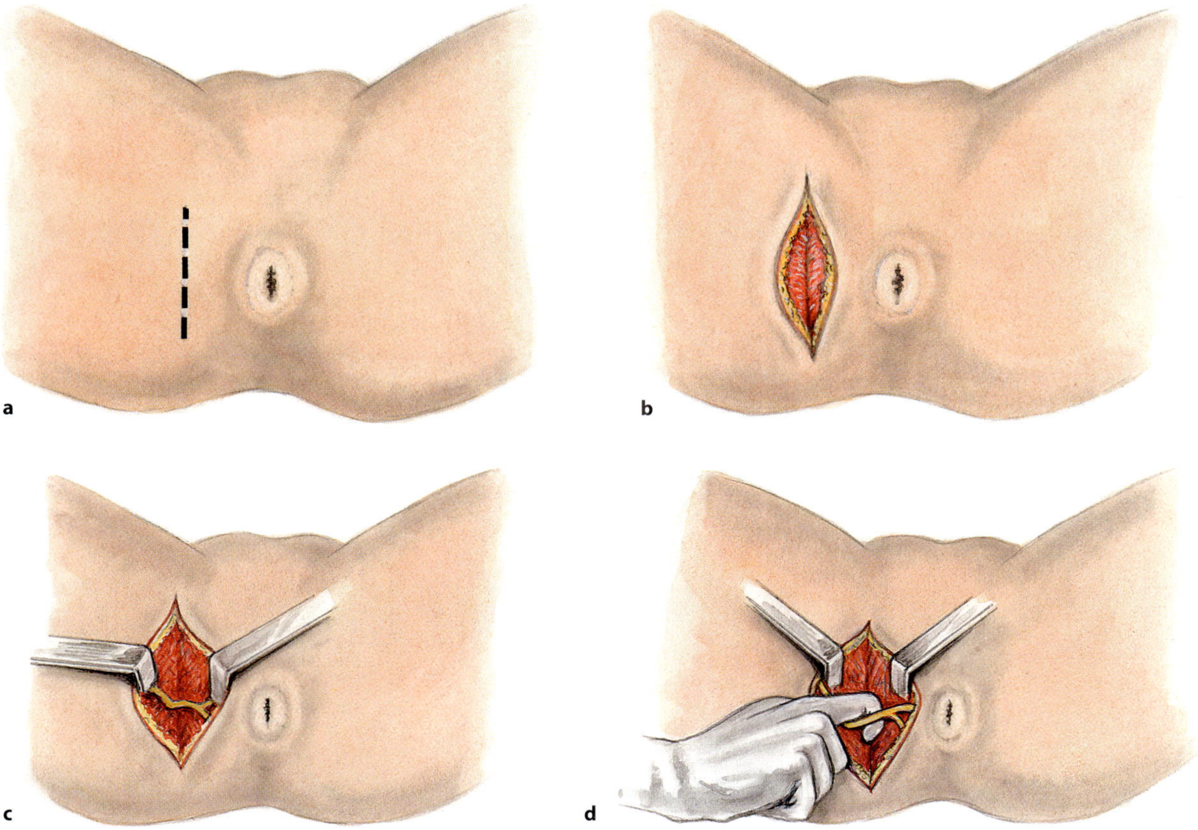

Abb. 13-8a–d. Perianale Pudendusnervendekompression: Operatives Vorgehen. **a** Perianale Hautinzision. **b** Spaltung des Subkutangewebes. **c** Darstellung des N. rectalis inferior in der ischiorektalen Grube. **d** Anschlingen des N. rectalis inferior mit dem Finger

Anschließend wird eine vollständie Spaltung des Daches des Canalis pudendus in Längsrichtung mit einer Schere unter Kontrolle des Fingers vorgenommen (Abb. 13-9).

- Posteriorer Zugangsweg
  Bei diesem Zugang wird nach Anlage einer parasakralen Inzision der Ansatzpunkt des M. glutaeus maximus am Sakrum durchtrennt und nach lateral umgeschlagen (Abb. 13-10) [14].
  Danach erfolgt die Darstellung des N. pudendus und seiner Gefäße, die unterhalb des M. piriformis bis zum CP verlaufen (Abb. 13-11). Nun wird unter Sicht der dargestellte Pudenduskanal in der ganzen Länge aufgeschnitten. Das Nerv-Gefäß-Bündel liegt dann frei.
  Dieser Zugangsweg erscheint technisch schwieriger als der perianale zu sein, jedoch ist er besonders bei Rezidiven nach einer perianalen Dekompression indiziert.
- Endoskopischer Zugang
  In Anbetracht der möglichen Schwierigkeiten bei der Freilegung des im Canalis pudendus verlaufenden Nervs bei der offenen Methode führten wir eine laparoskopische Pudenduskanaldekompression durch [15]. Zunächst wird eine 1 cm lange Inzision lateral des Afters angelegt. Um einen Arbeitsraum zu schaffen, wird ein Ballon in die Fossa ischiorectalis eingeführt und mit CO_2 aufgedehnt. Unter laparoskopischer Kontrolle kommt die Fossa ischiorectalis und der N. rectalis inferior bis zum Pudenduskanal zur Darstellung. Anschließend wird der Kanal in der ganzen Länge unter Schonung des Gefäß-Nerven-Bündels aufgeschnitten, bis der N. pudendus in der Fossa ischiorectalis frei liegt.
  Die laparoskopische Pudenduskanaldekompression ist eine einfache, leichte und sichere Methode. Dabei kann der Inhalt der Fossa ischiorectalis besser dargestellt werden als bei der offenen Methode. Eventuelle Verletzungen des N. pudendus und seiner Äste während der Operation können somit vermieden werden.

Abb. 13-9. Perianale Pudendusdekompression: Unter Zug am Nervenast wird die Abgangstelle des N. rectalis inferior am Pudenduskanal identifiziert. Das *kleine Bild* zeigt den freigelegten N. pudendus nach Spaltung des Pudenduskanals nach beiden Seiten. (Nach [5])

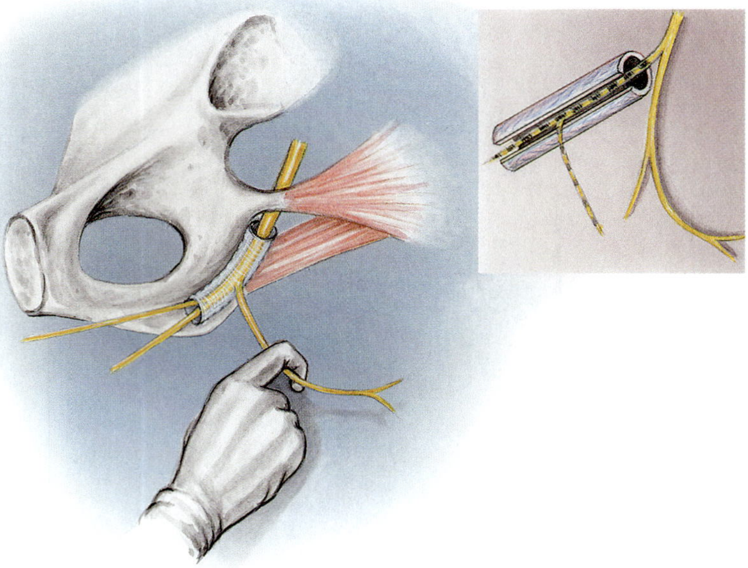

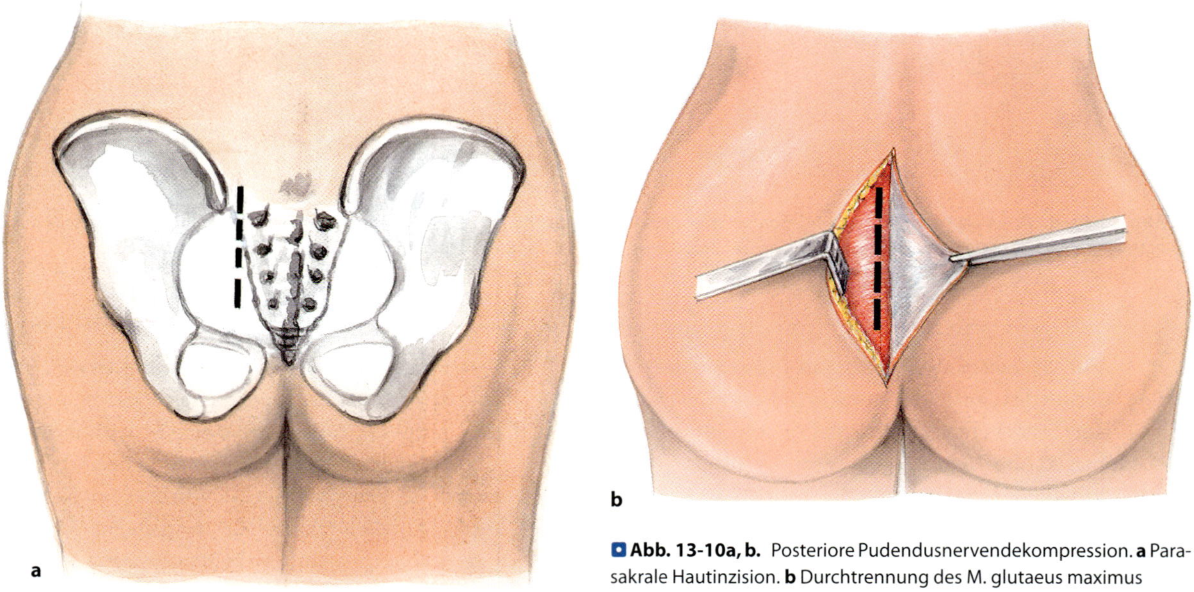

Abb. 13-10a, b. Posteriore Pudendusnervendekompression. **a** Parasakrale Hautinzision. **b** Durchtrennung des M. glutaeus maximus

13.4.6 Therapieergebnis

Im Folgenden werden die Ergebnisse einiger klinischer Manifestationen des Pudenduskanalsyndroms geschildert, die wir mittels einer Pudenduskanaldekompression behandelt haben (Tabelle 13-3).

- Proktalgie
  Nach der Durchführung der Pudenduskanaldekompression in 17 Fällen verschwand der proktalgische Schmerz bei 14 und verbesserte sich bei 3 Patienten. Die sensorischen und motorischen Eigenschaften des N. pudendus und auch die pudendale Latenz zeigten Verbesserungen. Die Stuhlinkontinenz konnte beseitigt werden [3].
- Idiopathische Stuhlinkontinenz
  Die Pudendusdekompression bei der 44 Patienten starken Gruppe führte zu einer deutlichen Besserung nicht nur der Stuhl-, sondern auch der Urinstressinkontinenz [5].
- Harnstressinkontinenz
  Die Ergebnisse der Pudendusdekompression bei 22 Patienten konnten in 3 verschiedene Gruppen eingeteilt werden: In der Gruppe A waren 14 Patienten postoperativ kontinent, bei der Gruppe B zeigten 5 Patienten eine Besserung, und in der Gruppe C trat bei 3 Patienten keine Veränderung der Inkontinenz auf. In den Gruppen A und B kam es zusätzlich zu einer Verbesserung der Sensibilität im Bereich der Labia majora sowie

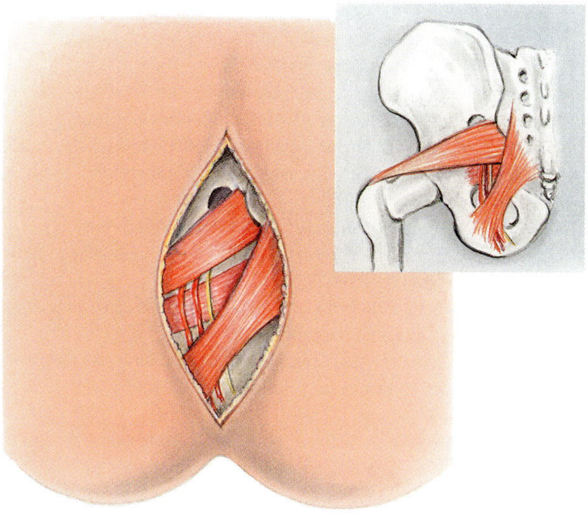

Abb. 13-11. Posteriore Pudendusnervendekompression. Der Nervenverlauf lässt sich anhand des folgenden Hilfsdreiecks auffinden: Es wird kranialwärts durch den M. piriformis, nach kaudal durch das Lig. sacrotuberale und nach lateral durch das Foramen ischiaticum majus und minus begrenzt. Auf dem Boden dieses Dreiecks findet sich die Spina ischiadica und das Lig. sacrospinale mit dem darüber liegenden N. pudendus und Gefäßen. Der *Bildausschnitt* zeigt die beschriebenen anatomische Strukturen im Gebiet der parasakralen Inzision. (Nach [14])

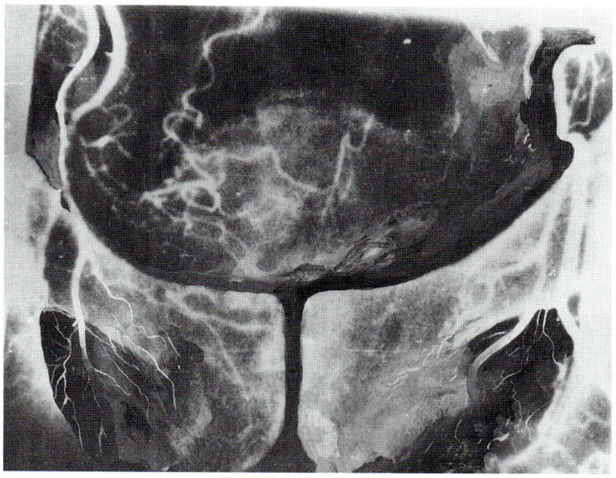

Abb. 13-12. Die selektive Arteriographie der A. pudenda interna zeigt einen bilateralen Verschluss im unteren Anteil. (Nach [11])

zu einer Abnahme der Latenz des Ureterdehnungsreflexes und des PNTML mit einer Zunahme der EMG-Aktivität des externen M. sphincter urethrae [6].

- Erektile Dysfunktion
  Die erektile Dysfunktion verbesserte sich bei 13 der 17 Patienten 2–6 Monate postoperativ. Sowohl die sensorischen als auch die motorischen Veränderungen nahmen ab [7].
- Chronische Skrotalgie
  Die Pudendusnervendekompression führte zur Schmerzlinderung in allen 6 Fällen [8].
- Vulvodynie
  Obwohl man mittlerweile viele Gründe für die Vulvodynie kennt, verbleibt immer noch eine idiopathische Gruppe mit unbekannter Ätiologie und unterschiedlichen Behandlungsergebnissen. Der vulväre Schmerz verschwand bei 9 der 11 Frauen, die Stressharninkontinenz bei 4 von 6. Der anale Reflex normalisierte sich bei 5 von 7 Frauen und die vulvären und perinealen Hypoästhesien bei 4 von 6. Die EMG-Aktivität des externen M. sphincter urethrae verbesserte sich bei 4 von 6, des externen analen Sphinkters bei 2 von 3 und des M. levator ani bei 9 von 11 Frauen. Die PNTML normalisierte sich bei 9 der 11 Frauen [9].

Tabelle 13-3. Therapieergebnisse der Pudendusdekompression

Erkrankung	Anzahl	Gutes Ergebnis	Besserung	
			Ja	Nein
Proktalgie	17	14	3	0
Idiopathische Stuhlinkontinenz	44	30	0	14
Harnstressinkontinenz	22	14	5	3
Erektile Dysfunktion	17	0	13	4
Chronische Skrotalgie	6	0	6	0
Vulvodynie	11	9	0	2
Prostatodynie	12	9	0	3
Pudendalarteriensyndrom	10	0	8	2
Ischämische Proktitis	3	3	0	0

- Prostatodynie (chronisches Beckenbodenschmerzsyndrom)
  Die Prostatodynie ist eine therapieresistente chronische Erkrankung unbekannter Ätiologie. Aufgrund neuer Erkenntnisse konnte eine neue Behandlungsmöglichkeit eröffnet werden [10]. Die Pudenduskanaldekompression war bei 9 Patienten erfolgreich, zeigte aber bei 3 Patienten keine Verbesserung.
- Pudendalarteriensyndrom mit erektiler Dysfunktion
  Bei 80% dieser Fälle (10 Patienten) konnte durch eine Pudenduskanaldekompression eine Verbesserung der Beschwerden erreicht werden (Abb. 13-12) [11].
- Ischämische Proktitis
  Durch eine Pudenduskanaldekompression verschwanden die Beschwerden sowie die Entzündung im Analkanal in allen 3 Fällen [12]. Der Verschluss der Aa. pudendae wurde offenbar aufgrund einer Levatorsubluxation mit Überdehnung der pudendalen Gefäße und Nerven beim Pressen hervorgerufen.

Literatur

Literatur zu Kap. 13.1

1. Nisar PJ, Scholefield JH (2004) Casebook: anal pain. Practitioner 248: 312–319
2. Bascom JU (1998) Pudendal canal syndrome and proctalgia fugax: a mechanism creating pain. Dis Colon Rectum 41: 406
3. Potter MA, Bartolo DC (2001) Proctalgia fugax. Eur J Gastroenterol Hepatol 13: 1289–1290
4. Amarenco G, Lanoe Y, Ghnassia RT, Goudal H, Perrigot M (1988) Syndrome du canal d'Alcock et neuralgie perinéale. Rev Neurol 144: 523–526
5. Shafik A (1991) Pudendal canal syndrome. Description of a new syndrome and its treatment. Report of seven cases. Coloproctology 13: 102–109
6. Jost WH, Schimrigk K (1994) Magnetic stimulation of the pudendal nerve. Dis Colon Rectum 37: 697–699
7. Jost WH, Schimrigk K (1994) A new method to determine pudendal nerve motor latency and central motor conduction time to the external anal sphincter. Electroenceph Clin Neurophysiol 93: 237–239
8. Jost WH, Duschka L (1997) Elektrisch stimulierte Pudenduslatenz. Coloproctology 19: 119–122
9. Jost WH, Duschka L, Herold A, Müller-Lobeck H, Stadelmaier U, Matzel KE (1999) Neurography of the pudendal nerve in pudendal canal syndrome. Dis Colon Rectum 42: 281–282

Literatur zu Kap. 13.2

1. Albrektson B (1981) Sacral rhizotomy in cases of anococcygeal pain. Act Orthop Scand 52: 187–190
2. Bensaude A (1966) Proctalgies fugaces . Acta Gastro-Enterol Belg 28: 594–604
3. Boas RA (19981) Painfull anus syndrome. Pain Suppl 1: 259
4. Boquet I Moore N Lhuintre JP et al (1986) Diltiazem for proctalgia fugax. Lancet 28: 1043
5. Brom A (1992) Die Rolle von Magnesium und Kalzium bei Proctalgia fugax. Ak Koloprokt Edition Nymphenburg, München 8: 295–299
6. Delorme R (1900) Sur le Traitement des prolapses du rectum totaux pour l´excision de la muqueuse rectale ou rectocolique. Bull Mem Sc Chir Paris 26 : 498
7. Dodi G, Spencer RJ (1996) Occult mucosal prolapse of the rectum and descending perineum syndrome. Outpatient Coloproctology Padova Piccin Nuova Libraria 3: 327–34
8. Eder M, Tilscher H (1985) Schmerzsyndrome der Wirbelsäule. Grundlagen, Diagnostik, Therapie. (3. Aufl) Hippokrates, Stuttgart
9. Eckardt VF, Doth O, Kanzler G, Berhard G (1996) Anorectal function and morphology in patients with sporadic proctalgia fugax. Dis Colon Rectum 39: 755–762
10. Ewing MR (1953) Proctalgia fugax. Br Med J 2: 1083–1085
11. Fischer M, Krismer M, Wimmer C, Stöckl B (1999) Kokkzygodynie. Coloproctology 21: 121–125
12. Grant SR, Salvati EP, Rubin RJ (1975) Levator syndrome: an analysis of 316 cases. Dis Colon Rectum 18: 161–163
13. Girona J, Narro JL (1986) Chirurgische Behandlung des Descending-perineum-Syndroms. Ak Koloprokt Edition Nymphenburg, München 3: 57–64
14. Girona J (1997) Analer Schmerz bei Beckenbodeninsuffizienz-Differentialdiagnose. Ak Koloprokt Edition Nymphenburg, München 4: 190–202
15. Girona J (1989) Diagnostik des Descending-Perineum-Syndroms. Therapie des Descending-Perineum-Syndroms. Dtsch Med Wochenschr 114: 301–30
16. Goligher JC (1980) Surgery of the anus, rectum and colon. Bailliere Tindall, London
17. Hanna M, Tilscher H (1987) Coccygodynie. Ak Koloprokt Edition Nymphenburg, München 4: 181–189
18. Henry MH, Parks AG, Swash M (1982) The pelvic floor musculature in the descending perineum syndrome. Br J Surg 69: 470
19. Henry MM, Swash M (1992) Chronic perianal pain syndromes. In: Coloproctology and the pelvic floor, 2nd edn, pp 448–454
20. Hodge J (1979) Clinical management of coccygodynia. Med Trial Tech Quarterly 25: 277
21. Ibrahim M (1961) Proctalgia fugax. GUT 2: 137–140
22. Kennedy HL (1993) Rectal prolaps: perineal approach (Delorme operation). In: Fielding LP Goldberg SM (eds) Surgery of the colon, rectum and anus. Butterworth-Heinemann, Oxfort, London, Boston: 721–725
23. Knoch HG (1992) Das Descending Perineum Syndrom (DPS). Hautnah 6: 634
24. Kraemer M, Schneider J, Thiede A (1992) Diagnostik der Beckenbodeninsuffizienz. Dtsch Med Wochenschr: 827–830
25. Lowenstein B, Cataldo PA (1998) Treatment of proctalgia fugax with topical nitroglycerin: report of a case. Dis Colon Rectum 41: 667–668
26. Myrtle AS (1883) Some common affections of the anus. Br Med J 1: 1061
27. Neill ME, Swash M (1982) Chronic perianal pain: an unsolved problem. J R Soc Med 75 : 96–101
28. Parks AG, Porter NH, Hardcastle JD (1966) The syndrome of the descending perineum. Proc R Soc Med 59: 477–482
29. Percy JP, Neill ME, Parks AG Swash M (1981) Electrophysiological study of motor nerve supply of pelvic floor. Lancet i: 16–17
30. Pilling LF, Wendell MS, Swenson PhD et al. (1965) The psychologic aspects of proctalgia fugax. Dis Colon Rectum 21: 393–396
31. Simpson JY (1959) Coccygodynia and diseases and deformities of the coccyx. Med Times Gazette 40: 1009–1010
32. Shafik A (1993) Constipation. Pathogenesis and management. Drugs 45: 528–540
33. Shafik A (2001) Magnetic pudendal neurostimulation: a novel method for measuring pudendal nerve terminal motor latency. Clin Neurophysiol 6: 1049–1053
34. Snooks SJ, Croft RJ (1998) Defaecation claudication: a cause of rectal pain? J R Soc Med 82: 371–372
35. Stelzner F (1994) Über die Ursache und die Therapie des Mastdarmvorfalls. Chirurg 65: 533
36. Struppler A, Hiell P (1997) Schmerz und Schmerzbehandlung heute. Fischer, Stuttgart

13

37. Swash M, Forster JMG (1992) Chronic perianal pain syndromes. In: Henry MM, Swash M (eds) Coloproctology and the pelvic floor. Butterworth, London : 449–454
38. Thaysen Theh (1935) Proctalgia fugax. Lancet ii: 243–246
39. Thiede A, Kraemer M Fuchs K-H (1997) Beckenbodeninsuffizienz. In: Gastrointestinale Funktionsstörungen. Springer, Berlin Heidelberg New York, S 856–892
40. Thiele GH (1963) Coccygodynia: cause and treatment. Dis Colon Rectum 6: 422–436
41. Thomas E (1989) Ist die Proctalgia fugax ein selbständiges Krankheitsbild? Ak Koloprokt Edition Nymphenburg, München 6: 128–133
42. Thomson WG (1984) Proctalgia fugax. Am J Gastroent 79: 450–452
43. Vaccaro CA, Cheong DMO, Wexner SD et al. (1955) Pudendal neuropathy in evacuatory disorders. Dis Colon Rectum 38: 166
44. Wienert V (1987) Proctalgia fugax. Ak Koloprok Edition Nymphenburg, München 4: 177–180
45. Winkler R (1991) Beckenbodeninsuffizienz. Leber Magen Darm 21: 99

Literatur zu Kap. 13.3

1. Schnitzer B (1965) Ectopic ureteral opening into seminal vesicle: a report of four cases. J Urol 93: 576
2. Russo P (2000) Urologic emergencies in the cancer patient. Semin Oncol 27 (3): 284–298
3. Machtens SA, Kuczyk MA, Becker AJ, Stief CG, Jonas U (1998) Partial unilateral penile thrombosis: magnetic resonance imaging and management. J Urol 160 (2): 494–495

Literatur zu Kap. 13.4

1. Shafik A, El-Sherif M, Youssef A, El-Sibai O. Surgical anatomy of the pudendal nerve and its clinical implications. Clin Anat 1995, 8: 110–115
2. Shafik A. Doss S. Pudendal canal. Surgical anatomy and clinical implication. Am Surg 1999, 56: 176–180
3. Shafik A. Pudendal canal syndrome. Description of a new syndrome and its treatment. Report of seven cases. Coloproctology 1991, 13: 102–109
4. Shafik A. Strainodynia: An etiopathologic study. J Clin Gastroenterol 1988, 10: 179-184
5. Shafik A. Pudendal canal decompression in the treatment of idiopathic fecal incontinence. Dig Surg 1992, 9: 265–271
6. Shafik A. Pudendal canal decompression in the treatment of urinary stress incontinence. Int Urogynecol J 1994, 5: 215–220
7. Shafik A. Pudendal canal decompression in the treatment of erectile dysfunction. Arch Andrology 1994, 32: 141–149
8. Shafik A. Chronic scrotalgia: Report of four cases with successful treatment. Pain Digest 1993, 3: 252–256
9. Shafik A. Pudendal canal syndrome as a cause of vulvodynia and its treatment by pudendal nerve decompression. Eur J Obstet Gyn Reprod Biol 1998, 80: 215–220
10. Shafik A. Pudendal canal syndrome: A new etiological factor in prostatodynia and its treatment by pudendal canal decompression. Pain Digest 1998, 8: 32–36
11. Shafik A. Pudendal artery syndrome with erectile dysfunction: Treatment by pudendal canal decompression. Arch Androl 1995, 34: 83–94.
12. Shafik A. Pudendal artery syndrome presenting as ischemic proctitis. Report of 3 cases. Dig Surg 1996, 13: 53–58
13. Shafik A. The levator dysfunction syndrome. A new syndrome with report of seven cases. Coloproctology 1983, 5: 158–165
14. Shafik A. The posterior approach in the treatment of pudendal canal syndrome. Coloproctology 1992, 14: 310–315
13. Shafik A. Endoscopic pudendal canal decompression for the treatment of fecal incontinence due to pudendal canal syndrome. J Laparoendosc Adv Surg Techn 1997, 7, 227–234
14. Matzel KE, Schmidt RA, Tanagho EA (1990) Neuroanatomy of the striated muscular anal continence mechanism – Implications for the use of neurostimulation, Dis Colon Rectum 33: 666–673

14 Urologische Maßnahmen bei koloproktologischen Eingriffen

A. Bachmann, T. Sulser, J. Zumbé

14.1 Urologische Diagnostik – 454
14.1.1 Miktionsanamnese – 454
14.1.2 Urinsediment – 454
14.1.3 PSA-Wert – 454

14.2 Katheter und Schienen – 454
14.2.1 Katheterismus beim Mann – 454
14.2.2 Katheterismus bei der Frau – 456
14.2.3 Suprapubischer Katheter – 456
14.2.4 Doppel-J-(DJ-)Katheterschienung – 458
14.2.5 Entfernung eines nicht zu entblockenden transurethralen Katheters – 458

14.3 Spezielle urologische Probleme nach Eingriffen im kleinem Becken – 459
14.3.1 Unspezifischer Harnwegsinfekt/Zystitis – 459
14.3.2 Akute Prostatitis – 460
14.3.3 Chronische Prostatitis – 461

14.4 Intraoperative Verletzung urologischer Organe – 462
14.4.1 Blasenverletzung – 462
14.4.2 Vollständiger oder kompletter Ureterabriss – 462
14.4.3 Unbemerkte iatrogene Ureterligatur – 463
14.4.4 Urethrastriktur/Urethraverletzung – 464
14.4.5 Fisteln – 465
14.4.6 Erektile Dysfunktion – 465

Literatur – 466

Gerade bei proktologischen Eingriffen sind gewisse Grundkenntnisse des perioperativen urologischen Managements zu fordern. Durch die enge Nachbarschaft des Anorektums zum Ureter und zur Harnblase können pathologische Prozesse der einen Region durchaus auf die andere übergreifen. Man denke in diesem Zusammenhang an rektovesikale Fisteln oder auch an Erkrankungen der Prostata, die das Rektum betreffen können. Hinzu kommt, dass Eingriffe im kleinen Becken nicht selten zu urologischen Problemen, ja zu intraoperativen Verletzungen urologischer Organe führen können. Insofern gehören Basiskenntnisse des perioperativen urologischen Managements – soweit es das kleine Becken betrifft – sehr wohl zur Proktologie.

14.1 Urologische Diagnostik

14.1.1 Miktionsanamnese

Die Miktionsanamnese ist Bestandteil jeder Anamneseerhebung in operativ tätigen Fachgebieten. In Abhängigkeit vom Alter des Patienten, dem geplanten Eingriff sowie der vom Patienten geschilderten Probleme ist eine detaillierte urologische Diagnostik indiziert. *Nur durch eine präoperativ erhobene Miktionsanamnese lassen sich postoperativ auftretende Miktionsprobleme richtig einordnen.* Inhaltliche Fragen der orientierenden Miktionsanamnese sind in ◘ Tabelle 14-1 dargestellt.

14.1.2 Urinsediment

Die Urinsedimentuntersuchung ist Bestandteil der urologischen (chirurgischen) Basisdiagnostik. Beim Mann erfolgt die Uringewinnung durch einen *sauberen Mittelstrahlurin.* Nichtzirkumzidierte Männer retrahieren dazu die Vorhaut und säubern die Glans mit einer desinfizierenden Lösung (z. B. Hexidin-Lösung, Betadine-Lösung). Bei Frauen muss zur differenzialdiagnostischen Unterscheidung HWI vs. Kontamination die Uringewinnung durch einen Katheterurin erfolgen. Allerdings schließt ein *Spontanurin* ohne Nachweis einer Leukozyturie oder Erythrozyturie im Urin-Stix (z. B. Combur-Teststreifen) einen diagnostischen Katheterismus aus.

Am schnellsten und preiswertesten erfolgt die Urinuntersuchung durch *kommerzielle Urinteststreifen (z. B. Combur-Teststreifen).* Es muss auf den korrekten Gebrauch der Teststreifen geachtet werden, um Fehldiagnosen auszuschließen. Länger »abgestandene« Teststreifen zeigen falsch-positive Reaktionen für Leukozyten im Urin aufgrund einer Reaktion der im Teststreifen enthaltenen Leukozytentransferase mit der Luftfeuchtigkeit und -verschmutzung. Der Teststreifen darf nicht tropfend nass gemacht werden, da sonst die auf dem Teststreifen örtlich getrennten chemischen Reaktionen vermischt werden und somit falsche Ergebnisse bringen. Das Ergebnis soll nach ca. 120 s Einwirkzeit abgelesen werden.

14.1.3 PSA-Wert

Die Mehrzahl der *Prostatakarzinome (PCa)* werden durch Nichturologen diagnostiziert, weshalb eine Erwähnung dieser Problematik im Rahmen dieses Beitrages gerechtfertigt scheint. Weltweit stellt das PCa mittlerweile die häufigste Krebstodesursache des Mannes dar, mit weiter steigender Inzidenz. War das PCa 1995 nach dem Bronchialkarzinom noch die zweithäufigste Tumorerkrankung des Mannes, nahm 1998 das Prostatakarzinom mit 18,7% (n=31.561) aller tumorösen Neuerkrankungen in Deutschland den 1. Platz ein.

Neben der *digitalen rektalen Untersuchung (DRU)* nimmt das sog. *prostataspezifische Antigen (PSA)* in der Prostatadiagnostik eine zentrale Stellung ein. *In Deutschland wird die jährliche Bestimmung des PSA-Wertes bei Männern über 45 Jahre empfohlen* [1]. Rektal suspekte Untersuchungsbefunde, auch ohne PSA-Erhöhung, stellen eine zwingende Indikation zur sonographisch gesteuerten *transrektalen Prostatabiopsie* dar. *PSA-Werte über 4,0 ng/ml bedürfen einer bioptischen Abklärung.* Im sog. PSA-Graubereich (4,0–10,0 ng/ml), bei unauffälliger DRU, wird eine Wiederholung der serologischen PSA-Bestimmung im Intervall von 4–6 Wochen empfohlen.

Zusätzliche Hinweise auf die Dignität der PSA-Erhöhung kann die Bestimmung des *gebundenen und freien PSA* sein. Hierbei weist ein Anteil des freien PSA unter 19% auf eine maligne Ursache hin. Bei persistierenden erhöhten PSA-Werten muss eine Wiederholung der Prostatabiopsie erfolgen [2]. Aufgrund der potenziellen Kurabilität des PCa im Frühstadium (bis $pT2_c$) ist bei Patienten unter 70 Lebensjahren die Indikation zur stanzbioptischen Abklärung enger zu stellen.

Erhöhte PSA-Werte werden bei benigner Prostatahyperplasie (BPH), Prostatitis, nach rektaler Untersuchung der Prostata und beim PCa beobachtet. Ein normaler PSA-Wert schließt ein Prostatakarzinom nicht aus. Bei alleiniger Bestimmung des PSA-Wertes liegt die Sensitivität für eine PCa-Diagnose bei 70%, die Spezifität bei 45% [3].

14.2 Katheter und Schienen

14.2.1 Katheterismus beim Mann

Nach Desinfektion der ganzen Glans mittels Hexidin- oder Betadine-Lösung wird unter sterilen Kautelen ein Gleitmittel, meist mit analgetischer und antibakterieller Komponente (z. B. Instillagel), in die Harnröhre instilliert. Das analgetische Wirkungsmaximum liegt dabei zwischen

14

Tabelle 14-1. Miktionsanamnese: Ursachen und Diagnostik

Symptom	Mögliche Ursache	Weiterführende Diagnostik
Pollakisurie (häufige Miktionsfrequenz; Diurie = tags, Nykturie = nachts)	Überlaufblase (Prostatahyperplasie, p_{ca} etc.), Harnwegsinfekt, Reizblase nach Bestrahlung, Polydipsie, Herzinsuffizienz	Sonographie, Urinsediment, -kultur, Zystoskopie
Strangurie (krampfartige Schmerzen), Algurie (Schmerzen)	Fremdkörper, Urethritis, Harnröhrenstriktur, Ureterolithiasis (meist in Verbindung mit Kolikanamnese), Blasentamponade	Anamnese, Uroflowmetrie, Sonographie, Urethrogramm, Sonographie, i.v.-Urogramm
Hämaturie, Makrohämaturie (sichtbar), Mikrohämaturie (mikroskopisch sichtbar)	Urolithiasis, urothelialer Tumor (Niere, Harnleiter, Blase, Harnröhre), Harnwegsinfekt, Blasentamponade, nephrogene Ursachen	Sonographie + i.v.-Urogramm + Zystoskopie
Fäkalurie, Pneumaturie	Fisteln	Urethrozystogramm, Urethrozystoskopie, proktologische Beurteilung
Oligurie, Anurie	Prärenal, z. B. Erbrechen, Schwitzen, Durchfälle, Schock, Arteriosklerose etc., Renal-, Glomerulonephritiden, Nierenschäden durch toxische Noxen, Tbc, Nephrolithiasis, Nierenzysten, Gicht etc., Postrenal, Ureterolithiasis, BPH, Ureterkompression durch retroperitoneale Raumforderungen, Nierenbeckenabgangsstenose, Tumoren	Sonographie, Labor, i.v.-Urogramm, internistisch-nephrologische Beurteilung (s.oben), Zystoskopie, retrograde Darstellung des ableitenden Harnsystems
Urininkontinenz		
– Extraurethral	Fisteln, posttraumatisch, ektope Uretermündung beim weiblichen Geschlecht	i.v.-Urogramm, Urethrozystoskopie
– Urethral: genuine Stressinkontinenz I.–III. Grades, Urge-Inkontinenz, Reflexinkontinenz, Überlaufinkontinenz	Voroperationen, subvesikale Obstruktion, Harnwegsinfektionen, Strahlenzystitis, multiple Sklerose, M. Parkinson, zerebrovaskuläre Insuffizienz	Anamnese, Sonographie, Urodynamik, neurologische Beurteilung

8–10 min, allerdings wird die Wartezeit aus Zeitgründen nur bei jungen oder sehr empfindlichen Patienten notwendig sein. Grundsätzlich sollte versucht werden, bei einem nicht voroperierten *männlichen Patienten einen 16-Charr-Silikonkatheter* ohne drehende oder bohrende Bewegungen einzulegen.

Die urethralen Engen (Fossa navicularis, Bulbus penis mit Pars membranacea urethralis und prostatische Harnröhre mit Blasenhals) sind beim Einlegen durch Strecken und Kaudalverlagerung des Penis auszugleichen. Dabei ist die *Perforationsgefahr* der Urethra im Bereich des Bulbus penis oder bei nicht entdeckten Harnröhrenstrikturen sehr groß. Die Ursache für eine erhöhte bulbäre Lokalisation von entzündlich bedingten Harnröhrenstrikturen (nach Gonorrhö, nichtgonorrhoische Urethritis – NGU; ► s. unten) ist eine vermehrte Anzahl an *paraurethralen Drüsen – Littré-Drüsen* –, die für urethral aszendierende pathogene Keime ein anatomisches Reservoir bilden. Durch chronische Entzündungsreaktionen kommt es im Verlauf zur Ausbildung von Narbengewebe, welches nach zunehmender Kontraktion ein funktionelles Hindernis darstellt. Harnröhrenstrikturrezidive sind häufig.

Nach neuesten Empfehlungen des Robert-Koch-Institutes sollte bei einer abschätzbaren Katheterliegedauer von maximal 5 Tagen eine transurethale Ableitung, bei längerer Liegedauer eine suprapubische Harnableitung bevorzugt werden.

Die Abb. 14-1 zeigt die in der Urologie am häufigsten angewendeten Blasenkatheter. Der *Nelaton-Katheterspitze* (abgerundet, meist als Dauerkatheter) ist gegenüber der *Tieman-Spitze* (abgewinkelt konisch, z. B. Einmalkatheter) bei initialer Verwendung wegen der geringeren Harnröhrenverletzungsgefahr der Vorzug zu geben. Allerdings kann bei Harnröhrenstrikturanamnese sofort der Tieman-Katheter angewendet werden. Dabei muss beachtet werden, dass bei dieser Katheterspitze die Perforationsgefahr mit Via falsa v. a. im Bulbus- und Blasenhalsbereich wesentlich größer als mit der Nelaton-Spitze ist. Die gebogene Spitze ist beim Einlegen des Katheters prinzipiell (!) bei 12 Uhr in Steinschnittlagerung (ventral) zu halten, um eine Perforation im Bulbusbereich zu minimieren.

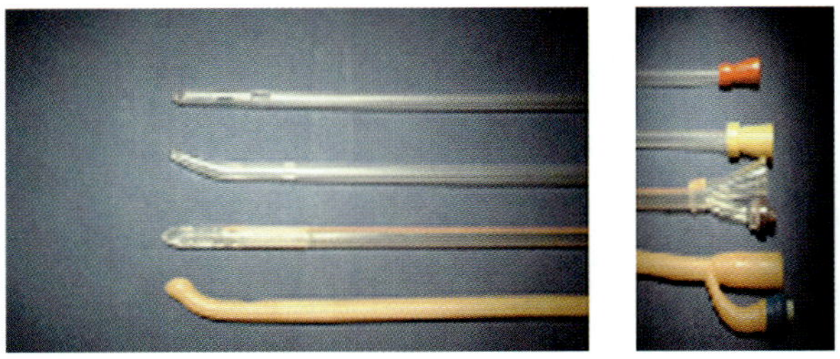

Abb. 14-1. Die in der Urologie am häufigsten angewendeten Blasenkatheter. Im *oberen Bildteil* sind 2 Einmalkatheter mit Nelaton und darunter Tiemann-Spitze dargestellt. Im *unteren Bildteil* sind beide Katheter als Dauerkatheter abgebildet

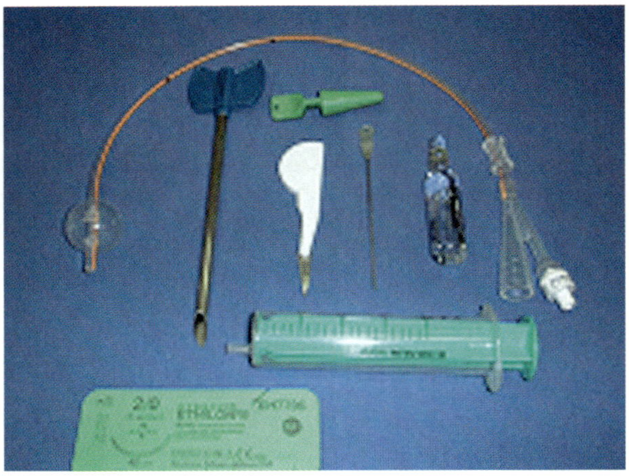

Abb. 14-2. Notwendige Utensilien zur Anlage eines suprapubischen Blasenfistelkatheters. Dargestellt ist ein 13- Charr-Silikon-Ballonkatheter, der nach Einlage mit 5 ml 10% Glycerinlösung geblockt wird

Silikonkatheter sollten mit Glycerin (1 : 10 mit NaCl-Lösung verdünnt) geblockt werden, um eine selbstständige Entblockung, gerade bei längerer Liegedauer, zu verhindern. Die Vorteile des Silikonkatheters sind v. a. durch die wesentlich glattere Oberfläche des Silikons gegenüber anderen Materialien sowie seine hydrophoben Eigenschaften charakterisiert, die die Ausbildung einer mukopurolenten Membran (»Biofilm«) deutlich verzögern und abschwächen, wie durch elektronenmikroskopische Untersuchungen gezeigt werden konnte. Nach Empfehlungen des Robert-Koch-Institutes kann der Wechsel des Katheters individuell – nach klinischem Befund – erfolgen. Ein funktionierender Katheter ohne Inkrustations- bzw. Verstopfungszeichen muss nicht zwingend ausgewechselt werden.

14.2.2 Katheterismus bei der Frau

Bei Frauen ist es i. Allg. aufgrund der Kontaminationswahrscheinlichkeit schwierig, einen sauberen Mittelstrahlurin zu gewinnen. Möglich ist dies nur bei jungen kooperativen Frauen, die nach Spreizen der Labien das Orifizium urethrae ext. selbstständig mit Betadine-Lösung desinfizieren können. Sollte hierbei keine Leukozyturie oder Mikrohämaturie nachweisbar sein, kann dieser Urin als »sauber« angesehen werden. Sind allerdings Erythrozyten oder Leukozyten nachweisbar, muss zur definitiven Befunderhebung im Rahmen einer Infekt- oder Mikrohämaturiediagnostik eine *Uringewinnung mittels Einmalkatheter* erfolgen [4].

Hierzu liegt die Frau in Rückenlage mit leicht gespreizten Beinen. Mit dem Zeige- und Mittelfinger der linken Hand (Rechtshänder) werden die Labien gespreizt und mit der rechten Hand das Orifizium urethrae ext. mittels eines in Hexidin- oder Betadine-Lösung getränkten Tupfers desinfiziert (Streichrichtung nach vaginal). Im Anschluss kann nach Gleitmittelinstillation durch einen Einmalkatheter Urin zur Diagnostik gewonnen werden.

Schwierig kann die Intubation des äußeren Harnröhreneingangs bei kachektischen älteren oder adipösen Frauen werden. Hierbei zeigt sich oft, dass, durch die genitale Atrophie bedingt, eine Kranialverlagerung des Harnröhreneingangs hinter die Symphyse besteht, sodass inspektorisch die Öffnung nicht erkennbar ist. Hilfreich kann in dieser Situation sein, wenn der Zeigefinger als Schienung für die Einlage des Katheters benutzt wird.

Bei *Frauen sollte standardmäßig ein 14-Charr-Katheter* als Dauerableitung Anwendung finden. Dabei sollte die altersabhängige Tonizität der Harnröhre Beachtung finden. Dies betrifft v. a. ältere Frauen, bei denen mit Einlage eines 14-Charr-Katheters infolge des zu kleinen Durchmessers eine Inkontinenz hervorgerufen werden kann. Hier hilft die Einlage eines 16- oder 18-Charr-Katheters, der das Lumen der Harnröhre suffizient »abdichtet«.

14.2.3 Suprapubischer Katheter

Bei Vorliegen einer mittels transurethralem Katheter nicht überwindbaren Enge besteht die Indikation zum Einlegen eines suprapubischen Katheters. Es werden *Ballonfistelkatheter* oder *einfache Fistelkatheter* und verschiedene Größen verwendet (Abb. 14-2). Die Kathetereinlagetechnik bedarf, aufgrund der nicht unerheblichen Komplikationsgefahren, wie jeder chirurgische Eingriff klarer Indikationen, die in Tabelle 14-2 zusammengefasst sind.

Voraussetzung zur Einlage des suprapubischen Katheters ist eine maximal gefüllte Harnblase, die sonographisch dokumentiert werden sollte. Intraoperativ, bei koloproktologischen Eingriffen, sollte auch auf eine möglichst maximale Blasenfüllung geachtet werden, da trotz manueller Führung des Trokars eine zu geringe Füllung zu einer Mitverletzung der Blasenhinterwand oder des Rektums, ggf. des Trigonum vesicae oder der Ureterostien kommen kann. Eine Blasenfüllung kann durch den transurethralen Katheter erfolgen. Selten muss, sonographisch kontrolliert, mittels langer Kanüle (20 gg) die Blase aufgefüllt werden. Das sollte allerdings nur von erfahrenen Kollegen durchgeführt werden.

Tabelle 14-2. Suprapubischer Katheter: Indikationen und Kontraindikationen

Imperative Indikation	Relative Indikation	Kontraindikation
Akute Prostatitis mit Retentionsblase	Wunsch des Patienten	Gerinnungsstörung
Urethritis mit Retentionsblase	Urininkontinenz	Thrombozytenaggregationshemmer-einnahme, Markumarisierung
Urosepsis mit Retentionsblase bei transurethral nicht passierbarer Harnröhrenenge, ggf. mit Via falsa, transurethrale Voroperation)	Desorientiertheit mit regelmäßiger Selbstentfernung eines transurethralen Katheters	Leere Harnblase/Schrumpfblase
Urethrale Fremdkörper mit Harnverhalt		Voroperationen mit Unterbauchlaparotomie-narbe (relative Kontraindikation)
Harnverhalt durch nicht passierbare urethrale Enge		Sonographisch nicht darstellbare Harnblase
Verdacht auf traumatische Harnröhrenverletzung (Beckenringfrakturen etc.)		Bekanntes Urothelkarzinom

Nach Desinfektion der suprapubischen Punktionsstelle mit alkoholischer Lösung (z. B. Kodan) und folgender steriler Abdeckung wird eine Lokalanästhesie mit ca. 10 ml Scandicain 1% subkutan durchgeführt.

Hierbei soll neben der Einstichstelle, die mittels Skalpell inzidiert wird, auch der Punktionskanal infiltriert werden. Abschließend muss zur genauen – richtigen – Lokalisation Urin aspiriert werden können! Nach Durchstechen des Unterhautfettgewebes äußert der Patient meist einen leicht stechenden Schmerz in Verbindung mit einem merklichen Widerstand während der Punktion, was als sicheres Zeichen des Erreichens der Harnblasenvorderwand angesehen werden kann. Nun wird die ca. nur 0,5 bis maximal 1 cm (!) dicke Detrusorwand durchstochen.

An dieser Stelle ist unbedingt auf eine kontrollierte – unbedingt fingerabgestützte – Dorsalbewegung zu achten, da sonst Blasenhinterwandverletzungen oder Rektumverletzungen auftreten können. Die Stichrichtung ist hierbei senkrecht zur Körperoberfläche! Abschließende Fixation des Katheters mit Durchstechung oder mit 3–5 ml Blockung des Ballonkatheters.

Bei problemlosem Verlauf kann der suprapubische Katheter (SPK) alle 4–6 Wochen gewechselt werden. Bei unsicherer Punktion erfolgt eine zystographische Kontrolle über den liegenden SPK.

Notfallurinableitung unter Thrombozytenaggregationshemmer oder Antikoagulation

Die Einnahme von Thrombozytenaggregationshemmern (TAH) (z. B. Aspirin) oder Antikoagulanzien (z. B. Marcumar) stellt prinzipiell eine Kontraindikation zur Einlage einer suprapubischen Urinableitung dar. Bei klinischen Zeichen einer (Prä-)Sepsis muss bei nachweisbarer Retentionsblase, ggf. als Ursache der Sepsis, eine Urinableitung, unabhängig von der Einnahme blutungszeitverlängernder Mittel, erzwungen werden. Sollte die Einlage eines transurethralen Katheters möglich sein, ist diese Maßnahme das Mittel der Wahl.

Bei Patienten unter Antikoagulation wird unter Gabe von Gerinnungsfaktoren ein Quick-Wert von >60% erreicht. Unter Thrombozytenaggregationshemmern ist eine direkte Antagonisierung nicht möglich.

Als nächster, möglichst minimal-invasiver Schritt, kann, sonographisch kontrolliert, die Punktion mit einer 1-gg-Kanüle durchgeführt werden. Unter Aspiration kann nun kurzfristig die Blase entleert werden. Hier kann bei problemloser Punktion, parallel zur liegenden Punktionskanüle, sonographisch und zystographisch kontrolliert, ein Blasenfistelkatheter eingelegt werden. Typischerweise sollte in diesem Fall ein Ballonkatheter platziert werden (► s. unten). Dieser Schritt sollte unter Antikoagulation nur mit imperativer Indikation erfolgen.

Eine auftretende Makrohämaturie unmittelbar nach Punktion resultiert meistens aus einer arteriellen Läsion im Punktionskanal. Nach Blockung des Ballonkatheters mit ca. 10–15 ml 10% Glycin-Lösung kann unter Zug meist eine hinreichende Blutstillung erreicht werden.

Ein anderer Mechanismus ist für eine meist erst im Verlauf nach vollständiger Entleerung der Blase auftretende totale Makrohämaturie verantwortlich. Ursache der sog. *»Blutung é vacua«* ist eine Hyperämie des nun ödematös aufgequollenen Urothels mit Platzen kleiner oder größerer oberflächlicher Schleimhautvenen in Verbindung mit der durch Thrombozytenaggregationshemmer verlängerten Blutungszeit (Abb. 14-3).

Einlage eines suprapubischen Katheters nach abdominellen Voroperationen im kleinem Becken

Die Gefahr der Einlage eines suprapubischen Katheters nach abdominellen Voroperationen im kleinen Becken

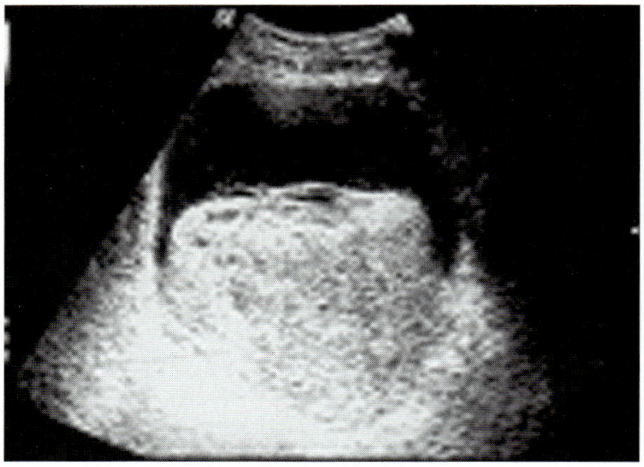

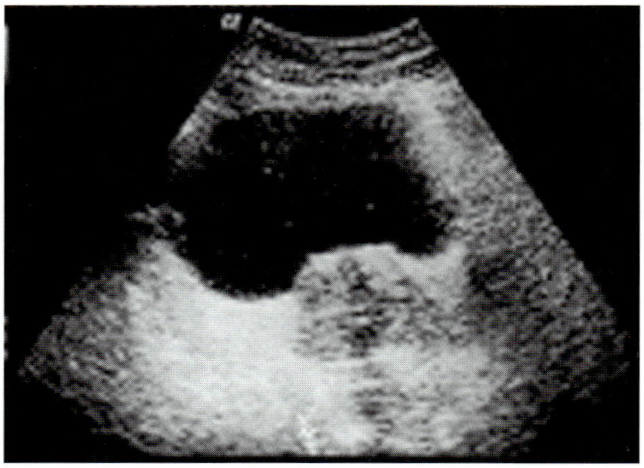

Abb. 14-3a, b. Partielle Blasentamponade nach Einlage des suprapubischen Katheters (**a**). Gleicher Patient nach transurethraler Tamponadenevakuation mittels an der Spitze abgeschnittenem 24-Charr-Einmalkatheter (**b**)

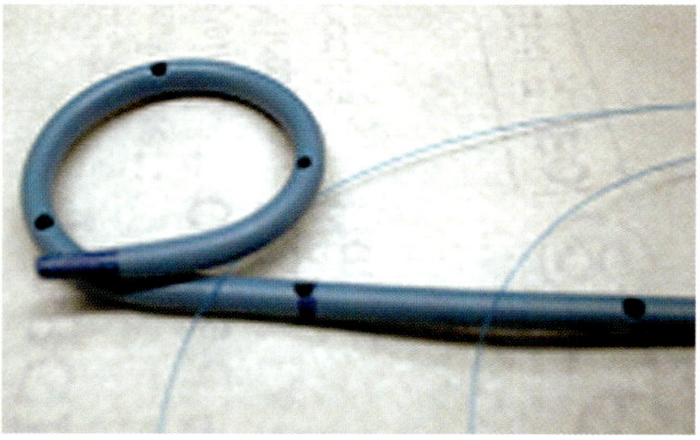

Abb. 14-4. DJ-Katheterendung (engl. »pigtail«- dt.: Schweineschwanz) mit erkennbaren Perforationen. Die Durchmesser reichen von 4,8 Charr bis 8 Charr als sog. »Tumorstents«. Die heutzutage verwendeten Katheter können i. allg. für 6 Monate in situ verbleiben

resultiert aus dem *Risiko der Darmverletzung* infolge Adhäsionen und damit verbundenem atypischem Darmverlauf. Die Indikation unter diesen Bedingungen kann ebenfalls nur als imperativ angesehen werden! Sollte, ggf. auch unter operativen Bedingungen, eine transurethrale Kathetereinlage möglich sein, ist diese auf alle Fälle vorzuziehen.

Kann zystographisch *und* sonographisch kontrolliert eine normale Harnblasenkonfiguration nachgewiesen werden sowie im Ultraschall bei maximal gefüllter Blase *keine* Darmschlingen, kann mittels feiner Nadel unter oben beschriebenen Kautelen eine Probepunktion erfolgen. Immer unter dem Aspekt imperativer Indikationen müsste als nächster Schritt eine Sectio alta durchgeführt werden.

Eine Alternative zur vesikalen Urinableitung stellt zudem die – ggf. beidseitige – Anlage eines perkutanen Nephrostomiekatheters dar. Damit erreicht man eine suffiziente supravesikale Urinableitung; eine partielle Füllung der Harnblase kann jedoch nicht in allen Fällen vermieden werden.

14.2.4 Doppel-J-(DJ-)Katheterschienung

Die Indikation zur Einlage eines Doppel-J-Katheters (DJ-Katheters) (Abb. 14-4) stellt die Behandlung einer *ureteralen Okklusion oder Obstruktion* dar. Dabei wird die Kathetereinlage über ein in die Blase eingeführtes Zystoskop radiologisch oder sonographisch (z. B. bei Schwangeren) kontrolliert.

Die Einlage kann bei Frauen in Lokalanästhesie durchgeführt werden. Insbesondere bei jüngeren Männern ist der ca. 15 min dauernde Eingriff nur in kurzer Vollnarkose möglich. Eine zusätzliche chirurgische Indikation der DJ-Einlage stellt die *mechanische Schienung des Harnleiters und der damit besseren Identifizierung* vor Eingriffen im kleinen Becken (z. B. Darmchirurgie mit Verwachsungen, Fisteln oder Y-Prothesenimplantation) dar.

14.2.5 Entfernung eines nicht zu entblockenden transurethralen Katheters

Bei längerer Katheterliegedauer können silikon- oder latexbeschichtete Katheter porös werden und sich »von selbst entblocken«. Ursache ist die Diffusion der hypoosmolaren Ballonflüssigkeit durch die poröse Schicht in den hyperosmolaren Urin. *Aus diesem Grund sollten zum Blocken länger liegender Ballonkatheter möglichst isoosmolare Flüssigkeiten (z. B. 10% Glycin-Lösung) verwendet werden.* Bei Verwendung hyperosmolarer Lösungen kommt es zur Diffusion in die entgegengesetzte Richtung, was ein Platzen der Ballons mit Dislokation des Katheters zur Folge haben kann.

Die *unmögliche Entblockung des Ballonkatheters* kann dabei das weitaus größere Problem darstellen. Zuerst sollte sonographisch der Ballon in der Blase dokumentiert werden (Abb 14-5), da ggf. der Katheter bereits vollständig entblockt sein kann. Ursache hierfür sind Verklebungen innerhalb des Blockungskanals.

14

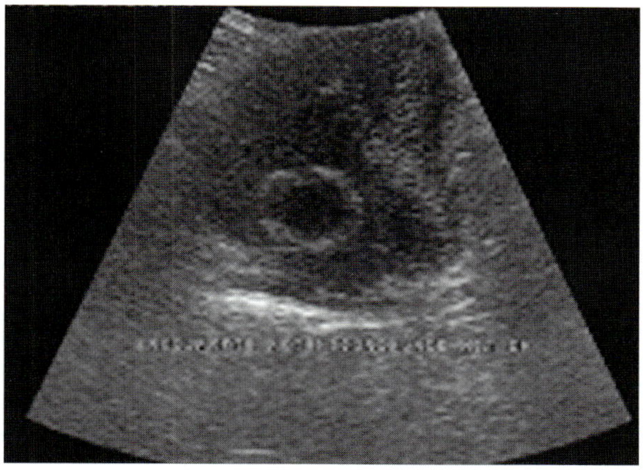

Abb. 14-5. Harnblase mit geblocktem Ballonkatheter in situ. Die auf der rechten Bildseite erkennbare helle Struktur stellen kleine Luftbläschen mit Resten des vor der Einlage instillierten Instillagels dar. Differenzialdiagnostisch muss bei ansonsten unauffälliger Anamnese hier an einen exophytischen Blasentumor oder ein Blutkoagel gedacht werden

Zuerst sollte über den Blockungskanal zusätzlich ca. 2–3 ml NaCl 0,9% eingespritzt werden. Dieser Flüssigkeit können auch ein paar Öltropfen hinzugefügt werden, was häufig zum Lösen der Verklebungen im Blockungskanal führt, und der Katheter kann entblockt werden. Wenn das nicht gelingt, kann der Katheter mittels feinem Führungsdraht über den Blockungskanal vorsichtig sondiert und der Ballon sonographisch kontrolliert zum Platzen gebracht werden. Es ist unbedingt notwendig, den entfernten Katheter auf Vollständigkeit zu kontrollieren, da *belassene Katheterreste* zu rezidivierenden Harnwegsinfekten (HWI) und Inkrustationen mit folgender Blasensteinbildung führen können.

Wird auch dadurch keine Entblockung erreicht, kann der Ballon transkutan mit einer langen Kanüle zerstochen werden. Es wird auf den Katheter ein Zug ausgeübt und der Ballon unter sonographischer Steuerung zerstochen.

Eine weitere Möglichkeit ist das Einspritzen von 1–2 ml Äther bzw. Azeton in den Blockungskanal. Dabei kommt es infolge der Körpertemperatur zur plötzlichen Volumenzunahme durch Verdampfung und schließlich zum Platzen des Ballons. Diese Form der Ballonzerstörung kann *nur* bei leerer Blase durchgeführt werden. Blasenrupturen wurden bereits beschrieben. Eine zusätzliche unerwünschte Wirkung ist eine folgende ausgeprägte chemische Irritation des Urothels, was für den Patienten als äußerst unangenehm empfunden wird. Deshalb sollte sich an diese Intervention eine forcierte Spülung der Blase anschließen. Aufgrund der erwähnten nicht zu unterschätzenden Risiken für den Patienten kann diese Form der Katheterentfernung nicht mehr empfohlen werden.

Das Abschneiden des Katheters bringt nur bei nachweisbarer Enge im distalen Katheteranteil einen Vorteil. Der in der Blase verbleibende Katheteranteil sollte mit einer Klemme gesichert werden.

14.3 Spezielle urologische Probleme nach Eingriffen im kleinem Becken

14.3.1 Unspezifischer Harnwegsinfekt/Zystitis

Die Infektion (Kolonisation) des Harntraktes mit Befall der Harnblase, Harnleiter und Nierenbecken beinhaltet per definitionem die *Keimbesiedlung mit pathogenen Keimen sowie die folgenden unspezifischen und spezifischen Reaktionen des Wirtsorganismus*. In 80–90% der Fälle kommt es zu einer *aszendierenden* Infektion mit Bakterien, die eine unspezifische Entzündungsreaktion des Urothels hervorrufen. Hierzu zählen die *akuten* oder *chronischen* Entzündungsverlaufsformen. *Spezifische Entzündungen*, z. B. durch M. tuberculosis, sind insgesamt selten. Hier kommt es v. a. hämatogen (postprimär) zu einer Beteiligung des Urogenitaltraktes.

Ätiologie

Ursache eines Harnwegsinfektes (HWI), insbesondere bei Frauen, sind *retrograde Infektionen mit uropathogenen Keimen*. Etwa 2–3 unkomplizierte HWI pro Jahr bei der Frau werden als normal angesehen. »*Unkompliziert*« bedeutet einen Krankheitsverlauf ohne Fieber *und* sofortiges Ansprechen der Antibiose. Die irritativen Symptome, hervorgerufen durch die ablaufende Entzündungsreaktion des Urothels, können dabei 1–3 Tage andauern. Alle anderen Entzündungsverläufe (häufige Rezidive, Fieber oder therapieresistente Infekte) sowie alle HWI beim Mann gelten klinisch als »*komplizierte*« *HWI* und bedürfen einer fachurologischen Abklärung.

Zu den häufigsten Erregern komplizierter und unkomplizierter HWI gehören, aufgrund der anatomischen Nähe des weiblichen Rektums zum Orificium urethrae ext., *E. coli spp., Enterokokken spp., Klebsiellen spp. und Proteus spp.* (Tabelle 14-3). Als sog. klinisch »signifikanter HWI« werden 10^5 Bakterien/ml angesehen. Ein signifikanter HWI kann symptomatisch oder nichtsymptomatisch verlaufen.

Fieber stellt ein Symptom mit systemischer Beteiligung des Wirtsorganismus dar. Besteht ein *febriler HWI*, ist von einer Beteiligung der weiblichen (Eileiter, Ovar) oder männlichen Adnexen (Prostata, Samenblasen, Hoden-/Nebenhoden) oder einer parenchymatösen Beteiligung des Nierengewebes auszugehen. Ein febriler HWI stellt immer einen komplizierten Krankheitsverlauf dar.

Diagnostik

Die Uringewinnung zur Durchführung des Harnsediments erfolgt beim Mann durch einen *sauberen Mittelstrahlurin* und bei der Frau durch einen *Katheterurin*. Differenzialdiagnostische Aussagen zum Harnsediment der Frau, das durch einen Mittelstrahlurin gewonnen wurde, sind aufgrund der Kontaminationswahrscheinlichkeit nicht möglich.

Tabelle 14-3. Infektstatistik der Klinik für Urologie, Klinikum Leverkusen, Jahrgang 2000–2001. Dargestellt sind alle innerhalb der urologischen Klinik positiv angezüchteten Urinkulturen – Spontan-, Mittelstrahl- und Katheterurin – mit Angabe der prozentualen Erregerhäufigkeit anhand des urologischen Patientengutes

Erreger	2000 n=452	2001 n=349
E. coli	37,4	36,9
Enterokokken	16,1	15,1
Staph. spp.	10,6	9,1
Pseudomonas	7,5	7,5
Proteus spp.	6,4	6,6
Klebsiellen	6,4	2,0
Candida albicans	3,3	3,4

Therapie

Die Therapie erfolgt durch eine antibiogrammgerechte Chemotherapie. Antibiotika der 1. Wahl sind in Tabelle 14-4 dargestellt.

14.3.2 Akute Prostatitis

Die Einteilung des Prostatitissyndroms wurde 1999 durch das »National Institute of Health« (NIH) und Mitarbeiter reklassifiziert [5]. Die *akute Prostatitis (NIH-Klassifikation I)* stellt per definitionem eine schwere Erkrankung mit sofortigem Handlungsbedarf und oft septischem Verlauf dar.

Ätiologie

Die akute Prostatitis stellt eine relativ seltene, jedoch schwere septische Erkrankung mit sofortigem diagnostischem und therapeutischem Handlungsbedarf dar. Häufigste Ursache der akuten Prostatitis sind Keime (E. coli, Klebsiella spp., Enterokokken, Staphylokokken, Pseudomonas spp. und Proteus spp.) der urethralen oder vesikalen Flora, die durch refluxive Mechanismen (z. B. durch »Drücken oder Pressen« im Rahmen einer subvesikalen Obstruktion bei Prostatahyperplasie) in die Prostatagänge gelangen und eine Entzündungsreaktion verursachen. *Eine wichtige iatrogene Ursache stellt die transrektale ultraschallgesteuerte Prostatabiopsie (PBx) oder Biopsie der Rektumschleimhaut mit Prostataverletzung dar.* Aus diesem Grund bekommen Patienten vor einer PBx 1 Tbl. Ciproxin 250 mg am Morgen des geplanten diagnostischen Eingriffs.

Eine isolierte Samenblasenentzündung ist klinisch nicht eindeutig lokalisierbar und bis heute nicht nachgewiesen. Immer ist eine (Mit-)Beteiligung der Prostata nachweisbar.

Diagnostik

Bei Verdacht einer akuten Prostatitis sollte eine fachurologische Betreuung erfolgen. Klinisch zeigt sich ein hochfebriler Patient (z. T. Körpertemperatur >40°C) mit anamnestischer PBx, Rektumschleimhautbiopsie oder ggf. Selbstmanipulation, meist koinzidenten Miktionsbeschwerden im Sinne irritativer oder obstruktiver Genese. Ein *wichtiges Leitsymptom* stellt neben erwähnten Symptomen der *Perineal- bzw. Defäkationsschmerz* dar. Eine signifikante Keimbesiedlung des Urins wird immer nachgewiesen.

Tabelle 14-4. Urologische Infektionen: Antibiotikatherapie

Lokalisation	Erkrankung	Wahrscheinlichste Erreger	Mittel 1. Wahl	Mittel 2. Wahl
Harnblase	Akute Zystitis	E. coli sp.; Klebsiella sp.; Enterokokken sp.; Proteus sp.	Baktrim forte 2-mal 1 für 3 Tage; Augmentan 3-mal 625 mg für 5 Tage; Noroxin 2-mal 500 mg für 3 Tage	Ciproxin 2-mal für 3 Tage
Prostata/ Samenblasen	Akute Prostatitis	E. coli sp.; Klebsiella sp.; Enterokokken; Proteus sp.	Ciproxin 500 mg 2-mal 1 i.v. ggf. + Refobacin 120 mg 1-mal 1 i.v.; im Anschluss Ciproxin 500 mg 2-mal 1 für 3 Wochen	Baktrim forte 2-mal 1 für 3 Tage, nach Antibiogramm
	Chronische Prostatitis	Proteus spec.; E. coli; Clamydien; Ureaplasmen; Mykoplasmen	<40 Jahre: Doxycyclin für 3 Wochen (häufig NGU-Erreger; >40 Jahre Ciprobay 500 2-mal 1 für 3 Wochen (häufig E. coli)	Azithromycin
Hoden/ Nebenhoden	Epididymorchitis	E. coli sp.; Klebsiella sp.; Enterokokken sp.; Proteus sp.	Ciproxin 500 2-mal 1 i.v. ggf. + Refobacin 120 mg 1-mal 1 i.v.; im Anschluss Ciproxin 500 2-mal 1 für 3 Wochen	

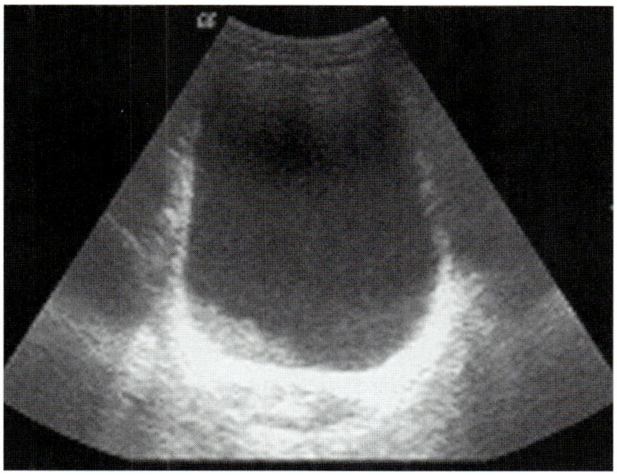

Abb. 14-6. Typischer sonographischer Befund einer Retentionsblase. Bei diesem Befund ist von einer signifikanten neuromuskulären Schädigung des Detrusors auszugehen. Konsequenterweise ist hier die Anlage eines suprapubischen Katheters (SPK) gerechtfertigt

Die vorsichtige rektale Untersuchung weist eine äußerst dolente, weiche, teils fluktuierende (Abszess!) Konsistenz nach. Eine ausgeprägte bzw. forcierte Prostatapalpation ist kontraindiziert (Bakteriämiegefahr). Die zwingend durchzuführende urologische Übersichtssonographie weist mitunter eine Retentionsblase nach (Abb. 14-6). Eine vorsichtige transrektale Sonographie (Perforationsgefahr!, Bakteriämiegefahr!) kann einen Prostataabszess ausschließen. *Bei geringsten diagnostischen Unklarheiten sollte ein CT des Beckens oder ein MRT durchgeführt werden.*

Therapie

Sofortige *i.v.-Antibiose mit Gyrasehemmern (z. B. Ciproxin 500 mg 2-mal 1), ggf. plus Refobacin 120 mg 1-mal 1.* Weiterführende antibiotische orale Therapie für 3–4 Wochen als Prophylaxe der Entwicklung einer chronischen Verlaufsform. *Zwingend ist für eine Urinableitung* zu sorgen. Therapie der Wahl ist hier die Anlage eines suprapubischen Katheters (SPK), da neben den zu erwartenden massiven Schmerzen durch die transurethrale Kathetereinlage die Gefahr einer Bakteriämie minimiert wird. Kurzfristige Laborkontrollen und klinische Verlaufskontrollen (z. B. Temperaturkontrollen) sind indiziert.

Die *Therapie des Prostataabszesses* kann, in Abhängigkeit vom klinischen Verlauf, konservativ mit hochdosierter i.v.-Antibiose mittels Gyrasehemmern plus Aminoglycosid (3–5 mg/kgKG/Tag) oder andere Breitbandantibiotika erfolgen. Die Verlaufsbeobachtung muss engmaschige Labor-, Temperatur- und ggf. computertomographische Kontrollen beeinhalten. Als *operative Alternative* eindeutig lokalisierbarer Abzesse bietet sich die transrektal oder transperineal gesteuerte Abszesspunktion mit folgender Drainageneinlage an. Des Weiteren kann ein Prostataabszess bei zentraler Lokalisation unter hochdosierter Antibiose transurethral reseziert/entlastet werden.

14.3.3 Chronische Prostatitis

Die chronische Prostatitis ist durch verschiedene klinische Verläufe und Befunde charakterisiert. Entspricht die »National Institute of Health« (NIH)-Kategorie I der akuten und die *NIH-Kategorie II der chronisch bakteriellen Prostatitis,* werden unter der *NIH-Kategorie III* verschiedene chronische Prostatitisformen unter dem Begriff *»chronisches Schmerzsyndrom des Beckens«* zusammengefasst. *NIH-Kategorie IV* entspricht der *asymptomatischen chronischen Prostatitis.*

Ätiologie

Patienten mit chronischer Prostatitis sind im urologischen Patientengut häufig. Neben der kausalen Unterteilung in *bakterielle und nichtbakterielle Ursachen* subsumiert die neueste *NIH-Klassifikation Kategorie III* Gruppen von Patienten mit gleichen Symptomen, jedoch unterschiedlichen klinischen Befunden als sog. »chronisches Schmerzsyndrom des Beckens«. Unterschiede können anhand des *nachweisbaren (NIH-IIIa)* oder *nicht nachweisbaren Leukozytenanstieges (NIH-IIIb)* im Prostataexprimat oder Ejakulat festgestellt werden.

Allen chronischen Verlaufsformen gemeinsam ist ein afebriler Verlauf mit unterschiedlicher, teils nur diskreter Schmerzintensität perineal oder beim Miktionieren. Im akuten Schub einer chronischen Prostatitis äußern die Patienten stärkere Beschwerden, jedoch i. allg. ohne Fieber. Selten kann eine chronische Verlaufsform im akuten Schub in einen febrilen Verlauf übergehen. Hier zeigt sich dann das klinische Bild einer akuten Prostatitis (▶ s. oben).

Als Erreger der *abakteriellen chronischen Prostatitis* kommen die humanpathogenen obligat intrazellulär vorkommenden *Chlamydien* und die Familie der zellwandlosen *Mycoplasmataceae*, Gattungen *Mycoplasma* und *Ureaplasma,* in Betracht. Aufgrund dieser wesentlichen morphologischen und funktionellen Unterschiede zu Bakterien gestaltet sich der Nachweis (intrazelluläres Vorkommen) und die Therapie dieser Erreger (keine Zellwand) schwierig. Als Ursache der chronisch abakteriellen Prostatitis werden außerdem immundefiziente und/oder biochemische Alterationen (Azidifizierung) diskutiert.

Diagnostik

Ist die diagnostische Abklärung – und dadurch die Therapie – der chronischen bakteriellen Prostatitis durch den Nachweis von Bakterien im Prostatasekret definiert, stellt die Gruppe der abakteriellen chronischen Prostatitiden häufig ein diagnostisches und therapeutisches Fiasko dar. Neben einer zwingenden allgemeinbakteriologischen Urin- und Prostataexprimatuntersuchung muss eine *Abklärung bezüglich Pilzinfektion, M. tuberculosis, Chlamydien, Mykoplasmen und Ureaplasmen* erfolgen. Aufgrund des teilweise intrazellulären Vorkommens der Erreger sind trotz vorhandener Infektion sterile bakteriologische Urinbefunde regelmäßig nachweisbar.

Therapie

Per definitionem stellt die Therapie der chronischen Prostatitis *keine Notfallbehandlung* dar. Häufig sind unzählige Konsultationen wegen fehlender Symptombesserung vorprogrammiert. Die bakterielle chronische Prostatitis wird antibiogrammgerecht chemotherapiert. Vorzug ist hierbei *Flourchinolonen* zu geben, aufgrund der nachgewiesenen sehr hohen Anreicherung im Prostatagewebe.

Ein mögliches Therapieschema ist *Ciproxin* 500 mg 2-mal 1 Tbl. für 1 Woche, anschließend Ciproxin 250 mg 2-mal 1 Tbl. für insgesamt 4 Wochen. Alternativ kann *Trimethoprim-Sulfamethoxazol*, z. B. *Bactrim forte* (800 mg), 2-mal 1 Tbl. für 4 Wochen gegeben werden. Bei Nachweis von Chlamydien, Mykoplasmen oder Ureaplasma kommt *Doxycyclin* 200 mg 1-mal 1 Tbl. für 4 Wochen zur Anwendung. Ergänzt werden sollte die antibiotische Therapie unbedingt mit einer symptomatischen Behandlung des meist therapieresistenten »urge«, die insbesondere bei der chronisch abakteriellen Verlaufsform in den Vordergrund der Therapie rückt.

Einer der wichtigsten Leitsätze in der Behandlung von chronisch abakteriellen Prostatitisformen lautet: »Erlaubt ist alles, was hilft«. So kommen neben Phytopräparaten und Phosphodiesterasehemmern (z. B. Diclofenac, Ibuprofen) zur Entzündungsbehandlung, selektiven α-Blockern zur Blasenhalsöffnung und Benzodiazepinen zur Beckenbodenrelaxation, warmen Sitzbädern oder transrektalem Ultraschall zur lokalen Wärmeapplikation Parasympathikolytika und Akkupunktur sowie autogenes Training zum Einsatz.

14.4 Intraoperative Verletzung urologischer Organe

14.4.1 Blasenverletzung

14

Ätiologie

Blasenverletzungen sind aufgrund der anatomischen Exposition der Harnblase selten. Allerdings treten Verletzungen mit einer Inzidenz von 5,3% im Rahmen von radikalen Eingriffen der kolorektalen Tumorchirugie auf [6]. Neben der intraoperativen Blasenverletzung werden, im Rahmen diagnostischer Eingriffe oder durch traumatische Ursachen bedingt, klinisch 2 Formen unterschieden. Zum einen wird die *extraperitoneale Blasenperforation*, bei welcher die Perforationsstelle unterhalb der peritonealen Umschlagsfalte lokalisiert ist (z. B. transurethrale Resektion der Blase = TUR-Blase), von der *intraperitonealen Blasenperforation* unterschieden.

Habituelle Blasenperforationen können nach willkürlichem Harnverhalt bei einer operierten oder bestrahlten Harnblase oder nach Traumen (Beckenfrakturen) vorkommen. Typischerweise tritt diese Art der Blasenberstung bei großen Füllungsvolumina auf und ist häufig am Blasendom (intraperitoneal) gelegen. Außerdem kann diese Form der Verletzung bei nicht kontrollierter Blasenfüllung über einen Dauerkatheter, spontan nach spinaler Anästhesie oder bei längeren Operationen ohne transurethrale Urinableitung auftreten.

Diagnostik

Die diagnostischen Hauptinstrumente der Blasendiagnostik stellen das *Urethrozystogramm* und die *Zystoskopie* dar. Im Urethrogramm sind nach Kontrastmittelgabe Extravasate in Höhe der Läsion nachweisbar. Intraoperativ muss die Inspektion der Verletzung erfolgen. Sollte weiterhin eine Blasenläsion, u. a. auch bei vermuteten Blasenfistelleiden, nicht nachweisbar sein, kann die Blasenfüllung mit Methylenblau (1%ige Lösung) erfolgen. Die Fistel/Blasenwandläsion wird durch den Farbstoffaustritt lokalisiert.

Therapie

Nach intraoperativer Versorgung einer Blasenwandverletzung durch »débridement«, Übernähung des Defekts mittels Einzelknopfnaht (EKN), ein- oder zweischichtig mit 2er Vicryl-Fäden wird ein Nelaton-Katheter (allgemein gilt: falls möglich, sind Silikonkatheter zu benutzen) transurethral und ggf. ein suprapubischer Katheter eingelegt. Zusätzlich wird, abhängig vom Ausmaß des Defektes, eine paravesikale Drainage platziert. Der Dauerkatheter (gemeint ist i. allg. der *transurethrale* Dauerkatheter) wird für 10 Tage auf Ableitung belassen. Am 10. postoperativen Tag erfolgt ein Zystogramm zur Dichtigkeitsprüfung. Sollte keine Leckage nachweisbar sein, kann der Dauerkatheter entfernt werden.

14.4.2 Vollständiger oder kompletter Ureterabriss

Ätiologie

Ureterverletzungen sind bei proktologischen Eingriffen selten. Hier kann insbesondere bei vorbestrahltem oder voroperiertem Situs und ausgedehnten Eingriffen am proximalen Rektum eine Harnleiterverletzung im Ostiumbereich auftreten. Auch Harnleiterverletzungen während darmchirurgischer Eingriffe wie tiefer anteriorer Rektumresektion oder anteriorer Sigmaresektion sind selten, treten aber aufgrund der anatomischen Nachbarschaft zu Rektum, Prostata und Samenblasen mit Häufigkeiten von 0,7–5,7% auf [7].

Das Risiko der Verletzung steigt nach Voroperationen, atypischem Harnleiterverlauf, teilweiser oder vollständiger doppelter Ureteranlage (Ureter fissus, duplex), nach Radiotherapie, retroperitonealer Fibrose (M. Ormond) oder großen entzündlichen oder malignen Konglomerattumoren an. Häufig sind Ureterverletzungen auch bei gynäkologischen Eingriffen, wie z. B. Hysterektomie.

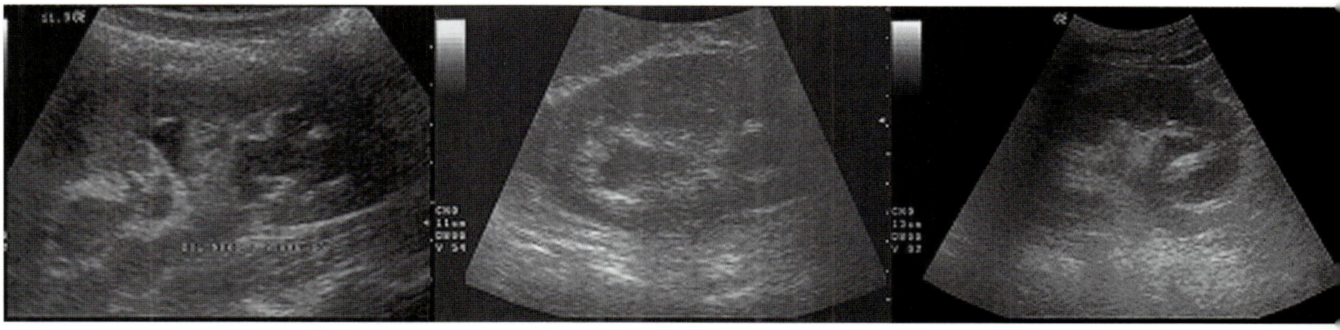

Abb. 14-7. Erkennbar sind 3 unterschiedlich dilatierte Nierenbeckenkelchsysteme. Im Bild *rechts* erkennt man zudem einen dilatierten proximalen Ureteranteil. Anhand der sonographischen Untersuchung erfolgt eine rein morphologische Beschreibung des Erweiterungszustandes des Nierenbeckenkelchsystems. Eine »Stauung« beschreibt einen funktionellen Zustand, der nur anhand eines Ausscheidungsurogramms diagnostiziert werden darf

Diagnostik

Die intraoperativ nachgewiesene Harnleiterverletzung wird durch austretenden Urin, ggf. durch einen kompletten Harnleiterabriss, diagnostiziert. Postoperativ erkennt man eine intraoperativ übersehene Harnleiterverletzung zum einen durch eine initial verminderte stündliche Urinausscheidung, sonographisch nachweisbare freie Flüssigkeit retroperitoneal *(»Urinom«)* sowie progrediente Schmerzen in der Flanke mit zunehmendem Bauchumfang. Laborchemisch imponieren ansteigende Entzündungswerte. Der Serumkreatininwert muss nicht zwingend ansteigen, da keine postrenale Obstruktion im eigentlichen Sinne vorliegt. *Die Gefahr eines septischen Verlaufs ist durch das wachsende Urinom sehr hoch!*

Die aussagekräftigste Untersuchung zur Beurteilung des urologischen Hohlraumsystems stellt immer noch die *i.v. Urographie* dar. Hier kann die Höhe der Läsion bzw. die Abrisshöhe genau lokalisiert werden. Bei zunehmend septischem Verlauf ist ein *Abdomen-CT* indiziert zur Abgrenzung des Urinoms bzw. infizierten Urinoms sowie zur Abszessdiagnostik. Bei Kontrastmittelallergie kann ein Ausscheidungs-MRT durchgeführt werden.

Therapie

Die intraoperative Versorgung einer Ureterläsion erfolgt durch *Einlage eines Doppel-J-Katheters.* Dieser bleibt für 2–3 Wochen liegen. Im Anschluss kann ein i.v.-Urogramm mit liegendem DJ-Katheter zur Dichtigkeitskontrolle erfolgen. Ist weiterhin ein Kontrastmittelextravasat nachweisbar bleibt, der DJ-Katheter für weitere 4 Wochen in situ etc.. Nach Entfernung des DJ-Katheters sollten sonographische Verlaufskontrollen durchgeführt werden, da die Möglichkeit der Narbenschrumpfung und damit die Gefahr einer Ureterstriktur gegeben ist. Ein abschließendes i.v.-Urogramm nach 6 Monaten soll auch aus juristischer Indikation erfolgen.

14.4.3 Unbemerkte iatrogene Ureterligatur

Ätiologie

Die Ursachen einer unbemerkten Ureterligatur sind bereits im obigen Artikel aufgeführt. Hinzu kommt die Tatsache, dass der Durchmesser des Harnleiters deutlichen individuellen Schwankungen unterlegen ist. Am einfachsten gelingt das Aufsuchen des Ureters in Höhe der Linea terminalis, häufig medial der in das kleine Becken eintretenden iliakalen Gefäße. Kommen übersichtseinschränkende Faktoren wie chirurgische Unerfahrenheit, Blutungen aus Tumorkonglomeraten, ausgeprägte Adhäsionen oder Narbengewebe hinzu, steigt die Gefahr einer unbemerkten Ureterligatur. Bedingt durch den unmittelbar auftretenden intraluminären Druckanstieg kommt es zur reflexiven Einschränkung der Nierenfunktion, was eine Ruptur der Fornix nicht zwingend notwendig macht. Erkennbar ist die Fornixruptur an einen meist nur diskreten Flüssigkeitssaum um die Niere oder flaue KM-Extravasate am Übergang des Nierenbeckens zur Niere (Abb. 14-7).

Prophylaxe

Hilfreich ist ein Anschlingen des Ureters bei allen Operationen, die potenziell zu einer Ureterverletzung führen können. Unter leichtem Zug können die angrenzenden Strukturen dargestellt und die Schichten präpariert werden.

Diagnostik

Die intraoperativ übersehende Ureterligatur ist postoperativ durch einen progredienten Serumkreatininanstieg, eine zunehmende sonographische Nierenbeckenkelchdilatation, lumbale Schmerzen sowie zunehmende Ödeme oder Anasarka charakterisiert.

Therapie

Eine sofortige operative Revision ist anzustreben. Sollte aus allgemeinen Bedingungen eine sofortige Intervention nicht möglich sein, muss sonographisch kontrolliert eine *perkutane Nephrostomie* eingelegt werden. Die operative Revision kann dann zu einem späteren Zeitpunkt erfolgen.

Ist das Lösen der Ligatur operativ noch möglich, ist das die Therapie der Wahl. Zusätzlich wird ein Doppel-J-Katheter platziert und für ca. 3 Wochen belassen. Abschließend erfolgt eine intravenöse Pyelographie (IVP) mit liegendem Doppel-J-Katheter zur Dokumentation des intakten Nierenhohlraumsystems.

In Abhängigkeit von der Höhe der Ureterligatur mit nachfolgender Durchtrennung kann eine Rekonstruktion des Ureters versucht werden. Hier ist eine *Ureterneueinpflanzung, ggf. mit Psoas-Hitch oder Boari-Plastik,* indiziert. Bei vollzogener proximaler iatrogener Ureterligatur kann bei ausreichend verbliebener Ureterlänge eine *Ureterimplantation ins Nierenbecken* versucht werden. Sollte das nicht möglich sein, kann eine *Kalikoureterostomie* – die Implantation des Harnleiters an den unteren Nierenkelch – als Ultima ratio der plastischen Rekonstruktion versucht werden.

Die *Ureterouretero-* und die *Ureterokutaneostomie* sind weitere Möglichkeiten der organerhaltenden Therapie, die beide nur im Ausnahmefall durchgeführt werden sollen.

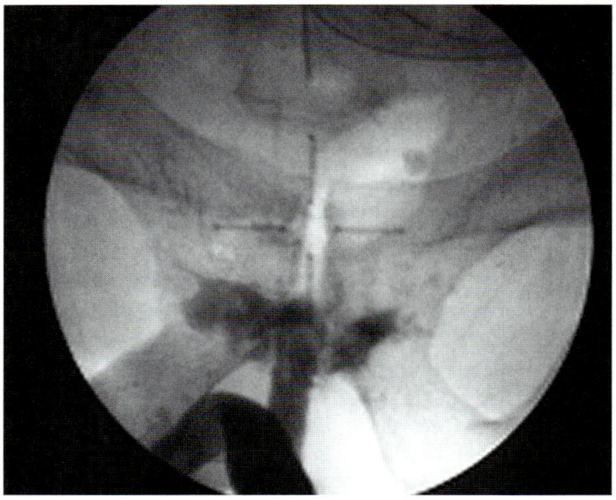

Abb. 14-8. Retrogrades Urethrogramm mit *kompletter* traumatischer Urethradurchtrennung infolge Straddle-Verletzung. Bei *partieller* Urethraruptur ist neben dem Kontrastmittelextravasat immer eine Verbindung zur Harnblase gegeben (Kontrastmittelfahne in der Harnblase nachweisbar)

14.4.4 Urethrastriktur/Urethraverletzung

Ätiologie

Die *iatrogene Verletzung der Harnröhre* beim Einmalkatheterismus oder beim Einlegen eines transurethralen Dauerkatheters stellt eine der häufigsten Formen der Harnröhrenverletzung dar. Insbesondere in intensivmedizinischen und operativen Fachgebieten kommt es im Rahmen von notwendigen diagnostischen und therapeutischen Handlungen zur Harnröhrenverletzung. Neben der Verletzungsgefahr wird der transurethrale Katheter mit ca. 40% aller krankenhauserworbenen Harnwegsinfektionen in Verbindung gebracht [8].

Die *Prädilektionsstellen der männlichen Harnröhrenverletzung* (Erosion, Perforation) sind die anatomischen Engen des männlichen Harnröhrenverlaufes. Hierzu gehören der *Meatus urethrae, Bulbus penis, die Pars membranacea* und *der Blasenhals.* Für den Patienten am folgenschwersten ist eine Verletzung im Bereich der bulbären oder membranösen Harnröhre. Wegen des bogigen Verlaufes des bulbären Anteils der Harnröhre, in enger anatomischer Nachbarschaft mit den Cowper-Drüsen, treten bei traumatischer Manipulation schnell Entzündungen auf, die einen Circulus vitiosus auslösen können. Die folgende Entzündung heilt als Narbe aus, die sich kontrahiert. Es entsteht eine Striktur, die nach Auftreten von klinischen Beschwerden wieder in einem Katheterismus endet.

Weitere Ursachen von Harnröhrenstrikturen sind länger liegende Katheter neben lokal entzündlichen Gewebeveränderungen (Biofilm), lokale Drucknekrosen, inbesondere an den Biegungen der Harnröhre. Auf die epitheltoxische Wirkung von Latexbeschichtungen wurde hingewiesen [9].

Diagnostik

Die Diagnostik beinhaltet eine *Uroflowmetrie* mit folgender *Restharnsonographie* als indirektem Hinweis auf eine subvesikale Obstruktion. Im Anschluss wird ein *retrogrades Urethrozystogramm* durchgeführt, welches detaillierte Hinweise auf die Lokalisation und Ausdehnung der Striktur gibt (Abb. 14-8).

Therapie

Eine im Urethrogramm nachgewiesene filiforme kurzstreckige penile Harnröhrenstriktur kann mit *Bougie-à-Boule-Kathetern (Harnröhrendilatationskatheter)* dilatiert werden. Dazu werden unter sterilen Kautelen nach urethraler Instillation von Gleitmittel die Harnröhrendilatationskatheter mit aufsteigendem Durchmesser (8–30 Charr) in die Harnröhre eingeführt und jeweils für einige Minuten in situ belassen (Dehnung). Eine Bougierung bis 30 Charr ist nicht immer zwingend notwendig.

Es sollte eine antibiotische Prophylaxe für 2–3 Tage post interventionem erfolgen (z. B. Baktrim, Ciproxin). Diese Therapieoption ist minimal-invasiv und kann in 3–5 Wochen wiederholt werden, allerdings muss mit einer hohen Rezidivstrikturrate gerechnet werden. Eine suffiziente Dilatation/Inzision der Harnröhrenstriktur ist der beste Garant für eine geringere Harnröhrenverletzung bei der Kathetereinlage!

Die *operative Therapie von Harnröhrenstrikturen* wird in *»interne«* – endoskopische – und *»offene« Operationen* unterteilt. Zunächst sollte eine Sichturethrotomie bei penilen Strikturen mittels Sachse-Urethrotom erfolgen. Eine Meatusstenose wird durch das sog. Otis-Meatotom erweitert. Beide Eingriffe, die gewöhnlich in Kurznarkose erfolgen, können mehrfach wiederholt werden. Im weiteren Verlauf stehen zahlreiche *offene rekonstruktive Operations-*

verfahren zur Exzision der Striktur mit Modulation der Harnröhre zur Verfügung.

Nach iatrogener Urethraperforation, z. B. bei misslungenem Kathetereinlegeversuch, darf eine definitive transurethrale Kathetereinlage nicht erzwungen werden. Hier bietet sich die Anlage eines suprapubischen Katheters an. Wird im Rahmen eines perinealen Eingriffs der bulbäre Anteil der Harnröhre nur geringgradig verletzt, sollte ein transurethraler Katheter (z. B. 16 Charr, Nelaton-Spitze, Silikon) unter Sicht eingelegt werden. Die antibiotische Abschirmung (z. B. Baktrim, Ciproxin) wird empfohlen. Nach 2–3 Wochen erfolgt ein retrogrades Urethrogramm. Nur selten persistiert nach diesem Zeitraum ein Kontrastmittelextravasat als Nachweis einer weiterhin bestehenden Leckage.

14.4.5 Fisteln

Ätiologie

Fisteln des kolovesikalen Formenkreises entstehen im kleinen Becken nach Bestrahlungen, chirurgischen, urologischen oder gynäkologischen Eingriffen, im Rahmen chronisch entzündlicher Darmerkrankungen oder lokal fortgeschrittener maligner Tumoren. Seltene Ursachen unklarer Fistelbildungen sind in die Harnblase migrierende Fremdkörper, die infolge ulzerativer Entzündungsprozesse die Harnblase über den Gastrointestinaltrakt perforieren können [10]. Fremdkörper werden über die Urethra in die Blase eingebracht und perforieren sekundär in den Gastrointestinaltrakt, werden oral aufgenommen, können aber auch unabhängig davon, z. B. durch eine subklinisch-chronische Entzündung von subpektoral nach intravesikal (!) migrieren [11, 12].

Anatomisch präformierte Fisteln führen zu einem kontinuierlichen Urinverlust mit sog. *totaler Urininkontinenz*, wobei hauptsächlich das weibliche Geschlecht betroffen ist.

Diagnostik

Die Diagnostik der meist komplexen Fistelsysteme beinhaltet neben der digital-rektalen Untersuchung (DRU) ein i.v.-Urogramm und eine Urethrozystoskopie mit folgendem Urethrozystogramm. Ein Harnwegsinfekt wird so gut wie immer nachgewiesen. Bei fehlendem Fistelnachweis und weiterhin bestehendem Fistelverdacht erfolgt die vaginale Einstellung mittels Spekulum und Austamponierung der Vagina mittels weißem Tupfer. Über einen transurethralen Katheter wird die Blase mit 1%iger *Methylenblaulösung* gefüllt. Bei Blaufärbung besteht eine Verbindung zwischen Vagina und Harnblase. Bei Verdacht auf Beteiligung des Gastrointestinaltraktes erfolgt ein *Kolonkontrasteinlauf* zur Abgrenzung der Darmanteile.

Therapie

Die Grundprinzipien des Fistelverschlusses sind die explorative Darstellung der Fistelöffnung, Exzision, Verschluss durch Einzelknopfnaht mit Vicryl, Stärke 0–2, mit Interposition von Omentum oder Peritoneum. Der Eingriff erfolgt transvesikal oder über einen posterioren transrektalen Zugang. Der transurethrale Dauerkatheter wird erst nach zystographischer Kontrolle gezogen. Ein erstes Zystogramm nach Fistelsanierung kann ab dem 14. postoperativen Tag durchgeführt werden.

14.4.6 Erektile Dysfunktion

Ätiologie

Die Evaluation der erektilen Dysfunktion (ED) gehört in die erweiterte urologische Anamneseerhebung. Aufgrund der für den Patienten häufig unangenehm direkten Fragestellungen bedarf die Evaluation der Potenz eines außerordentlichen Einfühlvermögens – und v. a. Zeit. Es existieren validierte Fragebögen in englischer [13] und deutscher [14] Sprache.

Eine »erektile Dysfunktion« wird definiert als eine *über 6 Monate anhaltende insuffiziente penile Erektion* (Tumeszenz und Rigidität), infolge dessen ein zufriedenstellendes Sexualleben unmöglich ist.

Glaubte man noch bis vor einigen Jahren, dass psychische Alterationen die Hauptursache der erektilen Dysfunktion darstellen, geht man heute in ca. *60% der Fälle von einer organischen Ursache*, in 25% von einer gemischten und in *lediglich 15% von einer rein psychischen Ursache* aus.

Als eine der Hauptursachen der postoperativen erektilen Dysfunktion nach operativen Eingriffen im kleinen Becken (z. B. aortobifemoraler Graft, tiefe anteriore Rektumresektion bei Rektumkarzinom) kann die Durchtrennung der vegetativen neuralen Innervation angesehen werden. Bei Durchtrennung rein sympathischer Nervenfasern kommt es klinisch zu einer *retrograden Ejakulation (Emmissionsverlust)* bei unauffälliger Rigidität und Tumeszens. Bei Durchtrennung der parasympathischen Bahnen kommt es infolge der fehlenden parasympathischen »Konditionierung« zur erektilen Dysfunktion. Der erschlaffte Zustand ist durch den (Dauer-)Sympathikotonus bedingt.

Diagnostik

Zu Beginn einer jeden Therapie steht insbesondere im Rahmen der erektilen Dysfunktion eine ausführliche Anamnese nach Dauer, koinzidenten persönlichen Veränderungen (Stress in der partnerschaftlichen Beziehung oder beruflichen Tätigkeit), Vorerkrankungen oder Voroperationen (▫ Tabelle 14-5).

Nach ausführlicher Anamnese erfolgt die klinische Untersuchung. Die Diagnosestellung »psychisch bedingte erektile Dysfunktion« kann erst nach Ausschluss von organischen Ursachen erfolgen. Falls sich die Diagnose nicht schon anhand der Anamnese vermuten lässt (z. B. koinzidente Operationen im kleinen Becken oder Perineum), erfolgt im Rahmen einer einfachen Abklärung die Bestimmung des *freien Testosteronspiegels (Testosterondefizit?)*, des

Tabelle 14-5. Ursachen der erektilen Dysfunktion

Anamnese/Voroperationen	Medikamente/Substanzen	Vorerkrankungen
Beckentrauma	Alkohol-, Nikotinabusus	Anatomische Fehlbildungen (z. B. Hypospadie)
Bereits durchgeführte Therapien	Antiandrogene	Chronische Schmerzen
Stress (beruflich, sexueller Erfolgszwang)	Antihypertensiva	Diabetes mellitus
Darmchirurgie im kleinen Becken	β-Blocker	Endokrine Erkrankungen (Hypo-/Hyperthyreose, Cushing-Syndrom)
Frühere Konsultationen	Drogen	Herzerkrankungen
Morgendliche/nächtliche Erektionen	Intoxikationen (Blei, Arsen)	Hypertonie
Partnerschaftliche Probleme	Psychopharmaka	Hypogonadismus
Rad. Prostatovesikuletomie	Schlafmittel	Induratio penis plastica (IPP)
Rad. Zystoprostatovesikulektomie	Schmerzmedikation (Barbiturate, Morphin)	Lebererkrankungen, Stoffwechselerkrankungen (z. B. metabolische Azidose)
TUR-Prostata	Teilweise pflanzliche »Prostatamedikamente« infolge der phytoöstrogenen oder antiandrogenen Komponente	Lipidämie
Sexualpraktiken		Niereninsuffizienz
Zustand nach Radiatio im kleinen Becken		Phimose Prolaktinom Psychatrische Vorerkrankungen Vaskuläre Erkrankungen Wirbelsäulenerkrankungen Chronische Prostatitis »pelvic pain syndrome« Arthritis Ulzerationen Allergische Erkrankungen

Glukosespiegels (Diabetes mellitus?), die Bestimmung des *PSA-Wertes (prostataspezifisches Antigen) sowie weitere spezielle urologische Abklärungen* der erektilen Dysfunktion.

Therapie

Psychische erektile Störungen lassen sich zu fast 100% mittels heute verfügbarer *oraler Medikamente* (PDE-5-Hemmer) diagnostizieren und therapieren. Dabei hilft häufig das positive Erfolgserlebnis mit dem für den Patienten objektivierbaren Nachweis einer »normal« funktionierenden Erektion. Schon nach wenigen Tabletten ist mit einem zufriedenstellendem Sexualleben zu rechnen.

Zeigt sich nach mehreren oralmedikamentösen Therapieversuchen keine für den Patienten zufriedenstellende Erektion bzw. Sexualleben und sind anhand der nächtlichen Tumeszenzmessung (NTM) mittels Rigiscan keine Tumeszenz- oder Rigiditätssteigerung nachweisbar, ist von einer signifikanten organischen Störung der Erektion auszugehen, und weiterführende diagnostische Untersuchung sind indiziert.

Die Therapie der Schwellkörperinsuffizienz ist allein durch die Implantation einer Schwellkörperprothese (z. B. AMS 700, Mentor) möglich. Die Erfolgsrate bei organischer erektiler Dysfunktion, gemessen an der subjektiven Zufriedenheit der Patienten, ist sehr hoch.

Literatur

1. Leitlinien der Deutschen Urologen zur Diagnostik des BPH-Syndroms (1999) Urologe [A] 38: 297–303
2. Leitlinien zur Diagnostik von Prostatakarzinomen (1999) Urologe [A] 38: 388–401
3. Labrie F, Dupant A, Suturn R, Cusan L, Tremblay M, Gomez JL (1992) Serum prostate specific antigen as a pre-screening test for prostate cancer. J Urol 147: 846–852

4. Brendler CB (1998) Evaluation of the urologic patient. In: Walsh PC, Retik AB, Vaughan ED, Jr., Wein AJ (eds) Campbell's urology, 7th edn. Saunders, Philadelphia, p 144
5. Kreiger JN, Nyberg L Jr, Nickel JC (1999) NIH consensus definition and classification of prostatitis. JAMA 282: 236–237
6. Sakkas JL, Mandrekas A, Androulakis J, Pisidis A, Vezeridis M, Gray SW (1974) Urologic complications in malignant disease of the rectosigmoid colon. South Med J 67 (3): 287–291
7. Andersson A, Bergdahl L (1976) Urologic complications following abdominoperineal resection of the rectum. Arch Surg 111: 969 f
8. Daschner F (1979) Epidemiologie krankenhauserworbener Harnwegsinfektionen. Münch Med Wochenschr 121: 1359 ff
9. Ruutu M, Alfthan O, Talja M, Andersson LC (1985) Cytotoxicity of latex urinary catheters. Br J Urol 57(1): 82–87
10. Ophoven A van, deKernion JB (2000) Clinical management of foreign bodies of the genitourinary tract. J Urol 164: 274–287
11. Baumgartner G, Nesser HJ, Jurkovic K (1990) Unusual cause of dysuria: migration of a pacemaker generator in to the urinary bladder. Pacing Clin Electrophysiol 13: 703
12. Van Thillo EL (1991) An unusual case of bladder perforation. Br J Urol 67: 435
13. Rosen RC, Riley A, Wagner G, Osterloh IH, Kirkpatrick J, Mishra A (1997) The International Index of Erectile Function (IIEF): a multidimensional scale for assessment of erectile dysfunction. Urology 49: 822–830
14. Braun M, Klotz T, Reifenrath B, Wassmer G, Engelmann U (1998) KEED – Erster deutschsprachig validierter Fragebogen zur Erfassung der männlichen sexuellen Funktion. Akta Urol 29: 300–305

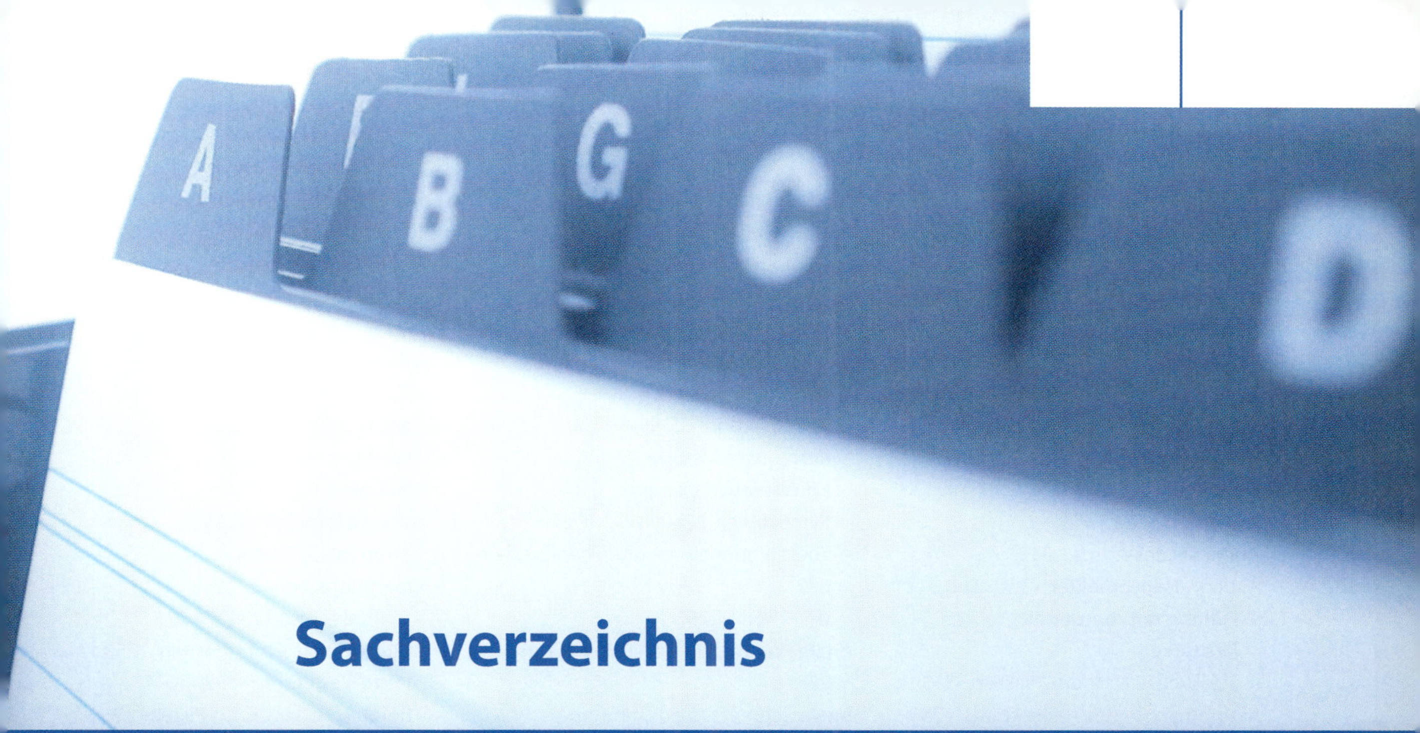

Sachverzeichnis

A

Abdominoperineale Resektion 304
ABS-Implantation 318
Abszessbildung 318
Acne inversa, perianale und perineale 415
Adenokarzinome 282
Adenome 282
Adventitia recti 45
Agenesie des Afters 313
Aktikon-Neosphinkter 310, 311, 313
- Füllung mit röntgendichter Flüssigkeit 317
- Telebrix 12 Natrium/Wasser 315
Aktinomykose des Anorektums 253
- abdominelle Infektion 253
- bakteriologische Diagnosestellung 253
- klinische Kennzeichen 254
- perianale Infektion 253
Aktionspotenziale 128
Akute Prostatitis 460
- Ätiologie 460
- Diagnostik 460
- Therapie 461
Allergisches Kontaktekzem 404
Alphaschleife (α) 307
Aminoglykoside 85
Amöbenabszess 83
Amoxicillin/Clavulansäure 82
Anal- und Rektumtumoren 376
- Ätiologie und Pathogenese 376
- Diagnostik 387
- Inzidenz des Rektumkarzinoms 376
- Klassifikation 376
- Klinik 387
- präkanzeröse Bedingungen und Läsionen 378
- Therapieprinzipien und Therapieziele 388
- Therapiestrategien 388, 389
- topographische Unterteilung 327
Anale bowenoide Papulose 413
- Ätiopathogenese 413
- Diagnostik 413
- Differenzialdiagnostik 413
- Histologie 413
- indikationsorientierte Therapiestrategien 414
- Infektionswege 413
- Klinik 413
- Verlauf 413
Anale Candidose 406
Anale Dilatation 171
Anale Inkontinenz 279
- Ätiologie und Pathogenese 279
- Diagnostik 281
- Differentialdiagnose 282
- indikationsorientierte Therapiestrategien 283
- Klassifikation 279
- Komplikationen der Therapie 318
- Konservative Therapie 284
- Symptome 280
- Therapieprinzipien und Therapieziele 282
- Ursachen 279
Anale Kontinenz, Aufrechterhaltung 283
Anale Schmerzen aus neurologischer Sicht 430
- Indikation zur neurologischen Diagnostik 430
- Inhalte einer neurologischen Untersuchung 430
- Pudenduskanalsyndrom 431
Anale Schmerzen aus proktologischer Sicht 431
- Analschmerzsyndrom 431
- Ätiologie und Pathogenese 431, 432
- Beckenbodeninsuffizienz 434
- chronischer idiopathischer Analschmerz 431
- Kokzygodynie 433
- Proctalgia fugax 432
- Pudentuskanalsyndrom 438
Anale Sensorik 313
Analekzem 403
- Ätiopathogenese 403
- Klinik 403
Analer Geschlechtsverkehr 280
Analer Morbus Bowen 412
- Ätiopathogenese 412
- Diagnostik 412
- Differenzialdiagnostik 412
- indikationsorientierte Therapiestrategien 412
- Klinik 412
- Komplikationen 412
- Verlauf 412
Analer Morbus Paget 414
- Diagnostik 414
- Differenzialdiagnostik 414
- indikationsorientierte Therapiestrategien 414
- Klinik 414
- Komplikationen 414
- Verlauf 414
Anales Plattenepithelkarzinom 397
- Chirurgie 397
- Radio-Chemotherapie 398
Analfistel 282
Analfistel bei entzündlichen Darmerkrankungen 247
- eigene Spätergebnisse 252
- Fistelrezidive 251
- Flap-Methoden 252
- Häufigkeit 247
- hohe Fistel 247
- konservative Therapie 250
- Operationstechnik 250
- Proktoektomie 252
- rektovaginale Crohn-Fisteln 250
- Sleeve-Verfahren 252
- Therapie hoher Crohn-Fisteln 250
- Therapiestrategien 248
- tiefe Analfistel bei M. Crohn 247
- Vorteile 251
Analfisteln, Einteilung 223
- nach Lilius 224
- nach Milligan-Morgan 223
- nach Parks 226
- nach Shafik 226
- nach Stelzner 224
Analkanalmukosa 103
Analkanalstenose 318, 319
Analmanometrie 317
Analpapille 163, 164
Analprolaps 151, 163
Analrandtumoren 385
Analreflex 133
Analsphinkter
- äußerer 62
- 3-faches Schlingensystem 62
Analtampon 181
Analverschluß 311, 312
Anamnese 97
- proktologische 97
- Stuhlgewohnheiten 97
Anamneseerhebung 97
Anästhesie in der proktologischen Chirurgie 85
- Aminoamide 88
- Aminoester 87
- Anästhesieverfahren 87
- ASA-Klassifizierung 86
- Einstufung des Narkoserisikos 86
- Lokalanästhetika 87
- Lokalanästhetikaeinzeldosen 89
- lokoregionale Anästhesieverfahren 87
- Monitored Anesthesia Care (MAC) 87

- Rückenmarknahe Regionalanästhesien 88
- Spinalanästhesie 89
- Wahl des Anästhesieverfahrens 86
Anästhesie und Proktologie 85
- Aminoamide 88
- Aminoester 87
- Anästhesieverfahren 87
- ASA-Klassifizierung 86
- Einstufung des Narkoserisikos 86
- Lokalanästhetika 87
- Lokalanästhetikaeinzeldosen 89
- lokoregionale Anästhesieverfahren 87
- Monitored Anesthesia Care (MAC) 87
- rückenmarknahe Regionalanästhesien 88
- Spinalanästhesie 89
- Wahl des Anästhesieverfahrens 86
Anastomoseinsuffizienz 137, 139
Anastomosenenge 137
Anatomie des anorektalen Kontinenzorgans 19
Anatomie des Kontinenzorgans 30
- Adventitia recti 45
- Anatomie der Haut 61
- Anus 30
- Blutgefäßsystem 48
- Corpus cavernosum recti 39
- Faszien der Beckenregion 42
- Grenzlamellen des Mastdarms 45
- Levatormuskeln 38
- Lymphgefäßsystem 55, 60
- M. puborectalis 38
- M. sphinkter ani externus 36
- M. sphinkter ani internus 32
- Nervenversorgung des anorektalen Kontinenzorgans 50, 54
- Rektum 41
Änderung der Stuhlgewohnheiten 99
- »falscher Freund« 99
Anismus 146
Anodermoplastie 173
Anogenitaler Muskel 64
- M. bulbus penis 64
- M. bulbocavernosus 64
- M. compressor bulbae 64
- Doppelfunktion 64
- M. retractor penis 64
Anokutanreflex 102
Anokutanusreflex 281
Anorektale Agenesie 279
Anorektale Bandotomie 177
Anorektale Endosonographie 106
- endosonographischer Normalbefund des Analkanals 108
- endosonographischer Normalbefund des Rektums 108
- flexible Geräte 107
- Indikationen und Kontraindikationen 106
- lokoregionäres Staging 106
- Normalbefund des Analkanals 108
- Normalbefund des Rektums 108
- rektale und anale Karzinome 106
- relative Indikationen 106
- starre Endosonographiesonden 107
- Stuhlinkontinenz 106
- technische Grundlagen 107
- Untersuchungstechnik mit flexiblem Gerät 108
- Untersuchungstechnik mit starrem Gerät 107
- Verdacht auf Analabszesse oder Analfisteln 106
- Vorbereitung des Patienten 107
Anorektale Feigwarzen 409
- Ätiopathogenese 409
- Behandlung 410
- Diagnostik 410
- Differenzialdiagnostik 410
- Erscheinungsformen 409
- Histologie 410
- indikationsorientierte Therapiestrategien 410
- Infektionswege 409
- In-situ-Hybridisierung 410
- Klinik 409
- Komplikationen 410
- Verlauf 410
Anorektale Fisteln 219
- Aktinomykose des Anorektums 253
- Analfistel bei entzündlichen Darmerkrankungen 247
- Analfistel bei M. Crohn und Colitis ulcerosa 229
- angeborene Analfisteln
- Ätiologie und Pathogenese 219
- bestrahlungsbedingte Fisteln 220
- chirurgische Therapie 233
- Diagnostik 231
- Differenzialdiagnose 232
- Entzündliche Darmerkrankungen 220
- extrasphinktäre Analfisteln 239
- Exzision der Analfistel 257
- Fadenmethode 257
- Fisteloperation nach Parks und modifizierte Parks-Methode 261
- Fistelpseudorezidiv 271
- Fistelrezidiv 270
- Flap-Techniken 264
- funktionelle Störungen nach Fistelchirurgie 271
- Granuloma inguinale 220
- indikationsorientierte Therapiestrategien 233
- Infektionsursache 219
- intersphinktäre bzw. intermuskuläre Analfistel 234
- Klassifikation 221
- Klassifikation der kryptoglandulären Fisteln 221
- Komplikationen der Analfisteltherapie 266
- Komplikationen nach Anwendung der Spaltmethode 267
- Komplikationen nach der Flap-Methode 269
- konservative Therapie 233
- kryptoglanduläre Infektion 219
- Operationsverfahren 255
- pelvirektale Analfisteln 239
- pelvirektale Fisteln 226
- perioperatives Vorgehen 254
- postoperative Kontinenzstörungen nach Externus- und Puborektalisläsion 268
- prädisponierende Faktoren 220
- präsakrale Fisteln 220
- Proktodäaldrüsen 219
- rektoprostatische Fistel 229
- rektourethrale Fistel 229, 241
- rektovaginale Fisteln 244
- rektovesikale Fistel 229
- Rektumfisteln 229, 241
- Retentionsdermopathie 233
- retouring 259
- Sinus pilonidalis 220
- spontane Fisteln 229
- subkutane, submuköse Analfisteln 233
- suprasphinktäre Analfisteln 237
- Symptomatik 229
- Therapieprinzipien und Therapieziele 233
- Transpositionsmethode 259
- transsphinktäre Analfistel bzw. ischiorektale Fistel 236
- traumatische Fisteln 220
- Tumore 220
- vom Rektum ausgehende Analfisteln 220

Anorektale Fisteln, Diagnostik 231
– Computertomographie 231
– endorektale Sonographie 231
– Fistulographie 231
– Kernspintomographie 231
– Standarddiagnostik 231
– Zusatzdiagnostik 231
Anorektale Fisteln, Differenzialdiagnose 232
– angeborene Fistel 232
– bei M. Crohn und Colitis ulcerosa 232
– Chordom 232
– Dermoid 232
– Furunkel 232
– iatrogen erworbene Fistel 232
– Karbunkel 232
– Karzinom 232
– Pyodermia fistulas sinifica 232
– Schweißdrüsenabszess 232
– spontan erworbene Fistel 232
– Teratom 232
Anorektale Fisteln, Fadenmethode 257
– Fadendrainage 258
– Fadenmarkierung 258
– langzeitige Fadendrainage 259
– mehrzeitige Spaltung nach Fadenmarkierung 259
– Nachteile 259
Anorektale Fisteln, Flap-Techniken 264
– Operationstechnik 264
– Nachteile 264
– Vorteile 264
Anorektale Fisteln, Komplikationen nach Anwendung der Parks-Methode und ihrer Modifikationen 270
– Inkontinenzrate 270
– muskuläre Nahtdehiszenzien 270
– Retraktion des Mukosa-Submukosa-Lappens 270
– Vorgehen nach Matos 270
Anorektale Fisteln, Komplikationen nach Anwendung der Spaltmethode 267
– größere Internusdefekte 267
– isolierte Internusläsion 267
– Kontinenzstörungen 267
– oberflächliche Internusdefekte 267
– Therapie 267
Anorektale Fisteln, Komplikationen nach der Flap-Methode 269
– Fistelrezidiv 270
– Infektionen 269
– Nahtdehiszenz 269
Anorektale Fisteln, Operationsverfahren 255
– einzeitige Spaltung 256
– mehrzeitige Fistelspaltung 257
– Operationstechnik
– Spaltung des Fistelgangs und Fistelfreilegung 255
– Vorteile der Spaltmethode 257
– zweizeitige Fistelspaltung 257
Anorektale Fisteln, perioperatives Vorgehen
– histologische Untersuchung 254
– Mikrobiologie 254
– Operationsinstrumentarium 254
– Patientenlagerung 254
– präoperative Maßnahmen 254
Anorektale Fisteln, postoperative Kontinenzstörungen nach Externus- und Puborektalisläsion 268
– Schließmuskelrekonstruktionen 269
Anorektale Herpes-simplex-Virus-infektion 406
– Ätiopathogenese 406
– Diagnostik 407
– Differenzialdiagnostik 407
– Infektionswege 406
– Klinik 406
– Komplikationen 407
Anorektale Inhibitionstests 281
Anorektale Manometrie
– Ballonkatheter 116
– Messysteme 116
– methodische Einflussgröße 117
– Mikrotiptransducer 116
– Normwerte 116
– Perfusionskatheter 116
– physiologische Einflussgröße 117
– Spezialsonden 116
– Wertigkeit 116, 117
– wichtige Parameter 117
Anorektale Varicella-zoster-Infektion 408
– Ätiopathogenese 408
– Diagnostik 408
– Differenzialdiagnostik 408
– Indikationsorientierte Therapiestrategien 408
– Infektionswege 408
– Klinik 408
– Komplikationen 408
Anorektaler Abszess 204
– abszedierende Malignome und Tuberkulose 205
– Abszesse von perinealen Proktodäaldrüsen 214
– Ätiologie 204
– Diagnostik 205
– Enteritis granulomatosa (M. Crohn) 205
– ektodermaler anorektaler Abszess 204
– ektodermaler perianaler Abszess 204
– extrasphinktäre Abszesse 215
– intersphinktäre Abszesse 208
– Pelvirektalabszess 204
– primäre Pelvirektalabszesse 204
– subkutane Abszesse 208
– submuköse Abszesse 208
– Symptomatik 205
– Therapieprinzipien 205
– transsphinktäre Abszesse 211
Anorektaler Ergotismus 415
– Ätiopathogenese 415
– Diagnostik 415
– Differenzialdiagnostik 415
– indikationsorientierte Therapiestrategien 415
– Klinik 415
Anorektales Kontinenzorgan, Anatomie 19, 20
– Adventitia recti 23
– Blutgefäße 26
– Faszienstammbaum 24
– Grenzlamellen des Mastdarms 23
– Hüllfaszien 23
– Lymphgefäße 26
– Nervensystem 29
– Nervenversorgung 50, 54
– somatisches Individium 24
– viszerales Individium 24
Anorektalmanometrie 113
Anorektalpalpation 101
Anteriore Levatorplastik 284, 287
– mit Sphikteroplastik 287
Anterograde Kolonlavage 313
Antibiotikaprophylaxe (ABP) 80, 81
Antibiotikatherapie 80
Anus 30
Artificial bowel sphinkter 283, 284, 318
Atopisches Ekzem 403
Aufrechterhaltung der analen Kontinenz 283
Autologe Fettinjektion 291
– Behandlungserfolg 292
– Fehlschlagen der Behandlung 292
– Fettgewinnung 291

– Fettinjektion 291
– Fettobulus 292
– Fettreinigung 291
– Operationstechnik 291

B

Bandotomie 175
– Afterbucht 175
– Analkanal 175
– Analkanalstenose 175
– anorektale Bandotomie 177
– anorektaler Sinus 175
– anorektales Band 175
– Hämorrhoidalleiden 175
– Hämorrhoidenkrankheit 175
– Hämorrhoidenligatur 177
– Mukosaprolaps 178
– Operationstechnik 177
– Pathogenese 175
– Rumpfdarm 175
– Vor- und Nachteile 178
Bartolinitis 205
Beckenbodeninsuffizienz 434
– Ätiologie und Pathogenese 435
– descending perineum syndrome 434
– Diagnostik 435
– Differenzialdiagnostik 436
– funktionelle Veränderungen 435
– klinische Einteilung 437
– morphologische Veränderungen 435
– Standarddiagnostik 436
– Symptomatik 435
– Therapie 436
– Therapie der leicht und mittelgradigen (Grad I-II) 437
– Therapie der schwergradigen 438
– Therapieziele 436
– Zusatzdiagnostik 436
Beckenbodenmuskulatur 62
Benigne Tumoren 163, 282
β-Laktamantibiotika 84
Biofeedback 284
Biofeedback-Therapie 283
Biofeedback-Training 337
Bisswunden 84
Blasenverletzung 462
– Ätiologie 462
– extraperitoneale Blasenperforation 462
– habituelle Blasenperforation 462
– intraperitoneale Blasenperforation 462
– Diagnostik 462
– Therapie 462
Blutabgang 97
– Analfissur 97
– chronisch-entzündliche Darmerkrankung 97
– Defäkation (Tenesmen) 97
– Differenzialdiagnose des analen Blutabgangs 97
– Gastrointestinalblutung 97
– innere Hämorrhoiden 97
– kolorektaler Tumor 97
– Meläna 97
– schmerzlose Frischblutabgänge 97
– unspezifische Symptome 98
Blutgefäßsystem 48
Botulinumtoxin 91, 93, 194
– Analfissur 93, 194
– Dosis und Injektionstechnik 195
– einseitige Spinalanästesie 92
– erhöhter Sphintertonus 93
– Heilungsergebnisse 195
– Kontraindikationen 93
– Nebenwirkungen 195
– Patientenauswahl 195
– Sattelblock 92
– Spinalanästhesie 92
– Therapie der Analfissur 93
– weitere Einsatzmöglichkeiten 91
Bougie-à-Boule-Katheter 464
Bulbokavernosusreflex 133
Buschke-Löwenstein-Tumor 409

C

Carbapeneme (Imipenem, Meropenem) 85
Ceftraxion 84
Cephalosporine 82, 85
Chinolone 85
Chirurgische Therapie der Slow-transit-Obstipation 337
– resezierende Verfahren 337
– Operationstechnik 338
Chlamydienproktitis 83
Chronische Prostatitis 461
– Ätiologie 461
– Diagnostik 461
– Therapie 462
Clindamycin 84
Codeinphosphat 284
Coecum mobile 136
Colitis ulcerosa 137, 139, 279, 282
Colon irritable 279
Compliance des Rektums 283
Computertomographie 141
– Abszess 142
– Befunde 141
– Differenzialdiagnose 142
– Divertikel 142
– Fisteln 142
– freie Luft 142
– gedeckte Perforation 142
– Indikationen 141
– Technik 141
Condylomata acuminata 409
Condylomata gigantea 409
Condylomata plana 409
Corpus cavernosum recti 39, 161

D

Darmvorbereitung 78
– anterograde Darmreinigung 78
– Indikation 78
– intraoperative On-Table-Lavage 79
– orale Applikation 79
– orthograde Lavage 78
– retrograde Applikation 79
– retrograde Darmreinigung 78
Deaktivierung 312
Deaktivierungsknopf 316
Defäkation 62, 311
– aus anatomischer Sicht 69
– aus physiologischer Sicht 71
– Hauptmuskeln 69
– Physiologie 62
Defäkationsmechanismus 68, 69
Defäkationsmuskeln 69
– Hauptmuskeln der Defäkation 69
– Kontinenzmuskeln 69
Defäkationsvorgang aus anatomischer Sicht 69, 70
– anorektaler Winkel 70
– Detrusor recti 70
– Entleerungsvorgang 69
– Kontraktion des Levators 70
– Pressvorgang 69
– Reflexmechanismen 70
Defäkationsvorgang aus physiologischer Sicht 71

Defäkographie 144
- Befunde 145
- Entleerungsstörungen 145
- Indikationen 144
- Intussuszeption 147
- Messwerte 145
- Schleimhautprolaps 147
- Technik 145
Defäkomyographie 121
- Befunde 122
- Diagnostik 121
- Dysfunktion 121
- Dyssynergie 121
- Indikation 121
- paradoxe Reaktion 121
- pathologische Befunde 127
- Reflexverhalten 121
- simultanes EMG 123
- Untersuchungstechnik 122
Deszensus perinei 150
Diarrhö 99
Digitale Untersuchung 281
Direkte Sakralwurzelstimulation 132
Diverkulitis 282
Divertikel 138
- des Kolons 137
Divertikelkrankheit 138
Divertikulitis 137, 204
- Differenzialdiagnose 142
Divertikulose 137
Dokumentation 100
- Zifferblatteinteilung 100
Doppel-J-(DJ-)Katheterschienung 458
Dopplerproktoskop 168
Dopplersonographisch gezielte Hämorrhoidenablation (DHA) 182
- Beurteilung der chirurgischen Therapie 183
- Frühkomplikationen 184
- Operationstechnik 182
- postoperative Behandlung 183
- Spätkomplikationen 184
- Vor- und Nachteile 182
Dorsale Rektozele 151, 282
Douglas-Abszess 204
Drittgradige Hämorrhoiden 163, 165
Druckausgleichsballon 311
Durchwanderung der Manschette 316
Dynamische Grazilisplastik 283, 284, 304, 319
- Komplikationen 309
- Operationstechnik 305
- Pathophysiologie 304
- Therapie 304
- Therapieempfehlungen 309
- Therapiestrategie 304
- Wahl der geeigneten Konfiguration 307
Dynamische Grazilistransposition 318
Dyschezie 314

E

EEA 31 180
34-mm-Einmalgerät 180
Einzelfaserelektromyographie 129
Elektromyographie 127
- Untersuchung 128
Elektromyographie mit Einzelfaser-elektrode 129
Elektrostimulation 283, 284
- aktive 284
- Indikationen und Kontraindikationen 284
- Technik und Methode 284
Elektrostimulation der Sakralnerven 283
Elektrostimulator (z.B. IST 100) 284
Embryologie 13
- Analkanal 15
- Blutgefäße 26
- Lymphgefäße 26
- Nervensystem 29
- Rektum 18
EMG am M. pubotectalis 130
- Indikation 130
EMG des M. sphinkter ani internus 130
EMG mit konzentrischer Nadelelektrode 128
EMG mit Oberflächenelektroden 127
EMG-Mapping 129
Endoanale Ultraschalluntersuchung 317
Endogenes Ekzem 403
Endoskopie 102
Endosonographie 106
- Indikationen 106
- Kontraindikationen 106
- Normalbefund des Analkanals 108
- Normalbefund des Rektums 108
- technische grundlagen 107
- Untersuchungstechnik zur Beurteilung 107
- Vorbereitung des Patienten 107
Enterozele 102, 151, 282
Entzündliche Darmerkrankung 279, 282
Epsilonschleife (ε) 307
Erektile Dysfunktion 465
- Ätiologie 465
- Diagnostik 465
- Emmissionsverlust 465
- retrograde Ejakulation 465
- Therapie 466
- Ursachen 466
Erosion 318
Erstgradige Hämorrhoiden 163, 165
Erythrasma 405
Eversion der Rektummukosa 182
Extrasphinktäre Analfisteln 239
Exzision der Analfistel 257

F

Fahrradschlauch 136
Fäkoflowmetrie 118
- absteigender Schenkel 118
- ansteigender Flowschenkel 118
- Defäkationskurfen 118
- Defäkationsvolumen 119
- Diagnostik 118
- distale Obstruktion 118
- Entleerungsflussrate 119
- fäkodynamische Parameter 119
- Flusszeit 119
- Indikation 118
- inkontinente Patienten 120
- Kurvenkonfiguration 118
- nichtobstruktive Kurfentyp 120
- normale Patientenbefunde 119
- obstipierte Patienten 120
- obstruktiver Kurfentyp 120
- qualitative Erfassung 120
- quantitative Erfassung 119
- Rektuminertia 118
- Stuhlfäkoflowmetrie 119
- Untersuchung 118
- Wasser- und Breifäkoflowmetrie 118
Faserdichte 129
Fast-Track-Therapie 78
Faszien der Beckenregion 42
Feigwarzen 409
Ferguson-Technik 174
- postoperative Schmerzen 174
Fibrillationen 128
Fissuren 163
Fissurexzision 200
- Anoplastiken 201
- anorektales Band 201

- Diagnostik 201
- Epithelsequester 200, 201
- Exzision 201
- Histologie der Fissurpräparate 201
- Mikroabszess 201
- Rezidivquote 201
- Therapie 201
- Vor- und Nachteile 201
Fisteln 465
- Ätiologie 465
- Diagnostik 465
- Kolonkontrasteinlauf 465
- Methylenblaulösung 465
- Therapie 465
Fisteloperation nach Parks und modifizierte Parks-Methode 261
- Operationstechnik 262
- Nachteile 262
- Untersuchungsergebnisse an Embryos und Erwachsenen 261
- Vorteile 262
- weitere Variante 262
Fistelpseudorezidiv 271
Fistelrezidiv 270
- Definition 270
- primär nicht klassifizierbare Fisteln 271
- wesentliche Ursachen 270
Fistulographie 140
- Befunde 140
- Indikationen 140
- Technik 140
Forensischer Aspekt 163
Fournier-Gangrän 84
Fragebogen 316
Funktion der Beckenbodenmuskulatur
- Analkanal 62
- äußerer Analsphinkter 62
- Basisschlinge 62
- 3-faches Schlingensystem 62
- intermediäre Schlinge 62
- N. haemorrhoidalis inferior 62
- obere Schlinge 62
- Puborectalis 62
Funktion des Sphincter ani externus 62
- Adaptionsreaktion 62
- Detrusorkontraktion 63
- reflektorische Detrusorrelaxation 63
- willkürlicher Inhibitionsreflex 62
- willkürliche mechanische Aktion 63
Funktionelle Störungen nach Fistelchirurgie 271
- analer Schmerz 272
- Diagnostik 272
- Störungen der Speicherung und der Defäkation 272
- Störungen der Verschlußfunktion 272
- Therapie 273
Funktionelle Untersuchungsmethoden 109
- Anokutaneusreflex 110
- digitale Untersuchung 110
- Halteversuche 110
- Inkontinenz 110
Furunkel 204

G

Gammaschleife (γ) 307
Gasbrand (Clostridium perfringens) 84
Geschichte der Proktologie 5
- anale Fisteln 8
- Colitis granulomatosa 12
- Colitis ulcerosa 12
- Hämorrhoiden 6
- Inkontinenz 8
- Instrumente 5
- Kolondivertikulose 13
- Kontinenz 8
- polipöse Adenome 11
- Rektumkarzinom 9, 10
- Rektumprolaps 7
- Sinus pilonidalis 13
Getrennte Internus- und Externus-straffung 284
Getrennte Sphinkteroplastik 283
Gonorrhoische Infektionen 83
Grenzlamellen des Mastdarms 45
Gummibandligatur 167
- Barron 167
- Komplikationen 167
- Mukosaprolaps 167

H

Halteversuche 282
Hamartome 163
Hämorrhoidalarterien 167, 168
Hämorrhoidalarterienligatur, ultraschallgestützte 167
Hämorrhoidalleiden 282
Hämorrhoidalprolaps 162
Hämorrhoiden 161
- anale Dilatation 171
- Anämie 161
- Ätiologie 161
- Behandlung der akuten Hämorrhoidalerkrankung 185
- Behandlung der akuten perianalen Thrombose 185
- Beurteilung der konservativen und interventionellen Behandlungsmethoden 171
- chronischer Eisenmangel 161
- Diagnostik 162
- Diät und medikamentöse Maßnahmen 165
- Differenzialdiagnose 163
- drittgradige 163, 165
- erstgradige 163, 165
- Ferguson-Technik 174
- Hauterosionen 161
- indikationsorientierte Therapiestrategien 165
- Infrarottherapie 166
- Klassifikation 163
- konservative und interventionelle Therapie 165
- Kryotherapie 171
- Laserablation 176
- medikamentöse Therapie 165
- Milligan-Morgan-Operation 172
- Mukosaprolaps 161
- Ödem, ausgeprägtes 161
- okkulte Blutung 161
- Operationsverfahren 171
- Pathogenese 161
- Pathophogenese 161
- Pruritus ani 161
- Schleim- und Stuhlschmieren 161
- Schmerzen, akute 161
- Sklerosierungstherapie 166
- Sphinkterotomie 171
- Strangulation des Hämorrhoidalpolsters 161
- Symptomatik 161
- Therapieziele 164
- Thrombose 161
- topische Therapie 166
- transanale Blutungen 161
- viertgradige 163, 165
- zweitgradige 163, 165
Hämorrhoidenablation, dopplersonographisch gezielte 182
Hämorrhoidenligatur 177
Harn- oder Stuhlinkontinenz 316

Harnwegsinfekt/Zystitis 459
- Ätiologie 459
- Diagnostik 459
- Therapie 460
Hefedermatitis 406
Hiatusligament 68
- puboprostatisches Ligament 69
- pubovesikalisches Ligament 69
Hoher Ruhedruck 161

I

Ileitis (M. Crohn) 204
Ileorektostomie 339
- Therapieempfehlungen 340
- Vor- und Nachteile 340
Imidazole 85
Implantation eines Silastikbandes 290
- Operationstechnik 290
- Vorteile 291
Infrarottherapie 166
Inkontinenz 99
- chronisch-entzündliche Darmerkrankungen 99
- Colon irritable 99
- fecal impaction 99
- Kollagenosen 99
- Neoplasien 99
- neurologische Ursachen 99
- paradoxe Diarrhö 99
- Rektumprolaps 99
- Sphinktertraumen 99
- Ursachen der Stuhlinkontinenz 99
Inkontinenzscore 280
- nach Olivera 280
- nach Pescatori 281
- nach Williams 280
Inkontinenzsymptome 97
Innere Venenthrombose 186
Innerer Prolaps 151
Inspektion 101
Interferenzmuster 129
Intersphinktäre bzw. intermuskuläre Analfistel 234
Intertriginöse Schuppenflechte 405
Intraoperative On-Table-Lavage 79
Intussuszeption 67, 102, 151, 282
Irrigationstherapie 283
Irritativ-toxisches Ekzem 403
Ischämische Kolitis 282
Ixense 466

K

Katheterismus bei der Frau 456
Katheterismus beim Mann 454
- Nelaton-Katheterspitze 455
- Tiemann-Spitze 455
Keimspektrum 80
- Mischflora 80
Kernspindefäkographie 149
- Beckenbodeninsuffizienz 149
- Befunde 149
- Indikationen 149
- Kontraindikationen 149
- Technik 149
Kernspintomographie 142
- Befunde 143
- chronisch entzündliche Darmerkrankungen 144
- Defekte der Beckenbodenmuskulatur 143
- Indikationen 142
- Lymphknotenmetastasen 143
- Narbengewebe 144
- Technik 143
- Tumore im Anorektalbereich 143
Klinische Untersuchung 100
- Knie-Ellbogen-Position 100
- Linksseitenposition 100
- Steinschnittposition 100
- Untersuchungspositionen 100
- Zifferblatteinteilung 100
Klysmaapplikation 281
KM-25-Proktoskop, Anwendung des 168
Knie-Ellbogen-Position 100
Knotenschieber 170
Koblandin/Longo 179
Kokzygodynie 433
- Ätiologie und Pathogenese 433
- Diagnostik 434
- konservative Therapie 434
- medikamentöse Therapie 434
- operative Therapie 434
- Symptomatik 434
- Therapie 434
Kolitis 83
Kolondoppelkontrast 135
- Befunde 136
- Indikationen 135
- Kontraindikationen 136
- Technik 136
Koloninertia 283
Kolonkarzinom 138
- Differenzialdiagnose 142
Kolonpolypen 138
Kolontransit 134
- Befunde 134
- Indikationen 134
- Technik 134
Kolontransitstörung 283
Kolontransitzeitbestimmung 111
Kolorektales Karzinom 279
Koloskopie 105
- Indikation 105
- Indikation bei analem Blutabgang 105
- Instrumentarium 105
- Komplikationen 106
- Untersuchung 106
Komplikationen der Analfisteltherapie 266
- allgemeine Komplikationen 266
- Komplikationen nach Anwendung der Fadenmethode 266
- lokale Komplikationen 266
- Therapie 266
Komplikationen der Obstipationstherapie 346
Komplikationen der Slow-transit-Obstipoation 347
- Adhäsionsileus 347
- Kombinationsformen 347
- Obstipationsrezidive 347
- postoperative Durchfälle 347
Komplikationen nach der Levatorplastik 348
- Erfolglosigkeit der Behandlung 348
- lokale Störungen 348
Komplikationen nach der Sphinteropexie 348
- Obstipationsrezidive 348
- Schmerzzustände 348
Konsistenz der Rektumwand 281
Kontinenzmuskeln 69
Kontraktionsanstieg 281
Kontrollpumpe 311, 316
Kryotherapie 171
Kumulativ-toxisches Ekzem 403
Künstlicher Analsphinkter 312, 314
- Kontraindikation 314
Künstlicher perianaler Sphinkter (AMS 800) 310
Künstlicher Schließmuskel 310, 283
- Funktionsmechanismus 311
- Komplikationen 317
- Operationsverfahren 314
- Indikationen und Kontraindikationen 312
Künstlicher Sphinkter 316

L

Länge des Analkanals 281
Laserablation 176
Laterale Levatorlücke 281
Levator ani 65
– Defäkationsmuskel 66
– Hiatusligament 65
– Levatorplatte 65, 66
– M. iliococcygeus 65
– M. pubococcygeus 65
– Raphe rectococcygealis 66
– Rektumhals 66
– Suspensoriumschlinge 65
Levatordysfunktionssyndrom 66
– chronisches Pressen 66
– Defäkationsmechanismus 68
– digitaler Untersuchungsbefund 68
– elektromyographische Aktivität 68
– individuelle Prädisposition 66
– Intussuszeption 67
– Levatorkontraktion 68
– Obstipationssyndrom 66
– Obstruktion 67
– Rektumprolaps 67
– Sperrgefühl 66
– Subluxation der Aufhängungsschlinge 66
– Überkreuzung der Levatorschenkel 66
– Verlust des intraabdominellen Drucks 67
Levatormuskeln 38
Levatorplastik 342
– Bewertung 343
– Operationstechnik 342
– Therapieziele 342
Levatorplatte 65, 66
– Atrophie 67
Levatortunnel 68
– hintere Tunnelwand 68
– Tunneldilatator 68
– Tunnelkonstriktor 68
– vordere Tunnelwand 68
Lifting-Effekt 167
Linkosamide 85
Linksseitenposition 100
Loperamid 284
Lord 422
Lymphgefäßsystem 55
– des Rektums und der Anorektalregion 55
– Zusammenfassung und praktische Folgerungen 60
Lymphogranuloma venerum 83

M

M. Behçet 83
M. Crohn 83, 137, 139, 279, 282
M. Hirschsprung 136, 279
M. longitudinalis 64
– Corrugator cutis 64
– Funktion des 64
– Tendo centralis 64
M. puborektalis 38, 69
– individueller Organsphinkter 69
– doppelte Sphinkterkontrollfunktion 69
– gemeinsamer Tunnelsphinkter 69
M. sphincter ani externus 36, 283
– getrennte Sphinkteroplastik 283
M. sphinkter ani internus 32
Magersucht 82
Magnetic evoked pudendal latency 132
Magnetisch evozierte Potenziale 133
Magnetisch stimulierte Latenz 132
Maligne Erkrankungen 279
Maligne Tumoren 163, 282
Malignes Melanom 389
Manometrie 162, 281
Manschettenruptur 317
Marisken 163, 164
Materialermüdung 317
Maximalaktivität 128
Medikamentöse und topische Therapie 165
Megarektum 279
Messysteme
– Ballonkatheter 116
– Mikrotiptransducer 116
– Perfusionskatheter 116
– Spezialsonden 116
Miktionsanamnese 454, 455
Miles 10
Millar 422
Milligan-Morgan-Operation 172
Mittelstrahlurin 454
Morbide Adipositas 82
Morgagni-Krypten 103
Morinaga 167
Mukosaprolaps 178
Muskelaktivität 129
Muskelfasern des Typs II 304
Muskelstärke 129

N

N. pudendus 133
Nachblutung 181
Nadelnahe Potenziale 128
Nahtinsuffizienz 283
Nelaton-Katheterspitze 455
Nervenversorgung des anorektalen Kontinenzorgans 50, 54
Neurodermitis 403
Neurogene Stuhlinkontinenz 314
Neurologische Diagnostik 127
– Klinischer Befund 127
Neurophysiologische Untersuchungen 127
Nikotinabusus 82
Nitromidazol 82
Notfallurinableitung 457

O

Obstipation 99, 111, 326
– Ätiologie und Pathogenese 326
– Ballondehnungstest 112
– Ballonevakuierungstest 112
– chirurgische Klassifikation 332
– Diagnostik 332
– funktionelle Obstruktion des Anorektums 327
– idiopathisches Megakolon und Megarektum 327
– indikationsorientierte Therapiestrategien 334
– Klassifikation 330
– Kolontransitzeitbestimmung 111
– konservative Behandlung 335
– Lebensweise und Ernährung 326
– Operationsverfahren 337
– psychische Ursachen 330
– Symptomatik 332
– Therapieprinzipien 333
– Therapieziele 333
– verzögerter Kolontransit 326
Obstipation, Ätiologie und Pathogenese 326
– extrinsische Faktoren 326
– intrinsische Motilität 326
– luminale Faktoren 326

Obstipation, Diagnostik 332
- Diagnostisches Vorgehen 333
- Standarddiagnostik 333
- Zusatzdiagnostik 333
Obstipation, funktionelle Obstruktion des Anorektums 327
- Beckenbodensenkung 328
- Dyssynergie des Beckenbodens 329
- Hyposensibilität des Rektums 329
- Innerer Rektumprolaps 327
- M. Hirschsprung 328
- Rektozele 328
- Stuhlimpaktion 330
- Syndrom des solitären Rektumulkus 328
- Zustand nach Rektopexie 330
Obstipation, Klassifikation 330
- anale Strainodynie 331
- Anismus 331
- Entleerungsstörungen 330
- Levator-Strainodynie 331
- nach der Funktion 330
- Oligofäkorrhö 331
- Outlet-Obstruktion 331
- Rektal-Inertia-Obstruktion 331
- sphinktäre Strainodynie 331
- Strainodynie 331
- Strainodynie des Detrusors 331
- Transportstörungen 330
Obstipation, konservative Behandlung 335
- Basisbehandlung 335
- Biofeedback-Training 337
- Laxantien 336
- Medikamentöse Therapie 336
- Prokinetika 336
Obstipation, Lebensweise und Ernährung 326
- Ballaststoffzufuhr 326
- Stuhlgewicht 326
- Transitzeit 326
Obstipation, Operationsverfahren 337
- Bewertung 342, 343
- chirurgische Therapie der Slow-transit-Obstipation 337
- Ileorektostomie 339
- Komplikationen der Obstipationstherapie 346
- Komplikationen der Slow-transit-Obstipoation 347
- Komplikationen der Therapie der Rektuminertia 347
- Komplikationen nach der Levatorplastik 348
- Komplikationen nach der Sphinteropexie 348
- Komplikationen nach Implantation eines rektosigmoidalen Pacemakers 348
- Levatorplastik 342
- Operationstechnik 338, 342
- Rektosigmoidaler Pacemaker 341
- Sphinkteropexie 344
- Therapieempfehlungen 340
- Therapieziele 342
- Zäkorektostomie 339
Obstipationssyndrom 66
Operationsrektoskope 104
Operationsverfahren 197
Orthograde Lavage 78

P

Palpation 101
- des Sphinktertonus 281
Parks-Technik 176
- postoperative Schmerzen 176
Passagere Inkontinenzformen 283
Passive Inkontinenz 280, 284
Pelvirektale Analfisteln 239
Pelvirektale Fistel 204
Penicilline 84
Penizillinallergie 85
Perianale Räume 65
- anogenitaler Muskel 64
- externer Analsphinkter 62
- Funktion der Beckenbodenmuskulatur 62
- Hiatusligament 68
- intersphinkter 65
- ischiorektal 65
- Levatordysfunktionssyndrom 66
- Levatortunnel 68
- M. levator hiatus 65
- M. longitudinalis 64
- M. puborectalis 69
- pelvirektal 65
- Single-loop-Kontinenz 63
- Stressdefäkation 63
- subkutan 65
- submukös 65
- willkürlicher Inhibitionsreflex 62
- zentral 65
Perianale Streptokokkendermatitis 406
Perianale Thrombose 163
Perianale Tumoren 385
- histologische Klassifikation 386
- Klinik 386
- TNM/pTNM-Klassifikation 386
Perianale und perineale Acne inversa 415
- Ätiopathogenese 416
- Diagnostik 416
- Differenzialdiagnostik 416
- indikationsorientierte Therapiestrategien 416
- Klinik 416
- Komplikationen 416
- Verlauf 416
Perianaltuberkulose 83
Perineale Schmerzen aus urologischer Sicht 438
- Abszesse 442
- Fournier-Gangrän 442
- interstitielle Zystitis 438
- Hämatome 442
- Harnblase 441
- Harnröhre 441
- Krankheitsbilder 442
- organbezogene Schmerzcharakteristik 440
- Penis 441
- Priapismus 442
- Prostata 440
- Samenblasen 440
- Tumoren 443
- urologische Aspekte 439
Perinealer Deszensus 314
Perirektales Dermoid 422
- Ätiologie 422
- Klinik 423
- operative Therapie 423
Pes anserinus 305
Pfählungstraumen 284
Phenylephrin 284
Phlebotrope Medikamente 165
Phlegmonöse Infektionen 84
Photokoagulation 166
Pilonidalsinus 418
- akut abszedierende Form 418
- asymptomatische Form 418
- Ätiopathogenese 418
- chronische Form 419
- Diagnostik 419
- Differenzialdiagnostik 419
- indikationsorientierte Therapiestrategien 420
- Histologie 419
- Klinik 419
- Operationstechnik 420
- Verlauf 419

Plattenepithelkarzinome 163, 282
Polypektomie 389
– Diathermieschlingen 389
– Diathermiezangen 389
– gestielte Polypen 389
– Hitzeschäden 390
– Koagulationszangen 389
– Komplikationen 390
– endoskopische Polypenabtragung 389
– Schneide- und Koagulationsstrom 389
– sessile Polypen 390
Polypektomie, Komplikationen 390
– Blutung 391
– Gasexplosion nach Polypektomie 391
– Perforation 391
Polypen 163, 282
Polyphasische Potenziale 129
Post anal repair 283
Post operationem 290
Post partum 290
Post radiatio 279
Postoperativ auftretende Schmerzen 319
Postoperative Wundinfektion 318
Postrenale Sphinkterrepair 287
Primäre Analfissur 190, 191
– akute Fissur 190, 191
– Ätiologie und Pathogenese 190
– ballastreiche Kost 193
– Botulinumtoxin 194
– chronische Fissur 190, 191
– Diagnostik 191
– Differenzialdiagnose 192
– Fissurexzision 200
– Gleitmittel 193
– Guy-Bowel-Syndrom 192
– HIV-Infektion 192
– Hydrokortison 193
– Komplikationen 200
– konservative Therapie 193
– laterale Sphinkterotomie 197
– Lord's procedure 197
– manuelle anale Dilatation 197
– Mariske 191
– M. Crohn 191, 192
– Nitroglycerinanwendung 193
– Operationsverfahren 197
– Sitzbäder 193
– sphinterdrucksenkende Eingriffe 190
– stuhlgangreduzierende Maßnahmen 193
– subkutane Sphinkterotomie 198
– Technik der Sphinkterotomie 198
– Symptomatik 191
– syphilitische Fissur bei Lues I 192
Primäre Sphinkterrekonstruktion 283
Procidentia recti 354
Proctalgia fugax 432
– Ätiologie 432
– Diagnostik 432
– Differenzialdiagnose 433
– Pathogenese 432
– Symptomatik 432
– Therapie 433
Proktitis 279
Proktodäaldrüsenabszesse 204
Proktologische Anamnese 97
Proktoskop 170
Proktoskopie 102
– Indikation 102
– Instrumentarium 103
– Komplikationen 103
– Untersuchung 103
Proktoskopische Kontrolle 181
Proteinmangel 82
Pruritus 99
– Dermatosen 99
– Differenzialdiagnosen 99
– Fisteln 99
– häufigste Differenzialdiagnosen 99
– Hautirritationen 99
– höhergradige Hämorrhoiden 99
– intestinale Parasiten (Oxyuren) 99
– Schwitzen 99
PSA-Wert 454
– gebundene und freie 454
Psoriasis inversa 405
Pubokokzygeallinie 150
Puborektoplastik 293
– idiopathische Inkontinenz 295
– Klappenventilmechanismus 293
– Operationstechnik 293
– posttraumatische Inkontinenz 295
– Therapieempfehlungen 295
– Vor- und Nachteile 295
Pudenduskanalsyndrom 131, 431
Pudenduslatenz 130
– Indikation 131
– Latenz 131
– Neuropathie 131
– Probleme der Methode 132
– Reizfrequenz 131
– Technik, Ablauf und Bewertung 131
– verlängerte Latenz 131
Pudendusneuropathie 304, 444
– Ätiologie und Pathogenese 445
– anatomische Grundlagen 444
– Diagnostik 446
– Klinik 446
– N.-pudendus-Blockadetest 446
– Therapieergebnis 448
– Therapieprinzipien und Therapieziele 446
Pudendusneuropathie, anatomische Grundlagen 444
– Canalis pudendus 444
– N. pudendus 444
– Somatische Innervation 445
– Ursprung 445
– Verlauf 445
Pudendusneuropathie, Therapieergebnis 448
– chronische Skrotalgie 449
– erektile Dysfunktion 449
– Harnstressinkontinenz 448
– idiopathische Stuhlinkontinenz 448
– ischiämische Proktitis 450
– Proktalgie 448
– Prostatodynie 450
– Pudendalarteriensyndrom mit erektiler Dysfunktion 450
– Vulvodynie 449
Pudendusneuropathie, Therapieprinzipien und Therapieziele 446
– endoskopischer Zugang 447
– Operationstechnik 446
– perinealer Zugangsweg 446
– posteriorer Zugangsweg 447
Pudendus-SSEP 127, 132, 134
– Indikation 133
– Technik, Ablauf und Bewertung 132
Pudentuskanalsyndrom 438
Pudentuslatenz 127
Pyoderma fistulans sinifica 204

R

Radiologische Diagnostik 134
Rarefiziertes Muster 129
Reflexaktivierung 129
Reflexlatenzen 133
Reflexmechanismen 70
– Levator-Puborektalis-Reflex 70
– rektoanaler Inhibitionsreflex 70
– Rekto-Puborektalis-Reflex 70
– Rekto-Levator-Reflex 70
Reinnervationsvorgänge 130

Rektosigmoidaler Pacemaker 341
- Bewertung 342
- Einbringen von Schrittmacher und Elektroden 341
- Schrittmacherstimulation zu Hause 341
Rektoskopie 104
- Indikation 104
- Instrumentarium 104
- Komplikationen 105
- Normalbefund 103, 105
- Perforation 105
- Untersuchung 104
- Zeichen der Perforation 105
Rektourethrale Fisteln 241
- Behandlungsverfahren 242
- Sleeve-Anastomose 244
- transanales Vorgehen nach Tiptaft 243
Rektovaginale Fisteln 244, 279
- anovaginale Fisteln 244
- Behandlung 245
- hohe 244
- kryptoglandulären Ursprungs 245
- Operationstechnik 245
- tiefe 244
Rektozele 102, 282
Rektum 41
Rektumcompliance 111, 282
- Störungen der 283
- Technik 111
Rektumentleerung 316
Rektumevakuation 314
Rektumfisteln 241
Rektuminertia 283
Rektumkarzinom 163, 388
Rektummukosa 170
Rektummukosamanschette 181
Rektummukosamanschettenresektion 179
Rektumprolaps 67, 163, 279, 282, 283, 314, 354
- abdominale Operationsverfahren 360
- Analprolaps 357
- Ätiologie und Pathogenese 354
- Diagnostik 356
- Differenzialdiagnose 357
- indikationsorientierte Therapiestrategien 358
- Klassifikation 355
- klinische Evaluation 356
- Kombination der perianalen und abdominalen Verfahren 371
- Komplikationen der chirurgischen Therapie 371
- perianale Operationsverfahren 359
- Radiologie 356
- Rektumintussuszeption 356
- Symptomatik 355
- Therapieprinzipien und Therapieziele 357
Rektumprolaps, abdominale Operationsverfahren 360
- anteriore Rektopexie 365
- laparoskopische Rektopexie 367
- Operationsindikation/Kontraindikation 367
- Operationstechniken 363, 368
- Operationsverfahren 368
- posteriore Rektopexie 365
- präoperative Diagnostik und Vorbereitung 368
- Rektopexie 361
- Rektopexie und Resektion 367
- Therapieprinzipien und Therapieziele 368
Rektumprolaps, Ätiologie und Pathogenese 354
- Amöbenruhr 354
- cul-de-sac 354
- Gleithernie 354
- Inzidenz 354
- prädisponierende Faktoren 355
- Schistosomiasis 354
- senile Demenz 354
Rektumprolaps, Diagnostik
- Defäkographie 356
- Endoskopie 357
- funktionelle Untersuchungen 356
- klinische Evaluation 356
- Radiologie 356
- Rektumintussuszeption 356
- Traktionsneuropathie 356
- Videofäkographie 356
Rektumprolaps, Indikationsorientierte Therapiestrategien 358
- beim jungen Erwachsenen 358
- beim Rektumprolapsrezidiv 359
- beim Säugling und beim Kleinkind 358
- im Senium 358
- traumatischer Rektumprolaps 359
Rektumprolaps, Klassifikation 355
- nach Alter 355
- nach dem Entstehungsmechanismus 355
- nach dem Erscheinungsbild 355
Rektumprolaps, Komplikationen der chirurgischen Therapie 371
- Beckenbodensepsis 372
- persistierende Stuhlinkontinenz 372
- postoperative Obstipation 372
- Rezidivprolaps 371
Rektumprolaps, perianale Operationsverfahren 359
- Analcerclagen 359
- Beckenbodenraffung 360
- Delorme-Methode 359
- perineale Rektopexie 360
- post anal repair 360
- Rektosigmoidektomie (Altemeier) 360
Rektumreservoir 313
Rektumschleimhautprolaps 151
Risikopatient 82
Röntgendichte Flüssigkeit 317
Ruhedruck 281

S

Sägezahnkolon 136
Sakralnerven, Elektrostimulation der 283
Sakralreflexe 133
Scheide 150
Schleimabgang 98
- Abszess 98
- bräunlich-schleimige Abgänge 98
- Differenzialdiagnosen 98
- »echte« farblose anale Schleimabgänge 98
- großes Adenom im Kolorektum 98
- Proktitis 98
- Prolaps 98
- schleimig-purulente Abgänge 98
- ungenügende Analhygiene 98
Schmerzen 98, 318
- Abszessgeschehen 99
- akute Analfissur 99
- akut thrombosierte äußere Hämorrhoide 99
- Differenzialdiagnosen 98
Schmierinkontinenzen 179
Schwellstromtherapie 284
Schweres Trauma 304
Schwergradige Stuhlinkontinenz 304
Sekundäre Analfissur 190
Sensibilität 283
- der Analhaut 281

Sigma elongatum 136
Sigmoidostomie 283
Sigmoidozele 151
Single-loop-Kontinenz 63
– Kontinenzleistung 63
Sinus pilonidalis 204
Sklerosierungstherapie 166
– Bensaude-Technik 166
– Blond-Technik 166
– Komplikationen 166
– Technik 166
Soorekzem 406
Spastik 129
Spastisches Beckenbodensyndrom 146
Sphikteroplastik 287
Sphincter ani externus 62
Sphinkterdehnung 180
Sphinkterhypertonus 161
Sphinkteropexie 344
– Analsphinkterdysplasie 344
– Indikationen 344
– Operationstechnik 345
Sphinkteroplasie 304
Sphinkteroplastik 283, 285
Sphinkteroplastik des Internus 295
– Beurteilung der Methode 296
– Denervation 297
– Devaskularisation 297
– End-zu-End-Adaption 297
– einfache Muskeladaption 296
– Internusfunktion 296
– Operationstechnik 295
– overlapping sphincteroplastiy 296
– Therapieempfehlungen 298
– Vor- und Nachteile der Methode 297
Sphinkterotomie 171
Sphinkterrepair und Levatorplastik 287
– Operationstechnik 287
Sphinkterverletzung 279, 312
Spitze Kondylome 409
Spontanaktivität 128
– des Beckenbodens und der Analsphinkteren 61
Spontanurin 454
Stapler-Hämorrhoidektomie 179
– Narkosetechnik 179
– Vor- und Nachteile 181
Status nach Rektumextirpation 284
Steinschnittposition 100
Stenose nach ABS 319
Stichtiefe 179
Stomaanlage 283
Störungen der Rektumcompliance 283
Störungen in der Kolonmotilität 313
Stressdefäkation 63
Stressinkontinenz 290
Stuhlfäkoflowmetrie 119
Stuhlgewohnheiten 97
Stuhlinkontinenz 310, 316
Subkutane, submuköse Analfisteln 233
– Kryptitis simplex 233
– Kryptoglandulitis 233
– Stadieneinteilung 233
– Therapie 234
Suprapubischer Katheter 456, 457
– Ballonfistelkatheter 456
– einfache Fistelkatheter 456
Suprasphinktäre Analfisteln 237
Syphilitische Infektionen 83

T

Tabaksbeutelnaht 179
Telebrix 12 Natrium 315
Thiersch-Draht 310
Tiefstand der Blase 150
Tiemann-Spitze 455
Topische Therapie 166
Total pelvic floor repair 284, 287
Transanale endoskopische Mikrochirurgie (TEM) 392
– endoskopische Instrumente 393
– Ergebnisse 396
– Indikation 394, 395
– Instrumentarium 393
– Komplikationen 397
– Operationsrektoskop 393
– Operationstechnik 395
– präoperative Vorbereitungen 394, 395
Transanale Tumorabtragung 391
– Operationstechnik 391
– submuköse Abtragung 391
– Vollwandexzision 391
Transsphinktäre Analfistel bzw. ischiorektale Fistel 236
Transuretraler Katheter 458
Traumatische Sphinkterläsionen 283
Traumatische Sphinkterschädigung 284
Tubullovillöses Adenom 279
Tumoren 281
Tumoren des Analkanals 384
– Condyloma acuminatum 384
– epitheliale Tumoren 384
– Grading 385
– histologische Klassifikation 384
– Kaposi-Sarkom 384
– Klinik 384
– Leiomyom 384
– malignes fibröses Histiozytom 384
– malignes Melanom 384
– melanozytäre Tumoren 384
– nichtepitheliale Tumoren 384
– Plattenepithelkarzinom 384
– Plattenepithelpapillom 384
– TNM/pTNM-Klassifikation 385
– tumorähnliche Läsionen 384
Tumoren des Rektums 379
– Grading 381
– Grading für Adenokarzinome 381
– Grading für GIST 381
– Grading für Karzinome 381
– Grading für Leiomyosarkome 381
– histologische Klassifikation 380
– Klinik 381
– TNM/pTNM-Klassifikation 382
Typ-I-Fasern 304

U

Ultraschallgestützte Hämorrhoidalarterienligatur (HAL) 167, 179
– akustische Identifikation 168
– Anwendung 169
– KM-25-Proktoskop 168
– Lifting-Effekt 167
– Morinaga 167
– Operationstechnik 168
– Proktoskop mit Ultraschallsonde 167
– Vor- und Nachteile 170
Ultraschallproktoskop 168
Untersuchung vegetativer Fasern 133
Untersuchungspositionen 100
– Knie-Ellbogen-Position 100
– Linksseitenposition 100
– Steinschnittposition 100
Uprima 466
Ureterabriss 462
– Ätiologie 462
– Diagnostik 463
– Therapie 463
Ureterligatur 463
– Ätiologie 463
– Diagnostik 463
– Prophylaxe 463
– Therapie 463

Urethralabszess 205
Urethrastriktur/Urethraverletzung 464
- Ätiologie 464
- Diagnostik 464
- Therapie 464
Urethraverletzung 464
Urethrozystogramm, retrogrades 464
Urininkontinenz 97
Urinsediment 454
Uroflowmetrie 464
Urologische Diagnostik 454

V

Vaginalprolaps 282
Vaginozele 150
Vegetative Intervention 133
Ventrale Rektozele 150
Verlängerte Latenz 133
Verschlußmanschette 311
Viagra 466
Viertgradige Hämorrhoiden 163, 165
Virtuelle MR-Kolonoskopie 144
Vordere Rektozele 282

W

Wasser- und Breifäkoflowmetrie 118
- absteigender Schenkel
- ansteigender Flowschenkel 118
- Defäkationskurven 118
Wertigkeit der Analmanometrie 117
Wertigkeit der anorektalen Manometrie 116, 117
Willküraktivierung 128
Wundinfektion 318

Z

Zäkorektostomie 339
Zifferblatteinteilung 100
Zweitgradige Hämorrhoiden 163, 165
Zystitis 459
Zystozele 150

1 Grundlagen

2 Behandlungsprinzipien

3 Proktologische Diagnostik

4 Hämorrhoiden

5 Primäre Analfissur

6 Der anorektale Abszess

7 Anorektale Fisteln

8 Anale Inkontinenz

9 Obstipation

10 Rektumprolaps

11 Anal- und Rektumtumoren

12 Dermatologische Erkrankungen des Anorektums

13 Anale Schmerzen

14 Urologische Maßnahmen bei koloproktologischen Eingriffen